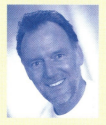

## Uwe Streeck
geb. 1953

- Ausbildung zum Physiotherapeuten
- Fort- und Weiterbildungen:
  Fachlehrer für Manuelle Therapie, OM / MT Extremitäten,
  OM / MT Wirbelsäule, IAS Sportphysiotherapeut,
  Viszerale Osteopathie, Kraniosakral-Therapie, PNF
- Weitere Aktivitäten:
  Autor mehrerer Bücher
  Von 1982–1992 Lehrtätigkeit an der Physiotherapieschule
  Worms, davon 3 Jahre als Schulleiter, seit mehreren Jahren
  Tätigkeit in eigener Praxis mit Behandlungsschwerpunkt
  Manuelle Therapie und Rehabilitation, seit 1996 Mitglied der
  Schmerzkonferenz Ludwigshafen-Speyer, Kooperationspraxis
  für Schmerztherapie


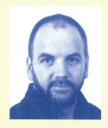

## Jürgen Focke
geb. 1958 in Nordhorn

- Ausbildung zum Physiotherapeuten
- Nach mehrjähriger Tätigkeit in Nordhorner Kliniken seit
  1986 in eigener Praxis niedergelassen
- Fort- und Weiterbildungen:
  Manuelle Therapie, Osteopathie (College für Angewandte
  Ostheopatie, C.A.O), Medizinische Trainingstherapie, Sport-
  physiotherapie, Komplexe physikalische Entstauungstherapie,
  Bobath für Erwachsene, PNF
- Lehrtätigkeiten:
  Von 1996 bis 2001 Assistenz-Lehrer für Manuelle Therapie für
  den VPT, seit 2001 Dozent für Kiefertherapie für den VPT und
  private Lehrinstitute, seit 2004 Dozent für Mobilisation des
  Nervensystems für den VPT und private Lehrinstitute

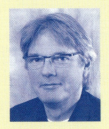

## Dr. med. Lothar Klimpel
geb. 1953 in Mannheim

- Medizinstudium an der Universität Heidelberg und der Fakultät für Klinische Medizin der Universität Heidelberg in Mannheim
- 1979 Staatsexamen und Gebietsbezeichnung Anästhesiologie 1986
- Von 1992 bis 2005 Chefarzt der Abteilung Perioperative Medizin – Anästhesie, Schmerztherapie, Palliativmedizin im Diakonissenkrankenhaus in Speyer
- Spezielle Schmerztherapie, Notfallmedizin
- Seit 1989 Initiator und Moderator der interdisziplinären Schmerzkonferenz Ludwigshafen-Speyer
- Zusatzqualifikation »Algesiologie« der Deutschen Gesellschaft für Schmerztherapie und Spezielle Schmerztherapie DGAI
- Mitbegründer einer Schmerztagesklinik, einer Palliativstation und eines stationären Hospizes in Speyer

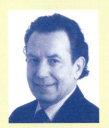

## Dr. med. Dietmar-Walter Noack
geb. 1955 in Hoyerswerda

- Medizinstudium an der Universität Leipzig, 1979 Staatsexamen
- 1980 Facharztausbildung u. a. in der Neurologie des Bezirkskrankenhauses Cottbus, in der Psychiatrie des Bezirksfachkrankenhauses in Arnsdorf und der Nervenklinik der Charité in Berlin
- 1985 Facharztanerkennung für Neurologie und Psychiatrie und Promotion
- Seit 1991 in eigener Praxis für Neurologie und Psychiatrie in Limburgerhof niedergelassen
- Mitgestalter der interdisziplinären Schmerzkonferenz Ludwigshafen-Speyer
- Seit 1999 Spezialisierung in der Duplexsonographie der hirnversorgende Gefäße
- 2000 Zusatzqualifikation, Deutsche Gesellschaft für Schmerztherapie

Uwe Streeck

Jürgen Focke

Lothar Klimpel

Dietmar-Walter Noack

**Manuelle Therapie und komplexe Rehabilitation**

Band 1: Grundlagen, obere Körperregionen

Uwe Streeck

Jürgen Focke

Lothar Klimpel

Dietmar-Walter Noack

# Manuelle Therapie und komplexe Rehabilitation

## Band 1: Grundlagen, obere Körperregionen

Mit 1100 Farbabbildungen

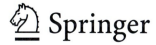 Springer

**Uwe Streeck**
ManuMed Streeck
Rheinstr. 34
67240 Bobenheim-Roxheim

**Jürgen Focke**
Krefelderstr. 20
48529 Nordhorn

**Dr. med. Lothar Klimpel**
Bismarckstr. 34
67346 Speyer

**Dr. med. Dietmar-Walter Noack**
Bruchweg 2
67117 Limburgerhof

ISBN-10   3-540-21213-2
ISBN-13   978-3-540-21213-3

Springer Medizin Verlag Heidelberg

Bibliografische Information der Deutschen Bibliothek
Die Deutsche Bibliothek verzeichnet diese Publikation in der Deutschen Nationalbibliografie;
detaillierte bibliografische Daten sind im Internet über http://dnb.ddb.de abrufbar.

**Springer Medizin Verlag.**

springer.de

© Springer Medizin Verlag Heidelberg 2006

Printed in Germany

Planung: Marga Botsch, Heidelberg
Projektmanagement: Claudia Bauer, Heidelberg
Lektorat: Dorothee Richard, Christina Nobel und Maria Schreier
Layout: deblik Berlin
Umschlaggestaltung: deblik Berlin
SPIN 10826327
Satz: medionet AG, Berlin
Gedruckt auf säurefreiem Papier        22/2122/cb – 5 4 3 2 1 0

# Vorwort

Das Praxishandbuch in 2 Bänden beinhaltet sowohl klassische als auch neue **manualtherapeutische Techniken**. Darüber hinaus kann es Ihnen neue Sichtweisen der **arthrokinematischen/osteokinematischen Diagnostik und Behandlung**, der Möglichkeiten der **neurogenen Mobilisation** und der **komplexen Rehabilitation** vermitteln. Die Behandlungsschemen begleiten Sie in Ihrer therapeutischen Arbeit vom ersten Tag des Auftretens der Beschwerden bzw. der Läsion des Patienten bis zum Abschluss der Rehabilitation. Die Behandlungsvorschläge werden Ihnen anhand vieler **Therapiebeispiele** verdeutlicht und durch jeweils geeignete **Hausaufgabenübung**en für den Patienten ergänzt.

Im einleitenden Kapitel 1 informiert Sie der Abschnitt »Praktische Schmerztherapie und Physiotherapie« über alle wesentlichen Aspekte der **pharmakologischen Schmerztherapie im Zusammenspiel mit physio- bzw. manualtherapeutischer Behandlungen**. Hier werden u. a. die Wirkungsweisen von Medikamenten auf Verletzungsmuster beschrieben und damit wichtige Orientierungshilfen angeboten, wenn es zu vermeiden gilt, dass bestimmte Arzneien kontraproduktiv auf ein Regenerationsstadium einwirken.

Ein weiterer Abschnitt im Kapitel 1 stellt Ihnen mit einer Einführung in die *Medizinische Trainingslehre* (Physical Rehabilitation Training, PRT) ein Zeit- und Belastungsschema vor, das veranschaulicht, ab wann, mit welchen Parametern und mit welchen Mitteln Sie als Therapeut ein Training durchführen können.

Im Anschluss an jedes einzelne Kapitel werden **gelenk- und weichteilbezogene Injektionstechniken** demonstriert, die

- eine manualtherapeutisch konservative Testung und Therapie durch ein pharmakologisches Ausschluss- bzw. Therapieverfahren ergänzen, oder
- die Grundlage schaffen, den Patienten für die Manualtherapie behandlungsfähig zu machen.

Alle Kapitel sind **nach einem identischen Schema gegliedert**:
- Anatomische Gesetzmäßigkeiten
- Biomechanik
- Weichteilstrukturen
- Pathologie
- Oberflächenanatomie
- Befunderhebung
- Behandlung
- Rehabilitation
- Injektionstechniken.

So ergibt sich für jeden beschriebenen Körperabschnitt ein **umfassender, übersichtlicher und leicht zugänglicher Therapieleitfaden**.

Die Richtigkeit der hier gezeigten neuen manualtherapeutischen Verfahren hat sich durch jahrelanges Arbeiten mit der lebenden Anatomie, Physiologie und Biomechanik, im Erfahrungsaustausch mit Kollegen und durch wissenschaftliche Forschungsergebnisse über die Kollagensynthese (Proliferation und Remodulierung) bestätigt. Das Hauptziel der Behandlungsmaßnahmen besteht darin, die Regenerationszeitabschnitte medikamentös und physiotherapeutisch zu begleiten und den Patienten dreidimensional alltagsstabil zu trainieren. Erst wenn der Patient in seinem pathologischen Muster bzw. in den physiologischen Bewegungsabläufen belasten kann, ist die Rehabilitation abgeschlossen.

Die Manualtherapeuten Uwe Streeck und Jürgen Focke und die Mediziner Dr. Lothar Klimpel und Dr. Dietmar Noack haben es sich zur Aufgabe gemacht, dieses komplexe Behandlungskonzept zu erarbeiten. In diesem Buch werden die spezifischen Möglichkeiten der Manuellen Therapie in Diagnose und Befundung mit Rehabilitationsmaßnahmen und ärztlichen Behandlungsverfahren verknüpft und dem Leser so praxisnah wie möglich vermittelt, mit dem Ziel, Überholtes durch neue Behandlungsgesichtspunkte zu ersetzen. Dabei sind die Autoren für konstruktive weiterführende Kritik stets offen.

Das Buch soll Ihnen als Therapeuten darüber hinaus einen übergreifenden Gesamtüberblick vermitteln: Der jedem Kapitel vorausgehende ausführliche Theorieteil mit Anatomie/Physiologie und Pathophysiologie wird jeweils mit einem ausführlichen Praxisteil mit Befunderhebung und -interpretation und der daraus folgenden praktischen Planung und Durchführung von Behandlungsmaßnahmen verbunden.

Unser Dank gilt folgenden Personen:
Unseren Lebenspartnern, ohne die wir nicht die Möglichkeit gefunden hätten, dieses Buch zu schreiben.

Herrn Dr. Heiner Steinrücken, Duisburg und Herrn Dr. Bernd Zeidler, Nordhorn
für ihre wertvolle Mitarbeit.
Jessica Focke, Osnabrück, für die Manuskriptaufbereitung.
Silvia Focke, Nordhorn, für die Mitarbeit als Fotomodell.
Jonas Focke, Nordhorn, für die Sportaufnahmen (Deutscher Meister im Judo 2005/2004/ 2002 und Teilnehmer bei der Weltmeisterschaft U20 in 2004).
Angela Vogler und Claus Melzer, Manualtherapeuten, für das Korrekturlesen.
Dank gilt auch dem Springer Verlag für Betreuung und Publikation des Buches.

> Um sein Nichtwissen wissen
> Ist das Höchste.
> Nicht wissen, was Wissen ist,
> Ist ein Leiden.
> Nur wenn man unter diesem Leiden leidet,
> Wird man frei von Leiden,
> Dass der Berufene nicht leidet,
> Kommt daher, dass er an diesem Leiden leidet;
> Darum leidet er nicht.
>
> *(Lao-tse)*

Nordhorn / Bobenheim-Roxheim
Januar 2006

Die Autoren

# Inhaltsverzeichnis

## 8    Kiefer . . . . . . . . . . . . . . . . . . . . . . . . . . . . 433

# Glossar

## A

| | |
|---|---|
| A., Aa. | Arteria/Arteriae |
| ACG | Akromioklavikulargelenk |
| Abd | Abduktion (Seitwärtswegführen), *s. auch* Kieferabduktion |
| Abrasion | Abschabung |
| Add | Adduktion |
| Agonist | Bewegungsausführender Muskel |
| Akromion | Schulterhöhe |
| Akustikinasal | Nasenspitze und Mitte des Gehörgangs liegen auf einer horizontalen Ebene |
| Anguläre Bewegung | Anguläre Bewegungen sind betont muskulär ausgeführte Bewegungen, die im Gelenk eine Veränderung des Gelenkwinkelgrads hervorrufen. |
| Antagonist | Gegenspieler eines bewegungsausführenden Muskels |
| Analgetika | Schmerzstillende Pharmaka |
| Antihyperalgetisch | Herabgesetzte Empfindlichkeit bzw. Reizbeantwortung eines sensibilisierten Gewebes oder Organismus |
| Antihistaminisch | Substanzen, die die Histaminwirkung durch reversible Blockierung der spezifischen Geweberezeptoren hemmen |
| Antiphlogistisch | Pharmaka, die Entzündungen entgegenwirken (örtlich oder über die Blutbahn) (Adj.) |
| Antikoagulanzien | Pharmaka zur Hemmung/Verzögerung der Blutgerinnung |
| Antibiotika | Pharmaka mit antibakterieller Wirkung (z. B. Penicilline) |
| Antiphlogistika | Pharmaka mit entzündungshemmender Wirkung |
| Anterolisthese | Synonym für Spondyloantrolisthese, Spondylolisthese (Abgleiten eines Wirbels nach vorne) |
| Approximation | Aneinanderbringen zweier Gelenkpartner ohne Knorpelverformung |
| AR | Außenrotation |
| Arthritis | Chronische oder akute Entzündung eines Gelenks |
| Arthrose | Degenerative Gelenkerkrankung |
| Ascorbinsäure | Chemische Bezeichnung für Vitamin C |
| ASTE | Ausgangsstellung |
| Atrophie | Geweberückbildung |

## B

| | |
|---|---|
| Bereitwilligkeit | Wie akzeptiert der Patient den Schmerz? |
| BGM | Bindegewebsmassage |
| Bifurcatum basilaris | Gabelung, an der sich die Aa. vertebralis dexter und sinister verbinden |
| BSR | Bizepssehnenreflex |
| BWS | Brustwirbelsäule |

## C

| | |
|---|---|
| Cartilago | Knorpel |
| CMC | Carpometacarpea (Adj.) |
| Costa | Rippe |

## D

| | |
|---|---|
| DE | Dorsalextension |
| Deflexion | Kieferbezogen: Ab- und Auslenkung ohne Rückkehr in die Medianebene bei Mundöffnung |
| Deflexion | Allgemein: Ab- und Auslenkung aus der Sagittalebene |
| Deforme musculaire | (franz.) entstellter (veränderter) Muskel, Schonhaltung über Muskelspannung |
| Dekoaption | Öffnen eines Gelenks durch Traktion oder Dekompression/Hebelung |
| Dermatom | Teil eines aus einem Segment bestehenden neuralen Versorgungsgebiets zur Innervation eines segmentalen oder radikulären Hautsegments |
| Dens (axis) | Zapfenförmiger Fortsatz des zweiten Halswirbels mit vorderer und hinterer Gelenkfläche |
| Depression | Kieferbezogen (auch Abduktion), Mund öffnen |
| Depression | Herabsenken unter die Horizontale |
| Deviation | Allgemein: Ab- und Auslenkung aus der Norm |
| Deviation | Kieferbezogen: Ab- und Auslenkung mit Rückkehr in die Medianebene bei Mundöffnung |
| Distal | Fern vom Rumpf |
| DIP | Distales Interphalangealgelenk (Fingerendgelenk) |
| DRUG | Distales Radioulnargelenk |

## E

| | |
|---|---|
| Elevation | Erhebung über die Horizontale |
| Elevation | Kieferbezogen (auch Adduktion), Mund schließen |
| Entzündungsmediatoren | Körpereigene Stoffe, die entzündliche Vorgänge verursachen und bei der Regelung der Entzündungsreaktion eine Rolle spielen |
| Epikondylus | Auf dem Kondylus liegender Fortsatz |
| ESTE | Endstellung |
| Evolute | Eine bei Bewegung wandernde Achse, die sich im oder außerhalb des konvexen Partners befindet |
| Ext | Extension |

## F

| | |
|---|---|
| Flex | Flexion |
| Foramen | Loch |
| Fornix | Gewölbe/Kuppel/Dach |
| Fossa | Mulde/Grube |
| Freeway space | Ruheposition Kiefer; 0,3–0,5 mm Raum zwischen Ober- und Unterkiefer |

## G

| | |
|---|---|
| GHG | Glenohumeralgelenk (Schultergelenk) |
| Gnathologie | Lehre vom Zahnreihenschluss |

## H

| | |
|---|---|
| H-Brücke | (chem.) Wasserstoff (H = Hydrogenium), Wasserstoffbrücke. Konvalente inter- und intramolekulare Verbindung zur frühzeitigen Stabilisierung |

|  |  |
|---|---|
|  | einer verletzten Gewebestruktur. Die Anheft-stellen entsprechen nicht den physiologischen Anheftstellen der Querverbindungen (Crosslinks). H-Brücken verändern das Joint play |
| HRG | Humeroradialgelenk |
| HUG | Humeroulnargelenk |
| HWS | Halswirbelsäule |
| Hypothenar | Kleinfingerballen |
| Hypoxia inducible factor 1 | (engl.) Stoff, der den Ort der Makrophagen-aktivität bestimmt |
| Hypertrophie | Vergrößerung von Gewebe (z. B. Querschnittver-größerung bei Muskeln) |

## I

|  |  |
|---|---|
| Idiopathisch | Ursache einer Krankheit ist nicht nachweisbar |
| Irisblendphänomen | Das Irisblendphänomen ist das langsame Ver-schwinden eines durch Fingerdruck erzeugten blassen anämischen Hautbezirks von den Seiten her. Physiologisch wird die Revaskularisation schnell und aus der Tiefe arteriell ausgeglichen. |
| IKP | Ideale Kondylus-Diskus-Fossa mandibularis-Posi-tion |
| Immobilisation | Ruhigstellung |
| Inhibition | Kontraktionshemmung bzw. Tonussenkung durch die Antagonisten |
| Inklination | Hochzervikale Vorwärtsneigung des Kopfes |
| Intable | Gelenkfläche, die nach innen zeigt |
| Interkuspidation | Zusammenbiss zwischen den Zähnen des Ober- und Unterkiefers in maximalem Vielpunktkontakt |
| Interstitiell | Dazwischenliegend |
| IR | Innenrotation |
| Ischämie | Blutleere bzw. Minderdurchblutung |
| Isometrisch | Anspannung bei gleich bleibender Muskellänge |

## K

|  |  |
|---|---|
| Kieferabduktion | (auch Depression genannt), Mundöffnung |
| Kieferadduktion | (auch Elevation genannt), Mundschließung |
| Kollagensynthese | Bildung von Bindegewebe |
| Kokontraktion | Gleichzeitiger konzentrischer Spannungsaufbau aller um das Gelenk liegenden Muskeln |
| Komplementär | Ergänzend |
| Kryotherapie | Kältetherapie |

## L

|  |  |
|---|---|
| Laterotrusion | Mandibulabewegung nach lateral |
| Listhese | Abgleiten |
| Lockjaw | (engl.) Kiefersperre |

## M

|  |  |
|---|---|
| MAT | Medizinisches Aufbautraining |
| Malokklusion | Okklusionsstörung, abweichende funktionelle Beziehung zwischen Ober- und Unterkiefer |
| Maintained approximation | Anhaltender Druck beider Gelenkpartner |
| Maxilla | Oberkiefer |
| MCP | Metakarpophalangealgelenk (Fingergrundgelenk) |
| Mediotrusion | Mandibulabewegung nach medial |
| Metakarpus | Mittelhand |

|  |  |
|---|---|
| Metakarpale | Mittelhandknochen |
| M., Mm. | Musculus, Musculi |
| MSTE | Mittelstellung |
| MTT | Medizinische Trainingstherapie |
| Myotom | Teil eines aus einem oder mehreren Segmenten bestehenden neuralen Versorgungsgebiets zur Innervation der Skelettmuskulatur |

## N

|  |  |
|---|---|
| Neurogen | Vom Nerven ausgehend |
| N., Nn. | Nervus, Nervi |
| NMDA-Rezeptor-antagonist | Unterfamilie der Rezeptoren für Neurotransmitter. Sie gehören zu den ionotropen Glutamatrezep-toren. |

## O

|  |  |
|---|---|
| Obliquus | schräg/seitwärts |
| Occiput | Hinterhaupt |
| OH-Proline | Substanz, die bei Gewebeabbau freigesetzt wird und vom Körper nicht wiederverwendet werden kann |
| Okklusion | Kontakt zwischen Ober- und Unterkiefer |
| Okklusion, maximale | Verriegelungsstellung (maximaler Biss) |
| OP | Operation |
| Os/Ossa | Knochen |
| Outtable | Gelenkfläche, die nach außen zeigt |

## R

|  |  |
|---|---|
| RCG | Radiokarpalgelenk |
| RKP | Retrusive Okklusionskontaktposition |
| Reklination | Hochzervikale Rückwärtsneigung des Kopfes |
| Restriktion | Einschränkung/Widerstand |
| Retrograd | Zeitlich oder örtlich zurückliegend/fernliegend |
| Retrolisthese | Synonym für Spondyloretrolisthese, Spondylolis-these (Abgleiten eines Wirbels nach hinten) |
| Retrusion | Zurückverlagern |
| Retrusion | Kieferbezogen, Mandibula nach dorsal ziehen |
| Reziproke Hemmung | Reflexinhibition des Antagonisten während einer Kontraktion |
| RÖ | Röntgen |

## S

|  |  |
|---|---|
| S-Brücke | (chem.) Sulfur (Schwefel), Schwefelbrücke. Kova-lente inter- und intramolekulareVerbindung zur pathologischen Stabilisierung einer verletzten Gewebestruktur. Die Anheftstellen entsprechen nicht den physiologischen Anheftstellen der Querverbindungen (Crosslinks). S-Brücken verän-dern das Joint play. |
| Safe Signs | Sicherungszeichen, die schon frühzeitig Kontra-indikationen bzw. Vorsichtsmaßnahmen für eine evt. folgende Behandlung erkennen lassen |
| SCG | Sternoklavikulargelenk |
| Sklerotom | Teil eines aus einem oder mehreren Segmenten bestehenden neuralen Versorgungsgebiets zur Innervation von Skelett und Perioststruktur |
| Spina | Dorn/Gräte |

| | |
|---|---|
| Spinal-autonome Reflexe | a) Vegetative Reflexe wie Vasomotorik, Schweiß-sekrektion, Pilomotorik<br>b) Störungen der Viszera verursachen u. a. reflektorischeVeränderungen an Haut, Muskulatur, Periost und Knochen |
| Spinbewegung | Bewegung um eine mechanische Longitudinal-achse im Raum |
| Steady state | Fließgleichgewicht (konstantes Mengenverhältnis und Umsatzgeschwindigkeit im Stoffwechsel), momentaner Ist-Zustand |
| Stomatognathen-System | Mund-/Kiefersystem |
| Sup | Supination |
| Superkompensation | Anpassung an eine körperliche Leistung |
| Swingbewegung | Der Knochen schwingt mit begleitendem Spin bzw. ohne begleitenden Spin |

## T

| | |
|---|---|
| Tempo | Verhältnis zwischen konzentrischer und exzentrischer Bewegungsgeschwindigkeit und der Pausendauer zwischen den Bewegungen |
| Thenar | Daumenballen |
| Therapeutisches Fenster | Therapeutische Breite, Spielraum einer pharmakologischen Dosis |
| TLG | Translatorisches Gleiten |
| Trismus | Kieferklemme |
| Trophik | Ernährung bzw. Ernährungszustand (Durchblu-tung) eines Gewebes |
| TSR | Trizepssehnenreflex |
| Tuberositas | Rauhigkeit am Knochen |

## U

| | |
|---|---|
| Unkus | Haken |

## V

| | |
|---|---|
| V.a. | Verdacht auf |
| Vertebra | Wirbel |
| Viszerotom | Zu einem bestimmten Dermatom in Beziehung stehender Abschnitt eines (Bauch-)Eingeweides |
| VP | Vorposition |

## Z

| | |
|---|---|
| ZKP | Zentrische Kondylus-Position |
| Z.n. | Zustand nach |

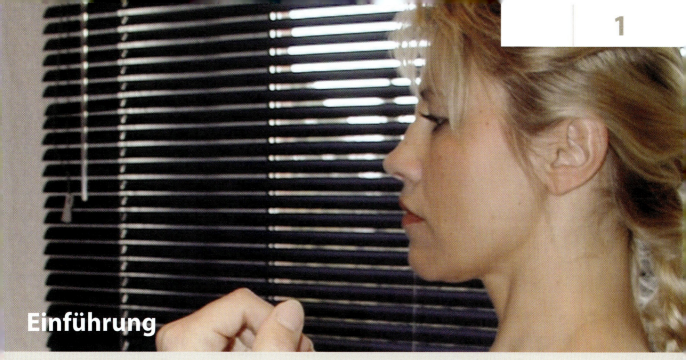

# Einführung

## 1.1 Grundlagen

### 1.1.1 Die Manuelle Therapie

Die Manuelle Therapie (»Handheilbehandlung«) bietet die aussagekräftigste konservative, nicht apparative Diagnosemöglichkeit zur Befundung von Weichteilproblemen und Gelenkfunktionsstörungen.

Für die Behandlung von arthrokinematischen reversiblen Gelenkkontrakturen setzt der Manualtherapeut Traktions- und Gleitmobilisationen ein. Mit diesen Techniken stresst er restriktives Kapselkollagen, um das Bewegungsausmaß zu erweitern, oder er nutzt sie zur endokrinen Stimulation bzw. Konsistenzverbesserung der Gleitkomponente.

Bei der **Behandlung osteokinematischer Störungen** (▶ Abschn. 1.2.3, Osteokinematik und Arthrokinematik) nutzt der Manualtherapeut:

- Kollagendehnungen (▶ Abschn. 1.3.3, Dehnung),
- die strukturaufgabenbezogene, dreidimensionale Ansprache kontraktiler Gewebestrukturen und
- die nachfolgende dreidimensionale rehabilitative Stabilisation.

> **Wichtig**
>
> Die **Manuelle Therapie** wird im Allgemeinen passiv ausgeführt, da jegliche Form von Aktivität ein Gelenk schließt. Somit ist für die Manuelle Therapie die physiologische Funktionalität unwichtig.

Das vom Körper asymmetrisch organisierte **Kapselmuster** ist eine spezifische Schrumpfung, die der Bewegungsachse des jeweiligen Gelenks entspricht. Eine asymmetrische Reorganisation der Kapsel kann für das Gelenk eine Achsenverschiebung und damit eine pathologische Angulation bedeuten.

Die Autoren sind der Meinung, dass eine mehrachsige dreidimensionale Bewegung nicht zu reorganisieren ist, ohne dass eine Achse betont oder verschoben wird. Die daraus entstehende Folge wäre eine iatrogen angulative Bewegung.

Deshalb ist es das oberste Ziel des Manualtherapeuten, die maximale Mobiliät des Gelenks, die vom Schweregrad der Erkrankung abhängt, zu erzielen.

### 1.1.2 Gesetzmäßigkeiten der Manuellen Therapie

Die Traktion findet immer senkrecht zur Behandlungsebene statt, das translatorische Gleiten parallel zur Behandlungsebene.

> **Wichtig**
>
> Die **Behandlungsebene**, auch Tangentialebene genannt, liegt immer auf dem konkaven Gelenkpartner. Die **Bewegungsachse** des Gelenks liegt jedoch am bzw. im konvexen Partner. Bei planen oder bikonvexen Gelenken liegt die Behandlungsebene zwischen den Gelenkflächen.

In der **Behandlung** wird der konvexe Partner stets submaximal vorpositioniert, um durch den physiologisch erzeugten Rollweg den physiologischen Gleitweg nah an die kapsuläre Einschränkung zu bringen. Beim konvexen Partner entsteht aufgrund einer relativ fixierten Achse wenig Raumgewinn, so dass das Gelenk maximal an die Einschränkung herangebracht werden muss.

Im **Joint play** beginnen wir ebenfalls aus einer submaximalen Vorposition, da es nur dann möglich ist, den vorgegebenen Rollweg ins Zentrum des Gelenks zurückzugleiten. Nur so können wir uns ein symmetrisches, arthrokinematisch quantitatives und qualitatives Bild der Beschaffenheit der Synovia und des Gelenks machen.

Handelt es sich um einen bewegten konkaven Gelenkpartner, so ist der Raumgewinn gross. Eine Mobilisation der Kapselresektion könnte aus einer Ruheposition erfolgen; eine Vorposition ist jedoch auch hier effizienter.

Die **Pathomechanik eines Gelenks** wird durch restriktives Kapselkollagen, dem sich die gelenknahe Muskulatur anpasst, hervorgerufen. Dem Gelenk wird die Möglichkeit eines harmonischen Rollens/Gleitens oder Rollgleitens genommen, bedingt durch begleitende massive Quantitäts- und Qualitätsveränderungen der Synovia.

Ist beim **Rollgleiten eines konvexen Partners** die Gleitbewegung behindert, erhöht sich der Rollweg und der daraus resultierende Druck auf nichttragenden Knorpel. Der subchondrale Schmerz verursacht eine Schutzspannung der arthrokinematischen Muskulatur. Diese wiederum verursacht eine unphysiologische Angulation und behindert bzw. hebt das translatorische Gleiten auf. Die Rotationsachse, die im konvexen Partner fixiert ist, wandert aufgrund des Raumverbrauchs in Richtung Rollbewegung. Es kann zu Schäden an Kapsel- und Bandapparat mit nozizeptiver Afferenz und muskulärer Reaktion kommen.

Ist beim **Rollgleiten eines konkaven Partners** die Gleitbewegung behindert, reduziert sich der Rollweg. Die durch Hebelung entstehende Druckbelastung auf den Knorpel steigt dadurch an. Arthrokinematische Veränderungen, die zu erhöhtem Knorpeldruck führen, beschleunigen damit auch die Degeneration des Gelenks.

## 1.2 Gelenklehre

### 1.2.1 Aufbau eines Gelenks

Das **Gelenk** (lat.: arthron) wird als funktionelle Einheit gesehen, bestehend aus:
- ossären Gelenkpartnern,
- Synovia,
- Gelenkkapsel,
- Gelenkhöhle,
- Gefäß- und neuraler Versorgung.

#### Gelenkkapsel
Die Gelenkkapsel verfügt über ein selbstregulierendes System (Homöostase) und bildet sich zwischen der 4. und 12. Schwangerschaftswoche aus.

Die **Außenhaut** (Membrana fibrosa bzw. Stratum fibrosum) inseriert am Periost und Perichondrium und lässt sich über Muskeln oder sekundär über Bänder dynamisieren. Die Membrana fibrosa ist luftdicht und mit nozizeptiven Rezeptoren und Mechanorezeptoren versorgt.

Ihre **Funktionen** sind:
- mechanischer Schutz und
- stabile Führung.

Einrisse bedeuten Ausstülpungen der schwächeren Membrana synovialis mit der Folge von Ganglien (Überbeinen).

Die **Innenhaut** (Membrana synovialis bzw. Stratum synoviale) ist mit Synovialzotten, Falten, auch meniskoiden Falten besetzt sowie mit **Zellen unterschiedlichster Funktionen**:
- Synovia produzierende Zellen,
- mononukleär-phagozytierende Zellen mit ihrer Antigen-HLA-DR-Funktion und
- Fibroblasten produzierende Zellen.

#### Synovia
Ein weiterer Bestandteil des Gelenks ist die Synovia, von der je nach Volumen 0,2-5 ml in einem Gelenk enthalten sind. Synovia entsteht aus dem Blutplasma. Sie ist alkalisch mit einem pH-Wert von 7,7 und **besteht u. a. aus**:
- Glykosaminoglykanen,
- Hyaluronsäure und
- Eiweiß.

### 1.2.2 Die Gelenkstellung und ihre Bedeutung für Mechanik und Kapselspannung

**Nullstellung.** Die Nullstellung ist nach der Neutral-Null-Methode definiert und dient dem Manualtherapeuten als Ausgangsposition für Messungen und zur Beurteilung des Status quo.

**Ruheposition.** Die Ruheposition ist die entspannteste Position für die Gelenkkapsel und Kapselbänder:
- Die Gelenkpartner haben geringstmöglichen Kontakt zueinander.
- Das Gelenkspiel ist am größten.
- Das Gelenk zeigt das größte Volumen auf.

Die Ruheposition wird vom Manualtherapeuten zum Warming up einer Behandlungsvorbereitung und zur schmerzfreien Lagerung genutzt.

**Aktuelle Ruheposition.** Die aktuelle Ruheposition ist eine pathologisch angepasste Ruhestellung, die aber nicht immer eine artikuläre Ursache haben muss (z. B. Bursitis).

**Verriegelte Stellung.** Die verriegelte Stellung ist die gespannteste Position für die Gelenkkapsel und Kapselbänder:
- Die Gelenkpartner haben größtmöglichen Kontakt zueinander.
- Das Gelenkspiel und das Gelenkvolumen sind am geringsten.

### 1.2.3 Osteokinematik und Arthrokinematik

Als **Osteokinematik** bezeichnet der Manualtherapeut die aktiven und passiven Bewegungen im Raum wie Flexion, Extension, Abduktion, Adduktion, Innenrotation, Außenrotation.

Unter **Arthrokinematik** versteht man die Umsetzung der osteokinematischen Bewegungen im Gelenk, in dem ein Rollen und Gleiten, Zug oder Druck stattfinden.

### 1.2.4 Konvex-Konkav-Regel

Bei Bewegungen des konkaven Gelenkpartners findet das Gleiten in gleicher Richtung zur Rollbewegung statt. Bei Bewegungen des konvexen Partners findet das Gleiten in entgegengesetzter Richtung zur Rollbewegung statt.

### 1.2.5 Rollen und Gleiten

**Rollen.** Ein alleiniges Rollen (Radvorwärtsbewegung) bewirkt die Verlagerung der Rotationsachse in Rollrichtung, wodurch viel Raum (Gelenkfläche) benötigt wird. Im menschlichen Körper würde ein alleiniges Rollen zu Luxationen führen und ist nur in der Initialphase von Schulter- und Kniegelenkbewegungen zu finden.

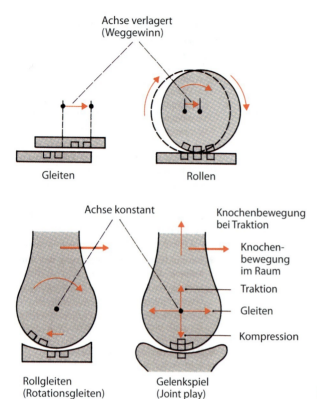

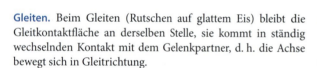

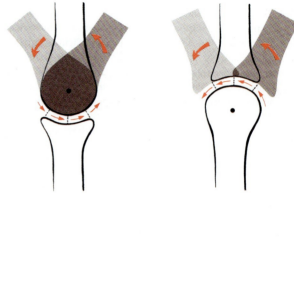

◘ **Abb. 1.1.** Rollen und Gleiten. (Aus Frisch 1998)

**Gleiten.** Beim Gleiten (Rutschen auf glattem Eis) bleibt die Gleitkontaktfläche an derselben Stelle, sie kommt in ständig wechselnden Kontakt mit dem Gelenkpartner, d. h. die Achse bewegt sich in Gleitrichtung.

**Rollgleiten.** Beim Rollgleiten findet eine **Kombinationsbewegung** aus Rollen und Gleiten statt:
– Beim **konkaven Partner** erfolgt das Rollen und Gleiten in eine Richtung. Die Rotationsachse verlagert sich in Bewegungsrichtung (Raumforderung).
– Beim **konvexen Partner** findet die Gleitkomponente in die entgegengesetzte Richtung statt. Die Achse verlagert sich kaum, und somit wird wenig Raum gefordert. Diese Mechanikform wird bei kleinen Gelenkflächen mit großem Bewegungsumfang benötigt.

**Translatorisches Gleiten.** Das translatorische Gleiten ist ein geradliniges passives Rutschen, das sich parallel zur Behandlungsebene vollzieht. Es entsteht z. B. während der Elevationsbewegung nach kaudal in der Schulter durch Widerlagerung der Rollbewegung bei ca. 60° Elevation oder Abduktion. Mit der Translation ist eine exakte Betonung eines Kapselanteils möglich.

**Approximationsgleiten.** Approximationsgleiten ist das Gleiten ohne Abnahme der Eigenschwere, um das Gleitverhalten bezüglich der Synovia zu testen und damit die Wertigkeit gegenüber dem Kompressionsgleiten festzustellen.

Bei erhöhtem Widerstand ist von einer konsistenzveränderten Synovia auszugehen.

**Kompressionsgleiten.** Kompressionsgleiten ist das Aufeinanderdrücken beider Gelenkpartner, um eine Impression auf die

oberste Knorpelschicht zu provozieren und damit die parallel zum Gelenk verlaufenden Kollagene (Knorpelzone 1) zu testen.

Anhand dieser Testung kann ein Arthrosegrad 1 oder 1–2 (▶ Übersicht 1.1, Arthrosestadien, ▶ Abschn. 1.2.6) befundet werden, der sich durch Krepitation und erhöhten Widerstand zeigt.

In ◘ Abb. 1.1 werden Rollen und Gleiten schematisch dargestellt.

> **Wichtig**
>
> Der Körper nutzt diese vier Mechanikkomponenten, um in unterschiedlichen Winkelgraden einen optimalen, effizienten Bewegungsablauf und -umfang zu ermöglichen. Die Roll-Gleit-Bewegung unterliegt den biomechanischen Gesetzen und wird in der Manualtherapie als **Konvex-Konkav-Regel** bezeichnet.

## 1.2.6    Traktionen

Die Traktion ist eine rechtwinklige Aufhebung des Gelenkkontakts.

In der Manualtherapie wird die **Traktion** angewandt zur:
– Untersuchung,
– Dehnung der Gelenkkapsel,
– Dekoaption (»Öffnen« des Gelenks) und
– Schmerzlinderung.

## Traktionsuntersuchungen

Traktionsuntersuchungen werden im Rahmen der Testung bei Instabilitäten durchgeführt. Sie finden in der Ruheposition und in Provokationsvorpositionierungen statt.

Die **Untersuchungen** beinhalten:

- die Testung des Gelenkspiels (Joint play) der Gelenkkapsel zur Befundung der Gelenkkapselspannung,
- die Testung der Adhäsionsspannung und
- die differenzialdiagnostische Testung einer etwaigen Bursaläsion.

## Traktionsbehandlungen

Traktionsbehandlungen werden in der Manualtherapie zur Behandlung von Kapselrestriktionen ausgeführt. Eine Traktion der Stufe 3 ist nur möglich, wenn die Adhäsion der Synovia aufgehoben (Arthrosegrad 2, ▶ Übersicht 1.1) oder zumindest deutlich reduziert ist und die Kapselrestriktion ihr Endstadium noch nicht erreicht hat.

## Dekoaptionsbehandlungen

Die Dekoaptionsbehandlung (Manipulation) einer Gelenkblockade erfolgt über einen mit geringer Kraft ausgeführten Impuls mit hoher Geschwindigkeit und kurzem Bewegungsausmaß. (Dekoaption ▶ Glossar, Dekoaptionsbehandlungen, ▶ Abschn. 1.2.13, Gelenkblockierung)

## Schmerzlinderungsbehandlungen

Schmerzlinderungsbehandlungen basieren auf der intermittierenden Push-pull-Technik, indem die Mechanorezeptoren des

Typ 1 und 2 durch mechanische Reize die Hemmung der Nozizeption bewirken (Gate-control-System).

### 1.2.7    Traktions- und Translationsstufen

**Stufe 1.** Stufe 1 wird als Lösen bezeichnet und reduziert die im Gelenk herrschenden Kompressionskräfte (Abnahme der Eigenschwere).

Diese Stufe wird in der Manualtherapie als »Pikkolo-Traktion« bezeichnet und dient zusätzlich als Vorposition für den translatorischen Gleittest.

**Stufe 2.** In Stufe 2 wird eine Zugaufnahme der Adhäsionskraft der Synovia erreicht. Die Synovia wirkt in dieser Stufe als Adhäsionswiderlager. Gleichzeitig mit dem Adhäsionswiderlager der Synovia straffen sich unterstützend die Kapsel- und Bandstrukturen des betroffenen Gelenks.

Diese Stufe wird im Joint play zur Erkennung von Kapselrestriktionen genutzt.

> Will man die **physiologische Kapselspannung** testen, muss die Synovia weniger Adhäsionskraft besitzen, oder aber man testet die Stufe über Translation.

**Stufe 3.** In Stufe 3 benötigen wir bei einem physiologischen Gelenk eine Traktionskraft von 1 kg/pro qcm, um die Gelenkpartner voneinander zu trennen. Bei einem physiologischen Gelenk ist dies nur bei kleinen Gelenken wie Finger- und Facettengelenken der Wirbelsäule möglich. Je mobiler das Gelenk ist, umso reduzierter ist der unterstützende Kompressionsdruck des Kapsel-/Bandapparats.

> Bei einer **Arthrose ab Arthrosegrad 2** (▶ Übersicht 1.1) ist die Adhäsionskraft der Synovia deutlich reduziert, und es kommt zur Dehnung des Kapsel-/Bandapparats, die eine Mobilisation des verkürzten Kapselanteils bewirkt.

### 1.2.8    Das Gelenkspiel (Joint play)

Das Gelenkspiel ist das passive Bewegen zweier Gelenkpartner senkrecht oder parallel zur Behandlungsebene. Die Beschaffenheit des Gelenkspiels ist abhängig von den intra- und extraartikulären Strukturen und gibt den signifikanten Zustand des Gelenks wider. Nur ein veränderter Joint play ist der Indikator für den Beginn und das Ende einer Manuellen Therapie.

### 1.2.9    Kapselmuster

Ein Kapselmuster ist eine artikulär bedingte Schrumpfung der Gelenkkapsel in einem gelenkspezifischen Muster und ist in allen Kapselstadien gleich. Eine Kapselrestriktion entwickelt sich in minimal 42 Tagen. In der Praxis vollzieht sich die Kapselrestriktion jedoch adaptiv über Jahre.

---

### Übersicht

**Übersicht 1.1. Stadien der Arthrosis deformans**

**Stadium 1.** In Stadium 1 bestehen:

- Adhäsionsreduktion ohne Reduktion der Tragfähigkeit,
- Veränderungen im Gleitmechanismus,
- belastungsabhängige Schmerzen und
- positiver Kompressions-Joint play.

**Stadium 2.** In Stadium 2 bestehen:

- massive Veränderungen der Gleitfähigkeit,
- Reduktion der Tragfähigkeit,
- bewegungs- und belastungsabhängige Schmerzen und
- beginnende subchondrale Sklerosierung.

Im Röntgenbild ist ein verschmälerter Gelenkspalt sichtbar.

**Stadium 3.** In Stadium 3 ist die Arthrokinematik aufgehoben. Rollbewegungen sind möglich. Der Patient hat deutliche belastungsabhängige Schmerzen.

Im Röntgenbild sind eine massive Sklerosierung und Auftreibung der Gelenkpartner sichtbar.

**Stadium 4.** In Stadium 4 bestehen Knorpelglatzen. Schmerzfreies Bewegen ist nicht mehr möglich. Es gilt als OP-Indikation.

Im **Röntgenbild** sind sichtbar:

- eine Aufhebung des Gelenkspalts,
- eine asymmetrische Vergrößerung durch die angulative Bewegung und
- Zystenbildungen.

**1**

## 1.2.10    Kapselmusterstadien

**Kapselmusterstadium 1.** Der Schmerz entsteht nach Bewegungsende, also im Überdruck. Die endgradige Bewegung wird vom Patienten noch toleriert. Die Muskulatur zeigt keine nennenswerte Tonuserhöhung.

Dieser Befund zeigt sich bei beginnender Arthrose (Rigidität der Gelenkkapsel).

**Kapselmusterstadium 2.** Der Schmerz liegt in der Endgradigkeit. Ein Überdruck wird vom Patienten nicht mehr toleriert. Die Muskulatur reagiert mit einem limitierenden Hypertonus.

Dieser Befund zeigt sich bei Arthrose und bei beginnender aktivierter Arthrose (Entzündungszeichen der Gelenkkapsel).

**Kapselmusterstadium 3.** Der Schmerz liegt vor dem Bewegungsende. Endgradigkeit und Überdruck werden vom Patienten nicht mehr toleriert. Die Muskulatur weist einen deutlich erhöhten Muskeltonus auf.

Dieser Befund zeigt sich bei Arthritis (Entzündung der Gelenkflächen und der Gelenkkapsel).

## 1.2.11    Endgefühl

Endgefühl wird als der Überdruck am Ende einer passiven Bewegung definiert. Das Endgefühl gibt uns einen Hinweis auf den Kapsel- bzw. Kapselbandzustand (▶ Übersicht 1.2, Allgemeine »Richtwerte« zur Orientierung).

Es wird in **zwei Formen** unterteilt:
- Form 1 beschreibt das Endgefühl als norm-, hypo- oder hypermobil.
- Form 2 beschreibt das Endgefühl als
  - physiologisch, z. B. weich elastisch bei Knieflexion durch die Muskelstruktur oder
  - pathologisch, z. B. durch einen intraartikulären Erguss bei Knieextension.

Bei Testung des Endgefühls innerhalb von 300–500 Tagen nach einer alten, vorausgegangenen Läsion kann noch ein **Remodulierungsschmerz** (▶ Abschn. 1.7.17, Bindegewebe) bestehen, durch den das Endgefühl »zu fest« befundet wird.

## 1.2.12    Gelenkbeweglichkeit

- **Hypomobilität** bedeutet eine Abnahme der physiologischen Beweglichkeit.
- **Hypermobilität** bedeutet eine Zunahme der physiologischen Beweglichkeit.
- **Instabilität** bedeutet die Zunahme einer unphysiologischen Beweglichkeit.

## 1.2.13    Gelenkblockierung

Als Blockierung wird ein aufgehobenes Gelenkspiel betrachtet Es zeigt sich
- in Divergenz als Konvergenzblockierung oder
- in Konvergenz als Divergenzblockierung bzw. in einer rotatorisch betonten Fehlstellung.

Die **Blockierung** ist extraartikulär oder intraartikulär bedingt:
- Eine **extraartikuläre Blockierung** ohne statische Ursache wird u. a. dadurch verursacht, dass sich bei einer einseitig gestressten, verkürzten Muskulatur (arbeitsbedingte Überforderung) die Rotationsachse zur verkürzten Seite hin verlagert, bzw. ein lokaler Muskelhypertonus an z. B. einem Facettengelenk entsteht. Die Kapsel adaptiert (ab dem 42. Tag) und verkürzt sich ebenfalls. Es kommt zu einer angulativen Bewegung mit Kompression auf der verkürzten Seite und zu zunehmender Aufhebung des Gelenkspiels.
- Eine **intraartikuläre Gelenkblockade** wird durch eine massiv veränderte Synovia mit pathologischer Entbindung von Stickstoffmolekülen (Denitrogenitation) verursacht.
  Die **Aufhebung einer Gelenkblockade** erfolgt über:
- Traktion bzw. translatorische Gleitmobilisation in den bekannten Dosierungsstufen 1–3,
- Dekoaptionsbehandlung (▶ Abschn. 1.2.6).

### 1.2.14 Mechanismus der Wirbelsäulenbewegung durch Belastungsachsen

In der **LWS** liegt die Belastungsachse aufgrund der Lordose im hinteren Anteil der Bandscheibe und führt in Extension zur gegensinnigen Koppelung, in Flexion zur gleichsinnigen Koppelung.

In der **BWS** liegt die Belastungsachse aufgrund der Kyphose im Bereich von TH2/3 bis TH7/8 vor der Bandscheibe und führt in Flexion und Extension zu einer gleichsinnigen Koppelung.

In der **HWS** liegt die Belastungsachse zentral im Nucleus pulposus und erzeugt eine gleichsinnige Koppelung in Flexion und Extension.

Im **hochzervikalen HWS-Abschnitt** wird durch Bänder eine gegensinnige Koppelung hervorgerufen.

> **Wichtig**
>
> Die Position der **Bewegungsachse** ist nicht identisch mit der Belastungsachse!

### 1.2.15 Gekoppelte Bewegungen

Eine gekoppelte Wirbelsäulenbewegung wird als **physiologische Bewegung** bezeichnet und ist eher eine translatorische Facettengelenkbewegung, die durch die kapsel-ligamentären Strukturen und die Torsionsfähigkeit bzw. die Verformbarkeit der Bandscheibe (Anulus fibrosus) limitiert wird. Es ist die Bewegungsanbindung von Lateralflexion und Rotation bzw. umgekehrt.

Die gekoppelte Bewegung wird weithin als **physiologisch weiterlaufende Bewegung** bezeichnet. Sie dient der Testung biomechanischer Reaktionen und ist am Bewegungsende meist angulativ.

### 1.2.16 Kombinierte Bewegungen

Eine kombinierte Bewegung wird als **unphysiologische Bewegung** bezeichnet. Sie ist eher eine Kompression der Facettengelenke und wird durch ossären Stopp und die Torsionsfähigkeit der Bandscheibe limitiert.

Kombinierte Bewegungen setzt der Therapeut zur Diagnostik (Facettengelenkarthropathie) und als therapeutisches Mittel bei Instabilitäten ein, um innerhalb der Therapie pathologische Translationen unterbinden zu können:

- Eine **kombinierte Einstellung** ist das Anlegen der beiden Facettengelenkpartner aufeinander.
- Eine **kombinierte Verriegelung** ist die Kompression der beiden Facettengelenkpartner aufeinander (Impression des Knorpels).

Das kombinierte Bewegen ist in jeder Facettengelenkstellung aktiv durch den Patienten selbst oder passiv durch den Therapeuten einstellbar.

### 1.2.17 Konvergenz und Divergenz

In der Manualtherapie wird die **Extension in der Wirbelsäule**, segmental betrachtet, als Konvergenz bezeichnet.

Bei **Konvergenz** kommt es zu:
- einer Deckungs- und Kongruenzzunahme und
- einer Druckerhöhung von Processus articularis superior zu Processus articularis inferior.

Die **Flexion in der Wirbelsäule** wird, segmental betrachtet, als Divergenz bezeichnet.

Bei **Divergenz** kommt zu:
- einer Deckungs- und Kongruenzabnahme und
- einer Druckverminderung von Processus articularis superior zu Processus articularis inferior.

### 1.2.18 Spondylolisthese

**Spondylolisthese.** Diese Bezeichnung beschreibt ein Wirbelgleiten, das durch die Diskose einer Bandscheibe verursacht wird. Die Spondylolisthese wird entsprechend ihrer Gleitrichtung unterteilt, die der Konstitutionsvorgabe nach anterior (Anterolisthese) oder posterior (Retrolisthese) entspricht. Sie kann mit und ohne Rotationskomponente auftreten (einfache bzw. komplexe Spondylolisthesen).

**Spondylolytische Spondylolisthesis.** Diese Bezeichnung beschreibt ein Wirbelgleiten, das durch Bogenschlussstörungen oder Facettenfrakturen bedingt ist.

**Spondyloptose.** Die schwerste Form der Spondylolisthesis wird als Spondyloptose bezeichnet.

### 1.2.19 Verriegelungsstellung

Die verriegelte Stellung eines Gelenks wird auch »close-packed-position« oder »status rigidus« genannt.

Folgende **Kriterien** sind bei einer Verriegelungsstellung erfüllt:
- Das Gelenkspiel ist in der verriegelten Stellung am geringsten.
- Die Gelenkflächen haben den größtmöglichen Kontakt.
- Die Kapsel- und Bandspannung ist am größten.
- Der Druck ist am höchsten und das Volumen ist am geringsten.

In der **Untersuchung und Diagnostik** setzt der Manualtherapeut die verriegelte Stellung ein,
- um Hypermobilitäten durch eine einseitig erhöhte Bewegung in einer verriegelten Stellung zu erkennen,
- um durch die Schmerzprovokation eine Arthrose zu erkennen.

In der **Behandlung** nutzt der Manualtherapeut die verriegelte Stellung,
- um bei der Bewegung eines Gelenks die Mitbewegung des Nachbargelenks zu verhindern,

**1**

= um in der Rehabilitation das verkürzte Erreichen einer weiterlaufenden Bewegung zu ermöglichen,
= als Vorposition zu einem Knorpelbelastungstraining oder einer Knorpelmassage im Wirbelsäulenbereich.

## 1.2.20 Ruheposition und aktuelle Ruheposition

Die Ruheposition eines Gelenks wird auch »maximally loose-packed-position« oder »status perlaxus« genannt.
Folgende **Kriterien** gelten für die Ruheposition:
= Das Gelenkspiel ist in Ruhestellung am größten.
= Die Kapsel- und Bandspannung ist am geringsten.
= Der Druck ist am niedrigsten.

> Die Ruhestellung wird als **Immobilisationsstellung** genutzt.

In der **Behandlung** setzt der Manualtherapeut die Ruhestellung ein:
= als Ausgangsstellung für ein Warming up der Gelenke,
= zur Schmerzbehandlung,
= zur Gelenkrezeptoreninhibierung und
= zur Verbesserung der Viskoelastizität einer veränderten kapsulären Sollspannung.

Bei der aktuellen Ruheposition entspricht die entlastende Ausrichtung des Gelenks der pathologischen nozizeptiven Gegebenheit.

## 1.2.21 Nullstellung

Die Nullstellung dient als Ausgangsstellung für Gelenkwinkelmessungen. Wir unterscheiden physiologische und anatomische Nullstellungen.

## 1.3 Weichteiltechniken

Unter Weichteiltechniken versteht man die Behandlung extraartikulärer Strukturen wie Muskulatur, Bänder, Nerven und Sehnen mit Funktionsmassagen, Querfriktionen und neurogenen Mobilisationen.

### 1.3.1 Weichteilstadien

**Stadium 1.** Kennzeichen des Stadiums:
= Der Widerstandstest ist nicht positiv. Es zeigen sich keine Schäden an der Kollagenstruktur, keine Schwellung, jedoch Druckdolenz.
= Die Beweglichkeit der Kollagene untereinander ist gestört.
= Die Beschwerden entstehen nach der Belastung.
= Die maximale Dehnung ist positiv.
= **Manualtherapeutisches Ziel** ist die Verbesserung der Trophik mit großem Bewegungsausmaß bei geringer Belastung.

**Stadium 2.** Kennzeichen des Stadiums:
= Der Widerstandstest ist positiv.
= Erste Schäden an der Kollagenstruktur treten auf.
= Je nach Schwellung besteht ein Painful arc (▶ Abschn. 1.5.4, Painful arc).
= Schmerzen treten zu Beginn und nach der Belastung auf.
= **Manualtherapeutische Ziele** sind Unterstützung der Reparaturmechanismen und Förderung der lokalen Mehrdurchblutung.
= **Manualtherapeutische Maßnahmen** sind:
  – Belastung nach dem Reha-Prinzip (▶ Abschn. 1.7.3, Reha-Pyramide),
  – Weichteilbehandlung (▶ Abschn. 1.3.2, Querfriktion und ▶ Abschn. 1.3.3, Dehnung).

**Stadium 3.** Kennzeichen des Stadiums:
= Der Widerstandstest ist positiv mit Abzeichnung eines Painful arc.
= Massive Kollagenstrukturschäden mit deutlicher Schwellung (Flüssigkeit nicht begrenzbar) sind vorhanden.
= Schmerzen treten zu Beginn, während und nach der Belastung auf.
= **Manualtherapeutische Maßnahmen** sind:
  – Unspezifische Belastung ab dem 6. Tag.
  – Kryokinetik, um den Entzündungsgrad auf einer physiologischen Basis halten.
  – Therapeutisches Dehnen, um eine Längeninformation für die Makrophagenaktivität zu erreichen.
  – Mehrdimensionale Belastungssteigerung ab dem 16. Tag. Sport je nach Regeneration möglich.

**Stadium 4.** Kennzeichen des Stadiums:
= Ruheschmerz mit hochgradiger Entzündung (Myositis des Weichteils) ist vorhanden.
= **Manualtherapeutische Maßnahme** ist die Schmerztherapie.

## 1.3.2 Querfriktion

**Entzündungen sowie Verletzungen mit Einblutungen** in das Sehnengewebe haben meist zur Folge, dass es in der postentzündlichen/traumatischen Phase zu Adhäsionen kommt. Es entstehen ein Missverhältnis in der Stoffwechselversorgung und ein Sauerstoffmangel, der die Erregbarkeit der Nozizeptoren steigert. Weiterhin kommt es zu Einschränkungen der Verschieblichkeit der Sehnenfasern untereinander und zum Elastizitätsverlust. Aus lang anhaltenden Adhäsionen können nachfolgend Verwachsungen (Narben) entstehen.

> **Wichtig**
>
> Bei Verletzungen mit Einblutungen zeigt die Querfriktion ihre **Wirksamkeit** in einer gesteigerten Enzymaktivität, so dass es zur Fibrinolyse und zur Freisetzung vasoaktiver Stoffe (Histamin) kommen kann.

Bei **degenerativ begründeten Sehnenläsionen** entsteht die Adhäsion aufgrund fehlender interstitieller Flüssigkeit zwischen den einzelnen Kollagenfasern mit einer evtl. exsudativ hämorrhagisch ablaufenden Entzündung (Granulationsgewebe). Der andauernde Schmerz unterhält sich aufgrund einer unterschwellig manifestierten Entzündung mit gestörtem Steady state (Fließgleichgewicht, ► Glossar).

> **Wichtig**
>
> Aus unserer Sicht besteht der **primäre Wirkungsmechanismus** der Querfriktion im »Aufpuschen« unterschwellig manifestierter Entzündungen. Die Querfriktion soll einen physiologischen Regenerationsprozess neu einleiten.

Um **morphologisch adaptiertes Kollagen** zu verändern, sollte die Behandlungswahl Laktat (► Abschn. 1.3.3, Dehnung und ► Abschn. 1.3.9, Haltend Arbeiten) und Zugkraft an der betroffen Struktur beinhalten, d. h., auf Dehnung und Eisbehandlung sollte nach der Querfriktion verzichtet werden (passiver Vorgang an aktiven Strukturen). Vielmehr sollte eine aktiv begleitende Maßnahme im Sinne des Physical Rehabilitation Trainings (PRT) erfolgen (► Abschn. 1.7, Einführung in die Medizinische Trainingslehre).

### 1.3.3    Dehnung

**Voraussetzung** für das Dehnen ist die Erwärmung des Muskels, um
- den Stoffwechsel anzuregen,
- die Elastizität zu erhöhen und
- die neuromuskuläre Kontraktionsbereitschaft zu erhöhen.

Die **Durchführung** des therapeutischen Dehnens hat Einfluss auf die Tonusregulierung. Sie kann eine **Tonisierung oder Detonisierung** bewirken:
- Rhythmisches Dehnen setzt der Therapeut zur Tonisierung der Muskulatur ein, um eine adäquate Grundspannung zu erreichen, die die Voraussetzung für jede Muskeltätigkeit ist. Desweiteren wird diese Dehntechnik zum Ausschwemmen von Wasserstoffbrücken und zur Rehydrierung dehydrierter Strukturen angewandt.
- Kollagen, das sich morphologisch unphysiologisch in Annäherung verkürzt hat, wird passiv gestresst, um eine Vergrößerung des Bewegungsausmaßes zu erreichen.

Aus kollagenbiochemischen Gründen favorisieren die Autoren zur Längenänderung des Gewebes die **Technik der 3-Phasen-Dehnung:**

**Phase 1.** Die erste Phase der Dehnung bezieht sich auf die Dauer von 10 sec maximaler Spannungsausrichtung der Titinfilamente sowie auf die Tonussenkung des Muskels.

**Phase 2.** Die zweite Phase folgt direkt anschließend an die erste mit einer weiteren Spannungsaufnahme des Gewebes bis hin zum leicht ziehenden Schmerz für maximal 30 sec. Sie dient der Längeninformation für die Makrophagen, um die erforderliche Gefäßlänge sicherzustellen, damit eine möglichst kleine Narbe im Läsionsgebiet sowie eine maximale Remodulierung möglich sind. (Fibroblasten brauchen Sauerstoff.)

**Phase 3.** Die dritte Phase ist die eigentliche Dehnphase für adaptiertes Kollagen und wird durch eine weitere Spannungsaufnahme, die vom Patienten als kräftig ziehender Schmerz interpretiert wird, bis zu 2 min ausgeführt.

Diese Phase bezeichnen wir als **Stressphase** für pathologisch fixiertes, adaptiertes Kollagen, das an den Linkproteinen unter maximalen Zugreiz gerät. Das durch die Dehnung entstehende Laktat löst die Eiweiße der Linkproteine bzw. Registrierpeptide und ermöglicht neue Anheftstellen.

> **Wichtig**
>
> Der Reiz sollte 2 min nicht übersteigen, da sich die **Gefahr einer Ischämie** ab 2 min exponential erhöht.

Bemerkt der Therapeut während der bestehenden Dehnungsphase ein **Geweberelease** (Lösen), ist der gewünschte Dehneffekt erreicht, und die Dehnung kann zu diesem Zeitpunkt beendet werden. Die Pause zwischen den 4–5 Wiederholungen sollte 30 sec dauern.

Treten **Schmerzen nach dem Dehnen** auf (z. B. am folgendem Tag), besteht der Verdacht, dass der Patient während des Dehnvorgangs mit einer exzentrischen Muskelkontraktion gegengehalten hat.

### 1.3.4    Rotatorenintervall

Das Rotatorenintervall ist das Verhältnis der Kraftentfaltung zwischen den Innen- und Außenrotatoren des Schultergelenks und beträgt 4 : 1.

### 1.3.5    Spurt- und Shunt-Muskeln

Spurt-Muskeln sind gelenknah ansetzende Muskeln mit der dynamischen Aufgabe, über einen kurzen Hebelarm und mit hoher Muskelkraft rasch zu beschleunigen. Verlieren die Spurt-Muskeln ihre Fähigkeiten, übernehmen statische Shunt-Muskeln ihre Funktion. Dies führt jedoch zu angulativen Gelenkbelastungen mit periartikulären Reizungen und einem dynamisch artikulären Stabilitätsverlust.

### 1.3.6    Direkte Insertion

Die direkte Insertion ist die Fixierung einer Sehne im Knochen. Die Festigkeit wird bestimmt durch die Dichte der Substantia compacta des Knochens. Direkte Insertionen verursachen am Knochen Apophysen wie Spina, Crista, Tuberkulum, Tuberositas etc.

### 1.3.7    Indirekte Insertionen

Eine indirekte Insertion ist die Fixierung einer Sehne am Stratum fibrosum des Periosts. Die Festigkeit wird durch die flächige Ausdehnung der Insertion bestimmt. Dadurch können Zug- und Belastungsreize gleichmäßiger verteilt werden.

Eine **Schwachstelle** stellen die Sharpey-Fasern dar: Kollagenfasern, die indirekte Sehneninsertionen bzw. das Periost an die Rindensubstanz des Knochens fixieren. Sharpey-Fasern werden dem Kollagen-Typ 3 zugeordnet und sind damit weniger fest als Sehnen, die dem Kollagen-Typ 1 zugeordnet sind (▶ Kap. 1.7.17, ▶ Übersicht 1.6, Bindegewebstypen). Sie gelten als Sollbruchstellen.

## 1.3.8 Rhythmisches Arbeiten (Dynamisches Arbeiten)

Rhythmisches Arbeiten soll die Trophik der Weichteilstrukturen verändern. Es bewirkt eine Ausschwemmung von H-Brücken aus der Matrix, da Wasserstoffionen positiv und Matrix negativ geladen sind. Rhythmische Techniken können auch zur Vorbereitung manualtherapeutischer Techniken angewandt werden.

## 1.3.9 Haltend Arbeiten (Statisches Arbeiten)

> **Wichtig**
>
> Haltend Arbeiten wird als manualtherapeutische Technik angewandt und ist die **einzige Möglichkeit**, um morphologisch adaptiertes Kollagen zu behandeln.

Die Technik wird minimal 30 sec bis maximal 2 min ausgeführt. Durch die Technik entsteht Laktat im Gewebe und zwingt damit pathologische Registrierpeptide sich in Richtung physiologischer Registrierpeptide zu verändern.

## 1.3.10 Neurogene Mobilisation

Wie auch das Bindegewebe können die nervenfixierenden Bänder bei Immobilisation adaptieren. Zudem kommt eine hohe Mobilitätsanforderung auf die Nerven zu, die Gelenke oder Hindernisse passieren müssen. Der Körper meistert diese Anforderung durch die geschickte Anlage spiralförmiger Eigenschaften der Nerven.

**Immobilisation** bedeutet, dass
- die Verschieblichkeit der Faszikel untereinander eingeschränkt wird und
- das Kollagen (Typ 1) zwischen dem Epineurium und Mesoneurium und umliegenden Fixationstellen (Aufhängebänder) an Knochen, Muskeln und Faszien bevorzugt an beweglichen Abschnitten, Bifurkationen und Engpässen adaptiert.

Wir nehmen an, dass diese »Aufhängebänder« der Nerven, wie auch bei anderen Fixationen von Gekröse im menschlichen Körper, elastische Eigenschaften haben, dass sie Fettgewebe zur Isolation und Abdämpfung mechanischer Belastungen einlagern und dass Blut- und Lymphgefäße durchführen.

Mittels einer **Nervenmobilisation** soll die optimale Flexibilität beim Durchtritt durch die verschiedenen Kollagenschichten und Engräume erreicht werden. Aufgrund dessen ist bei den meisten sensiblen Ästen wie auch bei den Rami articulares eine **maximale Vorposition** notwendig, da diese nur wenige Kollagenschichten durchziehen. Zudem sind die dermatogenen und kapsulär-neuralen Verbindungen geringer als die des dichten Myoneuralverbindungsnetzes der motorischen Nerven, die Kollagenschichten multipel durchstoßen.

Weiterhin soll die neurogene Mobilisation einer intraneuralen Flüssigkeitsstauung und der damit verbundenen Nervendruckerhöhung entgegenwirken.

Die **neurogene Dehnung** erfolgt nach der neurogenen Mobilisation. Sie richtet sich nach den Dehnkriterien des Kollagen-Typs 1 und wird bei **V.a. extra- und intraneurogene Fibrosen** eingesetzt:
- Bei **extraneurogenen Fibrosen** kann der Schmerz über dritte Strukturen ausgelöst werden und wird schon bei Bewegung erzeugt, so dass die Vorpositionierung sehr gering sein kann.
- Bei **intraneurogenen Fibrosen** treten Nervenschmerzen erst bei Dehnung des Nerven auf, so dass meist eine submaximale Vorpositionierung eingenommen werden muss.

Begonnen wird mit einem **Warming up** des neuralen Systems, mit dem Ziel epineurale Ödeme anzusprechen sowie den Axonplasmafluss zu mobilisieren.

## 1.4 Indikationen/Kontraindikationen

### 1.4.1 Indikationen (Anzeigen)

Die Indikation für eine manualtherapeutische Mobilisation ist vorwiegend die Behandlung einer gelenkbedingten Störung, die intra- oder extraartikuläre Ursachen haben kann.

**Ursachen** sind:
- alle Formen degenerativer und traumatischer Kapsel- und Bandveränderungen,
- Blockierungen,
- neurale Störungen,
- morphologisch adaptiertes Kollagen,
- dynamisch artikuläre Instabilitäten.

### 1.4.2 Kontraindikationen (Gegenanzeigen)

**Kontraindikationen** sind:
- akute Entzündungen,
- Tumoren,
- Arteriosklerose,
- Osteoporose,
- Immobilisation unter 42 Tagen (nicht effektiv).

### 1.4.3 Sicherheit (Safe signs)

Ist anhand der Anamnese, Inspektion und Palpation sowie eventuellen aktiven und passiven Testungen keine klare Indikationsstellung möglich, sind Zusatztestungen aus der Basisprüfung bzw. aus den gelenkspezifischen Testungen notwendig oder es ist eine Rücksprache mit dem Arzt erforderlich.

## 1.5    Basisuntersuchung

Unter Basisuntersuchung versteht man in der Manualtherapie
- Anamnese,
- Inspektion,
- Palpation,
- aktive Schnelltestung für angrenzende Gelenke,
- aktive, passive und Widerstand gebende Funktionsunter-
  suchung sowie
- Zusatztestung.

### 1.5.1    Anamnese

Am Anfang einer Anamnese steht der **Eingangsbefund** mit
- Dokumentation der persönlichen Daten,
- Berufsausübung,
- Name des verordnenden Arztes und des Hausarztes sowie
- ärztlicher Diagnose.
  Des Weiteren erfragt der Therapeut
- subjektive Eindrücke des Patienten über sein primäres
  Beschwerdebild,
- aktuell bestehende oder vergangene Erkrankungen und
  Operationen zur Feststellung von Risikofaktoren,
- Informationen über Medikation, Röntgenbefunde, sport-
  liche Tätigkeiten und
- bisherige Therapieformen.

Die Aussagen des Patienten werden vom Behandler im Ein-
gangsbefund dokumentiert.
  Nach der Sozial- und Selbstanamnese des Patienten folgen
**weitere Befragungsaspekte**:
- Seit wann bestehen die Beschwerden?
- Treten sie eher tagsüber, eher nachts auf?
- In welcher Lokalisation und mit welcher Qualität zeigt sich
  das Beschwerdebild?
- Was reduziert oder forciert die Beschwerden?
- Wie verhält sich das Beschwerdebild in einer 24-Stunden-
  Analyse?
- Weiterhin sollte die Anamnese die Beurteilung der ADL
  (»Activities of Daily Living«, Aktivitäten des täglichen
  Lebens) beinhalten sowie Außergewöhnlichkeiten bzw.
  Veränderungen des täglichen Lebens wie new-, up-, over-,
  misuse (neuer, erhöhter, immer wiederkehrender Fehlge-
  brauch einer Bewegung).

Der Behandler gewinnt einen Eindruck von Vitalität und Bereitwilligkeit des Patienten. Nach dem subjektiven Eindruck folgt
die objektive Inspektion.

### 1.5.2    Inspektion

Nach einer generellen Inspektion folgen die lokalen Inspekti-
onen.
  Der Therapeut beginnt mit der Inspektion des **Gangbilds**
und befundet
- Koordination,
- Schrittlänge,
- Armpendel,
- Rumpfhaltung und
- Symmetrie.

Als Weiteres folgt ein allseitiger **Haltungsbefund** im Stand mit
visueller Bewertung von
- Symmetrie,
- Konturen,
- Schwellungen,
- Farbveränderungen (Blässe, Rötung, Zyanose, lokale Bräu-
  nung),
- Schweißbildung,
- Narben,
- Faltenbildung,
- Behaarung,
- Gefäßauffälligkeiten,
- Hautunreinheiten,
- Spondylolisthese.

Auffälligkeiten werden im Eingangsbefund dokumentiert.

### 1.5.3    Palpation

Bei der Palpation steht die Beschaffenheit des Gewebes im Vordergrund; sie wird im Seitenvergleich beurteilt.
  **Asymmetrien** können durch Knochenveränderungen, Muskelverspannungen, Hernien, Lipome, Hornhautbildung, Behaarung und Schwellung verursacht werden.
  Bei der **Palpation** werden registriert und dokumentiert:
- palpatorisch ausgelöste Schmerzen,
- Schweißbildung,
- Temperaturveränderungen.

Der Therapeut zieht nach Abschluss der Anamnese, Inspektion und Palpation ein **Resümee**, in dem differenzialdiagnostische Verdachtsmomente, Kontraindikationen sowie die eventuell notwendige Kommunikation mit dem verordnenden Arzt
berücksichtigt werden.

### 1.5.4    Painful arc

Der Begriff »painful arc« (schmerzhafter Bogen) wird primär
im Zusammenhang mit dem Schulterbereich verwendet. Er
beschreibt die Kompressionsmöglichkeit zwischen Humerus
und den zum Schulterdach gehörenden Strukturen.
  Wir **unterscheiden**:
- den subakrominalen Painful arc zwischen 60° und 120°,
- den akromioklavikularen Painful arc zwischen 160° und
  180°.

**1**

## 1.6    Gelenkspezifische Untersuchung (Joint play)

> **Wichtig**
>
> Im **Joint play** wird immer am konvexen Partner vorpositioniert, um den pathologischen Gleitweg bei physiologisch eingestellter Bewegung zu erfahren. Der Joint play erfolgt unter Abnahme der Eigenschwere.

Um **unterscheiden** zu können,

- ob ein synoviales Konsistenzdefizit Ursache für ein mangelndes Gleiten ist und zu einem betonten Rollen führt oder
- ob es eine Kapselresistenz ist, die ein weiteres Gleiten verhindert,

ist es erforderlich aus der Ruheposition ein Warming up durchzuführen und den darauf folgenden submaximalen vorpositionierten Joint play zusätzlich unter Approximation und Kompression durchzuführen.

Würde man den **Joint play aus Ruheposition** ausführen, ginge der Gleitweg aus dem Zentrum der Pfanne hinaus, was für einen konvexen Partner unphysiologisch, ja pathologisch wäre.

Sind **osteokinematische Störungen** für eine Gelenkkopfbehinderung verantwortlich, sind nicht manualtherapeutische, sondern osteokinematische Techniken adäquat. Ein sicheres Zeichen einer osteokinematischen Einflussnahme ist die Veränderung der Ruheposition, die kapsulär geprägt ist, zu einer aktuellen Ruheposition hin, die muskulär geprägt ist.

### 1.6.1    Approximations-Joint play

Das Approximations-Joint play ist das Annähern der Gelenkflächen ohne Knorpelimpression, um eine zusätzliche Beurteilung der synovialen Gleitkomponente zu bekommen. Gegenüber dem Norm-Joint play dürfte keine Bewegungs- und Endgefühlveränderung bestehen.

### 1.6.2    Kompressions-Joint play

Das Kompressions-Joint play ist eine zusätzliche Testung der Verformbarkeit der obersten Knorpelschicht. Bei Degeneration sind diese Schichten geschädigt, und damit zeigt sich ein verändertes Gleitverhalten.

### 1.7    Einführung in die Medizinische Trainingslehre

#### MAT und MTT

MAT (Medizinisches Aufbautraining) und MTT (Medizinische Trainingstherapie) sollen in der Krankengymnastik keineswegs einen Ersatz einer täglich mehrere Stunden lang durchgeführten EAP (Erweiterten Ambulanten Physiotherapie) darstellen, sondern ein komplexes Therapiekonzept, das sich in den Krankengymnastikpraxisablauf integrieren lässt. Die im

Folgenden beschriebenen Übungen und zusätzlichen Hausaufgaben stellen nur beispielhaft die Möglichkeiten mit Steigerungen vor.

#### PRT-Konzept

Zur Orientierung bezüglich Trainingsumfang und Trainingsintensität dient uns das von Bert von Wingerden entwickelte PRT-Konzept (Physical Rehabilitation Training, ▶ Abschn. 1.7.3, Reha-Pyramide).

#### PPR I und II

Für das propriozeptive Training verwenden wir die **PPR I**- und **PPR II-Methoden**:

- **PPR I** bedeutet Progressive Propriozeptive Reorganisation über Funktionsbrettchen bis Airex-Balancematte (▶ Abschn. 1.7.8, PPR-Training, ▶ Abschn. 1.7.10, PPR I).
- **PPR II** bedeutet Progressive Propriozeptive Reorganisation über »Sprung-ABC« (▶ Abschn. 1.7.13, PPR II, ◘ Abb. 1.8–1.10). Diese Methode ist erst gegen Ende des Therapiekonzepts einsetzbar, wenn notwendig.

### 1.7.1    Einführung in die verwendete Nomenklatur

**Knorpelbelastungstraining.** Das Knorpelbelastungstraining soll die Flexibilität der obersten Knorpelschichten durch verbesserte Wassereinlagerung normalisieren. Dabei ist zu berücksichtigen, dass man von belastungsfähig in vermindert belastungsfähig trainiert.

**Knorpelmassage.** Eine Knorpelmassage ist erst dann erlaubt, wenn beim Belastungstraining keine Schmerzen mehr auftreten. Sie wird im Gegensatz zum Belastungstraining dynamisch durchgeführt.

**Rami-articulares-Training.** Diese Trainingsform bezieht sich auf die Innervation der Membrana fibrosa.

An den Extremitäten rekrutieren sich die Rami articulares aus Nerven und laufen dort parallel zur kapselnahen Muskelsehne. Die von ihnen versorgten Muskeln haben arthrokinematische Bedeutung.

**Kokontraktionstraining.** Wir unterscheiden zwischen statischem und dynamischem Training. Ziel ist es, das physiologische Ansprechverhalten der Rami articulares zu verbessern. Es ist die Basis für die physiologische Stabilität der Gelenke.

**Eindimensional konzentrisches Training.** Eindimensional konzentrisches Training ist das dynamische Annähern von Ursprung und Ansatz und trainiert auch die intra- und intermuskuläre Koordination. Das Training ist sowohl in offener Kette (proximaler Partner ist fixiert und distaler Partner bewegt), als auch in geschlossener Kette (distaler Partner ist fixiert und proximaler Partner bewegt) möglich.

**Mehrdimensional konzentrisches Training.** Diese Trainingsform kommt erst dann zur Anwendung, wenn der Patient das eindimensionale Training stabilisiert hat, d. h. alle Serien sollten in der vorgesehenen Wiederholungszahl absolviert werden können.

Dies gilt für alle Steigerungsschritte. In dieser Übungsart wird die Rotation zusätzlich ausgeführt.

**Eindimensional exzentrisches Training.** Hierbei handelt es sich um das sog. Bremskrafttraining, das für den Rumpf beim Bücken, für die unteren Extremitäten beim Treppabgehen unablässig ist.

**Mehrdimensional exzentrisches Training.** Dieses ist das anspruchsvollste Training, da jetzt zusätzlich in Rotation gebremst werden muss.

Jede Trainingsart ist sowohl im Bewegungsausmaß als auch in der Bewegungsgeschwindigkeit variabel zu gestalten, wenn es der Therapiereiz erfordert.

## 1.7.2 Leitfaden der physiotherapeutischen Rehabilitation

Patienten können entweder aufgrund ihrer fehlenden intra- und intermuskulären Fähigkeit oder aufgrund der Bewegungslimitierung (Punctum fixum und mobile) nicht in die sog. Reha-Pyramide (▶ Abschn. 1.7.3) eingegliedert werden.

Bei Patienten, bei denen die Reha-Pyramide nicht angewendet werden kann, sollten einige grundsätzliche Regeln beachtet werden (▶ Übersicht 1.3).

## 1.7.3 Reha-Pyramide

Das sog. Physical Rehabilitation Training (PRT) wird in **verschiedene Stufen** eingeteilt (◼ Abb. 1.2):

**PRT A.** Trophiktraining, 31–40 Wiederholungen, 20% Belastung.

Dieses Training wirkt eher detonisierend und wird eingesetzt, um eine Durchblutungssteigerung, z. B. Menge der Matrix oder der Membrana synovialis zu fördern.

**PRT B.** Extensive Kraftausdauer, 21–30 Wiederholungen, 40% Belastung.

**Übersicht**

**Übersicht 1.3. Grundsätzliche Regeln, wenn die »Reha-Pyramide« nicht anwendbar ist:**
- Vorerst Muskelgruppen am Gerät trainieren. Geräte erleichtern die Konzentration, geben Sicherheit und erfordern wenig Koordination. Der Therapeut kann am Gerät besser auf den Atemrhythmus eingehen. Das Tempo kann besser bestimmt werden, und die Möglichkeit, Muskeln isoliert anzusprechen, ist größer.
- Pausen nutzen, indem der gerade noch aktive, ermüdete Muskel bei der nächsten Übung pausiert oder nur stabilisierend agiert.
- Wichtig: Dysbalancen vermeiden, d. h., in der zu Beginn erstellten Statuserhebung auf eine Kräftebalance zwischen Agonist und Antagonist und auf die Dehnfähigkeit achten. Eine Arthrose verändert die Kraftansprache im Sinne des Kapselmusters und die entsprechenden afferenten Informationen der Rami articulares.
- Bei Untrainierten ist ein Training 2-mal pro Woche über einen Zeitraum von ca. 3 Monaten ausreichend.
- Je abwechslungsreicher die Übungen sind, desto wirkungsvoller.
- Anfänglich keine freien Gewichte wählen.
- Beachten: die Leistungsbereitschaft ist von 6-12h mit 70% am größten.
- Der Zeiteinsatz sollte 45 min betragen.
- Bei Trainingsbeginn mit 1 Satz und 20 Wiederholungen üben.
- Das Übungstempo gleichmäßig, der normalen Atmung anpassen. Einatmung beim Zurücklassen der Last.
- Auf Pressatmung achten (Platzen von Blutgefäßen!).
- Ermüdung vorbeugen, die Pausen sollten nicht zu lange sein (Auskühlungsgefahr!).
- Je intensiver die Übung ist, desto länger sollte die Pause sein.
- Man kann nur entweder intensiv oder lange trainieren (Anfänger können nicht beides).
- Ein Wechsel der Übungen ist sinnvoll.
- Die Trainingsmethode bestimmt das Gewicht; Muskelaufbau steht mit 20 Wiederholungen im Vordergrund.
- Neue Reize fördern.

◼ **Abb. 1.2.** PRT-Trainingsstufen der Reha-Pyramide

| PRT | G | 1–2 Wdh. | 95–100% | Maximale Testmethode |
|---|---|---|---|---|
| PRT | F | 3–6 Wdh. | 80–90% | Submaximale Methode. Schmale Pyramide |
| PRT | E | 5–7 Wdh. | 75% | Intensive Wiederholungsmethode |
| | | **Rehaphasen Sportler** | | |
| PRT | D | 8–12 Wdh. | 60–70% | Extensive Wiederholungsmethode und Body Building. Breite Pyramide |
| PRT | C | 13–20 Wdh. | 40–50% | Intensive Kraftausdauer |
| PRT | B | 21–30 Wdh. | 30% | Extensive/intensive Kraftdauer |
| PRT | A | 31–40 Wdh. | 20% | Extensive Kraftausdauer |
| | | **Rehaphasen Nicht-Sportler** | | |

**1**

Dieses Training ist die Einstiegsstufe in die Muskelkräftigung, deren Schwerpunkt hier noch bei der Ausdauer liegt.

**PRT C.** Intensive Kraftausdauer, 13–20 Wiederholungen, 40–50% Belastung.

In dieser Trainingsstufe nimmt die Ausdauerkomponente ab und der Schwerpunkt liegt mehr auf der Kräftigung.

**PRT D.** Bodybuildingmethode, 8–12 Wiederholungen, 60–70% Belastung.

In dieser Trainingsstufe ist eine Hypertrophie, d. h. eine Zunahme des Muskelquerschnitts möglich. Mit dieser Stufe erreichen Patienten und Hobbysportler ihre Belastungsgrenze. Eine weitere Steigerung würde das Verletzungsrisiko steigern.

Alle **weiteren PRT-Stufen** (E, F, G) sollten Sportlern vorbehalten bleiben. Bei jeder PRT-Stufe ist sowohl die Pausendauer als auch die Superkompensationszeit (▶ Abschn. 1.7.5, Superkompensationszeit) zu beachten.

## 1.7.4    Pausenzeiten

In der Pausentabelle (◘ Abb. 1.3) werden die Pausenzeiten zwischen den einzelnen Übungen beschrieben.

Die Pausenzeiten innerhalb des PRT-Systems ermöglichen neue Belastungsreize, zum einen durch die effiziente Pause bei PRT A-C (damit sich kein Laktat bilden kann) und zum anderen durch die nicht effiziente Pause bei PRT D (damit sich Laktat bilden kann). Bei PRT E-G sind es neuromuskuläre Regenerationspausen.

Werden verschiedene Übungen absolviert, ist die Pausenzeit gegenüber der Serienpause zu verdoppeln.

## 1.7.5    Superkompensationszeit

»Endloses« Trainieren ist für Sportler nicht möglich. Nach Trainingsabläufen braucht das Gewebe eine Regeneration, die durch Entspannung und Entlastung gekennzeichnet sein muss.

Eine **optimale Anpassung der Pause** verbessert das Ausgangsniveau der Trainingszeit, indem das Glykogenreservoir vergrößert wird. Kommt es z. B. nach einer Ausdauertrainingszeit von ca. 60–90 min zu einer Ermüdung, ist der Glykogenvorrat ausgeschöpft.

| Übung | Pausenzeit |
|---|---|
| PRT System A | 30–60 sek. |
| PRT System B | 60–90 sek. |
| PRT System C | 90–120 sek. |
| PRT System D | 45–90 sek. (laktisch) |
| PRT System E | 2–4 min. |
| PRT System F | 3–5 min. |
| PRT System G | 4–6 min. |

◘ **Abb. 1.3.** Tabelle der Pausenzeiten

Man muss beachten, dass Trainingsumfänge von mehr als 1 Stunde immundepressiv wirken. Die Glykogensynthese beträgt dann ca. 1–2 Tage, wobei am 2. Tag das anfängliche Ausgangsniveau überschritten wird (Superkompensation).

Die **Superkompensation** ist also die Antwort des Körpers. Er reagiert auf die geforderte Leistungssteigerung mit einer Vergrößerung des Glykogenreservoirs.

Der Leistungssport nutzt diese Körpervorgabe und setzt innerhalb der Superkompensationszeit (ca. bis zum 6. Tag nach dem ersten Trainingsreiz) einen erneuten Trainingsreiz.

Wird der **Trainingsreiz zu früh gesetzt**, befindet sich der Körper noch in der Ermüdungsphase nach dem ersten Trainingsreiz und muss auf ein herabgesetztes Glykogenreservoir zurückgreifen, wodurch die Trainingsleistung herabsetzt wird (Übertraining).

Ein **zu spätes Beginnen** bedeutet, dass man immer wieder auf das gleiche Trainingsausgangsniveau zurückfällt.

**Größe und Dauer der Superkompensation** sind abhängig von Intensität und Zeit der Trainingsbelastung:
- für die obere Extremität und den Rumpf gelten Trainingspausen von 24–48 Stunden,
- für die untere Extremität gelten Trainingspausen von 72 Stunden.

Dies gilt jedoch nicht für das **Hypertrophie-Training**, da es hierbei zu gewollten Mikrotraumen kommt (Einreißen des Z-Streifens), die eine Trainingspause der betroffenen Muskelgruppe von bis zu 16 Tagen notwendig machen (Die Regenerationszeit für Kollagen Typ 3 dauert maximal 16 Tage. Der Z-Streifen besteht aus KollagenTyp 3, ▶ Absch. 1.7.17, Bindegewebe).

## 1.7.6    Relation zwischen Wiederholung und Gewicht

Zur Ermittlung des Trainingsgewichts muss das Erstgewicht geschätzt werden; dann kontrolliert man anhand der in ◘ Abb. 1.4 gezeigten Tabelle, ob in der gewünschten PRT-Stufe trainiert wird.

Die Prozentangaben bezüglich – und + beziehen sich auf das zu erreichende Trainingsgewicht. Möchte man z. B. in PRT B arbeiten, der Patient schafft aber nur 8-12 Wiederholungen, muss das Gewicht um 10% reduziert werden.

## 1.7.7    Trainingsprotokoll

Zur Kontrolle der erreichten Trainingsergebnisse sollte ein Trainingsprotokoll erstellt werden, das sowohl Übungen, Gewicht und Wiederholungsanzahl beinhaltet (◘ Abb. 1.5).

Eine **Set-Reihe** (1 Satz) ist nach dem Geräte-Try-out ausgerichtet.

Von einer Set-Reihe müssen 50% in einem PRT-System liegen, z. B. bei **Training in PRT-Stufe B**:
- 1. Set → 28 WH,
- 2. Set → 23 WH,
- 3. Set → 19 WH,
- 4. Set → 16 WH.

| Wdh. | A | B | C | D | E | F | G |
|---|---|---|---|---|---|---|---|
| 1–2 | –30% | –25% | –20% | –15% | –10% | –5% | |
| 3–4 | –25% | –20% | –15% | –10% | –5% | | +5% |
| 7 | –20% | –15% | –10% | –5% | | +5% | +10% |
| 8–12 | –15% | –10% | –5% | | +5% | +10% | +15% |
| 13–20 | –10% | –5% | | +5% | +10% | +15% | +20% |
| 21–30 | –5% | | +5% | +10% | +15% | +20% | +25% |
| 31–40 | | +5% | +10% | +15% | | | |
| 41–45 | +5% | +10% | +15% | | | | |
| >45 | +10% | +15% | +20% | | | | |

Abb. 1.4. Tabelle über Wiederholung und Gewicht

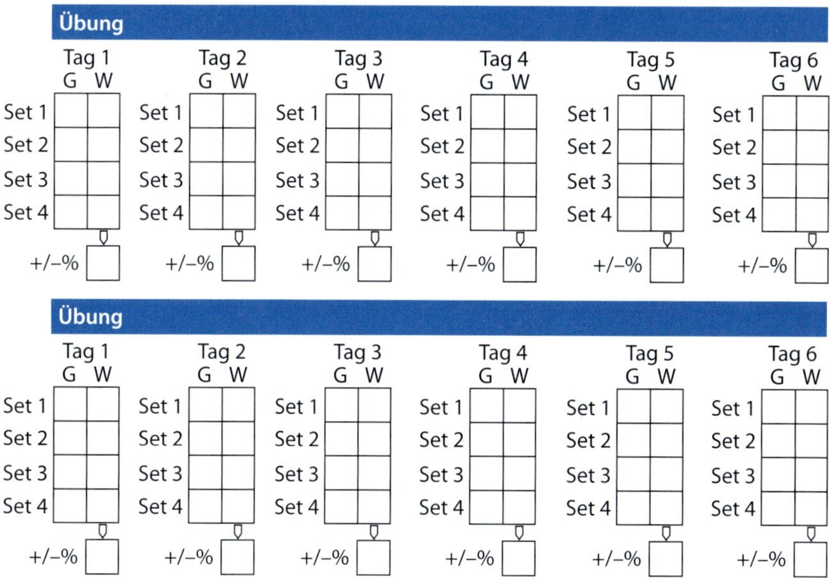

Abb. 1.5. Tabelle des Trainingsprotokolls

**Übung**

| | Tag 1 G W | Tag 2 G W | Tag 3 G W | Tag 4 G W | Tag 5 G W | Tag 6 G W |
|---|---|---|---|---|---|---|
| Set 1 | | | | | | |
| Set 2 | | | | | | |
| Set 3 | | | | | | |
| Set 4 | | | | | | |
| +/–% | | | | | | |

**Übung**

| | Tag 1 G W | Tag 2 G W | Tag 3 G W | Tag 4 G W | Tag 5 G W | Tag 6 G W |
|---|---|---|---|---|---|---|
| Set 1 | | | | | | |
| Set 2 | | | | | | |
| Set 3 | | | | | | |
| Set 4 | | | | | | |
| +/–% | | | | | | |

2 Sets dürfen minimal in einem Defizit liegen. Ist es nicht der Fall, muss das Gewicht gesenkt werden; ist es der Fall, darf das Gewicht um 5% erhöht werden.

Das **Geräte-Try-out** dient zur Bestimmung des optimalen Trainingsgewichts (Probetrainingssatz). Da bei einer verletzen Struktur die Maximalkraft nicht ermittelbar ist, dient das Try-out zur Ermittlung des optimalen Trainingsgewichts in der adäquaten PRT-Stufe.

Das **Prinzip** des propriozeptiven Trainings besteht darin, verloren gegangene koordinative PPR-Muster der Laminae des Rückenmarks neu zu installieren, so dass sie wiedererlernt werden können.

Das **Ziel** besteht darin, in einer provokativen Extremstellung eines Defizits eine optimale PPR vorzubereiten, damit Reflexe oder Schnelligkeit der Rezeptoren den Patienten autonom korrigieren können.

### 1.7.8   PPR-Training (Progressive Propriozeptive Reorganisation)

Das **propriozeptive Training** umfasst:
- die Stimulierung der Primärstrukturen, der Rami articulares, die sich auf die arthrokinematische Gleit- und Rollkomponente bezieht, und
- die Stimulierung der propriozeptiven Sekundärstrukturen wie Muskelspindel und Sehnenrezeptororgan, die sich auf die osteokinematische Ansprache des Rückenmarks und Gehirns über das Vestibularsystem, Augen, Ohren und Neuroplastizität (Neuroplastizität, ▶ Abschn. 1.8.3, Entwicklung der Schmerzkrankheit) bezieht.

### 1.7.9   Basiskoordination

In der Basiskoordination (6. bis 16. Tag) steht primär die konzentrische arthrokinematische Ansprache der Rami articulares im Vordergrund, die die Kokontraktion und die eindimensionale Konzentrik zum Ziel hat.

Dazu werden **Kokontraktionsübungen** zur Information für das ZNS und zur gleichmäßigen Reizung aller in der Kapsel befindlichen Rami articulares eingesetzt. Über Stabilität, z. B. Halten und Stoßen an der Sprossenwand, über das Arbeiten mit Frontpress, Langhantel oder Funktionsstemme wird versucht, über die Haltetätigkeit die Kokontraktion zu stimulieren.

**1**

---

**Exkurs** _____

Im Bereich der Wirbelsäule rekrutieren sich die **Rami arti-culares** aus den Rami dorsales der Spinalnerven und inner-vieren meist 2–3 Kapselsegmentabschnitte im Bereich der Membrana fibrosa.

Zur **Stimulierung aller Rami** articulares ist der adäqua-te Reiz

- für die obere Extremität die Traktion,
- für die untere Extremität und Wirbelsäule die Kompres-sion (außer Th3–Th8). Die »Antwort« auf den Reiz sollte eine Kokontraktion sein.

Zur **Stimulierung einzelner Rami articulares** ist der adä-quate Reiz

- die Dehnung des entsprechenden Kapselanteils. Die »Antwort« auf den Reiz sollte eine exzentrische Muskel-spannung sein.

---

## 1.7.10    PPR I

In der PPR I wird primär die konzentrisch-exzentrische arthro- und osteokinematische Ansprache über Druck und Zug ins Gelenk betont. Ergänzend kommt die Ansprache der Mus-kelkoordination hinzu. Die die Koordination ansprechenden Übungen, z. B. konzentrisch-exzentrisches Auffangen von Bewegungen, Bewegung auf dem Funktionsbrettchen bzw. auf der Airex-Balancematte zielen auf die gemeinsame Ansprache primärer und sekundärer propriozeptiver Rezeptoren.

## 1.7.11    PPR II

In der PPR II werden primär die arthro- und osteokinematische sowie die zentrale Ansprache betont. Die **Übungen** werden in

- Zeit,
- Geschwindigkeit,
- Winkeleinstellung,
- Bewegungsumfang

variiert und als tertiäre Ansprache der Läsion gesteigert. Die dreidimensionale Ansprache steht im Vordergrund und wird durch das »Lauf- und Sprung-ABC« (▶ Abschn. 1.7.13) erweitert. Zusätzlich werden Kortikalübungen im taktilen, auditiven und visuellen Sinne mit in die Übungen einbezogen.

## 1.7.12    Aufbau der PPR I, Beispiele

### Funktionsbrettchen (Balance Board)

Funktionsbrettchen erfordern eine hohe neuromuskuläre Reak-tionsfähigkeit, um die dynamische Stabilität zu erhalten, d. h., das Zusammenspiel zwischen Nerv und Muskel wird geschult, um die bewegende Kraft über propriozeptive Reize zu fördern (im Gegensatz zur statischen Stabilität, die primär durch Sta-to-/Stellreflexe über das Vestibularsystem gefördert wird). Die hier am Funktionsbrettchen geltenden Parameter können eben-so bei einem Training mit der Airex-Balancematte oder einem Therapiekreisel angewandt werden.

Zu **Beginn einer Rehabilitation** für Wirbelsäule und untere Extremitäten stellt das Funktionsbrettchentraining einen adä-

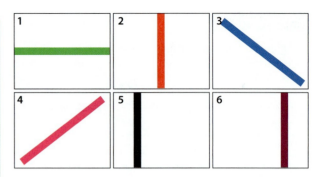

☐ **Abb. 1.6.** Funktionsbrettchen mit Anordnungen der Halbrundhölzer

quaten propriozeptiven Reiz dar. Es wird jedoch spezifisch für den Fußtrakt eingesetzt, sofern der Körper in der Lage ist, auf den gezielten Reiz antworten zu können.

Gegen **Ende der Rehabilitation** stellt das Funktionsbrett-chentraining keinen adäquaten Reiz mehr dar. Man sollte bei spezifischem Training auch spezifische Proprizeptivreize ver-wenden. Das Training der Wahl wäre jetzt die PPR II (d. h. »Sprung-ABC«).

Vor dem Funktionsbrettchentraining findet ein **Warming up** auf dem Fahrradergometer statt (10 min bei max. 50 Watt). Ziel ist die Erwärmung mit kognitivem Effekt für das nachfolgende Koordinationstraining (Wind up).

Auf der Unterseite der Brettchen sind **Halbrundhölzer** ange-bracht (☐ Abb. 1.6). Durch die unterschiedlichen Positionen und die Höhe der Rundhölzer kann man sowohl den Trainingsreiz als auch die Instabilität variieren. Die Reihenfolge der Brettchen sollte sich an steigenden Schwierigkeitsgraden orientieren.

Das Training auf dem Funktionsbrettchen kann mit exten-diertem Knie oder mit 10° flektiertem Knie erfolgen. Dies ist davon abhängig, ob sich die Verletzung am Standbein (Extensi-on) oder Spielbein (10° Flexion) befindet.

In ▶ Übersicht 1.4 werden die Funktionsbrettchen in ihren unterschiedlichen methodischen Anordnungen dargestellt.

### Schrägbrett

Das Schrägbrett mit Airex-Matte (☐ Abb. 1.7) dient dem terti-ären Training nach Inversionstraumen. Das Schrägbrett kann

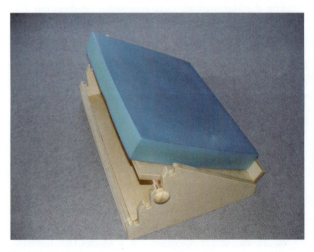

☐ **Abb. 1.7.** Schrägbrett

in drei 10°-Plantarflexionsstellungen variiert werden. Die Übungen erfordern ein Höchstmaß an propriozeptiver Koordination. Diese Art des Trainings ist nach einem Inversionstrauma unerlässlich, da sonst die Aktivierung des Ramus articularis des N. peroneus profundus nicht möglich ist und es nicht zu einer physiologischen Antwort des M. extensor digitorum und M. peroneus tertius über den »Peroneusreflex« kommen kann.

### Steigerung

Die Steigerung bezieht sich sowohl auf jedes einzelne Funktionsbrettchen als auch auf das Schrägbrett.

**Koordination.** Halten des Brettchens im Gleichgewicht mit Hilfestellung des Therapeuten.

**Balance.** Halten des Brettchens im Gleichgewicht ohne Hilfestellung.

**Kortikales Arbeiten.** Training wie Balance-Training, zusätzlich mit geschlossenen Augen.

**Zerstörungsprinzip.** Training wie Balance-Training, zusätzlich soll der Patient z. B. einen Ball fangen.

### Trainingsdauer

Die Trainingsdauer beträgt 30–60 sec. Die Pausendauer entspricht der Trainingsdauer, d. h. 30 sec Training – 30 sec Pause.

### Serien

Maximal werden 4–6 Serien absolviert, die jedoch von der neuromuskulären Ermüdung (Patient beginnt am trainierenden Bein zu zittern) abhängig sind.

### 1.7.13 PPR II – Das »Sprung-ABC« als Erweiterung

Das »Sprung-ABC« sollte erst im fortgeschrittenen Stadium trainiert werden, da es nach mehreren Sprüngen zu einer neuromuskulären Ermüdung mit Koordinationsstörungen kommt. Das »Sprung-ABC« erfordert:
- hohe Reaktionskräfte der passiven Strukturen,
- eine hohe technische Koordination sowie
- konzentrische und exzentrische Muskelkraft.

Vor dem »Sprung-ABC«-Training ist es unerlässlich, ein **Warming up** durchzuführen, um die Elastizität des Gelenkknorpels zu gewährleisten.

Die ◘ Abb. 1.8–1.10 zeigen die **Basissprünge** des »Sprung-ABC«, die sich auch in kleineren Praxisräumen durchführen lassen.

Das »Sprung-ABC« kann in den Übungen mit dem »Lauf-ABC« kombiniert werden, indem Stand- und Spielbeinphase in unterschiedlichen Übungsverbindungen (wie Kniehebelauf, Anfersen) beübt werden.

Das **Lauf-ABC** trainiert eher die Spielbeinphase, das **Sprung-ABC** eher die Standbeinphase.

Die ◘ Abb. 1.8 zeigt die Ausgangsstellung zum azyklischen »Sprung-ABC«. Aus einer Kniebeuge von 45°, 90° oder 120° springt der Patient, mit vorgehaltenen Händen und ohne Ausholbewegung, über eine explosive Kniextension ca. 1 m weit nach vorn. Er landet auf beiden Beinen, in der gleichen Winkelstellung wie beim Absprung oder, er landet auf einem Bein (◘ Abb. 1.9). Zur Steigerung landet der Patient in unterschiedlichen Drehstellungen (◘ Abb. 1.10).

Die Übungen können unterschiedlich variiert werden. Ein hoher Absprung erfordert eine höhere neuromuskuläre dynamisch-exzentrische Ansprechbarkeit als ein flacher Sprung. Dieser sollte eine hohe isometrisch-exzentrische Ansprechbarkeit aufweisen und zeigt eher einen Prestretch-Charakter.

Die **Dosierung** sollte bei 3 x 10 Sprüngen liegen.

### 1.7.14 Reha-Analyse

Um Schwerpunkte in der Therapie setzen zu können, ist die Erstellung einer sog. Reha-Analyse hilfreich. In ◘ Abb. 1.11 wird ein dafür geeignetes Formular gezeigt.

Die Trainingsbedingungen sollten sportspezifische, berufsspezifische und mehrfachzielgerichtete Kriterien erfüllen.

Folgende **Trainingskomponenten** werden eingesetzt:
- Für die obere Extremität steht das Krafttraining im Vordergrund.

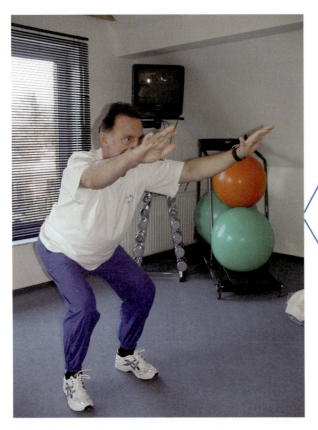

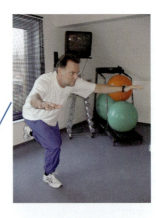

**Abb. 1.9.** ESTE auf einem Bein

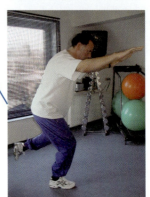

**Abb. 1.10.** ESTE auf einem Bein in 45°-Drehung

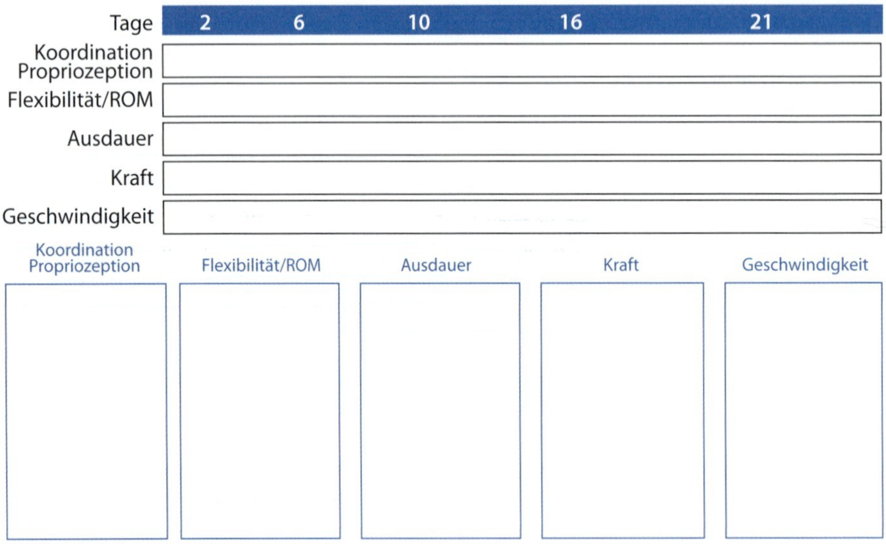

**Abb. 1.8.** ASTE im »Sprung-ABC«

| Tage | 2 | 6 | 10 | 16 | 21 |
|---|---|---|---|---|---|
| Koordination Propriozeption | | | | | |
| Flexibilität/ROM | | | | | |
| Ausdauer | | | | | |
| Kraft | | | | | |
| Geschwindigkeit | | | | | |

| Koordination Propriozeption | Flexibilität/ROM | Ausdauer | Kraft | Geschwindigkeit |
|---|---|---|---|---|
| | | | | |

**Abb. 1.11.** Formular für die Erstellung einer Reha-Analyse

— Für die untere Extremität steht das Training von Ausdauer, Kraft und Schnelligkeit im Vordergrund.

— In ▶ Übersicht 1.5 werden Dauerlaufvarianten dargestellt, die sich auf die Trainingskomponente der »Ausdauer« beziehen und die entsprechend der Rehabilitationsphase variieren (s. auch ◘ Tabelle 1.1).

In ◘ Tabelle 1.1 sind Trainingskomponenten und Trainingsformen in einer Rehabilitationsplanung zusammengefasst.

## 1.7.15 Trainingsdauer

Eine Trainingseinheit sollte insgesamt nicht länger als 60 min dauern, um eine immundepressive Wirkung zu vermeiden.

**Übersicht**

**Übersicht 1.5.  Einteilung der D-Dauerläufe**
Ausgangspunkt für die prozentualen Dauerläufe ist die persönliche Bestleistung über eine bestimmte Strecke (Tempodauer). Aus dieser persönlichen Bestleistung errechnet sich die Geschwindigkeit der verschiedenen Dauerlaufvarianten.

- **D1** sind Regenerationsläufe mit 80% der Ausdauer in maximal 20 min. Der Puls sollte 130 Schläge/min nicht überschreiten.
- **D2** sind Dauerläufe mit 85% der Ausdauer, die bis zu einer Trainingsdauer von max. 2 Std. möglich sind.
- **D3** sind Dauerläufe mit 95% der Ausdauer, die bis zu einer Trainingsdauer von max. 1 Std. möglich sind. Bei einer Tempodauer von 100% sind sie in max. 30 min möglich bzw. der Zeiterfordernis entsprechend.

## 1.7.16  Bewegungsgeschwindigkeit und Bewegungstempo

Die Standardgeschwindigkeit beträgt von der ASTE in die ESTE und zurück in die ASTE jeweils 1 sec. Grundsätzlich sollte in den Endpositionen keine Pause gemacht werden. Notiert wird es mit 1 – 0 – 1.

Man kann sowohl

- den **Weg von der ASTE in die ESTE** betonen; dadurch wird die konzentrische Muskelspannung und die damit verbundene Muskelkoordination angesprochen als auch
- den **Weg von der ESTE in die ASTE**; dadurch wird die exzentrische Muskelspannung und die damit verbundene Bremskraft und kollagene Belastung angesprochen.

## 1.7.17  Heilung und Regeneration von Gewebe

Zur Basis einer manualtherapeutischen Behandlung gehört die Kenntnis über die Kollagensynthese der betroffenen Strukturen und ihrer spezifischen Aufgaben.

**Tabelle 1.1.**  Rehabilitationsplanung

| Trainingskomponenten | Trainingsformen |
|---|---|
| **2.–6. Tag** | |
| Koordination | Kokontraktionstraining |
| Flexibilität | Dehnungen, max. 30 sec, zur Information für die Makrophagenaktivität |
| Ausdauer | Training nach PRT A für die obere und untere Extremität |
| Kraft | Aktive Ruhe |
| Geschwindigkeit | Kein Training |
| **6.–14. Tag** | |
| Koordination | Funktionsbrettchentraining 1 und 2 |
| Flexibilität | Dehnungen über 30 sec bis max. 2 min, rhythmisches Dehnen für den Tonus/Warming up |
| Ausdauer | Kein Training für die obere Extremität; für die untere Extremität Steigerung der aeroben Kapazität, Dauerlauf 1 km in 3–4 min |
| Kraft | Training nach PRT B, C, D für die obere und untere Extremität |
| Geschwindigkeit | Steigerungsläufe |
| **14.–21. Tag** | |
| Koordination | Funktionsbrettchentraining 3-6, Airex-Matte, Kreisel |
| Flexibilität | Warming up und Cool down mit Basisübungen |
| Ausdauer | Kein Training für die obere Extremität; für die untere Extremität D2- und D3-Tempodauerläufe (▶ Übersicht 1.5) |
| Kraft | Training nach PRT A, B, C, D für die untere Extremität, konzentrisch schnell |
| Geschwindigkeit | Starts und Slalomläufe |
| **Ab dem 21. Tag** | |
| Koordination | Tertiäre visuelle, taktile und auditive Reize, »Wurf-ABC« mit Medizinball, »Lauf- und Sprung-ABC« |
| Flexibilität | Warming up und Cool down, 50% in 5 min |
| Ausdauer | Tempodauer 100% |
| Kraft | Training nach PRT C oder D, Schnellkraft, Explosivkraft, konzentrisch und exzentrisch schnell; Pre-Stretch, Pyrometrie der unteren Extremität, exzentrisch schnell |
| Geschwindigkeit | Starts und Bremsen, Slalomläufe |

Wir behandeln mit MT nur morphologisch adaptiertes Kollagen, das frühestens nach 42 Tagen vorliegt. Es ist wichtig, dann mit Behandlungsreizen zu beginnen, wenn die betroffene Struktur fähig ist, diese auch zu beantworten.

Wir unterteilen die Heilung und Regeneration von Gewebe in **3 Phasen** (▶ Abschn. 1.7.17, Verlauf der Kollagenregeneration):
- Entzündungsphase,
- Proliferationsphase und
- Remodulierungsphase.

---

**Wichtig**

Die **Einnahme von Medikamenten** ist für die Regeneration von elementarer Wichtigkeit:
- Antibiotika heben den Eiweißstoffwechsel auf.
- Antiphlogistika hemmen in unterschiedlicher Form die Entzündungsphase und die Eiweiß-Kollagensynthese.
- Kortikoide heben jegliche Form der Regeneration auf.

---

### Belastungsfähigkeit nicht kontraktiler Strukturen

Der Manualtherapeut sollte in seinem Rehabilitationstraining die **Belastung** beachten:

Nicht kontraktile Strukturen wie Knochen und Knorpel können nach einer Immobilisationszeit von 21 Tagen eine Druckbelastung nur unzureichend kompensieren, da die schützende Synovia in ihrer Konsistenz minderwertig ist. Dadurch vermindert sich das Gleiten im Verhältnis zum Rollen, und es wird einer verschobenen Achsenbelastung Vorschub geleistet.

Bei **zu starker Belastung** kann es zu Fissuren des Knorpels kommen, an dünnen Knorpelrandzonen kann es aufgrund der veränderten Achsenbelastung zur sog. Flake-Fraktur (knöcherner Bandausriss im Kindesalter, der die Epiphysenfuge kreuzt) kommen. Auch die Möglichkeit einer iatrogenen traumatischen Arthritis bleibt zu beachten.

Eine **zu frühe Aufnahme der Belastung** trifft auf eine Knorpeloberfläche mit reduzierter Belastbarkeit. Durch die Abnahme des Stoffwechsels reduzieren sich sowohl Quantität als auch Qualität der Synovia. Dies führt zu einem veränderten Rollgleitverhalten im Gelenk, zur Lösung von Fettmolekülen aus der Synovia und deutlichem Flexibilitätsverlust der oberen Knorpelschichten.

### Bindegewebe (Kollagen)

Bindegewebe befindet sich überall im menschlichen Körper. Eine der wesentlichen Eigenschaften des Bindegewebes (Kollagen) ist es, sich wechselnden Reizen (Anforderungen) anpassen zu können. Diese Eigenschaft machen wir uns sowohl in der Diagnostik als auch in der Therapie zunutze. Kollagenfasern bestehen aus Proteinen und unterteilen sich in ca. 15 verschiedene Untergruppen.

Die für die Therapie wichtigen Typen von Kollagenfasern sind in ▶ Übersicht 1.6 zusammengefasst.

### Verlauf der Kollagenregeneration nach Traumatisierung
#### Entzündungsphase (Tag 0–Tag 6 (10))

In der ersten Phase einer Verletzung/Läsion kommt es über eine sympathische Hyperaktivität zur Kortikosteroid- und Sero-

toninaktivierung. Im Läsionsgebiet finden aufgrund der Gewebezerstörung Zelltod und Hämatombildung statt.

Die **Kortisonausschüttung** hat das Ziel einer vorläufigen Inhibierung des Histamins, das aus den Mastzellen ausgeschüttet wurde sowie eine antiallergische Wirkung. Über das freiwerdende Serotonin kommt es zur Gefäßkonstriktion sowie zur Thromboxan-Stimulierung. Thromboxan dichtet über Thromboblasten die Wunde ab. Es beginnt eine Organisation der benötigten Zellorganellen, wie z. B. der Makrophagen für den Abbau beschädigter Zellen und auch gesunder Zellen, da sie zur »Blaupause« für den Neuaufbau benötigt werden. Es kommt dadurch zur einer physiologischen »Wundvergrößerung«, indem die Makrophagen gesundes Wundgewebe zur Strukturanalyse abbauen, um verantwortlichen Zellkernen Informationen über den genetisch molekularen Aufbau des betroffenen Gewebes zu liefern.

In dieser Phase ist **Bewegung bis an die Bewegungsgrenze** (Schmerz limitiert die Bewegung) notwendig, da die Makrophagen nur auf diese Weise Informationen über Abbaumenge und neu zu bildende Gefäßbahnlänge erhalten (piezoelektrischer Effekt).

Mit Abnahme des Sympathikotonus steigt die Anwesenheit von Acetylcholin. Es kommt zur Deaktivierung von Serotonin und Kortison. Jetzt beginnt das Histamin, bzw. je nach Ausmaß und Zeitdauer, Prostaglandin E2 zu wirken. Es kommt zur Leukotoxinzunahme mit Emigration der Leukozyten, Granulozyten und Lymphozyten und zum Abbau der Nekrose und Bakterien im Gewebe.

---

**Übersicht**

**Übersicht 1.6. Die für die Therapie wichtigen Typen von Kollagenfasern**

**Typ 1.** Dicke Faserbündel, sie finden sich überall im Bindegewebe, z. B. in:
- Sehnen,
- Bändern,
- Gelenkkapsel.

Sehnen und Bänder werden als geordnetes Kollagen bezeichnet, die Gelenkkapsel als ungeordnetes Kollagen; es wird nach der Faserausrichtung bestimmt.

**Typ 2.** Keine Faserbündel, sie sind aber gleichwohl ausgerichtet, z. B. in:
- hyalinem Knorpel,
- Teilen des Anulus fibrosus der Bandscheibe.

**Typ 3.** Lockeres Bindegewebe (netzartig), ist erst Reparaturgewebe nach Verletzungen, wird häufig anaerob gebildet wie z. B.:
- FGF (»fibroblast grow factor«),
- Z-Streifen,
- intermediäres Filament.

Je nach Typ sind die **Regenerationszeiten** des Bindegewebes (turn-over) unterschiedlich:
- **Typ 1** beansprucht eine Dauer von 300–500 Tagen,
- **Typ 2** bis zu 150 Tagen und
- **Typ 3** bis zu 16 Tagen.

## Proliferationsphase (6.–16. Tag)

In dieser Zeit wird über eine elektrostatische H-Brücken-Bindung ein reißfestes, eindimensionales Kollagen aufgebaut (lockeres BG), über FGF (»fibroblast grow factor«), das sich bis zum 16. Tag zu einem eindimensional reißfesten Gewebe verfestigt hat.

Außerdem erhöht sich in dieser Zeit die Menge extrazellulärer und interstitieller Flüssigkeit (Matrix genannt), die für den physiologischen Abstand der Kollagene untereinander (ist auch für die Länge des Kollagens wichtig) eine entscheidende Bedeutung hat.

Mit beginnender **Zufuhr von Sauerstoff** durch einsprießende Gefäße steigt der ph-Wert langsam an. Die Makrophagen ziehen sich zurück, weil im Gewebe der Hypoxia inducible factor 1 (▶ Glossar) nicht mehr vorhanden ist. Fibro- und Myofibroblasten werden stimuliert. Die Aufgabe der Myofibroblasten ist es, den Abstand zwischen den Wundrändern zu verringern.

Das Läsionsgebiet zieht sich immer mehr zusammen, es inhibiert. Fibroblasten kitten jetzt mit Wasserstoffionen (H-Brücken) das Verletzungsgebiet zu einem eindimensional reißfesten Kollagen zusammen.

> **Wichtig**
>
> Eine ausreichende **Sauerstoffversorgung** ist erst am 14.-16. Tag gegeben.

## Remodulierungsphase (ab dem 16. Tag)

Mit dem Beginn der Remodulierungsphase formt die Funktion die Struktur, wobei die Turn-over-Zeit für die vollständige Regeneration der Kollagene maßgebend ist. Fibroblasten durchziehen das Läsionsgebiet mit Schwefelbrücken und festigen die Struktur zu einer dreidimensionalen Reißfestigkeit. Der physiologische Wiederaufbau der Schwefelverbindungen geschieht über Reorganisation der Tripelhelix mit Disulfaten als Bindeglied (s. Exkurs).

Die Qualität des Gewebes ist vom Reiz, der auf die Struktur des Kollagens (Band, Kapsel oder Sehne) einwirkt und vom Maß der Anforderung an das Gewebe abhängig.

> **Exkurs**
>
> **Dermatansulfat/Keratansulfat und Chondroitinsulfat**
> Disulfate fungieren als Bindeglieder, die in der Remodulierungsphase der Kollagenregeneration am physiologischen Wiederaufbau der Schwefelbrücken beteiligt sind. Dermatansulfat/Keratansulfat und Chondroitinsulfat gehören zu den Seitenketten der Glykosaminoglykane. Verbindet sich einer der genannten Stoffe mit Hyaluronsäure, nennt man sie Proteoglykane. Abhängig von der Länge der Molekülkette können sie unterschiedlich viel Wasser binden. Dermatansulfat und Keratansulfat verbinden sich häufig mit Hyaluronsäure, bei Chondroitinsulfat geschieht dies seltener.
> - **Dermatansulfat** befindet sich im Bereich der Sehne.
> - **Keratansulfat** befindet sich im insertionsnahen Bereich.
> - **Chondroitinsulfat** wird als mineralisierter Bestandteil im Bereich der Insertion und am Übergang der Insertion zum Knochen angelagert.

## Turn-over der Synovia

Auch die Turn-over-Zeit (Erneuerung) der Synovia ist für die Diagnostik und Therapie entscheidend.

Nach vollständiger oder fast vollständiger **Entfernung der Synovia**, z. B.
- bei Arthroskopien oder
- intraartikulären Spülungen,

braucht der Körper 9–21 Tage, um den ursprünglichen Zustand der Synovia bzgl. Quantität und Qualität, unter Berücksichtigung einer normalen Durchblutung der Membrana synovialis, wiederherzustellen. Ernährung und Gleitverhalten sind in dieser Zeit deutlich gestört.

## 1.7.18 Immobilisation

Durch Immobilisation entsteht zuallererst eine Veränderung der Trophik. Davon ist die intra-, sowie die extrazelluläre Matrix betroffen. Es kommt zu einer Verminderung der Abstände der Kollagene zueinander, wodurch sich die Möglichkeit pathologischer Crosslinks erhöht. Außerdem hat es zur Folge, dass die Kollagene ein schlechteres Gleitverhalten zueinander entwickeln, was auch die neurogene Mobilität einbezieht. Insgesamt bedeutet dies einen deutlichen Flexibilitätsverlust des Kollagens.

Wir unterscheiden bei der **Adaption von Kollagen**:
- **Nicht morphologisch adaptiertes Kollagen**. Es adaptiert durch die Einlagerung von H-Wasserstoffbrücken. Diese sind problemlos reversibel, da Wasserstoffmoleküle positiv geladen sind und dadurch in der negativ geladenen Matrix wieder resorbiert werden können.
- **Morphologisch adaptiertes Kollagen**. Es adaptiert durch die Einlagerung von S-Schwefelbrücken. Diese sind nicht ohne Weiteres reversibel, da Schwefelbrücken mit ihren fixierenden Registrierpeptiden einen Dauerstress bis zu 2 min benötigen, um sich über chemische Reaktionen (die Anwesenheit von Laktat zerstört die Anheftfähigkeit der Eiweiße) zu verlängern.

Diesen Prozess nennt man **Plastikdeformation**. Er hat nur eine begrenzte Wirkungsdauer von maximal 8 Stunden, so dass der Patient Hausaufgaben machen sollte, um das Ergebnis halten zu können.

Als **Folge der Bewegungsabnahme** kommt es zur Adaption der Sarkomere (Myofibrillenabschnitt zwischen 2 Z-Streifen). Diese betrifft sowohl die Anzahl, vor allem der parallelen Sarkomere durch Querschnittabnahme, als auch die Länge, abhängig von der Ausgangsstellung der Immobilisation.

> **Wichtig**
>
> Die **Turn-over-Zeit der Sarkomere** beträgt ca. 14 Tage. Das bedeutet, dass der immobilisierte Bereich an Kraft verliert.

Aufgrund der Immobilisierung ist eine weitere Komponente, die fehlende propriozeptive Information bedeutsam. Diese hat einen Stabilitäts- und Koordinationsverlust zur Folge. Als letzte Auswirkung, aber nicht weniger bedeutsam, ist die fehlende funktionelle Belastung des Gelenkknorpels zu nennen, die je

**1**

nach Länge der Immobilisation von geringen Belastungsdefiziten bis zum vollständigen Belastungsverlust variieren kann.

Die **Belastungsveränderung** resultiert unter anderem aus der Konsistenzveränderung der Synovia, aus der sich sowohl Stickstoffmoleküle (Denitrogenisation) als auch Fettmoleküle lösen können. Folglich sind eine optimale Flüssigkeitsbindung der oberen Knorpelschichten sowie eine notwendige Druckverteilung nicht mehr gewährleistet.

Die **Folgen einer Immobilisation** haben somit nicht nur periartikuläre Folgen, sondern können auch die Arthrokinematik eines Gelenks massiv beeinflussen sowie die Regenerationsfähigkeit verschiedener Gewebe deutlich verlängern.

## 1.7.19 Muskelkater

Muskelkater ist die gewollte Läsion der Z-Streifen über Titin. (Titin ist ein Protein, das für die passive Stabilisierung und Zentralisierung der Myosinfilamente zwischen den Z-Streifen verantwortlich ist und den passiven Muskeltonus reguliert.) Er entsteht als **Folge eines Hypertrophietrainings**, mit dem Ziel der Querschnittzunahme des Muskels.

Es zeigen sich **folgende Befunde**:
- Es besteht keine Milchsäureüberlastung, da der mmol-Gehalt nach 15 min unter 4 mmol fällt.
- Die Muskelenzyme steigen, ähnlich einem mittelschweren Herzinfarkt, auf 600–800 pro ml an.
- Der CRP-Wert (C-reaktives Protein) ist nicht erhöht, da keine Entzündung vorhanden ist.
- OH-Proline (▸ Glossar) können im Urin vermehrt nachgewiesen werden.

In der **Rehatherapie** wird bei Muskelkater in PRT-Stufe A trainiert.

## 1.7.20 Muskelzerrung

Bei einer Muskelzerrung handelt es sich um eine **lokale Ischämie** und nicht um eine Verletzung des Muskels. Durch die Ischämie entsteht an mehreren Myoneuralverbindungen eine Membraninstabilität, die krampfartige Schmerzen auslöst.

Die Muskelzerrungen werden in **2 Typen** eingeteilt:
- Bei **Typ 1** handelt es sich um eine lokale Ischämie. Der Patient gibt einen zuziehenden Schmerz an.
- Bei **Typ 2** handelt es sich um ein Versagen der Natrium-Kalium-Pumpe durch verstärkte Natriumausschüttung (z. B. starkes Schwitzen). Der Patient gibt einen spitzen, kurzen, »kloßartigen«, punktförmigen Schmerz an. Die Reorganisation dauert 5–6 Tage. **Rehatherapie:**
- Die obere Extremität wird in PRT-Stufe A beübt.
- Die untere Extremität wird über Joggen mit 80% der maximalen Tempodauergeschwindigkeit trainiert.

## 1.7.21 Muskelfaserriss

Bei einem Muskelfaserriss ist die Außenhülle einer oder mehrer Muskelfasern ruptiert.

Es zeigen sich **folgende Befunde**:
- Der CPK-Wert und die OH-Proline sind hoch.
- Im Ultraschall zeigt sich ein Hämatom.

**Rehatherapie:**
- Nach den ersten 48 Stunden sind in einem Intervall von 4–6 Stunden **therapeutische Dehnstellungen** angezeigt: 20-mal, Dauer 1 sec.
- Bis zum 6. Tag sind die Dehnungen 5-mal täglich auszuführen, ansonsten PRT A, aktive Ruhe.
- Die gesunde Seite wird weiterhin sportspezifisch trainiert.
- **Eisanwendungen sind kontraindiziert**, da die Lymphgefäße nach einer 3-minütigen Dauereisanwendung geschädigt werden.
- Die Ernährung sollte für ca.10 Tage umgestellt werden: Verzicht auf Fleisch, da Fleisch Purine enthält (Harn) und PG E2 (Prostaglandine E2) stimuliert und damit den Schmerz verstärkt. Fisch, Gemüse und Obst sind erlaubt, zusätzliche Gabe von Vitamin C und Kupfer.

## 1.7.22 Muskelhernie

Bei einer Muskelhernie ist der Harnsäurewert aufgrund des Abbaus von Kollagen Typ 1 erhöht. Es kommt zu einer massiven Stickstofffreisetzung, wodurch Harnsäure entsteht. Eine Muskelhernie ist im Ultraschall sichtbar. Als **Therapie** ist nur eine Operation möglich.

## 1.8 Praktische Schmerztherapie zur Physiotherapie

Der Erfolg der Behandlung chronischer Schmerzpatienten ist wie in kaum einer anderen medizinischen Fachrichtung von der interdisziplinären Zusammenarbeit abhängig. Um die Voraussetzungen für eine sinnvolle interdisziplinäre Zusammenarbeit zu schaffen, ist die Frage zu beantworten, wie der Schmerztherapeut den Patienten für die Durchführung der Manuellen Therapie behandlungsfähig machen kann.

**Schmerz** wurde in der Medizin lange Zeit als Symptom betrachtet. Heute gilt das Schmerzempfinden als Warnsignal. Nach der **Definition** der internationalen Gesellschaft zum Studium des Schmerzes (International Association for the Study of Pain, IASP) handelt es sich beim Schmerz um ein »unangenehmes Sinnes- oder Gefühlserlebnis, das mit aktueller oder potenzieller Gewebeschädigung verknüpft ist« oder mit Begriffen einer solchen Schädigung beschrieben wird.

### 1.8.1 »Injektionsleitfaden«

> **Wichtig**
>
> Grundsätzlich sollte die Manualtherapie/Physiotherapie nicht nur als komplementäre Therapie, sondern als ein **Teil der multimodalen Therapie** betrachtet werden.

Beide Therapien, die Manualtherapie/Physiotherapie und die pharmakologische Therapie dienen dem **Ziel**,

- die Selbstheilung zu lenken,
- optimale Heilungsbedingungen zu schaffen,
- eingeschliffene Pathomechanismen zu korrigieren und
- biomechanische Fehlfunktionen zu beheben.

Außerdem kommen neben den invasiven auch nichtinvasive Techniken zur Anwendung. Hierbei ist die TENS-Therapie (Transkutane Elektrische Nervenstimulation) als günstige Methode zu nennen.

Die Wahl der einzelnen therapeutischen Möglichkeiten wird den jeweiligen Verläufen entsprechend bestimmt. Akute und chronische Zustände sind in der Krankengeschichte zu definieren. Hieraus resultiert die Anwendung unterschiedlicher Therapiekonzepte, bezogen auf die einzelnen Krankheitsbilder.

## Akute Problematik

Bei der akuten Problematik kann anfänglich eine Immobilisation bzw. Teilimmobilisation angezeigt sein.

> **Wichtig**
>
> Es sollte bedacht werden, dass **entzündungshemmende Medikationen und Maßnahmen den physiologischen Regenerationsprozess auch negativ beeinflussen können**, denn dadurch kann sich die Remodulierungsphase verlängern. Analgetisch wirksame Medikamente sollten bevorzugt werden, da diese den Prozess nicht negativ beeinflussen.

## Medikamente

In diesem Kontext sind die **Medikamente der Stufe I WHO** kritisch zu bewerten (▶ Abschn. 1.8.5, WHO-Stufenschema). Hierzu zählen:
- Coxibe (COX 2 Hemmer) und
- weitere NSAR (Nichtsteroidale Antirheumatika).

Coxibe sind aufgrund der negativen Wirkungen bei Patienten mit z. B. kardiovaskulären Erkrankungen in Diskussion geraten und wurden im Wesentlichen vom Markt genommen. In Zukunft ist der neuerliche Einsatz mit enger Indikationsstellung für eine Therapiedauer für einen kurzen Zeitraum zu erwarten (auch 1.8.5).

**Kontraindikationen.** Coxibe sollte nicht eingesetzt werden bei Patienten mit
- koronarer Herzkrankheit (KHK),
- zerebrovaskulären Erkrankungen,
- Herzinsuffizienz im NYHA-Stadium II bis IV (Einteilung der New York Heart Association in Stadien I–IV),
- Schmerzen nach koronaren Bypass-Operationen.

Patienten mit **Risikofaktoren** für kardiovaskuläre Ereignisse, z. B.
- Hypertonie,
- Hyperlipidämie,
- Diabetes mellitus,
- Rauchen,
- genetische Vorbelastung und/oder
- periphere arterielle Verschlusskrankheit

sollten nur nach einer sorgfältigen Nutzen-Risiko-Abwägung mit Coxibe behandelt werden.

**Alternativen.** Eine Alternative zu Coxibe stellt die Anwendung der
- Analgetika Stufe II und III WHO dar oder die
- Kombination von Koanalgetika und/oder Flupirtin als NMDA-Rezeptoragonist.

> **Wichtig**
>
> Eine wichtige Empfehlung in der medikamentösen Einstellung ist das Vorgehen entsprechend der **Devise** »go low, go slow«.

### Lokalanästhesie

Die diagnostische und therapeutische Lokalanästhesie sind häufig genutzte Methoden. Sie werden vielfältig in Kombination mit der Manualtherapie durchgeführt.

Den Lokalanästhetika werden bzgl. ihrer **Wirksamkeit** folgende Eigenschaften zugeschrieben:
- kapillarabdichtend,
- antihistaminisch,
- antihyperanalgetisch,
- antiphlogistisch,
- endoanästhetisch.

> **Wichtig**
>
> Viele Lokalanästhetika zeigen nur eine **geringe bis keine Wirkung bei der Injektion in entzündetes Gewebe**. Deswegen sollte auf die lokale Injektion zugunsten der peripheren Leitungsanästhesie verzichtet werden.

### Kochsalzinjektionen

Kochsalzinjektionen eignen sich zum Auswaschen der Entzündungsmediatoren bzw. zur Mobilisation des interstitiellen Raums.

### Vitamine

Die **Einnahme von Vitaminen** wirkt unterstützend:
- Vitamin E in einer Dosierung von 400–600 USP-Einheiten/Tag (Radikalenfänger),
- Vitamin C in einer Dosierung von ca. 150–300 mg/Tag (Katalysator für Bindegewebe und Eiweißsynthese). Die Einnahme von Vitamin C ist nur mit gleichzeitiger Einnahme von Kupfer sinnvoll, da das Vitamin C einen Carrier beim Transport via Zellmembran benötigt.
- Vitamin-B-Komplex. Vitamin B beschleunigt die periphere Nervenregeneration (neurotrop wirksames Vitamin).

## Chronische Problematik

Bei einer chronischen Problematik sind die **Ziele einer Schmerztherapie**:
- Verhinderung kataboler Einflüsse auf die Mikroarchitektur des Weichteilgewebes.
- Unterbrechung des Circulus vitiosus: Minderdurchblutung, Schmerz, muskuläre Abwehrspannung, arthrogene Immobilisierung.

**1**

- Physiologische Verbesserung arthrokinematischer Gesetz-mäßigkeiten wie
  - Verbesserung der Trophik,
  - Verbesserung der intraartikulären Belastungsfähigkeit und des Ansprechverhaltens der Rami articulares,
  - dynamische Stabilität durch Aktivierung gelenknaher Muskeln,
  - intra- und intermuskuläre Verbesserung der Koordination.

Bei **aggressiven, ausgedehnten Entzündungen** sind globale, keine lokalen Mechanismen wirksam, sowohl bei einer akuten aber auch chronischen Schmerzerkrankung. Sie überschreiten die Selbstheilungskräfte des Körpers.

### Medikamente

Hier ist die Gabe von **Antiphlogistika**, aber auch von wasserlöslichen Glukokortikoiden angezeigt, z. B.
- Diclofenac 75–150 mg
- Celecoxib 150–300 mg
- Meloxican 7,5–15 mg

Bei der oralen medikamentösen Einstellung muss die Halbwertszeit beachtet werden.

### Lokalanästhesie

Zusätzlich zum gewählten Lokalanästhetikum kann ein wasserlösliches Glukokortikoid gegeben werden.

> Bei **aggressiver entzündlicher Aktivität** wird keine Manualtherapie durchgeführt, sondern in den ersten 2 Tagen ist eine **Immobilisation** und in den folgenden 4 Tagen ist **aktive Ruhe** (Bewegung und keine Belastung) angezeigt.

> **Cave**
>
> **Nicht in Sehnen injizieren** (auch nicht in Insertionen der Sehnen), da massive Veränderungen im Sehnengewebe die Folgen sind. Die Rupturgefahr steigt deutlich an.

**Alternativen.** Es sind nur wasserlösliche Glukokortikoide zu verwenden, z. B.:
- Salbenbehandlung mit Diclofenac Emulgel, 3-mal täglich einmassieren und trocknen lassen. Diclofenac Emulgel hat einen entzündungshemmenden Effekt.
- Salbenbehandlung mit Lidocainbase 5,0 g/Dimethylsulfoxid 20,0 g/Salbengrundlage 100,0 g. Die Salbe hat einen lokalanästhetischen Effekt.
- Salbenbehandlung mit Capsaicin, ein Substanz-P-Antagonist (0,025 bis 0,075%).
- Patientenentsprechend evt. zusätzliche Gabe einer 5%igen Lidocainlösung, ≥ 4-mal täglich für 4–6 Wochen. Aus einer anfänglichen Hitzehyperalgesie kommt es nach ca. 2–4 Wochen zu einer Hitzehypoalgesie durch Desensibilisierung der nozizeptiven C–Faser. Die Salbe wird bei neuropathischen Schmerzen aufgetragen.

### Ernährung

Bezüglich der Ernährung sollte darauf geachtet werden, dass Purine aus tierischen Nahrungsmitteln vermindert aufgenommen werden. Es kommt bei Aufnahme von tierischen Nahrungsmitteln zu einer Antriggerung von Prostaglandin E2. Pflanzlich hochwertige Eiweiße sind den tierischen Eiweißen für mindestens 10 Tage vorzuziehen.

Gleiches gilt für die Aufnahme von Fetten. Zusätzlich sollten Fischölkapseln, je 30 mg/kg eingenommen werden. Sie haben antivasokonstriktive und antiinflammatorische Eigenschaften.

## 1.8.2 Wichtige Begriffe in der Schmerztherapie

**Allodynie.** Taktile oder thermische, nicht schmerzhafte Reize, die beim Gesunden keine Schmerzempfindung auslösen. Unter den Bedingungen einer Allodynie lösen leichte Berührungen, Luftzug u. a. eine Schmerzempfindung aus. Es ist eine Anästhesie ausgeschaltete Wahrnehmung für Berührungs-, Wärme- und Schmerzempfindungen.

**Dysästhesie.** Spontan entstehende oder durch Provokation hervorgerufene unangenehme Missempfindungen, die nicht obligat mit Schmerzen verbunden sind.

**Hyperästhesie.** Erniedrigung der Schmerzschwelle; schmerzhafte und nicht schmerzhafte Reize werden verstärkt empfunden.

**Hyperalgesie.** Verstärkte Schmerzempfindung bei einem schmerzhaften Reiz. Die Noxe wird auch beim Gesunden als schmerzhaft empfunden; beim Erkrankten geschieht dies bereits bei niedrigerer Intensität.

**Hyperpathie.** »Wind-up-Phänomen«, d. h., wiederholte Reize führen rascher und intensiver zu Schmerzsensationen als bei Nichterkrankten.

**Kausalgie.** Brennender Dauerschmerz, verbunden mit Allodynie und Hyperpathie.

**Verletzungsschmerz nach einer Nervenläsion.** Vegetative Begleitreaktionen und trophische Veränderungen sind zu beobachten. Dies ist ein Begriff, der heute dem CRPS II (Komplexes Regionales Schmerzsyndrom) zuzuordnen ist.

**Ruheschmerz.** Dauerhaft vorhandener Schmerz, der durch Belastung oder zusätzliche Reize verstärkbar ist.

**Evozierbarer Schmerz.** Durch spezielle taktile Reize oder Wärmeanwendung auslösbarer Schmerz.

**Belastungsschmerz.** Schmerz, der vordringlich nur durch Belastungen verstärkt wird.

**Neuralgie.** Schmerz im Versorgungsgebiet eines oder mehrerer Nerven. Die Bezeichnung Neuralgie wird auch verwendet, wenn darüber hinaus noch Schmerzattacken und/oder Dauerschmerzen vorhanden sind.

**Neuropathie.** Funktionelle und/oder pathologische Veränderungen eines oder mehrerer Nerven, mit oder ohne begleitenden Schmerz (z. B. Polyneuropathie).

**Neuropathischer Schmerz.** Dieser kennzeichnet Schmerzbilder, bei denen eine Neuropathie nachgewiesen ist.

**SMP (Sympathisch Unterhaltender Schmerz).** Bedingt durch das Zusammenwirken des nozizeptiven und sympathischen Nervensystems. Es handelt sich um einen neuropathischen Schmerz und eine nicht physiologische Interaktion.

**Übertragungsschmerz, »Referred pain« und Triggerpunktsymptomatik.** Unter einem Triggerpunkt ist eine eng umschriebene spontane und druckschmerzhafte Verhärtung in einem Skelettmuskel zu verstehen, die taktil gut festgestellt werden kann.

Nach Mense (1999) ist die auslösende **Ursache** für die Entstehung eines Triggerpunkts eine Läsion des Muskelgewebes, unter der Bedingung der Überlastung oder Zerrung. Die muskuläre Schädigung bewirkt eine Störung der Funktion der neuromuskulären Endplatte. Hier wird im Überschuss Acetylcholin freigesetzt. Die Kalziumfreisetzung führt zu einer Dauerkontraktion, und es bilden sich Kontraktionsknoten aus. Anteile der Muskelfasern werden passiv gedehnt. Die Kontraktionsknoten komprimieren die Kapillaren der Umgebung und erzeugen eine lokale Ischämie.

Die **lokale Ischämie** setzt im Gewebe Bradykinin und andere Substanzen frei, die die Nozizeptoren sensibilisieren und so die Druckschmerzhaftigkeit des Triggerpunkts bedingen. Die Ischämie schädigt die Endplatte weiterhin und hält, zusammen mit anderen Faktoren, die **Dysfunktion** aufrecht:

— Membraninstabilität,
— Schädigung der motorischen Endplatte,
— Zusammenfall der Sarkomerstrukturen (Zerrung; Schaden ist in der Muskelfaser).
— Die **Folge** ist eine Vergrößerung des Lumens und damit eine lokale Ischämie, die sich selbst unterhält.

## Klassifizierung der Schmerzen

Schmerzen werden in akute und chronische Schmerzen unterteilt.

## Der akute Schmerz

Der akute Schmerz ist eine akute Reaktion auf eine Beschädigung des Körpers durch eine Verletzung oder eine andere zugrunde liegende Erkrankung. Der akute Schmerz wird als Übermittler einer biologischen Warnfunktion verstanden.

Die erfolgreiche kausale Behandlung der Verletzung oder der zugrunde liegenden Erkrankung führt im Allgemeinen nach kurzer Zeit zu einer Schmerzreduktion oder zu Schmerzfreiheit.

**Zusätzliche Sofortsymptome** wie eine
— begleitende Angstreaktion,
— vegetative Zeichen in Form von Anstieg der Herzfrequenz, des Blutdrucks oder Veränderungen der Atmung

hängen im Allgemeinen von der Intensität des Schmerzes ab.

Mit gängigen **Analgetika** und Komedikationen ist das Ausmaß des akuten Schmerzes in der Regel gut beeinflussbar.

## Der chronische Schmerz

Anders verhält es sich beim chronischen Schmerz oder bei der Entwicklung einer chronischen Schmerzerkrankung. Hier hat das Symptom Schmerz seine biologische Warnfunktion verloren und erhält eine völlig andere Wertung. Der Schmerz wird über den Weg der Chronifizierung zur eigenständigen Erkrankung, zur sog. »Schmerzkrankheit«.

> Ein erstes und einfaches **Kriterium zur Unterscheidung zwischen akutem und chronischem Schmerz** bezieht sich eindimensional auf den Zeitverlauf bzw. betrachtet die Zeitachse. Ein Schmerzzustand, der länger als sechs Monate anhält, wird als chronischer Schmerz definiert, so eine frühere Beschreibung. Heute gilt, dass ein Zeitverlauf von mehreren Wochen bereits zu einem chronischen Schmerz oder auch zu einer »Schmerzkrankheit« führen kann.

## Die chronische Schmerzerkrankung

Chronisch schmerzkrank sind Patienten, bei denen der Schmerz seine Leit- und Warnfunktion verloren hat und einen **selbständigen Krankheitswert** erlangt hat.

In diesen Fällen führt das Schmerzleiden zu **psychopathologischen Veränderungen**:

Der Patient erhebt den Schmerz zum Mittelpunkt seines Denkens und Verhaltens. Dadurch wird er seinem sozialen Umfeld entfremdet, was zu einer Vertiefung des psychopathologischen Krankheitsbildes oder zum algogenen Psychosyndrom führen kann.

**Kennzeichnend** für diese chronisch schmerzkranken Patienten sind Behandlungsversuche über lange Zeit, die nicht erfolgreich waren. (Aus der »Vereinbarung über die ambulante Behandlung chronisch schmerzkranker Patienten«. Merkblatt zum Antrag auf Teilnahme an der Schmerztherapievereinbarung der Ersatzkassen, Seite 4.) »Der chronische Schmerz stellt ein eigenes Krankheitsbild dar, zu dessen Charakteristik gehört, mit einer Änderung im Gesamtverhalten einer Person und ihrer Lebensführung verbunden zu sein«.

In der amerikanischen Literatur werden als **Indikatoren für ein chronisches Schmerzsyndrom** die **sechs D's** herangezogen, mindestens zwei davon sollten zutreffen:

**Duration.** Dauer, in der Regel über 6 Monate Schmerzen.

**Dramatization.** Ausdrucksstarke emotionale und nicht verbale Darstellung.

**Drugs.** Medikamente und Alkohol: Stigma für chronischen Schmerz.

**Despair.** Verzweiflung, Depressivität, Reizbarkeit, Besorgnis und Feindseligkeit.

**Disuse.** Schonhaltung, oft Immobilisation.

**Dysfunction.** Sozialer Rückzug, Nachlassen gewohnter Aktivitäten.

(Sozialmedizinische Begutachtung in der gesetzlichen Rentenversicherung, Verband Deutscher Rentenversicherungsträger (Hrsg.), 5. Aufl., 1995, S. 423)

**1**

Diese eindimensionale Betrachtungsweise ermöglicht allerdings lediglich die Unterscheidung zwischen akuten und chronischen Schmerzen oder deren **Synonymen** chronisches Schmerzsyndrom, chronische Schmerzerkrankung, Schmerzkrankheit.

## Die »Schmerzkrankheit«

Die »Schmerzkrankheit« ist wesentlich komplexer. Es muss davon ausgegangen werden, dass neben

- organischen Veränderungen gleichzeitig auch
- psychische Veränderungen stattfinden und darüber hinaus auch
- soziale Folgereaktionen

zu beobachten sind, die in die Therapieplanung eingehen und bei der Festlegung des therapeutischen Ziels mit einbezogen werden müssen. Die Vereinbarung eines Therapieziels vor Beginn einer Behandlung ist hier unabdingbar, in erster Linie seitens des Patienten, aber auch seitens der Therapeuten.

In den **Konsensusempfehlungen** zur praktischen Schmerztherapie werden 22 Aspekte thematisiert, die Hinweise und Voraussetzungen für das Vorliegen einer Schmerzkrankheit beinhalten (▶ Übersicht 1.7). Sie erlauben eine Orientierung im Umgang mit Patienten, die unter chronischen Schmerzen leiden.

## 1.8.3    Das Schmerzmodell

Ein Schmerzmodell der Schmerzphysiologie stellt die Funktionsweise der Nerven und die Informationsübertragung zwischen einzelnen Nervenzellen in den Mittelpunkt der Betrachtungen. Die komplexen Zusammenhänge, die bei der Entwicklung einer Schmerzkrankheit zu bewerten sind, werden in einem **biopsychosozialen Krankheitsmodell** betrachtet.

### Die Entwicklung der Schmerzkrankheit
### Die Entstehung des Schmerzes

Das **Schmerzmodell** geht davon aus, dass ein peripherer Schmerz durch mechanische, thermische oder chemische Reize der Nozizeptoren (Schmerzmelder) entsteht, die als freie Nervenendigungen von A-Delta- und C-Fasern klassifiziert werden.

Die freien Nervenendigungen können durch traumatische Gewebeschädigungen oder Entzündungen erregt werden, in deren Folge z. B. Serotonin, Histamin oder H-Ionen freigesetzt werden. Bradykinin und die in Folge einer Entzündung oder eines Traumas sich bildenden **Prostaglandine** haben neben anderen Mediatoren eine besondere Funktion. Prostaglandine entstehen aus Phospholipiden von geschädigten Zellmembranen unter Einwirkung von Enzymen wie Phospholipase A und Zyklooxygenase. Diese Substanzen sind darüber hinaus in der Lage, über Sensibilisierungsprozesse die **Nozizeptorschwelle** für die Erregungsfortleitung zu verändern, und können als **Modulatoren in der Sensibilisierung** der Rezeptoren verstanden werden.

### Der Chronifizierungsprozess des Schmerzes

Das Resultat einer Veränderung der Nozizeptorschwelle beim chronischen Schmerz oder der chronischen Schmerzerkrankung ist die **Hyperpathie**. Bereits nicht noxische Reize wie z. B.

---

**Übersicht**

**Übersicht 1.7. Konsensusempfehlungen zur praktischen Schmerztherapie**

- Die Schmerztherapie ist zeitintensiv und der Erfolg ist wesentlich von der Motivation des Patienten abhängig.
- Patienten wird das Recht auf eine Schmerzbehandlung zugestanden.
- Der Schmerz wird in seiner chronischen Form als eigenständiges Krankheitsbild aufgefasst.
- Die Prävention der weiteren Chronifizierung erhält eine besondere Bedeutung.
- Die Kombination verschiedener Ansätze für eine Schmerztherapie sollte Bestandteil der Behandlung sein.
- Basis einer Schmerzbehandlung ist die standardisierte Anamnese und die Festlegung der Therapie, gemeinsam mit dem Patienten.
- Schmerztagebücher des Patienten dienen der Dokumentation des Therapieverlaufs und des Therapieerfolgs.
- Die Eigenständigkeit des Patienten in der Nutzung schmerztherapeutischer Verfahren steht im Vordergrund.
- Die Selbstapplikation der Medikamente sollte bevorzugt werden.
- In Situationen eines chronischen Schmerzes müssen Medikamente zur Verfügung stehen, die durch einen schnellen Wirkungseintritt charakterisiert sind.
- Dauerschmerzen müssen nach Zeitplan behandelt werden.
- Medikamente mit langer Wirkungsdauer sind zu bevorzugen.
- Eine ausreichend hohe und individuelle Dosierung muss ausgewählt und angepasst werden.
- Grundsätzlich gilt, dass bei nicht ausreichender Wirksamkeit das schmerztherapeutische Prinzip gewechselt werden muss.
- Unterschiedliche Wirkungsprinzipien und die Aktivierung zusätzlicher schmerzdämpfender Mechanismen (Koanalgetika) sollten genutzt werden.
- Das Nutzen-Risiko-Verhältnis darf nicht außer Acht gelassen werden.
- Die Antizipation von zu erwartenden Nebenwirkungen (Übelkeit, Obstipation u. a.) sollte zur Behandlung führen.
- Die Anleitung der Patienten, mit der »Verordnung« umzugehen, sollte sichergestellt werden.
- Information und Anleitung sind wesentliche Bestandteile der Behandlung.
- Vorurteile und Ängste sind zu beachten.
- Problematische Versorgungen benötigen ein besonderes Forum oder die Realisierung einer Betreuungsmedizin.
- (Münchner Med. Wschr. 135 (1993), Beilage 152)

Berührung, werden schmerzhaft empfunden. Somit ist eine erste Bedingung für eine Chronifizierung des Schmerzes geschaffen.

Die **Folge** der peripheren Sensibilisierung ist ein gesteigerter noziceptiver Input der afferenten C-Fasern, die wiederum mit einer verstärkten peripheren Ausschüttung von Substanz P reagieren. Dies ist eine weitere Voraussetzung für einen Chronifizierungsprozess.

Vasodilatation und eine gesteigerte Kapillarpermeabilität sind Ergebnisse der peripheren Sensibilisierung. Das Resultat wird als »neurogene Entzündung« verstanden.

### Die Sensibilisierung auf Rückenmarksebene

Die beschriebenen Vorgänge führen zu einer gesteigerten Erregungsleitung im ersten afferenten Neuron. Zuvor inaktive C-Fasern werden rekrutiert und es kommt in der Peripherie zu einer Steigerung der spontanen und evozierten Aktivität. Auf Rückenmarksebene, nach verstärkter Aktivierung der schmerzleitenden afferenten Fasern, die über die Hinterwurzel in der Substantia gelatinosa des Hinterhorns enden, kommt es zu einer Erregungsübertragung durch Freisetzung von exzitatorischen Neurotransmittern wie z. B. Substanz P, CGRP (Calcitonin gene-related peptide), Glutamat, Neurokinin usw.

Besonders starke Schmerzreize oder länger anhaltende Schmerzreize erzeugen auf Rückenmarksebene bei der Umschaltung vom ersten auf das zweite afferente Neuron eine Veränderung der Filter- und Modulationsprozesse der Schmerzimpulse. Es werden rezidivierend Schmerzhemmmechanismen und hemmende Neurotransmitter wie Endorphine und Enkephaline verändert oder sogar anhaltend moduliert. Dies wird als **Neuroplastizität** beschrieben.

Bei der Neuroplastizität können sich durch intrazelluläre Veränderungen neue Rezeptoren bilden. Dies führt zu einer anhaltenden Steigerung der Schmerzempfindung. Die Bedingungen, unter denen ein so entstandenes »**Schmerzgedächtnis**« reversibel ist, sind nicht geklärt. Die Veränderungen erklären ein Phänomen auf Rückenmarksebene. Normalerweise nicht schmerzhaft empfundene Reize wie beispielsweise Berührung werden als schmerzhaft wahrgenommen und können das Phänomen der Allodynie hervorrufen.

Die **Grundlage der Sensibilisierungsprozesse** auf Rückenmarksebene ist die wiederholte Erregung von Neuronen des Rückenmarks, in deren Folge so genannte NMDA- (N-Methyl-d-Aspartat-)Rezeptoren geöffnet werden, die zu einem verstärkten Kalziumeinstrom führen und die bereits beschriebene zentrale Sensibilisierung verursachen.

### Die Reizweiterleitung von der Peripherie zum Gehirn

Die Weiterleitung der nociceptiven Reize erfolgt über den Vorderseitenstrang zum **Thalamus**. Hier gibt es auch Verbindungen zur Formatio reticularis des Hirnstamms. Vom Thalamus erfolgt dann die Weiterleitung zur **Hirnrinde**. Hier werden Schmerzen wahrgenommen, räumlich und zeitlich zugeordnet und hinsichtlich der Qualitäten diskriminiert.

Noziceptive Bahnen haben darüber hinaus Verbindung zum **limbischen System**. Hier erfolgt die affektive emotionale Verarbeitung und Wahrnehmung der Schmerzsignale. Außerdem bestehen Verbindungen von noziceptiven Bahnen zur **Hypophyse** mit der Folge der endokrinen Stimulation. Bei erhöhtem noziceptiven Input ergibt sich über die noziceptiven Bahnen die Projektion auf die Großhirnrinde. Im Bereich der Ebene

der Großhirnrinde lassen sich ebenso **Anpassungsmechanismen** nachweisen. Über diese Mechanismen kommt es zu einer Ausdehnung des sensitiven Schmerzareals. Der ursprüngliche Repräsentationsort auf der Großhirnrinde wird erweitert. Die elektrische Erregung greift auf benachbarte sensitive Areale der Großhirnrinde über. Das Repräsentationsgebiet verändert und/oder vergrößert sich. Dies bedeutet, dass sich das **Schmerzempfindungsareal** ausweitet.

### Organische Veränderungen

Diese organischen Veränderungen sind aber nur ein Aspekt bei der Entstehung und Aufrechterhaltung chronischer Schmerzen und der chronischen Schmerzerkrankung.

Man kann sie auch als **biologische Veränderungen** im sog. »biopsychosozialen Schmerzmodell« verstehen. Modifiziert nach Seemann und Zimmermann (1999), sollen damit vernetzte Regelkreise beschrieben werden, über die ein Schmerzreiz auf den Organismus einwirkt.

Die Wirksamkeit der Behandlung über das Nervensystem ist klinisch bekannt (Therapeutische Lokalanästhesie u. a.). Physiologische Regelkreise sind hierbei zu nennen. In Zusammenhang mit der sensomotorischen Regulation kann sich die Muskelerregung verändern. Muskelverspannungen, aber auch sympathische Regulationsveränderungen und chronische Erregung sympathischer Strukturen können auftreten.

Bei Kausalgien können Veränderungen im Rahmen der Verhaltensregulation, d. h. der Schmerzwahrnehmung und Schmerzbewertung auftreten. Nicht nur regionale biologische Veränderungen sind die Folge.

### Verhaltensveränderungen

Es ergibt sich ein nachhaltiger Einfluss auf das **gesamte Verhalten**. Zu beobachten sind:
- Fixierung motorischer Fehlhaltungen
- angstvolle Hinwendung zum Schmerz,
- die Attitüde, schmerzende Regionen mit den Händen festzuhalten,
- ausgeprägtes Schonverhalten wie z. B. Hinken.

Diese tragen zum Fortbestehen des Schmerzes und zur Schmerzverstärkung bei.

Die Schmerzwahrnehmung und Bewertung wird durch die Disposition, die Lerngeschichte, die Kompetenz und die Biographie beeinflusst.

### Veränderungen im perzeptiv-kognitiven Bereich

Im perzeptiv-kognitiven Bereich erzeugen die Interpretation des Schmerzes und seine Wahrnehmung Verhaltenseffekte, die das Empfinden einer besonderen Bedrohlichkeit oder Bagatellisierung der Schmerzsymptomatik bestimmen. Häufig kommt es zu einer veränderten Haltung und Erwartung bei der Betrachtung der Zukunftsperspektive.

Der Schmerz nimmt zunehmend Raum im Alltag ein und die Betroffenen ergeben sich in die chronische Erkrankung.

Die Überzeugung, die Schmerzsituation selbst nicht mehr aktiv beeinflussen zu können, spielt eine zunehmende Rolle. Gefühle wie Angst, Hoffnungslosigkeit und Hilflosigkeit verstärken sich zu Depressionen, die wiederum die Verstärkung der Schmerzwahrnehmung initiieren, sie festigen oder weiter verschlimmern.

1

Gedankliche Blockaden entwickeln sich und Bewältigungsstrategien als wichtige Hilfsmechanismen zur Verhinderung einer weiteren Chronifizierung stehen meist nicht zur Verfügung.

### Veränderungen im sozialen Regelkreis

Im sozialen Regelkreis können ebenfalls erhebliche Veränderungen auftreten. Rückzugstendenzen des chronisch Schmerzkranken führen zum Verlust von sozialen Kontakten, und Kompensationsmechanismen werden kaum entwickelt. Andererseits können durch verbale und nonverbale Schmerzäußerungen vermehrt Zuwendung und Aufmerksamkeit erzwungen werden.

Die **Thematik des sekundären Krankheitsgewinns** gehört ebenso zu den zu beachtenden Aspekten.

Entlastung von ungeliebten Tätigkeiten können so erreicht und belastende Konfliktlösungen vermieden werden.

Andererseits kommt es häufig auch zu einer Unterforderung des Schmerzkranken. Das Selbstwertgefühl wird durch einen Mangel an Selbstbestätigung und der Verminderung der Erfahrung der Eigenwirksamkeit und kann verloren gehen.

Eine andere Art der **sozialen Fehlregulation** tritt auf, wenn der Schmerz zum Mittelpunkt der Kommunikation und der Aufmerksamkeit der unmittelbaren Umgebung des Schmerzkranken wird. Der Schmerzkranke übernimmt die Invalidenrolle in der Familiensituation und stabilisiert die soziale Situation in einer besonderen Form. Psychodynamisch kann der Wunsch, Konflikte vermeiden zu wollen, wesentliche Bedeutung haben. Die Machtverteilung in der sozialen Interaktion wird stabilisiert und Veränderungen werden vermieden. Die Kommunikation über den Schmerz und die Schmerzsymptomatik verlangen besondere Aufmerksamkeit.

Dies gilt insbesondere für den Aspekt einer multimodalen Diagnostik und Therapie.

**Warum, Was, Wann, Wie, Weshalb** – diese Adressierung der Mitteilung, diese fünf »W«s sind geeignet, eine Orientierung in der Behandlung zu erlangen. Die Motive und Bedürfnisse sind damit leichter auszuloten.

Ähnliche Mechanismen lassen sich auch in einer zu engen **Arzt-/Patientenbeziehung** beschreiben, in der der Schmerzpatient durch eine ausgeprägte passive Behandlungserwartung das Omnipotenzgefühl des Arztes/Therapeuten anspricht. Diese problematischen Entwicklungen in der Therapie verlangen eine besondere Aufmerksamkeit der Therapeuten. Diese Aufmerksamkeit zu realisieren, kann nur durch ein multimodales interdisziplinäres Handlungskonzept ermöglicht werden.

### 1.8.4    Systematik - Bausteine der Schmerztherapie

Die Konsensusempfehlungen zur praktischen Schmerztherapie (▶ Übersicht 1.7) sind für den Rahmen und die Orientierung der praktischen Maßnahmen geeignet.

### Diagnosestellung

Der wichtigste Schritt in der Betreuung eines Patienten mit chronischem Schmerz ist eine klare Diagnosestellung.

Hierzu gehören die **nachfolgenden Einzelschritte:**
- allgemeines Erfassen der Anamnese,
- detailliertes Erfragen der Beschwerden,
- Erfassen der Vorerkrankungen,
- Erheben der Familienanamnese,
- derzeitige Medikation,
- Sozialanamnese und
- systematisches Erfassen der Schmerzanamnese.

Die **biographische Anamnese** ist somit ein wesentlicher Bestandteil der Systematik der Behandlung schmerzkranker Patienten. Hierzu können **Instrumente** als strukturierende Hilfen genutzt werden wie
- der Heidelberger Schmerzfragebogen oder
- der Fragebogen der DGSS (Deutsche Gesellschaft zum Studium des Schmerzes) und
- das Heidelberger Schmerztagebuch.

### Schmerzfragebogen/Erstgespräch

Einen Patientenfragebogen sollte der Patient vor einem ärztlichen Ersttermin erhalten und ausgefüllt haben. Eine Auswertung wird gemeinsam mit dem Schmerztherapeuten vorgenommen.

**Folgende Punkte sollten erfragt werden:**
- Besonderes Interesse gilt den **patientenseitigen Beschreibungen der Schmerzen** und deren Ursache. Sie zeigen den Hintergrund auf, unter welchen Vorstellungen ein Patient Gesundheitsleistungen in Anspruch nehmen will, muss oder sollte und welche Behandlungsform akzentuiert werden sollte.
- Es wird erfasst, **seit wann die Schmerzen aufgetreten sind:** Tage, Monate, Jahre und wie die Schmerzen bisher behandelt wurden, d. h., welche Behandlungsmethoden eingesetzt wurden (Medikamente, Operationen, Nervenblockaden, Injektionen, Infusionen etc.).
- Erfragt wird, **wie oft und von wem der Patient aufgrund der Schmerzen behandelt wurde,** welche Krankenhausaufenthalte notwendig waren, welche Diagnosen, wenn bekannt, gestellt wurden.
- Die **Frage nach dem behandelnden Arzt** ist wesentlich und steht im Vordergrund. Ärztliche und nichtärztliche Kotherapeuten sollten ebenso klar benannt werden.
- **Fragen nach Einschränkungen**, die die Schmerzen in Bezug auf die Arbeitsfähigkeit und das alltägliche Leben haben, ob ein Rentenverfahren aufgrund der Schmerzen eingeleitet wurde, ob Unfälle erlitten wurden, die zu einem verbleibenden Schmerzbild geführt haben, und ob der Schaden versicherungstechnisch abgeschlossen ist, ob und welche Operationen schmerzbezogen durchgeführt wurden, gehören beim Erstkontakt zum Setting.
- **Zusatzerkrankungen** werden erfragt, da bei Patienten mit chronischen Schmerzen die Komorbidität eine große Rolle spielt. Bei Patienten mit chronischen Schmerzen kann davon ausgegangen werden, dass durchschnittlich weitere zwei Krankheitsdiagnosen vorliegen. Dies bezieht sich sowohl auf organbezogene wie auch auf psychologisch/psychiatrische Diagnosen.
- **Wie sich der Schmerz im Laufe der Zeit verändert hat,** ist weiterhin von Bedeutung. Hierbei sind die Aspekte die der Zeitachse, wann im Tagesrhythmus Schmerzhöhepunkte angeben werden, wie die medikamentöse Behandlung in den letzten drei Monaten aufgrund der Schmerzen erfolgt ist, wie der Erfolg der Schmerzbehandlung subjektiv beur-

teilt wird, welche Zusatzmedikamente und welche Risikofaktoren vorliegen. Kenntnisse der früheren und derzeitigen Medikation des zu behandelnden Patienten stellen für die physiotherapeutische Behandlung einen wichtigen Aspekt dar.

- Die **Beeinträchtigung des normalen Tagesablaufs** soll beurteilt werden. Die allgemeine Befindlichkeit, sich körperlich niederschlagende Aspekte, die sich aus Schlaf, Appetit, Sexualität, Lebenslust, Stimmungsschwankungen ergeben, werden differenziert.
- Die **Ursache der Schmerzen**, Vorstellungen, die der Betroffene über seine Schmerzen entwickelt hat usw. werden erfragt.
- Der Patient sollte **subjektive Items der Schmerzempfindung** angeben wie quälend, grausam, erschöpfend, scheußlich.
- Der **Schmerzcharakter** sollte in einer Adjektivliste differenziert werden (klopfend, brennend, hämmernd etc.). Die orientierende Zuordnung und Gewichtung »psychisch« und »organisch« lässt sich so vornehmen.
- Die **Schmerzlokalisation** wird hinsichtlich der körperlichen Wahrnehmung betrachtet: Befindet er sich in der Tiefe, an der Oberfläche oder außerhalb des Körpers (wie z. B. beim Phantomschmerz).
- **Befragungen zur Befindlichkeit**, zur Lebensbeeinträchtigung werden erfasst. Anhaltspunkte, die eine Beurteilung psychischer sowie sozialer Veränderungen im Rahmen der Schmerzerkrankung ermöglichen, gehen ebenso in die Befunderhebung ein.
- Die **Beschreibung eigener Zukunftsperspektiven** im Zusammenhang mit den beklagten Hauptschmerzen wird nachgefragt.

### Körperschemazeichnung

Einträge in einer Körperschemazeichnung geben dem Patienten die Möglichkeit, dem Therapeuten ein Bild über Ausdehnung, Ausbreitung u. a. der Schmerzen zu vermitteln und Schmerzlokalisationen anzugeben.

### Skalen

Numerische, visuelle und andere Skalen dienen der Verständigung über die Schmerzstärke und das Schmerzerleben. Zwischen den Polen »keine Schmerzen« und »stärkste vorstellbare Schmerzen« werden entsprechende Zahlenwerte angegeben. Die Skalen stellen eine der wenigen Möglichkeiten dar, bei denen Patienten aus ihrer persönlichen Sicht einen Therapieverlauf kommentieren können. Weiterhin können diese Skalen genutzt werden, um ein Therapieziel hinsichtlich der Schmerzreduktion vereinbaren zu können. Bei Nutzung der **Visuellen Analogskala (VAS)** wird die Schmerzstärke zwischen 0 und 10 angegeben.

Der Patient sollte angeleitet werden, sein Therapieziel und die Werte im Therapieverlauf selbständig in der visuellen Analogskala einzutragen.

### Erfassung des Stadiums der Chronifizierung der Schmerzen

Neben der systematischen Auswertung des Schmerzfragebogens ist die Erfassung des Stadiums der Chronifizierung der Schmerzen bedeutsam.

In den **Stadien I–III** sind Diagnostik und therapeutischer Aufwand unterschiedlich (▶ Übersicht 1.8). Gleiches gilt für die therapeutischen Ergebnisse. Zur Erfassung steht ein Dokumentations- und Auswertungsbogen zur Verfügung (Mainzer Stadienkonzept des Schmerzes, 1996).

Die Stadieneinteilung ermöglicht die **Erfassung wirksamer Faktoren der Chronifizierung** wie z. B.

- zeitliche und räumliche Aspekte,
- die Medikamenteneinnahme,
- den Umgang mit Medikamenten,
- Entzugsbehandlungen und
- die Patientenkarriere.

Das Verfahren zur Auswertung ist festgelegt. Es wird ein **Summenscore** ermittelt, der das Stadium der Schmerzchronifizierung des Patienten angibt.

Dieser **Score** hat Bedeutung für die weitere Planung hinsichtlich

- der Diagnostik,
- der Therapie,
- der Aktivierungsmöglichkeiten und
- der Vermeidung einer weiteren Chronifizierung.

> **Übersicht**
>
> **Übersicht 1.8. Stadieneinteilung der Chronifizierung nach Gerbershagen und therapeutische Gesichtspunkte**
> **Stadium I nach Gerbershagen.** Dieses Stadium stellt eine akut auftretende Situation mit begleitenden Schmerzen dar (u. a. Radiusfraktur), die aber längere Zeit andauern und chronisch werden können.
> **Stadium IIa und b, Stadium III nach Gerbershagen.** Diese Stadien erfassen den chronifizierten Schmerz, der einer monokausalen Behandlung nicht mehr zugänglich ist und der durch ein interdisziplinäres Therapiekonzept versorgt werden sollte.

In der Phase der Diagnostik hat sich eine **interdisziplinäre Zusammenarbeit** bewährt. Dies bezieht sich auf die Vernetzung über Schmerzkonferenzen, kooperativ vernetzte Praxistätigkeit und die integrierte Versorgung. Bereits in diesem frühen Stadium der Behandlung sollte der Patient einem schmerztherapeutisch erfahrenen Physiotherapeuten bzw. einem manualtherapeutisch ausgebildeten Physiotherapeuten zur sog. diagnostischen-funktionellen Untersuchung vorgestellt werden.

Dies ist aus unserer Sicht nicht fakultativ, sondern obligat.

### Kooperation zwischen Physiotherapeut und Arzt/Schmerztherapeut

In einer engen Kooperation zwischen Physiotherapeut und behandelndem Arzt/Schmerztherapeut werden das gemeinsame Therapieziel und Behandlungsfrequenz festgelegt.

### Therapieziel

Der Aspekt »Therapieziel des Patienten« erhält hierbei eine zentrale Bedeutung. Es werden zeitlich engmaschig Behandlungsstrategien im Therapieregime festgelegt. Eine erfolgreiche Behandlung setzt unabdingbar voraus, dass der Behand-

**1**

lungsprozess gemeinsam geklärt und festgelegt wird (▶ Übersicht 1.9).

Hilfreich wäre hierbei ein gemeinsames Dokumentationsinstrument, das Art, Inhalt und Ergebnis der ärztlichen und physiotherapeutischen Maßnahmen bei jeder Konsultation erkennen lässt.

---

**Übersicht**

**Übersicht 1.9. Planungsschritte zur Verbesserung der Voraussetzungen einer aktiven und/oder passiven physiotherapeutischen Therapierbarkeit**
— Wie kann eine passive physiotherapeutische Behandlung oder aktive Physiotherapie aufgebaut werden?
— Welches Verfahren der Schmerztherapie sollte hierbei zum Einsatz kommen?
— Welches Verfahren ist besonders geeignet, um den raschen Beginn einer aktiven oder passiven physiotherapeutischen Behandlung zu ermöglichen?

---

### Behandlungsfrequenz

Die Nutzung von verdichteten Trainingsphasen und »Home-based-low-contact-Phasen«, gefolgt von einer »Booster-Phase« muss geprüft werden. Diese Überlegung sollte eine besondere Facette im therapeutischen Konzept darstellen.

### Beurteilung der physiotherapeutischen Behandlungsfähigkeit des Patienten

Ressourcenschonung und sinnvolle Nutzung von Ressourcen sind in der täglichen Praxis notwendig.

Hierbei ist es von besonderer Bedeutung, zu bewerten, ob und in welchem Ausmaß eine physiotherapeutische Behandlungsfähigkeit gegeben ist. Es ist kritisch zu prüfen, ob die Situation einer eingeschränkten Behandlungsfähigkeit durch eine begleitende Schmerzbehandlung verbessert werden kann (▶ Übersicht 1.9).

Die Patienten sollten mit dem Gedankengang vertraut gemacht werden, dass sie ein oder mehrere Verfahren der Schmerztherapie (z. B. Medikamente) konsequent nutzen sollen und müssen, um so selbst die Voraussetzungen für eine physiotherapeutische Behandlung zu schaffen.

Der **Behandlungsverlauf** ermöglicht dann im Zeitverlauf eine Korrektur im schmerztherapeutischen Verfahren. Hierbei ist die Reduktion des »Schmerztherapieverfahrens in Art und Umfang« angestrebt, sei es nun die zeitkontingente Analgetikaeinnahme, die Einnahme von Koanalgetika, die Anwendung neuromodulativer Verfahren (▶ Übersicht 1.10, Schmerztherapeutische Verfahren).

Von nachhaltiger Bedeutung ist die **Klärung der folgenden Fragen:**
— Ist der Patient im Stadium seiner Schmerzerkrankung tatsächlich fähig, eine physiotherapeutische Maßnahme unmittelbar durchzuführen oder bedarf es zunächst einer entsprechenden Vorbehandlung, um eine Physiotherapiefähigkeit zu erreichen?
— Ist eine physiotherapeutische Intervention in der gegebenen Situation überhaupt möglich und sinnvoll?
— Was wären entsprechende zusätzliche Vorbehandlungen?

Nicht nur die Einschränkungen und Behinderungen im Bereich der physiologisch-organischen Ebene, wie sie durch Mobilitätsverlust und Funktionseinschränkungen entstehen, sind in diesem Rahmen zu berücksichtigen, sondern auch Phänomene der chronischen Schmerzerkrankung wie z. B. die **Allodynie**. Hierunter wird eine Schmerzauslösung durch Reize verstanden, die normalerweise keinen Schmerz verursachen. Dies liegt bei Berührungen vor, die Dysästhesien, d. h., unangenehme oder abnorme Empfindungen hervorrufen. Diese können spontan entstanden oder provozierbar sein. Bei der Hyperalgesie ist dies der Fall.

In ▶ Übersicht 1.10 werden die wesentlichen schmerztherapeutischen Verfahren aufgeführt.

---

**Übersicht**

**Übersicht 1.10. Schmerztherapeutische Verfahren**
— Diagnostik, Befunderhebung, Vorbefundbetrachtungen, Therapieplanung und Festlegung des Arztes, der die Behandlung führt
— Vernetzte Behandlungsstruktur (für nachfolgende Maßnahmen)
— Schmerzkonferenz
— Pharmakotherapie
— Entzugsbehandlung bei Medikamentenübergebrauch
— Therapeutische Lokalanästhesie (TLA)
— Stimulationstechniken (z. B. TENS)
— Denervationsverfahren
— Rückenmarksnahe Opioidapplikationen
— Plexusanästhesien und Rückenmarksanästhesien
— Psychotherapie (entsprechend den Psychotherapie-Richtlinien)
— Manuelle Therapie
— Physikalische Therapie
— Übende Verfahren wie Autogenes Training, Jacobson (Progressive Muskelentspannung)
— Hypnose

---

### Kontrolle des Therapieverlaufs
#### Standardisierte Instrumente

**Fragebogen, Tagesverlaufsprotokolle** etc. sind besonders wertvoll. Sie erleichtern die Planung und ermöglichen eine Verlaufskontrolle hinsichtlich der diagnostischen Arbeitshypothese und des Therapieverlaufs.

Sie helfen dabei, wesentliche Themen des Patienten in der Behandlung fortlaufend zu beachten (Zufriedenheit, Einschätzung der persönlichen Kontrollfähigkeit, psychovegetative Symptomatik). Bei jedem Behandlungstermin, der einer Befundung und Therapieplanung nach Erstgespräch und Erstuntersuchung folgt, sollte das **Tagesprotokoll** (auch Schmerztagebuch genannt) zur Kenntnis genommen und mit dem Patienten besprochen werden.

#### Tagesverlaufsprotokolle

Tagesverlaufsprotokolle skalieren die Schmerzstärke. Die täglichen Einträge der durchgeführten Behandlungsmaßnahmen (Medikament, physiotherapeutische Maßnahmen, psychosoziale Aktivität etc.) können weitere, für den Patienten bedeutende Faktoren in der aktuellen Behandlungsphase aufdecken.

Des Weiteren wird der Tagesablauf nach folgenden **Einfluss-faktoren** bewertet:

- Schlafdauer,
- Dauerschmerzen,
- Tätigkeitsbedürfnis,
- schmerzbedingten Einschränkungen,
- Fähigkeiten, eigenständig Schmerzen beeinflussen zu können,
- medikamentenbedingten Nebenwirkungen,
- Stimmungsbeeinträchtigungen und
- sonstigen Beschwerden.

### Verlaufsdokumentation

Bei konsequenter Führung dieser Tagebücher lässt sich über längere Zeit eine Verlaufsdokumentation erstellen, durch die die Veränderungen der Schmerzintensität, z. B. mit Hilfe der visuellen Analogskala, erfasst und ausgewertet werden. Die Ausprägung der Depressionen und des Affekts, die Schlafbeeinträchtigung, die Beeinträchtigung der Aktivitäten im Tagesablauf, Stimmungsschwankungen und zusätzliche Beschwerden bleiben so Themen im therapeutischen Prozess.

Die Pharmakotherapie, Zusatztherapien und Behandlungen in Form von therapeutischen Lokalanästhesien, Akupunktur, TENS-Therapie, Physiotherapie, Ergotherapie, Psychotherapie und die soziale Betreuung, die Soziotherapie bleiben so hinsichtlich des Erfolgs, der Wirksamkeit und der Nachhaltigkeit weiterhin fokussiert.

## 1.8.5    Multimodale Techniken

### Pharmakotherapie

In der praktischen Anwendung der medikamentösen Schmerztherapie hat sich das WHO-Stufenschema bewährt. Als Grundlage und Entscheidungshilfe für den Einsatz von Analgetika gilt die Auswertung des Schmerzfragebogens und des Schmerztagebuchs (▶ Übersicht 1.11, Grundlagen für den Einsatz von Analgetika).

Es werden drei Stufen im Einsatz unterschiedlich wirksamer Analgetika unterschieden, hinzu kommt eine Gruppe von Koanalgetika, die im Wesentlichen eine Schmerzdistanzierung und Modulation des Schmerzcharakters bewirken. Das **WHO-Stufenschema** ist eine orientierende Hilfe.

Die Meinungen der Therapeuten zu der Frage, welches Medikament oder welche Komedikation zu einem konkreten Zeitpunkt indiziert sind, sind häufig kontrovers.

> **Wichtig**
>
> In die Überlegungen einbezogen werden muss folgender **Hinweis aus der Perspektive der Physiotherapie:** Ist in der Reparations- und Regenerationsphase der Einsatz eines Medikaments sinnvoll, das diese Prozesse nachhaltig beeinträchtigt und verzögert?

Die Kaskade des Schmerzes, Schmerz – Vasokonstriktion und Minderdurchblutung – Muskelverspannung oder die Kaskade der Verletzung zeigen, dass medikamentös nachhaltig auf die physiotherapeutischen Möglichkeiten Einfluss genommen werden kann.

> **Wichtig**
>
> Wenn entzündliche Prozesse, die einer Heilung dienen, durch antientzündliche Medikation beeinträchtigt oder gar verzögert werden, ist dies ein Beleg für die Notwendigkeit, geeignete medikamentöse Konzepte zur Unterstützung der physiotherapeutisch orientierten Schmerztherapie zu entwickeln.

### WHO-Stufenschema
#### Stufe I WHO

In der Stufe I WHO finden sich Substanzen, die im Sprachgebrauch bislang als »peripher wirksame Analgetika« bezeichnet wurden. Neuere Ergebnisse der Grundlagenforschung zeigen, dass die Substanzen auch im Bereich des Zentralnervensystems wirksam sind.

Analgetika der Stufe I WHO kommen speziell bei Nozizeptorschmerzen, d. h., bei peripherer Schmerzentstehung zum Einsatz. Sie haben neben der analgetischen Wirkung eine antipyretische (fiebersenkende) und antientzündliche Wirkung.

**Peripher wirksame Analgetika.** Zu den peripher wirksamen Schmerzmitteln zählen

- die Acetylsalicylsäure,
- Paracetamol,
- Metimazol,
- Propriphenazol,
- die nicht stereoidalen Antirheumatika (NSAR) wie Ibuprofen, Noproxen, Ketoprofen, Piroxicam.

Sie hemmen im Wesentlichen die Prostaglandinsynthese und unterdrücken die Sensibilisierung der Nozizeptoren. Sie zählen zur Gruppe der Zyklooxygenasehemmer.

**Nebenwirkungen.** Das Nebenwirkungsprofil dieser Substanzen ist im Verlauf der Anwendung zu beachten. So können auftreten:

- Übelkeit,
- Durchfälle,
- Verstopfung,
- Blutungen und Ulzerationen,
- interstitielle Nephritis,
- Hemmung der Thrombozytenaggregation und
- andere problematische Situationen.

Diese Aspekte sind bei der Auswahl der Medikamente zu berücksichtigen.

**Besonderheiten der NSAR.** Die Wirkung der NSAR geht immer mit einer reduzierten Protein- und Kollagensynthese einher. Somit ist durch die Anwendung der Substanzen eine verlangsamte Regenerationsmöglichkeit und Belastungsmöglichkeit der Gewebe die Folge.

Eine klare Trennung in der Zuordnung der Analgetika zum WHO-Stufenschema ist nicht immer exakt möglich.

**Nebenwirkungen der NSAR.** Eine besondere Beachtung verlangen die nichtsteroidalen Antirheumatika (NSAR). Mit der Anwendung ist die Möglichkeit einer Gastropathie verbunden. Es

**1**

wird beim Einsatz der NSAR wiederholt auf tödliche Magen-/Darmblutungen hingewiesen, die auch ohne Vorboten auftreten können.

> **Wichtig**
>
> Es gilt hier die sog. »**10er-Regel**«: Von 1000 Patienten, die mit NSAR behandelt werden, erleiden 100 Patienten eine Gastropathie, 10 Patienten ein Ulkus und 1 Patient eine tödliche Blutung.

Für eine Langzeitbehandlung ist dies ein kritischer Aspekt. Die Frage ist gerechtfertigt, ob dieser Problematik wegen nicht ein Opioid eingesetzt werden sollte.

**Alternativen zu den NSAR.**  Weitere Möglichkeiten sind:
- Die Opioidanwendung hätte bei Beginn und Beendigung mit einer klaren Einnahmeperspektive in Art, Dosis und Zeit zu geschehen (»go low, go slow«).
- Der Einsatz der selektiven COX-2-Inibitoren (Zyklooxygenase-II-Hemmer): Die Risiken des Entstehens einer Gastropathie werden niedriger eingeschätzt. Es handelt sich hierbei um
  - Celecoxib und
  - Rofecoxib.
- Weitere Varianten sind zwischenzeitlich entwickelt worden. COX-2-Inhibitoren stehen in oraler, i.m.- und i.v.-Applikationsform zur Verfügung.

**Zwischen Stufe I und II WHO (herkömmlich aufgeteilt zwischen peripher und zentral wirksamen Schmerzmitteln)**
Diese Medikamente stehen im Zusammenhang mit Rezeptorveränderungen und Veränderungen von Membrankanälen. Sie haben eine Bedeutung im Zusammenhang mit der Neuroplastizität (»Schmerzgedächtnis«) und so kommt ihnen eine Mittelstellung zwischen der ersten und zweiten Stufe zu.

Zwei **Medikamente** sind hier zu nennen:
- **Ketamin:** Die Anwendung von Ketamin bedarf besonderer Kenntnisse und Bedingungen an eine Überwachung im Wirkungszeitraum.
- **Flupirtin:** Das Medikament zeichnet sich durch eine analgetische Wirkung aus und hat zusätzlich einen normalisierenden Effekt auf den Tonus der Muskulatur im Sinne eines muskelrelaxierenden Effekts. Die muskulären Entspannungseffekte beziehen sich auf unspezifische Effekte. Das Medikament hat keine antipyretische oder antiphlogistische Wirkung. Ihm wird eine Aktivierung deszendierender antinozizeptiver Bahnen im Rückenmark zugesprochen.

**Nebenwirkungen.**  Hauptsächliche Nebenwirkungen sind:
- Konzentrationsstörungen,
- Benommenheit und
- Schwindelgefühl.

**Bedeutung in der Physiotherapie.**  Aus physiotherapeutischer Sicht ist diese Medikation nur für ein »déforme musculaire« (▶ Glossar) geeignet.

**Stufe II WHO**
**Niederpotente Opioidanalgetika.**  In der Stufe II WHO werden die niederpotenten Opioidanalgetika angesiedelt. Diese Opioidanalgetika wirken ausnahmslos als Agonisten an cholinergen Rezeptoren und können als Vorstufen von Endorphinen angesehen werden. Sie haben eine zentral dämpfende Wirkung, erzeugen eine Analgesie auf spinaler, supraspinaler und zentraler Ebene.

Zu den **Opioidanalgetika** zählen
- Tilidin,
- Tramadolor,
- Oxycodon und
- weitere Präparate.

Auch hier ist die Medikamenteneinnahme nach Zeitschema hervorzuheben.

**Nebenwirkungen.**  Als besondere Nebenwirkungen sind zu beobachten:
- Atemdepressionen,
- Reduktion des Herzminutenvolumens mit Blutdruckabfall und Verminderung der Herzfrequenz,
- Obstipation sowie eine
- initale Übelkeit.

**Retardierte Opioide.**  Der Einsatz retardierter Opioide erfolgt als Basistherapie mit einem langsameren aber länger anhaltenden Wirkungseintritt und einer substanzabhängigen 2- bis 3-tägigen Aufsättigungsphase bis zum Erreichen der optimalen Wirkung. Bei besonderen Belastungen, bei denen eine Schmerzverstärkung (»Durchbruchsschmerz«) auftritt, stehen in Tropfenform substanzgleiche »On-top-Medikationen« zur Verfügung. Die Wirkungszeit der retardierten Opioide liegt zwischen 8 und 12 Stunden.

**Bedeutung in der Physiotherapie.**  Im physiotherapeutischen Behandlungs- und Trainingsprozess ergibt sich nicht selten die Notwendigkeit einer Medikamentenanpassung, sei es nun eine Dosissteigerung oder Dosisreduktion. Die Pflege eines guten Kontakts zwischen behandelndem Arzt und Physiotherapeut und die gegenseitige Information über Behandlungsverlauf und Behandlungsergebnisse sind auch hier von großer Bedeutung.

**Nebenwirkungen der Opioide.**  Diese sind besonders
- Schwindel,
- Übelkeit,
- Hautjucken und
- Obstipation.

**Komedikationen.**  Komedikationen werden verabreicht, um Nebenwirkungen abzuschwächen oder, wenn irgendmöglich, aufzuheben.

Die Obstipation stellt eine der Nebenwirkungen dar, die äußerst unangenehm und beeinträchtigend ist.

Wird eine **Langzeitbehandlung** beabsichtigt, kommen Laxantien zum Einsatz wie z. B.:
- Laxoberal,
- Dulcolax oder
- Movicol.

Bei **fortbestehender Übelkeit** oder Brechreiz kommen zur Anwendung:

- MCP-Tropfen (Metoclopramid) 10 mg, 4- bis 6-stündlich,
- Haloperidol 0,5 mg, 8- bis 12-stündlich oder
- Domperidon 10 mg, 4- bis 6-stündlich.

Medikamentenbedingte Nebenwirkungen werden von Patienten häufig als Begleiterscheinung betrachtet, die nicht zu vermeiden sind. Die Bedeutung einer Information hierüber oder das Nachfragen durch die an der Behandlung beteiligten Therapeuten wird unterschätzt.

**Bedeutung in der Physiotherapie.** Zur Gewährleistung einer wirksamen krankengymnastischen Behandlung zählt die Beachtung dieser Nebenwirkungen notwendig zum therapeutischen Prozess. Informationsweitergabe kann den behandelnden Arzt zu einem Wechsel der Medikation, zu einer Komedikation oder zu einem Wechsel des schmerztherapeutischen Verfahrens veranlassen.

**Stufe III WHO**
**Stark wirksame Opioide.** Die WHO-Stufe III der medikamentösen Schmerztherapie bilden die stark wirksamen Opioide.
    Hier sind unterschiedliche **Morphinpräparationen in retardierter Form** zu erwähnen:

- Transdermales Fentanyl,
- Buprenorphin in oraler und transdermaler Form,
- L-Polamidon,
- Hydromorphon.

Je nach Schmerzintensität und Ausprägung der Schmerzen erfolgt der Einsatz primär als Basistherapie. Das **Prinzip**, langsam ansteigende Dosierungen vorzunehmen, ist bei dieser Substanzgruppe von besonderer Bedeutung.

**Erstverordnung.** Eine Erstverordnung könnte sich darstellen mit

- retardiertem Tilidin in einer Dosierung von 50 mg 12-stündlich bis 150 mg 12-stündlich und
- einer »On-top-Medikation« mit Tilidin in Tropfenform.

**Nebenwirkungen.** Häufig können Nebenwirkungen abgemildert werden, indem eine langsame Dosissteigerung festgelegt wird und die Ersteinnahme der Opioide abends erfolgt. Bei Kontrolle des Schmerztagebuchs und ungenügendem Effekt sollte an einen Wechsel des Medikamentes gedacht und dieser auch durchgeführt werden.

**Alternativen.** Alternativen sind
- Oxycodon, zunächst 12-stündlich 10 mg, mit langsam steigender Dosierung oder
- weitere Analgetika dieser WHO-Stufe.

In der praktischen Anwendung hat Oxycodon den Vorzug geringerer zentraler Nebenwirkungen. Von Bedeutung ist auch der vergleichsweise geringere Initiativ- und Antriebsverlust unter dieser Medikation. Einer entsprechenden Zusatzmedikation hinsichtlich Übelkeit und Obstipation sollte besondere Aufmerksamkeit gewidmet werden.

---

**Übersicht**

**Übersicht 1.11. Grundlage für den Einsatz von Analgetika: Visuelle Analogskala (VAS)**

- **VAS 2-3.** Ein Dauerschmerz und typischer Nozizeptorschmerz, der auf der visuellen Analogskala (VAS) mit 2-3 (0 = kein Schmerz, 10 = stärkster vorstellbarer Schmerz) angegeben wird, ist der Erfahrung nach mit einem **Präparat der WHO-Stufe I** behandelbar.
  In Fällen, in denen ein erhöhter Muskeltonus am Fortbestehen der Schmerzen beteiligt ist, kann auch Flupirtin empfehlenswert sein. Zusatzerkrankungen und das Nebenwirkungsprofil sind zu beachten.

**Für den behandelnden Arzt kann es außerordentlich hilfreich sein, den physiotherapeutischen Behandlungsprozess zu kennen, um so eine medikamentöse Unterstützung angemessen auszuwählen. So ist die Auswahl einer gezielten Medikation optimierbar.**

- **VAS 5-10.** Liegt die Schmerzintensität bei VAS 5 und darüber, handelt es sich, unseres Erachtens um einen **opioidpflichtigen Schmerz**, der mit einem retardierten Präparat behandelt werden sollte.
  Der Patient sollte über die Zeitdauer der Einnahme und sein persönliches Behandlungsziel, z. B. VAS, eine konkrete Festlegung treffen. Diese Vorgehensweise berücksichtigt auch die Gewöhnungs- und Abhängigkeitsthematik der stärker und stark wirksamen Analgetika.

---

### Komedikationen

Als Komedikationen sind je nach Ausprägung und Art der Schmerzen der Einsatz von
- Muskelrelaxantien,
- Antispastika,
- Antikonvulsiva,
- Neuroleptika,
- Antidepressiva

möglich. Benzodiazepin-Derivate sind aufgrund des hohen Abhängigkeitspotenzials als Dauermedikation nicht geeignet.
    Komedikationen sollen die Bedingungen für eine erfolgreiche physiotherapeutische Maßnahme verbessern.

#### Muskelrelaxantien
Zur langfristigen Medikation bei chronischen Schmerzen, die durch muskuläre Verspannungen verstärkt oder unterhalten werden, empfiehlt sich unseres Erachtens der Einsatz von z. B.
- Tolperison (Mydocalm) in einer Dosierung von 3-mal tgl. 1 Tbl.

Die Substanz ist als Natriumkanalblocker wirksam. Ist die Wirkung unzureichend, kann
- Metocarbamol (Ortoton) in einer Dosierung von 3-mal tgl. 1 Tbl.
wirksam sein.
    Das Prinzip der Muskelrelaxation ist durch weitere Medikamente erreichbar. Nichtmedikamentöse Behandlungsverfahren können ebenso zielführend sein.

**1**

**Physiotherapeutische Bedeutung.** Der Fokus im Zusammenhang mit muskulo-skelettalen Schmerzen ist immer darauf zu richten, ob der Beginn einer Physiotherapie erleichtert werden kann.

### Antispastika

Spastische Komponenten können im chronischen Schmerzgeschehen eine Rolle spielen. Bei **verstärkter Spastik** ist je nach Nebenwirkungsprofil der Einsatz möglich von

- Tizanidin-HCL (Sirdalud) in den Dosierungen 2, 4 oder 6 mg, abhängig vom Ausmaß der Spastik, oder
- Baclofen in Dosierungen von 5 bis 25 mg.

**Nebenwirkungen.** Als ausgeprägte Nebenwirkungen sind zu berücksichtigen:

- Sedierung,
- Benommenheit,
- Übelkeit und Erbrechen,
- Psychosen,
- Niereninsuffizienz und
- gastrointestinale Ulzera.

### Antikonvulsiva

Die zusätzliche Gabe von Antikonvulsiva (krampflösende bzw. krampfverhindernde Mittel) parallel zu einem Antispastikum oder als alleinige Komedikation hat sich insbesondere bei neuropathischen Schmerzen und bei Deafferentierungsschmerzen (d. h. einem zentralisierten Schmerzgeschehen) bewährt. Auch hier sind eine langsame Steigerung der Dosis und ein abendlicher Einnahmebeginn empfehlenswert. Verbreitet ist der **Einsatz** von

- Carbamazepin in einer Dosierung von 600 bis 1500 mg,
- Valproinsäure in einer Dosierung bis 1000 mg, z. B. Ergonyl chrono 500 mg, abends 2 Tbl.

**Nebenwirkungen.** Treten mit der Einnahme von Carbamazepin stark sedierende Effekte auf, ist der Einsatz von Oxcarbamazepin in gleicher Dosierung mit geringeren zentralnervösen Nebenwirkungen möglich. Eine ärztliche Überwachung der medikamentösen Therapie, einschließlich Laborkontrollen ist hierbei notwendig.

**Alternativen.** Weitere Antikonvulsiva, die zum Einsatz kommen, sind als **neuere Substanzen**

- Gabapentin in einer Dosierung von bis zu 3000 mg maximal/Tag und
- Keppra in einer Dosierung von 1000 mg/Tag.

Aufgrund der fehlenden sedierenden Wirkung und des möglichen neuroprotektiven Effekts stellt Keppra einen Ausblick auf ein zukünftiges Medikament dar. Dieser Einsatz gilt zur Zeit als »off-label use«.

### Neuroleptika

Der adjuvante Einsatz (d. h., als die Wirkung unterstützender Zusatz) von Neuroleptika in Verbindung mit Opioidanalgetika ist als weitere Option der Komedikation bei verstärktem Brechreiz und Erbrechen zu bedenken. Teilweise wird auch der analgetische Effekt potenziert. Sedierungseffekte sind bekannt. Dabei handelt es sich um folgende **Substanzen:**

- Levomepromazin,
- Haloperidol und
- Benperidol.

**Nebenwirkungen.** Die extrapyramidalen Nebenwirkungen wie

- Zungen- und Schlundkrämpfe und auch
- sedierende und antriebsreduzierende Effekte

limitieren den Einsatz und sind im Rahmen der Schmerztherapie kritisch zu bewerten.

### Antidepressiva

Der Einsatz von Antidepressiva in der Behandlung chronischer Schmerzen ist aus mehrfachen Gründen sinnvoll und notwendig. Zeigen sich bei der Auswertung des Schmerztagebuchs und des Schmerzfragebogens deutliche Zeichen einer schmerzbedingten Depression oder Problematiken der Verbesserung der Tagesvigilanz, der Verbesserung des Nachtschlafs und der Verbesserung der analgetischen Wirkung, dann ist die Diskussion um den Einsatz von Psychopharmaka angezeigt.

**Wirkungsweise.** Trizyklische Antidepressiva rufen auf Rückenmarksebene und zentralnervös einen neuromodulativen Effekt hervor. Insbesondere Symptome der Schmerzempfindung und Schmerzwahrnehmung werden grundsätzlich positiv beeinflusst. Antidepressiva in der Schmerztherapie stellen somit Modulatoren der Schmerzempfindung dar.

Neben den bekannten **klassischen Antidepressiva** vom Amitriptylintyp wie

- Saroten,
- Imipramin,
- Clomipramin und
- Trimipramin

kommen in neuester Zeit die dualen **Re-uptake-Hemmer** zum Einsatz:

- Remergil und
- Trevilor.

Über das serotoninerge System hinaus wird auch das noradrenerge System beeinflusst. Es konnte bereits gezeigt werden, dass selektive Re-uptake-Hemmer als Serotoninantagonisten oder Noradrenalinantagonisten in der Form einer Monotherapie keinen deutlichen Effekt bei der Modulation der Schmerzempfindung haben.

**Einnahmeempfehlung.** Zu empfehlen ist der Einsatz von

- Saroten 25 bis 75 mg, abends,
- Doxepin bis 50 mg,
- Anafranil bis 25 bis 50 mg,
- Trimipramin 50 mg,
- Remergil 30 mg, zur Nacht,
- Trevilor 75 mg, retardiert zur Nacht.

**Nebenwirkungen.** Auch beim Einsatz dieser Substanzen sind die bekannten Nebenwirkungen wie

- anfängliche Übelkeit,
- Benommenheit,

- Obstipation und
- Mundtrockenheit

zu beachten und mit dem Patienten zu besprechen.

### Therapeutische Lokalanästhetika

Neben der pharmakologischen Grundeinstellung kommt die interventionelle Schmerztherapie, in Form von therapeutischen Lokalanästhesien und Analgesie durch Lokalanästhetika, in Frage. Dies sollte in der Regel eine Kombinationsbehandlung sein. Der alleinige Einsatz der Lokalanästhesie und ihrer verschiedenen technischen Verfahren ist nur in seltenen Fällen (diagnostisch) indiziert.

Der Einsatz der Lokalanästhesie hat unter dem Aspekt, eine rasche physiotherapeutische Therapierfähigkeit zu erreichen, den krankengymnastischen Erfolg zu unterstützen und zu stabilisieren, eine besondere Bedeutung.

#### Anwendung

Es gibt im Rahmen der Anwendung der Lokalanästhetika und der Regionalanästhesie zur Schmerztherapie eine Fülle von möglichen Maßnahmen und Techniken, die eingesetzt werden können, z. B.

- Triggerpunktinfiltrationen,
- periphere Leitungsblockaden,
- Injektionen in und an die Facettengelenke,
- Wurzelblockaden,
- ganglionäre Blockaden.

Diese sind von der Lokalisation der primären Schmerzsymptomatik abhängig und werden in der kooperativen Planung zwischen Schmerztherapeut/Physiotherapeut diskutiert.

#### Wirkungsweise

Lokalanästhetika bewirken in Abhängigkeit der Konzentration des Medikaments differentielle Blockaden; so können die motorischen, sensiblen und sympathikolytischen Eigenschaften einer **Nervenblockade** besonders hervortreten. Auch können durch schrittweise Reduzierung der Konzentration der Lokalanästhetika gezielt einzelne Qualitäten durch eine Nervenblockade ausgeschaltet werden. Es handelt sich hierbei um eine gezielte Behandlung über das Nervensystem.

#### Voraussetzungen

Bei der Nutzung der Lokalanästhesie zur Unterstützung der Manuellen Therapie und Schmerztherapie ist besonderer Wert auf **Informationsaustausch und Kooperation** aller an der Schmerzbehandlung Beteiligten zu legen:

- Die schmerztherapeutischen und physiotherapeutischen **Behandlungsintervalle** müssen klar abgegrenzt werden.
- Patienten, die ambulant mit einer Lokalanästhesie zur Schmerztherapie und in diesem Kontext zur ambulanten Physiotherapie versorgt werden, benötigen ein **Behandlungsteam**, das sich hinsichtlich der motorischen, sensiblen und sympathischen Effekte in Bezug zur Physiotherapie austauschen kann und muss.
- Die **Person des Physiotherapeuten muss identisch sein**, der Ausgangsbefund vor und nach einer Lokalanästhesie muss bekannt sein. Dies ist im ambulanten Bereich unbedingt zu beachten. Krankengymnastische Manipulationen

im Bereich wirksamer Lokalanästhesie müssen ohne diese Vorraussetzungen unterbleiben.

- In der Regel wird die **Lokalanästhesie zur Schmerztherapie am Tag vor und/oder direkt nach einem physiotherapeutischen Behandlungstermin** im Rahmen eines festzulegenden Settings eingesetzt.
- Da der Einsatz der Lokalanästhetika zeitlich begrenzte Wirkungen aufweist, ist unbedingt auf eine **analgetische zeitkontingente Basismedikation** zu achten.
- Die Anwendung der Lokalanästhesie und Regionalanästhesie zur Schmerztherapie erfordert unabdingbar **Kenntnisse der Medikamenteneigenschaften**, der Wirkungsweise einschließlich toxischer Effekte und die Kenntnisse der Behandlung möglicher Komplikationen.
- Voraussetzung ist ebenso ein **informierter Patient**, der über die unterschiedlichen Effekte der anästhesiologischen und algesiologischen Wirksamkeit einer Behandlungsmaßnahme ausreichende Kenntnisse hat.

#### Behandlungsziele

Die **Ziele** sind:

- Schmerzreduktion,
- Muskelrelaxation,
- Verminderung der schmerzbedingten Vasokonstriktion im Behandlungsgebiet des Physiotherapeuten und
- Unterbrechung reflektorischer Prozesse, die die Symptomatik aufrechterhalten.

#### Auswahl der Lokalanästhetika

Die Auswahl der Lokalanästhetika richtet sich nach dem beabsichtigten Zweck. Die Wahl kann zwischen kurz-, mittel- oder langwirkenden Lokalanästhetika getroffen werden. Ebenso kann der Wechsel von einem kurz- zu einem langwirkenden Medikament sinnvoll sein.

### Diagnostische Lokalanästhetika

Bei der diagnostischen Lokalanästhesie stehen der Effekt und der Einfluss auf den beklagten Schmerz im Vordergrund.

Die Lokalisationsdiagnostik kann so erleichtert werden (peripherer versus zentraler Schmerz).

#### Mittel der Wahl

Unter den Lokalanästhetika hat sich unsererseits der Einsatz des lang wirksamen Lokalanästhetikums **Bupivacain** in Konzentrationen von 0,8375%, 0,125% und 0,25% eingespielt.

Die Auswahl des Lokalanästhetikums richtet sich in erster Linie nach den klinischen Erfahrungen des Arztes. Durch Reduktion des Substanzspektrums wird die Wirkung und Nebenwirkung im Einzelnen besser abschätzbar.

#### Applikation

Je nach Applikationsort werden entsprechend der Beachtung der empfohlenen Grenzdosen Volumina von 1 ml, 5 ml oder mehr gewählt. Der physiotherapeutisch bezogene Zeitpunkt der Durchführung richtet sich nach den obigen Kriterien. Die Lokalanästhetika, die Verwendung finden, sind vielfältig.

#### Bedeutung für die Physiotherapie

Für die physiotherapeutische Praxis ist

- die Lokalisation der Anwendung,

**1**

| ▣ **Tabelle 1.2.** Diagnostische Lokalanästhetika | | | | |
|---|---|---|---|---|
| **Substanz** | **Sympathischer Block** | **Sensibler Block** | **Motorischer Block** | **Wirkungsdauer** |
| Mepivacain | 0,5% | 1% | 2% | 1,5–3 h |
| Lidocain | 0,5% | 1% | 2% | 1–2 h |
| Ropivacain | 0,125% | 1% | 0,75%–1% | 3–6 h |
| Bupivacain | 0,125% | 1% | 0,5%–0,75% | 1,5–8 h |
| Prilocain | 0,5% | 1% | 2% | 1–3 h |

(Nach Niesel 2003)

— die Dauer der Wirkung und
— die Intensität eines lokalanästhesiologischen Blocks

von Bedeutung. Da die wiederholte Applikation von Lokalanästhetika auch über Katheterverfahren möglich ist, ergibt sich für die ambulante Versorgung eine besondere Herausforderung, die nur durch eine vernetzte Kommunikation sinnvoll zu gestalten ist.

In ▣ Tabelle 1.2 sind diagnostische Lokalanästhetika mit ihrer Wirkungsintensität und -dauer beschrieben.

### Die Wirkungsdauer verlängernde Effekte

Durch die Anwendung unterschiedlicher Konzentrationen des Lokalanästhetikums können teilweise einzelne Qualitäten bevorzugt blockiert werden.

Dies ist für die rückenmarksnahe epidurale Blockade orientierend gültig. Bei peripheren Blockaden kann jedoch auch bei niedrigen Konzentrationen ein motorischer Block erfolgen. Eine entsprechende Aufklärung des Patienten bei Verwendung der Lokalanästhetika ist geboten.

### Kortikosteroide

**Indikationen.** Kortikosteroide haben eine antiödematöse und antiphlogistische Wirkung und werden deshalb bei Schwellungen (Gewebsödemen) aller Art häufig eingesetzt, z. B. bei
— Kopfschmerzen,
— erhöhtem intrakraniellen Druck (Hirnmetastasen),
— Leberkapselspannungsschmerzen,
— Lymphödemen,
— in Ausnahmefällen bei Nervenplexus- oder Rückenmarkskompression zur Verminderung des peritumorösen Ödems.

Lokale und systemische Applikationen sind beschrieben.

**Mittel der Wahl.** Das ist hier
— Dexamethason.

Dieses Medikament hat neben einer antiödematösen und antiphlogistischen Wirkung ebenso einen appetitsteigernden und leicht euphorisierenden Effekt.

**Dosierung.** Initiale Dosierungen von 8–32 mg, mit anschließender langsamer Reduktion auf 2–4 mg als Erhaltungsdosis sind üblich.

**Nebenwirkungen.** Als Nebenwirkungen sind zu erwähnen:
— Erhöhung des Blutzuckers,
— Schlafstörung,
— Verwirrtheitszustände,
— Senkung der Krampfschwelle,
— erhöhte Infektanfälligkeit,
— Gewichtszunahme (manchmal erwünscht),
— erhöhte Thromboseneigung und
— ein Kaliumverlust.

Bei **Anwendung** über eine mittlere Zeitspanne bestehen folgende Risiken:
— Osteoporose,
— Magen-Darm-Ulzera,
— Cushing-Syndrom, vereinzelt
— aseptische Knochennekrosen und
— proximale Myelopathien.

**Kontraindikationen.** Als Kontraindikation gelten im Allgemeinen:
— bestehende Thrombosen oder eine Thromboseneigung,
— schwere Osteoporosen,
— floride Psychosen,
— suboptimal eingestellter Diabetes Mellitus,
— Magen-Darm-Ulzera,
— floride Infekte,
— Glaukom, Katarakt,
— eine unbehandelte Hypertonie.

### Lokale Anwendung der Kortikosteroide

Bei der lokalen Anwendung ergeben sich bestimmte Besonderheiten.

Da die Glukokortikoide eine antiödematöse und antiinflammatorische Wirkung besitzen, kommen sie zum Einsatz bei
— peripheren Nervenkompressionssyndromen
— abakterieller Mono- bis Oligoarthritis,
— bei entzündlich aktivierten Arthrosen mit und ohne Erguss und
— lokalisierbaren Weichteilläsionen.

**Kontraindikationen.** Zu berücksichtigen sind:
— bakterielle Erkrankungen,
— schwere Gelenkdestruktionen oder
— polyartikulärer Gelenkbefall.

Diese Kontraindikationen sind in der Therapieplanung kritisch zu überdenken.

---

> **Exkurs**
>
> **Risiken bei Injektionen**
>
> **Intraartikuläre Injektion.** Vor allem auf die Gefahr der intraartikulären Injektion von Glukokortikoiden in Kristallsuspensionsform muss hingewiesen werden. Hier kommt es gehäuft zu schweren **Steroidarthropathien**, die eine schnell fortschreitende Gelenkdestruktion und eine kristallinduzierte Synovitis zur Folge haben. Diese tritt nach einigen Stunden in Form einer akuten schmerzhaften Synovitis auf und klingt nach zwei bis drei Tagen ab.
>
> Eine lokale oder systemische Behandlung ist üblich und unverzichtbar. Die medikamentösen Aspekte, die seitens des Physiotherapeuten beachtet werden müssen, sollten bekannt sein oder nachgefragt werden, da intraartikuläre Injektionen mit antientzündlichem Wirkmechanismus immer Synovia- und damit Gleitverhalten der Gelenkpartner zueinander verhindern.
>
> **Intratendinöse Injektion.** Deutliche Schäden des Gelenkknorpels und Schäden im Sehnenbereich bei intratendinöser Injektion müssen ebenfalls Erwähnung finden. Bei Kortikosteroidinjektionen in einen Sehnenansatzbereich oder in die Sehne selbst kommt es zu massiven Flüssigkeitsreduktionen mit deutlich stärkeren Reibungswiderständen der Bindegewebe zueinander. Damit ist ein nachhaltiger Effekt auf die Stabilität der Gewebe gegeben. Die Belastungsfähigkeit der Gewebe ist deutlich vermindert.

## Kotherapien im Rahmen der Schmerztherapie

### Psychosomatische Grundversorgung

Die psychosomatische Grundversorgung ist bei Patienten mit chronischen Schmerzen ein wesentlicher Bestandteil der Behandlung. Die Lebensplanung, Lebensführung und Tagesstrukturierung, Hoffnungen und Erwartungen bedürfen mitunter einer besonderen Planung.

### Stimulationstechniken

Die Transkutane Elektrische Nervenstimulation (TENS) ist ein nicht medikamentöses Modul. Variable Stimulationsformen ermöglichen eine Behandlung im Sinne einer Neuromodulation. Individuelle Programmierbarkeit ist gegeben. Die heute zur Verfügung stehenden Geräte ermöglichen eine Kontrolle der Therapie.

Das impliziert gleichzeitig den Abbruch der Therapie bei ungenügender Mitarbeit des Patienten, wenn das Gerät nicht genutzt wird. Andererseits können die Anwendungsaufzeichnungen auch auf die weitere Notwendigkeit einer Schulung und Information hinweisen.

Hier sehen wir einen wichtigen Beitrag zur Ressourcenschonung.

### Akupunktur

Als weitere Kotherapie im Rahmen der Schmerztherapie einer chronischen Schmerzerkrankung ist die Akupunktur zu erwähnen.

### Einsatz von Vitaminpräparaten

Wichtig sind besonders die **Einnahme** von:

- Vitamin E in einer Dosierung von 500 mg täglich als Antioxydans mit schmerzreduzierendem Effekt (Radikalenfänger),

- Vitamin-B-Komplex (3-mal täglich 1 Tbl.) als Kotherapie bei neuropatisch und polyneuropatischen Schmerzsyndromen.

### Entspannungstechniken

Eine weitere mögliche Zusatztherapie eröffnet sich im Rahmen der Schmerzbewältigung durch den Einsatz einer Entspannungstechnik in Form der Brainlight-Therapie mit kombinierten Einsatz audiosuggestiver Schmerzdeafferentierung, aber auch Biofeedback-Verfahren sind in diesem Rahmen zu erwähnen.

### Erlernen von Entspannungsverfahren

In diesen Bereich gehört ebenso das Erlernen von Entspannungsverfahren, hier insbesondere die Progressive Muskelentspannung nach Jacobson.

## Dezentralisierung der Schmerzerkrankung

Im Rahmen der Dezentralisierung der Schmerzerkrankung ist es für den Patienten hilfreich, die Tage zu strukturieren.

### Tagesstrukturierung

Nach Festlegen des Therapieziels sollte gemeinsam mit dem Patienten eine Tagesstrukturierung (Stundenplan) erfolgen, um eine bestimmte Aktivitätssteigerung zu erzielen.

Hier sind **hervorzuheben**:

- die **allgemeine Konditionierung**, je nach Schweregrad der Erkrankung durch Spaziergänge oder auch bei besserer Grundkonstellation das 2- bis 4-malige wöchentliche Walken oder Joggen unter kontrollierten Trainingsbedingungen sowie
- die zusätzliche **Verbesserung der sozialen Kompetenz** im Rahmen von Selbsthilfegruppen, Trainingsgruppen oder
- die Motivierung zum erneuten **Aufnehmen von Freizeitaktivitäten** bzw. Hobbys.

### Strukturierung des Behandlungsplans

Der strukturierte Behandlungsplan ist der entscheidende Punkt im Therapiesetting. Die Nachhaltigkeit kann nur über den Weg der **engen Kooperation mit dem Manualtherapeuten oder schmerztherapeutisch erfahrenen Physiotherapeuten** realisiert werden.

- **Schmerzpatienten der Schmerzstadien I, IIa und IIb** nach Gerbershagen sind ambulant behandlungsfähig. Im Rahmen der Physiotherapie sind aktivierende, detonisierende und muskelstabilisierende Therapieverfahren einsetzbar. Dies gilt insbesondere für die Vielzahl der Rückenschmerzsyndrome bei funktioneller muskulärer Instabilität.
- **Schmerzpatienten des Schmerzstadiums III** bilden eine Ausnahme, da sie einer aktivierenden Physiotherapie aufgrund der Allodynie und Hyperalgesie ohne ausreichende Vorbehandlung nicht ohne Weiteres zugänglich sind.

### Kooperationsprinzip

Ein klar erkennbares Kooperationsprinzip muss der Behandlung durch einen Schmerztherapeuten und einen Physiotherapeuten zugrunde liegen. Die Verlaufsdokumentation ist für beide Seiten und im Ergebnis für den Patienten bedeutsam. Der behandelnde Arzt und der Manualtherapeut oder schmerztherapeutisch erfahrene Physiotherapeut müssen eine enge und

**1**

vernetzte Kooperation realisieren. Medikamentöse Behandlungen, Basismaßnahmen, Begleitmaßnahmen und Zusatztherapien können so schrittweise reduziert werden und in den Hintergrund treten.

### Effizienz des Therapiekonzepts

Zur Steigerung der Effizienz dieses Therapiekonzepts sollte eine regelmäßige gemeinsame Bewertung des Therapiestandes erfolgen. Dies kann durch eine **Patientenselbsteinschätzung** geschehen, z. B. als »Hausaufgabe«, durch das Führen eines Schmerztagebuchs, in dem die Symptomatik, die Intensität und die Funktionseinschränkungen durch die Schmerzerkrankung beschrieben werden, aber auch die Tagesaktivitäten, die Konditionierungsversuche, die Freizeitaktivitäten und die physiotherapeutischen Übungen , die als sog. Hausaufgabe durch den Patienten zu absolvieren sind.

Aus unserer Sicht ist es durchaus legitim, bei **unzureichender Mitwirkung des Patienten** bei festgelegten Therapieschritten (Konditionierung oder physiotherapeutische Hausaufgaben, TENS, orale analgetische Medikation) die Behandlung zu unterbrechen und zur Klärung anstehender Fragen den behandelnden Arzt mit einzubeziehen.

## 1.8.6  Anwendung von Lokalanästhetika in der Schmerztherapie

Die Anwendung der Lokalanästhetika (LA) hat in der Schmerzbehandlung und der physiotherapeutischen Behandlung einen hohen Stellenwert. Die Auswirkungen der Anwendung sind für den nachbehandelnden Physiotherapeuten von besonderer Bedeutung.

Die Anwendung der Lokalanästhesie in der Praxis wird unter folgenden **Kriterien** dargestellt:

- Injektionsmenge.
- Indikation.
- Injektionstechnik.
- Differenzierte Physiotherapiemethoden.
- Therapeutisches Fenster.

### Injektionsmenge des LA

In der Regel wird die Anwendung von **Bupivacain** genannt. Der Einsatz weiterer LA ist ebenso möglich. Ein wesentliches Kriterium der Auswahl ist die systemische und lokale Toxizität.

### Indikation

Nach einer physiotherapeutischen Befundung ist die erste Indikation der Anwendung von LA die, eine verbesserte Ausgangsbasis für eine weitere physiotherapeutische Behandlung zu schaffen.

Die therapeutisch-diagnostische LA stellt eine Maßnahme in der Behandlung akuter, chronischer und chronifizierter Schmerzen dar. Sie kommt zur Anwendung, wenn der funktionelle Befund kein adäquates Ergebnis zeigt, um die Verdachtsdiagnose zu bestätigen oder zu widerlegen.

Zu den Komplementärtherapien zählen alle Maßnahmen, die im Tagesverlauf geeignet sind, einen durch Schmerzen geprägten Zustand zu unterbrechen. Das Ergebnis soll durch die zusätzliche Behandlung stabilisiert und aufrechterhalten werden.

### Injektionstechnik

Eine gängige Variante der Injektionstechnik der LA wird dargestellt. Die technischen Möglichkeiten sind vielfältig. Auch hier dient die beschriebene Methode der Orientierung. Bei den Injektionstechniken ist hervorzuheben, dass die angegebenen Maße Durchschnittswerte darstellen.

Nachdrücklich muss darauf hingewiesen werden, dass die **Konstitution des Patienten** und gegebenenfalls Fehlbildungen berücksichtigt werden müssen. Die Lokalisation eines Psoas-Blocks wird nach Chayen mit ca. 10–12 cm angegeben. Untersuchungen von Kirchmair zeigen BMI-abhängige (Body-Mass-Index) Tiefenlokalisationen von 6–9 cm. Somit sind die »landmarks« ebenso mit der Konstitution des Patienten abzugleichen.

### Differenzierte Physiotherapiemethoden

Unter dieser Überschrift werden befundorientierte Behandlungsmaßnahmen näher erläutert (am Ende der einzelnen Kapitel).

### Therapeutisches Fenster

Die Beurteilung einer durch ein Schmerztherapieverfahren veränderten Schmerzschwelle ist für den behandelnden Physiotherapeuten von großer Bedeutung. Eine enge Kooperation soll dem Physiotherapeuten ermöglichen, den eingeschränkten, auch schmerzbedingt eingeschränkten, Funktionszustand des Bewegungselements beurteilen zu können. Die Anwendung eines Schmerztherapieverfahrens wird eine Veränderung bewirken. Das Ausmaß ist für den therapeutischen Prozess insgesamt bedeutsam. Idealerweise verlangt dies den gleichen Arzt und den gleichen Physiotherapeuten, die eine Behandlung realisieren.

> Eine **fünfmalige Behandlung** sollte eine Tendenz zur Besserung zeigen und eine Besprechung des Verlaufs und der Befundveränderung notwendig machen.

Das therapeutische Fenster ist abhängig von Art und Menge der verwendeten Präparate. Die Form der Medikation muss bei aktiven und passiven physiotherapeutischen Maßnahmen berücksichtigt werden.

> **Wichtig**
>
> Für **Bupivacain** gilt im Allgemeinen ein Zeitraum von 6 Stunden. Im Einzelfall können kürzere oder auch wesentlich längere Anästhesiezeiten auftreten. Es besteht somit die Notwendigkeit, vor Behandlungsbeginn eventuelle Hyposensibilitäten zu erfragen und ein individuelles Zeitfenster festzulegen.

### Vorbereitung der Lokalanästhesie

Bei der Durchführung therapeutischer Lokalanästhesien im Rahmen der interdisziplinären Versorgung von chronischen Schmerzpatienten sind notwendige Mindestanforderungen an Geräte, Asepsis und Hilfsmittel zu stellen. Als selbstverständliche **Arbeitsmittel** sind Handschuhe, Desinfektionsspray zu nennen (◘ Abb. 1.12 und 1.13).

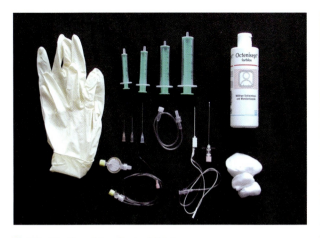

**Abb. 1.12.** Materialien für eine Injektion

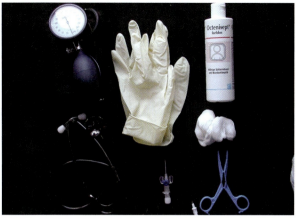

**Abb. 1.13.** Vorbereitung einer Injektion

Die benötigten Spritzen und Kanülen sowie sonstige Hilfsmittel werden detailliert bei der Erklärung der einzelnen Blockadetechniken beschrieben.

In ▶ Übersicht 1.12 sind die Regeln, die beim Einsatz von Lokalanästhetika gelten, knapp zusammengefasst.

---

**Übersicht**

**Übersicht 1.12. Orientierende Regeln beim Einsatz von Lokalanästhetika**
- Injektionsort so peripher wie möglich und so zentral wie nötig auswählen.
- Höheres Volumen und niedrige Konzentration gegenüber kleinem Volumen und hoher Konzentration bevorzugen.
- Größe und Länge der Injektionsnadeln so dünn wie möglich und so kurz wie nötig wählen.
- Nachfolgende **Nadeln** kommen zum Einsatz:
  - 26 G          0,45×25 mm,
  - 22 G, 23 G    0,6×60 mm,
  - 24 G          90 mm (Sprotte),
  - 25 G          15 Grad, 55 mm Unipolarkanüle,
  - 23 G          15 Grad, 100 mm,
  - 19,5 G        Unipolarkanülen n. Meier (auch Kathetertechnik),
  - Touhy-Nadel 18 G  »single shot« und Kathetertechnik. Bei manchen Verfahren ist die Anwendung einer immobilen Nadel sinnvoll und hilfreich.
- Nervenstimulation bei diagnostischen Blockaden. (Der Einsatz der Sonographie wird zukünftig bei einer Vielzahl lokalanästhesiologischer Blockaden eine größere Bedeutung erlangen.)
- Notfallerstversorgung gewährleisten.
- Unverzichtbare Bestandteile der **Notfallausrüstung** sind:
  - Intubations- und Beatmungsmöglichkeit,
  - Sauerstoffgerät,
  - Medikamente für Notfallbehandlungen und entsprechendes Zubehör,
  - Patientenmonitoring mit EKG und Pulsoxymeter,
  - Defibrillator.

---

### 1.8.7 Zusammenfassung

Dieses Buch soll als Diskussionsgrundlage für die Bestimmung der zwingend neu zu definierenden **Schnittstellen in der interdisziplinären Zusammenarbeit zwischen Physiotherapeuten und Schmerztherapeuten** verstanden werden.

Das Buch soll einen Beitrag zur verbesserten, qualitätsorientierten komplexen Behandlung chronischer Schmerzpatienten leisten.

Es ist als Resultat aus der täglichen Praxis entstanden, und wir hoffen, dass es die Vorteile einer engen Zusammenarbeit zwischen Physiotherapeuten auf der einen Seite und Schmerztherapeuten auf der anderen Seite aufzeigen kann.

Die Autoren vertreten die Meinung, dass nur durch gemeinsame, aufeinander abgestimmte Therapiemaßnahmen Resultatsverbesserungen der zur Zeit noch unbefriedigenden Ergebnisse in der Behandlung von Patienten mit chronischen Schmerzen zu erzielen sind.

Da wir erst am Anfang der Entwicklung stehen, sind viele Fragen noch unbeantwortet, z. B.:
- Gibt es unterstützende physiotherapeutische Behandlungsmaßnahmen im Stadium III nach Gerbershagen?
- Ist eine physiotherapeutische Behandlung in jedem Fall eine zwingende Therapiegrundlage?
- Welches Therapiekonzept ist bei den 10–15% der genetisch determinierten opiatrezeptornegativen Patienten zu empfehlen?
- Wie können wir diese Patienten frühzeitig und mit Hilfe welcher Methoden sicher identifizieren?

Unsere Zusammenarbeit findet auf der Basis offener Diskussionen statt, in denen neu gewonnene Erfahrungswerte, gegensätzliche Meinungen, Verbesserungsvorschläge und auch Kritik ausgetauscht werden. Der gegenseitige Austausch in diesem an Erkenntnissen ständig zu ergänzenden Themenkomplex belebt unser praktisches Tun und verbessert die Effizienz unseres Handelns, gemäß dem von uns abgewandelten Leitsatz:

»Was kann der Schmerztherapeut in der Zusammenarbeit mit einem schmerztherapeutisch erfahrenen Physiotherapeuten für den an einer chronischen Schmerzerkrankung leidenden Patienten tun?«

**1**

Das steht offensichtlich ganz im Gegensatz zu der Einstellung:

»Was tut der leidende, häufig fordernde, gequälte, oft zeitraubende, unter einem budgetierten Gesundheitswesen ökonomisch absolut »fatale«, chronische Schmerzpatient seinen Therapeuten an!«

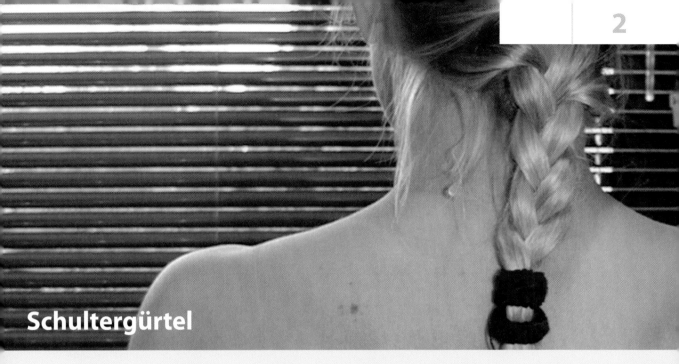

# Schultergürtel

# 2.1 Anatomie des Schultergürtels

Um die Zusammenhänge der Biomechanik, der Pathomechanik und die daraus resultierenden Schmerzsymptome des Schultergelenkes zu verstehen, muss der Therapeut die Funktionsweise des Schultergürtels kennen. Der **Schultergürtel** besteht aus:

- dem Glenohumeralgelenk (GHG),
- dem Akromioklavikulargelenk (ACG),
- dem Sternoklavikulargelenk (SCG),
- dem thorakoskapulären Gleitlager,
- der Fornix humeri,
- der Skapula,
- der Klavikula und
- den fixierenden Schultergürtelmuskeln und Bändern (◘ Abb. 2.1).

Der Schultergürtel hatte bei den Vorfahren des Menschen, die noch auf allen Vieren liefen, gemeinsam mit dem Beckengürtel die Aufgabe, die Last des Rumpfes zu teilen. Beim aufrechten Gang dient dagegen das Becken als Stabile und der Schultergürtel, der sich wie ein Ring vom Sternum zur Wirbelsäule erstreckt und von Muskelschlingen gehalten wird, als Mobile.

## 2.1.1 Die Schultergürtelmuskulatur

Die Schultermuskulatur besteht aus einer **fixierenden und bewegenden Muskelschlinge**:

**M. trapezius pars descendens.** Dies ist ein kräftiger Muskel, der die Muskeln M. levator scapulae und M. semispinalis capitis überdeckt. Er entspringt von der Linea nuchae und der Protuberantia occipitalis und setzt am lateralen Drittel des Schlüsselbeins an. Er hebt die Schulter nach kranial und dient der Arretierung des dorsalen Schultergürtelrings. Pars transversa entspringt vom 7. Halswirbel bis zum 3. Brustwirbel und zieht zum Akromion und der Spina scapulae. Er hat die Aufgabe, den Schultergürtel an den Thorax zu fixieren. Pars ascendens hat seinen Ursprung vom 3. bis zum 12. Brustwirbel und zieht zur Spina scapulae. Seine Aufgabe ist die Kaudalisierung und Arretierung des Schulterblattes.

**M. levator scapulae.** Dieser Muskel zieht die Schulterblätter nach kranial-medial und wirkt somit druckentlastend auf das Akromioklavikulargelenk (ACG).

**M. pectoralis minor.** Der ventral liegende M. pectoralis minor senkt den Schultergürtel und gibt dabei Druck in das ACG. Er protrahiert die Schulter und ist ein Atemhilfsmuskel.

**M. pectoralis major.** Dies ist ein ca. 3 cm dicker Muskel mit drei Ursprungssehnen (Hauptursprung Brustbein 2.–7. Rippe). Seine Fasern überkreuzen sich und bilden die vordere Achselfalte, zum Schutz der Achsel und um bei herabhängendem Arm volle Kraft (Vorspannung) aufzubringen. Beim Asthmatiker dient dieser Muskel bei fixierten Armen (»Kutscherhaltung«) als Einatemhilfsmuskel. Bei Armelevation hebt der M. pectoralis major die Rippen (willkürlicher Rippenheber).

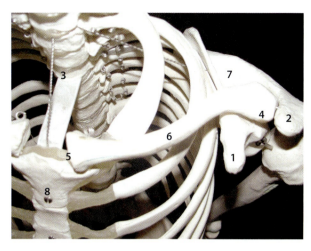

◘ **Abb. 2.1.** Anatomische schematische Orientierung des Schultergürtels aus kranial-ventraler Sicht.
1 Processus coracoideus, 2 Akromion (Schulterhöhe), 3 Brustwirbelkörper, 4 Akromioklavikulargelenk, 5 Sternoklavikulargelenk, 6 Klavikula, 7 Skapula, 8 Sternum

**M. subclavius.** Der M. subclavius ist ein kräftiger kurzer Muskel mit einem flächigen Ansatz. Er zentriert das Sternoklavikulargelenk (SCG) zur Stabilisation an das Sternum und spannt die Fascia clavipectoralis vor, um die V. subclavia offenzuhalten. Außerdem dient er dem Zwerchfell als eine Art informative Pleurakuppelspindel.

**M. serratus anterior.** Dieser Muskel ist 12 mm dick und zackenförmig. Er zieht von der 1. bis zur 9. Rippe zur Margo medialis der Skapula. Er eleviert das Akromion und positioniert damit die Cavitas glenoidalis in eine kraniale Neigung von 65°, die eine Bewegung des Armes über die Horizontale ermöglicht.

**M. sternocleidomastoideus.** An der ventralen Seite des Halses liegt der M. sternocleidomastoideus. Er prägt das Oberflächenrelief des Halses. Der Muskel besteht aus zwei Ursprungsköpfen (Pars sternalis und Pars clavicularis). Die beiden Köpfe bilden die Fossa supraclavicularis minor, wo in der Tiefe der Puls der A. carotis communis palpiert werden kann. Der Ansatz des Muskels ist der Processus mastoideus.

**M. omohyoideus.** Ein infrahyoidaler Muskel, der jedoch trotzdem zur Schultergürtelmuskulatur gehört, ist der M. omohyoideus. Er besteht aus zwei Muskelbäuchen (Venter inferior und Venter superior). Sein Ansatz ist das Zungenbein, sein Ursprung ist die Margo superior scapulae mit dem Lig. transversum scapulae superius. Irritationen dieses Muskels verursachen Dysbalancen des Zungenbeins und Reizungen am Lig. transversum scapulae superius, unter dem der N. suprascapularis läuft.

## 2.1.2 Biomechanik

Die Biomechanik des Schultergürtels beruht auf Arbeitsteilung« der einzelnen Strukturen. Für eine **Elevationsbewegung von 180°** finden bei normaler Konstitution die ersten 60° primär durch eine **Rollbewegung im Glenohumeralgelenk (GHG)** statt.

**2**

Die Bewegung wird durch das Anschlagen des Humeruskopfes an das Lig. coracoacromiale limitiert. Daher entsteht ab hier eine Begleitbewegung durch eine **Rotation des Schulterblattes** ab ca. 45° bis 60° Anteversion im GHG. Insgesamt begleitet das Schulterblatt die Elevationsbewegung um 60°, so dass je nach Beginn der Begleitbewegung die Skapularotation im thoraskapulären Gleitlager bis 120° beendet ist. Sie findet in Verbindung mit **Rotation und Translation im ACG und SCG** statt. Wenn die Begleitbewegung der Skapula einsetzt, wird gleichzeitig das mediale Punctum fixum an der Wirbelsäule und damit auch Stabilität aufgegeben. Ab ca. 120° bis ca. 170° wird die weitere Elevation durch bis zu 2 cm **Kaudalgleiten** in den Recessus axillaris geprägt. Hinzu kommen kompensatorische **weiterlaufende Bewegungen** durch Extension und Lateralflexion des zervikothorakalen und des lumbalen Wirbelsäulenabschnittes. Die letzten 10° entstehen auf dem Weg (90°–180°) durch die osteokinematische unwillkürliche **Schlussaußenrotation**, bei der der Humeruskopf in den Recessus subscapularis gleitet.

> **Wichtig**
>
> Schon die geringste Störung oder konstitutionsbedingte Veränderung einer der bewegungsbegleitenden Strukturen führt zu Pathomechanismen.

## Mögliche Pathomechanismen im Bereich des Schultergürtels

Weil die ventralen Muskeln des Menschen stärker als seine dorsalen sind, werden die Schultern eher in Protraktion als in Retraktion gezogen. Im bikonvexen ACG kommt es zu einem Gleiten der Klavikula nach dorsal, im konkaven SCG zu einem Rollgleiten nach ventral. Die Kapsel des ACG schrumpft ventral, die Kapsel des SCG dorsal. Das GHG verliert die Gleitfähigkeit für Außenrotation nach ventral-medial, da der Humeruskopf aufgrund der Protraktion eher in Innenrotation steht, das ACG die Gleitfähigkeit nach ventral. Das SCG hebelt sich über die 1. Rippe nach ventral. Dies kann **verschiedene Folgen** haben:

- eine ventrale Instabilität des GHG,
- das ACG verändert sich durch die Zunahme des Drucks arthrotisch, womit eine Positionierung der Cavitas glenoidalis behindert wird, was wiederum ein Impingement begünstigen kann,
- über einen nozizeptiven Reiz wird der M. levator scapulae zur Entlastung des ACG angeregt, wodurch die Extensionsfähigkeit des zervikothorakalen Überganges erschwert wird, und
- das SCG neigt durch das Hebeln auf der 1. Rippe zur Hypermobilität bzw. Instabilität.

## Biomechanik der Elevationsbewegung

Die Bewegung in die Elevation kann in **vier Phasen** eingeteilt werden.

- **1. Phase:** In der ersten Phase von **0° bis 60°** wirkt der M. coracobrachialis durch seine Lage als Zentrierer des Humeruskopfes. Die Skapula unterstützt die Anteversion ca. ab 45°/ 60°. Ab 60° Elevation entsteht für den Humeruskopf ein Widerlager durch das Lig. coracoacromiale. In der Startphase findet primär eine Rollbewegung mit

Raumbenötigung statt, die der Recessus axillaris zulässt. Erst im zweiten Abschnitt der ersten Phase wird betont der dorsale Kapselanteil zum Dorsalgleiten gefordert.

- **2. Phase:** Von **60° bis 120°** wird über M. serratus anterior und M. trapezius pars descendens die Skapula 60° rotiert, wobei das ACG und das SCG eine Axialrotation von 30° vollziehen.
- **3. Phase:** Ab 120° Grad Elevation entsteht eine muskuläre Widerlagerung durch den M. latissimus dorsi. Der Gleitweg verändert sich aufgrund der Verlagerung des Punctum fixum der Skapula ab 90° immer mehr von dorsal nach lateral. Um den Arm weiter in Elevation zu bringen, muss die Bewegung im GHG maximal ausgeschöpft werden (angulative Bewegung), ebenso die der thorakalen Gleitlager und der Nebengelenke (ACG/SCG). Es folgt eine kompensatorische Bewegung der Wirbelsäule mit Lateralflexion/Rotation zur Gegenseite, Hyperlordosierung der LWS und Extension der BWS. Der Gleitweg orientiert sich dabei weiterlaufend nach lateral-dorsal.
- **4. Phase:** Die letzten 10° entstehen durch osteokinematische unwillkürliche Schlussaußenrotation, wobei sich der betroffene Kapselanteil und das Gleiten nach ventral richtet.

## Biomechanik der Abduktionsbewegung

Bei der Abduktionsbewegung gibt es ebenfalls **vier Phasen**:

- **1. Phase:** Von **0° bis 90° Abduktion** wirkt der M. supraspinatus als Initialstarter. Er zentriert durch seine transversale Lage den Humeruskopf in das Zentrum der Gelenkpfanne und wirkt durch seinen günstigen Hebel als funktioneller Abduktor. M. infraspinatus, M. teres minor und M. subscapularis sichern den Bewegungsablauf ab. Sie ziehen ebenfalls den Gelenkkopf in die Pfanne und nach kaudal, um den Hebel des M. deltoideus und des M. supraspinatus zu verbessern.
- **2. Phase:** Ab **90° Abduktion** entsteht eine Widerlagerung durch Anstoßen des Tuberculum majus unter den Oberrand der Cavitas glenoidalis. Der Gleitweg betont den kaudalen lateralen Kapselanteil des GHG. In der Startphase lässt der Recessus axillaris den benötigten Raum für die primäre Rollbewegung zu. Die Begleitbewegung der Skapula setzt bei der Abduktion später ein als bei der Flexion (bei ca. 70°–90° Abduktion im GHG).
- **3. Phase:** Ab **70°/90° bis 150° Abduktion** entsteht eine Rotation der Skapula um 60° durch den M. serratus anterior und den M. trapezius. Die Cavitas glenoidalis wird nach kranial positioniert. Die Skapularotation ist verbunden mit einer axialen Rotation der Klavikula von 30° im ACG/SCG. M. supraspinatus und M. deltoideus wirken mit M. trapezius und M. serratus anterior weiter abduzierend, wie ein Kran. Der Gleitweg liegt immer noch kaudal-lateral.
- **4. Phase:** Ab **150°** entsteht eine Weichteilwiderlagerung durch die Mm. pectoralis minor und major. Um den Arm bis 170° Elevation zu heben, muss im GHG die Bewegung maximal ausgeschöpft werden. Thorakale Gleitlager und Nebengelenke (ACG/SCG) begleiten die Bewegung, und es kommt evtl. zu einer kompensatorisch notwendigen Bewegung der Wirbelsäule in Lateralflexion zur Gegenseite, Hyperlordosierung der LWS und Extension der BWS. Die Dehnbarkeit der Kapsel ist in dieser endgradigen Posi-

tion sehr wichtig, da es kaum noch eine Rollkomponente gibt, sondern nur noch eine Gleitkomponente. Der Gleitweg orientiert sich dabei nach kaudal-lateral.

> **Wichtig**
>
> Die letzten 10° entstehen durch osteokinematische unwillkürliche Schlussaußenrotation mit einem Gleiten nach ventral-kaudal.

### Biomechanik der Extensionsbewegung

Die Extension wird von den Ligg. glenohumeralia limitiert. Hauptextensor ist der M. latissimus dorsi. Der Humeruskopf gleitet nach ventral und stresst den ventralen Kapselanteil.

### Biomechanik der Innenrotation

Bei der Innenrotation gleitet der Humeruskopf nach dorsal-lateral und stresst den hinteren Kapselanteil.

### Biomechanik der Außenrotation

Bei der Außenrotation gleitet der Humeruskopf nach ventral-medial und stresst den ventralen Kapselabschnitt.

## 2.2    Skapula

Die Skapula liegt ca. in Höhe Th2–7. Sie ist eine dreieckige Knochenplatte, die auf Vorder- und Rückseite mit Muskeln bedeckt ist. Dorsal zeigt sich die Skapula leicht konvex, ventral konkav. Im dorsalen oberen Drittel der Skapula zieht sich die **Spina scapulae**, die medial als Trigonum spinae beginnt. Sie teilt die Skapula in eine Fossa supraspinata und infraspinata. Am lateralen Ende bildet sie das **Akromion**. Das Akromion überlagert dorsal-kranial den Oberarmkopf und bildet eine nach innen geneigte gelenkige Verbindung (Facies articularis acromialis) mit der Klavikula. Die **drei Seiten der Skapula** bestehen aus:
- der äußeren **Margo lateralis** oder **axillaris**, die kranial mit dem Ursprungsgebiet des M. triceps brachii, dem Tuberculum infraglenoidale, endet,
- der zur Wirbelsäule liegenden **Margo medialis** oder **vertebralis** und
- der **Margo superior**, dem sogenannten oberen kurzen Schulterblattrand mit der Incisura scapulae.

Die **Incisura scapulae** ist eine Einkerbung, die vom Lig. transversum scapulae superius überspannt wird. Sie wird gebildet aus der medialen Basis des Processus coracoideus und der Margo superior der Skapula und dient als Durchtritt für den N. suprascapularis. Der **Processus coracoideus** (Rabenschnabelfortsatz) entspringt kranial–medial-ventral der Cavitas glenoidalis aus dem Collum scapulae. Er zeigt einen 90° Winkel nach ventrolateral und dient Muskeln und Bändern als Insertion.

> Gemeinsam mit dem Akromion und dem Lig. coracoacromiale bildet der Processus coracoideus die **Fornix humeri**, das Schulterdach.

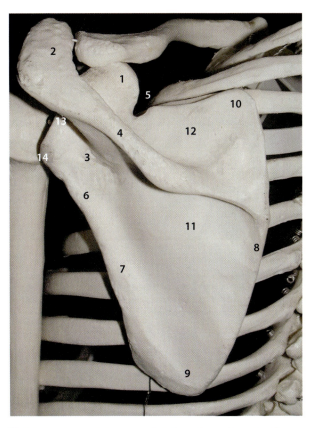

◘ **Abb. 2.2.** Anatomische schematische Orientierung der linken Skapula von dorsal
**1** Processus coracoideus, **2** Akromion, **3** Collum scapulae, **4** Spina scapulae, **5** Incisura scapulae, **6** Tuberculum infraglenoidale, **7** Margo lateralis, **8** Margo medialis, **9** Angulus inferior, **10** Angulus superior, **11** Fossa infraspinata, **12** Fossa supraspinata, **13** Cavitas glenoidalis, **14** Labrum glenoidale

Die laterale Basis des Processus coracoideus ist das Ursprungsgebiet des M. biceps brachii caput breve, das Tuberculum supraglenoidale. In Höhe der 2. Rippe befindet sich der mediale obere Skapulawinkel, der als Angulus superior scapulae bezeichnet wird. Der Angulus inferior scapulae liegt in Höhe der 7. Rippe. Die **Cavitas glenoidalis** steht ca. 30° nach ventrolateral und 15° nach kranial geneigt (◘ Abb. 2.2).

> Die ventrale konkave Skapulafläche hat Kontakt mit:
> - dem an ihr inserierenden M. subscapularis,
> - der konvexen hinteren Seite des Thorax,
> - dem M. serratus anterior
> - der Interkostalmuskulatur und
> - Bursen.

## 2.3    Klavikula

Die Klavikula ist ein »S«-förmiger schlüsselförmiger Knochen, der sich der Kurvatur des Thorax anpasst. Sie ist ca. 12–15 cm lang und über die korako-klavikulären Bänder 30° rotationsbeweglich. Der mediale Abschnitt der Klavikula wird als

2

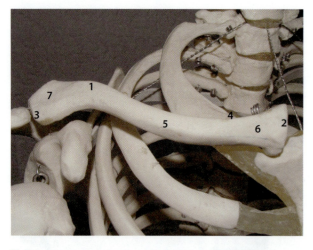

**Abb. 2.3.** Anatomische schematische Orientierung der Klavikula (Schlüsselbein)
1 Tuberculum conoideum, 2 Facies articularis sternalis, 3 Facies articularis acromialis, 4 Impressio lig. costoclavicularis, 5 Corpus claviculae, 6 Extremitas sternalis, 7 Extremitas acromialis

**Extremitas sternalis** bezeichnet. Sie endet am medialen Ende mit einer prismatischen Sattelgelenkfläche, der Facies articularis sternalis, zum Sternum. Die Knorpeldicke der Facies articularis sternalis beträgt 2–3 mm. Sie hat einen 45° kranialmedialen zu kaudallateralen Neigungswinkel für die Elevation/Depression, und einen 45° dorsolateralen zu ventromedialen Winkel für die Retraktions- und Protraktionsbewegung. Der laterale Abschnitt, die **Extremitas acromialis**, weist am lateralen Ende eine eiförmige bikonvexe Gelenkfläche auf, die Facies articularis acromialis. Der Gelenkspalt zeigt sich primär sagittal und verläuft nach innen als »Intable«. Das **Corpus clavicularis**, das den mittleren Abschnitt bildet, besteht aus der lateral liegenden

Linea trapezoidea mit dem lateral kaudalen Tuberculum conoideum (■ Abb. 2.3).

> Die Klavikula dient als Ringschluss und als Ansatz für Muskeln.

## 2.4    Sternum

Das Sternum ist eine längliche Knochenplatte, die nach ventral konvex gekrümmt ist. Sie bildet die ventrale Verbindung zur Klavikula und den Rippen. Seitlich liegen kostale Inzisuren, die in gelenkiger Verbindung mit den 2.–7. Rippen stehen. Die Fixierung der 1. Rippe erfolgt am Sternum über eine Synchondrose, die Verbindung zur Klavikula über die Incisura clavicularis. Das Sternum besteht aus **drei Anteilen**:
— dem Griff (Manubrium sterni),
— dem Körper (Corpus sterni) und
— dem Schwertfortsatz (Processus xiphoideus).

Der Übergang vom Manubrium sterni zum Corpus sterni bildet einen Winkel, den Angulus sterni, der auch als »Ludovici-Winkel« bezeichnet wird (■ Abb. 2.4).

> An den synchondrotischen Übergängen manubriosternalis und xiphosternalis können Entwicklungsstörungen auftreten.

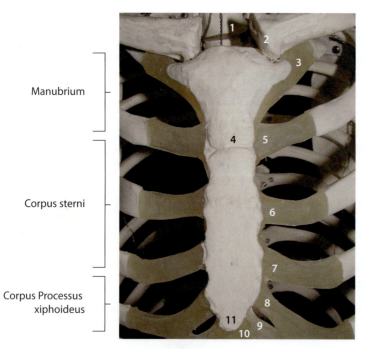

**Abb. 2.4.** Anatomische schematische Orientierung des Sternum (Brustbein) von ventral
1 Incisura jugularis, 2 Incisura clavicularis, 3 Incisura costalis 1, 4 Angulus sterni, »Synchondrosis sternalis«, 5 Incisura costalis 2, 6 Incisura costalis 3, 7 Incisura costalis 4, 8 Incisura costalis 5, 9 Incisura costalis 6, 10 Incisura costalis 7, 11 »Synchondrosis xiphoideus«

Manubrium

Corpus sterni

Corpus Processus xiphoideus

## 2.5 Anatomische Gesetzmäßigkeiten des Glenohumeralgelenkes (GHG)

Das Glenohumeralgelenk ist mit folgenden Gelenken im Zusammenhang zu sehen:
- Junctura fibrosa coraco-claviculare,
- Fornix humeri (subakromiales Nebengelenk),
- thorakoskapuläres Gleitlager (TSG),
- Akromioklavikulargelenk (ACG) und
- Sternoklavikulargelenk (SCG).

### 2.5.1 Glenohumeralgelenk

Das Schultergelenk setzt sich aus dem Humeruskopf (Caput humeri) und der Gelenkpfanne (Cavitas glenoidalis scapulae) zusammen. Es ist das Gelenk des menschlichen Körpers, das am freiesten beweglich ist, weil es keine ossäre Führung besitzt. Seine Bänder sind limitierend, jedoch nicht führend. Das GHG wird rein von Muskulatur geführt und zum größten Teil gesichert.

#### Humeruskopf

> Der Humeruskopf steht zur Schultergelenkspfanne in einem Größenverhältnis von 4:1.

Das Caput humeri ist kranial und medial überknorpelt. **Kranial** steht es in Verbindung mit:
- der Kapsel,
- dem superioren Teil des Labrum glenoidale,
- der Bursa subacromialis,
- interstitialem Fettgewebe,
- M. supraspinatus und
- dem Akromion.

**Ventral** zeigt sich das Caput humeri ebenfalls überknorpelt und hat Kontakt mit der Cavitas glenoidalis. Es wird überdeckt vom:
- M. subscapularis und
- M. deltoideus pars clavicularis.

**Lateral** steht das Caput humeri ca. 10 % seitlich vor dem Akromion und wird vom M. deltoideus pars acromialis überdeckt.

Von medial nach lateral zeigt sich unterhalb des Caput humeri das Tuberculum minus mit der nach inferior verlaufenden Crista tuberculi minoris. Mittig verläuft der Sulcus intertubercularis und lateral das Tuberculum majus mit der nach inferior verlaufenden Crista tuberculi majoris.

Überdeckt wird der ventrale Bereich des Humeruskopfes durch:
- den M. deltoideus pars clavicularis,
- das Caput longum des M. biceps brachii,
- dem Lig. coracohumerale und
- den Lig. glenohumeralia superius, mediale und inferius.

Der **dorsale Bereich des Caput humeri** ist ebenfalls von einer dünnen Knorpelschicht überzogen. Überdeckt wird er durch:
- M. infraspinatus,

- M. teres minor und
- M. deltoideus pars spinalis.

**Kaudal** gibt es keine Überknorpelung. Der Humeruskopf steht in Kontakt mit:
- dem inferioren Teil des Labrum glenoidale,
- dem Recessus axillaris mit dem N. axillaris,
- dem M triceps brachii mit einer muskulären Verbindung zum M. latissimus dorsi und
- der A. circumflexa posterior humeri.

#### Labrum glenoidale

Die Cavitas glenoidalis hat einen äußeren Ring, das Labrum glenoidale.

> Im Gegensatz zu anderen Autoren sehen wir das Labrum glenoidale nicht als Gelenkpfannenerweiterung an, sondern ordnen es eher als einen »Synovialabstreifer« ein.

Ab dem ca. 40. Lebensjahr verliert das Labrum glenoidale durch Dehydrierung an Elastizität und wird hart. Ab ca. dem 50. Lebensjahr entstehen Fissuren/Rupturen des Faserknorpels, die einen Synovialaustritt verursachen und damit lokale Entzündungsreaktionen einleiten können.

> Der Körper reagiert bei Verlust von Labrumelastizität mit:
> - einer Vermehrung von Plicasynovialfalten, um den Abstreifverlust der Synovia zu kompensieren und Adhäsionen aufrecht zu halten, und
> - einer Kapselschrumpfung zur Limitierung der zu versorgenden Fläche des Caput humeri.

Während der **ersten degenerativen Phase** geht zuerst die ca. 9 kg Adhäsionskraft verloren (»Luschka-Vakuum-Phänomen«) und es kommt zu einer Instabilität des GHG. Ein physiologisches Rollgleiten findet nicht mehr statt. Das Gleiten erfolgt durch ein Springen des Humeruskopfes, das sich durch Schnappgeräusche zeigt. In der **zweiten Phase** limitiert sich das Gelenk durch Kapselschrumpfung.

**Folgen** des immer weiter fortschreitenden Elastizitätsverlustes sind:
- weitere Labrumschädigung durch Zugreize des M. biceps caput longum und
- partielle oder totale Kalzifizierung des Labrum glenoidale und der angrenzenden Strukturen des M. supraspinatus.

### 2.5.2 Bänder/Bursen/Gelenkkapsel

#### Lig. coracoacromiale

Kranial wird das Schultergelenk durch das Lig. coracoacromiale als Schulterdachteil abgesichert und zusätzlich durch die Bursa subacromialis gefedert. Das Band spannt sich wie ein Segel vom Processus coracoideus zum Akromion und bildet mit dem Akromion zusammen ein **kraniales Widerlager**, das u. a. ein Aufstützen der Arme ermöglicht. Ab einer Flexionsbewegung von 120° bekommt der Humerus am Tuberculum majus Kontakt mit

**2**

dem Band. Dabei kann es zur sog. »Pseudoarthritis« des GHG kommen.

## Ligg. glenohumeralia

Die **ventrale Absicherung** erfolgt über die Ligg. glenohumeralia. Diese Bänder liegen auf der Gelenkkapsel wie ein »Z« und bilden einen Flächenkontakt. Zwischen dem obersten Band, dem **Lig. glenohumerale superior**, das vom Labrum glenoidale zum proximalen Anteil des Tuberculum minus zieht, und dem mittleren Band, dem **Lig. glenohumerale mediale**, liegt das Foramen nach »Weitbrecht« mit der **Bursa subtendinea** und dem Gelenkspalt des GHG. Aufgabe des obersten Bandes ist die Widerlagerung der Retroversion, das mittlere Band widerlagert die Außenrotation aus der Nullstellung. Zwischen dem Lig. glenohumerale mediale und dem **Lig. glenohumerale inferior**, das vom Labrum glenoidale zum Collum anatomicum zieht, liegt das Foramen nach »Rouviere«. Die Aufgabe des untersten Bandes ist es, die Außenrotation/Abduktion von 20°–90° zu widerlagern.

> **Wichtig**
>
> — Eine Verletzung,
> — eine Ruptur,
> — degenerative Veränderungen oder
> — das Fehlen eines der drei glenohumeralen Bänder
> haben eine **anteriore Instabilität** zur Folge.

## Lig. coracohumerale

Das Lig. coracohumerale besitzt zwei Schenkel:
— den **Pars ventralis**, der vom Tuberculum minus zum Processus coracoideus zieht, und
— den **Pars dorsalis**, der vom Tuberculum majus zum Processus coracoideus zieht.

Die Aufgabe des Bandes ist es, als passiver Stabilitätssynergist für den dynamischen M. supraspinatus zu wirken. Der pars dorsalis sichert den Sulcus intertubercularis am Tuberculum majus ab, der pars ventralis am Tuberculum minus.

> Elastizitätsverlust bedeutet kraniale Instabilität mit Tonuserhöhung des M. supraspinatus.

In Innenrotation und Anteversion zeigt sich das Band maximal entspannt.

## Ligg. coracoclavicularia

Zur Absicherung der Klavikula unterhält der Körper zwei Bänder, die Ligg. coracoclavicularia:
— Das vordere **Lig. trapezoideum** limitiert die Bewegung (Rotation) der Klavikula nach dorsal,
— das hintere **Lig. conoideum** grenzt die Bewegung (Rotation) der Klavikula nach vorne ein.

Zwischen den Bändern liegt die Bursa ligamenti coracoclavicularis.

## Gelenkkapsel

Die Gelenkkapsel des GHG entspringt am Labrum glenoidale und zieht zum Collum anatomicum. Sie bildet kaudal eine große kapsuläre Aussackung, den **Recessus axillaris**, die bei Elevation dem Humeruskopf bis zu 2 cm Kaudalgleiten auf den Gesamtweg der Elevation ermöglicht. Medial liegt eine weitere kleinere Aussackung, der **Recessus subscapularis**, um der Außenrotation/Extension gerecht zu werden. Der Recessus axillaris liegt in einem muskelfreien Raum zwischen dem M. subscapularis und dem M. teres minor. Bei herabhängendem Arm wirft die Kapsel Falten und bringt den der Kapsel anliegenden N. axillaris und die V. circumflexa unter Kompression. Kommt jetzt noch eine zusätzliche kraniale Instabilität hinzu, z. B. statische oder/und dynamische Insuffizienz, gleitet der Humeruskopf bis zu 2 cm nach kaudal und erhöht den Druck auf die neuralen vasalen Strukturen.

> Die folgenden **Symptome** sind oft aus der Anamnese bekannt:
> — Schmerz,
> — Einschlafen des Armes, der Hand, der Finger, oder
> — Zyanose oder Ischämie.

## Bursen

Als größte Bursa liegt die **Bursa subacromialis** unterhalb des Akromions. Sie ist fast immer mit der lateral liegenden **Bursa subdeltoidea** verbunden. Aufgrund der starken Muskelsicherung gibt es viele **intramuskuläre Bursen** wie z. B.:
— Bursa subtendinea musculi latissimi dorsi,
— Bursa subtendinea musculi pectoralis major oder
— Bursa subtendinea musculi coracobrachialis,
um Muskelbäuche vor Sehnengewebe zu schützen.

## Adhäsionskraft

Die Adhäsionskraft spielt im GHG eine wesentliche Rolle.

> Bei einer Gelenkpfannengröße von 9 cm² und 2 ml Synovialflüssigkeit bildet sich ein 4 mm Gelenkspalt mit einer Adhäsionskraft von ca. 9 kg. Diese Adhäsionskraft, das »Luschka-Vakuum-Phänomen«, bezeichnet man auch als **transsynovialen Sog**.

Die Adhäsionskraft ist die primäre statische Stabilität des GHG. Die Adhäsionskraft von ca. 9 kg ist ausreichend, um den 5–6 kg schweren Arm ohne Mitwirkung von aktiven Strukturen zu tragen. Erst bei zusätzlicher Gewichtsbelastung antwortet der Körper mit Kokontraktion. Ein ausgeklügeltes Nervensystem (Rami articulares) sorgt dafür, das je nach Kapseldehnung die verantwortlichen Muskeln den Gelenkkopf in der Pfanne zentriert halten und so eine sichere passive und aktive Führung ermöglicht wird.

### 2.5.3   Bewegungen der Schulter

Die Muskulatur der Schulter kann in drei verschieden Gruppen eingeteilt werden:
— Schultergürtelmuskeln,

- Schultergelenksmuskulatur und
- Rotatorenmanschette.

Die **Schultergürtelmuskeln** haben die Aufgabe, den Schultergürtel, und damit indirekt das GHG, in einer bewegungskoordinativen Harmonie zu halten, die von Muskelschlingen betont wird.

Die **Schultergelenksmuskulatur** besteht aus osteo- und arthrokinematischen Muskeln mit direktem Einfluss auf das GHG. Sie haben ihren Ansatz am Humerus und gliedern sich in eine ventrale und eine dorsale Muskelgruppe auf.

Eine Unterbezeichnung der Schultergelenksmuskulatur ist die **Rotatorenmanschette**. Sie hat direkten Ansatzkontakt mit der Gelenkkapsel des GHG und sorgt durch ihre kuppelförmigen Ansätze an der Gelenkkapsel für eine Dynamisierung/Straffung der Kapsel, um Kompressionen der Kapsel im erschlafften Zustand zu vermeiden.

### Außenrotation

Die bei anliegendem Arm möglichen 40°–60° Außenrotation der Schulter führen primär drei Muskeln aus:
- M. infraspinatus und
- M. teres minor (zusätzlich M. supraspinatus).
- M. deltoideus pars spinalis

### Innenrotation

Für die 95° Innenrotation bei anliegendem Arm sind vier Muskeln verantwortlich:
- M. latissimus dorsi,
- M. teres major,
- M. subscapularis und
- M. pectoralis major.

### Adduktion

Bei der Adduktion von 20°–40° fixieren die Mm. rhomboidei die Skapula, so dass der M. teres major ein Punctum fixum hat, um adduzieren zu können.

Starke adduzierende Muskeln sind:
- M. teres major,
- M. pectoralis major und.
- M. latissimus dorsi.

> Beim M. latissimus dorsi besteht die Gefahr, dass er den Humeruskopf luxiert. Um dies zu verhindern, spannt gleichzeitig der M. triceps an, der den Humerus kranialisiert.

### Retroversion

Die Retroversion ist bis zu 40° möglich. Sie wird ausgeführt über:
- M. teres major,
- M. latissimus dorsi,
- M. teres minor,
- M. deltoideus pars spinalis und
- M. triceps brachii.

### Flexion

An der Flexion von 0° bis zu 180° beteiligen sich:
- M. deltoideus pars clavicularis,
- M. biceps brachii,
- M. coracobrachialis und
- M. pectoralis major.

60° der 180° sind dabei durch Schulterblattrotation und damit verbundener kranialer Vorpositionierung der Cavitas glenoidalis durch den M. trapezius pars descendens und den M. serratus anterior gebunden.

### Abduktion

Für die **Abduktion** bis 90° sind zuständig:
- M.deltoideus pars acromialis
- M. supraspinatus,
- M. infraspinatus.

Ab 90°–180° ist eine weitere Anhebung des Armes nur noch mit einer weiterlaufenden Bewegung des Schulterblattes möglich, weil das Tuberculum majus unter das Akromion stößt. Die Cavitas glenoidalis wird ebenso wie bei der Flexion nach kranial aufgerichtet durch den M. serratus anterior und M. trapezius pars descendens. Auch die Flexibilität der Wirbelsäule ist für eine endgradige Bewegung wichtig.

### Muskelketten

Um den anatomischen Gegebenheiten (Verhältnis von Kopfgröße und Pfanne) ein optimales muskuläres Gleichgewicht zu gewährleisten, arbeitet die Schultermuskulatur in **drei Muskelketten:**
- Transversale Muskelkette,
- Longitudinale Muskelkette und
- Traktionskette.

**Transversale Muskelkette.** Sie verläuft transversal zum Gelenk und hat die Aufgabe, den Humeruskopf in die Pfanne zu pressen. Zu ihr gehören:
- M. supraspinatus,
- M. infraspinatus,
- M. teres minor,
- M. subscapularis und
- M. biceps brachii.caput brevis.

**Longitudinale Muskelkette.** Sie weist einen sehr hohen Ruhetonus auf, um eine stabilisierende/fixierende Aufgabe zu gewähren und um Luxationen zu verhindern. Gebremst wird die longitudinale Kette durch das kranial widerlagernde Akromion. Die longitudinale Kette wird gebildet von:
- M. biceps brachii,
- M. coracobrachialis,
- M. triceps,
- M. deltoideus und
- M. pectoralis major pars clavicularis.

**Traktionskette.** Der Humeruskopf wird kaudalisiert von:
- M. pectoralis major pars abdominalis,
- M. teres major und
- M. latissimus dorsi.

**2**

### 2.5.4    Biomechanik des GHG

Das GHG ist das beweglichste Gelenk des menschlichen Körpers. Es besitzt drei Bewegungsachsen:
- die **Transversalachse** für Flexion und Extension,
- die **Sagittalachse** für Abduktion und Adduktion und
- die **Longitudinalachse** für Außenrotation und Innenrotation.

Um die Handinnenfläche in eine optimale Arbeits- oder Gebrauchsposition zu bringen, ist das GHG so konstruiert, dass es Funktionsbewegungen durch zusätzliche Zwangsbewegungen gerecht werden kann. Es gibt **unwillkürliche und willkürliche Zusatzbewegungen**. Die unwillkürlichen Funktionsbewegungen unterliegen einer arthrokinematischen Vorgabe der Stellung der Cavitas glenoidalis und der muskulären Spannung, die sich an den Rami articulares entwickelt.

> **Beispiel**
> Spreizt der Mensch aus einer physiologischen Nullstellung seinen Arm um die Sagittalachse seitlich 180° ab, und führt ihn dann um die Transversalachse wieder in die Nullstellung zurück, steht die Hand um 180° um die Longitudinalachse innenrotiert. Dieses Phänomen wird auch als »paradoxer Goodmann« bezeichnet.

Es entsteht eine zweiachsige Bewegung mit einer dazukommenden unwillkürlichen dritten Achse. Sie ist funktionsgebunden und kann willkürlich für viele andere sekundäre Alltags- oder Sportbewegungen eingesetzt werden.

#### Osteo- und arthrokinematische Begleitbewegungen

**Osteokinematisch** sind folgende Begleitbewegungen miteinander verbunden:
- Die **Flexions-Elevations-Bewegung** ist mit Abduktion und Außenrotation gekoppelt.
- Die **Retroversionsbewegung** geht einher mit Adduktion und Innenrotation.

Arthrokinematisch jedoch ist die:
- **Flexions-Elevations-Bewegung** mit Abduktion und Innenrotation und
- die **Retroversion** mit Adduktion und Außenrotation

im Sinne einer Gleitbewegung gekoppelt.

Sinn dieser entgegengesetzten Kopplung ist es, ein hohes osteokinematsches Bewegungsausmaß zu ermöglichen, bei gleichzeitiger arthrokinematischer Absicherung durch kombiniertes Gegendrehen.

**Bedeutung für die Behandlung:**
- Eine **Kapseldehnung** kann nicht nach den Kopplungsrichtlinien der Osteokinematik erfolgen und auch nicht über mehr als eine eingestellte arthrokinematische Achse, da sie in der Begleitbewegung jeweils eine andere aufweist. Die manualtherapeutische Behandlung des GHG erfolgt über eine Achse, die Hauptbewegungsachse. Nur in der Endgradigkeit erfolgt eine isolierte, in Vorposition eingestellte Nebenbewegungsachse (maximal zwei Achsen).
- Die osteokinematisch **muskuläre Eingliederung** der arthrokinematisch freigemachten Bewegung (Range of motion) erfolgt erst einmal im Sinne der Kopplungsrichtlinien der Osteokinematik.
- Erst in der zweiten Phase werden **willkürliche Bewegungsmuster** mit einbezogen, um der Gesamtheit von Drehpunkt und Bewegungsspielraum Rechnung zu tragen. Hier bieten sich Bewegungstechniken nach dem PNF-Muster (Propriozeptive Neuromuskuläre Fazilitation) an, die manuell oder am Rehagerät ausgeführt werden können.
- Um sich einen Überblick über das **Roll-Gleit-Verhalten des GHG** zu verschaffen, müssen man sich eine diametrale Bewegungslinie vorstellen. Wenn sich der Arm in die Anteversion/Elevation bewegt, richtet sich die Gleitkomponente beim konvexen Humeruspartner primär nach dorsal-kaudal (posterokaudaler Kapselabschnitt) und zum Schluss nach ventral (anterokaudaler Kapselabschnitt) aufgrund einer Schlussaußenrotation von 10°. Bewegt sich der Arm in Abduktion/Elevation, geht die Gleitkomponente primär nach kaudal-lateral (kaudolateraler Kapselabschnitt).

#### Gelenkstellungen

Der Kapselabschnitt, der in der Bewegung eingeschränkt ist, befindet sich immer diametral zur Rollbewegung.
- Das **Kapselmuster nach Cyriax** beträgt im GHG 3:2:1 im Verhältnis von Außenrotation zu Abduktion zu Innenrotation.
- Die **Ruheposition** befindet sich bei 55° ABD, 30° Flexion und 15° Innenrotation.
- Die **verriegelte Stellung** liegt bei 90° Abduktion und maximaler Außenrotation.

#### Einfluss durch Stellung der Cavitas glenoidalis

Ausschlaggebend für eine biomechanische Beurteilung ist die Bewertung der Gelenkpfannenstellung (Cavitas glenoidalis). Ca. 80% der Patienten haben eine **Protraktionsstellung der Schul-**

**ter**, da die Innenrotatoren einen hohen Tonus aufweisen. Bei ihnen ist eine Ventrolateralneigung der Cavitas glenoidalis von 30° nicht gegeben, die eigentlich für die Zentrierung und Mittelstellung des GHG verantwortlich ist. Der Humeruskopf liegt am ventralen Kapselanteil an, was einen falsch positives Jointplay vermittelt. Jegliche Form einer Extension bzw. Außenrotationsbewegung ist durch fehlendes Gleiten limitiert und erzeugt ein anguläres Hebeln der ventralen Kapselstruktur. Dies führt zu Instabilitäten.

## 2.5.5  Nerven der Schulter

**Wichtig**

**Besonderheiten** der passierenden und endenden Nerven der Schulter sind:
- eine leichte Wellenform, um dem enormen Bewegungsausmaß der Schulter gerecht zu werden, und
- multiple segmentale und periphere Dermatomausprägungen.

Die nervale und vaskuläre Passage durch den Schultergürtel erfährt ständige Engpässe und Kompressionsstellen. Primär bildet der **Plexus brachialis** den Nervenstrang des Schultergürtels.

An der Innervation der Schulterregion sind vereinzelt auch Nerven des **Plexus cervicalis** beteiligt, wie z. B.:
- Ansa cervicalis,
- Nn. supraclaviculares,
- N. accessorius und
- die Nn. intercostobrachiales für den oberen thorakalen Bereich.

### Nerven, die häufig eine Problematik zeigen

**N. suprascapularis (C4–6).** Er verläuft unter dem M. trapezius durch die Incisura scapulae und zieht unter dem M. supraspinatus seitlich zur Spina scapulae nach inferior zur Fossa infraspinata. Neben der motorischen Innervation versorgt der Nerv auch suprakapsuläre Gefäße durch anliegende vegetative Fasern, sowie Teile der GHG-Gelenkkapsel.

Bei Irritation des N. suprascapularis entsteht häufig
- ein tiefliegender Gelenk- oder oberer Schulterblattschmerz bzw.
- eine Kraftlosigkeit, die anfänglich ohne Schmerzen ist.

**N. dorsalis scapulae (C3–5).** Der Nerv durchbohrt bzw. läuft über den M. scalenus medius, zieht weiter kaudal parallel zur Margo medialis scapulae, bis ca. Höhe Th6.

Aufgrund des direkt aus der Wurzel hervorgehenden und nicht über den Plexus laufenden Weg des N. dorsalis scapulae und des N. suprascapularis kann es bei einer radikulären Läsion im gemeinsamen Segment C5 zu folgenden Symptomen kommen:
- einer Muskelschwäche (M. supraspinatus, M. rhomboideus majus et minus),
- Schmerzen zwischen den Schulterblättern und,
- tiefliegendem GHG-/Schulterschmerz.

**N. axillaris (C5/6).** Mit seinen motorischen und sensiblen Fasern zieht er mit den Axillargefäßen unter den M. subscapularis und entlässt dort einen Ast, der zur Gelenkkapsel und zum Sulcus intertubercularis zieht.

Eine typische Irritation des N. axillaris tritt im Bereich des M. deltoideus auf, durch den sensiblen Ast des N. cutaneus brachii lateralis inferior und die Durchtrittsregion durch den Hiatus axillaris lateralis.

**N. radialis (C5–TH1).** Der Nerv verläuft ventral des M. subscapularis, des M. latissimus dorsi und des M. teres major. Er durchzieht den Hiatus axillaris inferior, entlässt jedoch vorher den N. cutaneus brachii posterior und danach den N. cutaneus brachii lateralis superior.

Typische Irritationen sind
- Taubheit der medialen/hinteren Oberarmseite und
- ein punktförmiger Schmerz an der Insertion des M. deltoideus durch den N. cutaneus brachii lateralis inferior.

Der Nerv hat vegetative Fasern, die zu Gefäßen, der Gelenkkapsel des Ellenbogens, und zur Haut ziehen.

**N. musculocutaneus (C5–7).** Er verläuft direkt unter dem M. pectoralis minor und durchbohrt den M. coracobrachialis. Sein Endast ist der sensible N. cutaneus antebrachii. Der Nerv versorgt neben der motorischen Innervation sensibel den Unterarm daumenseitig. Er wirkt als Gelenkkapselast im GHG und Ellenbogen und führt vegetative Fasern zum Periost.

Ein Irritationspunkt entsteht durch das dichte Anliegen unter dem oft verkürzten M. pectoralis minor mit:
- mechanischer Reizung und
- hypotrophischen/spastikartigen Reaktionen auf den M. biceps brachii.

**N. medianus (C5–Th1).** Mit den Armgefäßen zieht der Nerv in den Sulcus bicipitalis medialis und zur Ellenbeuge, unter die Aponeurosis musculi bicipitis brachii, zwischen den beiden Köpfen des M. pronator teres hindurch und durch den Karpaltunnel in die palmare Handfläche. Der Nerv versorgt neben der motorischen Innervation sensibel den Daumen, den Zeigefinger und radialseitig den Ringfinger.

Dieser Nerv zeigt keine nennenswerte Irritation im Schulterbereich. Evtl. kann eine Irritation im Bereich des Arcus tendineus nach Roos entstehen.

**N. ulnaris (C8–Th1).** Der Nerv folgt der A. axillaris in den Sulcus bicipitalis medialis. Er tritt in der Mitte des Oberarmes durch das Septum intermusculare brachii mediale auf die Streckseite über zum Sulcus nervi ulnaris und durch die Loge de Guyon in die ulnarseitige Handfläche. Der Nerv versorgt neben der motorischen Innervation sensibel die ulnare Hälfte des Ringfingers und den kleinen Finger palmarseitig.

Beim N. ulnaris besteht die Irritation in einer:
- Verengung der kostoklavikulären Pforte bzw.
- einer Irritation des ersten oder zweiten Rippenköpfchens mit lokaler Auswirkung.

**N. supraclavicularis (C4).** Der sensible Nerv aus dem Plexus cervicalis hat die Aufgabe, die Haut des Halses bis zur ACG-Region, Schlüsselbeinregion, seitlichen Brustregion bis zur 4. Rippe und SCG-Region zu innervieren. Der Nerv verläuft auf dem M. scalenus medius, tritt hinter dem M. sternocleidomastoideus hervor und zieht unterhalb des Platysma fächerförmig nach kaudal.

Irritationszeichen sind Sensibilitätsstörungen im Versorgungsgebiet; sie können aufgrund segmentaler Irritation bzw. im Bereich des Punctum nervosum durch Funktionsschädigungen als Folge eines Kompartment-Syndroms entstehen.

**N. phrenicus (C3–5).** Er verläuft ventral auf dem M. scalenus anterior, lateral vom SCG in den abdominalen Bereich. Der Nerv unterhält Anastomosen zum M. subclavius (C5), den er, so vermuten die Autoren, aufgrund seiner engen Beziehung zur 1. Rippe, zur Pleurakuppel, zur Membrana suprapleuralis und zur Fascia endothoracica zur Harmonisierung mit in die Lungenfunktion einbezieht.

Irritationszeichen des N. phrenicus sind unerklärliche belastungsabhängige Atembeschwerden ohne Funktionsstörungen im Ursprungsbereich des Nerven. Durch Mobilitätsstörungen im Bereich der Klavikula und der 1. und 2. Rippe verringert sich die Range of motion des M. subclavius. Da dieser Muskel vom N. phrenicus vermutlich im Sinne einer Atemharmonisierung genutzt wird, verringert sich die Anzahl der motorischen Einheiten, die bei Belastung rekrutiert werden müssen.

### Head-Zonen (▶ Kap. 2.17)

Die Head-Zonen des Schultergürtels und der Schulter stellen eine Besonderheit in Bezug auf Schulterbeschwerdebilder dar. Sie entstehen als übertragener Schmerz bei Irritation eines inneren Organes. Die topographische Lage des Organes und der in der Schulterhautregion lokalisierte Schmerz haben scheinbar nichts miteinander zu tun.

Die Grundlagen des neuroanatomisch übertragenen Schmerzes sind bisher noch nicht ausreichend geklärt. Vermutet wird, dass Organafferenzen, die entlang sympathischer und parasympathischer Nervenfasern vermittelt werden, im Rückenmarkssegment mit somatischen Afferenzen (von Muskeln, Haut, Sehnen) auf ein Neuron konvergieren, das die Information zum ZNS weiterleitet.

Reize auf Grund pathologischer Veränderungen an inneren Organen wie z. B. Sauerstoffmangel, übermäßige Dehnung oder Lageveränderungen (Ptosen), werden als Schmerz interpretiert.

Das ZNS kann die jeweiligen Hautareale aufgrund ihrer dichteren sensiblen Innervation besser erkennen als die auf segmentaler Ebene zugehörigen Organe, die im sensiblen Kortex schwächer repräsentiert sind. Deshalb unterscheidet das Gehirn eine Schmerzinformation, die von einer Organläsion herrührt, nur unzureichend von Signalen vom assoziierten stark sensibel versorgten Hautgebiet (Dermatom). Der segmental zugehörige Muskel (Myotom) ist bei einer Organläsion vermutlich für die Unterbrechung der kinetischen Kette mit dem Ziel einer Ruhigstellung oder Motilitätsveränderung des betroffenen Organes verantwortlich (von Lanz u. Wachsmuth 1993, 2003) (▶ Kap. 2.17, »Schonhaltung«).

❯ **Beispiel**
- Bei Nierenerkrankungen kommt es zu einer Inhibierung des M. psoas major.
- Bei Meningitis reagiert der Körper mit einem Opisthotonus (Rückwärtsbeugung des Kopfs und gleichzeitiger Überstreckung von Rumpf und Extremitäten).
- Bei akutem Abdomen bzw. Bauchfellentzündung erfolgt als Reaktion ein Anziehen der Beine.

## 2.6 Korakoklavikulargelenk (Junctura fibrosa coracoclaviculare)

**Wichtig**

Dieses Gelenk ist eher eine Raumenge zwischen der Klavikula und dem Processus coracoideus. Es hat für die manualtherapeutische Behandlung nur eine geringfügige Bedeutung.

Der Raum wird gebildet durch das Lig. trapezoideum und das Lig. conoideum mit einer interligamentären Bursa synovialis. Es ist als ein Gleitlagernebengelenk zu sehen.

## 2.7 Fornix (Schulterdach), subakromiales Nebengelenk

Als »subakromiales Nebengelenk« oder »akromiohumerale Gleitschicht« wird der Raum zwischen Schulterdach und Humeruskopf bezeichnet. Innen liegen die Bursa subacromialis und die Rotatorenmanschette. Der Raum ist aufgrund seiner eingeschränkten Versorgungslage anfällig für Degenerationen.

## 2.8 Thorakoskapuläres Gleitlager

Das thorakoskapuläre Gleitlager befindet sich zwischen Schulterblatt und Thorax. Es besteht aus **zwei Gleitkammern:**
- die erste liegt zwischen dem M. subscapularis und dem M. serratus anterior,
- die zweite zwischen dem M. serratus anterior und der Interkostalmuskulatur.

Zwischen den Muskeln sind die Gleitkammern mit Bursen und mit Faszien ausgestattet, die einer Membrana synovialis ähnlich sind und ein synoviaähnliches Sekret absondern. Je nach Konstitution des Thorax erfährt das Schulterblatt seine Hauptbewegung ab 90° Elevation/ Abduktion im GHG, um dem Tuberculum majus die Möglichkeit zu geben, unter das Akromion und unter das Lig. coracoacromiale abzutauchen, und um die Cavitas glenoidalis in eine Position einzustellen, die dem Humerus entspricht ( Abb. 2.5).

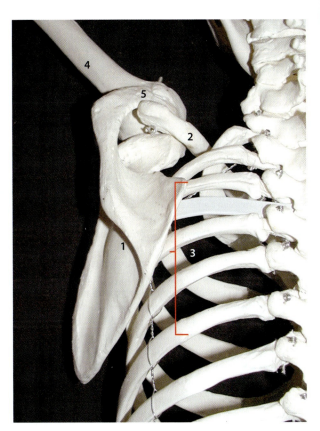

**Abb. 2.5.** Anatomische schematische Orientierung des thorakoskapulären Gleitlagers links aus dorsaler Sicht
**1** Skapula, **2** Klavikula, **3** Rippen 2–6 , **4** Humerus, **5** ACG

Störungen dieses Gleitverhaltens entstehen durch
- Rippenhypomobilitäten,
- Luxationen in Inspirationsstellungen,
- Konstitutionsveränderungen der BWS und
- muskuläre Disharmonien, z. B. Tonusänderungen des M. levator scapulae.

### Häufige Krankheitsbilder

**»Krachen« der Skapula.** Krepitationen treten oft bei Verödungen der Bursen und nachlassender Sekretansteuerung auf.

**Skapulakostalsyndrom.** Bei dieser periskapulären Myalgie der Mm. rhomboidei handelt es sich um Tendinosen und Tendoperiostosen. Sie werden verursacht durch Ermüdungszustände und faszikuläre Kontrakturen. Es kommt zu lokalen Muskeltraumen und zu einer Tendomyose der gesamten muskulären Schlinge (Serratus – Rhomboideus/Levator – Trapezius und Trapezius – Serratusschlinge), die sich mit pseudoradikulären Schmerzzuständen zeigt.

Das Beschwerdebild des thorakoskapulären Gleitlagers zeigt sich vorrangig durch eine **Störung der skapulären Muskelschlingen**. Sie können **durch statische Veränderungen des Skelettapparates** entstehen:
- Muskeln, die eine betont statische Aufgabe haben, wie M. trapezius pars descendens, M. levator scapulae, M. pectoralis minor und Mm. rhomboidei, neigen zur **Verkürzung** und verändern die synergistisch/antagonistische Funktionsharmonie.
- Eine **Translation der HWS** erzeugt eine muskuläre Gegenreaktion des M. trapezius und M. levator scapulae.
- Ein **Flachrücken** erzeugt Annäherung/Verkürzung der Mm. rhomboidei, die sich mit Aufquellungen und ansatznahen Reizzuständen zeigen.
- Scheinbare Verkürzungen, mit den Zeichen einer medialen Fixation der Skapula, liegen meist an **Verklebungen im Gleitspalt**.
- Der M. serratus anterior neigt eher zur Abschwächung als zur Verkürzung. Eine **Schwäche des M. serratus anterior** zeigt sich durch Aufklaffbarkeit des medialen Skapularandes.

## 2.9 Akromioklavikulargelenk (ACG)

Das ACG ist eine bikonvexe Amphiarthrose mit weniger als 5° Bewegungsfreiheit. Das scheinbar geringe Bewegungsausmaß erlaubt jedoch ca. 60° der insgesamt 180° Elevationsfähigkeit des Armes. Das ACG besitzt zu 40 % einen intraartikulären Diskus. Es hat fast immer einen sagittalen Gelenkverlauf und eine nach medial gerichtete Neigung (Intable), wodurch die Klavikula auf dem Akromion aufliegt ( Abb. 2.6).
  **Sensibel versorgt** wird das ACG vom:
- N. axillaris,
- N. suprascapularis und
- den Nn. supraclaviculares.

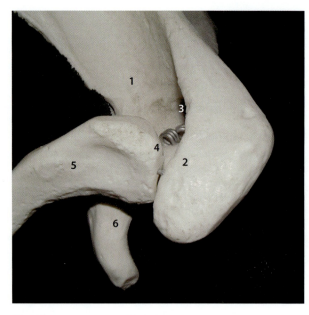

🔲 **Abb. 2.6.** Anatomische schematische Orientierung des ACG, rechts aus kranialer Sicht
**1** Skapula, **2** Akromion, **3** Incisura scapulae, **4** Articulatio acromioclavicularis, **5** Klavikula, **6** Processus coracoideus

Kranial wird das Gelenk durch eine subkutane Bursa geschützt. Die Kapsel des ACG wird durch das Lig. acromioclaviculare verstärkt.

> **Wichtig**
>
> Das Akromioklavikulargelenk ist das anfälligste der Schultergürtelgelenke.

### Bewegungsstörungen des ACG

Das ACG ist primär für ein **Impingementsyndrom** verantwortlich, das durch eine Leistungsminderung der arthrokinematischen Muskulatur, die den Humeruskopf kaudalisiert, verursacht wird (funktionelles Impingement).

Das Gelenk liegt in einer kinematischen Kette für Flexions- und Abduktions- Elevationsbewegungen des GHG, sowie für die Skapula- und Klavikularotation. Das ACG tendiert zu einer:

- **Hypomobilität** mit Folge eines Impingement des Subakromialraumes,
- einem **thorakalen oberen Kompressionssyndrom** und
- **subchondralen Schmerzen**.

Eine Hypomobilität verhindert zudem die Retraktionsfähigkeit der Skapula durch fehlendes Ventralgleiten der Klavikula. Sie kann wegen ventraler Kapselrestriktion nicht nach ventral gleiten bzw. rotieren, dies ist aber erforderlich, um den Plexus brachialis durch die Klavikula-Rippenpforte freizuhalten.

**Irritationen der neurovaskulären Passage** zwischen der 1. Rippe und der Klavikula beugt der Körper durch eine in den ersten 30° Anteversion entstehende Ventralbewegung und, bei bis zu 90° Anteflexion, Kranialbewegung der Klavikula vor. Eine Störung der Passage ist häufig eine klavikuläre Bewegungsstörung, die aus einer Hypomobilität des ACG entsteht. Der M. trapezius pars descendens reagiert mit Verkürzung darauf, um irritierte Ursprungswurzeln zu entlasten.

Eine **Hypermobilität** gibt es fast ausschließlich bei Tossy-/Rockwood-Verletzungen.

> **Wichtig**
>
> Das ACG wird immer zuerst untersucht, da eine optimale Rotation der Klavikula und ein optimales Verschieben im thorakoskapulären Gleitlager benötigt wird. Eine Affektion des ACG wird mit Anspannung des M. levator scapulae beantwortet, der versucht, die Gelenkflächen des ACG zu entlasten.

### Biomechanik des ACG

Das ACG hat ein endgradiges Kapselmuster. Die Ruheposition liegt in der physiologischen Stellung des Schultergürtels. Die verriegelte Stellung befindet sich bei 90° Abduktion des GHG. Die **Bewegung der Klavikula** geht:

- bei **Flexion/ Elevation** nach ventral/kaudal,
- bei **Abduktion/Elevation** nach kaudal,
- bei **Extension und Außenrotation** nach ventral und
- bei **Innenrotation** nach dorsal.

## 2.10    Sternoklavikulargelenk (SCG)

Das innere Schlüsselbeingelenk ist mit seinem 3 mm dicken Knorpel ein Sattelgelenk, das durch einen Discus articularis in **zwei Gelenkkammern** getrennt wird und dadurch zu einem funktionellen Kugelgelenk wird:

- In der **lateralen Kammer** findet die Elevations-/Depressionsbewegung statt,
- in der **medialen Kammer** die Protraktion und Retraktion.

Topographisch liegt der SCG-Gelenkspalt lateral der gut sichtbaren Pars sternalis des M. sternocleidomastoideus. Das SCG hat einen großen Gelenkinnenraum mit einem raumfordernden Discus articularis. In Elevation und Depression folgt der Discus diesen Bewegungen und verursacht so am konvexen Anteil des klavikulären Gelenkpartners die Konvexität in einer Vertikalebene. Bei Retraktion und Protraktion ist der Diskus fixiert und bildet den konvexen Gelenkpartner des konkaven Klavikulagelenkanteiles in einer Horizontalebene.

## Bewegungsstörungen des SCG

**Wichtig**

Das SCG neigt eher zur **Hypermobilität** als zur Hypomobilität.

Eine Hypermobilität im SCG kann entstehen durch:
- ein anguläres Hebeln bei der Außenrotation des GHG und
- eine Retraktion der Schulter durch eine in Inspiration stehende 1. Rippe.

Die Mobilität des SCG ist abhängig von der Beweglichkeit der 1. Rippe. Eine in Inspiration hypomobile Rippe verursacht eine Retraktionseinschränkung im SCG, indem sie das Rollen und Gleiten der Klavikula nach dorsal verhindert.

## Anatomie/Biomechanik

Der **Gelenkverlauf des SCG** liegt bei Elevation/Depression von kranial-medial nach kaudal-lateral und für Protraktion und Retraktion von anterior-medial nach dorsal-lateral in einem Winkel von 45° (■ Abb. 2.7). Den höchsten Druck erfährt das Gelenk in einer horizontalen (der transversalen) Adduktion und Abduktion.

Das SCG wird ligamentär fixiert durch die folgenden **Bänder**:
- Lig. interclaviculare,
- Ligg. sternoclavicularia und
- Lig. costoclaviculare.

Für die **Kapselinnervation** ist der N. supraclavicularis verantwortlich.

**Wichtig**

Beispiele für **Irritationen** des SCG:
- Der M. sternohyoideus kann durch seinen Ansatz an der Membrana fibrosa des SCG und dem Zungenbein Spannungsänderungen des Zungenbeines mit einem »Globusgefühl« verursachen. Dies kommt häufig bei Rednern vor.
- Der retrosternoklavikulär verlaufende N. vagus kann durch eine Gefügestörung oder Reizung des SCG irritiert werden und vegetative Störungen auslösen.
- Das Ganglion stellatum liegt vor dem ersten Rippenköpfchen und betrifft die sympathische Innervation des Kopfes. Symptome wie Zephalgien, Vasokonstriktionen der Extremitäten, Koronalspasmen oder Hypertonie können Reizantworten sein.

## 2.11 Gefäße der Schulter

**A. circumflexa humeri posterior.** Der posteriore Bereich der Schulterweichteile wird von der aus der A. axillaris/A. brachialis stammenden A. circumflexa humeri posterior versorgt. Sie zieht mit dem N. axillaris durch den Hiatus axillaris lateralis. Das Versorgungsgebiet ist die Fornix und die Schultergelenkskapsel des GHG.

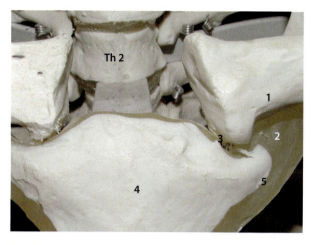

■ **Abb. 2.7.** Anatomische schematische Orientierung des SCG aus ventraler Sicht
1 Klavikula, 2 Costa 1, 3 Articulatio sternoclavicularis, 4 Sternum, 5 Articulatio sternocostalis 1

**A. circumflexa scapulae.** Von ventral-medial durch die Achsenlücke auf die Dorsalseite der Skapula werden die Schulterweichteile durch die aus der A. subscapularis stammende A. circumflexa scapulae versorgt. Dieser Gefäßring verläuft durch den Hiatus axillaris medialis und versorgt die Schulterblattarkade.

**A. suprascapularis.** Der kraniale Abschnitt des Schultergelenkes wird von der A. suprascapularis versorgt, die gemeinsam mit dem N. suprascapularis unter dem Lig. transversum scapulae inferior verläuft.

**A. circumflexa humeri anterior.** Der ventrale Schultergelenks-/Weichteilbereich wird von der aus der A. axillaris stammenden A. circumflexa humeri anterior versorgt. Das Versorgungsgebiet zieht sich über den M. biceps brachii, den Sulcus intertubercularis und die Gelenkkapsel des GHG sowie den M. teres minor.

## 2.12 Rami articulares der Schulter

Die Rami articulares sind sensible Kapselinnervationen, die bei einem Dehnungsreiz für eine dynamisch-antagonistische Beantwortung sorgen. Sie informieren über die jeweilige Gelenkstellung. Je nachdem, in welcher Gelenkwinkelstellung sich die Kapsel befindet, wird über ein dreidimensionales System eine exzentrisch-dynamische Absicherung übernommen.

Die Rami articulares bestehen aus:
- kleinen **Vater-Pacini-ähnlichen Rezeptorenelementen** für die Erfassung der Bewegung, sowie
- **Ruffini-Körperchen-ähnlichen Rezeptorenelementen** für die Übermittlung der Gelenkposition und damit Vermittlung des Lagesinns eines Gelenks.

**2**

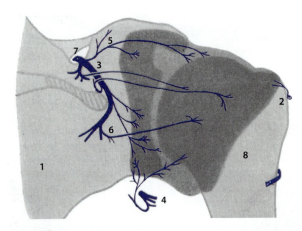

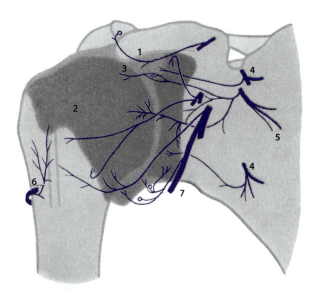

**Abb. 2.8.** Schulterkapselanteil von dorsal. (Aus v. Lanz u. Wachsmuth 1959, 2003)
**1** Skapula, **2** N. axillaris mit Ramus intertubercularis, **3** N. suprascapularis, motorischer Ast, **4** N. axillaris, motorischer Ast, **5** N. suprascapularis, kranialer Gelenkast, **6** N. suprascapularis, kaudaler Gelenkast, **7** Incisura scapulae mit Lig. transversum, **8** Humerus

**Abb. 2.9.** Schulterkapselanteil von ventral (Aus v. Lanz u. Wachsmuth 1959, 2003)
**1** N. thoracalis ventralis cranialis, **2** Humerus, **3** N. musculocutaneus, **4** N. subscapularis, kranialer und kaudaler Gelenkast, **5** Skapula, **6** N. axillaris mit Ramus intertubercularis, **7** N. axillaris motorischer/sensibler Ast

> In einer eigenen Studie, bei der entsprechende Kapselabschnitte mit einem Lokalanästhetikum angefächert und die Muskelaktivität unter Kontrolle eines Myofeedbackgerätes beobachtet wurde, wurde festgestellt, dass die Aufgabe der Vater-Pacini-Rezeptoren einen Verlust der antagonistischen exzentrischen Kraft auslöst. Eine schmerzfreie passive Dehnung eines Kapselabschnittes führte zu einer partiellen muskulären Reaktion. Je höher die Spannung der ▼

> Membrana fibrosa der Gelenkkapsel steigt, umso höher sind die Entladungsfrequenz und die Hemmung der Nozizeption. Dieses Phänomen tritt häufig im Alltag auf, wenn der Patient aussagt, dass das Gelenk in Ruhe schmerzhaft ist, bei Bewegung oder bei der Arbeit jedoch die Beschwerden wieder verschwinden.

Abb. 2.8 und Abb. 2.9 zeigen die nervale Versorgung im Bereich der Schultergelenkskapsel.

## 2.13 Biomechanische Abduktionsbewegungen GHG/ Schulterblatt/ACG/SCG

Die folgenden Abbildungen zeigen die Biomechanik des Schultergelenks bei Bewegung in die:
— Abduktion (Abb. 2.10–2.12),
— Abduktion-Elevation (Abb. 2.13–2.15),
— Flexion (Abb. 2.16–2.18) und
— Flexion-Elevation (Abb. 2.19–2.21).

### Abduktion
Bei einer Abduktionsbewegung bis ca. 45° kommt es zu einem:
— Kaudalgleiten im GHG,
— Kaudalgleiten im ACG und
— Kaudalgleiten im SCG (Abb. 2.11).

Der M. supraspinatus gilt als Initialstarter und Zentrierer der Abduktion, der M. deltoideus als Motor der Abduktion.

> Im GHG findet eine primäre Rollbewegung nach kranial statt. Der gleitbetonte Kapselanteil wird nur gering gestresst.

Die Bewegung in Abduktion führt ab ca. 90° zum:
— Lateral-Kaudalgleiten im GHG,
— Kaudal-Ventralgleiten im ACG und
— Kaudal-Dorsalgleiten im SCG (Abb. 2.12).

Der M. supraspinatus hält weiter das Zentrum der Pfanne. Der M. deltoideus wirkt bis 90° weiter als starker Abduktor.

> Die Rollbewegung nimmt kontinuierlich ab, das Gleitverhalten wird betont. Der kaudale Kapselanteil wird gestresst.

### Abduktion-Elevation
Ab ca. 120° Abduktion-Elevation geht die Bewegung einher mit einem:
— Lateral-Kaudalgleiten im GHG,
— Kaudal-Ventralgleiten im ACG und
— Kaudal-Dorsalgleiten im SCG (Abb. 2.13).

Der M. serratus anterior und der M. trapezius pars ascendens positionieren die Cavitas glenoidalis über das thorakoskapuläre Gleitlager bis 150° Elevation.

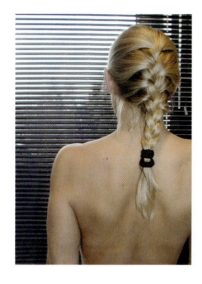

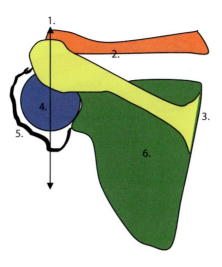

🔲 **Abb. 2.10.** Arm in Nullstellung, dorsale Ansicht
**1** Bewegungsachse, **2** Klavikula, **3** Spina scapulae, **4** Humeruskopf, **5** Gelenkkapsel, **6** Skapula

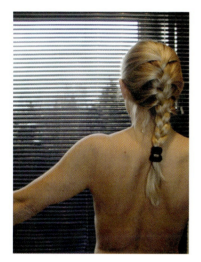

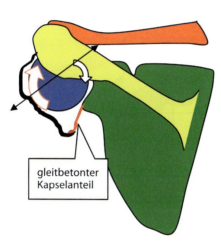

gleitbetonter Kapselanteil

🔲 **Abb. 2.11.** Arm in 45° Abduktion, dorsale Ansicht

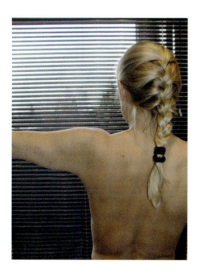

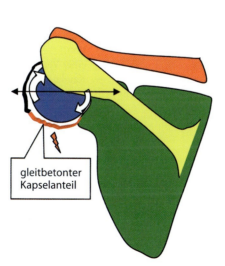

gleitbetonter Kapselanteil

🔲 **Abb. 2.12.** Arm in 90° Abduktion, dorsale Ansicht

**2**

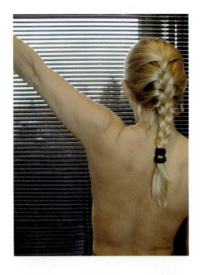

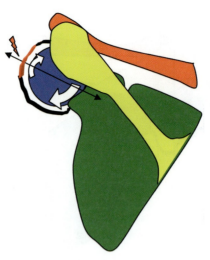

◘ **Abb. 2.13.** Arm in 120° Abduktion-Elevation, dorsale Ansicht

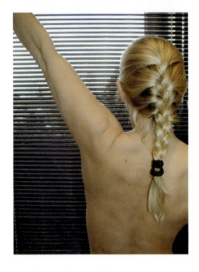

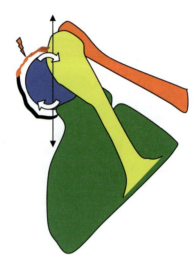

◘ **Abb. 2.14.** Arm in 150° Abduktion-Elevation, dorsale Ansicht

> Die Rollbewegung ist am kranialen Aspekt der Cavitas glenoidalis widerlagert. Das Gleiten bzw. Rutschen verläuft bis zu 2 cm in den Recessus axillaris nach lateral-kaudal.

Die Abduktions-Elevationsbewegung ab 150° wird ermöglicht von einem:
– Lateralgleiten im GHG,
– Kaudal-Ventralgleiten im ACG und
– Kaudal-Dorsalgleiten im SCG (◘ Abb. 2.14).

Über kontralaterale Lateralflexion und Entlordosierung der Lendenwirbelsäule, sowie gleichseitige Lateralflexion und Extension der Brustwirbelsäule erfolgt ab 150° die weitere Vertikalisierung des Armes.

> Die Rollbewegung ist am kranialen Aspekt der Cavitas glenoidalis widerlagert. Das Gleiten bzw. Rutschen verläuft bis zu 2 cm in den Recessus axillaris nach lateral-kaudal.

Bei 180° Abduktion-Elevation kommt es zu einem:
– Lateral-Ventralgleiten im GHG durch Schlussaußenrotation,
– einer Verriegelung im ACG und
– Kaudal-Dorsalgleiten im SCG (◘ Abb. 2.15).

> Über unwillkürliche anguläre Schlussaußenrotation um die Längsachse wird der ventrolaterale Kapselanteil in den letzten 10° der Endgradigkeit betont.
> Das Gleiten/Rutschen verläuft in den Recessus subscapularis nach ventral.

## Flexion (◘ Abb. 2.16)

Die Flexion wird begleitet von einem:
– Dorsalgleiten im GHG mit anfänglicher Straffung des Recessus axillaris,
– Ventralgleiten im ACG und
– Dorsalgleiten im SCG (◘ Abb. 2.17).

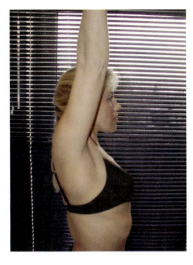 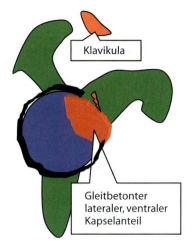

Klavikula

Gleitbetonter
lateraler, ventraler
Kapselanteil

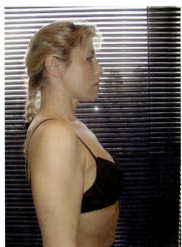 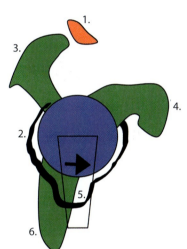

▣ **Abb. 2.16.** Arm in Nullstellung, laterale Ansicht
**1** Klavikula, **2** Gelenkkapsel, **3** Akromion, **4** Processus coracoideus, **5** Humerus, **6** Margo lateralis scapulae

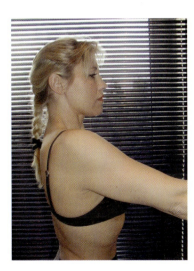 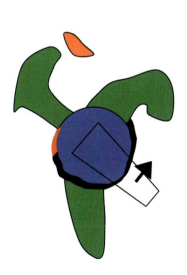

▣ **Abb. 2.17.** Arm in 45° Flexionsstellung, laterale Ansicht

Initialstarter der Anteversion ist der zentrierende M. coracobrachialis mit dem M. deltoideus pars spinalis und M. pectoralis major. Die Bewegung wird bei ca. 60° durch das Lig. coracohumerale (dorsaler Schenkel) abgebremst und widerlagert.

Eine primäre Rollbewegung nach kranial findet im GHG statt. Der gleitbetonte Kapselanteil wird nur gering gestresst.

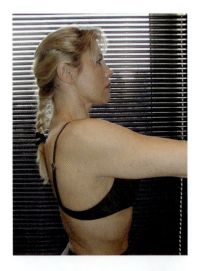

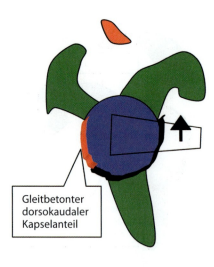

□ **Abb. 2.18.** Arm in 90° Flexionsstellung, laterale Ansicht

Gleitbetonter
dorsokaudaler
Kapselanteil

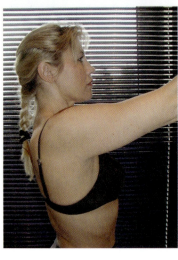

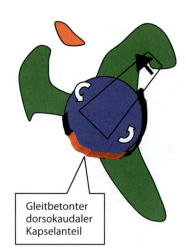

□ **Abb. 2.19.** Arm in 120° Elevation, laterale Ansicht

Gleitbetonter
dorsokaudaler
Kapselanteil

Bei 90° Flexion gibt es folgende Gleitkomponenten:
- Dorsalgleiten im GHG,
- Kaudalgleiten im ACG und
- Kaudalgleiten im SCG (□ Abb. 2.18).

Die Flexionsbewegung endet bei 90° durch Anschlagen des Tuberculum majus unter dem Akromion. Es folgt eine rechnerische 60°-Rotation der Skapula, die die Gelenkpfanne horizontal vorpositioniert.

> Die Rollbewegung nimmt kontinuierlich ab, das Gleitverhalten wird betont. Der dorsale kaudale Kapselanteil wird gestresst.

### Flexion – Elevation

Eine Elevationsbewegung von 120° Flexion zeigt ein:
- Dorsal-Kaudalgleiten im GHG,
- Kaudalgleiten im ACG,
- Kaudalgleiten im SCG,
- ca. 30° Rotation der Skapula und
- ca. 15° Rotation der Klavikula (□ Abb. 2.19).

M. serratus anterior und M. trapezius pars descendens positionieren über das thorakoskapuläre Gleitlager die Cavitas glenoidalis in horizontale Richtung vor, und sorgen so für die aktive Elevation des Humerus.

> Die Rollbewegung ist am kranialen Aspekt der Cavitas glenoidalis widerlagert. Das Gleiten bzw. Rutschen verläuft bis zu 2 cm in den Recessus axillaris nach dorsal-kaudal.

Ab ca. 180° Elevation in Flexion können folgende Gelenkbewegungen festgestellt werden:
- Kaudal-Ventralgleiten im GHG,
- Verriegelung des ACG,
- Dorsalgleiten im SCG,
- 60° Rotation der Skapula und
- 30° Rotation der Klavikula (□ Abb. 2.20 und □ Abb. 2.21).

Ca. ab 150° Elevation endet die Mobilität der Schultergelenke GHG/ACG/SCG und Nebengelenke wie Fornix und thorakoskapuläres Gleitlager. Weitere 20° werden aus der Mobilität der Wirbelsäule gewonnen und 10° aus der angulären Schlussaußenrotation.

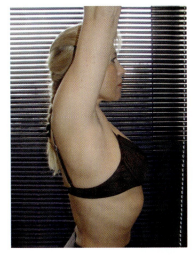

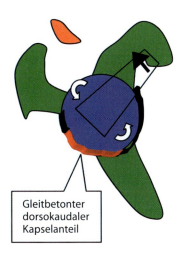

◨ **Abb. 2.20.** Arm in 180° Elevation, laterale Ansicht

Gleitbetonter dorsokaudaler Kapselanteil

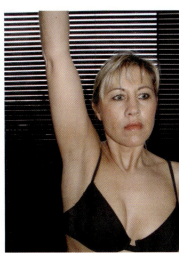

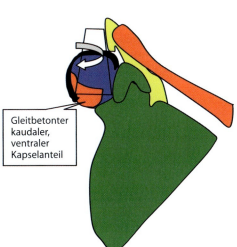

◨ **Abb. 2.21.** Arm in 180° Elevation, ventrale Ansicht

Gleitbetonter kaudaler, ventraler Kapselanteil

Das Gleiten und Rutschen verläuft in den Recessus subscapularis nach ventral.

## 2.14 Pathologie der Schultergelenke GHG/ACG/SCG

### 2.14.1 Painful arc

**Wichtig**

Der painful arc weist auf ein Kompartment eines entzündlichen Sehnengewebes hin, oder einer Reizung der Bursa subacromialis deltoidea.

Je größer die Entzündung des Sehnengewebes ist, desto größer sind die Raumforderungen. Sie geben uns Hinweise auf das entsprechende Weichteilstadium.

Eine partielle Tendinitis kommt genauso wie eine partielle Arthritis eines Gelenkes nur selten vor. Bei den oft in der Literatur beschriebenen oberflächlichen und tiefliegenden tendoossären Affektionen (M. supraspinatus) handelt es sich um partielle, degenerative, morphologische Veränderungen und nicht um eine Entzündung.

Bei **Insertionstendopathien direkter Insertionen** handelt es sich um partielle Lamellenausdübelungen einzelner Keratansulfat-gebundener Knochensehneninsertionen. Partielle entzündliche Reizzustände im tendoossären Übergang sind im Dermatansulfat-gebundenen **insertionsnahen Abschnitt** zu finden, wo auch die Injektionen und Querfriktionen angelegt werden sollten.

**Indirekte Insertionen** zeigen keinen direkten painful arc, sondern haben ihren Schmerzhöhepunkt, wenn ihre Aufgabe der Flächenverbreiterung beim exzentrischen Bedarf angesprochen wird.

### Varianten des painful arc

**ACG.** Das ACG zeigt einen painful arc, je nach Mobilität des GHG, zwischen 60°–120° Abduktion und Flexionsbewegung. Meist liegt der Entstehungsmechanismus in ossär degenera-

**2**

tiven Veränderungen mit angulärer Hebelung bei vorpositionierter Protraktion der Schulter.

**M. supraspinatus.** Der M. supraspinatus zeigt in Abduktion je nach Grad des Weichteilstadiums 2 oder 3 unterschiedliche Formen eines painful arc, die entweder oberflächlich tendoossär oder tiefliegend tendoossär liegen können, je nach Grad des Weichteilstadiums 2 oder 3. Der tendomuskuläre Übergang hat keinen painful arc, zeigt sich aber beim Widerstandstest gegen die Abduktion positiv schmerzhaft. Fast immer liegen die Gründe in einer degenerativen Veränderung der Sehne.

**M. infraspinatus.** Beim M. infraspinatus liegt der painful arc bei einer Ausgangsstellung aus Abduktion und Innenrotation bei 60°–120° Er zeigt sich als dorsal-lateraler Schmerz. Wurfsportarten, die eine starke Exzentrik fordern, tragen häufig zu seiner Entstehung bei.

**M. subscapularis.** Der M. subscapularis hat seinen painful arc in Flexionsstellung mit seinem distalen Ansatz bei 60°–120° und mit seinem proximalen Ansatz bei 160°–180°. Der tendomuskuläre Übergang schmerzt bei horizontaler Adduktion.

### 2.14.2    Tendosynovitis M. biceps brachii caput longum

Es werden drei Formen einer Sehnenscheidenveränderung unterschieden:

**Akute oder chronische Tendovaginitis des M. biceps brachii caput longum (Sehnenscheidenentzündung):** Diese Entzündung der Lamina visceralis mit einer übergangslosen Ausbreitung zu einer Tendosynovitis geht mit Unfähigkeit zur Bewegung einher.

**Tendovaginitis crepitans des M. biceps brachii caput longum:** Sie wird charakterisiert durch Krepitationen, die hervorgerufen werden durch einen Qualitätsverlust der Sehnengleitflüssigkeit (Synovia) bei Tendosynovitis.

**Tendovaginitis stenosans des M. biceps brachii caput longum:** Durch bindegewebige Proliferation an den Sehnenscheiden wird das Gleiten der Sehne gestört, die Bewegung wird aber zugelassen und verursacht ein Schnappen.

### 2.14.3    Rotatorenmanschettenriss

Ein Rotatorenmanschettenriss ist ein Längsriss an einem Muskel des GHG, der an der Gelenkkapsel inseriert. Meistens ist der M. supraspinatus betroffen. Die Ruptur entsteht durch einen Sturz auf den ausgestreckten Arm, traumatisch oder bei degenerativen Veränderungen im Bereich von Sehnenübergängen, die unter ungünstigen Stoffwechselbedingungen stehen, weil sie durch enge Passagen ziehen.

#### Symptome
- **Schnappgeräusche** durch Synoviaverlust mit Veränderung der Adhäsionskraft und muskuläre Inhibierung,
- **Bewegungskraftverlust,**

- **nächtliche Beschwerden**, die durch unwillkürliche Lagerung entstehen und durch die nächtliche Konzentration der Entzündung auf den Regenerationsprozess.

Der Patient hat aufgrund des Längseinrisses im Widerstandstest wenig Krafteinbuße. Traumatische Rupturen zeigen sich je nach Größe der Ruptur von einem Abduktionsschmerz bis hin zur kompletten Unbeweglichkeit des Armes.

> **Wichtig**
>
> Eine Ruptur zeigt sich durch einen **heftigen Schmerz** und ein **hörbares Knacken** der Manschette.

Durch den Verlust der Aktivität des M. supraspinatus, der primär bei einer Rotatorenmanschettenruptur betroffen ist, tonisiert sich der M. deltoideus und verursacht durch seinen longitudinalen Zug ein **funktionelles Impingement**.

Begleitend ist auch eine **Bursitis subacromialis** möglich.

### 2.14.4    »Frozen Shoulder«-Syndrom (Schultersteife)

In der Literatur wird die »Frozen shoulder« beschrieben als idiopathische Arthritis mit Fibrosierung und Schrumpfung der Gelenkkapsel. Sie verläuft in **drei Stadien:**
- **1. Stadium:** Die ersten ca. 4. Monate bezeichnen wir als »Freezing Shoulder«. Der Bewegungsschmerz steigt kontinuierlich und findet nachts seinen Höhepunkt.
- **2 Stadium:** Die »Frozen Shoulder« ca. vom 4.–8. Monat zeigt sich nur noch anfänglich mit Schmerzen. Die Bewegungseinschränkung nimmt jedoch zunehmend zu.
- **3. Stadium:** Das letzte Stadium entwickelt sich ca. vom 8. Monat bis zu einem Jahr, die sog. »Thawing Shoulder«. Es kommt zur einer ständigen Zunahme der Beweglichkeit. Es kann bis zu 3 Jahren dauern, bis eine funktionelle physiologische Beweglichkeit erreicht wird. Dies ist aber ohne Therapie nicht möglich.

Die Frozen Shoulder entwickelt sich sehr häufig bei Patienten, die Barbiturate oder Psychopharmaka einnehmen. Ein anderer Patiententypus zeigt im Vorfeld eine Entzündungsreaktion des M. supraspinatus bzw. des N. suprascapularis. Aufgrund einer engen Verbindung von vegetativen Nervenfasern zum N. suprascapularis könnte es sein, dass es sich um eine primär vegetativ verursachte, überzogene Heilentzündung handelt. Hinzu kommt der Verdacht, dass durch Barbiturate oder Psychopharmaka überzogene Heilentzündungen an einem vorgeschädigten Schultergelenk ausgelöst werden.

### 2.14.5    Ganglion supraglenoidale

Das Ganglion entsteht durch Traumen bzw. einen Sturz auf den ausgestreckten Arm, was häufig bei Turnern, Boxern oder Judokas vorkommt. Es kommt zum Anriss des Tuberculum supraglenoidale mit Bildung eines Ganglion (Zyste), mit Druck auf den N. suprascapularis. Der Patient gibt einen lateral-dorsalen

Schmerz an. Das ACG zeigt sich nach kranial höher als die Klavikula. Die passive transversale Adduktion ist schmerzhaft.

### 2.14.6 Neuralgische Schulteramyotrophie

Diese Armplexusneuritis der Segmente C5–C7 wird meistens durch eine virale Infektion ausgelöst. Es kommt anfänglich zu starken lokalen Schulterschmerzen, bevor eine motorische Muskelatrophie dazukommt.

### 2.14.7 Paget-Schroetter-Syndrom

Das Paget-Schroetter-Syndrom ist eine durch Thrombose verursachte Abflussbehinderung der V. axillaris (oder der V. subclavia) durch Kompression (TOKS bzw. TIKS) oder Überanstrengung mit Verletzungen der Intima. Durch die Bildung von Narbengewebe entsteht eine fibrotische Einengung der V. axillaris (bzw. der V. subclavia). Die Folge ist, dass bei Überanstrengung Schmerzen ausgelöst werden und sich die Hand zyanotisch ödematös zeigt.

> Eine Stenose der A. axillaris würde Blässe und ein Ermüdungsgefühl hervorrufen.

### 2.14.8 Distorsionen/Subluxationen/ Luxationen des Humeruskopfes

Das Überschreiten der physiologischen Bewegungsbarriere führt als erstes zu einer »Überdehnung«, d. h. einer **Distorsion** der Kapsel und Kapselbänder. Oft kommt es zu inneren Kapseleinrissen im Insertionsgebiet des M. supraspinatus mit Einblutungen in das Gelenk.

Die zweite Stufe ist die **Subluxation**, bei der die Gelenkflächen noch teilweise in Kontakt stehen. Grund ist eine Laxizität der Kapsel oder der Bänder bzw. eine Pfannendysplasie. Mögliche Folgen sind:

- Labrumläsionen (Bankartläsion),
- Knorpelabsprengungen und
- größere Einrisse des Kapsel-Bandapparates.

Bei der **Luxation** kommt es zu einer pathologischen Entbindung von Gelenkflächen aus ihrer physiologischen Stellung mit:

- Kapsel- und Bandruptur,
- Labrum-An- bzw. Abrissen,
- Impressionsfrakturen des Humeruskopfes (Hill-Sachs-Delle oder Through Line),
- Rotatorenmanschettenriss,
- Bursitis,
- massiver Störung des Rotatorenintervalls sowie
- Bildung eines Gelenkhydrops oder eines Hämarthros.

#### Ursachen für Distorsionen und Luxationen

Außer Traumen können folgende Gründe zu Distorsionen, Subluxationen oder Luxationen führen:

- Hypermobilitäten bzw. Instabilitäten durch Pfannendysplasien,
- Degeneration von Bursen,
- Laxizität von Bändern (Verkümmern im Alter),
- Konstitutionsveränderung,
- Frakturen,
- Kapseldehnungen durch Wurfsportarten,
- Zentrierungsprobleme durch M. supraspinatus, M. infraspinatus, M. subscapularis und M. teres minor oder
- dynamisch artikuläre Instabilität durch unphysiologische Reize der Rami articulares.

### 2.14.9 Neuralgische Schmerzen im Bereich von Schulter und Hals

> **Wichtig**
>
> Neuralgische Schmerzen können attackenweise im Ausbreitungsgebiet eines Nerves ausgelöst werden, ohne dass radikuläre Störungen bestehen.

Ursache der neuralgischen Schmerzen kann ein neurovaskuläres Problem durch **irritierte Sympathikussteuerung** sein. Die Irritation kann im oberen thorakalen Bereich liegen, aber auch über eine ossäre Reizung des Halssympathikus, das Barré-Liéou-Syndrom, ausgelöst werden. Patienten mit Halssympathikusirritationen zeigen häufig vaskuläre Dysregulationen im Halsbereich und nächtliche Schmerzen, weil eine Reizung des Halssympathikus zu einer Senkung des Blutdrucks führt. Auch eine Avitaminose, ein Vitaminmangel durch eine Aufnahmestörung oder einen Mangel an vitaminreicher Ernährung, ist häufig festzustellen, v.a. Vitamin-B-Mangel.

### 2.14.10 Omarthrose/Arthrose der Gelenke GHG, ACG, SCG

> Eine Arthrose entsteht, wenn die Bewegungsenergie direkt vom Gelenk getragen wird, und nicht über Bänder, Muskeln, Synovia und Bewegungsteilung absorbiert wird.

Eine Arthrose im Schultergelenk ist meist eine **sekundäre Arthrose**, d. h., sie ist Folge eines Traumas, einer Luxation, einer Einblutung etc. Eine **primäre Arthrose** kommt so gut wie nicht vor, da die Gelenkflächen des Schultergelenks keinen nennenswerten Druck kompensieren müssen. Eine Psoriasis (Schuppenflechte) kann eine monoartikuläre Arthrose des GHG verursachen.

### 2.14.11 Arthritis

Die Arthritis kann unterteilt werden in:
- akut oder chronisch,
- unspezifisch oder spezifisch,
- primär oder sekundär.

Als **Pseudoarthritis** wird die Reizung des Lig. acromioclaviculare bezeichnet, die eine Arthritis vortäuschen kann.

Eine **traumatisch ausgelöste Arthritis** kann z.B. nach Luxationen, Subluxationen, Distorsionen oder Frakturen mit einer abakteriellen Entzündung durch Kapselfissuren der Membrana synovialis auftreten.

Die **infektiöse Arthritis** beruht als sekundäre Arthritis auf hämatogener Keimeinschleppung, sowie auf der rheumatischen Arthritis.

> Auslösende Faktoren einer Arthritis sind vermutlich neben den traumatischen, bakteriellen und rheumatischen auch hormonelle Gesichtspunkte.

### 2.14.12 Bursitis subacromialis

Die Bursitis subacromialis entsteht **akut**, durch z.B. einen Kalkdepoteinbruch, oder **chronisch** durch eine mechanische Irritation. Die Bursitis ist gezeichnet von:
- einer fluktuierenden **Schwellung** und
- einer **Bewegungsunfähigkeit** in alle Richtungen.
  Der M. supraspinatus ist fast immer mitbetroffen.

### 2.14.13 Impingement

Impingement ist die Zustandsbeschreibung einer **subakromialen Raumenge**, die aus unterschiedlichen Gründen entstehen kann:
- Als erstes kann eine Raumenge anatomisch durch ein »**Hook Acromion**« vorgegeben sein. Bei einem Akromion, das die Form eines »hook« (Haken) hat, zeigt sich die Beschwerdesymptomatik mit einem frühzeitigen painful arc.
- Ein **tonisch funktionelles Impingement** kann ausgelöst werden durch die muskuläre Veränderung der Rotatorenmanschette über den Verlust des physiologischen Rotatorenintervalls.

- Ein **pathologisches Impingement** entsteht durch Aufquellungen der Sehnen (Tendinitis) oder Bursaaffektionen und führt bei Abduktion des Armes zu Beschwerden.
- Als **konstitutionsbedingt** kann man ein Impingement durch eine protrahierte Schulter bezeichnen. Schmerzhaft zeigt sich hier die Region um den Processus coracoideus.

Ein Impingement gerät am meisten bei 60°–120° Abduktion unter Kompression mit Hauptbeschwerden im ventrolateralen GHG-Bereich.

## 2.15    Oberflächenanatomie des Schultergürtels

Die folgenden Abbildungen zeigen die Anatomie der oberflächlichen Muskeln und Gelenke des Schultergürtels und der Achselregion (◘ Abb. 2.22–2.26).

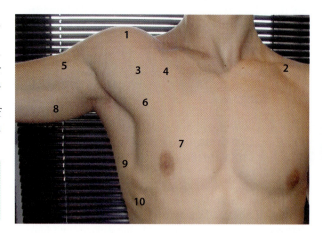

◘ **Abb. 2.22.** Rechter Schultergürtel von ventral
**1** M. deltoideus pars acromialis, **2** Mohrenheim-Grube, **3** M. deltoideus pars clavicularis, **4** M. pectoralis major pars clavicularis, **5** M. biceps brachii, **6** M. pectoralis major pars sternocostalis, **7** M. pectoralis major pars abdominalis, **8** M. triceps brachii, **9** M. latissimus dorsi, **10** M. serratus anterior

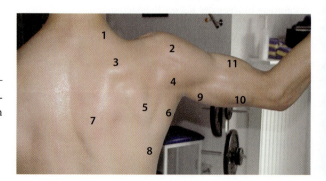

◘ **Abb. 2.23.** Rechter Schultergürtel von dorsal
**1** M. trapezius pars descendens, **2** M. deltoideus pars acromialis, **3** M. trapezius pars transversa, **4** M. deltoideus pars spinalis, **5** M. infraspinatus, **6** M. teres major, **7** M. trapezius pars ascendens, **8** M. latissimus dorsi, **9** M. triceps brachii caput longum, **10** M. triceps brachii caput laterale, **11** M. biceps brachii

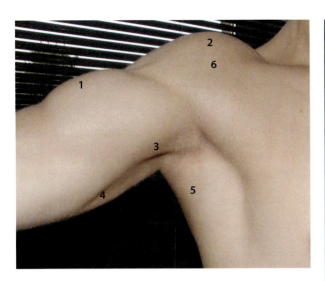

**Abb. 2.24.** Rechte Achselregion
**1** M. biceps brachii, **2** M. deltoideus pars clavicularis, **3** N. medianus,
**4** M. triceps brachii, **5** M. teres major, **6** M. pectoralis major

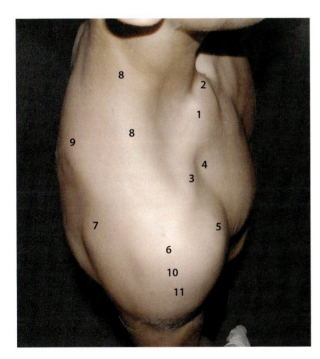

**Abb. 2.25.** Kraniale Ansicht der Schulter
**1** Klavikula, **2** Extremitas sternalis, **3** Extremitas acromialis, **4** Mohrenheim-
Grube, **5** M. deltoideus pars clavicularis, **6** M. deltoideus pars acromialis, **7** M. deltoideus pars spinalis, **8** M. trapezius pars descendens, **9** Spina
scapulae ,**10** Akromion, **11** Tuberculum majus

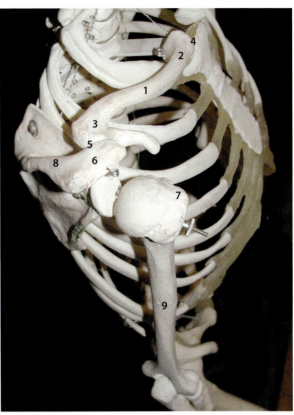

**Abb. 2.26.** Rechte Skelettschulter, kraniale Ansicht
**1** Klavikula, **2** Extremitas sternalis, **3** Extremitas acromialis, **4** SCG, **5** ACG,
**6** Akromion, **7** Tuberculum majus, **8** Spina scapulae, **9** Humerus

## 2.16    Head-Zonen der Schulter

Bei den Head-Zonen handelt es sich um definierte segmentre-
flektorische Erscheinungen in **Hautarealen**, ausgelöst durch sensible Afferenzen innerer Organe (▶ Kap. 2.5.5, »Head-Zonen«)

Die Head-Zonen können sowohl zur Diagnostik als auch
zur Therapie genutzt werden. Sie können sich zeigen in Form
von:

— Hyper- oder Hypoalgesie,
— Schmerz,
— Vasokonstriktion,
— Dehydrierung,
— Rigor und
— Piloarrektion (Aufrichten der Haare, Gänsehaut).

Man vermutet, dass viszerosensible Afferenzen über interneurale Transmissionszellen im Hinterhornkomplex des gleichen Segments konvergieren, und divergent zur Haut, zur Muskulatur und zum Periost weitergeschaltet werden können. Höchstwahrscheinlich kommt es aufgrund einer hohen afferenten peripheren Nervenanzahl von Organ, Haut, Muskeln und Periost gegenüber einer geringen weiterleitenden Anzahl von Nervenfasern im Tractus spinothalamicus zur relativ hohen **Verdichtung viszero- und somatosensibler Impulse** (von Lanz u. Wachsmuth 1982, 2003; 1993, 2003; Fischer 1998).

Im sensiblen Kortex führen folgende Voraussetzungen zu einer **betonten Repräsentanz der Haut** gegenüber der geringen Repräsentanz der Organe:
- Die »Verdichtung/Konvergenz« der Nervenweiterleitung,
- die geringe Anzahl von Nozirezeptoren und Druckrezeptoren in den Organen,
- eine in der infantilen Reifephase stattfindende sensible und sensorische Lernphase zur Konditionierung mit der Umwelt und
- die im Gegensatz zum Organ erheblich höhere somatische Erregung der äußeren Körperbedeckung durch ihre zahlreichen Sinnesapparate.

Die **gegenseitige reflektorische Beeinflussung zwischen Head-Zone und Organ** in demselben Embryonalsegment ermöglicht z.B., dass durch Hautreize Einfluss auf die Organdurchblutung genommen werden kann. Erfahrungsgemäß können örtliche Wärmeanwendungen, aber auch mechanische Einwirkungen auf der Haut Beschwerden oder Koliken innerer Organe dämpfen.

> **Beispiel**
> Beklopfen/Streichen der Bauchdecke mit parasympathischer (N. vagus) zentripetaler Reaktion auf Herz und Lunge.

Die bei einer Viszeralerkrankung segmental zugehörigen Irritationen von **Myotomen** werden ebenfalls ausgelöst durch sensible Afferenzen innerer Organe (McKenzie). Sie haben eher den Charakter einer Schonhaltung in Bezug auf das betroffene Organ. Hier kommt es bei der Erkrankung eines Organes zu einer reflektorischen Reaktion von sensiblen auf motorische Nervenfasern.

Irritationen eines Organes lösen nicht nur periphere Muskelspannungen aus, sondern auch segmental zugeordnete **Dysfunktionen der tiefen autochthonen Muskulatur**, die bei Nichtbehandlung dazu neigen, sich zu verselbständigen.

**Wichtig**

Bei Therapieresistenz der Schulter bzw. des Schultergürtels ist es für den Therapeuten unerlässlich, rückwirkend organische und segmental biomechanische Ursachen mit in Betracht zu ziehen.
Die diagnostische Einbeziehung:
- einer Head-Zone,
- der segmental zugeordneten Muskeln,
- von typischen Schmerzalarmpunkten, und
- von organaufgabenbezogenen Störungen eines evtl. betroffenen Organes

kann zum Ausschließen eines Verdachtes beitragen.

Im Folgenden werden einige Beispiele dazu vorgestellt:

### Leber/Galle (rechtsseitig)
Leber oder Galle können typische Beschwerden hervorrufen, die abzugrenzen sind von Schmerzen im Bereich des Schultergürtels (◘ Tabelle 2.1).

### Lunge/Bronchialsystem (beidseitig)
Lunge und Bronchialsystem können typische Beschwerden hervorrufen, die abzugrenzen sind von Schmerzen im Bereich des Nackens, des Schultergürtels und des vorderen Brustbereichs (◘ Tabelle 2.2).

### Herz (linksseitig)
Herzprobleme können typische Beschwerden hervorrufen, die abzugrenzen sind von Schmerzen im linken Schulter-Armbereich und dem vorderen Brustbereich (◘ Tabelle 2.3).

### Magen (linksseitig)
Der Magen kann typische Beschwerden hervorrufen, die abzugrenzen sind von Schmerzen im interskapulären Bereich und dem Bereich der oberen Apertur (◘ Tabelle 2.4).

◘ **Tabelle 2.1.** Merkmale der Leber-/Gallenzonen

| Leber-/Gallenzonen | Merkmale |
| --- | --- |
| Rückseitige Zonen | Angulus superior der Skapula Th 4-8 und den Rippenbögen |
| Vorderseitige Zonen | M. trapezius M. deltoideus Fossa supraclavicularis minor vorderer Rippenbogen |
| Alarmpunkt der Leber | Interkostal unter der Mamille |
| Häufige Schmerzaussage des Patienten | Schmerz des unteren rechten Rippenbogens |
| Segmentale Schmerzleitung | Th6–8 N. phrenicus |
| Sympathische Zuordnung | Th6–11 rechtsseitig |

**◻ Tabelle 2.2.** Merkmale der Zonen der Lunge und des Bronchialsystems

| Lungen-/Bronchialsystemzonen | Merkmale |
|---|---|
| Rückseitige Zonen | Subokzipital<br>Region des M. deltoideus pars spinalis<br>Processus spinosus C2–Th6<br>Interskapulär |
| Vorderseitige Zonen | M. sternocleidomastoideus bds.<br>ACG<br>Region des M. subclavius<br>Sternum |
| Alarmpunkt der Lunge | Eine Fingerbreite lateral des Processus coracoideus |
| Häufige Schmerzaussage des Patienten | Trachea/Bronchi: Sternum<br>Pleura parietalis: Schulter |
| Segmentale Schmerzleitung | Trachea/Bronchi: Th2–7<br>Pleura parietalis: C3-5 |
| Sympathische Zuordnung | Th2–7 |

**◻ Tabelle 2.3.** Merkmale der Zonen des Herzens

| Herzzone | Merkmale |
|---|---|
| Rückseitige Zonen | Region des M. trapezius<br>Region Th2–4 lateralkaudal zur Achsel ziehend<br>unterer Rippenbogen |
| Vorderseitige Zonen | Fossa supraclavicularis minor<br>sternokostaler Übergang<br>M. pectoralis major |
| Alarmpunkt des Herzens | Epigastrischer Winkel |
| Häufige Schmerzaussage des Patienten | Schmerz in der linken Schulter oder Armschmerz |
| Segmentale Schmerzleitung | Th1–4 |
| Sympathische Zuordnung | Th1–4 |

**◻ Tabelle 2.4.** Merkmale der Magenzonen

| Magenzone | Merkmale |
|---|---|
| Rückseitige Zonen | Rippenregion Th5–9<br>Angulus inferior scapulae |
| Vorderseitige Zonen | Fossa supraclavicularis minor et major<br>vorderer Rippenbogen<br>Th5–9 |
| Alarmpunkt des Magens | Zwischen Nabel und Processus xiphoideus |
| Häufige Schmerzaussage des Patienten | Epigastrium<br>interskapulär |
| Segmentale Schmerzleitung | Th7–8 |
| Sympathische Zuordnung | Th6–10 |

## 2.17 Anamnese, Inspektion, Palpation der Schulter

### 2.17.1 Anamnese

Im Eingangsbefund wird der Patient aufgefordert, seine Problematik zu schildern. Der Therapeut beobachtet ihn währenddessen und stellt ihm ergänzende Fragen.

Um den Zeitraum, den Ort und die Art der Beschwerden zu erfahren, sind folgende **Grundfragen** wichtig:
- Seit wann hat der Patient Beschwerden?
- Wo sind die Beschwerden?
- Wie zeigt sich das Beschwerdebild?
- Welche Therapie/Medikamenteneinnahme erfolgte bisher?
- Gibt es Röntgenbilder?
- Bestanden in der Vergangenheit Probleme?
- Wurde eine außergewöhnliche Belastung in der letzten Zeit ausgeübt (New-, Mis-, Up-, Over-use)?

Mögliche anamnestische Angaben eines Patienten, der Schmerzen in der Schulter oder im Arm hat, sind in der folgenden Tabelle aufgelistet (◻ Tabelle 2.5).

### 2.17.2 Inspektion

Der Therapeut sollte schon die Anamnese mit einem Inspektionsbefund des Patienten verbinden.

#### Inspektion des zervikothorakalen Überganges

Ein **Morbus Farfan** (»Turtle sign«, hochzervikaler Gibbus) mit damit verbundener Brustkyphose führt zur Protraktionsstellung der Schulter. Konstitutionsbedingt müssen sich der M. trapezius und M. levator scapulae verkürzen. Das Ganglion stellatum kann unter Stress geraten mit den Zeichen einer Gefäßengstellung und hoher Schweißdrüsensekretion. Aufgrund des Extensionsdefizits beim Morbus Farfan können ischämische Irritationen mit einem Einschlafgefühl der Hände auftreten. Patienten mit einem Morbus Farfan haben keine endgradige Bewegungsfreiheit des Schultergelenks bis 180°, können ihre Arme nur schlecht in den Nacken legen und müssen mit einem Kissen unter dem Kopf schlafen, da sie ein Extensionsdefizit des zervikothorakalen Übergangs haben.

Bei der Inspektion des zervikothorakalen Übergangs sollte auf folgende Auffälligkeiten geachtet werden:

**Protraktionstellung der Schultern.** Ohne konstitutionsbedingte Ursache liegt eine Protraktionsstellung primär an einem verkürzten M. pectoralis minor. Die Folge sind ischämische Irritationen.

**Hervorstehender Humeruskopf.** Wenn der Humeruskopf nach ventral vorsteht, ist dies ein Zeichen für eine ventrale Instabilität des Schultergelenks.

**Extensorische Brustwirbelsäule.** Verbunden mit einer kräftigen paravertebralen Muskulatur (in-line-hollow) besteht auf-

**2**

**◻ Tabelle 2.5.** Anamnestische Angaben des Patienten mit möglicher grober Befundinterpretation einer schmerzenden Schulter/Arm

| Angaben des Patienten | Mögliche Interpretationen |
|---|---|
| Patient gibt sensibles Dermatom an | Bandscheibenprotrusion Foramenstenose, pseudoradikuläre Läsion |
| Patient gibt motorische Schwäche an | Bandscheibenvorfall massive Foramenstenose |
| Patient gibt manschettenartige Armschmerzen, Schweregefühl und Kraftlosigkeit an | Sympathische Hyperaktivität Paget-Schroetter-Syndrom D'effort-Thrombose TOKS (Thorakal oberes Kompressionssyndrom) TIKS (Thorakal inneres Kompressionssyndrom) |
| Patient gibt bei elevierten Armen oder Schultern (z. B. Maler/Tischler/Ellenbogen auf dem Schreibtisch abstützen) Taubheits- oder Einschlafgefühl an | Arterielles Kompressionssyndrom TOKS/TIKS |
| Patient gibt Bewegungslimitierung an | Beginnendes Kapselmuster Evtl. Muskelläsionen |
| Patient gibt Unbeweglichkeit an | Entzündlicher Kapselprozess Bursitis |
| Patient gibt medikamentöse Therapieresistenz an | Pancoast-Tumor Head-Organzone |
| Patient gibt zeitlich begrenzte medikamentöse Linderung an | Kalkeinlagerung |
| Patient gibt Lagerungsschmerzen an | Instabilität Labrumschaden |
| Patient gibt Entspannungsbeschwerden an | Instabilität |
| Patient gibt wechselnde Schmerzpunkte an | Instabilität |
| Patient gibt einen schmerzhaften Bogen an | Degenerative Sehnenläsion |
| Patient gibt Schweregefühl bei hängendem Arm an | Venöse Problematik |
| Patient gibt Parästhesie durch Hochhalten der Arme an | Arterielle Problematik |
| Patient gibt Beschwerden nach längerer Armlagerung an | Arthroligamentärer Spannungsschmerz |

grund fehlender exzentrischer Muskelkontraktionsfähigkeit die Gefahr von Anterolisthesen, die durch Armelevation forciert werden können, da keine physiologische Anspannung der Facettengelenkkapsel besteht.

**Muskelatrophien.** Sie sind ein Zeichen von Minderversorgung, Denervation oder Inhibierung.

**Schwellungen.** Subakromiale Schwellungen im Bereich des M. deltoideus und M. subscapularis legen den Verdacht auf eine Bursitis nahe.

Weiterhin sollte geachtet werden auf:
- Subluxationen des ACG/SCG,
- Narben,
- Hand- oder Fingerschwellungen,
- Asymmetrien,
- Deviation und
- trophische Hautstörungen.

### Inspektion schulterbeeinflussender Muskeln, die zur Verkürzung neigen

**Mm. scaleni.** Ausstrahlende Beschwerden in den Schulter-, Arm- und HWS-Bereich können bei Verkürzungen der Mm. scaleni auftreten. Dazu kommen sympathische Irritationen und

Irritationen des vaskulären Zu- und Abflusses. Verkürzungen findet man häufiger bei Patienten, die Kraftsport ausüben.

**M. pectoralis minor.** Bei einer Verkürzung kommt es möglicherweise zu einem Protraktionsstand des Humeruskopfes mit daraus folgender Flexions-/Elevationseinschränkung durch verminderte Rotation der Skapula, sowie zu einer möglichen Kompression des Plexus brachialis zwischen dem M. pectoralis minor und der 2. und 3. Rippe.

**M. trapezius pars descendens und pars transversa.** Der Muskel beeinflusst Schulter und HWS, weil bei einer Verkürzung des M. trapezius pars descendens der Schultergürtel eleviert wird und die oberen Kopfgelenke rekliniert werden. Die Verkürzungen treten oft auf bei Überkopftätigkeiten, Schwimmern, Speerwerfern, Kugelstoßern und Gewichthebern.

### 2.17.3    Palpation

Bei der Palpation achtet der Therapeut auf:
- Konsistenzunterschiede bei Schwellungen,
- Hauttemperatur,
- abnormale ossäre Strukturen,

- Lipome,
- Ventralisation des Humeruskopfes,
- Konsistenz der Muskulatur und
- axillare und klavikuläre Lymphknoten.

### Wichtig

Der Kibler-Hautfaltentest dient der sympathischen Interpretation.

Druckdolenzen können ein präsklerotisches Zeichen einer Vorphase der Arteriosklerose sein (Huchard-Zeichen).

### 2.17.4    Sicherheit/Kontraindikationen

Nach der Anamnese, Inspektion und Palpation des Schultergürtels erfolgt ein Resümee mit der Einschätzung von Sicherheit und Kontraindikationen.

Ausgeschlossen werden müssen:
- Systemerkrankungen (Rheuma, Psoriasis),
- Tumoren,
- Fissuren (z.B. Sportunfall),
- Bandrupturen und
- entzündliche Prozesse.

### Wichtig

Vorgehensweise bei der **Interpretation des Befundes:**
- Kontraindikationen einschätzen,
- Die mögliche Diagnose einengen,
- Strategie entwickeln: weiter mit der Basisuntersuchung oder erneute Kommunikation mit dem Arzt.

### 2.18    Basisuntersuchung der Schulter

### Wichtig

In der Basisuntersuchung wird **osteokinematisch** getestet. Daher gibt diese Untersuchung nur wenige Hinweise auf ein arthrokinematisches Problem.

Auf **kapsuläre Einschränkungen** kann nur durch das Gleitverhalten des Gelenkes geschlossen werden bzw. im Vergleich zu einem vorgegebenen Kapselmuster. Zu Beginn stehen immer der **HWS-Schnelltest** und der Test zur Erkennung eines thorakalen oberen inneren Kompressionssyndroms.

In der **aktiven Basisuntersuchung** werden folgende Aspekte der Bewegungen getestet:
- Bereitwilligkeit,
- Bewegungsausmaß,
- koordinativer Bewegungsablauf,
- Deviation/Deflexion und
- Schmerz.

Das Kommando ist mit einer Zielorientierung verbunden. Die Basisuntersuchung der Schulter wird immer mit dem folgenden differenzialdiagnostischen Check up begonnen.

### 2.18.1    Differenzialdiagnostischer Check up

Der differenzialdiagnostische Check up soll zu Beginn einer zielgerichteten Untersuchung abklären, ob umliegende Strukturen mitbeteiligt sind. Das sind für die Schulter:
- die HWS,
- die Skapula,
- die Klavikula,
- zur Verkürzung neigende, die Schulter beeinflussende Muskeln und
- die erste Rippe.

### 2.18.2    Check up der Halswirbelsäule

Schulter und HWS sind sehr eng miteinander verbunden. Die neurale Versorgung der Schulter und des Armes rekrutiert sich aus dem **Plexus brachialis** und dem **zervikalen Grenzstrang der HWS**. Die aus dem Segment C5 stammenden Nerven, N. suprascapularis und N. dorsalis scapulae, laufen nicht durch die kostoklavikuläre Pforte. Der N. suprascapularis versorgt die Gelenkkapsel des ACG, der N. dorsalis scapulae dient der Versorgung des thorako-skapulären Gleitlagers.

Muskeln der Halswirbelsäule wie:
- M. trapezius pars descendens,
- M. levator scapulae,
- M. omohyoideus und
- M. sternocleidomastoideus
haben direkten/indirekten Einfluss auf die Mechanik der Schultergürtelgelenke.

### Wichtig

Zum aktiv ausgeführten Schnelltest gehören alle aktiven Basisbewegungen der HWS und des Schulterblattes.

**2**

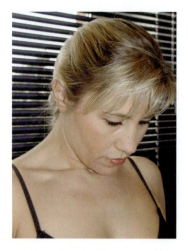

◘ **Abb. 2.27.** Aktive Flexion

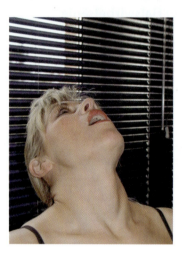

◘ **Abb. 2.28.** Aktive Extension

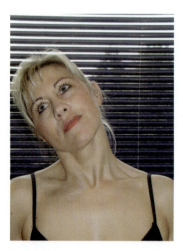

◘ **Abb. 2.29.** Aktive Lateralflexion, rechts

### Aktive Flexion der HWS (◘ Abb. 2.27)

In Flexion zeigen sich neurogene Zugreize und Zugreize an der Dura mater. Jedoch nur dann möglich wenn keine Divergenzdefizite Th1–Th4 bzw. Exspirationshypomobilitäten der zweiten und dritten Rippe vorliegen.

### Aktive Extension der HWS (◘ Abb. 2.28)

In Extension zeigen sich am deutlichsten:
- Foramenaineingungen,
- Bandscheibenläsionen,
- Konvergenzdefizite Th1–Th 4, bzw. Inspirationshypomobilität der zweiten und dritten Rippe können die Extension der HWS einschränken.
- eine Kompensationslisthese C4.

### Aktive Lateralflexion der HWS (◘ Abb. 2.29)

Bei Schmerzauslösung an der Schulter kann es sich um eine Bandscheibenproblematik oder eine Foramenaineingung der rechten Seite handeln. Konvergenznormomobilität rechts und Divergenznormomobilität links lassen eine exakte Beurteilung der Lateroflexion der HWS zu.

### Aktive Rotation der HWS (◘ Abb. 2.30)

Bei Schmerzauslösung im Bereich der Schulter kann es sich um eine Bandscheibenproblematik oder eine Foramenaineingung der rechten Seite handeln. Konvergenznormomobilität rechts und Divergenznormomobilität links lassen eine exakte Beurteilung der Lateroflexion der HWS zu.

### 2.18.3    Check up der Skapula und der Klavikula

**Schulterelevation, beidseitig (◘ Abb. 2.31)**

**ASTE.** Der Patient steht.

**Ausführung.** Der Patient zieht beide Schultern maximal hoch. Gemessen durch eine gedachte Transversallinie in Höhe von Th2 beträgt der Normwert ca. 30°.

**Interpretation.** Eine Bewegungsstörung kann durch folgende Gelenke verursacht werden:
- Thorakoskapuläres Gleitlager,
- Akromioklavikulargelenk,
- Sternoklavikulargelenk.

Eine Limitierung der Kraft kann geprägt werden durch eine asymmetrische Skapula- bzw. Schulterbewegung.

| Wichtig | | |
|---|---|---|

Ausgeschlossen werden sollte eine Läsion:
- des N. thoracicus longus,
- des N. dorsalis scapulae und
- des N. accessorius.

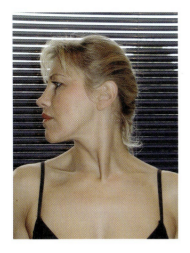

**Abb. 2.30.** Aktive Rotation nach rechts

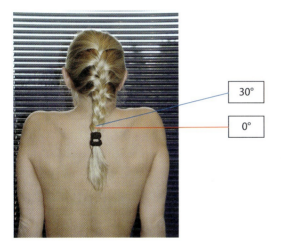

30°

0°

**Abb. 2.31.** Schulterelevation, beidseitig

### Depression der Schultern, beidseitig (◘ Abb. 2.32)

**ASTE.** Der Patient steht.

**Ausführung.** Der Patient zieht beide Schultern maximal nach innen unten. Gemessen durch eine gedachte Transversallinie in Höhe von Th2 beträgt der Normwert ca. 5–10°.

**Interpretation.** Folgende Gelenke können Ursache einer Bewegungsstörung sein:
- das thorakoskapuläre Gleitlager,
- das Akromioklavikulargelenk oder
- das Sternoklavikulargelenk.

Der Schmerz kann durch eine Einengung des Plexus brachialis in der kostoklavikulären Pforte entstehen.

### Schulterretraktion, beidseitig (◘ Abb. 2.33)

**ASTE.** Der Patient steht.

**Ausführung.** Der Patient zieht beide Schultern maximal nach hinten.

**Interpretation.** Eine Störung der Bewegung kann verursacht werden durch:
- das thorakoskapuläre Gleitlager,
- die Extensionsfähigkeit der BWS,
- das Akromioklavikulargelenk oder
- das Sternoklavikulargelenk.
  Ein Schmerz kann entstehen:
- aufgrund einer Einengung des Plexus brachialis unterhalb des M. pectoralis minor sowie
- bei einer Anterolisthese der oberen Brustwirbelkörper.

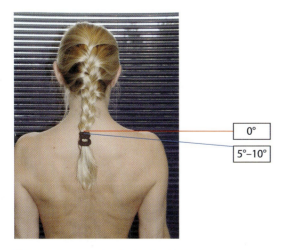

0°

5°–10°

**Abb. 2.32** Depression der Schulter, beidseitig

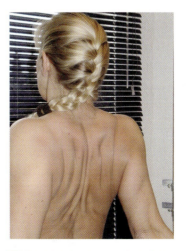

**Abb. 2.33.** Retraktion beider Schultern

**2**

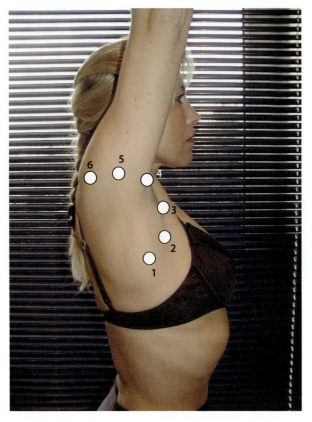

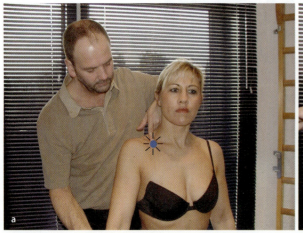 **Abb. 2.34.** Anatomische Orientierung der Klavikulabewegung bei Elevation-Abduktion
1 Klavikula in Ruheposition, 2 Klavikula in 30° Elevation-Abduktion, 3 Klavikula in 90° Elevation-Abduktion, 4 Klavikula in 120° Elevation-Abduktion, 5 Klavikula in 170° Elevation-Abduktion, 6 Klavikula in 180° Elevation-Abduktion

### 2.18.4   Check up der Klavikulabewegung bzw. Klavikulaposition

Der supraklavikuläre Bereich und die Biomechanik der Klavikula bieten dem Therapeuten ein visuelles und palpatorisches Mittel zur **Beurteilung der oberen Thoraxapertur:**

- Bei einem **ausgeprägten M. sternocleidomastoideus** besteht der Verdacht auf eine Lungenerkrankung (z. B. Asthma).
- Eine **Abflachung der Fossa supraclavicularis minor** lässt hypertone Mm. scaleni erkennen.
- Die Tiefe der **Fossa supraclavicularis major** zeigt die Inspirationsstellung des Thorax an.
- **Hängende Schultern** geben einen Hinweis auf einen schwachen M. trapezius pars descendens mit Gefahr einer Enge der kostoklavikulären Pforte.

#### Anatomische Orientierung der Klavikulabewegung bei Elevation/Abduktion (◘ Abb. 2.34)

Der Irritation der neurovaskulären Passage zwischen der 1. Rippe und der Klavikula beugt der Körper durch verschiedene anatomische und biomechanische Vorgaben vor:

- eine ventrale Konvexität der Klavikula,
- eine in den ersten 30° Anteversion /Abduktion entstehende Ventralkranialbewegung der Klavikula und
- eine bis 180° entstehende Dorsalkranialbewegung der Klavikula.

#### Test der Klavikula (◘ Abb. 2.35 a, b)

**ASTE.** Der Patient sitzt. Seine Arme befinden sich in der physiologischen Nullstellung.

**Ausführung.** Der Therapeut legt seinen linken Zeigefinger in die Fossa supraclavicularis major, so dass er die hintere Kante der Klavikula noch spüren kann. Mit der rechten Hand bringt er den Arm des Patienten in Anteversion/Abduktion.

**Interpretation.** Physiologisch ist bis zu 30° Anteversion/Abduktion eine Ventralbewegung zu spüren, von 30° bis 60° folgt eine Kranialisierung und ab 90° eine deutliche Bewegung nach dorsal.

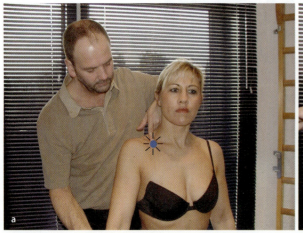
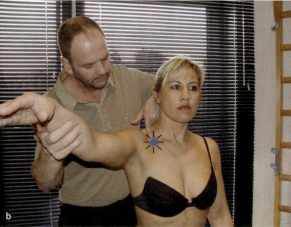

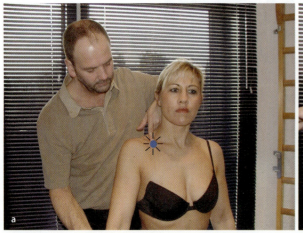 **Abb. 2.35 a, b.** Untersuchung der rechten Klavikula. **a** ASTE, **b** ESTE

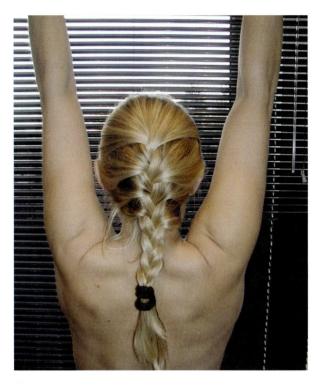

◘ **Abb. 2.36.** Aktive Elevation, beidseitig

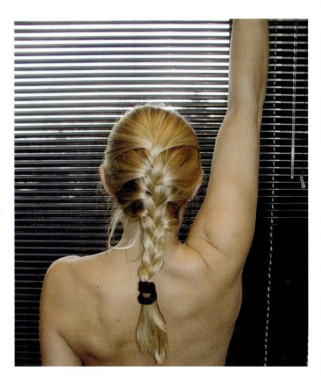

◘ **Abb. 2.37.** Aktive Elevation, rechts

> Während der ersten 30° der Anteversions-/Abduktions-Bewegung sollte der Zeigefinger durch die Ventralbewegung der Klavikula in die Fossa supraclavicularis major einsinken. Ein unphysiologisches frühzeitiges Herausdrücken des Zeigefingers bedeutet einen Vorlauf der Klavikula, wahrscheinlich ausgelöst durch eine funktionelle Hypomobilität des ACG bzw. SCG.

### 2.18.5    Aktive Schulterbewegungen

Die aktiven Schulterbewegungen helfen dem Therapeuten,
– den Bewegungsumfang,
– den Bewegungsverlauf und
– das Schmerzverhalten
   zu beurteilen.

Der Oberkörper des Patienten muss entkleidet sein, um das Bewegungsverhalten zwischen dem GHG, der Wirbelsäule und der Skapulabewegung optimal interpretieren zu können.

#### Aktive Elevation, beidseitig (◘ Abb. 2.36)
**ASTE.** Der Patient steht. Seine beiden Arme befinden sich in Nullstellung.

**Ausführung.** Der Patient hebt beide Arme in Flexion und Elevation.

> Durch die beidseitige Elevation ist die Wirbelsäule in der Sagittalebene fixiert. Dadurch wird die Elevationsmöglichkeit auf ca. 160° limitiert. Eine einseitige weiterlaufende Seitneigung oder Rotation wird aufgehoben.

> **Wichtig**
>
> Dieser Test ist eine wichtige Differenzierung zum Ausschluss des GHG und einer Wirbelsäulenproblematik.

#### Aktive Elevation einseitig (◘ Abb. 2.37)
**ASTE.** Der Patient steht.

**Ausführung.** Der Patient hebt einen Arm (hier den rechten) in Elevation. Der Therapeut achtet auf einen painful arc.

> Im Gegensatz zur beidseitigen Elevation kann die Endgradigkeit mit Lateralflexion und einer Rotation der Wirbelsäule nach rechts kompensiert werden.
> Zwischen 60° und 120° entsteht bei intaktem Gleitverhalten des GHG der höchste Druck, bevor der Kopf nach kaudal gleiten kann. Bei einer schlechten Synovia beginnt der painful arc bei 60° und bleibt mit zunehmendem Schmerz bis in der Endgradigkeit bestehen.

**Interpretation.** Eine Bewegungsstörung kann beeinflusst werden durch:
– das thorakoskapuläre Gleitlager,

**2**

- die Extensions-, Lateralflexions- und Rotations- Fähigkeit der BWS,
- das Akromio- bzw. Sternoklavikulargelenk,
- qualitativ und quantitative Synovia.

Ein Schmerz während der gesamten Bewegungsbahn oder limitierten Bewegungsbahn, kann durch Reizung der Bursa subacromialis deltoidea entstehen.

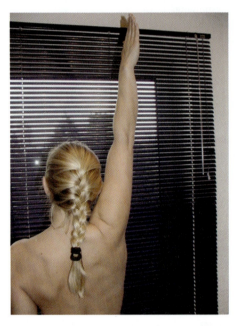

**■ Abb. 2.38.** Aktive Abduktion aus der Nullstellung

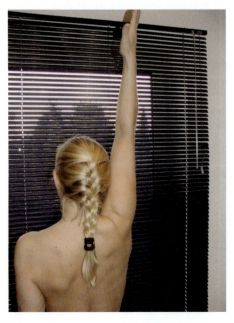

**■ Abb. 2.39.** Aktive Abduktion aus Außenrotation

| Wichtig |
| --- |
| Ein **painful arc** kann durch eine partielle Druckerhöhung des Tuberculum minus auf die Sehne des M. subscapularis hervorgerufen werden:<br>■ ein **subakromialer painful arc** zwischen 60° und 120° wird ausgelöst durch den proximalen Anteil der Sehne des M. subscapularis,<br>■ ein **akromioklavikularer painful arc** zwischen 160° und 180° wird ausgelöst durch den distalen Anteil der Sehne des M. subscapularis. |

### 2.18.6 Aktive Abduktion/Elevation aus 3 unterschiedlichen Vorpositionen, rechts

Die folgenden aktiven Bewegungen werden im Stehen ausgeführt.

#### Aktive Abduktion aus der Nullstellung (■ Abb. 2.38)

| Wichtig |
| --- |
| Die Abduktion aus der Nullstellung testet die mittlere Facette des Tuberculum majus. |

**Interpretation.** Eine Bewegungseinschränkung kann entstehen durch die zweite Komponente des Kapselmusters, d. h. bei der Schulter kommt zur Einschränkung der Außenrotation eine Einschränkung der Abduktion hinzu. Die Innenrotation ist zur Zeit noch nicht betroffen.

> Bei **Schmerz der gesamten Bewegungsamplitude** kann evtl. eine partielle Bursitis subacromialis deltoidea vorliegen.
> Ein **Schmerz am Ende der Bewegung** kann bei einer Läsion der Rotatorenmanschette auftreten.

#### Aktive Abduktion aus Außenrotation (■ Abb. 2.39)

| Wichtig |
| --- |
| Die Abduktion aus Außenrotation ist der Test für die ventrale Facette des Tuberculum majus. |

**Interpretation.** Schmerzen während der Abduktion aus Außenrotationsvorposition können folgende Ursachen haben:
- Ein subakromialer painful arc zwischen 60°–120° kann ausgelöst werden durch den oberflächlichen tendoossalen Sehnenanteil des M. supraspinatus.
- Ein akromioklavikulärer painful arc zwischen 160°–180° wird ausgelöst durch den tiefen tendoossalen entzündlichen Sehnenanteil des M. supraspinatus.
- Bei Schmerz während der gesamten Bewegungsamplitude besteht der Verdacht auf eine partielle Bursitis

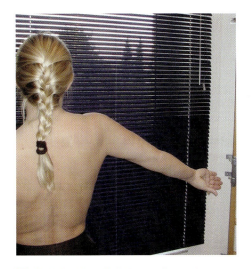

**◘ Abb. 2.40.** Aktive Abduktion aus Innenrotation

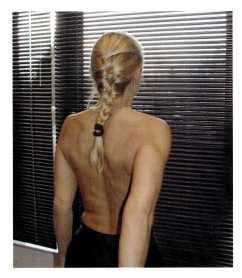

**◘ Abb. 2.41.** Aktive Extension rechts

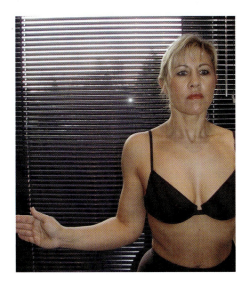

**◘ Abb. 2.42.** Aktive Außenrotation, rechts

◼ Eine Bewegungseinschränkung von ca. 120° mit Schmerzhaftigkeit am Bewegungsende kann durch ein Kapselmuster im GHG bedingt sein, ein endgradiger Schmerz bei ca. 160°- 180° durch eine Arthropathie im ACG.

### Aktive Abduktion aus Innenrotation (◘ Abb. 2.40)

**Wichtig**

Bei der Abduktion aus Innenrotation wird die dorsale Facette des Tuberculum majus getestet.

**Interpretation.** Ein endgradiger Schmerz kann hervorgerufen werden durch:
◼ eine Tendopathie des M. infraspinatus und/oder des M teres minor, bzw.
◼ eine Arthropathie im ACG.

Bei Schmerzen während der gesamten Bewegungsamplitude besteht der Verdacht auf eine partielle Bursitis.

### Aktive Extension (◘ Abb. 2.41)

**ASTE.** Der Patient steht.

**Ausführung.** Der Patient streckt seinen rechten Arm maximal nach hinten. Der Therapeut achtet auf Ausweichbewegungen und Bewegungsausmaß im Seitenvergleich, sowie auf das Schmerzverhalten im ventralen GHG-Bereich.

**Interpretation.** Schmerzen im dorsalen Bereich des GHG zeigen den Verdacht einer forcierten Rollbewegung nach dorsal mit Kompression des Hiatus axillaris lateralis. Schmerzen im ventralen Bereich des GHG zeigen den Verdacht einer Instabilität, bzw. eine Läsion der Sehnenscheide des M. biceps brachii caput longum.

Bei Schmerzen während der gesamten Bewegungsbahn liegt evtl. eine partielle Bursitis subacromialis deltoidea vor.

### Aktive Außenrotation, einseitig (◘ Abb. 2.42)

**Wichtig**

Die aktive Außenrotation kann ein- oder beidseitig getestet werden.

**ASTE.** Der Patient steht.

**Ausführung.** Der Patient drückt seinen rechten Oberarm fest an seinen Thorax und dreht den 90° angewinkelten Unterarm nach außen. Wenn die Bewegung mit beiden Armen gleichzeitig ausgeführt wird, kann ein Bewegungsdefizit in Außenrotation optimal im Seitenvergleich geprüft werden.

**Interpretation.** Eine Bewegungseinschränkung entsteht durch die erste Komponente des Kapselmusters im GHG.

**2**

Im Stadium 2 und 3 bestehen Schmerzen an, bzw. vor dem Bewegungsende.

Ein **zunehmender Schmerz am Bewegungsende** kann auch ausgelöst werden durch:
- eine ventrale Instabilität,
- eine Bursitis subtendinea,
- einen ventral stehenden Humeruskopf,
- den M. subscapularis.

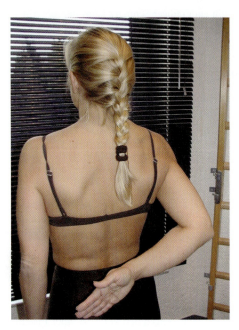

☐ **Abb. 2.43.** Aktive Innenrotation, rechts

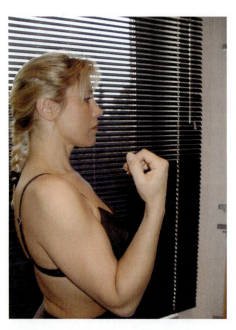

☐ **Abb. 2.44.** Aktive Ellenbogenflexion, rechts

Leichte Bewegungseinschränkungen ohne Beschwerdesymptomatik aufgrund einer betonten Rechts- oder Linkshändigkeit bzw. durch vorausgegangene sportliche Aktivitäten oder arbeitsbedingte Mikrotraumen sind als unbedeutend zu anzusehen. Jedoch sollte in die Beurteilung die synoviale Gleitkomponente einbezogen werden.

### Aktive Innenrotation einseitig (☐ Abb. 2.43)

**Wichtig**

Die aktive Innenrotation kann auch beidseitig getestet werden.

**ASTE.** Der Patient steht.

**Ausführung.** Der Patient legt seine Hand mit 90° angewinkelten Ellenbogen hinter den Rücken und versucht, seine Hand vom Rücken abzuheben. Die beidseitige Ausführung hilft, optimal ein Bewegungsdefizit zu bestimmen.

**Interpretation.** Eine Bewegungseinschränkung tritt auf bei:
- anteriorer Instabilität (Schutzlimitierung),
- durch die 3. Komponente des Kapselmusters des GHG, und
- ACG-Arthropathie.
  **Schmerzen** können ausgelöst werden durch:
- einen neurogenen Dehnschmerz des N. suprascapularis,
- einen tendomuskulären Dehnschmerz des M. supraspinatus, M. infraspinatus oder M. teres minor und
- Reizungen der Bursa subacromialis deltoidea.

### Aktive Ellenbogenflexion (☐ Abb. 2.44)
**ASTE.** Der Patient steht.

**Ausführung.** Der Patient beugt sein Ellenbogengelenk aus der Nullstellung in Flexion.

**Interpretation.** Bei Schmerz im GHG liegt der Verdacht einer Läsion der Sehne des M. biceps nahe.

Bei einer Bewegungseinschränkung des Ellenbogengelenkes zeigt sich das GHG oft kompensatorisch hypermobil oder instabil.

### Aktive Ellenbogenextension (☐ Abb. 2.45 a, b)
**ASTE.** Der Patient steht.

**Ausführung.** Der Patient streckt sein Ellenbogengelenk aus transversaler Abduktion, Innenrotation und 90° gebeugtem Ellenbogengelenk.

**Interpretation.** Eine Streckung über 180° ist oft Folge einer Valgusstellung des Ellenbogens bzw. einer Laxizität des medialen Seitenbandes.
   Bei **Schmerz im GHG** liegt der Verdacht einer Läsion der Sehne des M. triceps nahe, bzw. partielle Bursitis subakrominalis.

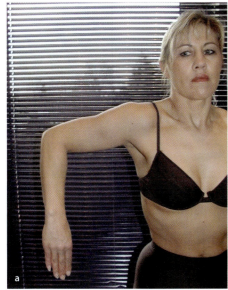

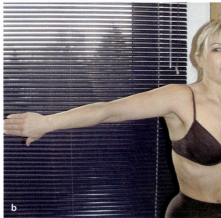

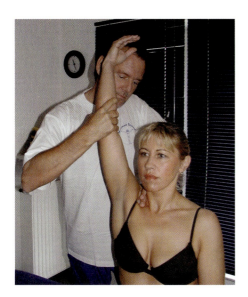

**Abb. 2.45 a, b.** Aktive Ellenbogenextension rechts. **a** ASTE, **b** ESTE

**Abb. 2.46.** Passive Flexion in Elevation, rechts

Bei einer Bewegungseinschränkung des Ellenbogengelenkes zeigt sich das GHG oft mit einer kompensatorischen
Hypermobilität oder Instabilität.

### 2.18.7 Passive Schulterbewegungen

Bei der passiven Untersuchung ist das primäre Ziel des Therapeuten, sich einen Eindruck zu verschaffen über:
- den Kapselzustand (Qualität) und
- den Bewegungsweg (Quantität).

Unter **Qualität** versteht man die Beurteilung des Endgefühls
eines Gelenks durch passive anguläre Provokation. Der Test
gibt dem Therapeuten einen gelenkmechanischen Hinweis auf
ein kapsuläres Problem (Kapselmusterstadium) im GHG bzw.
ACG. Er ist jedoch noch keine Indikation für eine manualtherapeutische Behandlung.

> **Wichtig**
>
> Ein Kapselmuster von AR 3: ABD 2: IR 1 im GHG kann das Er-
> gebnis einer passiven Testung sein.

**Passive Flexion in Elevation (■ Abb. 2.46)**

**ASTE.** Der Patient sitzt.

**Ausführung.** Der Therapeut führt den Arm des Patienten mit
seiner rechten Hand in submaximale Elevation und widerlagert mit der linken Hand die gleichseitige Schulter von dorsal.
Am Ende der Bewegung führt er einen kurzen, schnellen Überdruck aus.
Ein elastisches Endgefühl ist physiologisch.

> Durch die Widerlagerung wird bei Erreichen der Endgradig-
> keit eine Ausweichbewegung (Lateralflexion und Rotation)
> der Wirbelsäule verhindert.
> Der Therapeut achtet während der Bewegung zur Elevation
> auf ein:
> - intaktes Gleitverhalten,
> - Knacken oder
> - Schnappen des GHG.

**Interpretation.** Die Interpretation entspricht der des aktiven
Tests.
Hinzu kommen folgende Interpretationsmöglichkeiten:
- **Schmerz im Überdruck** kann ein Hinweis auf das erste Kap-
selmusterstadium sein,
- ein **endgradiger ziehender, brennender Schmerz** kann den
Verdacht auf einen neurogenen Dehnschmerz des N. axil-
laris nahe legen,
- »**Gelenkknacken« mit Schmerz** tritt auf bei einem Labrum-
schaden (Bankart Läsion), und
- »**Gelenkknacken« ohne Schmerz** kommt vor als »synoviales
Snapping«.

**2**

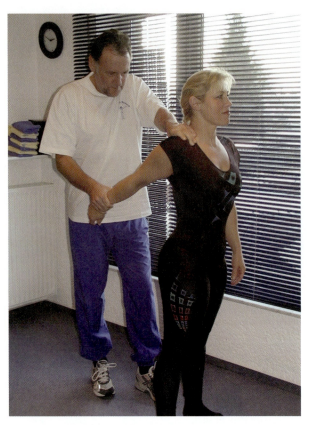

□ **Abb. 2.47.** Passive Extension, rechts

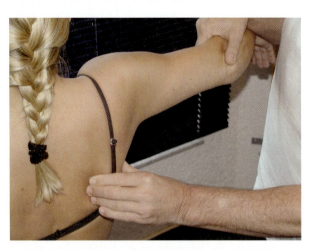

□ **Abb. 2.48.** Mobilitätstest für den Recessus axillaris

## Passive Extension (□ Abb. 2.47)

**ASTE.** Der Patient steht.

**Ausführung.** Der Therapeut widerlagert mit seiner linken Hand bzw. dem Daumen die Skapula, mit der rechten Hand bringt er den Arm des Patienten in maximale Extension.

> Der Therapeut verschafft sich beim Testen der Extension lediglich ein Bild des Bewegungsausmaßes im Vergleich zum aktiven Test, einer eventuellen Schmerzhaftigkeit und der Bereitwilligkeit zur Bewegung. Ein Überdruck wird nicht gegeben, da ein Endgefühl nicht zu erreichen ist.

**Interpretation.** Die Interpretation entspricht der des aktiven Tests.

## Passive Abduktion in Elevation aus 4 Vorpositionen (□ Abb. 2.48–2.51)

**ASTE.** Der Patient steht oder sitzt.

### Mobilitätstest für den Recessus axillaris (□ Abb. 2.48)

> Es wird die physiologische Mitbewegung der Skapula bei Abduktion im GHG getestet.

**Ausführung.** Der Therapeut umgreift im Zangengriff die kaudale Spitze der Skapula und führt den Arm des Patienten in Abduktion. Ab ca. 60° Abduktion im GHG zeigt die Skapula eine steigende Tendenz zur Mitbewegung. Bis 90° Abduktion sollte mit dem Daumen noch eine Widerlagerung der Skapula möglich sein. Es wird kein Endgefühl getestet.

**Interpretation.** Bei einem Vorlauf der Skapula besteht der Verdacht:
– auf ein Kapselmuster der 2. Komponente im GHG oder
– auf einen hypotonen M. subscapularis.

### Passive Abduktion in Elevation aus der Nullstellung (□ Abb. 2.49)

**Ausführung.** Der Therapeut führt den Arm des Patienten mit seiner rechten Hand aus Nullstellung in Elevation und widerlagert mit der linken Hand die gleichseitige Schulter von dorsal. Am Ende der Bewegung führt er einen kurzen, schnellen Überdruck aus.

> Durch die Widerlagerung wird bei Erreichen der Endgradigkeit eine Ausweichbewegung (Lateralflexion) der Wirbelsäule verhindert.

> Der Test spricht die mittlere Facette des Tuberculum majus an (Insertion M. supraspinatus).
> Physiologisch ist ein festelastisches Endgefühl.

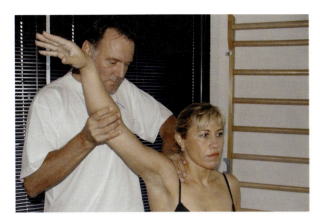

◘ **Abb. 2.49.** Passive Abduktion in Elevation aus der Nullstellung

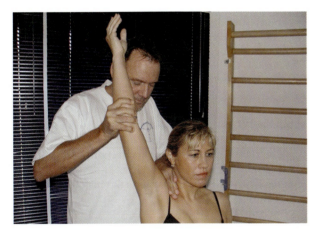

**Abb. 2.50.** Passive Abduktion in Elevation aus Außenrotation

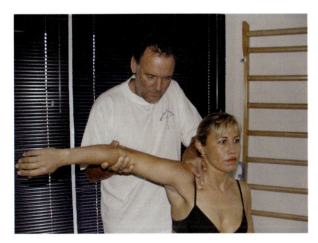

**Abb. 2.51.** Passive Abduktion in Elevation aus Innenrotation

**Interpretation.** Zusätzlich zur Interpretation des aktiven Tests kann bei diesem passiven Test folgendes Symptom beurteilt werden:

> **Schmerz im Überdruck** gibt einen Hinweis auf Kapselmusterstadium 1.

## Passive Abduktion in Elevation aus Außenrotation (◘ Abb. 2.50)

**Ausführung.** Der Therapeut führt den Arm des Patienten mit seiner rechten Hand aus Vorposition Außenrotation in Elevation und widerlagert mit der linken Hand die gleichseitige Schulter von dorsal. Am Ende der Bewegung führt er einen kurzen, schnellen Überdruck aus.

> Durch die Widerlagerung wird bei Erreichen der Endgradigkeit eine Ausweichbewegung (Lateralflexion) der Wirbelsäule verhindert.
> Der Test spricht die ventrale Facette des Tuberculum majus an (Insertion M. subscapularis).
> Ein festelastisches Endgefühl ist physiologisch.

**Interpretation.** Zu den Interpretationsmöglichkeiten des aktiven Tests kommen folgende hinzu:
- Ein **Schmerz im Überdruck** deutet auf Kapselmusterstadium 1 hin.
- Ein **endgradiger ziehender, brennender Schmerz** lässt einen neurogenen Dehnschmerz des N. subscapularis vermuten.

## Passive Abduktion in Elevation aus Innenrotation (◘ Abb. 2.51)

**Ausführung.** Der Therapeut führt den Arm des Patienten mit seiner rechten Hand aus Vorposition Innenrotation in Elevation und widerlagert mit der linken Hand die gleichseitige Schulter von dorsal. Am Ende der Bewegung führt er einen kurzen, schnellen Überdruck aus.

> Durch die Widerlagerung wird bei Erreichen der Endgradigkeit eine Ausweichbewegung (Lateralflexion) der Wirbelsäule verhindert.
> Dieser Test spricht die dorsale Facette des Tuberculum majus an:
> - Insertion des M. supraspinatus,
> - Insertion der Mm. infraspinatus und teres minor.

Ein festelastisches Endgefühl ist physiologisch.

**Interpretation.** Zu der Beurteilung des aktiven Tests kommt folgende Möglichkeit hinzu:
- **Schmerz im Überdruck** kann auf Kapselmusterstadium 1 hinweisen,
- bei endgradigen ziehenden, brennenden Schmerzen kann der Verdacht auf einen neurogenen Dehnschmerz des N. axillaris bestehen.

**2**

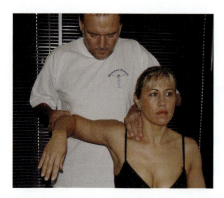

**Abb. 2.52.** Passive transversale Abduktion, rechts

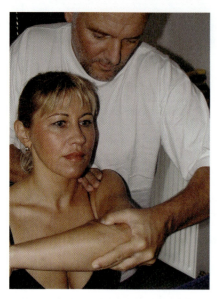

**Abb. 2.53.** Passive transversale Adduktion, links

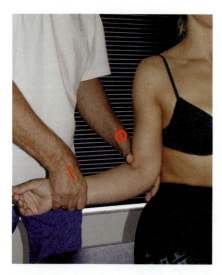

**Abb. 2.54.** Passive Außenrotation, rechts

## Passive transversale Abduktion (□ Abb. 2.52)

**ASTE.** Der Patient sitzt.

**Ausführung.** Der Therapeut steht an der Untersuchungsseite und führt den rechten Arm des Patienten in 90° Flexion im GHG und 90° Ellenbogenflexion in eine transversale Abduktion. Die linke Hand widerlagert die rechte Schulter des Patienten, die rechte Hand führt den rechten Arm des Patienten in transversale Abduktion. Am Ende der Bewegung gibt der Therapeut einen Überdruck.

Das Endgefühl ist elastisch.

**Interpretation.** Bei Bewegungseinschränkung besteht der Verdacht auf.
— Arthropathie des ACG,
— Schutzlimitierung bei anteriorer Instabilität.
   **Schmerz** kann ein Hinweis sein auf:
— Kompression des Hiatus axillaris,
— neurogene Dehnung des N. subscapularis,
— Läsion der Ligg. glenohumeralia.(ventrale Instabilität).

## Passive transversale Adduktion (□ Abb. 2.53)

**ASTE.** Der Patient sitzt.

**Ausführung.** Der Therapeut steht an der Untersuchungsseite und führt den linken Arm des Patienten in 90° Flexion im GHG, 90° Ellenbogenflexion und transversale Adduktion. Die rechte Hand widerlagert die linke Schulter des Patienten. Am Ende der Bewegung gibt der Therapeut über den Ellenbogen einen Überdruck.

Das Endgefühl ist elastisch.

**Interpretation.** Eine Bewegungseinschränkung kann auf eine Arthropathie des ACG hinweisen.
   **Schmerz** kann verursacht werden durch:
— Kompression des M. subscapularis an seinem medialen Ansatz,
— eine neurogene Dehnung des N. suprascapularis,
— die Bursa subtendinea subscapularis,
— Kompression des Hiatus axillaris lateralis.

## Passive Außenrotation (□ Abb. 2.54)

**ASTE.** Der Patient sitzt.

**Ausführung.** Der Therapeut steht an der zu untersuchenden Seite neben dem Patienten. Der Patient drückt den Oberarm fest an seinen Thorax. Der Therapeut umfasst mit seiner linken Hand den distalen Oberarm, mit seiner rechten Hand den distalen Unterarm des Patienten. Er führt den Arm in Außenrotation. Am Ende der Bewegung erfolgt der Überdruck.

Das Endgefühl ist elastisch.

**Interpretation.** Ergänzend zum aktiven Test können beim passiven Testen der Außenrotation ventrale Schmerzen auftreten bei:
— einer Läsion des anterioren Labrum glenoidale,
— einer Läsion der Ligg. glenohumeralia (ventrale Instabilität).

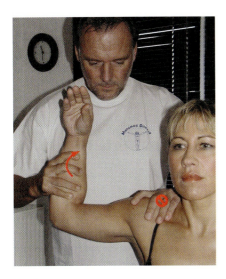

■ **Abb. 2.55.** Alternativer Test der passiven Außenrotation, rechts

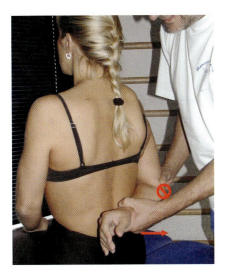

■ **Abb. 2.56.** Passive Innenrotation, rechts

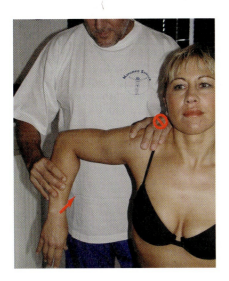

■ **Abb. 2.57.** Alternativer Test der passiven Innenrotation, rechts

## Alternative zum Testen der passiven Außenrotation (■ Abb. 2.55)

**ASTE.** Der Patient sitzt.

**Ausführung.** Der Therapeut steht an der zu untersuchenden Seite neben dem Patienten. Der rechte Arm des Patienten wird in 90° Abduktion und 90° Ellenbogenflexion vorpositioniert. Der Therapeut umfasst bzw. fixiert mit seiner linken Hand das Akromion und mit seiner rechten Hand den distalen Unterarm des Patienten. Er führt den Unterarm in Außenrotation und gibt am Ende der Bewegung einen Überdruck.

Das Endgefühl ist elastisch.

**Interpretation.** Die Interpretation der möglichen Symptome stimmt mit der der aktiven und passiven Tests überein.

## Passive Innenrotation (■ Abb. 2.56)

**ASTE.** Der Patient sitzt.

**Ausführung.** Der Therapeut steht an der untersuchenden Seite seitlich hinter dem Patienten. Der Patient legt seinen rechten Arm mit 90° Ellenbogenflexion hinter den Rücken. Der Therapeut umfasst mit seiner linken Hand den distalen Oberarm und mit seiner rechten Hand den distalen Unterarm des Patienten. Er gibt einen Überdruck in Innenrotation, ohne eine Retroversion auszuführen.

Ein elastisches Endgefühl ist physiologisch.

**Interpretation.** Ergänzend zum aktiven Test kann ein Schmerz im Überdruck hinweisen auf:
- ein erstes Kapselmusterstadium oder
- eine Läsion der Rotatorenmanschette.

## Passive Innenrotation alternativ (■ Abb. 2.57)

**ASTE.** Der Patient sitzt.

**Ausführung.** Der Therapeut steht an der zu untersuchenden Seite seitlich hinter dem Patienten. Der rechte Arm des Patienten wird in 90° Elevation und 90° Ellenbogenflexion vorpositioniert. Der Therapeut umfasst und fixiert mit seiner linken Hand den Oberarm und mit seiner rechten Hand von kranial kommend den distalen Unterarm des Patienten. Er führt den Unterarm in Innenrotation und gibt am Ende der Bewegung einen Überdruck.

Ein elastisches Endgefühl ist physiologisch.

**Interpretation.** Eine ergänzende Interpretation zu den aktiven und passiven Tests ist der Verdacht auf ein Impingement-Syndrom bei Schmerzen.

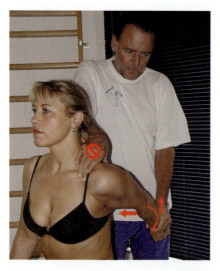

**Abb. 2.58.** Dehnungstest für den M. biceps brachii caput longum, rechts

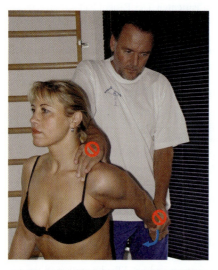

**Abb. 2.59.** Forcierung der Provokation

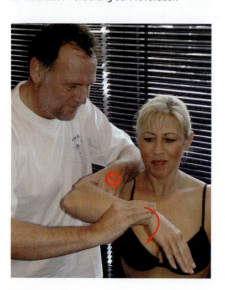

**Abb. 2.60.** Impingement-Test nach Jacobson, rechts

### 2.18.8    Zusatztest: Provokations- und Mobilitätstestung passiv

**Dehnungstest Sehnenscheide M. biceps brachii caput longum (■ Abb. 2.58)**

**ASTE.** Der Patient steht.

**Ausführung.** Der Therapeut steht hinter dem Patienten an der zu untersuchenden Seite. Er umfasst und fixiert mit seiner linken Hand die Schulter und mit seiner rechten Hand den distalen Unterarm des Patienten. Er führt den gestreckten rechten Arm des Patienten in Innenrotation (antagonistische Pronation), Extension und Adduktion.

**Interpretation.** Bei Bewegungseinschränkung besteht der Verdacht auf ein Kapselmuster des GHG, da die erste Komponente (der ventrale Kapselbereich) des GHG betroffen ist.

Bei **ventralem Schmerz** kann die Ursache sein:
- eine Tendovaginitis des M. biceps brachii caput longum,
- eine anteriore Instabilität,
- eine Läsion des Labrum glenoidale.

**Kranialer Schmerz** kann durch eine Reizung der Sehne des M. supraspinatus aufgrund der Adduktionskomponente hervorgerufen werden.

**Forcierung der Provokation (■ Abb. 2.59)**

**Ausführung.** Am Ende der Bewegung wird der Patient zusätzlich zur Dehnstellung aufgefordert, das Ellenbogengelenk gegen den Widerstand des Therapeuten zu beugen.

**Impingement-Test nach Jacobson (■ Abb. 2.60)**

**ASTE.** Der Patient sitzt.

**Ausführung.** Der Therapeut steht an der zu untersuchenden Seite neben dem Patienten. Der rechte Arm des Patienten wird in 90° Elevation und 90° Ellenbogenflexion vorpositioniert. Der Therapeut umfasst und fixiert mit seiner linken Hand den distalen Oberarm und mit seiner rechten Hand von kranial kommend den distalen Unterarm des Patienten. Er führt den Unterarm in Innenrotation und gibt am Ende der Bewegung einen kurzen Impuls bodenwärts.

**Interpretation.** Kranialer Schmerz kann entstehen bei:
- einer Tendopathie des M. supraspinatus,
- einer partiellen Läsion der Bursa subacromialis durch ein hoch stehendes Caput humeri, zwischen oberer Facette des Tuberculum majus und dem Akromion (Impingement-Syndrom).

Liegt der Schmerz dorsal, besteht der Verdacht auf eine Tendopathie des M. infraspinatus und M. teres minor.

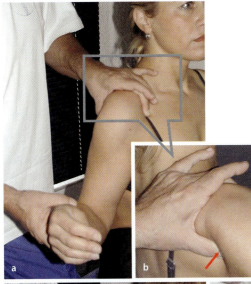

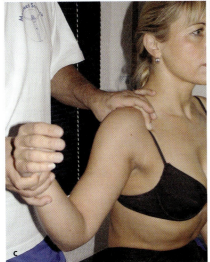

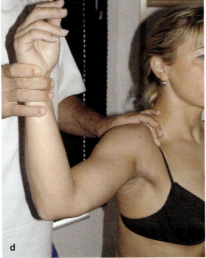

**Abb. 2.61 a–d.** ROWE-Test zum Untersuchen einer anterioren Instabilität **a** Test 0–30°, **b** Handling, **c** Test 30–60°, **d** Test 60–90°

## ROWE-Test (■ Abb. 2.61 a–d)

Der ROWE-Test dient der Untersuchung einer anterioren Instabilität.

**ASTE.** Der Patient sitzt.

**Ausführung.** Der Therapeut steht an der zu untersuchenden Seite hinter dem Patienten, widerlagert mit dem linken Mittelfinger den Processus coracoideus und platziert seinen linken Daumen von dorsal auf den Humeruskopf. Mit der rechten Hand umfasst er den angewinkelten distalen Unterarm. Aus vorher eingestellter Außenrotation gibt der Therapeut aus verschiedenen Abduktionsstellungen einen kurzen Impuls nach ventral mit seinem am Humerus anliegenden Daumen. Die Provokation endet in der Verriegelungsstellung bei ca. 90°.

**Interpretation.** Je nach Abduktionsstellung der Provokation werden die Ligg. glenohumeralia getestet.

Je kürzer der ventrale Weg ist, umso massiver ist die anteriore Instabilität, da der Humeruskopf ventral steht.

Differenzialdiagnostisch können bei Schmerzauslösung folgende Ursachen in Betracht gezogen werden:
- eine Tendopathie des M. subscapularis,
- eine Reizung der Bursa subtendinea,
- eine Läsion des Labrum glenoidale.

**Schmerzlokalisation:**
- **0° bis ca. 30° Abduktion:** Lig. glenohumerale superior,
- **30° bis ca. 60° Abduktion:** Lig. glenohumerale medius,
- **60° bis ca. 90° Abduktion:** Lig. glenohumerale inferior.

**2**

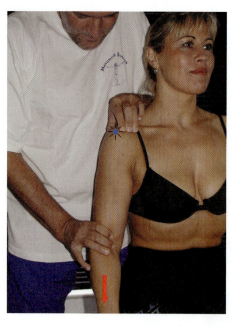

○ **Abb. 2.62.** Kranialer Instabilitätstest, rechts

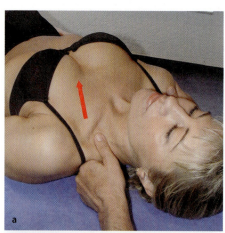

a

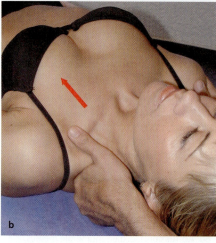

b

○ **Abb. 2.63 a, b.** Mobilitätstest für die erste Rippe. **a** Kostovertebralgelenk, **b** Kostotransversalgelenk

## Kranialer Instabilitätstest (○ Abb. 2.62)

| Wichtig |
| --- |
| Der kraniale Instabilitätstest untersucht das Lig. coracohumerale. |

**ASTE.** Der Patient sitzt.

**Ausführung.** Der Therapeut steht an der zu untersuchenden Seite neben dem Patienten und palpiert mit seinem linken Zeigefinger und Mittelfinger den Raum zwischen Akromion und Humeruskopf. Mit der rechten Hand umfasst er den Ellenbogen des Patienten und führt eine longitudinale Separation bzw. Traktion im Subakromialraum aus.

**Interpretation.** Eine erhöhte Mobilität nach kaudal ist Zeichen einer kranialen Instabilität durch Laxizität oder Läsion des Lig. coracohumerale.

## Mobilitätstest für die erste Rippe (○ Abb. 2.63 a, b)

**ASTE.** Der Patient liegt in Rückenlage.

**Ausführung.** Der Therapeut sitzt kopfseitig an der zu untersuchenden Seite des Patienten. Die HWS kann über gleichsinnige Lateralflexion vorpositioniert werden, um einen evt. hypertonen, bzw. konstitutionsbedingten M. trapezius anzunähern. Die Position des Kopfes wird durch die rechte Hand des Therapeuten gehalten. Den linken Zeigefinger legt er von dorsokranial auf die erste Rippe und gibt einen Schub:
- für das **Kostovertebralgelenk** nach ventral-kaudal-medial und
- für das **Kostotransversalgelenk** nach ventral-kaudal-lateral.

**Interpretation.** Meist liegt eine Hypomobilität vor.

| |
| --- |
| Eine Bewegungseinschränkung der ersten Rippe kann den Plexus brachialis komprimieren. Dabei wird die Retraktion im SCG und die transversale Adduktion am Processus transversus Th1 durch die erste Rippe limitiert. Bewegungen der Schulter die die Komponenten Retraktion und transversale Adduktion (Flexion/Elevation und Innenrotation)benötigen, können demzufolge eingeschränkt sein. |

## Synovialer Gleittest für die Außenrotation (○ Abb. 2.64)

| Wichtig |
| --- |
| Der Therapeut testet die Gleitfähigkeit der gekoppelten Bewegungen des GHG. |

**ASTE.** Der Patient liegt in Seitenlage.

**Ausführung.** Der Patient wird in Seitenlage, vorher eingestellter Außenrotation und 30° Rumpfrotation so gelagert, dass die betroffene Seite oben liegt, und die Cavitas glenoidalis horizontal gestellt ist. Der Therapeut steht hinter dem Patienten und legt seine linke Hand im Gabelgriff auf das Akromion, wobei

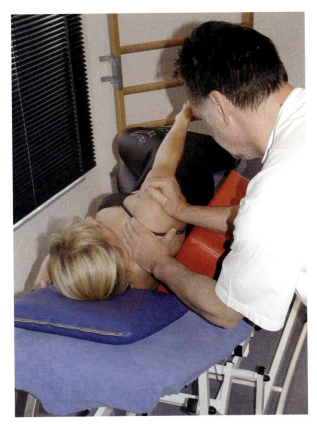

**Abb. 2.64.** Synovialer Gleittest für die Außenrotation

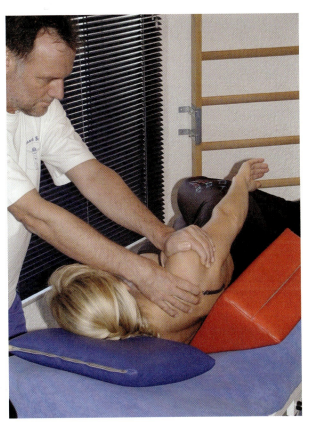

**Abb. 2.65.** Synovialer Gleittest für die Innenrotation

sich der Daumen dorsal auf der Skapula anlegt, und die Finger 2–3 am Processus coracoideus widerlagern. Die rechte Hand des Therapeuten gibt einen translatorischen Schub nach ventral.

**Interpretation.** Ein fühlbares Springen bzw. Schnappen ist ein Zeichen von mangelnder Konsistenz der Synovia.

> Der Winkelgrad des Springens oder Schnappens wird vom Therapeuten notiert, so dass ein gezieltes Trophiktraining, Knorpelbelastungstraining und eine Knorpelmassage über Rehabilitation eingeschliffen werden kann.

### Synovialer Gleittest für die Innenrotation (◻ Abb. 2.65)

**ASTE.** Der Patient sitzt.

**Ausführung.** Die Ausführung entspricht derjenigen des Tests für die Außenrotation, jedoch steht jetzt der Therapeut vor dem Patienten und die Hände werden seitenverkehrt angelegt, die Innenrotation wird vorher eingestellt. Der translatorische Schub wird nach dorsal ausgeführt.

### Widerstandstest (Muskelweichteiltest 2, 3)

Schmerz und Schwäche werden immer konzentrisch-isometrisch getestet mit einem klaren Kommando: »Drücken sie gegen meine widerstandgebende Hand«. Schmerz lässt auf die Weichteilstadien 2 und 3 schließen. Das Weichteilstadium 1 zeigt nur Druckdolenz und tritt bei exzentrischer Belastung auf.

> **Wichtig**
>
> Beim Widerstandstest werden auch widerlagernde Muskeln getestet.

Ein Kraftdefizit im GHG kann auf Grund einer Instabilität vorliegen, da es durch eine schlechte Zentrierung des Humeruskopfes zu einer veränderten Ansprache der Rami articulares kommt mit entsprechend desorganisierter Muskelaktivität.

Der Widerstandstest bezieht sich auf **kontraktile Strukturen**, d.h.:

- bei frischen Verletzungen treten die Schmerzen schon **1-2 sec** nach Erreichen der Submaximalkraft auf;
- ältere Verletzungen, die der Körper zu kompensieren gelernt hat, reagieren auch bei maximaler Kraft nicht immer gleich am Anfang des Widerstandstests, sondern erst nach **ca. 10 sec**;
- besteht der Verdacht auf einen myogenen Trigger (partielle Ischämie), zeigt sich dieser erst ab einer Dauer von **ca. 30 sec** Widerstands.

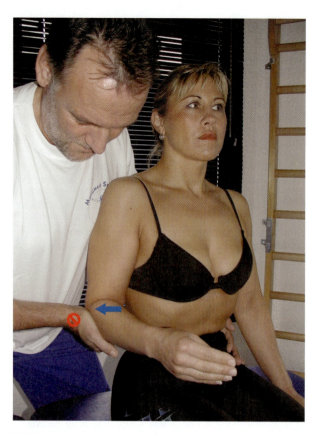

◘ **Abb. 2.66.** Abduktion gegen Widerstand, rechts

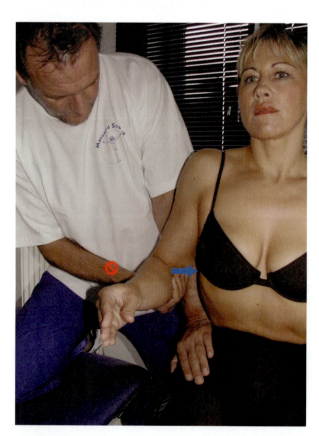

◘ **Abb. 2.67.** Adduktion gegen Widerstand, rechts

## Abduktion gegen Widerstand (◘ Abb. 2.66)

> **Wichtig**
>
> Durch Widerstand gegen die Abduktion wird der M. supraspinatus getestet.

**ASTE.** Der Patient sitzt oder steht. Sein Arm befindet sich in Nullstellung, der Ellenbogen ist 90° gebeugt.

**Ausführung.** Der Therapeut steht an der zu untersuchenden Seite, fixiert mit seiner linken Hand das gegenüberliegende Becken des Patienten und umfasst mit seiner rechten Hand widerlagernd den am Körper anliegenden Oberarm. Der Patient drückt 1–2 sec maximal in Abduktion (bzw. 30 sec bis zu einer Minute) gegen die widerlagernde rechte Hand des Therapeuten.

**Interpretation. Schmerz kann einen Hinweis geben auf:**
- eine Läsion im tendomuskulären Übergang und/oder
- eine Tendopathie des M. supraspinatus und/oder
- eine partielle Ischämie.

Bei **Schwäche** besteht der Verdacht auf eine Läsion des N. suprascapularis.

> **Folgende Differenzierungstests** können durchgeführt werden, um die Schmerzursache einzugrenzen:
> - **Partielle Bursitis subacromialis deltoidea:** Durch Inhibition kaudalisierender Muskeln und Aktivieren der kranialisierenden Muskeln wird der Humeruskopf bei Abduktion in die Cavitas glenoidalis gedrückt, wobei die Bursa subacromialis deltoidea komprimiert wird. Eine Bursareizung lässt sich gegenüber einer Läsion des M. supraspinatus abgrenzen über eine zusätzlich zur Abduktion ausgeführte Traktion, die zur deutlichen Schmerzverringerung führt.
> - **M. deltoideus:** Der Arm des Patienten wird in 50° Abduktion vorpositioniert. Schwäche lässt eine Läsion des N. axillaris vermuten, bei Schmerzen besteht der Verdacht auf eine seltene Läsion des tendomuskulären Übergangs, eine Tendopathie des M. deltoideus bzw. eine partielle Ischämie.
> - **Instabilität:** Ziel der Differenzierung ist die passive bzw. lagerungsabhängige Zentrierung des Humeruskopfes mit erneuter Adduktion gegen Widerstand. Der Arm des Patienten wird in 50° Abduktion vorpositioniert. Entweder wird der Humeruskopf passiv zentriert gehalten oder die Zentrierung des Humeruskopfes erfolgt unter Nutzung der Schwerkraft aus der Rückenlage.

## Adduktion gegen Widerstand (◘ Abb. 2.67)

**ASTE.** Der Patient sitzt oder steht. Sein Arm befindet sich in Nullstellung, der Ellenbogen ist 90° gebeugt.

**Ausführung.** Der Therapeut steht an der zu untersuchenden Seite und widerlagert bzw. fixiert mit seiner linken Hand die rechte Crista iliaca des Patienten. Mit seiner rechten Hand umfasst er den in 0° am Körper anliegenden distalen Unterarm

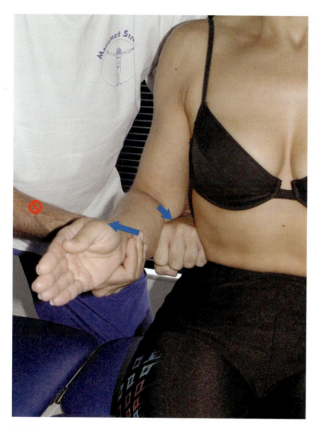

**Abb. 2.68.** Außenrotation gegen Widerstand, rechts

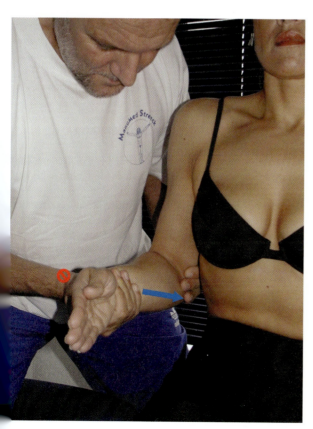

**Abb. 2.69.** Innenrotation gegen Widerstand, rechts

des Patienten. Der Patient drückt 1–2 sec (bzw. 30 sec bis zu einer Minute) maximal gegen die widerlagernde rechte Hand des Therapeuten in Adduktion.

**Interpretation.** Bei Schmerz kann der Verdacht bestehen auf eine Läsion im tendomuskulären Übergang oder eine Tendopathie des:

- M. triceps brachii,
- M. teres major,
- M. latissimus dorsi,
- M. subscapularis,
- M. teres minor bzw.
- auf eine partielle Ischämie.
  **Schwäche** kann ein Hinweis sein auf eine Läsion des:
- N. radialis,
- N. axillaris oder
- N. thoracodorsalis.

> Bei der Prüfung der Adduktion wird die Bursa subacromialis nicht komprimiert und damit nicht provoziert, da die Schulteradduktoren den Humeruskopf nach kaudal ziehen. Die nach kranial ziehende antagonistische Komponente wird reziprok inhibiert.

### Außenrotation gegen Widerstand (■ Abb. 2.68)

**ASTE.** Sitz oder Stand, der Arm des Patienten ist in Nullstellung, der Ellenbogen 90° gebeugt.

**Ausführung.** Der Therapeut steht an der zu untersuchenden Seite und fixiert mit seiner linken Hand den in 0° am Körper anliegenden distalen Oberarm des Patienten. Die rechte Hand umgreift dorsal den distalen Unterarm. Der Patient drückt 1–2 sec (30 sec bis zu einer Minute) maximal gegen die widerlagernde rechte Hand des Therapeuten in Außenrotation.

**Interpretation.** Bei Schmerz können folgende Ursachen zugrunde liegen:

- Läsion im tendomuskulären Übergang und /oder,
- Tendopathie des M. Infraspinatus und/oder,
- Tendopathie des M. teres minor und/oder,
- partielle Ischämie.
  **Schwäche** lässt auf eine Läsion des:
- N. axillaris oder
- N. suprascapularis
  schließen.

> Differenzialdiagnostisch kann eine Reizung der Bursa subacromialis gegenüber einer Läsion des M. infraspinatus über eine Traktion abgegrenzt werden.

### Innenrotation gegen Widerstand (■ Abb. 2.69)

**ASTE.** Der Patient sitzt oder steht, der Arm wird in Nullstellung gehalten, der Ellenbogen ist 90° gebeugt.

**Ausführung.** Der Therapeut steht an der zu untersuchenden Seite und fixiert mit seiner linken Hand den in 0° am Körper anliegenden distalen Oberarm des Patienten von ventral. Die rechte Hand umgreift den distalen Unterarm. Der Patient

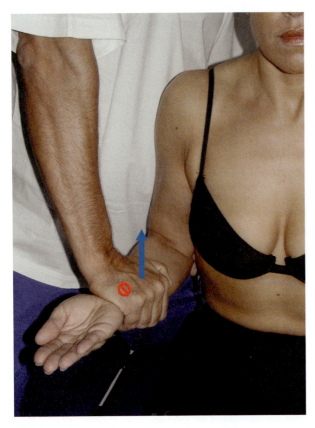

drückt 1–2 sec (30 sec bis zu einer Minute) maximal gegen die widerlagernde rechte Hand des Therapeuten in Innenrotation.

**Interpretation.** Bei Schmerz kann geschlossen werden auf eine:
- Läsion im tendomuskulären Übergang und/oder,
- Tendopathie des M. subscapularis und/oder,
- Tendopathie des M. biceps brachii caput breve.

**Schwäche** kann ein Hinweis sein auf eine Läsion des N. subscapularis.

> Differenzialdiagnostisch kann über Traktion eine Reizung der Bursa subtendinea subscapularis oder der Bursa subacromialis gegenüber Affektionen des M. subscapularis. ausgeschlossen werden.

### Ellenbogenflexion gegen Widerstand (◻ Abb. 2.70)

**ASTE.** Der Patient sitzt oder steht, er legt seinen Oberarm fest an seinen Thorax an, beugt seinen Ellenbogen auf 90°, und dreht seinen Unterarm in Supination.

**Ausführung.** Der Therapeut steht an der zu untersuchenden Seite und fixiert mit seiner linken Hand das Ellenbogengelenk von dorsal. Die widerlagernde rechte Hand umgreift von ventral den distalen Unterarm des Patienten. Der Patient drückt 1–2 sek. (30 sec bis zu einer Minute) maximal gegen die widerlagernde rechte Hand des Therapeuten in Ellenbogenflexion.

◻ **Abb. 2.70.** Ellenbogenflexion gegen Widerstand, rechts

**Interpretation.** Bei Schmerz besteht der Verdacht auf eine:
- Läsion im tendomuskulären Übergang,
- Tendopathie oder Insertionstendopathien des M. biceps brachii caput longum.

**Schwäche** kann einen Hinweis geben auf eine Läsion des N. musculocutaneus.

### Ellenbogenextension gegen Widerstand (◻ Abb. 2.71)

**ASTE.** Der Patient sitzt oder steht, sein Oberarm liegt am Thorax an, der Ellenbogen ist 90° gebeugt, der Unterarm supiniert.

**Ausführung.** Der Therapeut steht an der zu untersuchenden Seite und fixiert mit seiner linken Hand das Ellenbogengelenk von dorsal. Die widerlagernde rechte Hand umgreift von dorsal den distalen Unterarm des Patienten. Der Patient drückt 1–2 sec (30 sec bis zu einer Minute) maximal gegen die widerlagernde rechte Hand des Therapeuten in Ellenbogenextension.

**Interpretation.** Schmerz kann folgende Ursachen haben:
- Eine Läsion im tendomuskulären Übergang und/oder
- eine Tendopathie bzw. Insertionstendopathien des M. triceps brachii (an der Insertion des caput longum).
  Bei **Schwäche** kann eine Läsion des N. radialis vorliegen.

> Differenzialdiagnostisch kann ein Kompressionsschmerz der Bursa subacromialis durch erhöhten subakromialen Druck abgegrenzt werden.

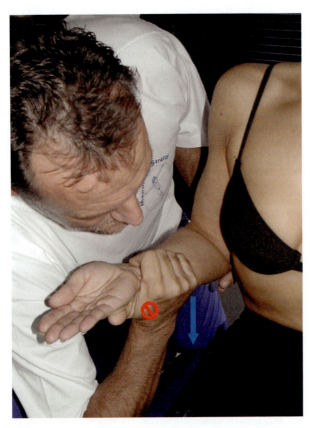

◻ **Abb. 2.71.** Ellenbogenextension gegen Widerstand, rechts

## 2.19 Weichteiltechniken an der Schulter

Ein positiver Widerstandstest und Druckdolenzen in der Basisuntersuchung können eine Indikation für eine Weichteilbehandlung sein.

Der Schwerpunkt einer manualtherapeutisch ausgerichteten Weichteilbehandlung ist die Einleitung der Rehabilitation des Kollagengewebes über **Querfriktionen**. Über **Dehnung** bekommen die Makrophagen Längeninformation, die Belastungsfähigkeit wird über eine spezifisch exponentiell angepasste **Rehabilitation** erreicht.

Physikalische und physiotherapeutische Maßnahmen wie:
– Funktionsmassagen,
– Wärmetherapie und
– andere physikalische Maßnahmen
können ergänzend therapeutisch angewandt werden.

Eine optimale komplexe Regenerationstherapie kann durch die Zusammenarbeit zwischen Manualtherapeut und Arzt erreicht werden.

Das folgende **Beispiel** gilt für alle Weichteilbehandlungen.

> **Beispiel**
> **Manualtherapie:**
> – Aktualisierung eines Regenerationsprozesses durch **Querfriktion mit darauf folgender Dehnung** (für Längeninformation der Makrophagen),
> – alternativ: **Iontophorese** mit Histamindehydrochlorid,
> – Optimierung des piezoelektrischen Effektes (s. Glossar) durch mechanische Druckveränderungen über **longitudinale Separation und Approximationen**,
> – Optimierung des Stoffwechsels durch **Trophiktraining** unter Inhibierung des M. deltoideus und
> – bei zunehmender Besserung der Beschwerden: Einleitung eines Rehabilitationsprogrammes mit Training der Koordination, Kraftausdauer, Kraft, Exzentriktraining.
> **Ärztliche Therapie:**
> – Optimierung der interstitialen Flüssigkeit durch Kochsalzinjektionen,
> – pharmakologische zentrale Schmerzbehandlung, Meidung von peripheren Antiphlogistika.
> **Bei fehlender Beschwerdebesserung:**
> – Infiltration mit Lokalanästhetika zur Schmerzbeseitigung und zur Regulation sympathischer Fasern bzw. zur Verbesserung der Autoregulation.
> – Schmerzbehandlung, um den Patienten für eine manualtherapeutische Behandlung therapierbar vorzubereiten.
> – Unterbrechung des Circulus-vitiosus-Komplexes durch ein hydrogenes Kortikosteroid.
> – Danach 3- bis 5-tägiges Tragen einer Armschlinge mit absoluter Ruhe und darauf folgend 4–5 Tage Schonhaltung.

### 2.19.1 Läsion der Shunt-Muskeln des GHG

**Wichtig**

Die »**Shunt-Muskeln**« des Glenohumeralgelenkes sind:
– M. supraspinatus,
– M. infraspinatus,
– M. teres minor,
– M. biceps brachii caput longum und
– M. subscapularis.

**M. supraspinatus.** Der am häufigsten betroffene Muskel der Shunt-Gruppe ist der M. supraspinatus mit seiner den Humeruskopf zentrierenden und die Abduktion initial startenden Funktion. Der M. supraspinatus zeigt sich in Ruhe und oft nachts mit lateralen Schulterschmerzen und Ausstrahlungen bis in die Mitte des lateralen Oberarms. Passive und aktive Bewegungen sind gekennzeichnet durch einen Abduktionsschmerz und einen painful arc.

**M. infraspinatus und M. teres minor.** Der M. infraspinatus und der M. teres minor zeigen ihre Problematik vorwiegend bei exzentrischen Bewegungsabläufen mit Läsionen im tendomuskulären Übergang. Die Schmerzlokalisation beim M. infraspinatus und M. teres minor befindet sich dorsolateral des GHG.

**M. biceps brachii.** Der Schwachpunkt des M. biceps brachii liegt an seiner extraartikulären Sehnenscheide und seiner Insertion am Labrum glenoidale. Es besteht selten ein Ruheschmerz, auch Bewegungsschmerzen sind relativ gering. Der Hauptschmerz zeigt sich bei Dehnung der Sehne.

**M. subscapularis.** Der M. subscapularis zeigt Besonderheiten. Seine Schmerzsymptomatik liegt ventral des Schulterblattes und ventral im Insertionsbereich am Tuberculum minus. Kleine Äste des den M. subscapularis versorgenden Nervs versorgen den ventralen Anteil der Schultergelenkkapsel, so dass hier eine nozirezeptive Reizung über den N. subscapularis stattfindet. Eine Rippenfehlstellung verursacht Muskelbauchreizungen des M. subscapularis mit daraus folgender Betonung der Innenrotation im GHG und initialen Schulterbeschwerden.

### Entstehungsmechanismen von Sehnenläsionen der Shunt-Muskeln

Die Sehnenläsionen der Shunt-Muskeln zeigen unterschiedliche Entstehungsmechanismen.

**Bei unter 30jährigen** entsteht das Problem meist bei arbeitsbedingter oder sportlicher Überbelastung (z. B. Maler, Tischler, Stukkateure, Handballspieler, Judokas, Tennisspieler, Schwimmer) mit:
– einer Läsion der insertionsnahen Rotatorensehnen,
– Ödembildung,
– Einblutungen.

**Zwischen dem 30. und 40. Lebensjahr** sind tendenziell Instabilitäten die Ursache einer Tendopathie der Rotatorensehnen:
– Zum einen kommt es bei Instabilitäten zu einer betont ventralen Auslagerung des Humeruskopfes mit Zugreizen der dorsalen Kapselanteile am Labrum glenoidale.

**2**

– Zusätzlich hat speziell bei einer Instabilität der M. supraspinatus das ständige Bestreben, den Humeruskopf dynamisch zentriert zu halten, da die Adhäsion und damit die passive Stabilität sich deutlich verschlechtert.
– Sportarten wie Tennis, Badminton, Hand- und Volleyball, Speer-, Hammer- und Diskuswerfen begünstigen die Pathologie.

**Zwischen dem 40sten und 50sten Lebensjahr** entsteht die Sehnenproblematik oft durch eine gefäßbedingte Minderversorgung (»Wringing out«):
– Sie löst über Sauerstoff- und ATP-Mangel nozirezeptive Reize aus.
– Konstitutionsveränderungen, wie z.B. eine Protraktion der Schulter, verändern den Sehnenverlauf der Rotatorensehnen und verursachen im gestressten Bereich Minderversorgung.

**Bei Patienten über dem 50. Lebensjahr** kommt es durch die vorgeschädigte, morphologisch veränderte Supraspinatussehne häufig zu:
– Kalzifizierungen und
– längsverlaufenden Einrissen des Sehnen-Kapsel-Komplexes (Rotatorenmanschettenriss).

Je nach betroffener Sehnen-Kapselschicht verändert sich die Beschwerdesymptomatik. Eine morphologische Veränderung der Shunt-Muskeln verursacht wiederum ein anhaltendes Ödem, das zusätzlich den subakromialen Raum einengt.

Der **Beschwerdeverlauf** ist gekennzeichnet durch einen anfänglich leichten Schmerz nach der Belastung. Es folgt ein schmerzhafter Exzentrikverlust, dann die Schmerzhaftigkeit gegen Widerstand und die endgradige Schmerzhaftigkeit der Elevationsbewegung. Der Abduktionsschmerz im Initialstart ist eine weitere Steigerung der Beschwerden, und zum Schluss zeigt sich der painful arc.

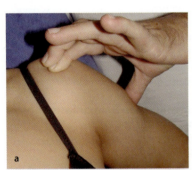

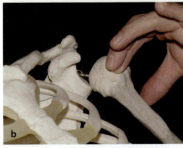

**Abb. 2.72.** **a** Insertionsnahe Querfriktion des M. supraspinatus links, **b** anatomische Orientierung

### 2.19.2 Differenzialdiagnostik

Das Schultergelenk ist über den N. phrenicus ein lokaler viszeraler Reflektionsort für Grenzorgane des Diaphragma. Über Transmissionsinterneurone werden im Hinterhorn des Segments C3–C4(C5) sensible Informationen des N. phrenicus der sensiblen Afferenz C3–C4 der oberen Extremität **durch Konvergenz zugeordnet**. Somit können die jeweiligen Strukturen irritiert werden. Unter C3–C4 (C5) haben wir auf die Schulter bezogen:
– N. dorsalis scapulae (C3–C5)-Irritation als interskapulären Schmerz,
– N. suprascapularis (C4–C6)-Irritation als GHG-Schmerz,
– N. supraclavicularis (C3–4)-Irritation mit Beschwerden bis zum ACG,
– Ansa cervicalis (C1–C4)-Irritation; sie versorgt den zu den Schultergürtelmuskeln zählenden M. omohyoideus und kann über Irritation im Ansatzgebiet (Incisura scapulae superior) Beschwerden auslösen.

Therapieresistente und in ihren Merkmalen nicht einzuordnende Schulterbeschwerden können eine **retrograde (zeitlich zurückliegende) Ursache** haben wie:
– Irritation der Formatio reticularis und eine damit verbundene Störung der kinematischen Kette;
– Entzündungsreize, die über den Sympathikus übermittelt werden und neuroanatomische Schaltmechanismen/Funktionseinheiten störend beeinflussen;
– histologische Kollagenveränderungen an hypovaskuläre Zonen, die durch Abbau von toxischen Eiweißprodukten und anorganischem Material über den hämatogenen und neuralen Fernweg entstehen können (Fokaltoxikose);
– perivaskuläre Innervationsstörungen mit Störung der interstitiellen Flüssigkeitskonzentrationen, bzw. vaskulären Zirkulationsstörungen, die durch sympathische Hyperaktivität ausgelöst werden können und zu ischämischen Versorgungsproblemen der oberen Extremität führen.

### 2.19.3 Behandlung des M. supraspinatus

**Insertionsnahe Querfriktion des M. supraspinatus (■ Abb. 2.72 a, b)**

| Wichtig |
|---|
| Die Querfriktion wird angewendet bei einer chronischen insertionsnahen Tendopathie des M. supraspinatus. Die Widerstandstests in Abduktion und Außenrotation und der painful arc sind positiv. |

**Beginn.** Ab dem 42. Tag therapieresistenten Schmerzes kann mit der Querfriktionsbehandlung begonnen werden.

**Ziel.** Aktualisierung des Regenerationsprozesses.

**ASTE.** Sitz oder Rückenlage.

**Ausführung.** Bei der Behandlung in Rückenlage wird das Fußteil der Bank hochgestellt, so dass der Oberkörper des Patienten

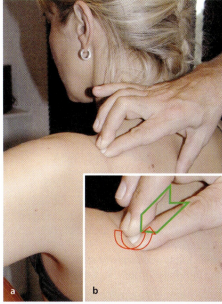

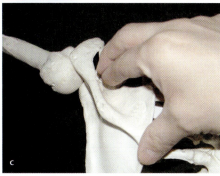

**Abb. 2.73. a, b.** Querfriktion am tendomuskulären Übergang des M. supraspinatus links, **b** Detail, **c** anatomische Orientierung. **Grüner Pfeil:** Faserverlauf des betroffenen Muskels, **Roter Pfeil:** Bewegungsrichtung der Querfriktion

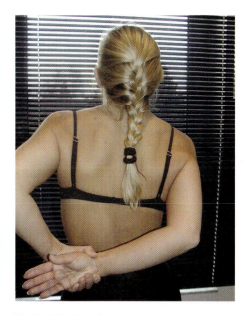

**Abb. 2.74.** Eigendehnung des M. supraspinatus, rechts

um 45° angehoben wird. Der Patient legt seine linke Hand hinter den Rücken, um die Insertionsregion des M. supraspinatus aus der Überdachung des Akromions nach ventral zu platzieren, wobei der Therapeut darauf achtet, dass keine Adduktion entsteht (Ischämiegefahr). Unter Hautvorgabe legt der Therapeut seine linke Zeigefingerkuppe flach aufgestellt am obersten Aspekt des Tuberculum majus quer auf den Sehnenverlauf des M. supraspinatus an, und legt seinen Mittelfinger zur Verstärkung auf den Zeigefinger.

Er arbeitet im Gabelgriff, indem er mit seinem Daumen an der dorsolateralen Seite des Humerus widerlagert. Die Bewegungsrichtung geht auf dem ca.1 cm² großen Plateau nach lateral. Die Querfriktion endet, wenn die Kontur der Sehne durch Aufquellung verstreicht.

### Querfriktion am tendomuskulären Übergang des M. supraspinatus (Abb. 2.73 a–c)

> **Wichtig**
>
> Bei chronischen Kollagenveränderungen im tendomuskulären Übergang des M. supraspinatus wird diese Querfriktion angewendet.
> Die Widerstandstests in Abduktion und Außenrotation sind positiv, jedoch kein painful arc.

**Beginn.** Ab dem 42. Tag therapieresistenten Schmerzes kann mit der Querfriktionsbehandlung des M. supraspinatus an seinem tendomuskulären Übergang begonnen werden.

**Ziel.** Aktualisierung des Regenerationsprozesses

**ASTE.** Der Patient sitzt, sein linker Arm befindet sich in horizontaler Abduktion, 90° Ellenbogenflexion und Innenrotation. Diese Position wird gelagert oder vom linken Arm des Therapeuten geschient.

**Ausführung.** Mit seinem linken Daumen widerlagert der Therapeut an der Spina scapulae. Über eine halbkreisförmige »Löffelbewegung« wird die Querfriktion an der Grenze der Fossa supraspinata mit dem rechten Zeigefinger durchgeführt. Die Querfriktion dauert so lange an, bis die Kontur der Sehne durch Aufquellung verstreicht.

### Eigendehnung des M. supraspinatus (Abb. 2.74)
**Beginn.** Nach dem 2. Tag der Aktualisierung kann die Eigendehnung durchgeführt werden.

**Ziel.** Längeninformation für Makrophagenaktivität.

**ASTE.** Der Patient sitzt

**Ausführung.** Der Patient legt seinen rechten Arm hinter den Rücken, umfasst mit seiner linken Hand die rechte und zieht den rechten Arm in Adduktion und nach hinten, so dass eine maximale Innenrotation entsteht.

**Anzahl und Dosierung.** 1 sec Dehnung, bis an die Schmerzgrenze, 20 Wiederholungen alle 4–6 Stunden.

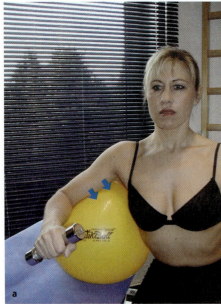

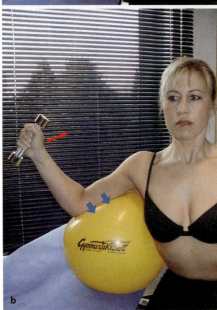

**Abb. 2.75 a, b.** Spezifisches Trophiktraining nach »Fost« für den M. supraspinatus. **a** ASTE, **b** ESTE

### Spezifisches Trophiktraining nach »Fost« für den M. supraspinatus (◻ Abb. 2.75 a, b)

| Wichtig | | |
|---|---|---|

Das Trophiktraining kann unspezifisch oder spezifisch durchgeführt werden.

**Beginn.** Mit dem Trophiktraining kann begonnen werden:
- nach dem 6. Tag (unspezifisch), bzw.
- nach dem 21 Tag der Aktualisierung (spezifisch).

**Ziel.** Folgende Ziele lassen sich formulieren:
- Beim **unspezifischen Trophiktraining** soll der Stoffwechsel optimiert werden, ohne den Muskel direkt anzusprechen. Der Patient führt die Außenrotation bei retrahiertem Schultergürtel durch.
- Beim **spezifischen Trophiktraining** wird die Schulter leicht protrahiert und in Adduktion außenrotiert.

Dies soll dazu führen, dass:
- der M. deltoideus inhibiert wird,
- die kaudalisierende Muskelkette dynamisiert wird und
- der M. supraspinatus eine rotatorische Bewegung durchführt.

**ASTE.** Der Patient sitzt oder steht. Sein rechter Oberarm liegt in ca.70° Abduktion im GHG auf einem Pezziball bzw. wird vom Therapeuten gehalten. Die rechte Schulter des Patienten steht leicht protrahiert, der Arm innenrotatorisch vorpositioniert und der Ellenbogen 90°gebeugt.

**Ausführung.** Der Patient drückt seinen Arm in Adduktion und bewegt seinen Arm mit einem leichten Gewicht (ca.1 kg) über ein Zuggerät oder eine Hantel.

**ESTE.** Das Schultergelenk bewegt in die Außenrotation und wieder zurück in Innenrotation.

**Anzahl und Dosierung.** 31–40 Wiederholungen mit 30–60 sec Pause bei 3–4 Serien. Tempo 1 – 0 – 1.

## 2.19.4 Behandlung des M. subscapularis

### Querfriktion proximal an der Sehne des M. subscapularis (◻ Abb. 2.76 a–d)

| Wichtig | | |
|---|---|---|

Eine chronische proximale insertionsnahe Tendopathie des M. subscapularis kann durch Querfriktion behandelt werden.
Der Widerstandstest in Innenrotation und ein painful arc in Flexion zwischen 60° und 120° sind positiv.

**Beginn.** Ab dem 42. Tag therapieresistenten Schmerzes kann mit der Querfriktion begonnen werden.

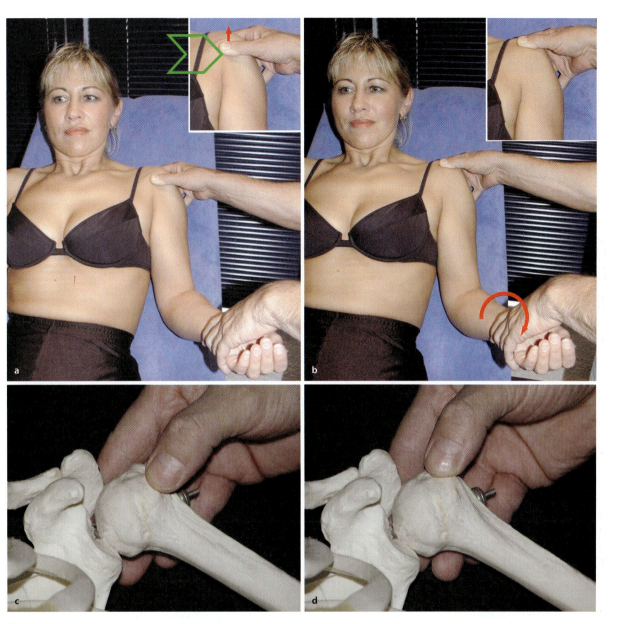

🔲 **Abb. 2.76. a, b** Querfriktion proximal an der Sehne des M. subscapularis links (**a** ASTE, **b** ESTE). **c, d** Anatomische Orientierung (**c** ASTE, **d** ESTE).
**Grüner Pfeil:** Faserverlauf des betroffenen Muskels, **Roter Pfeil:** Bewegungsrichtung der Querfriktion

**Ziel.** Aktualisierung des Regenerationsprozesses.

**ASTE.** Der Patient sitzt oder liegt in Rückenlage. In Rückenlage wird das Fußteil der Bank hochgestellt, so dass der Oberkörper des Patienten um ca. 45° angehoben wird. Der Patient positioniert seinen Arm in leichter Flexion, Abduktion und ca. 30° Außenrotation.

**Ausführung.** Der Therapeut steht an der zu behandelnden Seite und legt seinen rechten Daumen unter Hautvorgabe auf den höchsten Punkt des Tuberculum minus. Mit seiner linken Hand umfasst er das distale Ende des Unterarmes des Patienten, führt eine ca. 45° Ellenbogenflexion durch und positioniert durch Außenrotation das Tuberculum minus nach ven-tral. Unter Druck auf das Tuberculum minus und einer Bewegung bis zur kranialen Insertionsgrenze wird die Querfriktion ausgeführt. Sie endet, wenn die Kontur der Sehne durch Aufquellung verstreicht.

**2**

## Behandlung einer Läsion an der distalen Insertion des M. subscapularis (◘ Abb. 2.77 a-e)

Die Anwendung erfolgt bei chronischer distaler insertions-naher Tendopathie des M. subscapularis.
Der Widerstandstest in Innenrotation und ein painful arc zwischen 160°- 180° sind positiv.

Behandlungskriterien und Ausführung sind der der proxi-malen Insertion gleichzusetzen.

**Ausführung.** Der Unterschied zur Behandlung der proximalen Insertion besteht darin, dass der Daumen von ventral auf den distalen Bereich des Tuberculum minus gelegt wird, und unter Hautvorgabe und Druck nach kranial bis zum höchsten Punkt des Tuberculum minus querfriktioniert wird.

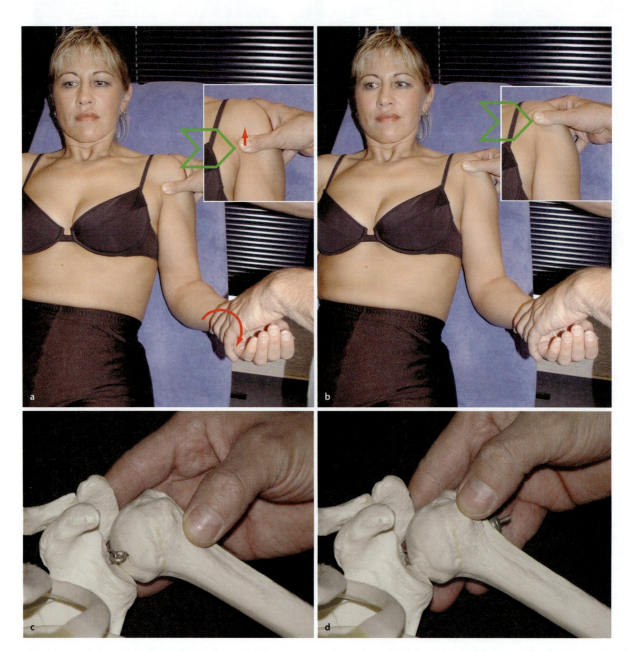

◘ **Abb. 2.77. a, b** Behandlung einer Läsion an der distalen Insertion des M. subscapularis (**a** ASTE, **b** ESTE). **c, d** Anatomische Orientierung (**c** ASTE, **d** ESTE).
**Grüner Pfeil:** Faserverlauf des betroffenen Muskels, **Roter Pfeil:** Bewegungsrichtung der Querfriktion

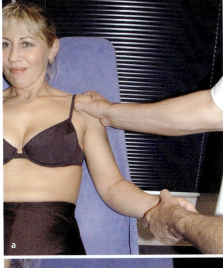

## Behandlung einer Läsion an der medialen Insertion des M. subscapularis (🔲 Abb. 2.78 a–e)

**Wichtig**

Die Behandlung wird bei einer chronischen medialen insertionsnahen Tendopathie des M. subscapularis angewendet. Die Widerstandstests gegen die Innenrotation und transversale Adduktion sind positiv.

Behandlungskriterien und Ausführung sind der der proximalen Insertion gleichzusetzen.

**Ausführung.** Der Unterschied zur Behandlung der proximalen Insertion besteht darin, dass der Daumen von medial auf den medialen Bereich des Tuberculum minus gelegt wird, und unter Hautvorgabe und Druck zuerst nach medial gegen das Tuberculum und dann nach kranial querfriktioniert wird.

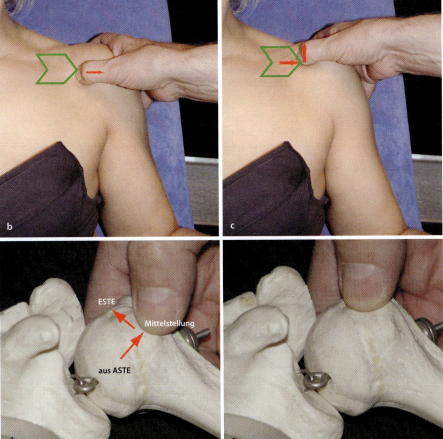

🔲 **Abb. 2.78. a–c** Behandlung einer Läsion an der medialen Insertion des M. subscapularis links: **a** ASTE, **b** Mittelstellung, **c** ESTE, **d** anatomische Orientierung ASTE, **e** anatomische Orientierung ESTE.
**Grüner Pfeil:** Faserverlauf des betroffenen Muskels, **Roter Pfeil:** Bewegungsrichtung der Querfriktion)

2

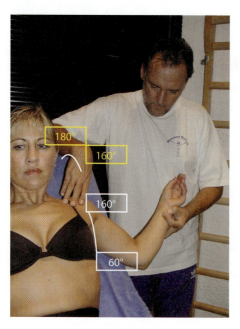

◻ **Abb. 2.79.** Dehnung des M. subscapularis links

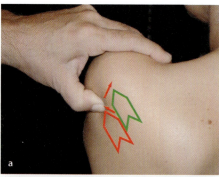

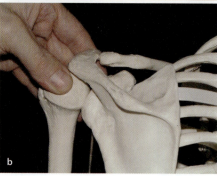

◻ **Abb. 2.80.** **a** Behandlung einer Läsion des M. infraspinatus und M. teres minor links, **b** anatomische Orientierung.
**Grüner Pfeil:** Faserverlauf des betroffenen Muskels, **Roter Pfeil:** Bewegungsrichtung der Querfriktion

### Dehnung des M. subscapularis (◻ Abb. 2.79)

**Beginn.** Nach dem 2. Tag der Aktualisierung kann die Dehnung für den M. subscapularis durchgeführt werden.

**Ziel.** Längeninformation für Makrophagenaktivität.

**ASTE.** Der Patient liegt in Rückenlage.

**Ausführung.** Der Therapeut steht kopfseitig der zu behandelnden Seite und stellt den linken Oberarm des Patienten in Abduktionshaltung ein:
- bei **proximaler Läsion** in ca. 60–120°,
- bei **distaler Läsion** in 160–180° und
- bei **medialer Läsion** in unter 70°.

Mit seiner rechten Hand fixiert der Therapeut die Schulter auf die Bank, mit seiner linken Hand umfasst er den distalen Unterarm und bringt das Schultergelenk in maximale Außenrotation.

**Anzahl und Dosierung.** 1 sec Dehnung bis zur Schmerzgrenze, 20 Wiederholungen, alle 4–6 Stunden.

### 2.19.5    Behandlung des M. infraspinatus und M. teres minor

**Behandlung einer Läsion des M. infraspinatus und M. teres minor bei insertionsnaher Tendopathie (◻ Abb. 2.80 a, b)**

| Wichtig | | |
|---|---|---|
| Die Querfriktion kann durchgeführt werden bei chronischen insertionsnahen Tendopathien des M. infraspinatus und M. teres minor. Der Widerstandstest gegen die Außenrotation ist positiv. | | |

**Beginn.** Ab 42. Tag therapieresistenten Schmerzes kann mit der Querfriktionsbehandlung begonnen werden.

**Ziel.** Aktualisierung des Regenerationsprozesses.

**ASTE.** Der Patient sitzt und legt seine linke Hand auf seine rechte Schulter, um die Sehne des M. infraspinatus und M. teres minor durch Flexion und Adduktion im GHG nach lateral hervorzuheben.

**Ausführung.** Der Therapeut stellt seinen rechten Daumen auf der sich ca. 2 cm unter dem Angulus posterior des Akromion befindenden Sehne quer an.

Querfriktioniert wird unter Hautvorgabe und Druck, der zuerst gegen das Tuberculum majus und dann nach kranial gerichtet ist. Die Querfriktion endet, wenn die Kontur der Sehne durch Aufquellung verstreicht.

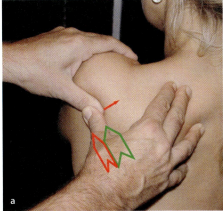

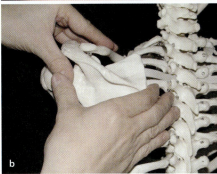

**■ Abb. 2.81. a** Behandlung einer Tendopathie des M. infraspinatus und M. teres minor links, **b** anatomische Orientierung.
**Grüner Pfeil:** Faserverlauf des betroffenen Muskels, **Roter Pfeil:** Bewegungsrichtung der Querfriktion

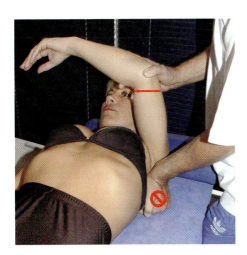

**■ Abb. 2.82.** Eigendehnung des M. infraspinatus und M. teres minor links

## Behandlung einer Tendopathie des M. infraspinatus und M. teres minor (■ Abb. 2.81 a, b)

Indikationen für die Behandlung sind chronische Tendopathien des M. infraspinatus und M. teres minor.
Der Widerstandstest gegen die Außenrotation ist positiv.

**Beginn.** Ab 42. Tag therapieresistenten Schmerz.

**Ziel.** Aktualisierung des Regenerationsprozesses.

**ASTE.** Der Patient sitzt. Er legt seine linke Hand auf seine rechte Schulter, um die Sehne des M. infraspinatus und M. teres minor durch Flexion und Adduktion im GHG nach lateral hervorzuheben, und um die Sehne vorzuspannen.

**Ausführung.** Der Therapeut stellt seinen linken Daumen auf die sich ca. 4 cm unter dem Angulus posterior des Akromion befindende Sehne quer an. Der rechte Daumen wird auf die linke Daumenkuppe gelegt und unter Hautvorgabe mit Druck nach kranial-medial über die Sehne querfriktioniert. Die Querfriktion endet, wenn eine Aufquellung tendomuskulär palpierbar wird.

## Eigendehnung des M. infraspinatus und M. teres minor (■ Abb. 2.82)

**Beginn.** Nach dem 2. Tag der Aktualisierung kann diese Eigendehnung eingesetzt werden.

**Ziel.** Längeninformation für Makrophagenaktivität.

**ASTE.** Der Patient liegt in Rückenlage.

**Ausführung.** Der Therapeut widerlagert mit seinem linken Thenar bzw. Hypothenar die linke Skapula an der Margo lateralis und führt den linken Arm des Patienten in eine transversale Adduktion und leichte Innenrotation.

**Anzahl und Dosierung.** 1 sec Dehnung bis zur Schmerzgrenze, 20 Wiederholungen, alle 4–6 Stunden.

**2**

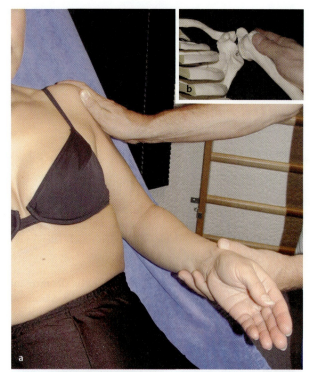

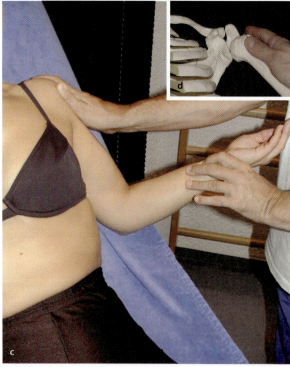

□ **Abb. 2.83 a–d.** Behandlung einer Tendovaginitis crepitans. **a** ASTE mit **b** anatomischer Orientierung, **c** ESTE mit **d** anatomischer Orientierung

## Behandlung einer Tendovaginitis crepitans des Caput longum des M. biceps brachii (□ Abb. 2.83 a–d)

**Beginn.** Die Behandlung wird bei therapieresistenten Beschwerden angewendet.

**Ziel.** Anregung für die synoviale Produktion.

> Die Tendovaginitis hat ihre Ursache meistens in einer mechanischen Reizung, z. B.
> - als Folge von Gelenk belastenden Tätigkeiten wie z.B. Sägen,
> - bei Traumen,
> - durch Unterversorgung oder
> - bei gestörtem Rotatorenintervall.
>
> Das Beschwerdebild ist gekennzeichnet durch Krepitation in der Bewegung und Dehnschmerz.

**Wichtig**

Ein selektiver Bewegungsschmerz der Sehne ist Zeichen einer Tendovaginitis und für die manualtherapeutische Behandlung kontraindiziert.

**ASTE.** Der Patient sitzt oder liegt in Rückenlage auf der Bank mit hochgestelltem Bankteil.

**Ausführung.** Der Therapeut sucht den Sulcus intertubercularis auf, indem er sich an der Vertiefung zwischen pars clavicularis und pars acromialis des M. deltoideus orientiert, und legt seinen rechten Daumen in die Vertiefung. Durch leichte Außen- und Innenrotationsbewegungen des Arms des Patienten spürt der Therapeut die Sehnen unter seinem Daumen rollen.

Da es sich um eine Sehnenscheide handelt, konzentriert sich die Behandlung auf ein Verschieben der Sehnenscheidenblätter durch Querrollen auf der Sehne. Der Therapeut gibt leichten Druck und bewegt den Arm rotatorisch in einer Range of motion mit Orientierung am Daumen von der ASTE Crista tuberculum majoris humeri in die ESTE Crista tuberculum minoris humeri.

## Trophiktraining für den M. biceps brachii caput longum am Zuggerät (□ Abb. 2.84 a–c)

**Beginn.** Das Trophiktraining kann täglich nach der Behandlung der Sehnenscheide eingesetzt werden.

**Ziel.** Verbesserung des Stoffwechsels.

**ASTE.** Der Patient sitzt dem Zuggerät zugewandt.

**Ausführung.** Der Patient umgreift in Ellenbogenextension und Pronation den Haltegriff am Zuggerät. Unter Berücksichtigung des Schmerzverhaltens wird das Seil aus der Ausgangsfunktionsstellung erst in kleinen Amplituden, dann in größeren in die antagonistische Stellung gebracht. Während des Weges beugt und supiniert der Patient seinen Ellenbogen. Danach führt er den Arm zurück in die ASTE.

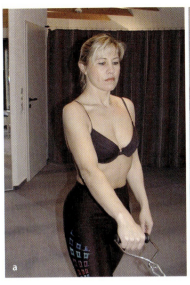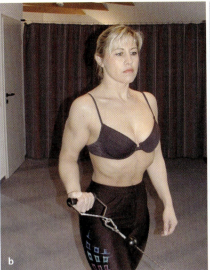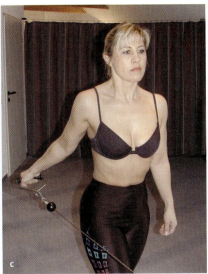

☐ **Abb. 2.84 a–c.** Trophiktraining für den M. biceps brachii caput longum am Zuggerät, rechts. **a** ASTE, **b** Mittelstellung, **c** ESTE

**Anzahl und Dosierung.** 31–40 Wiederholungen mit 30–60 sec Pause, insgesamt 3–4 Serien, Tempo 1 – 0 – 1.

## 2.20 Neurogene Mobilisation des Schultergürtels

### 2.20.1 Grundlagen der neurogenen Mechanik des Schultergürtels

Eine Nervenirritation des Schultergürtels entsteht beispielsweise durch:
- hohe dreidimensionale Mobilitätsanforderungen der passierenden Nerven und Plexus,
- häufige Läsionen sowie
- multiple Engpassstellen (Nerventunnel).

Schulterbeschwerden können jedoch auch durch ausstrahlende Schmerzen oder **Irritationen im Bereich der Halswirbelsäule** oder durch den **thorakalen Bereich** ausgelöst werden.

### TH4–6-Syndrom
Der thorakale Bereich zeigt Besonderheiten, denn zur direkten Irritation des Schulter- Armbereiches über die Nervenwurzeln Th1 und Th2 kommt das Th4–6-Syndrom hinzu. Dies ist ein **Symptomkomplex**, der gekennzeichnet ist durch:
- interskapuläre Beschwerden,
- Kopfschmerzen und
- häufig beidseitige Oberarmschmerzen.

Vermutlich setzt sich die Ursache aus **zwei Faktoren** zusammen:
Th4 weist bis zum Segment Th 6 den kleinsten ventrodorsalen Durchmesser auf und bildet ein arthrokinematisches Punctum fixum, so dass neurale Gegenspannungen für die Dura mater und die Medulla spinalis bei Rumpfbewegungen entstehen. Die Wirbelsäule zeigt sich bei diesem Symptomenkomplex oft abgeflacht, teils sogar lordosiert. Daher ist der **ventrodorsale Durchmesser** noch weiter **eingeengt** und die **Foramina inter-**

**vertebralia sind verkleinert.** Bei Spannungsänderungen können Irritationen durch die Dura mater bis in die HWS reproduziert werden und so zu einer Irritation des Plexus cervicalis oder Plexus brachialis führen.

Kommen noch **Haltungsprobleme durch unphysiologische Sitzpositionen** hinzu, beispielsweise eine ungünstige Proportion von Schulstuhl bzw. Schreibtisch zur Körpergröße eines Schulkindes, die eine LWS-Kyphosierung, eine BWS-Hyperkyphosierung und eine HWS-Hyperreklination zur Folge hat, so entstehen zusätzlich zur Gegenspannung an den HWS-Segmenten und der Th 4-6-Region Zugreize auf den zervikalen Grenzstrang mit Kopfschmerzen, Übelkeit, einer Störung peripherer Blutgefäße und Organirritationen (z.B. von Auge, Larynx, Trachea, Herz und endo- und exokrinen Drüsen).

Eine häufige **Ursache fibrogener Veränderungen** und einer damit verbundenen Trophikstörung mit Verkürzung des Nervengewebes sind:
- Ruhigstellungen,
- Schonhaltungen,
- iatrogene Immobilisationsmaßnahmen für den Schultergürtel.

Sie bedeuten, dass die Verschieblichkeit der Faszikel untereinander eingeschränkt wird, und das Kollagen (Typ 1) zwischen dem Epineurium und Mesoneurium sowie dem Mesoneurium und umliegenden Fixationsstellen wie Knochen, Muskeln und Faszien adaptiert.

## 2.20.2 Neurogene Dehnung des N. suprascapularis und N. axillaris; Anatomische Voraussetzungen für die Entstehung von Engpässen

**N. suprascapularis.** Er gehört zu den supraklavikulären Nerven und steht in enger Verbindung zum N. dorsalis scapulae, so dass durch wurzelnahe Irritationen oder einen mechanischen Reiz in der Loge der Mm. scaleni gemeinsame Beschwerden interskapulär und kranial-lateral des GHG auftreten können.

Isolierte Beschwerden zeigen sich in der Region des Sulcus intertubercularis, der über den N. axillaris versorgt wird, und im Bereich des Hiatus axillaris lateralis, der als dorsal-lateraler Schmerz interpretiert wird und oft durch Läsionen am tendomuskulären Übergang mit einem Muskelbauchödem des M. teres minor verursacht wird.

**N. axillaris.** Er hat eine enge Verbindung zum N. radialis, aber auch zum N. thoracodorsalis und N. subscapularis durch den gemeinsamen infraklavikulären Verlauf im Fasciculus posterior. Nicht selten treten bei einer mechanischen Reizung in der kostoklavikulären Pforte oder im Bereich des M. pectoralis minor gemeinsame Irritationen auf. Ein weiterer Engpass des N. axillaris ist der Hiatus axillaris lateralis, der eine quadratische Muskellücke ist, die gebildet wird durch den M. teres minor, den M. triceps brachii caput longum und den M. teres major. Zusätzlich zum N. axillaris, zieht die A. circumflexa humeri posterior und der N. cutaneus brachii lateralis superior durch den Hiatus axillaris lateralis hindurch.

## 2.20.3 Grundeinstellung bei einer Nervenmobilisation am Schultergürtel

Als Grundeinstellung werden die Ursprungsegmente des Nervs und die Dura mater in Vordehnung gebracht. Die Schulter des Patienten liegt im Überhang.
- Der Therapeut drückt entweder von kranial mit seinem Oberschenkel die Schulter des Patienten in Depression,
- er steht kaudal neben dem Patienten und zieht die Schulter mit seiner Hand in Depression oder
- er positioniert mit seinem Oberschenkel oder mit der schulterfixierenden Hand die Protraktion (für den N. suprascapularis) oder die Retraktion (für den N. axillaris) der Schulter vor.

Der zu mobilisierende Nervenabschnitt im Schulterbereich wird aus der submaximalen Einstellung mobilisiert, alle anderen Gelenke werden maximal eingestellt. Soll der ursprungsnahe Nervenabschnitt betont werden, wird über die Halswirbelsäule gearbeitet. Soll der ansatznahe Nervenabschnitt mobilisiert werden, wird über den Schultergürtel oder den Arm gearbeitet. Begonnen wird mit einem »Warming up« des neuralen

Systems, mit dem Ziel, epineurale Ödeme anzusprechen sowie den Axonplasmafluss zu mobilisieren.

## 2.20.4 Behandlung des Hiatus axillaris lateralis

Der **N. axillaris** entspringt aus den Segmenten C5 und C6 und verläuft eng mit dem N. radialis bis in die Achsel. Von dort zieht er mit vegetativen Nerven und mit der A. circumflexa scapulae dorsalis eng am Recessus axillaris vorbei, wo er zahlreiche sensible und vegetative Äste zur Kapsel abgibt. Dann läuft er durch den Hiatus axillaris lateralis, wo der M. teres minor und der M. deltoideus versorgt werden. Als Endast bildet er den N. cutaneus brachii lateralis superior mit einem Hautversorgungsgebiet am dorsolateralen Oberarm (◘ Abb. 2.85).

Der **Hiatus axillaris lateralis** ist eine quadratische Durchtrittstelle für den motorischen N. axillaris mit seinem sensiblen Endast N. cutaneus brachii lateralis superior, der die dorsolaterale Hautseite des Oberarmes innerviert. Außerdem treten die Vasa circumflexa humeri dorsalia durch ihn hindurch, die für die Blutversorgung des M. teres minor, des M. deltoideus und den Hautbezirk des lateralen Oberarmes verantwortlich sind.

### Neurogene Dekompression

Die neurogene Dekompression der im Hiatus axillaris lateralis verlaufenden Nerven und Gefäßstrukturen erfolgt über die **Dehnung der muskulären Strukturen**, die den Hiatus bilden. Zu ihnen gehören der M. teres minor, M. teres major und M. triceps brachii.

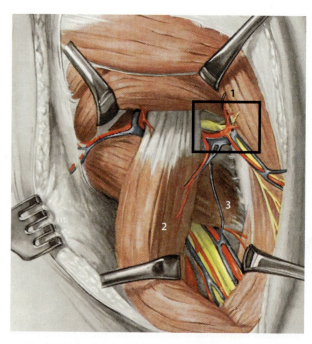

◘ **Abb. 2.85.** Anatomische Orientierung des Hiatus axillaris lateralis (Spatium quadrangulare) rechts. (Aus v. Lanz u. Wachsmuth 1959, 2003). **1** M. teres minor, **2** M. triceps brachii, **3** M. teres major

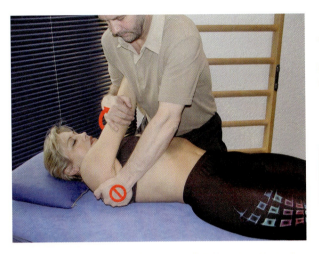

■ Abb. 2.86. Dekompression des Hiatus axillaris lateralis rechts durch Dehnung des M. teres minor

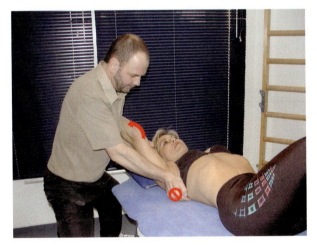

■ Abb. 2.87. Dekompression des Hiatus axillaris lateralis rechts durch Dehnung des M. teres major

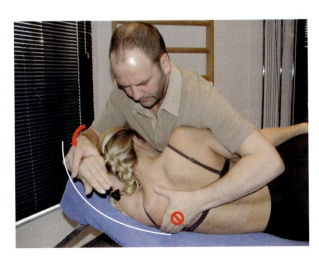

■ Abb. 2.88. Dekompression des Hiatus axillaris lateralis links durch Dehnung des M. triceps brachii

Anamnestisch geben die Patienten folgende **Symptome** an:
- Schmerzen im dorsolateralen oder lateralen Schulterblattbereich,
- eine Druckdolenz des Hiatus axillaris lateralis,
- nächtliches Erwachen, das durch eine Minderversorgung der unter Kompression geratenen Nervenstrukturen durch eine direkte Stenosierung des Nervs oder ihn versorgender Gefäße hervorgerufen wird.

> **Differenzialdiagnostisch** müssen ein mangelhaftes Gleiten des Humeruskopfes nach ventral, eine insertionsnahe Tendopathie des M. infraspinatus und ein gestörter skapulohumeraler Rhythmus ausgeschlossen werden.

### Dekompression des Hiatus axillaris lateralis durch Dehnung des M. teres minor (■ Abb. 2.86)

**Ziel.** Normalisierung muskulär verkürzter Kollagenfasern, die den Hiatus axillaris lateralis bilden.

**ASTE.** Der Patient liegt in Rückenlage.

**Ausführung.** Der Therapeut widerlagert mit seinem linken Thenar bzw. Hypothenar die rechte Skapula an der Margo lateralis in Adduktion. Mit seiner linken Hand umgreift er distal den rechten Oberarm des Patienten, klemmt den Arm innenrotiert zwischen seinem Oberarm und Thorax ein und führt ihn in eine transversale Adduktion.

**Anzahl und Dosierung.** 4 Wiederholungen der Dehnung von je 10 sec, nachfolgend 30 sec bis 2 min dehnen mit 60 sec Pause, davon 2–4 Serien durchführen.

### Dekompression des Hiatus axillaris lateralis durch Dehnung des M. teres major (■ Abb. 2.87)

**Ziel.** Normalisierung muskulär verkürzter Kollagenfasern, die den Hiatus axillaris lateralis bilden.

**ASTE.** Der Patient liegt in Rückenlage.

**Ausführung.** Der Therapeut steht an der betroffenen Seite und fixiert mit seiner kaudalen Hand die Margo lateralis scapulae rechtsseitig an den Thorax des Patienten. Mit der kranialen Hand führt er den rechten Arm des Patienten in Außenrotation und Elevation.

**Anzahl und Dosierung.** 4 Wiederholungen der Dehnung von je 10 sec, nachfolgend 30 sec bis 2 min dehnen, mit 60 sec Pause, davon 2–4 Serien durchführen.

### Dekompression des Hiatus axillaris lateralis durch Dehnung des M. triceps brachii (■ Abb. 2.88)

**Ziel.** Normalisierung muskulär verkürzter Kollagenfasern, die den Hiatus axillaris lateralis bilden.

**ASTE.** Der Patient liegt auf der linken Seite. Der Therapeut steht ventralseitig am Patienten.

**Ausführung.** Das Kopfteil wird angehoben, so dass das Schultergelenk in Adduktion gelagert ist. Der linke Arm des Patienten wird in maximale Elevation geführt. Mit seiner rechten Hand umfasst der Therapeut das linke Handgelenk des Patienten, mit seiner linken Hand widerlagert er das Schultergelenk von dorsal. Die Dehnung erfolgt über eine Ellenbogenflexion.

**Anzahl und Dosierung.** 4 Wiederholungen der Dehnung von je 10 sec Dauer, nachfolgend 30 sec bis 2 min dehnen und 60 sec Pause, davon 2–4 Serien durchführen.

### Neurogene Dehnung des N. suprascapularis

Der **N. suprascapularis** entspringt aus den Segmenten C4–C6, zieht entlang des M. omohyoideus zur Incisura scapulae superius und distal lateral durch die Incisura inferior. Er innerviert:

- den M. supraspinatus,
- den M. infraspinatus,
- infraklavikuläre Bänder und
- den dorsalen Bereich der Schultergelenkkapsel.

**Anamnestisch** wird bei einer Irritation des N. suprascapularis oft berichtet, dass beim Liegen auf der betroffenen Schulter (Protraktion) Beschwerden entstehen. Eine gleichzeitige Problematik des N. dorsalis scapulae ist aufgrund der radikulär topographischen Nähe nicht selten. Nächtliches Erwachen durch Absinken des Blutdruckes mit einer Minderversorgung fibrogener oder unter Kompression geratener Nervenabschnitte ist ein weiteres Kennzeichen.

> In der aktiven und passiven Funktionsdiagnostik zeigt sich ein neurogener Schmerz der horizontalen Adduktion und Protraktion.

### Neurogene Dehnung des N. suprascapularis über den distalen und proximalen Partner (▫ Abb. 2.89 a, b)

**Ziele.** Resorptionsverbesserung epineuraler Ödeme, Verbesserung der Trophik bzw. Dehnung des neurogenen adaptierten Kollagens.

**ASTE.** Der Patient sitzt so, dass der Oberkörper und der Kopf zur heterolateral Seite eingestellt werden. Diese Vorposition ergibt eine neurogene Dehnung des Plexus brachialis und der Dura mater.

**Ausführung.** Der Therapeut steht hinter dem Patienten an der zu behandelnden Seite. Mit seiner rechten Hand führt er eine Depression der rechten Schulter des Patienten aus, oder er fixiert die Schulter mit einem Gurt in Depression. Mit der linken Hand führt er entweder den rechten Arm des Patienten in eine horizontale Adduktion, die zu einer Protraktion der Schulter führt, bis zum neurogenen Schmerz, oder er stellt die HWS in Lateralflexion zur Gegenseite ein.

> Der Therapeut hat **verschiedene Möglichkeiten**, die neurogene Dehnung durchzuführen:
> - Die horizontale Adduktion wird passiv maximal eingestellt und es wird über die HWS mobilisiert, oder
> - die Lateralflexion der HWS wird passiv maximal eingestellt und es wird über die horizontale Adduktion mobilisiert.
>
> **Vorgehensweise** bei der neurogenen Dehnung:
> - Rhythmisch 15- bis 20-mal dehnen,
> - statisch 30 sec bis 2 min dehnen und
> - schließlich physiologisches Bewegen und milde Wärmeanwendungen.

### Neurogene Dehnung des N. axillaris

Bei einer Irritation des N. axillaris bestehen **anamnestisch**:

- Schmerzen im dorsolateralen Schulterblattbereich und
- ein punktförmiges Schmerzareal in Höhe des Ansatzes des M. deltoideus und des Sulcus intertubercularis;
- nächtliches Erwachen durch Absinken des Blutdruckes mit einer Minderversorgung fibrogener oder unter Kompression geratener Nervenstrukturen.

▫ **Abb. 2.89 a, b.** Neurogene Dehnung des N. suprascapularis rechts. **a** Über den distalen Partner, **b** über den proximalen Partner

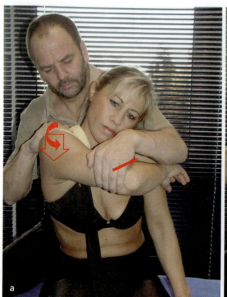
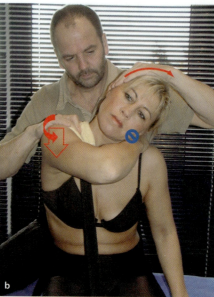

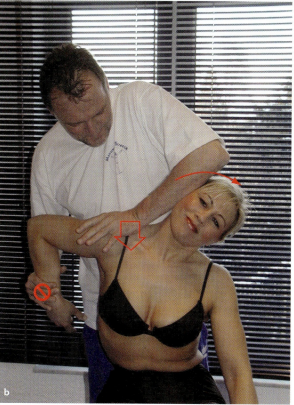

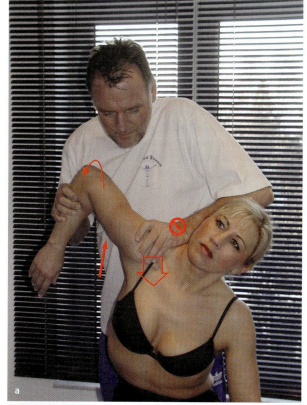

**◻ Abb. 2.90 a, b.** Neurogene Dehnung des N. axillaris. **a** Über den distalen Partner, **b** über den proximalen Partner rechts

In der aktiven und passiven Funktionsdiagnostik zeigt sich ein neurogener Schmerz in Abduktion, Elevation und Retraktion.

### Neurogene Dehnung des N. axillaris über den distalen und den proximalen Partner (◻ Abb. 2.90 a, b)

**Ziel.** Resorptionsverbesserung epineuraler Ödeme, Verbesserung der Trophik bzw. Dehnung des neurogenen adaptierten Kollagens.

**ASTE.** Der Patient sitzt und wird so positioniert, dass der Oberkörper und der Kopf zur heterolateralen (gegenüberliegenden) Seite eingestellt sind. Es entsteht eine neurogene Dehnung des Plexus brachialis und der Dura mater.

**Ausführung.** Der Therapeut steht hinter der zu behandelnden Seite. Die Depression der Schulter wird entweder über einen Gurt oder mit der Hand vorpositioniert. Mit der freien Hand wird der Arm oder die HWS bis zum neurogenen Schmerz bewegt.

Der Therapeut hat **verschiedene Möglichkeiten,** die neurogene Dehnung durchzuführen:
- Abduktion, Innenrotation, Elevation und Retraktion werden maximal eingestellt, und es wird über die HWS mobilisiert, oder
- die Lateralflexion der HWS wird maximal eingestellt, während über Abduktion-Elevation mobilisiert wird.

**Vorgehensweise** bei der neurogenen Dehnung:
- Rhythmisch 15–20 mal dehnen,
- statisch 30 sec bis 2 min dehnen und
- zum Schluss physiologisches Bewegen und milde Wärme.

## 2.21   Gelenkspezifische Untersuchung und Behandlung des SCG

### Besonderheiten des SCG

Das SCG spielt in Bezug auf Mobilitätsstörungen in der Manualtherapie eine untergeordnete Rolle. Es hat eine enge Beziehung zur ersten und zweiten Rippe und neigt zur Hypermobilität mit Irritationen der passierenden Nervenstrukturen (N. vagus).

- **Joint play** und eine **Mobilisation des SCG** in Depression und Protraktion werden hier nicht gezeigt, da sie für die Behandlung nicht wichtig sind.
- **Traktionen** sind im SCG für Pro-, und Retraktion aufgrund der Neigung des Gelenks von 45° nicht möglich, und für Elevation und Depression wegen des vorhandenen Diskus und der Neigung zur Hypermobilität nicht praxisrelevant.
- Ein **Kompressions-Joint-play** zeigt sich nur für die Elevation sinnvoll.

**2**

Das SCG liegt in einer kinematischen Kette des Schultergürtels und wird bei der Befundaufnahme nicht selektiv beurteilt, da es von zu vielen umliegenden Strukturen direkt oder indirekt beeinflusst wird. Der Befund wird im Zusammenhang mit der Testreihenfolge des GHG erhoben.

### Gelenkphysiologie

Das SCG ist anatomisch ein Sattelgelenk, funktionell jedoch ein Kugelgelenk. Im Gelenk befindet sich ein Diskus, der prägend für die Biomechanik des SCG ist:

- Für Protraktion und Retraktion ist die Klavikula konkav und das Sternum konvex,
- für Elevation und Depression ist die Klavikula konvex und das Sternum konkav.

### Ruhestellung (»maximally loose packed position«)

Physiologische Stellung des Schultergürtels.

| Cave | | |
|---|---|---|
| Inter- und intraindividuelle Variationen beachten! | | |

### Verriegelte Stellung (»maximally close packed position«)

Maximale Elevation.

### Kapselmuster

Endgradig kapsulärer Bewegungsschmerz der Schulter-Armbewegung.

### Biomechanik des SCG bei Schulterbewegung

Beschrieben wird hier die Klavikulabewegung:

- Elevation:        kaudolateral
- Depression:      kraniomedial
- Protraktion:      ventromedial
- Retraktion:       dorsolateral

### Biomechanik des SCG bei Armbewegungen

Beschrieben wird die Klavikulabewegung:

- Flexion/Elevation:    kaudal/dorsal
- Abduktion/Elevation:  kaudal
- Extension:            dorsal
- Innenrotation:        0–90° ventral/ab 90° ventral kaudal
- Außenrotation:        0–90° dorsal/ab 90° dorsal kaudal

### Joint play für die Elevation im SCG nach kaudolateral aus der Vorposition Elevation, mit anatomischer Orientierung ( Abb. 2.91 a, b)

| Wichtig | | |
|---|---|---|
| Anwendung bei einer Bewegungseinschränkung der Abduktion bzw. Elevation. | | |

**Ziel.** Erfassung der Qualität der interartikulären Bewegung mit Differenzierung zur osteokinematischen Befundung unter Translationsstufe 2:

- normales TLG,
- Kompressionsgleiten.

**ASTE.** Der Patient liegt in Rückenlage.

**Ausführung.** Der Therapeut steht links kopfseitig des Patienten und palpiert mit seinem Zeigefinger den SCG-Gelenkspalt. Während der rechte Schultergürtel des Patienten in Elevation bewegt wird, testet er die weiterlaufende Bewegung nach kranial. Diese wird submaximal als Vorposition für den Joint play genommen. Die Finger 2–5 halten die Vorposition und der rechte Daumen wird gelenknah auf die Klavikula angelegt. Der linke Daumen des Therapeuten wird auf den rechten Daumen gelegt und übt dem Gelenkspalt von 45° Neigung nach kaudolateral entsprechend unter Translationsstufe 2 einen Schub in diese Richtung aus. Zum Schluss gibt der Therapeut einen Überdruck zur Erfassung der Kapselqualität.

**Kompressionsgleiten.** Die rechte Hand des Therapeuten umgreift im Zangengriff die Klavikula und gibt medialen Druck in das Gelenk. Der rechte Daumen wird dabei gelenknah angelegt und vom linken Daumen gedoppelt.

| Getestet werden **degenerative Veränderungen** der obersten Knorpelschicht und damit verbunden schlechteres Gleiten. |
|---|

**Interpretation.** Es wird untersucht, ob die Resistenz der Kapsel normomobil, hypermobil oder hypomobil ist. Eine Hypomobilität zeigt sich durch eine Abduktions- und Elevationseinschränkung im Schultergürtel beim Seitenvergleich.

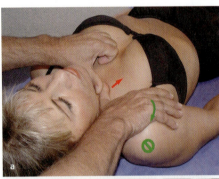

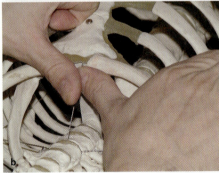

 **Abb. 2.91.** **a** Joint play für die Elevation im SCG aus Vorposition Elevation rechts, **b** anatomische Orientierung

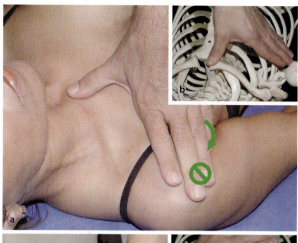

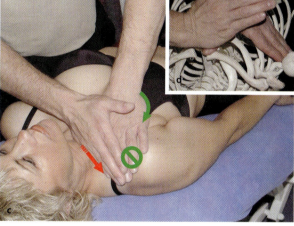

**Abb. 2.92 a–d.** Joint play für die Retraktion im SCG nach dorsolateral aus Retraktion rechts **a** Handling, **b** Detail, **c** Joint play, **d** Detail

Die Translation in die behinderte Gleitrichtung unter Traktionsstufe 3 kann aus derselben Ausgangsstellung ausgeführt werden.
Folgende **Vorgehensweise** ist dabei sinnvoll:
- Rhythmisch 15- bis 20-mal dehnen,
- statisch 30 sec bis 2 min die Dehnung halten und
- zum Schluss den Patienten in Elevation anspannen lassen, um einen »Release pain« zu verhindern.

### Joint play für die Retraktion im SCG nach dorsolateral aus der Vorposition Retraktion des Schultergürtels (■ Abb. 2.92 a–d)

**Wichtig**

Anwendung bei Bewegungseinschränkungen der horizontalen Abduktion bzw. Retraktion.

**Ziel.** Erfassung der Qualität der interartikulären Bewegung mit Differenzierung zur osteokinematischen Befundung unter Traktionsstufe 2.

**ASTE.** Der Patient liegt in Rückenlage.

**Ausführung.** Der Therapeut steht gegenüber der zu behandelnden Seite des Patienten und palpiert mit seinem Zeigefinger den SCG-Gelenkspalt. Während er den rechten Schultergürtel des Patienten in Retraktion führt, testet er die weiterlaufende Bewegung nach dorsolateral und nimmt diese submaximal als Vorposition für den Joint play. Die Finger 2–5 linksseitig halten die Vorposition und der linke Daumen wird gelenknah auf die Klavikula angelegt. Seinen rechten Hypothenar stellt der Therapeut auf die Fingerkuppe des linken Daumens und gibt die Bewegungsrichtung entsprechend der Vorgabe des Gelenkspalts von 45° Neigung nach dorsolateral unter Translationsstufe 2 vor. Zum Schluss gibt er einen Überdruck zur Erfassung der Kapselqualität.

**Interpretation.** Eine Normomobilität, Hypermobilität oder Hypomobilität zeigt sich in Einschränkungen der:
- Retraktion,
- horizontale Abduktion,
- Armextension,
- Armaußenrotation und
- Flexion/Elevation.

Die Translation in die behinderte Gleitrichtung unter Traktionsstufe 3 kann ebenfalls in Rückenlage durchgeführt werden.
Folgende **Vorgehensweise** ist dabei sinnvoll:
- Rhythmisch 15- bis 20-mal dehnen,
- statisch 30 sec bis 2 min die Dehnung halten und
- zum Schluss den Patienten in Retraktion anspannen lassen, um einen »Release pain« zu verhindern.

2

## 2.22    Gelenkspezifische Untersuchung und Behandlung des ACG

### Besonderheiten des ACG

Das ACG ist bei einer Funktionsstörung des Schultergürtels anfällig für Dysfunktionen und häufig beteiligt.

> **Beispiel**
>
> Die Mechanik des ACG ist schon bei einer Tossy-1-Läsion in der Elevationsbewegung und der damit verbundenen ligamentär vorgegebenen weiterlaufenden Rotation der Klavikula angulativ verändert.

Die **Gelenkkapsel** des ACG wird vom N. supraclavicularis lateralis innerviert und stellt eine enge sensible Verbindung zum N. phrenicus im Segment C3 und C4 dar. Diese Segmente zeigen sich häufig als viszerales Irritationsgebiet.

Das ACG liegt in einer kinematischen Kette des Schultergürtels. Trotz der geringfügigen Bewegungsfreiheit von 5° würde die Bewegungsfreiheit des GHG bei einer Fixierung des ACG bei 90° enden. Das ACG wird bei der Befunderhebung nicht isoliert betrachtet, da es von zu vielen umliegenden Strukturen direkt oder indirekt beeinflusst wird. Der Befund wird im Zusammenhang mit der Testreihenfolge des GHG erstellt.

### Gelenkphysiologie des ACG

Obwohl es individuelle Unterschiede gibt, ist die Lage des vorderen und hinteren »V« gut zu palpieren. In einem Drittel aller Fälle enthält das ACG einen Discus, der die Gelenkflächen ausgleicht. Funktionell ist das ACG ein Kugelgelenk, das eine schlechtere Rotation als das SCG hat. Anatomisch ist es eine Amphiarthrose, da es nicht mehr als 5° Bewegungsausmaß zulässt.

### Ruhestellung (»maximally loose packed position«)

Physiologische Stellung des Schultergürtels.

| Cave | | |
|---|---|---|
| Inter- und intraindividuelle Variationen beachten! | | |

### Verriegelte Stellung (»maximally close packed position«)

90° Armabduktion.

### Kapselmuster

Endgradig kapsulärer Bewegungsschmerz der Schulter-Armbewegung.

### Biomechanik des ACG bei Schulterbewegung

Beschrieben wird hier die Klavikulabewegung:
- Elevation:       kaudomedial
- Depression:     kraniolateral
- Protraktion:     dorsal
- Retraktion:     ventral

### Biomechanik des ACG bei Armbewegungen

Beschrieben wird die Klavikulabewegung.
- Flexion/Elevation:       kaudal/ventral
- Abduktion/Elevation:    kaudal
- Extension:              ventral
- Innenrotation:          dorsal
- Außenrotation:          ventral

### Traktions-Joint play aus der Ruheposition im ACG (◻ Abb. 2.93 a, b)

| Wichtig | | |
|---|---|---|
| Anwendung bei Bewegungseinschränkungen der:<br>- horizontalen Abduktion,<br>- Retraktion,<br>- Flexion bzw. Elevation und<br>- Außenrotation. | | |

**Ziel.** Suche nach Kapselresistenz im Seitenvergleich unter Traktionsstufe 2.

> Traktionen sind nur in den Traktionsstufen 1 und 2 in einem physiologischen Gelenk möglich. Die Mobilisierungsstufe 3 ist nur ab Arthrosegrad 2 bis 3 aufgrund fehlender Adhäsionskraft möglich (▶ Kap. 1).

**ASTE.** Der Patient sitzt. Sein Schultergürtel befindet sich in Ruhestellung.

◻ **Abb. 2.93. a** Traktions-Joint play aus der Ruheposition im ACG rechts, **b** anatomische Orientierung

**Ausführung.** Der Therapeut steht an der zu behandelnden Seite neben dem Patienten. Mit der rechten Hand umgreift er im Zangengriff das Akromion, mit der linken Hand von ventral kommend flächig fixierend die Klavikula. Mit der rechten Hand gibt der Therapeut die Separationsrichtung entsprechend der Gelenkstellung vor, d. h. 90° aus der Tangentialebene unter Traktionsstufe 2 nach lateral.

**Interpretation.** Aus der Resistenz der Kapsel kann geschlossen werden auf:
- Normomobilität,
- Hypermobilität oder
- Hypomobilität.

## Traktionsmobilisation

| Wichtig | |
|---|---|

Allgemeine kapsuläre Einschränkungen des ACG können mit dieser Technik mobilisiert werden.

**Ziel.** Traktion in die behinderte Gleitrichtung unter Traktionsstufe 3.

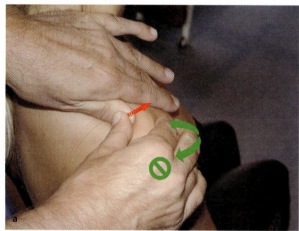

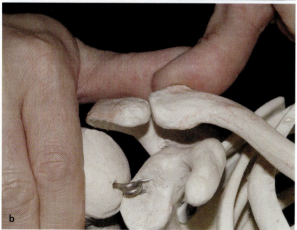

■ **Abb. 2.94. a** Joint play für die Retraktion/Elevation im ACG nach ventral aus Retraktionsposition rechts, **b** anatomische Orientierung

Die Vorpositionierung kann entsprechend der kapsulären Einschränkung eingestellt werden.

**Ausführung.** Die Ausführung entspricht der des Traktions-Joint play, wird jedoch in Traktionsstufe 3 ausgeführt:
- Rhythmisch 15- bis 20-mal,
- statisch 30 sec bis 2 min,
- zum Schluss den Patienten in Abduktion anspannen lassen, um einen Release pain zu verhindern.

### Joint play für die Retraktion/Elevation im ACG nach ventral aus Retraktionsposition (■ Abb. 2.94 a, b)

| Wichtig | |
|---|---|

Anwendung bei einer Bewegungseinschränkung der:
- horizontalen Abduktion,
- Retraktion und
- Außenrotation.

**Ziel.** Erfassung der Qualität der interartikulären Bewegung mit Differenzierung zur osteokinematischen Befundung unter Translationsstufe 2.

**ASTE.** Der Patient sitzt.

**Ausführung.** Der Therapeut steht hinter dem Patienten und palpiert mit seinem linken Zeigefinger den ACG-Gelenkspalt. Unter Retraktion des rechten Schultergürtels des Patienten testet der Behandler die weiterlaufende Bewegung der Klavikula nach ventral und nimmt diese submaximal als Vorposition für den Joint play. Die Finger 2–5 rechtsseitig halten die Vorposition, und der linke Daumen wird gelenknah auf die Klavikula angelegt. Der Therapeut legt den rechten Daumen auf die Kuppe des linken Daumens und gibt die Bewegungsrichtung entsprechend der Gelenkspaltvorgabe unter Translationsstufe 2 vor. Zum Schluss gibt der Behandler einen Überdruck zur Erfassung der Kapselqualität.

- **Kompressionsgleiten:** Die rechte Hand des Therapeuten umgreift im Zangengriff das Akromion und gibt einen medialen Druck in das Gelenk. Der rechte Daumen wird dabei gelenknah angelegt und vom linken Daumen gedoppelt. Getestet werden degenerative Veränderungen der obersten Knorpelschicht und ein damit verbundenes schlechteres Gleiten.
- **Approximationsgleiten:** Die rechte Hand des Therapeuten umgreift im Zangengriff das Akromion und gibt eine medial dezente Kompression. Der rechte Daumen wird auf das laterale Ende der Klavikula gelegt. Der linke Daumen doppelt den rechten. Getestet werden synoviale Veränderungen gegenüber dem physiologischen Joint play.

**Interpretation.** Durch Einschränkung der Retraktion und Elevation des Schultergürtel im Seitenvergleich zeigen sich:
- Normomobilität,
- Hypermobilität oder
- Hypomobilität.

2

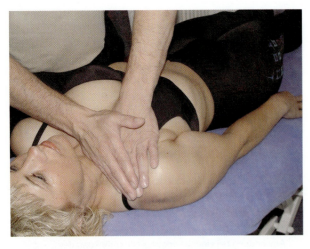

**Abb. 2.95.** Mobilisation im ACG nach ventral, rechts

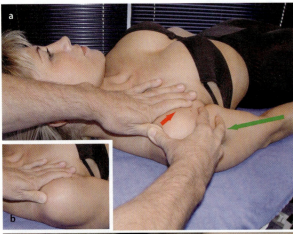

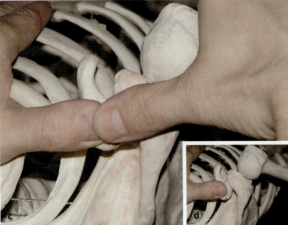

**Abb. 2.96 a–d.** Joint play für die Abduktion/Elevation im ACG nach kaudal-medial aus Elevationsposition des Schultergürtels, rechts. **a** Joint play, **b** Handling, **c** anatomische Orientierung, **d** Handling

## Mobilisation für Retraktion/Elevation im ACG nach ventral (◻ Abb. 2.95)

**Ziel.** Translation in die behinderte Gleitrichtung unter Vorposition und Translationsstufe 3.

**Ausführung.** Die Ausführung entspricht dem Joint play, wird aber in Translationsstufe 3 durchgeführt:
— Rhythmisch 15- bis 20-mal,
— statisch 30 sec bis 2 min,
— zum Schluss den Patienten in Retraktion anspannen lassen, um einen Release pain zu verhindern.

## Joint play für die Abduktion/Elevation im ACG nach kaudal-medial aus Elevationsposition des Schultergürtels (◻ Abb. 2.96 a–d)

| Wichtig | |
|---|---|

Anwendung bei einer Bewegungseinschränkung der
— Abduktion,
— Adduktion oder
— Elevation.

**Ziel.** Erfassung der Qualität der interartikulären Bewegung mit Differenzierung zur osteokinematischen Befundung unter Translationsstufe 2.

**ASTE.** Der Patient liegt in Rückenlage.

**Ausführung.** Der Therapeut steht hinter dem Patienten und palpiert mit dem linken Zeigefinger den ACG-Gelenkspalt. Unter Elevation des rechten Schultergürtels des Patienten testet er weiterlaufende Bewegungen der Klavikula nach dorsal und nimmt diese submaximal als Vorposition für den Joint play. Der linke Daumen des Therapeuten wird gelenknah auf die Klavikula gelegt, der rechte Daumen überlagert die linke Daumenkuppe und gibt die Bewegungsrichtung entsprechend der Vorgabe des Gelenkspalts leicht nach medial unter Translationsstufe 2 vor. Zum Schluss gibt der Behandler einen Überdruck zur Erfassung der Kapselqualität.

— **Kompressionsgleiten:** Die rechte Hand des Therapeuten gibt über den Humeruskopf einen medialen Druck in das Gelenk. Der rechte Daumen wird über den linken Daumen gedoppelt. Getestet werden degenerative Veränderungen der obersten Knorpelschicht und ein damit verbundenes schlechteres Gleiten.
— **Approximationsgleiten:** Die rechte Hand des Therapeuten umgreift im Zangengriff das Akromion und gibt eine nach medial dezente Kompression. Der rechte Daumen doppelt den linken. Getestet werden synoviale Veränderungen gegenüber dem physiologischen Joint play.

**Interpretation.** Durch eine Abduktions- Elevationseinschränkung im ACG im Seitenvergleich zeigen sich:
— Normomobilität,
— Hypermobilität oder
— Hypomobilität.

## Mobilisation für die Abduktion/Elevation im ACG nach kaudal-medial aus Elevationsposition

**Ziel.** Translation in die behinderte Gleitrichtung unter Translationsstufe 3.

**Ausführung.** Die Ausführung entspricht dem Joint play:
- rhythmisch 15- bis 20-mal,
- statisch 30 sec bis 2 min,
- zum Schluss den Patienten in Retraktion anspannen lassen, um einen Release pain zu verhindern.

## Joint play für die horizontale Adduktion und Protraktion im ACG nach dorsal aus einer Innenrotationsposition des Schultergürtels (◘ Abb. 2.97 a, b)

> **Wichtig**
>
> Anwendung bei einer Bewegungseinschränkung der
> - horizontalen Adduktion,
> - Protraktion oder
> - Innenrotation.

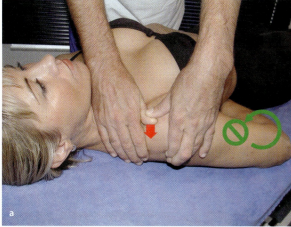

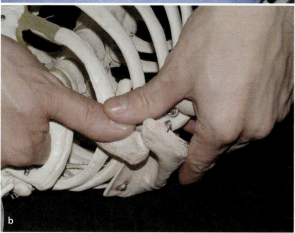

**Ziel.** Interartikuläre Qualität – Differenzierung zur osteokinematischen Befundung unter Translationsstufe 2.

**ASTE.** Der Patient liegt in Rückenlage.

**Ausführung.** Der Therapeut steht gegenüber der zu behandelnden Seite des Patienten und palpiert mit seinem Zeigefinger den ACG-Gelenkspalt. Unter Innenrotation des rechten Schultergürtels des Patienten testet der Therapeut weiterlaufende Bewegungen nach dorsal und nimmt diese submaximal als Vorposition für den Joint play. Die Fixierung und Variierung der Vorposition wird durch Anlegen der Hand des Patienten hinter seinen Rücken erreicht. Der rechte Daumen des Therapeuten wird gelenknah auf die Klavikula angelegt, der linke Daumen überlagert die Kuppe des rechten Daumens und gibt die Bewegungsrichtung entsprechend der Gelenkspaltvorgabe unter Translationsstufe 2 vor. Zum Schluss gibt der Therapeut einen Überdruck zur Erfassung der Kapselqualität.

> **Kompressionsgleiten:** Die linke Hand des Therapeuten umgreift im Zangengriff das Akromion und gibt medialen Druck in das Gelenk. Der linke Daumen wird dabei über den rechten Daumen gelegt. Getestet werden degenerative Veränderungen der obersten Knorpelschicht und ein damit verbundenes schlechteres Gleiten.
> **Approximationsgleiten:** Die rechte Hand umgreift im Zangengriff das Akromion und gibt eine dezente Kompression in das Gelenk. Der linke Daumen doppelt dabei den rechten Daumen. Getestet werden synoviale Veränderungen gegenüber dem physiologischen Joint play.

**Interpretation.** Durch Einschränkung der horizontalen Adduktion und Protraktion im Seitenvergleich zeigen sich:
- Normomobilität,
- Hypermobilität oder
- Hypomobilität.

## Mobilisation für die horizontale Adduktion und Protraktion im ACG nach dorsal

**Ziel.** Translation in die behinderte Gleitrichtung in Innenrotationsposition und Translationsstufe 3.

**Ausführung.** Die Ausführung entspricht der des Joint play:
- rhythmisch 15- bis 20-mal,
- statisch 30 sec bis 2 min,
- zum Schluss den Patienten in Protraktion anspannen lassen, um einen Release pain zu verhindern.

◘ **Abb. 2.97. a** Joint play für die horizontale Adduktion und Protraktion im ACG nach dorsal aus einer Innenrotationsposition des Schultergürtels, rechts, **b** anatomische Orientierung

**2**

## 2.22.1    Knorpeltraining im ACG

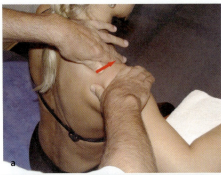

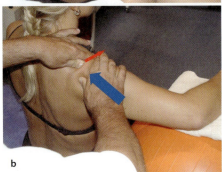

**Abb. 2.98 a, b.** Knorpelgleiten im ACG, hier beim Beispiel einer
rechtsseitigen ventralen Kapselresistenz. **a** ASTE, **b** ESTE

### Knorpelgleiten im ACG (▪ Abb. 2.98 a, b)

**Ziele.** Integration der neu gewonnenen Bewegung und Einpressen vorhandener Synovia in neue Belastungsbereiche des
Knorpels (nur sinnvoll bis Arthrosegrad 1).

**ASTE.** Der Patient sitzt, sein Arm wird in ca. 90° Abduktion abgelegt, hier auf einem Pezziball, so dass er sich in Verrieglungs-
position befindet.

**Ausführung.** Der Therapeut umfasst mit seiner rechten Hand
das Akromion. Er legt den linken Daumen gelenknah auf die
Klavikula und gibt die Bewegungsrichtung entsprechend der
Gelenkspaltvorgabe unter Translationsstufe 2 und einen von lateral über das Akromion induzierten Druck vor.

**Dosierung.** Die Durchführung erfolgt:
- rhythmisch 20 mal,
- dann 30 sec Pause, davon 4 Serien.
- Zum Schluss bekommt der Patient Wärme bzw. Thermokinetik.

### Thermokinetik, Infrarotlicht (▪ Abb. 2.99 a–d)

**Ziel.** Integration der neu gewonnenen Bewegung und Verbesserung der Konsistenz der Synovia.

**ASTE.** Der Patient sitzt.

**Ausführung.** Der Patient führt aus transversaler Ebene endgradige Adduktions-, Abduktions-, Innen- und Außenrotationsbe-
wegungen aus. Aus der sagittalen Ebene werden endgradige Fle-
xions- und Extensionsbewegungen ausgeführt.

Alternativ bieten sich auch feuchte Wärmekompressen an,
die über Klettgurte angelegt werden.

**Anzahl und Dosierung.** 31–40 Wiederholungen, 30–60 sec Pause, 4–6 Serien.

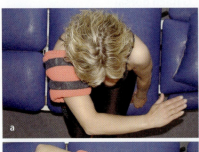

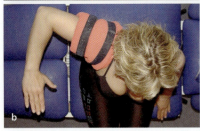

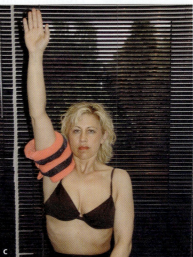

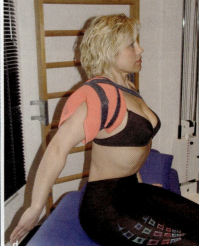

**Abb. 2.99 a–d.** Thermokinetik, verbunden mit **a** horizontaler Adduktionsbewegung, **b** horizontaler Abduktionsbewegung, **c** Flexionsbewegung, **d**
Extensionsbewegung

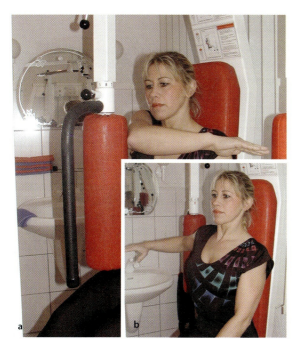

◘ **Abb. 2.100 a, b.** Integration des ACG zur Synovialverbesserung und Knorpelgleiten am Beispiel rechtsseitiger ventraler Kapselresistenz. **a** ASTE, **b** ESTE

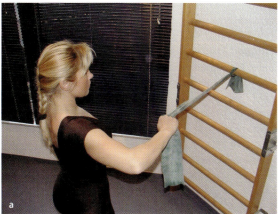

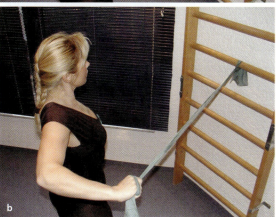

◘ **Abb. 2.101 a, b.** Hausaufgabe mit dem Theraband. **a** ASTE, **b** ESTE

## 2.22.2 Knorpelmassage/Trophiktraining im ACG

### Integration des ACG am Gerät durch Butterfly-/Zugapparat (◘ Abb. 2.100 a, b)

**Ziel.** Integration der neu gewonnenen Bewegung (Retraktion).

**ASTE.** Der Patient sitzt oder steht. Der rechte Arm des Patienten befindet sich in 90° Abduktion, 90° Ellenbogenflexion und transversaler Unterarmhaltung.

#### Ausführung
- Am **Butterflygerät** drückt der Patient in vorgegebener Stellung den Hebelarm in horizontale Abduktion.
- Am **Zugapparat** zieht der Patient in vorgegebener Stellung den Seilzug in horizontale Abduktion.

#### Dosierung
- Zur **Trophikverbesserung des ACG:** 31–40 Wiederholungen, bei 20 % Maximalgewicht, mit einer Minute Pause, davon 3–4 Serien.
- Um die **Synovia einzupressen:** Knorpelgleiten/-massage mit 21–30 Wiederholungen bei 40 % Maximalgewicht, eine Minute Pause, davon 3–4 Serien.

### Hausaufgabe mit dem Theraband (◘ Abb. 2.101 a, b)

**Ausführung.** Der Patient zieht in vorgegebener Stellung das Theraband in horizontale Abduktion.

**Dosierung und Anzahl.** Siehe oben.

## 2.23 Gelenkspezifische Untersuchung und Behandlung des GHG

### Besonderheiten des GHG
Das GHG ist sehr anfällig:
- Ein überproportionaler Gelenkkopf bei relativ kleiner Gelenkpfanne,
- eine hohe dreidimensionale Bewegungsfähigkeit,
- das Labrum glenoidale sowie
- passierende Nerven, Gefäßbündel und Muskelsehne bieten eine Reihe von **Läsionsstellen**.

> Bei einer veränderten Konsistenz der Synovia oder veränderter muskulärer Spannung treten häufig mechanische Störungen auf.

### Gelenkphysiologie
Die Cavitas glenoidalis ist der konkave, der Humeruskopf der konvexe Anteil des GHG, das zusammen mit dem subakromialen Nebengelenk ein Kugelgelenk bildet. Die Cavitas glenoidalis ist 30° nach ventrolateral und 15° nach kranial geneigt. Die synoviale Adhäsion spielt für die Stabilität eine wichtige Rolle. Die primär stabilisierenden Bänder liegen ventral und kranial.

### Ruhestellung (»maximally loose packed position«)
55° Abduktion, 30° Flexion, 15° Innenrotation.

**2**

## Verriegelte Stellung (»maximally close packed position«)

90° Armabduktion und maximale Außenrotation.

## Kapselmuster

Die Relation von Außenrotation : Abduktion : Innenrotation entspricht 3:2:1.

## Biomechanik des GHG bei Schulterbewegung

Beschrieben wird hier die Humerusbewegung:

- Elevation (erzeugt Adduktion im GHG ):    kranial/ventromedial
- Depression (erzeugt Abduktion im GHG ):    kaudal/ventromedial
- Protraktion (erzeugt Aussenrotation im GHG): ventromedial
- Retraktion (erzeugt Innenrotation im GHG ):  dorsolateral

## Biomechanik des GHG bei Armbewegungen

Beschrieben wird die Humerusbewegung.

- Flexion/Elevation:    dorsal/kaudal/lateral
- Abduktion/Elevation:    ventral/kaudal/lateral
- Extension:    ventral/kaudal/medial
- Innenrotation:    dorsal/lateral
- Aussenrotation:    ventral/medial

## Übersicht: Testreihenfolge für das GHG

- Check up der HWS
- Check up des Schultergürtel
- Check up der Klavikulabewegung
- Aktive Testung
- Passive Testung
- Zusatztestung
- Widerstandstestung
- Gelenkspezifische Testung des GHG

## Mechanik des Schultergelenks

Im Schultergelenk sind die folgenden drei **Hauptbewegungen** im alltäglichen Gebrauch besonders wichtig:

- Flexion,
- Extension und
- Abduktion.

## Flexion

Die Flexion ist die komplizierteste Bewegung. Sie ist arthrokinematisch gekoppelt mit der Außenrotation und erzeugt **zwischen 0–90°** bei fixierter Skapula eine Spinbewegung, die den dorsolateralen und kaudolateralen Kapselanteil beansprucht. Um festzustellen, welcher Kapselanteil eingeschränkt ist, bedarf es eines Joint play unter Vorpositionierung in Flexion nach dorsolateral und kaudolateral im Seitenvergleich.

**Ab 90° Flexion** rotiert die Skapula mit und positioniert die Kapselanteile des GHG von zuerst dorsal über dorsokaudal entsprechend der Drehpunktveränderung. In der endgradigen Elevation wird betont der dorsal-lateral-kaudale Kapselanteil beansprucht.

Um den Kapselanteil herauszufinden, der eingeschränkt ist, muss das Joint play unter der Vorposition **Elevation** nach dorsallateral (kaudal) getestet werden.

---

> **Wichtig**
>
> Die **Innenrotation** wird nur bei endgradigen Innenrotationseinschränkungen isoliert aus Vorposition und Nullstellung mobilisiert und aufgrund der unterschiedlichen Achsen nie zusammen mit der Flexionsmobilisation eingestellt.

**Bis 90° Flexionseinschränkung** werden primär Techniken nach dorsal-lateral angewandt. Ab **90° bis ca. 160°, wird** zusätzlich der kaudo-laterale Aspekt mobilisiert. **Es** besteht die Gefahr einer zu hohen Kompression im Subakromialraum, so dass eine schonende Mobilisation über den konkaven Partner in der geschlossenen Kette erfolgt. Techniken in Bauchlage und Rückenlage über eine Mobilisation der Skapula stehen dazu zur Verfügung.

In der **Endgradigkeit** wird wieder über den Humerus gearbeitet, entsprechend der Drehpunkverschiebung in lateral-dorsaler-kaudaler Richtung.

## Extension

Die Extension ist mit der Innenrotation arthrokinematisch gekoppelt Dabei stellt die Außenrotation bei Bewegungslimitierung die größere Problematik in Gebrauchs- und Arbeitsbewegungen dar. Aufgrund der Spinbewegung wird bei der Extension der ventrokaudale Kapselanteil gestresst, und in Außenrotation mehr der ventromediale Kapselanteil. Um festzustellen, welcher Kapselanteil eingeschränkt ist, muss das Joint play unter Vorposition Extension nach ventro–kaudal getestet werden, das in Außenrotation nach ventromedial.

---

> **Wichtig**
>
> Die **Außenrotation** wird nur isoliert aus der Nullstellung mobilisiert und aufgrund der unterschiedlichen Achsen nie zusammen mit der Extensionsmobilisation eingestellt.

## Abduktion

Bei der Abduktion und Elevation wandert der Kapselanteil ohne Spinbewegung durch die Skapularotation von kaudal nach kaudal-lateral bis zur Endgradigkeit nach ventral-kaudal-lateral. Hier wird das Joint play anfänglich unter der Vorposition Abduktion im Seitenvergleich nach kaudal ausgeführt, ab 90° immer mehr kaudal-lateral und in der Endgradigkeit nach ventrokaudal-lateral.

---

> - Tritt in der Endgradigkeit der **Schmerz dorsal** auf, handelt es sich um ein Gleitdefizit nach ventral-lateral-kaudal (Angulationsschmerz).
> - Tritt in der Endgradigkeit der **Schmerz ventral** auf, so besteht ein Mobilitätsdefizit des Recessus axillaris, der sich in Endgradigkeit durch Positionierung der Skapula ventral-lateral-kaudal befindet. Hier folgt dann eine Dehnmobilisation für den Recessus axillaris.

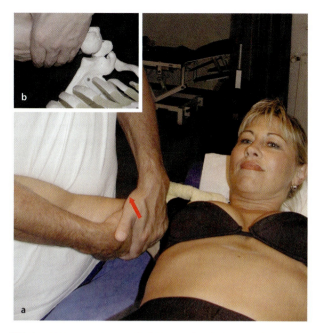

**Abb. 2.102.** **a** Warming up für die Kapsel über Traktion aus Ruheposition, **b** anatomische Orientierung

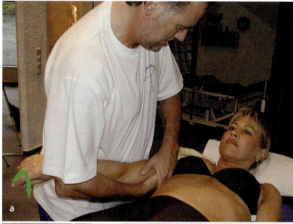

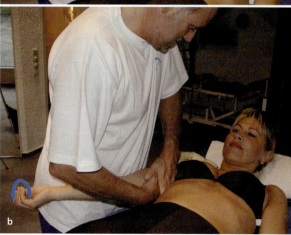

**Abb. 2.103.** **a** Traktionsmobilisation aus vorpositionierter Innenrotationsstellung. **b** Traktionsmobilisation aus vorpositionierter Außenrotationsstellung

### 2.23.1    Traktion im GHG

Ein Traktions-Joint play wird im Seitenvergleich durchgeführt und gibt lediglich einen Hinweis auf eine nicht lokalisierbare Kapseleinschränkung. Eine Traktionsmobilisation ist nur ab Arthrosegrad 2 bis 3 möglich bzw. bei schlechter Konsistenz der Synovia im GHG.

#### Warming up für die Kapsel über Traktion aus Ruheposition (■ Abb. 2.102 a, b)

**Ziel.** Optimierung der Kapseltrophik

**ASTE.** Der Patient liegt in Rückenlage.

**Ausführung.** Der Therapeut steht an der zu behandelnden Seite neben dem Patienten. Der Arm des Patienten wird in Ruheposition, d. h. 55° Abduktion, 30° Flexion und 15° Innenrotation zwischen dem Arm des Therapeuten und seinem Oberkörper fixiert, und bildet beim Warming up eine Bewegungseinheit. Mit seiner rechten Hand umgreift der Therapeut von kaudal im Gabelgriff den Humerus möglichst proximal, seine linke Hand wird über die rechte gelegt. Mit der linken Hand gibt der Therapeut die Bewegungsrichtung entsprechend der Gelenkstellung der Cavitas glenoidalis 90° aus der Tangentialebene unter Traktionsstufe 2 mit rhythmischen »push pulls« nach ventral-lateral-kranial vor.

#### Traktionmobilisation bei Innen-oder Außenrotationseinschränkung (■ Abb. 2.103 a, b)

> **Wichtig**
>
> Traktionen sind nur in den Traktionsstufen 1 und 2 in einem physiologischen Gelenk möglich. Die Mobilisierungsstufe 3 ist nur ab Arthrosegrad 2-3 aufgrund fehlender Adhäsionskraft möglich.

**Ziel.** Unspezifische Dehnung der Kapsel unter Traktionsstufe 3.

**ASTE und Ausführung.** Sie entsprechen dem Warming up (■ Abb. 2.102), nur statisch und unter Traktionsstufe 3 bei VP.

**Interpretation.** Die Resistenz der Kapsel kann normomobil oder hypomobil sein.

> Eine Hypomobilität gibt nur einen allgemeinen Hinweis auf eine kapsuläre Einschränkung im GHG.

#### Anzahl und Dosierung
- Rhythmisch 20-mal ausführen.
- statisch 30 sec bis 2 min halten.
- Zum Schluss den Patienten in IR oder AR anspannen lassen, um einen Release pain zu verhindern.

**2**

## 2.23.2    Translatorisches Gleiten im GHG

Das translatorische Gleiten ist im GHG das Mittel der Wahl in der Manualtherapie. Bei der translatorischen Technik ist es möglich, selektiv das eingeschränkte Gebiet zu lokalisieren und zu behandeln, und sie ist nicht von der Adhäsionskraft abhängig.

> **Wichtig**
>
> Wichtig ist es, zuerst die Mobilität in ACG und SCG auszuschöpfen, bevor im GHG ein translatorischer Test oder eine Behandlung durchgeführt wird.

## 2.23.3    TLG nach kaudolateral

### TLG-Joint play für Abduktion/Elevation im GHG nach kaudolateral, ab Vorposition 70° Abduktion (◘ Abb. 2.104 a, b)

> **Wichtig**
>
> Anwendung bei einer Bewegungseinschränkung der Abduktion bzw. Elevation.

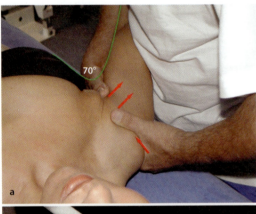

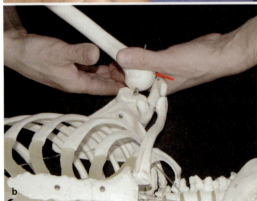

◘ **Abb. 2.104.** **a** TLG Joint play für Abduktion/Elevation im GHG nach kaudolateral, ab der Vorposition 70° Abduktion, **b** anatomische Orientierung

**Ziel.** Erfassung der Qualität der interartikulären Bewegung mit Differenzierung zur osteokinematischen Befundung unter Traktionsstufe 2.

**ASTE.** Der Patient liegt in Rückenlage.

**Ausführung.** Der Therapeut steht an der zu behandelnden Seite neben dem Patienten und umgreift im Gabelgriff mit der linken Hand den Oberarm des Patienten möglichst proximal. Seine andere Hand greift ebenfalls im Gabelgriff von kaudal den proximalen Oberarm. Unter Abduktion des rechten Patientenarmes testet der Therapeut die weiterlaufende Bewegung nach kranial und nimmt diese submaximal als Vorposition für den Joint play. Die Fixierung und Variierung der Vorposition wird durch die Fixierung des Patientenarmes zwischen dem Arm des Therapeuten und seinem Oberkörper erreicht und bildet beim Joint play eine Bewegungseinheit. Mit der linken Hand gibt der Therapeut die Bewegungsrichtung entsprechend der Gelenkstellung unter Translationstufe 2 nach kaudolateral vor. Zum Schluss gibt er einen Überdruck zur Erfassung der Kapselqualität.

> **Kompressionsgleiten:** Die kraniale Hand gibt zusätzlich einen medial ausgerichteten Druck in das Gelenk, um degenerative Veränderungen der obersten Knorpelschicht zu testen.
> **Approximationsgleiten:** Die kaudale Hand gibt dezenten Druck in das Gelenk. Getestet werden synoviale Veränderungen gegenüber dem physiologisch ausgeführten Joint play.

**Interpretation.** Ob die Resistenz der Kapsel normomobil oder hypomobil ist, zeigt sich durch eine Abduktions-/Elevationseinschränkung des GHG im Seitenvergleich.

### TLG-Mobilisation für Abduktion/Elevation im GHG nach kaudolateral

**Ziel.** Translation in die behinderte Gleitrichtung unter VP und Traktionsstufe 3.

**ASTE.** Der Patient liegt in Rückenlage.

**Dosierung**
- Rhythmisch 20-mal ausführen.
- Statisch 30 sec bis 2 min.
- Zum Schluss den Patienten in Abduktion anspannen lassen, um einen Release pain zu verhindern,
- Anschließend sollten passive und aktive Übungen stattfinden, bei denen betont die Osteokinematik und Arthrokinematik über Range of Motion-Training koordiniert werden.

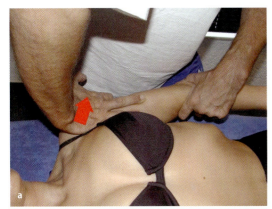

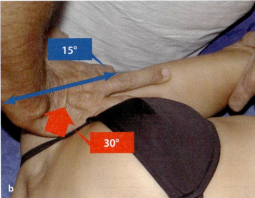

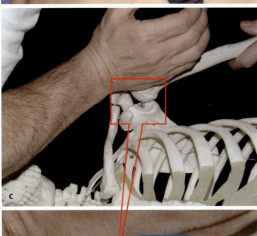

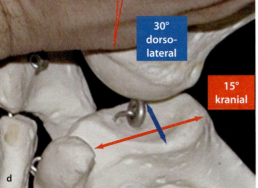

**Abb. 2.105 a–d.** TLG Joint play für Innenrotation oder Flexion im GHG nach dorsolateral, Vorposition Innenrotation oder Flexion, **a, b** Innenrotation links, **c, d** anatomische Orientierung

## 2.23.4 TLG nach dorsolateral

**TLG-Joint play für Innenrotation oder Flexion im GHG nach dorsolateral, Vorposition Innenrotation oder Flexion (■ Abb. 2.105 a–d)**

> **Wichtig**
>
> Anwendung bei Bewegungseinschränkung der Innenrotation und /oder der Flexion.

**Ziel.** Erfassung der Qualität der interartikuläre Bewegung mit Differenzierung zur osteokinematischen Befundung unter Traktionsstufe 2.

**ASTE.** Der Patient liegt in Rückenlage.

**Ausführung.** Die linke Schulter befindet sich im Überhang. Der Therapeut steht an der zu behandelnden Seite neben dem Patienten und umgreift mit der linken Hand den Arm des Patienten. Die rechte Hand des Therapeuten wird von ventral volarwärts so auf das GHG des Patienten gelegt, dass der Kleinfinger des Therapeuten 15° entsprechend der Cavitas glenoidalis nach kaudolateral zeigt, und der Unterarm in 30° aus der sagittalen Ebene zur Medianlinie des Patienten steht. Unter Innenrotation oder Flexion des linken Patientenarmes testet der Therapeut die weiterlaufende Bewegung nach ventromedial und nimmt diese submaximal als Vorposition für den Joint play. Die Fixierung und Variierung der Vorposition wird durch Fixierung des Armes zwischen dem Arm des Therapeuten und seinem Oberkörper erreicht, und bildet beim Joint play eine Bewegungseinheit. Mit der linken Hand gibt der Therapeut unter Abnahme der Eigenschwere und der maximalen Retraktionsfähigkeit des Schultergürtes die Bewegungsrichtung entsprechend der Gelenkstellung unter Translationsstufe 2 nach dorsolateral vor. Zum Schluss gibt er einen Überdruck zur Erfassung der Kapselqualität.

> **Kompressionsgleiten:** Über die Bewegungseinheit Oberkörper und Oberschenkel wird ein zusätzlich medial ausgerichteter Druck in das Gelenk gegeben, um degenerative Veränderung der obersten Knorpelschicht zu testen.
> **Approximationsgleiten:** Über die Bewegungseinheit Oberkörper und Oberschenkel wird ein zusätzlicher, dezenter, nach medial ausgerichteter Druck in das Gelenk gegeben. Getestet werden synoviale Veränderungen gegenüber dem physiologisch ausgeführten Joint play.

**Interpretation.** Ob die Resistenz der Kapsel normomobil oder hypomobil ist, zeigt sich durch eine Innenrotations- Elevationseinschränkung des GHG im Seitenvergleich.

**TLG Mobilisation für Innenrotation oder Flexion im GHG nach dorsolateral, Vorposition Innenrotation oder Flexion (■ Abb. 2.105 a–d)**

**Ziel.** Translation in die behinderte Nebenbewegung Innenrotation unter Traktionsstufe 3.

**2**

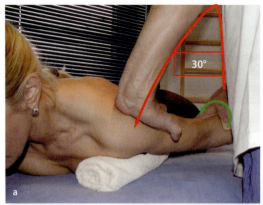

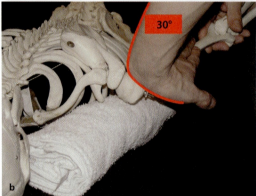

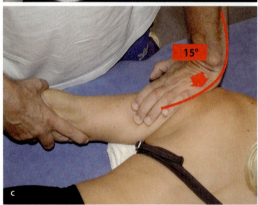

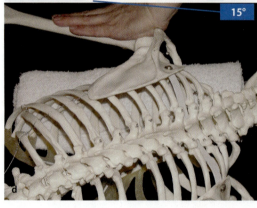

**Abb. 2.106 a–d.** TLG Joint play für Außenrotation oder Extension im GHG nach ventromedial, Vorposition Außenrotation oder Extension, hier Außenrotation links. **a** Kraniale Ansicht, **b** anatomische Orientierung, **c** dorsale Ansicht, **d** anatomische Orientierung

**Ausführung.** Die Ausführung entspricht der des Joint play in Innenrotaion oder Flexion, nur unter Translationstufe 3.

**Dosierung**
- Rhythmisch 20-mal ausführen.
- Statisch 30 sec bis 2 min.
- Zum Schluss den Patienten in Retraktion anspannen lassen, um einen Release pain zu verhindern.
- Anschließend sollten passive und aktive Übungen stattfinden, bei denen betont die Osteokinematik und Arthrokinematik über Range of Motion-Training koordiniert werden.

## 2.23.5 TLG nach anteromedial

**TLG-Joint play für Außenrotation oder Extension im GHG nach ventromedial, Vorposition Außenrotation oder Extension (■ Abb. 2.106 a–d)**

| Wichtig | | |
|---|---|---|
| Anwendung bei einer Bewegungseinschränkung der Außenrotation und/oder der Extension | | |

**Ziel.** Interartikuläre Qualität – Differenzierung zur osteokinematischen Befundung unter Translationsstufe 2.

**ASTE.** Der Patient liegt in Bauchlage.

**Ausführung.** Der Therapeut steht an der zu behandelnden Seite neben dem Patienten. Die linke Schulter befindet sich im Überhang und ist mit einem Sandsack unter dem Processus coracoideus gegen die Protraktion widerlagert. Unter Außenrotation oder Extension des linken Armes des Patienten testet der Therapeut die weiterlaufende Bewegung nach ventromedial und nimmt diese submaximal als Vorposition für den Joint play. Der Arm des Patienten wird in Vorposition Außenrotation oder Extension parallel zum Körper mit der kaudalen rechten Hand des Therapeuten fixiert. Die linke Hand des Therapeuten wird von dorsal möglichst proximal am Humerus angelegt, so dass die Kleinfingerseite 15° nach kaudolateral zeigt. Der kraniale Arm ist 30° zum Patienten abduziert.

Die Fixierung und Variierung der Vorposition bildet beim Joint play eine Bewegungseinheit. Mit der linken Hand gibt der Therapeut unter Abnahme der Eigenschwere und der maximalen Protraktionsfähigkeit des Schultergürtels die Bewegungsrichtung entsprechend der Gelenkstellung unter Translationstufe 2 nach ventromedial vor. Zum Schluss gibt er einen Überdruck zur Erfassung der Kapselqualität.

**Kompressionsgleiten:** Über die linke Hand des Therapeuten wird ein zusätzlich nach medial ausgerichteter Druck in das Gelenk gegeben, um degenerative Veränderung der obersten Knorpelschicht zu testen.
**Approximationsgleiten:** Über die linke Hand des Therapeuten wird ein zusätzlich nach medial ausgerichteter, dezenter Druck in das Gelenk gegeben. Getestet werden synoviale Veränderungen gegenüber dem physiologisch ausgeführten Joint play.

**Interpretation.** Ob die Resistenz der Kapsel normomobil, hypermobil oder hypomobil ist, zeigt sich durch eine Außenrotations- oder Extensionseinschränkung des GHG im Seitenvergleich.

### TLG Mobilisation für die Außenrotation im GHG nach ventromedial, Vorposition Außenrotation oder Extension

**Ziel.** Translation in die behinderte Gleitrichtung unter VP und Translationsstufe 3.

**Ausführung.** Die Ausführung entspricht der des Joint play (◘ Abb. 2.106), nur unter Translationstufe 3.

**Dosierung**
- Rhythmisch 15- bis 20-mal ausführen.
- Statisch 30 sec bis 2 min.
- Zum Schluss immer den Patienten in die frei gemachte Bewegungsrichtung anspannen lassen, um einen Release pain zu verhindern.
- Anschließend sollten passive und aktive Übungen stattfinden, bei denen betont die Osteokinematik und Arthrokinematik über Range of Motion-Training koordiniert werden.

## 2.23.6 Schonende Techniken zwischen 90° und 160° über den konkaven Partner

### TLG-Mobilisation für Flexion/Abduktion/Elevation bei Vorposition 90° bis ca. 160° Flexion, Abduktion, Elevation über den konkaven Gelenkpartner (◘ Abb. 2.107 a, b)

> **Wichtig**
>
> Anwendung bei einer Bewegungseinschränkung der Flexion, Abduktion und Elevation ab 90–160°.

**Ziel.** Translation in die behinderte Gleitrichtung unter Translationsstufe 3 am konkaven Partner.

**ASTE.** Der Patient liegt in Bauchlage.

**Ausführung.** Der linke Arm des Patienten befindet sich im Überhang. Der Therapeut sitzt neben dem Patienten an der zu behandelnden Seite. Der Arm wird in Flexion, Abduktion und Elevation vorpositioniert, wobei die Vorposition durch Ablegen des Patientenarmes auf den Oberschenkel des Therapeuten gehalten wird. Die kraniale Hand des Therapeuten modelliert sich so proximal wie möglich an den Humerus an, nimmt den Weichteilslack heraus und widerlagert. Mit der kaudalen Hand modelliert sich der Therapeut mit der Basis des Thenar und Hypothenar an die Margo lateralis, nimmt ebenfalls den Weichteilslack heraus, und bewegt die Skapula nach kraniomedial.

**Dosierung**
- Rhythmisch 20-mal ausführen.
- Statisch 30 sec bis 2 min.
- Zum Schluss den Patienten in Flexion/Abduktion oder Elevation anspannen lassen, um einen Release pain zu verhindern.
- Anschließend sollten passive und aktive Übungen stattfinden, bei denen betont die Osteokinematik und Arthrokinematik über Range of Motion-Training koordiniert werden.

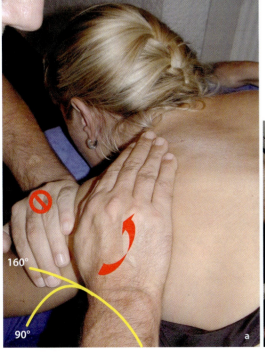

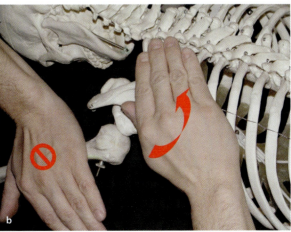

◘ **Abb. 2.107.** **a** TLG Mobilisation für Flexion/Abduktion/Elevation bei Vorposition 90° bis ca. 160° Flexion, Abduktion, Elevation über den konkaven Gelenkpartner in der geschlossenen Kette nach dorsolateral/ventrokaudal, hier Mobilisation der Flexion/Elevation links. **b** Anatomische Orientierung

**2**

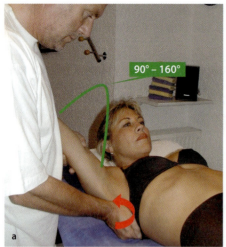

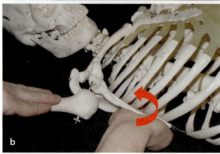

**Abb. 2.108.** **a** Alternative Technik für Flexion/Abduktion/Elevation bei Vorposition ab 110° bis ca. 160° Flexion/Abduktion/Elevation über den konkaven Gelenkpartner in der geschlossenen Kette nach dorsolateral/ventrokaudal, hier Mobilisation Flexion/Elevation links. **b** Anatomische Orientierung

### Alternative Technik für Flexion/Abduktion/Elevation bei Vorposition ab 110° bis ca. 160° Flexion/Abduktion/Elevation über den konkaven Gelenkpartner (□ Abb. 2.108 a, b)

**ASTE.** Der Patient liegt in Rückenlage

**Ausführung.** Der Therapeut steht seitlich neben dem Patienten an der zu behandelnden Seite. Der Arm wird in Flexion, Abduktion und Elevation vorpositioniert, wobei die Vorposition durch Schienung des Patientenarmes mit dem kranialen Arm des Therapeuten gehalten wird. Es sollte kein Zug am Arm ausgeübt werden, sondern nur die Eigenschwere abgenommen werden. Mit der kaudalen Hand modelliert sich der Therapeut mit der Basis des Thenar und Hypothenar an die Margo lateralis, nimmt den Weichteilslack heraus und bewegt die Skapula bei fixiertem GHG bogenförmig nach kraniomedial.

### Dehnung des Recessus axillaris bei ventrolateraler Elevations-/Abduktionshypomobilität unter Vorposition 90° bis ca. 180° Abduktion/Elevation nach ventrolateral (□ Abb. 2.109 a, b)

| Wichtig | | |
|---|---|---|
| Anwendung bei einer Bewegungseinschränkung der Abduktion und Elevation ab 90° bis 180° bei dorsokaudaler Hypomobilität. | | |

**Ziel.** Dehnung des Recessus axillaris bei Vorposition Abduktion und Elevation.

**ASTE.** Der Patient liegt in Rückenlage.

**Ausführung.** Der Therapeut steht seitlich neben dem Patienten an der zu behandelnden Seite. Der Arm wird in Abduktion und Elevation vorpositioniert, wobei die Vorposition durch Schienung des Patientenarms mit dem kranialen Arm des Therapeuten gehalten wird. Mit der kaudalen Hand modelliert sich der Therapeut mit der Basis des Thenar und Hypothenar an die Margo lateralis, nimmt den Weichteil-Slack heraus und bewegt die Skapula nach dorsal-kaudal-medial.

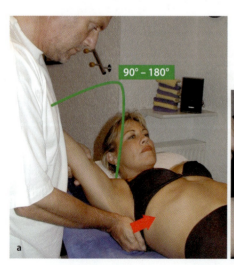

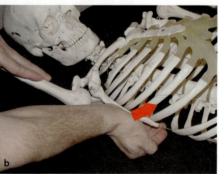

**Abb. 2.109.** **a** Dehnung des Recessus axillaris bei ventrolateralem Elevations-/Abduktionsschmerz unter Vorposition 90° bis ca. 180° Abduktion/Elevation nach ventrolateral, rechts. **b** Anatomische Orientierung

## Dosierung

- Rhythmisch 20-mal ausführen.
- Statisch 30 sec bis 2 min.
- Zum Schluss den Patienten in Abduktion/Elevation anspannen lassen, um einen Release pain zu verhindern.
- Anschließend sollten passive und aktive Übungen stattfinden, bei denen betont die Osteokinematik und Arthrokinematik über Range of Motion-Training koordiniert werden.

### 2.23.7 Endgradige Techniken zwischen 160° und 180° über den konvexen Partner für das GHG

Bei den endgradigen Techniken stehen drei Ausgangsstellungen zur Verfügung, um individuell auf die Konstitution des Patienten einzugehen:

- Bauchlage
- Rückenlage und
- Sitz.

> **Wichtig**
>
> Aus allen drei Ausgangsstellungen kann der Therapeut eine ventrolaterale oder dorsolaterale Kapselrestriktion betonen.

### TLG Joint play und endgradige Mobilisation aus Bauchlage ( Abb. 2.110 a–d)

> **Wichtig**
>
> Anwendung bei einer endgradigen Bewegungseinschränkung der Elevation mit Kapselrestriktion ventral-lateral-kaudal oder dorsal-lateral-kaudal.

**Ziel des Joint play.** Erfassung der kapsulären Qualität mit Differenzierung zwischen Abduktions-Elevationseinschränkung und Flexions- Elevationseinschränkung unter Traktionsstufe 2.

**Ziel der Behandlung.** Translation in die behinderte Gleitrichtung unter Traktionsstufe 3.

**ASTE.** Der Patient liegt in Bauchlage.

**Ausführung.** Der Therapeut steht an der zu behandelnden Seite kopfseitig neben dem Patienten. Die rechte Schulter befindet sich im Überhang, und ist mit einem Sandsack unter dem Processus coracoideus zur Widerlagerung der Protraktion unterlagert. Der rechte Arm des Patienten wird in submaximale Vorposition Elevation gebracht und vom Therapeuten geschient. Die kaudale Hand des Therapeuten wird von dorsal möglichst proximal am Humerus angelegt, so dass die Kleinfingerkuppensei-

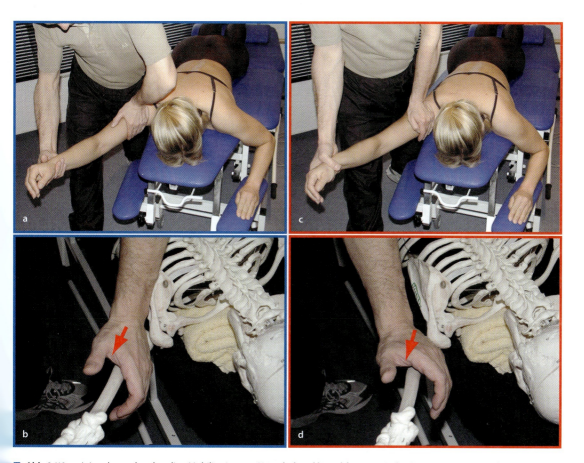

 **Abb. 2.110.** **a** Joint play und endgradige Mobilisation aus BL nach dorsal lateral, **b** anatomische Orientierung, **c** Joint play und endgradige Mobilisation aus BL nach ventral lateral, **d** anatomische Orientierung

te ca. 35° nach kraniomedial zeigt. Der kaudale Arm ist 30° zum Patienten abduziert. Die Fixierung und Variierung der Vorposition bildet durch eine Kniebeugung des Therapeuten beim Joint play eine Bewegungseinheit. Mit der kaudalen Hand gibt der Therapeut die Bewegungsrichtung entsprechend der Gelenkstellung unter Translationsstufe 2 bzw. bei Mobilisation in Stufe 3 vor. Am Ende der vorgegebenen Schubrichtung gibt der Therapeut einen Überdruck.

> Bei V.a. Abduktions- Elevationseinschränkung wird ein TLG nach ventrolateral-kaudal ausgeführt.
> **Befund:** Resistenz des kaudolateralen Kapselanteiles.
> Bei V.a Flexions-Elevationseinschränkung wird ein TLG nach dorsolateral–kaudal ausgeführt.
> **Befund:** Resistenz des dorsokaudalen Kapselanteiles.

### Dosierung bei der Mobilisationsausführung

- Rhythmisch 20-mal ausführen,
- statisch 30 sec bis 2 min,
- zum Schluss den Patienten in Abduktion/Elevation anspannen lassen, um einen Release pain zu verhindern,
- anschließend passive und aktive Übungen ausführen, bei denen betont die Osteokinematik und Arthrokinematik über Range of Motion-Training koordiniert werden.

## Alternative: endgradige Mobilisation in Rückenlage (◘ Abb. 2.111 a–c)

**ASTE.** Der Patient liegt in Rückenlage.

**Ausführung.** Der Therapeut steht kopfseitig neben dem Patienten an der zu behandelnden Seite. Die rechte Skapula wird mit einem Sandsack widerlagert. Der Arm des Patienten wird in Elevation vorpositioniert, wobei die Vorposition durch Einklemmen des Patientenarmes zwischen der kranialen Hand und dem Thorax des Therapeuten gehalten wird. Mit beiden Händen modelliert sich der Therapeut mit dem Metacarpale 2 senkrecht der Spina scapulae möglichst proximal an den Humerus an und führt unter Abnahme des Weichteilslack eine Art »Löffelbewegung« in die vorgegebene Bewegungsrichtung unter Translationstufe 2 bzw.3. aus. Am Ende der vorgegebenen Schubrichtung gibt der Therapeut beim Joint play einen Überdruck.

> Bei V.a. Abduktions- Elevationseinschränkung wird ein TLG nach ventrolateral-kaudal ausgeführt.
> Bei V.a. Flexions- Elevationseinschränkung wird ein TLG nach dorsolateral-kaudal ausgeführt.

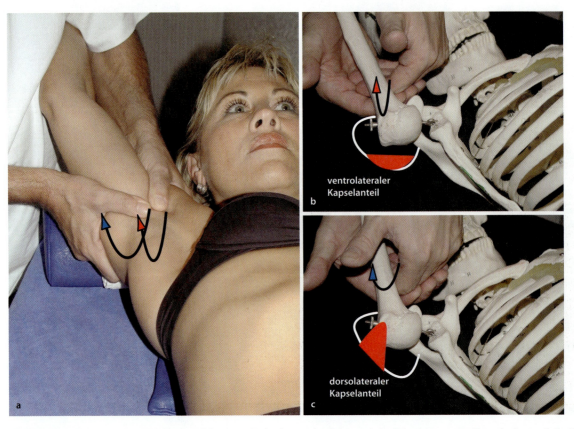

ventrolateraler Kapselanteil

dorsolateraler Kapselanteil

◘ **Abb. 2.111. a** Alternative der endgradigen Mobilisation in Rückenlage, rechts. **b** Anatomische Orientierung ventral lateral. **c** Anatomische Orientierung dorsal lateral

## Alternative: endgradige Mobilisation im Sitz
(◘ Abb. 2.112 a–c)

> Die Ausführung im Sitzen ist sinnvoll bei Patienten mit
> Rundrücken oder Morbus Bechterew.

**ASTE.** Der Patient sitzt.

**Ausführung.** Der Therapeut steht hinter dem Patienten an der
zu behandelnden Seite. Der Arm wird in Elevation vorpositioniert, wobei die Vorposition durch Umgreifen mit der rechten
Hand gehalten wird. Der Therapeut modelliert seine linke Hand
im Gabelgriff medialseitig distal des Akromions an und gibt die
Bewegungsrichtung unter Translationstufe 2 bzw. 3 mit der linken Hand vor. Am Ende der vorgegebenen Schubrichtung gibt
der Therapeut einen Überdruck.

> Bei V.a. Abduktions- Elevationseinschränkung wird ein TLG
> nach ventrolateral-kaudal ausgeführt.
> Bei V.a. Flexions- Elevationseinschränkung wird ein TLG
> nach dorsolateral-kaudal ausgeführt.

## 2.24    Stabilisation des Schultergelenkes

### 2.24.1    Pathomechanismus einer Instabilität

**Wichtig**

> Bei den Schulterbehandlungen treten erheblich öfter
> **Instabilitäten** auf als Hypomobilitäten, die fast ausschließ-
> lich aus einem Impingement und einer Frozen Shoulder be-
> stehen.

Eine **Instabilität des SCG** kommt häufig vor und ist aus manualtherapeutischer Sicht nicht zu stabilisieren. Bei der seltenen
**Instabilität des ACG** (primär bei Tossy-Verletzungen) besteht
lediglich die Möglichkeit, über Verbesserungen der Adhäsion
eine Teilstabilität zu erreichen. Die häufige **Instabilität des GHG**
lässt sich aufgrund der passiven und aktiven Stabilisationsmög-
lichkeiten gut manualtherapeutisch behandeln.

### Pathomechanismen

Mögliche Pathomechanismen von Instabilitäten sind:
- degenerative Veränderungen,
- Verödungen von Bursen,
- Bänderlaxizität,
- Hebeln durch statische Veränderungen,
- Frakturen,
- Luxationen,

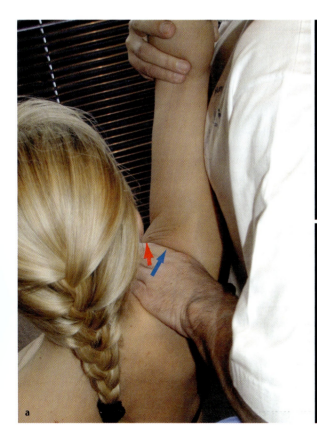
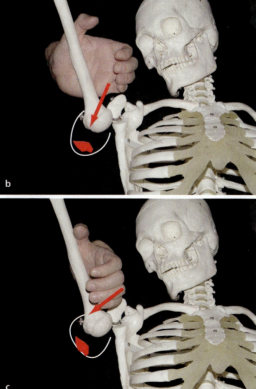

◘ **Abb. 2.112. a** Alternative der endgradigen Mobilisation im Sitz, rechts. **b** Anatomische Orientierung ventral-lateraler Kapselabschnitt. **c** Anatomische Orientierung dorsal-lateraler Kapselabschnitt

**2**

- Kapseldehnungen durch Wurfsportarten,
- Labrumverletzungen mit folgendem Adhäsionsverlust,
- Nervenläsionen mit Aufhebung oder Reduzierung von Zentrierungseigenschaften, sowie
- eine Protraktionsstellung der Skapula, mit einer daraus entstehenden Ventralisierung des Humeruskopfes,
- Missverhältnis zwischen osteokinematischer und arthokinematischer Muskulatur.

#### Anamnese

Die Zeichen einer Instabilität bestehen darin, dass der Patient Probleme angibt z. B.:

- beim An- und Ausziehen der Oberbekleidung,
- beim Zähne putzen,
- beim Kämmen oder Frisieren,
- beim Blumengießen,
- beim Heben des gestreckten Armes und
- beim Anlegen des Gurtes im Auto.

Eine vergrößerte Bewegungsamplitude und schnelle Bewegungen bedeuten eine exzentrische Belastung, die ein nicht optimal zentriertes Gelenk nicht gewähren kann.

Als unkompliziert werden z. B. empfunden:

- das An- und Ausziehen der Unterbekleidung,
- Kaffee eingießen sowie
- das Tragen der Hände in den Hosentaschen.

Aufgrund der sich bildenden Chondromalazie hat der Patient zunehmend Probleme, nicht auf der betroffenen Schulter liegen zu können.

#### Symptome der Instabilität

Durch die Verkleinerung des ventralen Aspektes kommt es zu:

- Protraktion der Schulter mit antagonistischer Gegensteuerung des M. trapezius,
- Überbelastung mit Schmerzen der ventralen aktiven und passiven Strukturen,
- einem gestörten Rotatorenintervall,
- fehlender Zentrierung des Humeruskopfes (der Kopf steht ventral),
- einer Qualitätsabnahme der Synovia,
- Druck des Humeruskopfes auf den Plexus brachialis,
- einer Außenrotationseinschränkung, da der Humeruskopf schon ventral steht,
- Schnappgeräuschen aufgrund schlechter Synovia,
- meist Ausweichbewegung bei aktivem Test beim Rückweg aus Elevationsbewegung (Exzentrikverlust),
- Kraftverlust beim Widerstandstest.

**Druckdolent** sind oft die Bursa subtendinea und der M. subscapularis durch Raumenge. **Wechselnde Schmerzen** nach der Bewegung zeugen von vorhandenen Labrumschäden. Bei der passiven Außenrotationstestung bremst der Patient selbst die Bewegung ab, da er keine anatomische ventrale Tonuserhöhung durch die Rami articulares hat.

> Die **Schultergelenkkapsel** weist zur Wahrung der dynamischen Stabilität eine **hohe neurale Versorgung** auf, die in einer engen Verbindung zu den umliegenden gelenknahen Muskeln steht. Dies ist notwendig, um eine optimale dynamische Stabilität zu gewährleisten, und gilt in der Manualtherapie als ein Ansatzpunkt für eine artikuläre dynamische Stabilisation.

### 2.24.2    Differenzierung zwischen leichter Instabilität und schwerer Instabilität

#### Leichte Instabilität

Eine leichte Instabilität weist **folgende Kriterien** auf:

- Bei der **aktiven Bewegung** sind Extension und Außenrotation schmerzhaft,
- bei der **passiven Bewegung** zeigt sich der Außenrotationsüberdruck sehr schmerzhaft, die Bizepssehne schmerzt in der Enddehnung,
- beim **ROWE Test** ist der Weg nach ventral vergrößert und im Überdruck schmerzhaft,
- der **abgewandelte ROWE-Test** weist ein verändertes Gleiten mit Swoopings (Schnappen) in Innen- und Außenrotation auf,
- es ist eine **longitudinale Separation** von 1 cm möglich,
- alle **Widerstandstests** bis auf Adduktion und Extension können positiv sein.

#### Schwere Instabilität

Eine schwere Instabilität zeigt sich an **folgenden Kriterien:**

- bei der **aktiven Bewegung** ist die Extension schmerzhaft, die Außenrotation ist eingeschränkt,
- bei der **passiven Bewegung** ist die Außenrotation schon vor Bewegungsende schmerzhaft, die Bizepssehne ist schon am Bewegungsende schmerzhaft,
- beim **ROWE Test** ist der Weg nach ventral aufgehoben, eine Positionierung wird kaum vom Patienten akzeptiert,
- beim **abgewandelten ROWE-Test** ist das Synovialgleiten aufgehoben, es findet nur noch ein Rollen statt; in Innenrotation ist das Synovialgleiten massiv verändert,
- es ist eine **longitudinale Separation** von 2 cm möglich,
- alle **Widerstandstests** bis auf Adduktion und Extension sind positiv.

### 2.24.3    Differenzierung zwischen passiver und aktiver Instabilität

#### Passive Instabilität

Die passive Instabilität resultiert aus einer Konsistenzverschlechterung der Synovia und einem damit verbundenem Adhäsionsverlust.

##### Ziele der Behandlung

- Über Synovialgleiten und Wärme eine Verbesserung der Synovia erreichen.
- Über Knorpelbelastungstraining und Knorpelmassage die Knorpelbelastbarkeit und belastete Verformung verbessern.

## Aktive Instabilität

Die aktive Instabilität resultiert aus einem gestörten Rotatorenintervall.

**Ziel der Behandlung.** Es ist das Ziel, über eine Anregung der Rami articulares eine Muskelkräftigung und Normalisierung des Rotatorenintervalls zu erreichen.

### 2.24.4 Behandlungsaufbau Stabilisation

Für die Stabilisation sind folgende **Behandlungsaspekte** wichtig:

- Die Belastungsfähigkeit des Knorpels soll aufgebaut werden,
- die Synoviaproduktion soll optimiert werden (Verbesserung der Adhäsion),
- die Knorpelernährung kann optimiert werden,
- die Ansprechbarkeit der neuromuskulären Verbindungen soll eingeleitet werden,
- die propriorezeptive Reorganisation soll angesprochen werden,

- es sollte eine Harmonisierung des Rotatorenintervalls erfolgen,
- die transversale Muskelkette (zentrierende Muskeln) soll aufgebaut werden,
- die interskapulären Muskeln sollen zur Positionierung der Cavitas glenoidalis aufgebaut werden.

### 2.24.5 Behandlungsaufbau: Stabilisation GHG über Knorpelbelastungstraining/ Knorpelgleiten

#### Knorpelbelastungstraining für das GHG über rotatorische Isometrie (◻ Abb. 2.113 a, b)

**Wichtig**

Anwendung bei einer ventralen Instabilität des GHG mit nicht belastungsstabilem Knorpel.

**Ziel.** Verbesserung der Tragfähigkeit des Knorpels.

Der Schmerz limitiert die Bewegung.

**ASTE.** Der Patient liegt in Rückenlage.

**Ausführung.** Der Therapeut steht an der zu behandelnden Seite neben dem Patienten. Die linke Schulter befindet sich auf der Bank. Der rechte Arm wird in leichte Flexion gebracht, um den Humeruskopf zu zentrieren, indem am distalen Ende des Humerus ein Sandsack unterlegt wird. Der Therapeut fixiert die Zentrierung und drückt den Humeruskopf bei vorpositionierter Innenrotation in die Cavitas glenoidalis.

Der Patient spannt gegen die fixierende Hand des Therapeuten in Außenrotation. Die Isometrie wird 1–2 sec gehalten und dann in 10° außenrotierten Abschnitten neu beübt, bis die max. Außenrotation erreicht ist.

**Dosierung und Anzahl.** 1–2 sec halten, 10 Wiederholungen, dazwischen eine Pause von 90 sec. Die Anzahl der Sätze richtet sich nach der Anzahl der neuen Positionen.

Eine Steigerung kann aus der Vorposition Extension erfolgen.

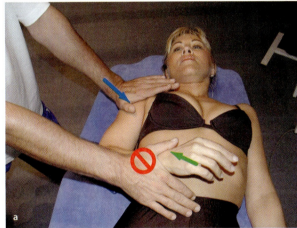

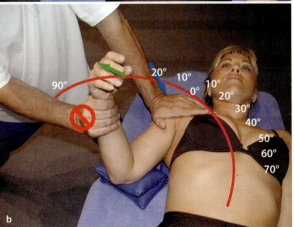

◻ **Abb. 2.113 a, b.** Knorpelbelastungstraining für das GHG über rotatorische Isometrie, rechts. **a** ASTE **b** ESTE

2

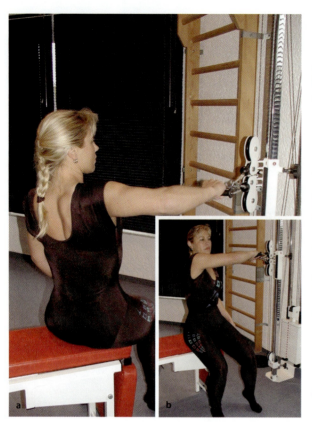

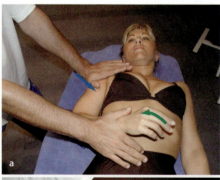

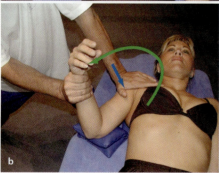

 Abb. 2.114 a, b. Knorpelbelastungstraining für das GHG über horizontale Abduktion durch den Zugapparat, rechts. a ASTE, b ESTE

 Abb. 2.115 a, b. Knorpelgleiten oder Knorpelmassage für das GHG, hier manuell rechtsseitig. a ASTE, b ESTE

## Knorpelbelastungstraining für das GHG über horizontale Abduktion durch den Zugapparat ( Abb. 2.114 a, b)

| Wichtig | |
|---|---|

Anwendung bei einer ventralen Instabilität des GHG mit nicht belastungsstabilem Knorpel. Eine passive Zentrierung des Humeruskopfes ist nicht mehr notwendig.

**Ziel.** Verbesserung der Tragfähigkeit des Knorpels.

Der Schmerz limitiert die Bewegung.

**ASTE.** Der Patient sitzt.

**Ausführung.** Der rechte Arm des Patienten wird im GHG 90° flektiert und 45° abduziert, der Ellenbogen ist 10° gebeugt.

Der Patient spannt seine Muskulatur isometrisch durch Zug in die horizontale Abduktion. Die Isometrie wird 1–2 sec gehalten und dann in 10° abduzierten Abschnitten, die über die Rumpfrotation neu positioniert werden, neu beübt, bis ca. 30° transversale Adduktion im Schultergelenk erreicht sind.

**Dosierung und Anzahl.** 10 Wiederholungen, 1–2 sec halten, dazwischen eine Pause von 90 sec. Das Gewicht ist hoch, die Anzahl der Sätze richtet sich nach der Anzahl der neuen Positionen.

## Knorpelgleiten oder Knorpelmassage für das GHG ( Abb. 2.115 a, b)

| Wichtig | |
|---|---|

Der Knorpel ist belastungsstabil, zeigt aber Defizite bei der belasteten Verformung. (z.B. nach einem Knorpelbelastungstraining).

**Ziel.** Verbesserung der belasteten Verformbarkeit.

Der Schmerz limitiert die Bewegung.

**ASTE.** Der Patient liegt in Rückenlage.

**Ausführung.** Der Therapeut steht an der zu behandelnden Seite neben dem Patienten. Die linke Schulter befindet sich auf der Bank. Der rechte Arm wird in leichte Flexion gebracht, um den Humeruskopf zu zentrieren, indem am distalen Ende des Humerus ein Sandsack unterlegt wird. Der Therapeut fixiert die Zentrierung und drückt den Humeruskopf bei vorpositionierter Innenrotation dezent in die Cavitas glenoidalis. Der Patient bewegt langsam, mit immer größer werdender Amplitude, den Arm gegen einen leichten Führungswiderstand des Therapeuten von der Innenrotation in die Außenrotation.

**Dosierung und Anzahl.** 21–30 Wiederholungen, 90 sec Pause bei 3 Serien.

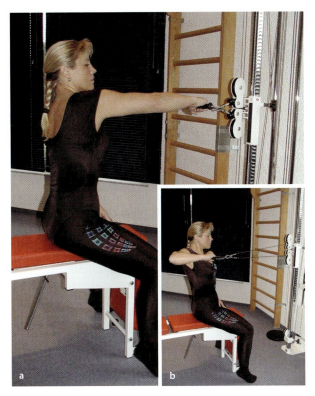

**Abb. 2.116 a, b.** Knorpelgleiten oder Knorpelmassage für das GHG über transversale Extension durch den Zugapparat, rechts. **a** ASTE, **b** ESTE

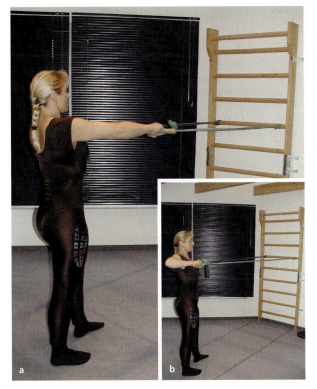

**Abb. 2.117 a, b.** Knorpelgleiten oder Knorpelmassage für das GHG über transversale Extension als Hausaufgabe, rechts. **a** ASTE, **b** ESTE

> Eine Steigerung ist möglich durch die Vorposition Extension.

Tempo 1 – 0 – 1.

### Knorpelgleiten oder Knorpelmassage für das GHG über transversale horizontale Abduktion durch den Zugapparat (◘ Abb. 2.116 a, b)

**Wichtig**

> Der Knorpel ist belastungsstabil, zeigt aber Defizite bei der belasteten Verformung (z. B. nach dem Knorpelbelastungstraining).

**Ziel.** Verbesserung der belasteten Verformbarkeit.

**ASTE.** Der Patient sitzt.

**Ausführung.** Der rechte Arm des Patienten wird im GHG 90° flektiert, der Ellenbogen ist 10° gebeugt.

Der Patient führt eine transversale Extension mit gleichzeitiger Rumpfrotation (30°) aus. Die Hand des Patienten liegt dabei in Höhe des Ellenbogens und Schultergelenkes.

**Dosierung und Anzahl.** 21–30 Wiederholungen, eine Pause von 90 sec. Tempo 1 – 0 – 1.

### Knorpelgleiten oder Knorpelmassage für das GHG über transversale Extension als Hausaufgabe (◘ Abb. 2.117 a, b)

**ASTE.** Der Patient steht.

**Ausführung.** Ein Theraband wird in Höhe von Hand – Ellenbogen – Schulter fixiert. Der vordere Fuß wird belastet. Der Patient führt eine transversale Extension aus, wobei die Belastung vom vorderen zum hinteren Fuß verschoben wird. Die Bewegung wird begleitet durch eine Rumpfrotation von 30°.

**Dosierung und Anzahl.** 21–30 Wiederholungen, eine Pause von 90 sec. Insgesamt 3–4 Serien. Tempo 1 – 0 – 1.

### 2.24.6    Neurogenes Training der Rami articulares nach Streeck

Durch die neurogene Anregung der Rami articulares des Schultergelenkes sollen die exzentrisch dynamische Stabilität und die Ansprache auf Zugbelastungen verbessert werden. Das Exzentriktraining beginnt in kleiner Amplitude und endet mit einer immer größer werdenden Amplitude.

**2**

### Neurogenes Training für die Rami articulares dorsales des N. axillaris, GHG (◘ Abb. 2.118)

> Voraussetzung für das Training ist die Belastungsfähigkeit und belastete Verformbarkeit des Knorpels. Limitiert werden die Intensität und das Bewegungsausmaß durch den Schmerz.

**Ziel.** Verbesserung der dynamischen, antagonistischen, neuralen Reaktion über ein exzentrisches Training des M. teres minor.

**ASTE.** Der Patient sitzt.

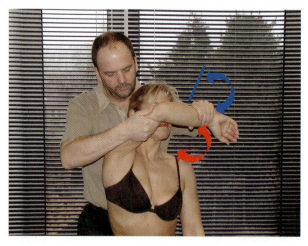

◘ **Abb. 2.118.** Neurogenes Training für die Rami articulares dorsales des N. axillaris für das GHG, rechts

**Ausführung.** Der Therapeut steht hinter dem Patienten, umfasst mit seiner rechten Hand distal den Oberarm und mit seiner linken Hand distal den Unterarm des Patienten. Der Therapeut führt den Arm des Patienten in ca. 30° Flexion. Der Ellenbogen des Patienten wird 90° gebeugt. Der Patient spannt in Außenrotationsbewegung an und lässt bei gleich bleibender Spannung den Arm vom Therapeuten in Innenrotation bewegen.

**Anzahl und Dosierung.** 10 Wiederholungen, 4–6 Serien, dazwischen 30 sec Pause. In der Pause kann der Patient aktive Innen- und Außenrotation ausführen.

### Neurogenes Training für die Rami articulares des N. suprascapularis, GHG (◘ Abb. 2.119)

> Voraussetzung für das Training ist die Belastungsfähigkeit und belastete Verformbarkeit des Knorpels. Limitiert werden die Intensität und das Bewegungsausmaß durch den Schmerz.

**Ziel.** Verbesserung der dynamischen, antagonistischen, neuralen Reaktion über ein exzentrisches Training des M. infraspinatus.

**ASTE.** Der Patient liegt in Rückenlage.

**Ausführung.** Der Ellenbogen des Patienten liegt im Überhang. Der Therapeut fixiert mit seiner linken Hand den Oberarm proximal, mit seiner rechten Hand umfasst er distal den in Pronation liegenden Unterarm. Der Patient spannt in Außenrotationsbewegung an und lässt bei gleich bleibender Spannung den Arm vom Therapeuten in Innenrotation bewegen.

**Anzahl und Dosierung.** 10 Wiederholungen, 4–6 Serien, dazwischen 30 sec Pause. In der Pause kann der Patient aktive Innen- und Außenrotation durchführen.

### Neurogenes Training der Rami articulares des N. subscapularis für das GHG (◘ Abb. 2.120)

> Voraussetzung für das Training ist die Belastungsfähigkeit und belastete Verformbarkeit des Knorpels. Limitiert werden die Intensität und das Bewegungsausmaß durch den Schmerz.

**Ziel.** Verbesserung der exzentrischen Muskelspannung des M. subscapularis.

**ASTE.** Der Patient liegt in Rückenlage.

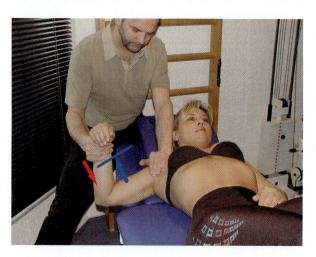

◘ **Abb. 2.119.** Neurogenes Training für die Rami articulares des N. suprascapularis für das GHG, rechts

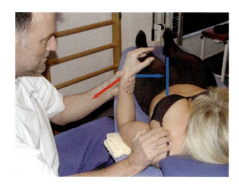

☐ **Abb. 2.120.** Neurogenes Training der Rami articulares des N. subscapularis für das GHG, links

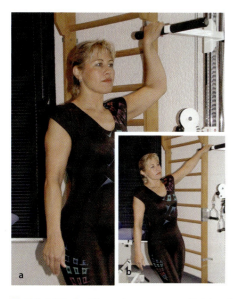

☐ **Abb. 2.121 a, b.** Allgemeines neurogenes Training der Rami articulares des GHG, rechts. **a** ASTE, **b** ESTE

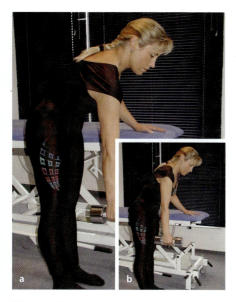

☐ **Abb. 2.122 a, b.** Allgemeines neurogenes Training der Rami articulares des GHG, rechts. **a** ASTE, **b** ESTE

**Ausführung.** Der Oberarm des Patienten wird so weit unterlagert, bis er parallel zum Rumpf liegt. Die proximale Hand des Therapeuten fixiert das Caput humeri in der Cavitas glenoidalis, die distale Hand fixiert den Unterarm handgelenksnah. Der Patient spannt in Innenrotation an und lässt bei gleich bleibender Spannung den Arm in Außenrotation ziehen.

**Anzahl und Dosierung.** 10 Wiederholungen, 4–6 Serien, dazwischen 30 sec Pause. In der Pause kann der Patient aktive Innen- und Außenrotation ausführen.

### Allgemeines neurogenes Training der Rami articulares des GHG (☐ Abb. 2.121 a, b)

> Voraussetzung für das Training ist die Belastungsfähigkeit und belastete Verformbarkeit des Knorpels. Limitiert werden die Intensität und das Bewegungsausmaß durch den Schmerz.

**Ziel.** Das neurogene Ansprechverhalten aller Rami articulares soll verbessert werden.

**ASTE.** Der Patient steht.

**Ausführung.** Der Patient hält sich seitlich an der Sprossenwand fest und hebt das von der Sprossenwand entfernte Bein (hier rechts) vom Boden ab. Dadurch entsteht ein Trainingsreiz im GHG. Der Traktionsreiz auf die Rami articulares wird durch unterschiedliche Fixierungen an den Sprossen variiert.

**Anzahl und Dosierung.** 30 sec Traktion, 30 sec Pause, davon 4–6 Serien. In der Pause kann der Patient allgemeine aktive Bewegungen der Schulter durchführen.

### Allgemeines neurogenes Training der Rami articulares des GHG (☐ Abb. 2.122 a, b)

> Voraussetzung für das Training ist die Belastungsfähigkeit und belastete Verformbarkeit des Knorpels. Limitiert wird die Intensität und das Bewegungsausmaß durch den Schmerz.

**Ziel.** Das neurogene Ansprechverhalten aller Rami articulares soll verbessert werden.

**ASTE.** Der Patient steht.

**Ausführung.** Der Patient steht in Rumpfflexion, die durch die nicht trainierende Seite fixiert wird. In seiner rechten Hand hält der Patient eine mindestens 3 kg schwere Hantel. Ohne die Armhaltung oder die Flexionsstellung des Rumpfes zu verändern retrahiert der Patient seine Skapula. Der Traktionsreiz auf die Rami articulares wird durch unterschiedliche Rumpfflexionsstellungen immer wieder verändert.

**Anzahl und Dosierung.** 10 Wiederholungen, 30 sec Pause, davon 4–6 Serien. In der Pause kann der Patient allgemeine aktive Bewegungen der Schulter durchführen.

**2**

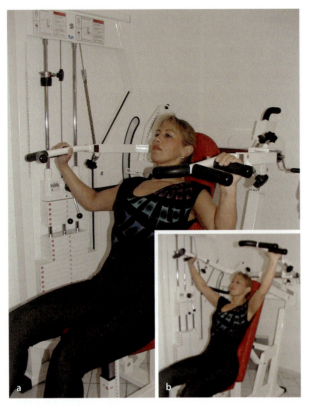

○ **Abb. 2.123 a, b.** Muskelaufbautraining unspezifisch, hier »Front press«. **a** ASTE, **b** ESTE

### 2.24.7    Muskelaufbautraining für das GHG bei ventraler Instabilität

**Muskelaufbautraining unspezifisch: »Front press«**
**(○ Abb. 2.123 a, b)**

| Wichtig | | |
|---|---|---|
| Anwendung bei ventraler Instabilität, Zustand nach Ansprache der Rami articulares. | | |

**Ziel.**  Schonende Ansprache der ventralen Schultermuskulatur durch eindimensionales unspezifisches Beüben.

**ASTE.**  Der Patient sitzt.

**Ausführung.**  Die Griffhaltung sollte für den Patienten deutlich mehr als schulterbreit sein. Die ventrale Muskulatur muss noch unter Spannung stehen. Der Patient drückt die Hebearme nach oben, wobei die Belastung stets in der ventralen Schultermuskulatur zu spüren sein soll. Die Ellenbogen werden nicht vollständig gestreckt.

**Dosierung und Anzahl.**  21–30 Wiederholungen, eine Pause von 90 sec, bei 3–4 Serien, Tempo 1 – 0 – 1.

> Eine Steigerungsmöglichkeit der ventralen Belastung stellt die steilere Rückenstellung dar.

**Muskelaufbautraining unspezifisch, Hausaufgabe**
**mit dem Theraband (○ Abb. 2.124 a, b)**

| Wichtig | | |
|---|---|---|
| Anwendung bei ventraler Instabilität, Zustand nach Ansprache der Rami articulares. | | |

**Ziel.**  Schonende Ansprache der ventralen Schultermuskulatur durch unspezifisches Beüben.

**ASTE.**  Der Patient steht. Er umfasst mit beiden Händen einen Stab, an dem das Theraband festgebunden ist.

**Ausführung.**  Die Griffhaltung sollte für den Patienten deutlich mehr als schulterbreit sein. Das Theraband wird in Schulterhöhe hinter dem Patienten fixiert. Die Arme befinden sich in 90° Abduktion und 90° Ellenbogenflexion. Das Gewicht des Rumpfes ist auf dem hinteren Fuß. Die ventrale Muskulatur muss unter Spannung stehen. Der Patient drückt den Stab nach vorne, so dass 90° Flexion und 30° Abduktion im Schultergelenk entstehen. Die Ellenbogen werden nicht vollständig gestreckt.

**Dosierung und Anzahl.**  21–30 Wiederholungen, eine Pause von 90 sec, davon 3–4 Serien, Tempo 1 – 0 – 1.

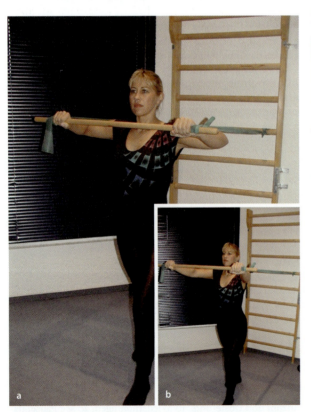

○ **Abb. 2.124 a, b.** Muskelaufbautraining unspezifisch, hier Hausaufgabe mit dem Theraband. **a** ASTE, **b** ESTE

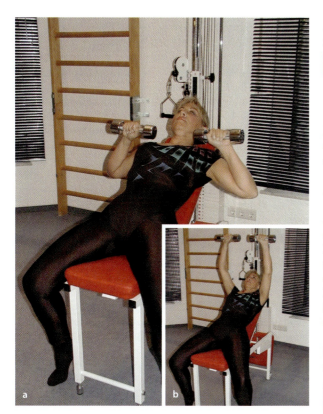

**Abb. 2.125 a, b.** Muskelaufbautraining mehrfachzielgerichtet »Kurzhantel drücken«. **a** ASTE, **b** ESTE

## Muskelaufbautraining mehrfachzielgerichtet, »Kurzhantel drücken« (▪ Abb. 2.125 a, b)

| Wichtig | |
|---|---|

Anwendung bei ventraler Instabilität.

**Ziel.** Ansprache der ventralen Schultermuskulatur durch dreidimensionales, mehrfachzielgerichtetes, koordinatives anspruchsvolles Beüben.

**ASTE.** Der Patient sitzt.

**Ausführung.** Das Rückenteil der Bank ist in 50–60° Neigung eingestellt. Die Arme sind 80° abduziert und maximal im Ellenbogengelenk gebeugt. Die Unterarme befinden sich in Pronationsstellung. Die ventrale Muskulatur muss unter Spannung stehen. Der Patient drückt mit beiden Armen gleichmäßig die Hanteln nach oben, wobei die Belastung stets in der ventralen Schultermuskulatur zu spüren sein muss. Die Ellenbogen werden nicht vollständig gestreckt.

**Dosierung und Anzahl.** 21–30 Wiederholungen, eine Pause von 90 sec, 3–4 Serien, Tempo 1 – 0 – 1.

> Eine Steigerung der ventralen Belastung kann durch eine steilere Rückenstellung Richtung 90° in Schritten von je 10° erfolgen.

## Muskelaufbautraining mehrfachzielgerichtet, an der »Butterflymaschine« (▪ Abb. 2.126 a, b)

| Wichtig | |
|---|---|

Anwendung bei ventraler Instabilität.

**Ziel.** Ansprache der ventralen Schultermuskulatur durch eindimensionales, mehrfachzielgerichtetes und koordinatives Beüben.

**ASTE.** Der Patient sitzt.

**Ausführung.** Das Rückenteil der Bank ist 70–80° geneigt. Die Arme sind 90° abduziert und 90° im Ellenbogengelenk gebeugt. Die Hände umfassen die Polster. Schulter, Ellenbogen und Hand befinden sich auf einer horizontalen Linie. Die ventrale Muskulatur muss unter Spannung stehen. Der Patient drückt mit beiden Armen gleichmäßig die Hebelarme bis zur Annäherung der Polster nach vorne, wobei die Linie von Schulter, Ellenbogen und Hand gehalten wird, und die Belastung stets in der ventralen Schultermuskulatur zu spüren sein muss.

**Dosierung und Anzahl.** 21–30 Wiederholungen, eine Pause von 90 sec, 3–4 Serien, Tempo 1 – 0 –1.

> Eine Steigerung der ventralen Belastung kann durch eine steilere Einstellung des Rückenteils Richtung 90° und durch die Betonung des Weges von der ESTE in die ASTE erfolgen.

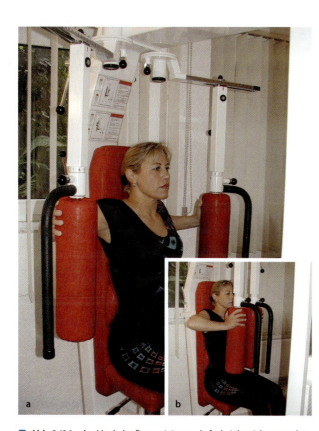

▪ **Abb. 2.126 a, b.** Muskelaufbautraining mehrfachzielgerichtet, an der »Butterflymaschine«. **a** ASTE, **b** ESTE

2

## Muskelaufbautraining mehrfachzielgerichtet, »Flys am Kabelzug« (◘ Abb. 2.127 a, b)

**Wichtig**

Anwendung bei ventraler Instabilität.

**Ziel.** Ansprache der ventralen Schultermuskulatur durch dreidimensionales, mehrfachzielgerichtetes koordinatives Beüben.

**ASTE.** Der Patient sitzt.

**Ausführung.** Das Rückenteil der Bank stabilisiert den Oberkörper des Patienten. Die Arme sind 90° abduziert, die Unterarme in Pronation. Das Ellenbogengelenk ist leicht gebeugt. Die ventrale Muskulatur muss unter Spannung stehen. Der Patient drückt mit beiden Armen gleichmäßig die Seilgriffe in 90° anteriore Flexionstellung, wobei die Bewegung nur aus den Armen erfolgt. Die Ellenbogen werden nicht vollständig gestreckt.

**Dosierung und Anzahl.** 21–30 Wiederholungen, eine Pause von 90 sec, 3–4 Serien, Tempo 1 – 0 – 1.

Eine Steigerung der ventralen Belastung kann durch Supination der Unterarme erreicht werden.

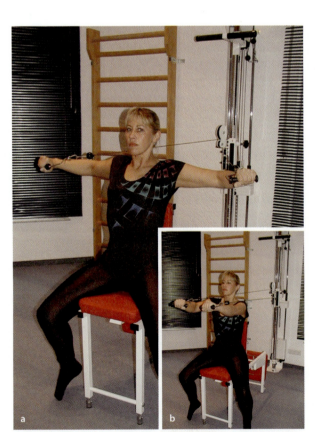

◘ **Abb. 2.127 a, b.** Muskelaufbautraining mehrfachzielgerichtet, »Flys am Kabelzug«. **a** ASTE, **b** ESTE

## 2.25    Sportspezifisches Rehabilitationstraining

Voraussetzung für ein sportbezogenes Rehabilitationstraining ist ein volles Bewegungsausmaß und die Basis von Koordination, Flexibilität und Kraft. Das Ziel ist, eine funktionelle, konditionelle Wechselwirkung zwischen den beteiligten Schultergürtelgelenken zu erzielen und dabei die **verletzte Struktur** besonders zu betonen. Das Gleichgewicht zwischen den Muskeln ist die Voraussetzung einer Kräfteaufteilung, die sportspezifische Schwerpunkte und betonte Kontraktionsformen haben kann.

Ein sportspezifisches Training kann ebenso auf **belastungsbetonte Berufe** umgesetzt werden, wobei beim arbeitsspezifischen Rehabilitationstraining entsprechende Vorpositionen eingenommen werden müssen.

Im folgenden Beispiel wird nur ein Teil einer Behandlungsform angesprochen und dargestellt. Entsprechend der Technik des Sportlers müssen die Übungen modifiziert werden. Für den Schultergürtel wird hier als Beispiel der Boxsport ausgewählt, als Anregung für den möglichen Verlauf des **Übergangs von der physiotherapeutischen Behandlung zum sportspezifischen Training**. Je nach Sportart ist dieses sportspezifische Training den speziellen Anforderungsprofilen anzupassen. Zum **Aufwärmen** bietet es sich an, im Stand mit leichten Kurzhanteln horizontale und vertikale Schwimmbewegungen zu simulieren.

### 2.25.1    Sportspezifische Rehabilitation, Beispiel: Boxsport

#### Warming up für die Schultergelenksmuskulatur (◘ Abb. 2.128 a–c)

**Ziel.** Anregung des Stoffwechsels und Durchblutungsförderung, um dem Körper ein erhöhtes Blutangebot zu geben.

**ASTE.** Der Patient steht.

**Ausführung.** Der Patient steht in leichter Rumpfvorlage in ca. 30° Kniebeugestellung. Die Ellenbogengelenke werden mit zwei Kurzhanteln, die ca. 20 % der maximalen Belastungsfähigkeit entsprechen, gebeugt. Abwechselnd vollzieht der Patient eine horizontal und eine vertikal ausgerichtete »Brustschwimmbewegung«.

**Anzahl und Dosierung.** 31–40 Wiederholungen, 30–60 sec Pause, davon 3–4 Serien.

#### Muskelaufbautraining konzentrisch-exzentrisch, reziproke »Military press« (◘ Abb. 2.129)

**Ziel.** Kräftigung der Schultergürtelmuskulatur, z. B. beim Boxsport, aber auch für Torhüter, Geräteturner, Schwimmer.

**ASTE.** Der Patient steht.

**Ausführung.** Die Griffhaltung muss für den Patienten deutlich mehr als schulterbreit sein. Die dorsale Muskulatur muss leicht unter Spannung stehen. Der Patient drückt die Hanteln aus einer Schulterabduktionsstellung von 80° abwechselnd über den Kopf senkrecht nach oben, wobei die Belastung stets in der dor-

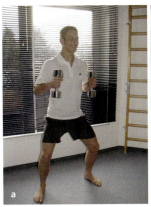
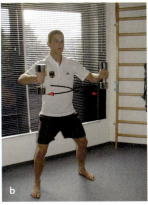
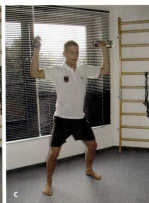

◨ **Abb. 2.128 a–c.** Warming up für die Schultergelenksmuskulatur. **a** ASTE, **b** horizontale Schwimmbewegung, **c** vertikale Schwimmbewegung

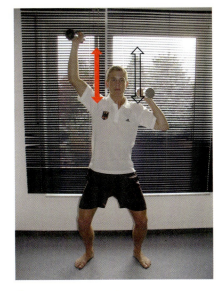

◨ **Abb. 2.129.** Muskelaufbautraining konzentrisch-exzentrisch, hier reziproke »Military press«, rechts

salen Schulterblattmuskulatur zu spüren sein soll. Die Ellenbogen werden nicht vollständig gestreckt.

**Dosierung und Anzahl.** 10–12 Wiederholungen, 60–90 sec Pause, davon 3–4 Serien.

### Muskelaufbautraining konzentrisch-exzentrisch für den M. triceps brachii (Pull over stehend) (◨ Abb. 2.130 a–c)

**Ziel.** Kräftigung des M. triceps brachii, z. B. für den Boxsport, aber auch für den Balleinwurf beim Fußball, für Schwimmen oder Judo.

**ASTE.** Der Patient steht.

**Ausführung.** Der Patient nimmt eine leichte Knieflexion ein, bei deutlich mehr als hüftbreit stehenden Beinen, um eine optimale Unterstützungsfläche zu haben. Unter maximaler Schulterflexion (180° sind notwendig) wird eine Kurzhantel mit beiden Händen umfasst und im Ellenbogengelenk gestreckt und gebeugt.

**Anzahl und Dosierung.** 10–12 Wiederholungen, 60–90 sec Pause, davon 3–4 Serien.

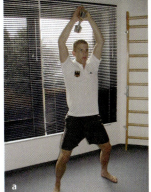
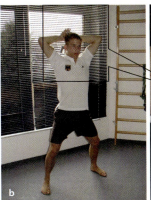
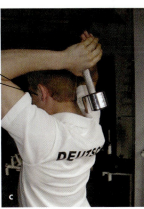

◨ **Abb. 2.130 a–c.** Muskelaufbautraining konzentrisch-exzentrisch, hier für den M. triceps brachii (Pull over stehend). **a** ASTE, **b** ESTE, **c** Handling

**2**

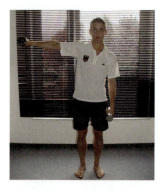

🔲 **Abb. 2.131.** Muskelaufbautraining konzentrisch-exzentrisch für den M. supraspinatus und den M. deltoideus, rechts

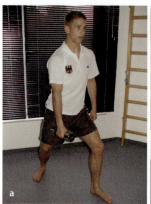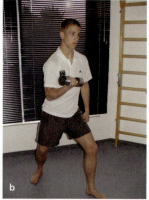

🔲 **Abb. 2.132 a, b.** Muskelaufbautraining konzentrisch-exzentrisch spezifisch, hier für den M. biceps brachii rechtsseitig. **a** ASTE, **b** ESTE

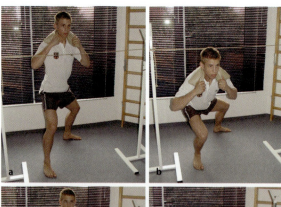

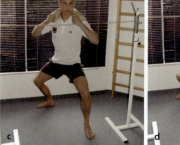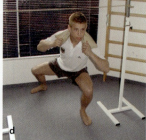

🔲 **Abb. 2.133 a–d.** »Seitliches Abtauchen«. **a** ASTE für Abtauchen rechts, **b** Abtauchen rechts, **c** ASTE für Abtauchen links, **d** Abtauchen links

## Muskelaufbautraining konzentrisch-exzentrisch für den M. supraspinatus und den M. deltoideus (🔲 Abb. 2.131)

**Ziel.** Kräftigung des M. supraspinatus und des M. deltoideus, z. B. für den Boxsport, aber auch für Torhüter oder Geräteturner.

**ASTE.** Der Patient steht.

**Ausführung.** Unter Neutralhaltung der Arme führt der Patient mit Kurzhanteln eine Abduktionsbewegung aus. Der Schultergürtel sollte während der Übung dorsal unter Spannung stehen (retrahiert).

**Anzahl und Dosierung.** 10–12 Wiederholungen, 60–90 sec Pause, davon 3–4 Serien, Tempo 1 – 0 – 1.

## Muskelaufbautraining konzentrisch-exzentrisch spezifisch für den M. biceps brachii (🔲 Abb. 2.132 a, b)

**Ziel.** Kräftigung des M. biceps brachii, z. B. für den Boxsport, aber auch für Kampfsport, Gewichtheben, Rudern oder Surfen.

**ASTE.** Der Patient steht.

**Ausführung.** Der Patient steht in leichter Rumpfvorlage im stabilisierenden Ausfallschritt. Unter Neutralhaltung der Arme führt er die Kurzhanteln über Supination in Ellenbogenflexion. Der Schultergürtel sollte während der Übung dorsal unter Spannung stehen (retrahiert).

**Anzahl und Dosierung.** 10–12 Wiederholungen, 60–90 sec Pause, davon 3–4 Serien, Tempo 1 – 0 – 1.

### »Seitliches Abtauchen« (🔲 Abb. 2.133 a–d)

**Ziel.** Sportspezifische Ansprache für das Boxen, aber auch für den Judosport.

**ASTE.** Der Patient steht.

**Ausführung.** Der Patient steht im Ausfallschritt mit einem im Nacken angelegten Sandsack vor einem auf ca. 1,50 m angebrachten waagerechten Seil o. ä. Unter ständigem Abtauchen bewegt sich der Patient rechts und links im Wechsel unter dem Seil hindurch.

**Anzahl und Dosierung.** 10–12 Wiederholungen je Abstandsseite, 60–90 sec Pause, davon 3–4 Serien.

> **Wichtig**
>
> Die Geschwindigkeit ist in der jeweiligen Abstandsphase maximal.

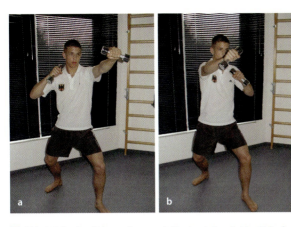

■ Abb. 2.134 a, b. »Schattenboxen mit Kurzhantel«. a Schlag links, b
Schlag rechts

**»Schattenboxen mit Kurzhantel« (■ Abb. 2.134 a, b)**

**Ziel.** Sportspezifische Ansprache für das Boxen, aber auch für
Kampfsportarten.

**ASTE.** Der Patient steht im Ausfallschritt

**Ausführung.** In den Händen hält der Patient jeweils eine Kurzhantel max. 1 kg. Trainiert werden alle möglichen Schlagkombi-
nationen rechts und links.

**Anzahl und Dosierung.** 10–12 Wiederholungen je Arm, 60–
90 sec Pause, davon 3–4 Serien, Tempo wechselt zwischen mitt-
lerer und maximaler Geschwindigkeit.

## 2.26  Injektionstechniken für den Schultergürtelbereich

### 2.26.1  Interskalenäre Plexusanästhesie

Die »Interskalenäre Plexusanästhesie« ist eine Schmerzbe-
handlungsmaßnahme, die primär der Reduktion der Nozizeption und pathogener Reaktionsmuster dient. Sie schafft somit
die Grundlage für den behandelnden Manualtherapeuten, eine
kollagene Dehnung der Gelenkkapsel bzw. des Muskels bei zu
hoher Abwehr-/Schmerzreaktion ausführen zu können.

**Interskalenäre Plexusanästhesie (■ Abb. 2.135 a–c)**
**Injektionsmenge:**
5 (– 20) ml 0,25 % Bupivacain, Nadel: Unipolarkanüle zur Nervenstimulation 23 G 40 mm, Nadel n. Meier 19,5 G für kontinuierliche Techniken (Nervenstimulation), Katheterverweilzeiten
zur Physiotherapie 2–3 Tage.

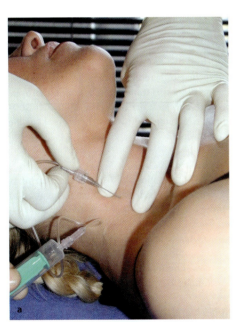

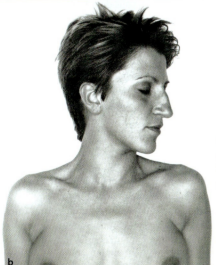

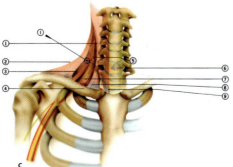

■ Abb. 2.135 a–c. Interskalenäre
Plexusanästhesie. a Plexusblocka-
de, b Körperrelief und Hautkonturen, c anatomische Bezüge
(Aus: Raj et al. 1989)
I Injektionsstelle für den interskalenären Zugang,
1 M. sternocleidomastoideus, 2 M.
trapezius, 3 M. scalenus medius,
4 Klavikula, 5 M. scalenus anterior,
6 Cartilago cricoidea, 7 Plexus brachialis, 8 Klavikulärer Ansatz des
M. sternocleidomastoideus, 9 Sternaler Ansatz des M. sternocleidomastoideus

## Indikation

Mobilisation, z. B. »frozen shoulder«, Schultergelenksschmerzen unterschiedlicher Ursache.

## Injektionstechnik

Es gibt eine Vielzahl von Durchführungsanweisungen. Die Beschreibung nach Meier, die besonders berücksichtigt, die Stichrichtung von verletzbaren Organen abzuwenden, ist zu bevorzugen. Die Nervenstimulation stellt ein gutes Hilfsmittel dar und darf als »state of the art« gelten.

Nach Winnie gilt die nachfolgende Anweisung: Rückenlage des Patienten, in Höhe der Incisura thyroidea, ca. 2 cm oberhalb der Höhe des Ringknorpels, Einstichstelle am Hinterrand des M. sternocleidomastoideus. Stichrichtung im Verlauf der Skalenuslücke, lateral- kaudal im Winkel von 30° zur Haut.

## Differenzierte Physiotherapiemaßnahmen

Besonders wichtig sind physiotherapeutische Maßnahmen:
- um das »Weichteilkapselmuster« zu umgehen und die Kapselrestriktion zu behandeln, und auch
- zur effektiven Mobilisation der ersten Rippe und zur Kollagendehnung der Mm. scaleni.

## Therapeutisches Fenster

**Bis 6 Stunden.** Passive Techniken im ACG, GHG ventral und dorsal (auf keinen Fall kaudal). Aktives Beüben der Adduktoren (nur osteokinematisch).

**Nach 6 Stunden.** Aktive Zentralisierung des Humeruskopfes über IRO und ARO.

## 2.26.2 Facettengelenksblockaden im zervikothorakalen Übergang

Die Facettengelenksblockade verändert den »segmentreflektorischen Komplex« tiefgreifend:
- Rami articulares und deren neuromuskuläre Aufgabe
- Beeinflussung einer evtl. bestehenden pseudoradikulären Symptomatik
- Veränderung degenerativer Reizzustände
- Tonusregulation der autochtonen Muskulatur
- Berücksichtigung der viszerosegmentalen Irritation

> **Wichtig**
>
> Die Segmentfestlegung sollte nicht nur anhand einer dermatombezogenen Schmerzzuordnung erfolgen.

Der Schmerz kann auch in ein Myotom bzw. Sklerotom mit erheblich segmentaler Abweichung gegenüber einer Dermatomzuordnung ausstrahlen. Auch eine oberflächliche Hautirritation, die mit einer Schmerzempfindung verbunden ist, muss in die Bewertung einbezogen werden. Mit einzubringen ist die vorgegebene Basisuntersuchung, die Hinweise gibt, ob eine MT-Mobilisation des Facettengelenkes primär ursächlich für das Schmerzgeschehen ist, oder eine Facettenkompression aufgrund einer verkürzt kollagenadaptierten homolateralen Muskulatur (Beispiel Mm. scaleni) besteht.

## Facettengelenksblockaden im zervikothorakalen Übergang (Abb. 2.136 a–d)

**Injektionsmenge:**
Bis 4 ml Bupivacain 0,25 %ig, 0,6×60 mm.

## Indikation

Schmerzen mit segmentaler Zuordnung, Ausstrahlung in den Bereich des Schultergelenkes, schmerzhafte Funktionseinbußen im segmentalen Bereich.

## Komplementärtherapie

Bei allen Behandlungen von Schulter-/Armschmerzen kommt es zu einer Reduktion des nervalen nozizeptiven Inputs. Die Intervertebralgelenke werden vom medialen Ast des R. dorsalis des Spinalnerven versorgt. Eine vorübergehende **Ausschaltung der Rami articulares** des medialen Zweiges des dorsalen Astes des Spinalnerves kann die Voraussetzung für eine physiotherapeutische Behandlung schaffen. Um die Gelenkversorgung eines Segmentes zuverlässig auszuschalten, muss ebenso das Nachbarsegment kranial und kaudal lokalanästhesiologisch blockiert werden.

## Injektionstechnik

2 bis 3 cm paravertebral der Dornfortsätze wird mit medialer Stichrichtung senkrecht zur Hautoberfläche die Injektion bis zum Kontakt mit dem Processus transversus bzw. mit dem Wirbelbogen durchgeführt. Die Tiefe der Injektion ist von der Konstitution des Patienten abhängig. Ein Knochenkontakt sollte nach 3–5 cm erwartet werden.

## Therapeutisches Fenster

**Bis 6 Stunden.** Passive Mobilisation der Facettengelenke in Extension, zervikothorakaler Übergang der Rippen in Inspiration (zwingend notwendig bei Thoracic outlet-Syndrom).

**Nach 6 Stunden.** Exzentrische Beübung der Facettengelenke zur artikulären Stabilisierung und Normalisierung der Funktion der Rami dorsales. Ebenfalls notwendig für Trophiktraining, wobei ein maximaler Bewegungsradius des Armes benötigt wird.

Nach operativen Eingriffen im HWS- und BWS-Bereich, die einen normalen Informationsfluss aus dem Läsionsgebiet nicht mehr zulassen (z. B. Facettengelenksdenervierung, Korpoektomien, Wirbelfusionen, nach Chemonukleolysen, Implantation von künstlichen Bandscheiben, Laminektomien und Hemilaminektomien), ist das Behandlungsergebnis in den meisten Fällen sehr unbefriedigend, da ausschließlich Kompensationsmechanismen aktiviert werden können. Die Stabilisierung kann nur durch Hilfsmuskeln erfolgen (siehe detaillierte Beschreibung in ▶ Kap. 7, ▶ Abschn. 7.18).

## Lokale Wirkungsweise

Die Frage, wie sich die Lokalanästhesie (LA) zur Physiotherapie verhält, steht im Vordergrund. (Diese Frage stellt sich auch stets bei anderen medikamentösen Behandlungsformen). Die Wirkungszeit und Wirkungsweise der LA ist abhängig vom Injektionsort. Bei Injektionen in schnell resorbierenden Gewebebereichen ist sie kurz. Versehentliche intravenöse oder intraarterielle Injektionen haben die höchsten Blutspiegel zur Folge Das Verhältnis der jeweiligen Injektionsformen zu den entspre-

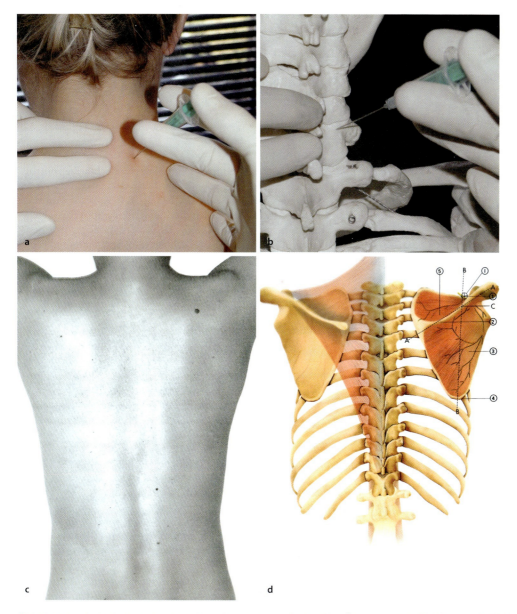

**Abb. 2.136 a–d.** Blockaden im Bereich der Facettengelenke, zervikothorakaler Übergang. **a** Beispiel: Infiltration C6/C7, **b** anatomische Orientierung C7/Th1, **c** Körperrelief und Hautkonturen, **d** anatomische Bezüge (Aus Raj et. al. 1989)
I Injektionsstelle zur Blockade des N. suprascapularis in der Incisura scapulae. A––A: Linie über der Spina scapularis. B––B: Linie durch den Mittelpunkt der Spina scapularis. C: Mittelpunkt der Spina scapularis.
**1** N. suprascalaris in der Incisura scapulae, **2** Spina scapularis, **3** M. infraspinatus, **4** Angulus scapulae, **5** M. supraspinatus

chenden **Blutspiegelwerten** ergibt: folgende Liste (**absteigende Reihenfolge**):

– peritonsilläre Injektion,
– Interkostalblockade,
– Epiduralanästhesie,
– Plexus-Anästhesie,
– N. ischiadicus und subkutane Injektion.

Grenzwerte der LA-Dosierung sind eine orientierende Größe. Die LA bewirken außerhalb der Pharmakodynamik Effekte, die länger wirksam sind, als die »Wirkung des Medikamentes vor Ort« (Unterbrechung der Trias von Muskelverspannung, Minderdurchblutung und Schmerz).

Bei der ersten Behandlung nach einer LA-Injektion ist eine erneute Befundung durch den Physiotherapeuten unabdingbar. Dies gilt auch bei medikamentöser und interventioneller Schmerztherapie.

### Differenzierte Physiotherapiemaßnahmen

Differenzierte physiotherapeutische Maßnahmen sind notwendig bei Konvergenzmobilisierung, die bei maximaler Vorposition Schmerzen verursacht, so dass eine endgradige Mobilisation nicht möglich ist.

**2**

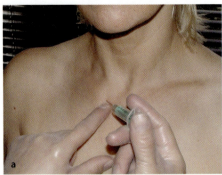

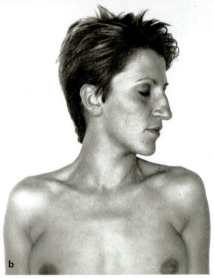

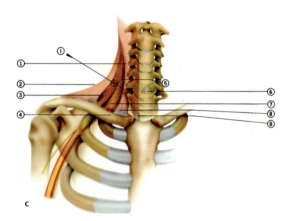

■ **Abb. 2.137 a, b.** Injektion im Bereich des Sternoklavikulargelenks. **a** Infiltration am SCG, **b** Körperrelief und Hautkonturen, **c** anatomische Bezüge (Aus Raj et al. 1989)
**I** Injektionsstelle für den interskalenären Zugang
**1** M. sternocleidomastoideus, **2** M. trapezius, **3** M. scalenus medius, **4** Klavikula, **5** M. scalenus anterior, **6** Cartilago cricoidea, **7** Plexus brachialis, **8** Klavikulärer Ansatz des M. sternocleidomastoideus, **9** Sternaler Ansatz des M. sternocleidomastoideus

### 2.26.3    Injektion im Bereich des Sternoklavikulargelenks

**Injektion im Bereich des Sternoklavikulargelenks (■ Abb. 2.137 a-c)**
#### Injektionsmenge
2–3 (bis 10) ml 0,25 %iges Bupivacain, Nn. supraclaviculares, Nadel 0,6×60 mm.

#### Indikation
Eine Indikation zur Injektion ergibt sich bei Schmerzen mit Ausstrahlungen in den Schultergelenksbereich und in der vorderen Thorax-Apertur. Die LA-Umflutung des Gelenkes und die zugehörige Diffusion erzielen die Wirksamkeit. Mit vergleichbarer Stichrichtung lassen sich die Nn. supraclaviculares anästhesieren. Hierzu ist allerdings ein höheres Volumen notwendig.

#### Infiltrationstechnik
Nach Palpation des Sternoklavikulargelenkes: umschriebene Infiltration.

#### Differenzierte Physiotherapiemaßnahmen
Differenzierte physiotherapeutische Maßnahmen werden eingesetzt:
– bei der Mobilisation (nach kraniolateral) und dabei auftretender starker Druckdolenz am Schlüsselbein sowie
– bei der Mobilisation des Os hyoideum bei gleichzeitigem »Defense musuclaire« des M. sternocleidomastoideus).

#### Therapeutisches Fenster
**Passiv in den ersten 6 Stunden.** Mobilisation des SCG nach kaudolateral und zur Mobilisation des Os hyoideum beim Sternohyoid-Syndrom (zwanghaftes Räuspern).

### 2.26.4    Injektion des tendomuskulären Überganges von M. infraspinatus

Irritationen des tendomuskulären Überganges entstehen vorwiegend im Zusammenhang mit Wurfsportarten. (Sie treten jedoch aufgrund einer besseren Vaskularisation seltener auf als bei muskulären Strukturen). Der M. supraspinatus ist hierfür ein Beispiel. Patienten mit Irritationen des M. infraspinatus zeigen oft eine »Referred pain«-Symptomatik im Bereich des dorsolateralen Unterarmes.

**Injektion des Ansatzes des tendomuskulären Überganges von M. infraspinatus (■ Abb. 2.138 a-c)**
#### Injektionsmenge
2–3 ml 0,25 % Bupivacain, Nadel: 0,45×25 mm.

#### Indikation
Schmerzen im hinteren Schultergelenksbereich, Myotendinosen, Ansatztendinosen

#### Injektionstechnik
Im Bereich der hinteren Achselgrube wird der meist druckschmerzhafte und gut palpable Punkt aufgesucht.

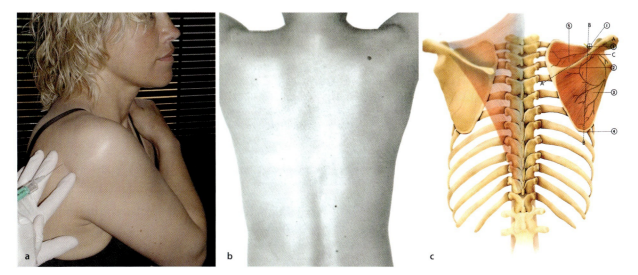

☐ **Abb. 2.138 a–c.** Injektion im Bereich des Ansatzes des tendomuskulären Übergangs des M. infraspinatus. **a** Infiltration, **b** Körperrelief, **c** anatomische Orientierung (Aus Raj et al. 1989)
**I** Injektionsstelle zur Blockade des N. suprascapularis in der Incisura scapulae. A––A: Linie über der Spina scapularis. B––B: Linie durch den Mittelpunkt der Spina scapularis. C: Mittelpunkt der Spina scapularis.
**1** N. suprascalaris in der Incisura scapulae, **2** Spina scapularis, **3** M. infraspinatus, **4** Angulus scapulae, **5** M. supraspinatus

## Differenzierte Physiotherapiemaßnahmen

Physiotherapeutische Maßnahmen können bei deutlich gestörtem Rotatorenintervall notwendig sein. Ein gestörtes Rotatorenintervall kann durch einen Hypertonus des M. infraspinatus hervorgerufen werden.

## Therapeutisches Fenster

**In den ersten 6 Stunden.** Passive Mobilisation, wenn eine Dehnung des kollagenen Gewebes möglich ist oder eine Längeninformationsverbesserung bei regenerativen Prozessen erzielt werden soll.

> **Cave**
>
> Keinesfalls aktive Techniken anwenden!

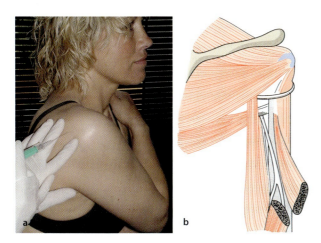

☐ **Abb. 2.139 a, b.** Injektion des Ansatzes des M. infraspinatus/teres minor. **a** Infiltration, **b** anatomische Orientierung (Nach Kokemohr 2000)

## 2.26.5 Injektion des Ansatzes M. infraspinatus/teres minor

Eine Insertionstendopathie des M. infraspinatus findet sich in der Praxis vorwiegend bei Patienten mit protrahierter Schulter. Die Schmerzen manifestieren sich lokal und/oder als »Referred pain«-Symptomatik dorsolateral im Bereich des Unterarmes.

### Injektion des Ansatzes des M. infraspinatus/teres minor (☐ Abb. 2.139 a, b)
### Injektionsmenge

1–2 ml 0,25 % Bupivacain, Nadel: 0,44×25 mm.

### Indikation

Bei folgenden Diagnosen und Beschwerden ist die Injektion indiziert:
– subakromiales Impingement,
– Begleitbehandlung bei Rotatorenmanschetten-Syndrom,
– Tendopathia simplex et calcarea, sowie fibrosata.

### Injektionstechnik

Der Einstich erfolgt am lateralsten Punkt des Unterrands des Akromions in Richtung nach ventromedial in einer Tiefe von 3 cm nach Aspiration. Applikation von 1–2 ml 0,25% Bupivacain.

### Differenzierte Physiotherapiemaßnahmen

Differenzierte Maßnahmen sind hier notwendig, wenn eine Myositis vorliegt. Sie sind auch Voraussetzung, um die Muskeln physiologisch trainieren und um den »Déforme musculair« ( Schonhaltung über Muskelspannung ) behandeln zu können. Auch als Vortherapie können physiotherapeutische Maßnahmen eingesetzt werden, um die Kollagenadaption optimal zu beeinflussen.

**Therapeutisches Fenster**

Generell passiv keine Behandlung.

**Nach 6 Stunden.** Passive Mobilisation bei gestörtem Rotatorenintervall, wenn eine Schwäche bei IRO und Probleme des Hiatus axillaris lateralis vorliegt. Ursache des Problems ist hier der M. teres minor.

### 2.26.6 Injektion des Ansatzes des M. triceps brachii, Caput longum

Diese Injektionstechnik bietet sich besonders an bei:
- Kollagendehnung,
- neurogener Mobilisation und
- bei Raumforderung im Bereich des Hiatus axillaris lateralis.

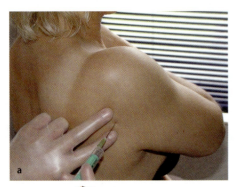

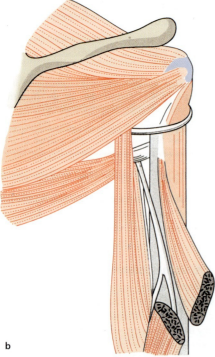

**Abb. 2.140 a, b.** Injektion des Ansatzes des M. triceps brachii, Caput longum. **a** Infiltration, **b** Schemazeichnung (Nach Kokemohr 2000)

Der Patient gibt vorwiegend Schmerzen im dorsalen Bereich der Schulter an, die sich bei Extension des Ellenbogengelenkes gegen Widerstand (z.B. Hochdrücken vom Tisch oder Aufstemmen) verstärken. Bei Raumforderung im Hiatus axillaris lateralis-Bereich kann es durch Kompression des N. cutaneus brachii lateralis superior zu einer Irritation des lateralen oberen Deltabereichs kommen. Ein weiteres Irritationsgebiet durch raumfordernde Prozesse (DD: fehlendes TLG im GHG) im Bereich des Hiatus axillaris lateralis ist die Irritation des Rami articularis des N. axillaris der den dorsalen Bereich der Schultergelenkskapsel innerviert und diese auch zum Teil mit vegetativen Fasern versorgt.

### Injektion des Ansatzes des M. triceps brachii, Caput longum (☐ Abb. 2.140 a, b)
**Injektionsmenge**

2–3 ml 0,25 % Bupivacain, Nadel: 0,45×25 mm.

### Indikation
Eine Indikation besteht bei gelenknahem Schmerz im dorsalen Oberarmbereich. Aus der Palpationsbefundung ergibt sich ein erhöhter Muskeltonus des M. triceps brachii c.l. bzw. der den Hiatus axillaris bildenden Muskeln (Mm. triceps brachii c.l., teres minor et. teres major).

### Injektionstechnik
Die Injektion erfolgt distal bzw. lateral der Ansatzregion des M. triceps c.l. Die Injektionstiefe ist von der Dicke des M. deltoideus abhängig.

### Differenzierte Physiotherapiemaßnahmen
Physiotherapeutische Maßnahmen werden eingesetzt zur Differenzialdiagnostik bei einem Problem im Hiatus axillaris lateralis, d.h. der Patient hat Beschwerden im Bereich der dorsalen Schulterregion bzw. im M. deltoideus-Areal.

### Therapeutisches Fenster

| Cave | | |
|---|---|---|
| Unter der Wirkung einer Injektionsbehandlung wird nie eine muskuläre Behandlung durchgeführt!; denn das limitierende Element des Schmerzes entfiele hier. | | |

**In den ersten 6 Stunden.** Es sind somit nur passive Techniken geeignet. Das Ziel besteht hier in einer optimalen neurogenen Mobilisation bzw. einer optimalen Kollagenbehandlung des Caput longum triceps bei gestörtem skapulohumoralen Rhythmus.

### 2.26.7 Blockade des N. suprascapularis

Mit der Blockade des N. suprascapularis können nicht nur Schmerzzustände sondern auch Irritationen der Rami articulares des GHG und ACG sowie Irritationen der suprakapsulären Gefäße ausgeschaltet werden. Der Nerv versorgt motorisch die Mm. Supra- und infraspinatus, sowie sensibel das GHG, ACG und schultergelenksnahe Ligamente.

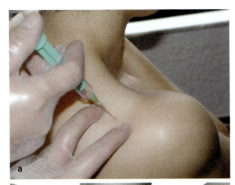

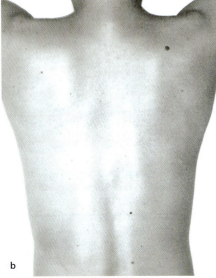

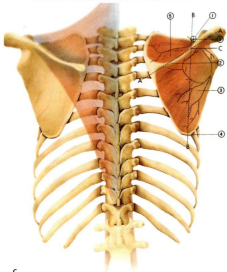

> Bei fehlender Besserung sollte stets daran gedacht werden, dass Schulterschmerzen auch über den N. phrenicus als organreflektorisch bestehen können.

### Blockade des N. suprascapularis (◻ Abb. 2.141 a–c)
#### Injektionsmenge
2–3 (bis 10 ml) 0,25 % Bupivacain, Nadel: 0,6×60 mm.

#### Indikation
Schmerztherapie bei »frozen shoulder«, Arthiritis, adhäsive Kapsulitis:

#### Injektionstechnik
2 cm medial und 2 cm kranial der Mitte der Spina scapulae bis in eine Injektionstiefe von 2–3 cm (konstitutionsabhängig)in einem Winkel von ca. 30° in Richtung Humeruskopf.

#### Differenzierte Physiotherapiemaßnahmen
Differenzierte Maßnahmen der Physiotherapie werden vor allem als Komplementärtherapie bei funktionellem Impingement eingesetzt, um die Zentralisierung des Humeruskopfes zu ermöglichen, und bei Beschwerden im subakromialen Raum.

#### Therapeutisches Fenster
Sinnvoll, wenn ein gestörtes Rotatorenintervall vorliegt und die Schwäche vor allem im Bereich der Innenrotatoren zu finden ist. Die Blockade ist somit für aktive Techniken nach 6 Stunden geeignet.

**In den ersten 6 Stunden.** Passive Mobilisation des GHG bzw. ACG sowie optimale neurogene Mobilisation bzw. optimale Kollagenbehandlung des N. suprascapularis bzw. des Mm. supra-/infraspinatus.

### 2.26.8    Blockade des N. subscapularis

Der N. subscapularis innerviert motorisch die Mm. subscapularis und teres major. Beide Muskeln sind Innenrotatoren und sichern das Schultergelenk nach ventral ab. Bei Reizzuständen im Bereich der Ansatzregion, z. B. Entzündung der Bursa subtendinea m. subscapularis bzw. subcoroidea oder Reizung der ligamentären Strukturen kann es zur Steigerung des Tonus des M. subscapularis kommen; dadurch verändert sich das Kräfteverhältnis von IR zu AR. Eine Verkürzung des Muskels ist an eingeschränkter Elevation und Außenrotation zu erkennen.

### Blockade des N. subscapularis (◻ Abb. 2.142)
#### Injektionsmenge
2 ml 0,25 %ige Bupivacain, Nadel: 0,45×25 mm

#### Indikation
Bei folgenden Beschwerden ist eine Injektionsbehandlung angezeigt:
- Schmerzzustände im Schulter-Armbereich,
- zur Mobilisation einer adaptierten Kapselrestriktion, die eine physiologische Zentrierung des Humeruskopfes nicht mehr gewährleistet.

◻ **Abb. 2.141 a–c.** Blockade des N. suprascapularis. **a** Injektion an den N. suprascapularis, **b** Körperrelief und Hautkonturen, **c** anatomische Bezüge (Aus Raj et al. 1989)
**I** Injektionsstelle zur Blockade des N. suprascapularis in der Incisura scapulae. A––A: Linie über der Spina scapularis. B––B: Linie durch den Mittelpunkt der Spina scapularis. C: Mittelpunkt der Spina scapularis. **1** N. suprascalaris in der Incisura scapulae, **2** Spina scapularis, **3** M. infraspinatus, **4** Angulus scapulae, **5** M. supraspinatus

**2**

## Injektionstechnik

Die Injektion erfolgt in der Mitte des Margo medialis scapulae in Richtung des Akromions parallel zur Hautoberfläche zwischen der Vorderfläche der Skapula und der hinteren Thoraxwand entlang dem Rippenverlauf bis in eine Tiefe von ca. 5 cm.

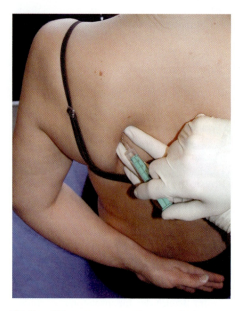

□ **Abb. 2.142.** Infiltration des N. subscapularis

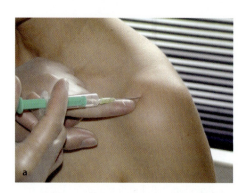

a

## Differenzierte Physiotherapiemaßnahmen:

Differenzierte physiotherapeutische Maßnahmen können notwendig sein, wenn es ein deutliches Missverhältnis zwischen ventralen und dorsalen Schultergelenksstabilisatoren gibt, die über das physiologische Kraftverhältnis IRO – ARO = 4 zu 1 hinausgehen; dann ist ein Angleichen der Außenrotationskraft erforderlich.

## Therapeutisches Fenster

Nur sinnvoll, wenn ein gestörtes Rotatorenintervall vorliegt, die Schwäche aber auf den Außenrotatoren liegt.

**Nach 6 Stunden.** Die Anwendung aktiver Techniken (aktives Training für die Außenrotatoren) ist erlaubt.

**In den ersten 6 Stunden.** Kollagendehnung des M. subscapularis/M. teres major.

## 2.26.9    Injektion des Ansatzes des M. pectoralis minor

Der M. pectoralis minor wird über die Nn. thoracales medialis et lateralis innerviert ( Nn. pectoralis) diese versorgen den oberen Schulterkapselbereich des GHG und des ACG über die Rami articulares. Eine Verkürzung des Muskels, z. B. bei ständig ventral ausgerichtete Arbeitshaltung oder in Folge von Irritationen im Insertionsgebiet, verursacht Raumenge unterhalb des Processus coracoideus, da dieser nach vorne unten gezogen wird (Protraktion des Schultergelenkkopfes). Der unter dem M. pectoralis minor verlaufende Nerven-Gefäßstrang (Plexus brachialis/A. subclavia) kann komprimiert werden und Beschwerden verursachen.

### Injektion des Ansatzes des M. pectoralis minor (□ Abb. 2.143 a, b)

Injektionsmenge3 ml 0,25 % Bupivacain Nadel: 0,45×25 mm.

### Indikation

Schmerzen im Ansatzbereich des M. pectoralis minor.

□ **Abb. 2.143 a, b.** Injektionen im Bereich des Ansatzes des M. pectoralis minor. **a** Infiltration an der Insertion M. pectoralis minor, **b** Schemazeichnung (Nach Kokemohr 2000)

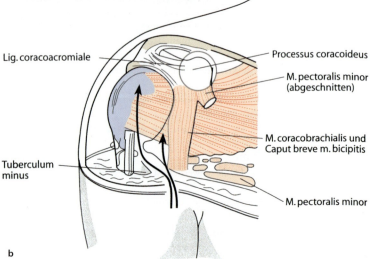

Lig. coracoacromiale

Processus coracoideus

M. pectoralis minor (abgeschnitten)

M. coracobrachialis und Caput breve m. bicipitis

Tuberculum minus

M. pectoralis minor

b

## Injektionstechnik

1–2 cm unterhalb des Schlüsselbeines befindet sich am äußeren Drittel eine druckschmerzhafte derbe Prominenz, die dem fast bedeckten Processus coracoideus entspricht. Die Injektionspunkte liegen am Unterrand der palpablen Vorwölbung in einer Tiefe von 2–3 cm. Der Einstich erfolgt senkrecht zur Haut mit fächerförmiger Infiltration.

## Differenzierte Physiotherapiemaßnahmen

Physiotherapeutische Maßnahmen werden vor allem bei einer in anteriorer Depression befindlichen Skapula eingesetzt, um besser in die posteriore Elevation bewegen zu können. Außerdem sind sie notwendig bei »Kissing coracoid« oder »Bursitis subcoracoidea«.

## Therapeutisches Fenster

**Bis 6 Stunden.** Für passive Techniken zur Kollagendehnung geeignet: M. pectoralis minor bei »thoracic-outlet« Kompressionssyndrom.

## 2.26.10    Tiefe subakromiale Injektion

Bei der tiefen subakromialen Injektion wird die Sehne des M. supraspinatus, die Bursa subacromialis und der obere Bereich der Schultergelenkskapsel erreicht. Die häufigste Affektion im Bereich der Bursa subacromialis ist eine Verletzung durch eine mineralisierte M. supraspinatus-Sehne.

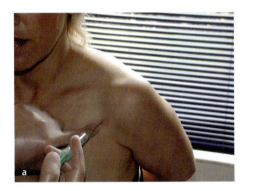

Der Patient klagt besonders über Abduktionsschmerz und Schmerzen über 90° Flexion.

## Tiefe subakromiale Injektion (◻ Abb. 2.144 a, b)
### Injektionsmenge

2 ml 0,25%Bupivacain, Nadel: 0,45×25 mm

### Indikation

Bei folgenden Beschwerden ist diese Injektion angezeigt:
- Schulter-Arm-Schmerzen,
- Periarthritis humeroscapularis,
- degenerative Veränderungen der Rotatorenmanschette.

### Injektionstechnik

Bei leicht nach innen rotiertem Arm tastet man zunächst das Schultergelenk; der Einstich erfolgt ca. 1,5 cm lateral- und distalwärts. Die Kanülenspitze zeigt von medial vorn nach lateral dorsal. Der Einstich erfolgt bis in eine Tiefe von 3 cm.

### Differenzierte Physiotherapiemaßnahmen

Physiotherapeutische Maßnahmen sind hilfreich zur Beseitigung eines funktionellen Impingements. Durch Infiltration im Bereich der Bursa subacromialis wird eine Vergrößerung des Subakromialraumes erreicht. Dies führt zu einer Dekompression der kranialen Rami articulares.

### Therapeutisches Fenster

**In den ersten 6 Stunden.** Eine aktive Techniken für die Kaudalisierung des Humeruskopfes kann eingesetzt werden. Ziel ist die Zentralisierung des Kopfes in der Gelenkpfanne und Vergrößerung des Subakromialraumes (Humerushochstand bei inkompletter Schultersteife). Keine Indikation für Neer-OP!

**Nach 6 Stunden.** Es sind aktive Techniken über M. supraspinatus möglich.

◻ **Abb. 2.144 a, b.** Tiefe subakromiale Injektion. **a** Zugang von ventral, **b** anatomische Orientierung (Nach Kokemohr 2000)

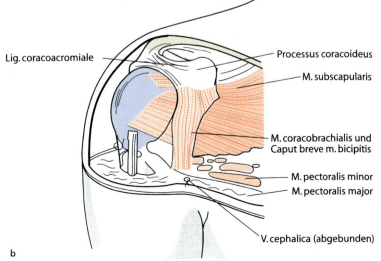

Lig. coracoacromiale

Processus coracoideus

M. subscapularis

M. coracobrachialis und Caput breve m. bicipitis

M. pectoralis minor
M. pectoralis major

V. cephalica (abgebunden)

> **Cave**
>
> Bei aktiven Techniken das biomechanische Bewegungs-
> ende beachten! Eine funktionelle Testung ist vor der Be-
> handlung unbedingt durchzuführen.

### 2.26.11    Zugang von dorsal in den Subakromialraum

Eine isolierte Affektion einer Bursa subacromialis deltoidea ist selten, meistens besteht ein funktionelles Impingement mit Verbindung zur Bursa subacromialis und damit deren Mitirritation.

Der Patient klagt besonders über lokale Druckdolenz, Abduktionsschmerz und endgradigen Elevationsschmerz.

#### Zugang von dorsal in den Subakromialraum (◘ Abb. 2.145 a, b)
**Injektionsmenge**
2 ml 0,25 %iges Bupivacain, Nadel: 0,4×60 mm.

**Indikation**
Bei folgenden Beschwerden ist eine Injektion indiziert: diffuse Schulter-Nacken-Schmerzen mit Ausbreitung entlang der Schulterkulisse, der dorsokranialen Kapselbereiche mit und ohne Beteiligung der Bursa subacromialis, bzw. Affektion der hinteren Rotatorenmansschette.

**Injektionstechnik**
Der Injektionspunkt liegt am dorsalen und distalen oberen skapularen Rand der Spina scapulae; die Injektionstiefe beträgt: 2 cm.

### Differenzierte Physiotherapiemaßnahmen
Physiotherapeutische Maßnahmen werden notwendig bei sekundär chronischer Bursitis, die zur Proximalisierung des Humeruskopfes führt. Dadurch entsteht ein gestörtes Rotatorenintervall.

### Therapeutisches Fenster
► Abschn. 2.26.2, »Therapeutisches Fenster«.

### 2.26.12    Injektion der Bursa subacromialis/ deltoidea

Die Bursa subacromialis liegt unterhalb des Akromions, des Akromioklavikulargelenkes und des Lig. coracoacromiale, und oberhalb des M. supraspinatus und der Gelenkkapsel des GHG. Die Bursa ist für die Sehne des M. supraspinatus eine Art Gleitkissen. Bei Rotatorenmanschettenrissen kommt es zur Kommunikation zwischen der Bursa und der Gelenkkapsel des GHG. Bei der tiefen subakromialen Injektion wird die Sehne des M. supraspinatus, die Bursa subacromialis und der obere Bereich der Schultergelenkskapsel erreicht. Die häufigste Affektion einer Bursa subacromialis ist die Verletzung durch eine mineralisierte Supraspinatussehne. Der Patient klagt besonders über Abduktionsschmerzen und Schmerzen über 90° Flexion.

Die Bursa subacromialis deltoidea liegt lateral- ventralseitig unter dem M. deltoideus und oberhalb des Caput humeri und des Insertionsgebiet der Mm. supraspinatus und infraspinatus. Die Bursa dient als Schutz für die Muskelinsertionen am Tuberculum majus und bildet aufgrund der minimalen ossären Führung im Schultergelenk mit der Bursa subacromialis eine Art laterales und kraniales Gleitlager.

Eine isolierte Affektion einer Bursa subacromialis deltoidea ist selten, meistens besteht eine Mitirritation dieses Bereichs.

Der Patient klagt vor allem über lokale Druckdolenz, Abduktionsschmerz und endgradigen Elevationsschmerz.

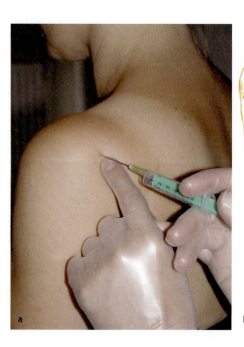

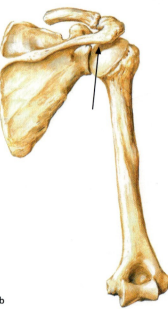

◘ **Abb. 2.145 a, b.** Subakromiale Injektion. **a** Zugang von dorsal in den Subakromialraum, **b** Schemazeichnung

a                                                                b

## Injektion der Bursa subacromialis deltoidea (◘ Abb. 2.146 a, b)

### Injektionsmenge

Bis 5 ml Hydrocortison, Nadel: 0,6×60 mm.

### Indikation

Die Injektion ist angezeigt bei
- einer Irritation der subakromialen Weichteilstrukturen und
- degenerativen Veränderungen der Rotatorenmanschette.

### Injektionstechnik

Damit der Patient entspannt ist, sollte er sich an eine Rückenstütze anlehnen können. Der seitlich herunterhängende Arme befindet sich in Neutralhaltung. Um den Raum zwischen Akromion und Humeruskopf für die Injektion zu vergrößern, führt der Therapeut eine nach distal ausgerichtete Zugbewegung aus. Ist die Bursa subdeltoidea betroffen, wird ca. 1 cm distal des lateralen Akromionrandes horizontal ca. 1–2 cm tief in die Bursa fächerförmig injiziert. Die Infiltration erfolgt jeweils erst nach dem Zurückziehen der Nadel aus der Bursa. Ist die subakromiale Bursa betroffen, wird der ca. 5 cm tiefe Einstich direkt unter der lateralen Akromionkante in der gleichen Vorgehensweise wie bei der vorher beschriebenen Injektion durchgeführt.

Die Injektionstechnik von lateral in den subakromialen Raum ermöglicht es dem Therapeut, mit einer Injektion den ventralen und dorsalen Bereich abzudecken, ohne dass die Gefahr besteht, den Humeruskopf zu tangieren.

### Differenzierte Physiotherapiemaßnahmen

Der schmerzhafte Widerstandstest wird unter longitudinaler Separation des Oberarmes wiederholt. Sollte eine Mitbeteiligung der Bursa vorliegen, reduziert sich jetzt der Schmerz beim Widerstandstest.

Physiotherapeutische Maßnahmen sind hilfreich zur Beseitigung eines funktionellen Impingements. Durch Infiltration im Bereich der Bursa subacromialis wird eine Vergrößerung des Subakromialraumes erreicht. Dies führt zu einer Dekompression der kranialen Rami articulares.

### Therapeutisches Fenster

**In den ersten 6 Stunden.** Eine aktive Technik für die Kaudalisierung des Humeruskopfes kann eingesetzt werden. Ziel ist die Zentralisierung des Kopfes in der Gelenkpfanne und Vergrößerung des Subakromialraumes (Humerushochstand bei inkompletter Schultersteife). Keine Indikation für Neer-OP!

**Nach 6 Stunden.** Es sind aktive Techniken über M. supraspinatus möglich.

> **Cave**
>
> Bei aktiven Techniken das biomechanische Bewegungsende beachten! Vor der Behandlung ist unbedingt eine funktionelle Testung durchzuführen.

### 2.26.13 Injektion des tendomuskulären Übergangs M. supraspinatus

Der tendomuskuläre Übergang ist gegenüber der Insertion des M. supraspinatus selten betroffen. Forcierte Wurfsportarten können jedoch die Sollbruchstelle stressen und zu Läsionen führen. Eine reduzierte Durchblutung über die A. suprascapu-

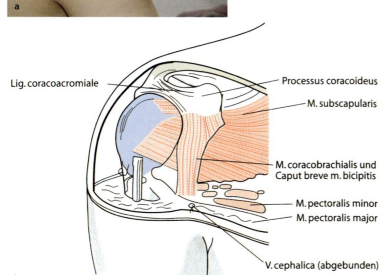

◘ **Abb. 2.146 a, b.** Injektion im Bereich der Bursa subacromialis deltoidea. **a** Injektion subakromial, von lateral, **b** anatomische Orientierung (Nach Kokemohr 2000)

Lig. coracoacromiale
Processus coracoideus
M. subscapularis
M. coracobrachialis und Caput breve m. bicipitis
M. pectoralis minor
M. pectoralis major
V. cephalica (abgebunden)

**2**

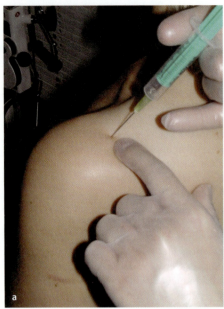

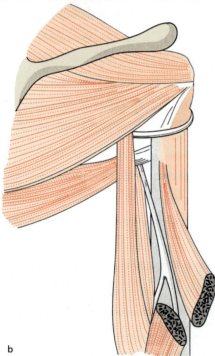

**☐ Abb. 2.147 a, b.** Injektion im Bereich des tendomuskulären Übergangs des M. supraspinatus. **a** Injektion, **b** anatomische Orientierung (Nach Kokemohr 2000)

laris aufgrund von Kompression oder schwacher Ausbildung, perivasal vegetative Instabilität oder Steal-Effekte können ebenfalls zu einem Leistungsdefizit mit daraus folgenden Läsionen führen.

### Injektion des tendomuskulären Übergangs M. supraspinatus (☐ Abb. 2.147 a, b)

#### Injektionsmenge

2 ml 0,25% Bupivacain, Nadel: 0,45×25 mm.

#### Indikation

Diese Injektion ist angezeigt bei chronischen Beschwerden, therapieresistenten Schmerzen im Schultergelenk und im Subakromial- und Akromioklavikulargelenk.

#### Injektionstechnik

Parallel zum Dornfortsatz wird eine die Gerade halbierende Senkrechte gezogen, 2 cm lateral und oberhalb der Kreuzungsstelle befindet sich der Einstichpunkt. Der Einstichwinkel zeigt gering nach medio-kaudal. Die erste Linie wird entlang der Crista scapulae gezogen. Die Injektionstiefe beträgt 5 cm.

#### Differenzierte Physiotherapiemaßnahmen

Differenzierte Maßnahmen der Physiotherapie sind notwendig, wenn das Problem der Tendinose sich lateral der Fossa supraspinata befindet und dadurch eine direkte Behandlung der Sehne nicht möglich ist.

#### Therapeutisches Fenster

**In den ersten 6 Stunden.** Passiv , um bei einem muskulären Hypertonus eine longitudinale Separation im GHG durchzuführen.

**Nach 6 Stunden.** Aktives Arbeiten mit dem Patienten, damit physiologisch der Subakromialraum erreicht wird.

### 2.26.14    Injektion der Insertion des M. supraspinatus

Durch den Durchtritt des M. supraspinatus von der Fossa supraspinata zum Humeruskopf an das Tuberculum majus passiert der Muskel einen osteofibrösen Kanal. In diesem Kanal kann bei bestimmten Armbewegungen die Sehne und der Sehnenansatz mechanisch tangiert werden. Bei Kalzifizierung des insertionsnahen M. supraspinatus-Bereiches bietet sich das sog. »Needling« an.

### Injektion der Insertion des M. supraspinatus (☐ Abb. 2.148 a, b)

#### Injektionsmenge

2 ml 0,25 % Bupivacain, Nadel: Nadel: 0,45×25 mm.

#### Indikation

Die Injektion ist angezeigt bei chronischen Beschwerden und therapieresistenten Schmerzen im Schultergelenk.

#### Injektionstechnik

Damit der Patient entspannt ist, sollte er sich an eine Rückenstütze anlehnen können. Der herunterhängende Arme befin-

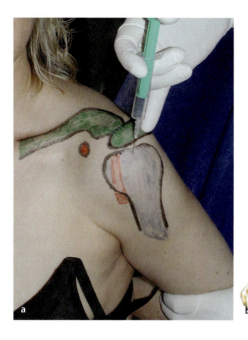
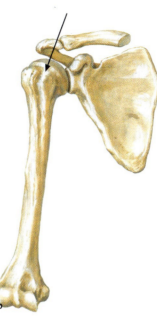

**◘ Abb. 2.148. a** Injektion im Bereich der Insertion des M. supraspinatus, **b** anatomische Orientierung

det sich in Innenrotation hinter dem Rücken des Patienten. Das Insertionsplateau wird lokalisiert und die Nadel senkrecht aufgesetzt. Nach ca. 2 cm Injektionstiefe spürt der Therapeut einen festen Widerstand der Sehne. Die Nadel wird bis zum Knochenkontakt eingeführt und beim Zurückführen wird infiltriert. So wird das Plateau tröpfchenweise durch Fächerinjektion abgedeckt.

### Differenzierte Physiotherapiemaßnahmen:

Physiotherapeutische Maßnahmen sind notwendig, wenn eine direkte Behandlung der Sehne nicht möglich ist.

### Therapeutisches Fenster

**In den ersten 6 Stunden.** Passiv , um bei einem muskulären Hypertonus eine longitudinale Separation im GHG durchzuführen.

**Nach 6 Stunden.** Aktives Arbeiten mit dem Patienten, damit physiologisch der Subakromialraum erreicht wird.

### 2.26.15    Injektion des ventralen Eingangs des ACG (Akromioklavikulargelenk)

Beschwerden der transversalen Extension und Flexion sowie Schmerzen der Endgradigkeit sind signifikante Zeichen eines Schulterschmerzes mit ACG Beteiligung. Das Gelenk wird extraartikulär jeweils ventral oder dorsal mit einem Lokalanästhetikum umflutet, um eine neuromuskuläre Abwehrspannung zu mindern, und um eine passive Kapselmobilisation zu ermöglichen.

### Injektion des ventralen Eingangs des ACG (◘ Abb. 2.149 a, b)
#### Injektionsmenge
2 ml 0,25 % Bupivacain Nadel: 0,45×25 mm.

### Indikation
Die Behandlung ist angezeigt bei Schmerzen im kranialen Bereich der Schulter bzw. des ACG, bei Arthritis bzw. aktivierter Arthrose.

### Injektion
Der Injektionspunkt findet sich im Bereich des Tuberculum majus humerokaudal ca. einen Querfinger unterhalb des Akromions. Die Stichrichtung verläuft senkrecht zur Haut bis in eine Tiefe von 0,5–1 cm (abhängig von der Konstitution des Patienten).

### Differenzierte Physiotherapiemaßnahmen
Eine Schmerzbehandlung ist vor der Anwendung physiotherapeutischer Maßnahmen zwingend notwendig, um eine optimale Mobilisation der Kapsel zu gewährleisten. Eine Mobilisationsbehandlung ist bei Schmerzen vor oder am Bewegungsende nicht möglich. Der ventrale Eingang des ACG sollte infiltriert werden, wenn das primäre Problem die transversale Extension ist und die Ursache am ACG liegt.

### Therapeutisches Fenster
**In den ersten 6 Stunden.** Nur passive Mobilisation, wenn ein Kapselmuster im Stadium II oder III vorliegt und trotzdem die Möglichkeit der Mobilisation genutzt werden soll. Deshalb nur in den ersten 6 Stunden durchführen.

> **Cave**
>
> Die funktionelle Vorbefundung ist unerlässlich.

**2**

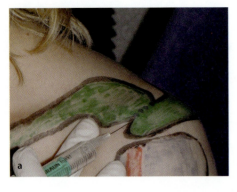

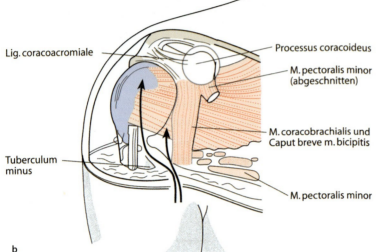

Lig. coracoacromiale

Processus coracoideus

M. pectoralis minor
(abgeschnitten)

M. coracobrachialis und
Caput breve m. bicipitis

Tuberculum
minus

M. pectoralis minor

b

> ☐ **Abb. 2.149 a, b.** Injektion im Bereich des ACG von ventral. **a** Injektion des vorderen ACG-Einganges, im Beispiel linksseitig, **b** Schemazeichnung (Nach Kokemohr 2000)

## 2.26.16    Injektion des dorsalen Eingangs des ACG (Akromioklavikulargelenk)

Beschwerden der transversalen Extension und Flexion, sowie Schmerzen der Endgradigkeit sind signifikante Zeichen eines Schulterschmerzes mit ACG Beteiligung (s. auch ▶ Abschn. 2.26.29). Das Gelenk wird extraartikulär jeweils ventral oder dorsal mit einem Lokalanästhetikum umflutet, um eine neuromuskuläre Abwehrspannung zu mindern und um eine passive Kapselmobilisation zu ermöglichen.

### Injektion des dorsalen Eingangs des ACG (☐ Abb. 2.150 a, b)
**Injektionsmenge**
2 ml 0,25 % Bupivacain, Nadel: 0,4×20 mm

### Indikation
Indikationen für diese Behandlung sind Schmerzen im kranialen Bereich der Schulter bzw. des ACG, Arthritis bzw. aktivierte Arthrose.

### Injektion
Im Bereich des hinteren V (Gelenkeingang) zwischen Spina scapulae und lateralem Klavikulaende befindet sich der Eingang zum dorsalen ACG.

Die Stichrichtung verläuft horizontal zur Haut bis in eine Tiefe von 1 cm (konstitutionsabhängig).

### Differenzierte Physiotherapiemaßnahmen:
Eine Schmerzbehandlung ist auch hier vor der Anwendung physiotherapeutischer Maßnahmen zwingend notwendig, um eine optimale Mobilisation der Kapsel zu gewährleisten. Eine Mobilisationsbehandlung ist bei Schmerzen vor oder am Bewegungsende nicht möglich. Der dorsale Eingang des ACG sollte infiltriert werden, wenn das primäre Problem die transversale Flexion ist und die Ursache am ACG liegt.

### Therapeutisches Fenster:
**In den ersten 6 Stunden.** Nur passiv, wenn ein Kapselmuster im Stadium II oder III vorliegt und trotzdem die Möglichkeit der Mobilisation genutzt werden soll.

Deshalb nur in den ersten 6 Stunden durchführen.

| Cave | | |
|------|--|--|
| Die funktionelle Vorbefundung ist unerlässlich. | | |

## 2.26.17    Axilläre Plexusanästhesie

### Axilläre Plexusanästhesie (☐ Abb. 2.151 a-c)
**Injektionsmenge**
Kontinuierlich Ropivacain 0,2 %ige 6 ml/h, Verweilkatheter 19,5×6cm.

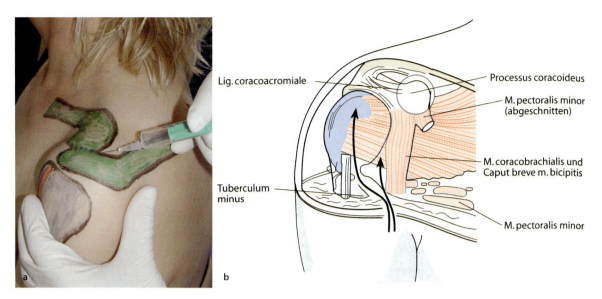

Lig. coracoacromiale

Processus coracoideus

M. pectoralis minor (abgeschnitten)

M. coracobrachialis und Caput breve m. bicipitis

Tuberculum minus

M. pectoralis minor

**Abb. 2.150.** **a** Injektion des vorderen ACG-Einganges, **b** Schemazeichnung (Nach Kokemohr 2000)

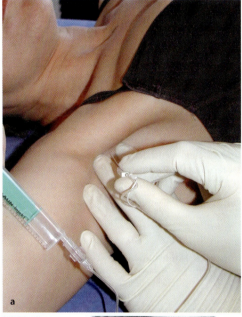

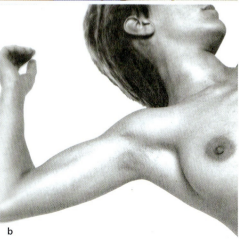

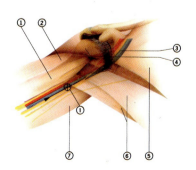

**Abb. 2.151 a–c.** Injektionen des zervikobrachialen Plexus. **a** Injektion im axillären Bereich, **b** Körperrelief und Hautkonturen, **c** anatomische Bezüge (Aus Raj et al. 1989) **I** Injektionstelle für den axiliaren Zugang.
**1** Humerus, **2** M. biceps, **3** Plexus brachialis mit den axiliären Gefäßen, **4** Humeruskopf, **5** Vordere Brustwand (M. pectoralis major), **6** Hintere Brustwand (M. latissimus dorsi und M. teres major), **7** M. triceps

**2**

### Indikation

Die Injektion ist angezeigt bei chronischen Schmerzen im Schulter- Armbereich und bei Sympathikolyse.

### Injektionstechnik

Der Injektionspunkt liegt in der Lücke zwischen A. axillaris und M. coracobrachialis, und die Injektion erfolgt parallel zur und oberhalb der Arterie nach proximal in einem Winkel von maximal 30°- 45° zur Haut.

### Differenzierte Physiotherapiemaßnahmen

Physiotherapeutische Maßnahmen werden notwendig, wenn die passiven Gelenktechniken bzw. die Kollagenbehandlung von Muskeln durch Schmerzen im Bereich des Armes eine optimale Behandlung deutlich behindern und dadurch ein ansonsten mögliches Behandlungsergebnis nicht zulassen.

### Therapeutisches Fenster

**In den ersten 6 Stunden.** Passiv bei Sympathikushyperaktivität, SMP, CRPS. abhängig von der physiotherapeutischen Therapierbarkeit des Stadiums.

> Bei Sympathikushyperaktivität sind alle passiven Techniken der oberen Extremität ohne vorherige Injektion nicht möglich. Der thorakozervikale Übergang und die erste Rippe (beidseitig). ist bei dieser Technik nicht zu behandeln.

## 2.26.18  Injektion des Sulcus intertubercularis/Bizepssehne

Die Sehne des M. biceps brachii caput longum verläuft im Schultergelenksbereich, bedeckt von einer Synovialmembran, vom Tuberculum supraglenoidale scapulae und umkleidet von der Vagina synovialis intertubercularis durch den Sulcus inter-

tubercularis. Der Oberarmkopf wirkt für die Sehne wie ein Umlenkpunkt, der die Kraft der Bizepssehne verstärkt (Abduktion in Außenrotationsvorposition) bzw. verändert (Adduktion aus Vorposition Innenrotation) und kann im ossären Tunnel bei betonter Belastung mechanisch irritierend wirken.

### Injektion des Sulcus intertubercularis (◘ Abb. 2.152 a, b)

#### Injektionsmenge

2–4 ml 0,25 % Bupivacain, Nadel 0,45×25 mm.

### Indikation

Die Injektion ist angezeigt bei einer Peritendinitis der langen Sehne des M. biceps brachii.

### Injektionstechnik

Die lateroventral liegende Sehne befindet sich zwischen Tuberculum majus und Tuberculum minus. Der Einstich erfolgt am distalen Ende der Tuberkuli im parallelen Verlauf zur Sehne von distal nach proximal. Die Einstichtiefe liegt bis zu 3 cm.

| Cave | | |
| --- | --- | --- |
| Starker Widerstand weist auf Sehnengewebe hin (Einstichwinkel zu groß). | | |

### Differenzierte Physiotherapiemaßnahmen

Differenzierte Maßnahmen der Physiotherapie sind notwendig, wenn es sich um ein Weichteilstadium 3 oder 4 handelt, damit die Möglichkeit einer physiologischen Behandlung besteht.

Physiotherapie kann notwendig sein, wenn ein deutliches Missverhältnis zwischen ventralen und dorsalen Schultergelenksstabilisatoren besteht, das über das physiologische Kraftverhältnis IRO-ARO = 4 zu 1 hinausgeht In solchen Fällen ist die Außenrotationskraft anzugleichen.

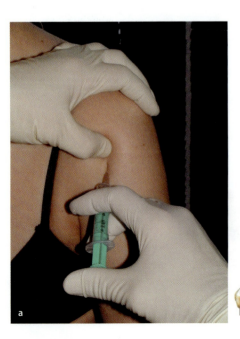
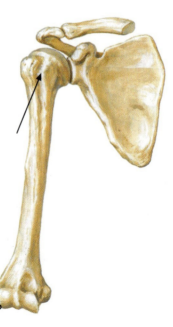

◘ **Abb. 2.152. a** Injektion im Bereich des Sulcus intertubercularis / der Bizepssehen, **b** Schemazeichnung.

## Therapeutisches Fenster

**In den ersten 6 Stunden.** Kollagendehnung des M. biceps brachii c.l.

**Nach 6 Stunden.** Aktive Behandlung, wenn ein gestörter Rotatorenintervall vorliegt, mit Schwäche der Außenrotatoren.

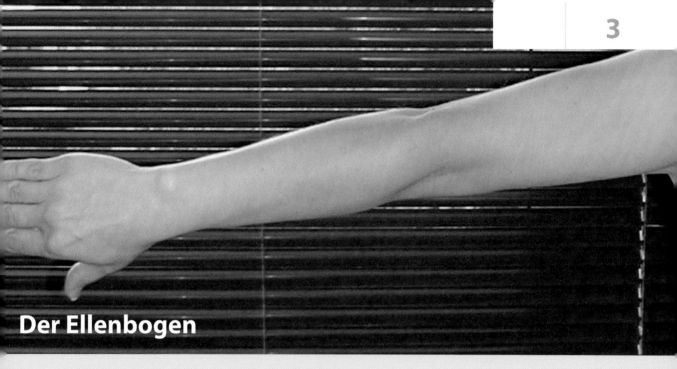

# Der Ellenbogen

## 3.1 Einleitung

Der Ellenbogen muss im Zusammenhang mit dem proximalen Glenohumeralgelenk und der HWS einerseits und den distalen Gelenken, der Articulatio radiocarpalis und intercarpalis andererseits beurteilt werden, da er mittig liegt und aus beiden Richtungen beeinflusst werden kann.

Das Ellenbogengelenk (Articulatio cubiti) setzt sich zusammen aus:

- dem Humeroulnargelenk (HUG),
- dem Humeroradialgelenk (HRG) und
- dem proximalen Radioulnargelenk (PRUG).

Biomechanisch gesehen ist es ein kompliziert aufgebautes Gelenk, das schon durch seine biomechanische ossäre Vorgabe optimale feinmotorische Bewegungen ermöglicht.

Die Hand mit der für sie charakteristischen feinmotorischen »Fingerfertigkeit« ist auf eine optimale Biomechanik des Ellenbogengelenks angewiesen: Bereits geringste Störungen können hier aufgrund der engen Nachbarschaft mit kleinen Nerven, Sehnen, Bändern und Muskeln eine Pathologie hervorrufen. Eine optimale Balance ist deshalb für diesen funktionellen Gelenkkomplex unbedingt erforderlich.

Nerven und Gefäße im Ellenbogenbereich führen durch Muskeln, Bänder und ossäre Engstellen und kommen aus einer relativen Raumenge der Halswirbelsäule und der thorakalen Apertur.

Die **Beschwerdebilder** im Ellenbogengelenk sind häufig Weichteilprobleme und/oder funktionelle Störungen des HUG. Eine Arthrose ist, außer bei traumatischen Verletzungen, eher selten. Ursache von funktionellen Störungen des HUG ist häufig eine altersbedingte **Dehydrierung** der Ligamente. Diese kann zu einer passiven Stabilität mit dynamisierender aktiver Stabilitätshilfe führen (d. h., bandinserierende aktive Strukturen versuchen ständig, die Bänder zu dynamisieren, um die Bewegungsachse zentrisch zu halten), und schließlich zu einer rein aktiven Stabilität, die die Aufgabe der Erhaltung der zentrischen Bewegungsachse nur unvollständig erfüllen kann. Durch die fehlende passive Stabilität kommt es zu einer exzentrisch dynamischen Stabilitätsüberforderung mit der Gefahr von Mikrotraumen an Insertionen und tendomuskulären Übergängen.

## 3.2 Anatomie des Ellenbogengelenks

### 3.2.1 Humeroulnargelenk (HUG) (Biomechanik und Anatomie) (◘ Abb. 3.1 und 3.2)

Das Humeroulnargelenk ist ein Scharniergelenk. Der distale Gelenkabschnitt des Humerus wird gebildet von der medial distal am Humerus gelegenen konvexen Trochlea humeri und dem sich lateral davon befindenden Capitulum humeri. Dorsal steht die Trochlea humeri mittig, medial wird sie durch den

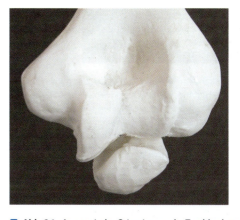

◘ **Abb. 3.1.** Anatomische Orientierung der Trochlea humeri von dorsal

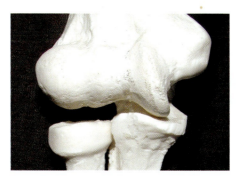

◘ **Abb. 3.2.** Anatomische Orientierung der Trochlea humeri von ventral

**3**

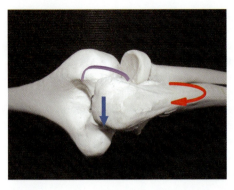

🔲 **Abb. 3.3.** Anatomische Orientierung: Rechtes Humeroulnargelenk aus dorsaler Sicht. Epicondylus medialis liegt auf (unten). Beispiel: Extensionsbewegung mit ihrer biomechanischen Zwangsbewegung der Ulna **Roter Pfeil:** Roll- und Gleitbewegung nach dorsal, **Blauer Pfeil:** Zwangsnebenbewegung Gleiten nach medial → Valgus, **Lila Linie:** Gedachter benötigter Kapselabschnitt für eine Zwangsbewegung nach medial

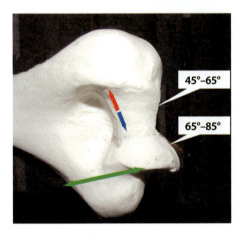

🔲 **Abb. 3.4.** Anatomische Orientierung: Rechte Trochlea humeri aus dorsaler Sicht. Epicondylus medialis liegt auf (unten). Beispiel: Zwangsnebenbewegung der Ulna auf der Trochlea humeri **Grüner Pfeil:** Kehlungsrinne, **Roter Pfeil:** Rollbewegung nach lateral, **Blauer Pfeil:** Zurückgleiten in die Kehlungsrinne nach medial

Sulcus nervi ulnaris und lateral durch den Epicondylus lateralis begrenzt.

Der Gelenkpartner der Trochlea humeri ist die Incisura trochlea ulnae. Sie ist 45° entsprechend der Längsachse des Unterarms nach cranialproximal ventral ausgerichtet. Die Trochlea ist

– für die Extension/Flexion konkav und
– für die Zwangssupination/Pronation bzw. Varus-/Valgusbewegung konvex.

Sie ist wie eine Zange angelegt, die die Trochlea humeri von dorsal nach ventral umgreift. Ventral fasst die Zange in die fettgepolsterte Fossa coronoidea und dorsal in die fettgepolsterte Fossa olecrani. Die **Trochlea humeri** zeigt sich von ventral und dorsal unterschiedlich:

– Von ventral zeigt sie sich mit einem inneren 40°–65° flachen Winkel und einem äußeren 65°–85° steilen Winkel (🔲 Abb. 3.6).
– Von dorsal zeigt sie sich mit einem äußeren (lateral) 40°–65° flachen Winkel und einem inneren (medial) 65°–85° steilen Winkel (🔲 Abb. 3.4).

Während der **Flexionsbewegung** läuft die Ulna schraubenartig auf der Trochlea-Führungsrinne entlang der Longitudinalachse des Humerus (in seltenen Fällen weicht sie nach medial ab). Dies entspricht einer ossären biomechanischen Zwangssupinationsbewegung (🔲 Abb. 3.5).

Bei **Extension** läuft sie schraubenartig distal lateral der Longitudinalachse des Humerus. Dies entspricht einer ossären biomechanischen Zwangspronationsbewegung. Die Incisura trochlearis ulnae klammert sich mit ihrer sagittal verlaufenden Führungskante in die schräg verlaufende sagittale Führungsrinne der Trochlea humeri (🔲 Abb. 3.3).

Die Incisurae trochlearis superior und inferior werden durch einen knorpelfreien Zwischenraum getrennt, der dem Umkehrpunkt der Gelenkbelastung zwischen Flexion und Extension bei ca. 70° Flexionsstellung entspricht. Bei 70° zeigen sich die Winkelneigungen der Trochlea humeri mit ca. 60° gleich. In Flexion wird der ventral inferiore Gelenkanteil der Incisura trochlearis ulnae belastet, in Extension der dorsale superiore Gelenkanteil der Incisura trochlearis ulnae.

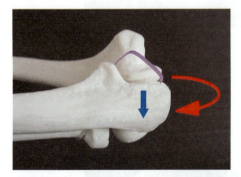

🔲 **Abb. 3.5.** Anatomische Orientierung: Rechtes Ellenbogengelenk, Ulna aus dorsaler Sicht, Trochlea aus ventraler Sicht. Beispiel: Flexionsbewegung der Ulna mit ihrer biomechanischen Zwangsbewegung **Roter Pfeil:** Roll- und Gleitbewegung nach ventral, **Blauer Pfeil:** Zwangsnebenbewegung Gleiten nach lateral → Varus, **Lila Linie:** Gedachter benötigter Kapselabschnitt für eine Zwangsbewegung nach lateral

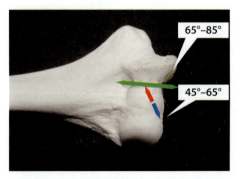

🔲 **Abb. 3.6.** Anatomische Orientierung: Rechte Trochlea aus ventraler Sicht. Epicondylus lateralis liegt auf. Beispiel: Zwangsnebenbewegung der Ulna auf der Trochlea humeri **Grüner Pfeil:** Kehlungsrinne, **Roter Pfeil:** Rollbewegung nach medial, **Blauer Pfeil:** Zurückgleiten in die Kehlungsrinne nach lateral

Für den reibungsfreien Bewegungsablauf ist ausschließlich die **Zwangsbiomechanik** verantwortlich, da kein Muskel die Schraubenbewegung beeinflussen kann. Die Konsistenz der Synovia und die Elastizität des Kapselkollagens spielen hier eine entscheidende Rolle, damit bei Flexion ein Gleiten bzw. Rutschen nach lateral (Supinationskomponente) und bei Extension ein Gleiten bzw. Rutschen nach medial (Pronationskomponente) möglich wird.

Während der **Flexions- und Extensionsbewegung**, die primär im Humeroulnargelenk stattfindet, wird das Humeroradialgelenk über ligamentäre Strukturen miteinbezogen. Die Achse der Flexions- und Extensionsbewegung verläuft zwischen den Kondylen.

Die Bewegungen werden durch deltaförmig angelegte Bänder abgesichert, die in jeder Winkelstellung einen gespannten Anteil zur Absicherung aufweisen. Die **Trochlea** sieht wie eine Garnrolle mit zwei unterschiedlichen Schenkeln aus:
- Dorsal haben wir einen lateralen flachen Schenkel und einen medialen steilen Schenkel.
- Ventral haben wir einen äußeren steilen Schenkel und einen inneren flachen Schenkel.

Der flache Schenkel ist immer der breitere und dient bei der Flexion dem Rollen der ventralen Druckbelastungsaufnahme und bei der Extension der dorsalen Druckbelastungsaufnahme. Der steile Teil dient dem Gleiten, es kann jedoch eher als ein ständiges Zurückrutschen in die Führungsrinne bezeichnet werden.

Bei Flexion und Extension ergeben sich aus der **Zwangsbiomechanik** folgende Bewegungungen:
- Bei der Flexion entsteht durch die Gradzunahme des flachen Schenkels und Gradabnahme des steilen Schenkels der Trochlea humeri eine biomechanische **Zwangssupination**, zusätzlich durch die radialwärts laufende Kehlung (Führungsrinne) eine **Translation nach lateral** (Varusbewegung). Die Kapselrestriktion befindet sich ventromedial, da hier für die Zwangsnebenbewegung am meisten Kapsel benötigt wird.
- Bei Extension entsteht durch die Gradabnahme des flachen Schenkels und Gradzunahme des steilen Schenkels der Trochlea humeri eine biomechanische **Zwangspronation**, zusätzlich durch die ulnarwärts laufende Kehlung (Führungsrinne) eine **Translation nach medial** (Valgusbewegung). Die Kapselrestriktion befindet sich dorsolateral, da hier für die Zwangsnebenbewegung am meisten Kapsel benötigt wird.

### 3.2.2 Humeroradialgelenk (HRG) (Biomechanik und Anatomie) (◻ Abb. 3.7)

Das Humeroradialgelenk setzt sich aus dem ventral lateral gelegenen konvexen Capitulum humeri und der konkaven Fovea articularis capitis radii zusammen. Die ulnar gelegene sichelförmige Gelenkfacette des Radiusköpfchens wird als Lunula obliqua bezeichnet und ist eine artikulierende Verbindung zum Sulcus capitulotrochlearis, der Scheidewand zwischen Trochlea humeri und Capitulum humeri. Seitlich der Fovea articularis capitis radii befindet sich die Circumferentia articularis radii, die die konvexe Drehfläche zur Incisura radialis ulnae darstellt. Das Humeroradialgelenk ist ein Kugelgelenk. Es wird durch das Lig. anulare radii, das an der Ulna fixiert ist, zu einem Drehscharniergelenk limitiert. Das Humeroradialgelenk besitzt keine ossäre Absicherung. Das Gelenk lässt zwei Freiheitsgrade der Bewegung zu, die **Flexion/Extension** und die **Pronation/Supination** des Radiusköpfchens auf dem Humerus.

Die **Pronations-/Supinationsrotationsachse** zieht vom Capitulum humeri über das Caput radii durch die Membrana interossea zum Capitulum ulnae. Die Membrana interossea lenkt bei Krafteinwirkung von proximal das Gewicht von der Ulna zum Radius und bei distaler Krafteinwirkung vom Radius zur Ulna. Bei der Pronation findet ein Überkreuzen des Radius über der Ulna statt, was besonders für den M. flexor pollicis longus und M. flexor digitorum profundus erhöhte Kompression bedeutet.

Ein **Streckdefizit** im Ellenbogengelenk hat zur Folge, dass es bei Druckaufnahme durch Abstützen des Arms zu einer Ulnarverschiebung dieser Achse kommt, wodurch die Gefahr radialer Läsionen deutlich erhöht wird.

### 3.2.3 Proximales Radioulnargelenk (PRUG) (◻ Abb. 3.8)

Die Articulatio radioulnaris proximalis ist ein Zapfengelenk, da der konvexe Partner, die Circumferentia articularis radii sich im konkaven Partner, der Incisura radialis ulnae dreht. Das Gelenk wird durch das gleitschienenartige Ringband, das Lig. anulare radii, stabilisiert. Es ist mit der Gelenkkapsel verbunden und

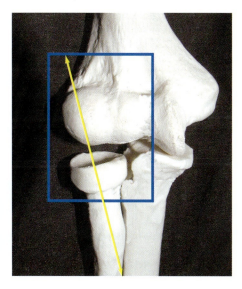

◻ **Abb. 3.7.** Anatomische Orientierung des Capitulum humeri von ventral

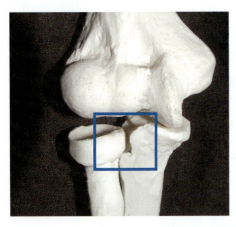

**Abb. 3.8.** Anatomische Orientierung des proximalen Radioulnargelenkes von ventral

fixiert sich an der Ulna. Der Radiusschaft ist proximal ellipsenförmig, so dass er sich bei Supination nach außen bewegt, um der Bizepssehne Platz zu machen. Die primäre Bewegung des Gelenks ist die **Supination und Pronation**. Die Chorda obliqua limitiert die Supination und bewegt dabei den Radius nach proximal ulnar.

## 3.2.4    Distales Radioulnargelenk (DRUG) (□ Abb. 3.9)

Die Articulatio radioulnaris distalis ist ein Radgelenk, da sich der konkave Partner um den konvexen Partner dreht. Anatomisch gehört das DRUG nicht zum Ellenbogengelenk, jedoch funktionell. Gebildet wird das Gelenk vom Caput ulnae mit der seitlichen gelenkigen Kontaktstelle Circumferentia articularis ulnae, die mit der Incisura ulnaris des Radius artikuliert. Nach kaudal ausgerichtet zeigen sich die gelenkigen Verbindungen zur Hand: Am Radius die Facies articularis carpalis und an der

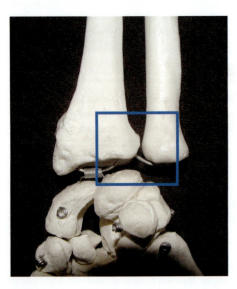

**Abb. 3.9.** Anatomische Orientierung des distalen Radioulnargelenks von ventral

Ulna das Caput ulnae. Der Radius ist der konkave Partner. Die Primärbewegung ist die **Supination und Pronation**.

Das Gelenk kann folgende **Pathologien** aufweisen:
- Frakturen wie die Radiusfraktur loco typico (Colles-Fraktur) durch Dorsalextensionstraumen oder
- Smith-Frakturen durch Palmarflexionstraumen mit Radiuskopffraktur.

## 3.2.5    Nerven des Ellenbogens

Das Ellenbogengelenk wird von mehreren motorischen und sensiblen Nerven mit ihren segmentalen und peripheren Dermatomen durchlaufen bzw. innerviert.

### Sensibel versorgende Nerven

Rein sensibel wird das Ellenbogengelenk von drei Hautnerven beeinflusst.

### N. cutaneus antebrachii posterior

Der N. cutaneus antebrachii posterior zweigt sich aus dem N. radialis ab. Sein peripheres Dermatom erstreckt sich vom lateralen Epikondylus bis zum distalen Ende des Unterarms.

### N. cutaneus antebrachii lateralis

Der N. cutaneus antebrachii lateralis zweigt sich aus dem N. musculocutaneus ab. Sein peripheres Dermatom zieht ventroradialseitig vom Epikondylus lateralis bis zum distalen radialen Unterarmende.

### N. cutaneus antebrachii medialis

Der N. cutaneus antebrachii medialis tritt aus den Segmenten C8/Th1 aus. Sein peripheres Dermatom erstreckt sich ulnarventralseitig vom medialen Epikondylus bis zum distalen Drittel des Unterarms.

### Motorisch und sensibel versorgende Nerven

Die motorisch und sensibel versorgenden Nerven N. medianus, N. ulnaris, und N. radialis haben im Ellenbogengelenkbereich keine direkte Dermatomprägung. Sie versorgen die Ellenbogenregion motorisch und propriozeptiv, über Rami articulares versorgen sie die Gelenkkapsel. Der N. musculocutaneus bildet mit seinem distalen Hautast (N. cutaneus antebrachii lateralis) eine Ausnahme.

### N. medianus

Der N. medianus verläuft mit motorischen und sensiblen Fasern medialseitig des M. biceps brachii und tritt ventral in Höhe der Trochlea-humeri-Führungsrinne in die Ellenbeuge ein. In seinem weiteren Verlauf zieht der Nerv unterhalb des Lacertus fibrosus zwischen die beiden M.-pronator-teres-Köpfe und entlässt auf diesem Weg Nerven zur Muskulatur und Gelenkkapsel. Distal der Pronator-teres-Loge zieht der Nerv palmarseitig durch den Karpaltunnel zur Hand.

Sensibel versorgt der **Ramus palmaris nervi mediani** folgende Bereiche:
- den ventralen Karpaltunnelbereich,
- den Daumen,
  den Zeige-/Mittelfinger,

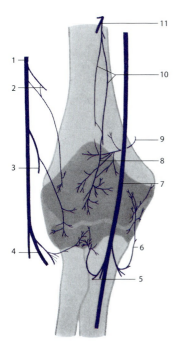

**Abb. 3.10.** Rami articulares capsulares des Ellenbogengelenks aus ventraler Sicht (Aus v. Lanz u. Wachsmuth 1982, 2003)
**1** N. radialis, **2** R. muscularis brachialis, **3** R. muscularis extensoris carpi radialis, **4** R. muscularis supinatoris, **5** R. muscularis distalis mi. pronatoris teretis , **6** R. muscularis proximalis mi. flexoris, **7** N. medianus, **8** R. articularis intramuscularis ni. musculocutanei, **9** R. articularis extramuscularis ni. musculocutanei, **10** R. muscularis brachialis, **11** N. musculocutaneus

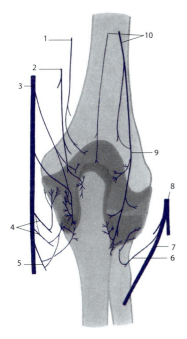

**Abb. 3.11.** Rami articulares capsulares des Ellenbogengelenks aus dorsaler Sicht (Aus v. Lanz u. Wachsmuth 1982, 2003)
**1** R. collateralis ulnaris ni. radialis, **2** R. ulnaris ni. cutanei antebrachii ulnaris, **3** N. ulnaris, **4** Rr. musculares flexoris carpi ulnaris, **5** R. muscularis supinatoris , **6** R. profundus ni. radialis, **7** N. radialis, **8** R. anconaeus, **9** Rr. musculares ni. radialis zu Caput radiale und zu Caput ulnare mi. tricipitis, **10** R. muscularis flexoris digitorum profundus

den radialseitigen Ringfinger, einschließlich der Fingerkuppen.

## N. radialis

Der N. radialis erreicht die Ellenbeuge von dorsal proximal, durchbohrt das Septum intermusculare brachii laterale und tritt ventroradialseitig in die Ellenbeuge ein.

Im oberen Drittel der Ellenbeuge **teilt sich** der N. radialis in einen sensiblen (Ramus superficialis) und einen motorischen (Ramus profundus) Nervenast **auf**:

- Der **Ramus superficialis** verläuft unterhalb des M. brachioradialis zur Hand und versorgt sensibel dorsalseitig Daumengrund- und mittelgelenk, Zeige-/Mittelfinger, radialseitig den Ringfinger. Sein Dermatom erstreckt sich bis zu den Phalanges mediae.
- Der **Ramus profundus** zieht als motorischer Nerv proximal um das Radiusköpfchen herum, durch die Supinatorloge (Frohse-Sehnenarkade) in die mittig tiefe Extensorenmuskulatur, wo er sich in mehrere Muskeläste verzweigt.

## N. musculocutaneus

Der N. musculocutaneus entlässt seine letzten motorischen Nervenfasern proximal des Ellenbogengelenks für den M. biceps brachii und M. brachialis. Die Ellenbeuge passiert der Nerv radialseitig als N. cutaneus antebrachii lateralis.

## N. ulnaris

Der N. ulnaris verläuft ulnarseitig, durchstößt das Septum intermusculare mediale, schlingt sich durch Bindegewebssehnenzüge des Caput mediale des M. triceps und verläuft durch den Sulcus nervi ulnaris ulnarwärts durch die Guyon-Loge zur Hand. In der Ellenbeuge gibt der Nerv motorische Äste zu den Mm. flexor carpi ulnaris und flexor digitorum profundus ab sowie propriozeptive Fasern zur Gelenkkapsel.

Sensibel versorgt der N. ulnaris über die **Rami dorsales und digitales** folgende Bereiche:

- die dorsale und ventrale ulnarseitige Kleinfingerseite,
- den ulnarseitigen Ringfinger.

### Rami articulares (◻ Abb. 3.10 und 3.11)

Die für die Manualtherapie wichtigen Nerven der Gelenkkapsel, die für die Kokontraktion sowie für die exzentrische dynamische Stabilität verantwortlich sind, rekrutieren sich zum Teil aus den motorischen Nervenzugängen primär verantwortlicher Muskeln.

> **Wichtig**
>
> Alle großen Nervenstämme des Arms geben **Gelenkäste** an das Ellenbogengelenk ab. Für den ventralen Kapselbereich sind es die Nn. medianus, musculocutaneus und radialis. Der dorsale Gelenkabschnitt bezieht Gelenkäste aus den Nn. ulnaris et radialis.

**3**

### 3.2.6    Faszien des Ellenbogens

#### Fascia brachii

Die Fascia brachii ist die bindegewebige Oberarmmuskelhülle. Sie rekrutiert sich aus den Fasciae pectoralis und deltoidea und ist an den Epikondylen und Septen des Humerus fixiert. Sie geht in die **Fascia cubiti**, die Ellenbogengelenkhülle, über.

#### Fascia antebrachii

Als ventrale Teilinsertion dient der Lacertus fibrosus, auch die Aponeurosis musculi bicipitis brachii genannt, dem Ansatz des M. biceps brachii. Der indirekte Ansatz dynamisiert die Fascia antebrachii, die Unterarmmuskelhülle, und spannt sie bei Flexion des Ellenbogens mit dem Retinaculum flexorum (auch Lig. carpi transversum) vor.

#### Septa intermuscularia brachii ulnare und radiale

Septa intermuscularia brachii ulnare und radiale sind medial und lateral des Humerus laufende Sehnenzüge zum Humerusschaft, die sich aus der Fascia brachii und Muskelsehnenfasern bilden und die die Extensoren- bzw. Flexorenmuskulatur in zwei Muskellogen trennen:

- Das **Septum intermusculare brachii ulnare** rekrutiert sich aus Fasern der Mm. coracobrachialis und latissimus dorsi und hat seine Fixation an der Seitenkante des Humerus und an der Fascia brachii. Der distalste Fixationspunkt ist am Epicondylus medialis humeri. Der untere Septumabschnitt wird zusätzlich durch das sog. Struder-Ligament verstärkt. Dorsalseitig des Septums muscularia verläuft der N. ulnaris, ventralseitig der N. medianus mit der A. brachialis. Das Septum intermusculare brachii ulnare dient den Mm. triceps brachii, biceps brachii und brachialis als beidseitige zusätzliche Fixierung und bietet Schutz für Nerven und Gefäße.
- Das **Septum intermusculare brachii radiale** rekrutiert sich aus Fasern des M. deltoideus und ist von der Tuberositas deltoidea bis zum Epicondylus lateralis am Humerus fixiert.

### 3.2.7    Gefäße

Der Gefäßstrang verläuft durch die Ellenbeuge, mit Ausnahme der arteriellen Blutgefäße, die die Unterarme und das kollaterale Ellenbogengelenk versorgen. Diese verlaufen unter dem Lacertus fibrosus, und dort können sie bei Überstreckung oder maximaler Beugung stenosiert werden.

> **Wichtig**
>
> Für den Manualtherapeuten ist es unerlässlich, bei Extensionsdefiziten die kollagenbedingte **Arterienverkürzung** unterhalb des Lacertus fibrosus zu berücksichtigen.

Die Gelenkkapsel, Bänder und Periost sowie gelenknahe Muskeln werden über das Rete articulare cubiti (Rete olecrani) – Netzgefäße, die sich aus den Aa. collaterales radialis und ulnaris rekrutieren, versorgt.

### 3.2.8    Bursen

#### Bursa subcutanea olecrani und Bursa intratendinea olecrani

Auf der Spitze des Olekranon liegen die Bursa subcutanea olecrani und die Bursa intratendinea olecrani, die sich in der Sehne und oberhalb der Sehne des M. triceps brachii befinden.

#### Bursa bicipitis radialis

Die Bursa bicipitis radialis liegt zwischen der Bizepssehne und der Tuberositas radii und bietet dem M. biceps brachii und dem Radius Schutz bei Pronations- und Supinationsbewegungen.

### 3.2.9    Muskeln und ihre möglichen Pathologien

Die Ellenbogenmuskulatur wird in drei **Muskelgruppen** unterteilt:

- radiale extensorische Muskelgruppe,
- ulnare flexorische Muskelgruppe und
- mediane Muskelgruppe.

Hervorgehoben werden hier die wichtigsten pathologisch auffälligen Muskeln bzw. Muskelgruppen, die das Ellenbogengelenk direkt oder indirekt über die Hand beeinflussen.

#### Radiale extensorische Muskulatur

Die radiale Muskelgruppe findet ihre Insertion primär am oder um den Epicondylus lateralis.

#### M. extensor carpi radialis brevis

Auf der obersten Spitze teilt eine Knochenkante die zu 10% ossäre Insertion des M. extensor carpi radialis brevis in zwei Insertionsstellen, die den sog. **Tennisellenbogen** in **Typ 2a** als vertikalen unteren Typ und in **Typ 2b** als horizontalen oberen Typ (▶ Übersicht 3.1, Tennisellenbogen-Klassifizierungen) unterteilen. Die übrigen 90% der Sehne inserieren indirekt im umliegenden Weichteilgewebe der Fascia antebrachii, Lig. collaterale laterale und Lig. anulare radii. Der schlanke Muskelbauch befindet sich unterhalb dem des M. extensor carpi radialis longus und verläuft dann durch das 2. Sehnenfach zur Basis des Os metacarpi 3.

> **Wichtig**
>
> Der **M. extensor carpi radialis brevis** ist durch Mikrorupturen im Insertionsgebiet und an tendomuskulären Übergängen der am häufigsten betroffene Muskel.

#### M. extensor carpi radialis longus

Lateral des Epikondylus liegt die Crista supracondylaris, eine in ihrer Länge variierende Knochenkante am lateralen Humerus. Direkt am Anfang dieser Kante und zwar medialseitig, liegt der Muskelansatz des M. extensor carpi radialis longus, der als **Typ 1 der Tennisellenbogen-Klassifizierung** bezeichnet wird. Der Muskel bildet bei Kontraktionen einen deutlich hervortretenden Muskelbauch. Mit dem M. extensor carpi radialis brevis zieht er durch das 2. Sehnenfach, jedoch an die Basis des Os metacarpi 2.

## M. brachioradialis

Ein wenig proximal der Insertion des M. extensor carpi radialis longus setzt der M. brachioradialis an und zieht zum Proc. styloideus radii. Er kann durch seine indirekte Insertion zu einer ansatzbezogenen Läsion des Processus styloideus radii führen.

## M. extensor digitorum communis

Vom Epicondylus lateralis nach proximal hin zeigt sich der humeroradiale Gelenkspalt. Distal inferior humeralseitig am Gelenkspalt befindet sich der Muskelansatz des M. extensor digitorum communis. Dieser Muskel bildet den **Tennisellenbogen Typ 5**. Im 2. Lebensabschnitt macht er sich häufig durch Proliferation und daraus folgenden degenerativen, nekrotischen Sehnenveränderungen bemerkbar. Der Muskel zieht durch das 4. Sehnenfach, in dem die Sehne durch eine perilunäre Luxation des Os lunatum nach dorsal irritiert werden kann. Der Muskel ist sehr häufig mit dem M. extensor carpi radialis brevis verwachsen, so dass diese Muskeln gemeinsam betroffen sind.

## Sehne des M. extensor carpi radialis brevis

Volarwärts der Insertion des M. extensor digitorum finden wir die Sehne des M. extensor carpi radialis brevis, die **Typ 3 des Tennisellenbogens** darstellt. Die Sehne erfährt primär Irritationen dadurch, dass sie Stabilisierungsaufgaben übernehmen muss, z. B. bei Instabilitäten des Ellenbogengelenks und bei Dislokationen des Radiusköpfchens, da sie hierbei topographisch ihren Verlauf ändern muss.

## Tendomuskulärer Übergang des M. extensor carpi radialis brevis

Der tendomuskuläre Übergang des M. extensor carpi radialis brevis ist **Typ 4 des Tennisellenbogens**. Palpatorisch folgt man der festen Sehne des Muskels bis die Struktur weich wird. Aufgrund der topographischen Nähe zum Ramus superficialis nervi radialis entstehen hier häufig Fehlinterpretationen bei Druckdolenzen.

## M. anconeus

Vom Epicondylus lateralis ulnarwärts palpiert man den M. anconeus als eine weiche Struktur, die zwischen dem Epicondylus lateralis und dem Olekranon liegt. Er hebt sich bei aktiver Endstreckung deutlich hervor. Der Muskel ist dorsaler Kapselspanner des Ellenbogengelenks, er dynamisiert das Lig. collaterale laterale und fungiert als Endstrecker des Ellenbogengelenks.

> Distal des Radiusköpfchens, ca. daumenbreit unterhalb dem Collum radii ist bei maximaler Pronationseinstellung die Tuberositas radii zu tasten. Sie ist die Ansatzregion für den **M. biceps brachii**.

## M. supinator

Der zur tiefen Streckmuskelschicht zählende M. supinator entspringt am Epicondylus humeri lateralis, legt sich über den Radius und setzt an der distalen Tuberositas radii an. Der Muskel kann mit seiner oberen Randfacette, der Frohse-Sehnenarkade, die sich aus der Pars superficialis des M. supinator rekrutiert, den motorischen Ast des Ramus profundus nervi radialis irritieren, was zur Abschwächung extensorischer Muskeln führt.

---

**Übersicht**

**Übersicht 3.1. Klassifizierungen des Tennisellenbogens nach Cyriax**

| Typ | Läsionsstelle |
|---|---|
| Typ 1 | Muskelansatz des M. extensor carpi radialis longus |
| Typ 2a | Ossäre Insertion des M. extensor carpi radialis brevis; vertikaler unterer Typ |
| Typ 2b | Ossäre Insertion des M. extensor carpi radialis brevis; horizontaler oberer Typ |
| Typ 3 | Sehne des M. extensor carpi radialis brevis |
| Typ 4 | Tendomuskulärer Übergang des M. extensor carpi radialis brevis |
| Typ 5 | Muskelansatz des M. extensor digitorum communis |

## Mediane Muskulatur

Die Mm. biceps brachii und brachialis bilden die mediane Muskelgruppe. Oberflächlich verläuft der M. biceps brachii und direkt unter ihm der M. brachialis, der sich bei aktiver Beugung rechts und links der Bizepssehne hervorhebt. Der M. brachialis ist ventraler Kapselspanner des Ellenbogengelenks.

## Ulnare flexorische Muskulatur

Die ulnare Muskelgruppe findet ihre Insertion primär am oder um den Epicondylus humeri medialis. Der distale Anteil des Epicondylus medialis bildet eine **Sehnenplatte**, die von den Sehnenursprüngen der Mm. flexor carpi radialis/palmaris longus und flexor carpi ulnaris und dem Caput humerale des M. pronator teres gebildet wird.

> **Wichtig**
>
> Die Irritation dieser Sehnenplatte wird als **Golferellenbogen Typ 1** bezeichnet; die des tendomuskulären Übergangs als **Golferellenbogen Typ 2**.

## M. flexor carpi ulnaris

Der M. flexor carpi ulnaris verfügt zusätzlich zu seinem Sehnenplattenursprung am Epicondylus medialis über einen weiteren Ursprung, der sich am Olecranon ulnae befindet und wie ein Dach über dem Sulcus nervi ulnaris liegt. Er überspannt den M. flexor digitorum profundus und zieht seitlich außerhalb des Karpaltunnels zum Os metacarpi 5, dem Hamulus ossis hamati, Os pisiforme und ligamentären Strukturen, die er dynamisierend beeinflusst.

## M. palmaris longus

Ein Muskel, der bei ca. 20% der Bevölkerung nicht vorhanden ist, ist der M. palmaris longus. Er zieht vom Sehnenplattenursprung des medialen Epicondylus mit einem kurzen Muskelbauch und einer langen Sehne über den Karpaltunnel und bildet die Palmaraponeurose oder Dupuytren-Faszie. Für Chirurgen ist der Muskel als Orientierung beim operativen Zugang einer Karpaltunnel-Operation nützlich.

## M. flexor carpi radialis

Der M. flexor carpi radialis kommt vom Sehnenplattenursprung des Epicondylus medialis und zieht gesondert mit eigener Sehnenscheide durch das Retinaculum flexorum zur Basis des Os metacarpi 2.

## M. pronator teres

Als vierter Sehnenplattenursprung, jedoch ein wenig radial proximal des Epicondylus medialis liegt der humerale Ursprung des zweiköpfigen M. pronator teres. Der zweite Ansatzkopf des Muskels befindet sich am Processus coronoideus ulnae. Beide Köpfe bilden mittig die Pronator-Loge und inserieren an der Facies lateralis radii. Der M. pronator ist der stärkste Pronator. Er beteiligt sich nur unerheblich an der Beugung im Ellenbogengelenk.

## M. flexor digitorum superficialis

Ein weiterer Muskel, der am Epicondylus medialis inseriert, jedoch keinen Kontakt zur oben beschriebenen Sehnenplatte hat, ist der M. flexor digitorum superficialis. Der Muskel rekrutiert sich aus weiteren Ursprungsköpfen, die einmal vom Processus coronoideus ulnae und einmal vom Radiusköpfchen in den Muskelbauch einstrahlen. Der Muskel verläuft mit seinen 4 Sehnen in einer eigenen Sehnenscheide durch den Karpaltunnel zu den Phalanges mediae.

## M. flexor digitorum profundus

Der M. flexor digitorum profundus kommt von der Membrana interossea und dem proximalen Teil der palmaren Seite der Ulna und zieht mit 4 Sehnen in einer gemeinsamen Sehnenscheide durch den Karpaltunnel hindurch. In Höhe der Phalanges mediae durchstoßen die Sehnen durch Perforationsöffnungen die Sehnen des M. flexor digitorum superficialis und inserieren dann an den Basen der Endphalangen 2–5. Der Muskel bildet für die Hohlhand die Ursprünge für die Mm. lumbricales.

## 3.2.10   Kapseln und Bänder des Ellenbogengelenks

Alle drei Gelenke des Ellenbogens sind in einer Gelenkkapsel vereinigt. Um dem hohen Bewegungsausmaß gerecht zu werden, verfügt die Kapsel über mehrere **Kapselausbuchtungen**, die bei maximaler Bewegungsausschöpfung zum Tragen kommen:
- Der Recessus sacciformis superior liegt im Bereich des Humeroradialgelenks.
- Der Recessus synoviales olecrani liegt beidseits seitlich des Olekranon.
- Der Recessus sacciformis inferior liegt zwischen Radius und Ulna. Primär erlaubt er die maximale Pronation und Supination und ist ansonsten ein Synovialflüssigkeitsfänger.

Der M. brachialis und der M. anconeus dienen der Kapsel als Kapselspanner. Die Kapsel wird von **ligamentären Strukturen** verstärkt:
- Lig. collaterale mediale (ulnare)
- Lig. collaterale laterale (radiale)

## Lig. collaterale mediale

Das Lig. collaterale mediale besteht aus **drei Anteilen**:
- Die Pars posterior zieht vom Epicondylus medialis zum Olekranon. Dieser Schenkelanteil ist bei Flexion gespannt.
- Die Pars anterior, der zweite Bandanteil, zieht vom Epicondylus medialis zur Tuberositas ulnae und zum Proc. coracoideus. Dieser Bandschenkel spannt sich bei Extension.
- Die Pars transversus (Cooper-Streifen), der dritte Anteil, verbindet die posterioren und anterioren Bänderanteile miteinander und bildet den Austritt des Sulcus nervi ulnaris für den N. ulnaris in das Unterarmweichteilgewebe.

## Lig. collaterale laterale

Das Lig. collaterale laterale besteht aus **2 Schenkeln**:
- Die Pars ventralis zieht vom Epicondylus lateralis ventralseitig zum Lig. anulare und zur Incisura radialis an die Ulna und sichert die Extension.
- Die Pars dorsalis zieht vom Epicondylus lateralis dorsalseitig zum Lig. anulare und zur Incisura radialis an die Ulna und sichert die Flexion.

## Lig. epicondyloolecranium

Das Lig. epicondyloolecranium, auch bezeichnet als die obere ligamentäre Überspannung des Sulcus nervi ulnaris, zieht vom Epikondylus zum Olecranon ulnae. Es hat die Aufgabe, den N. ulnaris im Sulcus fixiert zu halten. Lockert sich das Band, entsteht Luxationsgefahr für den N. ulnaris.

## Lig. anulare radii

Das Lig. anulare radii wird als trichterartiges Ringband bezeichnet, da es den Radiuskopf umgibt. Das kräftige, ca. 1 cm breite Band, entspringt am dorsalen und ventralen Rand der Incisura radialis ulnae. Das Band fixiert die artikulierenden Gelenkflächen des proximalen Radioulnargelenkes aneinander und ist gleichzeitig, durch seine Knorpeleinlagerungen und Synovialozyten, histologisch gesehen eine Gleitschiene. Der Minimierung der Reibungskräfte zwischen Circumferentia articularis radii und Lig. anulare radii wird durch eingelagerte Knorpelzellen entsprochen.

## Chorda obliqua

Die Chorda obliqua wird als Bindegewebsstrang bezeichnet, der von der Tuberositas ulnae distalwärts zur Tuberositas radii zieht. Dieses Band dient als passive Supinationsbremse dem Schutz der Bizepssehne und der Bursa bicipitis. Bei maximaler Anspannung proximalisiert die Chorda obliqua den Radius, zieht ulnarseitig und etwas nach palmarseitig.

> **Wichtig**
>
> Bei Immobilisation des PRUG wird in der Regel die **Nullstellung** eingenommen.
> **Adaptiert das Kollagen der Chorda obliqua in dieser Stellung**, kommt es nach der Immobilisationsphase zu einer frühzeitigen Proximalisierung des Radius. Dadurch wird das Zentrum der Bewegungsachse verlagert und die Supination nicht mehr freigegeben.

## 3.3 Krankheitsbilder des Ellenbogengelenks

### 3.3.1 Morbus Panner

Der Morbus Panner ist eine avaskuläre Nekrose des Capitulum humeri. Er tritt bevorzugt bei Jungen im Alter zwischen 6–10 Jahren auf. Klinisch zeigen sich eine tast- und sichtbare Schwellung sowie Schmerzen im lateralen Ellenbogengelenk.

### 3.3.2 Morbus Chassaignac (Radiusköpfchensubluxation/»nurse made elbow«)

Beim Morbus Chassaignac handelt es sich um eine Subluxation des Radiusköpfchens. Betroffen sind Kleinkinder, da hier das Band noch relativ elastisch ist und das Radiusköpfchen noch nicht ganz ausgebildet ist. Ausgelöst werden Subluxationen durch forcierten Zug am ausgestreckten pronierten Arm, z. B. durch einseitiges Festhalten beim Sturz, Gefahr im Straßenverkehr oder durch Hinterherziehen des Kindes bei einem längeren Spaziergang.

### 3.3.3 Bursitis olecrani (Studentenellenbogen)

Die Bursitis olecrani entsteht durch Dauerbelastung bei Aufstütztätigkeiten. Die Region über dem Olekranon weist eine fluktuierende schmerzhafte Schwellung auf, und die Streckmöglichkeit ist schmerzhaft limitiert.

### 3.3.4 Epikondylitiden (Tennis-/ Golferellenbogen)

Eine Ursprungssehnenreizung wird ausgelöst durch Mikrotraumen bei akuter, mechanischer Überbeanspruchung oder durch degenerative ischämische Veränderungen mit Bildung von Granulationsgewebe. Die Gründe liegen neben einer lokalen Unterversorgung der diffusionsversorgten Sehnen und Sehneninsertionen meist in biomechanischen Störungen der Handwurzelknochen sowie in dynamisch artikulären Instabilitäten des Ellenbogengelenks. Ist durch Bandlaxizität die Stabilität des Ellenbogengelenks nicht mehr gewährleistet, ist der Muskel gezwungen, diese Aufgabe zu übernehmen. In der Folge kommt es zu Überbelastungen und exzentrischen Verletzungsmustern.
**Differenzialdiagnostisch** sind auszuschließen:
- periphere Nervenkompression,
- Ellenbogenarthritis und
- Zervikobrachialgie.

### 3.3.5 Chondromatosis cubiti (Judoellenbogen)

Chondromatosis cubiti ist eine metaplastische Umwandlung der Synovia mit Bildung von freien Gelenkkörpern durch rezidivierende Traumen im Bereich des Ellenbogengelenks.

### 3.3.6 Cubitus valgus/varus

Die physiologische Abweichung beträgt bei Männern 10°, bei Frauen 20°. Eine fixierte Distalstellung des Radiusköpfchens verursacht eine Varusdeformität. Eine fixierte Proximalstellung des Radiusköpfchens verursacht eine Valgusdeformität.

### 3.3.7 M.-brachialis-Syndrom

Durch ständiges rechtwinkliges Halten, z. B. bei Computertätigkeiten oder Hanteltraining, kommt es zu Fibrosierungen von adaptiertem Kollagen. Der damit verbundene Verlust spezifischer Eigenschaften des Bindegewebes kann bis zur Kalzifizierung führen. Wie bei der Epikondylitis entsteht ein degeneriertes Bindegewebe mit Einrissen und fibrinogenen Nekrosen.

### 3.3.8 Nervus-radialis-Läsion

Irritation des motorischen Ramus profundus beim Eintritt in die Supinatorloge durch die Frohse-Sehnenarkade und eine Irritation des sensiblen Ramus superficialis. Auslöser sind ein muskulärer Hypertonus der Extensorenmuskulatur und die damit verbundene Rigidität des Durchtrittskollagens für neurogene Strukturen oder eine mechanische Reizung durch Dislokationen des Radiusköpfchens.

### 3.3.9 Nervus-medianus-Mobilitätsstörung

Irritation des motorischen und sensiblen N. medianus beim Durchtritt durch das Septum musculare mediale bzw. dem Struder-Ligament sowie der Pronator-teres-Loge.

### 3.3.10 Nervus-ulnaris-Mobilitätsstörung

Irritation des motorischen und sensiblen N. ulnaris beim Durchtritt durch den Sulcus nervi ulnaris (Kubitaltunnel).

## 3.4 Oberflächenanatomie

Kenntnisse der Oberflächenanatomie sind die Voraussetzung für Inspektion und Therapie.

Die ◘ Abb. 3.12 und 3.13 zeigen wichtige topographische Orientierungspunkte, die für den Therapeuten gut palpierbar sind.

**3**

## Ellenbogen aus dorsolateraler Sicht (◻ Abb. 3.12)

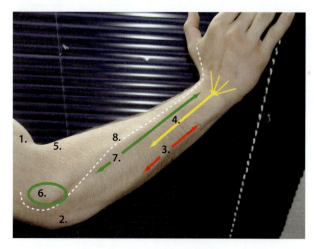

◻ **Abb. 3.12.** Ellenbogen aus dorsolateraler Sicht
**1** M. biceps brachii, **2** Olecranon, **3** M. extensor carpi ulnaris (rote Pfeile), **4** M. extensor digitorum (gelber Pfeil), **5** M. brachioradialis, **6** M. extensor carpi radialis longus, **7** M. extensor carpi radialis brevis (grüner Pfeil), **8** N. radialis (weiß-blaue Linie), **9** Common extensor origin (grünes Oval)

## Ellenbogen aus anteromedialer Sicht (◻ Abb. 3.13)

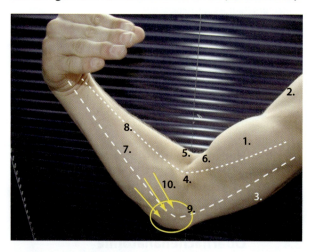

◻ **Abb. 3.13.** Ellenbogen aus anteromedialer Sicht
**1** M. biceps brachii, **2** M. deltoideus, **3** M. triceps brachii, **4** Lacertus fibrosus, **5** M. brachioradialis, **6** M. brachialis, **7** N. ulnaris (weiß-grüne Linie), **8** N. medianus (weiß-rote Linie), **9** Common flexor origin (gelbes Oval), **10** Verlauf d. Mm. Flexoris (gelbe Pfeile)

## 3.5    Anamnese, Inspektion, Palpation des Ellenbogens

### 3.5.1    Anamnese

Zu einer standardisierten Anamnese des Ellenbogengelenks gehören die Einbeziehung der Hand, der Unter- und Oberarme, der oberen Apertur und Schulter; auch die HWS sollte in einer weiteren spezifischen Anamnese mitberücksichtigt werden. Der Beruf des Patienten und etwaige damit verbundene Belastungs-

muster für sein Ellenbogengelenk sind äußerst wichtig, wie die folgenden Beispiele zeigen.

> **Beispiel**
> **Charakteristische Pathomechanismen bei sitzenden Tätigkeiten als mögliche Ursachen für Ellenbogenbeschwerden:**
> — Eine ständige 90° Ellenbogenflexionshaltung kann ein »M.-brachialis-Syndrom« verursachen. Dabei kommt es zum Verlust spezifischer Eigenschaften des Bindegewebes mit der Veränderung zu einem degenerativen Bindegewebe mit Einrissen und fibrinogenen Nekrosen.
> — Bei häufiger Auflage des Ellenbogengelenks auf eine harte Unterlage (Schreibtisch) kann es zu Reizungen der Bursa olecrani kommen.
> — Schreibtischtätigkeit verursacht ein muskuläres ventrales Übergewicht der Schultern (Protraktion). Es kommt durch die gedehnte dorsale Schulterblattregion zu Zugreizen auf muskuläre und neurologische Strukturen.

In der ◻ Tabelle 3.1 sind häufige anamnestische Angaben von Patienten mit schmerzhaftem Ellenbogengelenk und dazu die jeweiligen Interpretationsmöglichkeiten für den Befund zusammengestellt.

### 3.5.2    Inspektion

Zur standardisierten Inspektion des Ellbogengelenks (▶ Kap. 1.5.2, Inspektion) kommt eine spezifische Inspektion für das Ellenbogengelenk hinzu:
— Symmetrie der Unterarme,
— Konturen der Muskeln/Knochen,
— Varus-/Valgusstellung.

### 3.5.3    Palpation

Die standardisierte Palpation (▶ Kap. 1.5.3, Palpation) umfasst:
— Tonus der Muskulatur,
— Hautverschieblichkeit,
— Ödeme im Bereich der Ansatzsehnen.

### 3.5.4    Sicherheit/Kontraindikationen

Nach der Anamnese, Inspektion und Palpation erfolgt ein Resümee mit Einschätzung von Sicherheit und Kontraindikationen.
Ausgeschlossen werden müssen:
— Systemerkrankungen (Rheuma, Psoriasis),
— Fissuren,
— Bandrupturen,
— entzündliche Prozesse.

> **Wichtig**
>
> Vorgehensweise bei der **Interpretation** des Befundes:
> — Kontraindikationen einschätzen.
> — Diagnosemöglichkeiten einengen.
> — Strategie entwickeln: Weiter mit Basisuntersuchung oder erneute Kommunikation mit dem Arzt.

**▣ Tabelle 3.1.** Anamnestische Angaben des Patienten mit möglicher grober Befundungsinterpretation

| Angaben und Befunde des Patienten | Mögliche Interpretationen |
| --- | --- |
| Patient gibt Beschwerden bei Drehbewegungen an | V.a. Tendopathie des 6. Sehnenfachs<br>Affektion der Chorda obliqua<br>Affektion der Frohse-Sehnenarkade<br>Mobilitätsdefizit PRUG<br>Pronator-teres-Syndrom<br>Bursitis subtendinea M. biceps brachii |
| Patient gibt diffuse Schmerzen im Arm an. In der Inspektion zeigen sich am Arm dermatogene Hautveränderungen | V.a. Irritation des Sympathikus bei Mobilitätsveränderung der HWS<br>1. Rippe<br>BWS Th 1–8 |
| Patient gibt bds. Ellenbogenbeschwerden an | V.a. Double crush bei medialem Bandscheibenvorfall, segmentale Gefügelockerung (Listhese) der HWS-Segmente C5/6 |
| Patient gibt beim Abstützen mit der extendierten Hand Schmerzen im Ellenbogengelenk an | V.a. Arthropathie PRUG/HUG<br>Mobilitätsdefizit der Handwurzelknochen |
| Patient gibt brennende mantelartige Beschwerden im Bereich der Hand und des Unterarms an | V.a. beginnendes Sudeck-Syndrom |
| Patient gibt Beschwerden im Bereich des Epicondylus medialis an, ohne dass dieser direkt betroffen ist | V.a. Pronator-teres-Läsion caput humerale<br>mechanische Reizung des N. ulnaris im Durchtrittsbereich des »Cooper-Streifens« mit neuraler ( motorischer) Irritation des M. flexor carpi ulnaris |
| Patient gibt ulnarseitige Beschwerden des Unterarms bis zum Kleinfingerbereich an | V.a. Kubitaltunnelsyndrom<br>radikuläre Läsion<br>Kompressionsneuropathie im Bereich der Loge-de-Guyon<br>radikuläre Symptomatik |
| Patient gibt dorsalseitige Beschwerden des Unterarms bis zum Daumen/Zeigefinger an | V.a. Irritation des N. radialis superficialis in Höhe des PRUG, im Bereich der Extensorenmuskulatur.<br>*Eine mechanische Reizung des N. radialis profundus in der Supinatorloge führt erfahrungsgemäß eher zu einem lokal begrenzten nozizeptiven Schmerz.*<br>Radikuläre Irritation |
| Patient gibt ventralradialseitige Beschwerden des Unterarms bis zum Daumengrundgelenk an | V.a. Irritation des N. cutaneus antebrachii laterales<br>*Fast immer liegt eine Störung des Segments C 5/6 vor.*<br>Pronator-teres-Syndrom |
| Patient gibt an, dass ihm beim Fassen einer Tasse diese aufgrund eines heftigen einschießenden Schmerzes im Ellenbogenbereich aus der Hand fällt | V.a. Läsion der Mm. extensor carpi radialis brevis und extensor digitorum communis 4 und 5<br>*Um eine Tasse zu fixieren, muss der M. extensor carpi radialis brevis in eine vorpositionierte Griffhaltung »Dorsalextension« gebracht werden, was noch relativ ohne Beschwerden möglich ist. Fixiert man die Tasse, kontrahiert man primär den M. flexor digitorum 1,2 und 3 sowie die Daumenflexoren. Der Mittelfinger wird als Widerlager am Henkel genutzt, so dass er in Extension kontrahiert wird. Der Kleinfinger stabilisiert den TFC-Komplex und führt ebenfalls eine Extension aus. Mit der Gewichtsaufnahme der Tasse kommt es für die Insertionen der Mm. extensor carpi radialis brevis et digitorum 4 und 5 zum einschießenden Schmerz.* |
| Patient gibt an, dass das Einschenken aus einer Tee-/Kaffeekanne zu heftigen einschießenden Schmerzen im Ellenbogenbereich führt | V.a. Läsion der Mm. extensor carpi radialis brevis et longus.<br>*Um eine Tee-/Kaffeekanne anzuheben, umgreift der Patient diese im Faustschluss, so dass die Fingerextensoren dabei inhibiert sind. Das Anheben der Kanne ist über Dorsalextension des Karpus durch die Mm. extensor carpi radialis brevis et longus isometrisch konzentrisch noch möglich. Jedoch erfordert das »Einschenken« von den o.g. Muskeln Exzentrik, die diese nicht mehr leisten können. Um Schaden an passiven Strukturen zu verhindern, kommt es zu einem einschießenden Schmerz.* |
| Patient demonstriert seine Beschwerden, die sich ventralseitig ulnar befinden, indem er seinen Arm maximal überstreckt | V.a. Dislokation/Subluxation des N. ulnaris im Sulcus nervi ulnaris |

**3**

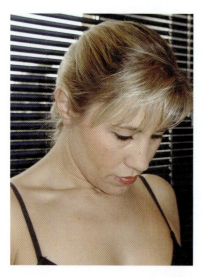

🔲 **Abb. 3.14.** Aktive Flexion. In Flexion zeigen sich neurogene und Dura mater-Zugreize

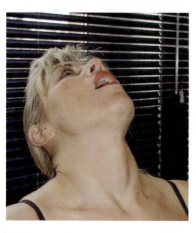

🔲 **Abb. 3.15.** Aktive Extension. In Extension zeigen sich am stärksten Forameneinengungen und Bandscheibenläsionen

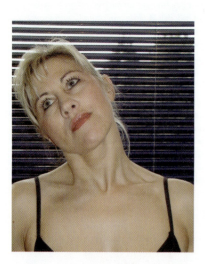

🔲 **Abb. 3.16.** Aktive Lateralflexion (hier rechts). Bei Schmerzauslösung in der Ellenbogenregion kann es sich um eine Bandscheibenproblematik/Forameneinengung der rechten Seite handeln

## 3.6 Basisuntersuchung des Ellenbogens

Bei der Basisuntersuchung des Ellenbogengelenks steht der differenzialdiagnostische Ausschluss möglicher **Pathologien** im Mittelpunkt. Hierbei sollten gesehen werden:
- Weichteilpathologien bzw. gelenkmechanische Störungen im Bereich des Ellenbogens,
- Biomechanik der Hand,
- myofasziale Störungen des Unter-/Oberarms,
- Neuromobilisationsstörungen im Bereich der oberen Apertur und Schulter,
- mechanische Störungen der HWS.

Zur Abklärung differenzialdiagnostischer Möglichkeiten wird die Basisuntersuchung mit einem Check-up für die Schulter und der HWS begonnen. Die Hand wird spezifisch in die Funktionsprüfung des Ellenbogengelenks integriert. Danach folgen aktive und passive Tests, Widerstandstests und Zusatztests.

### 3.6.1 Differenzialdiagnostischer Check-up

Der differenzialdiagnostische Check-up soll zu Beginn einer zielgerichteten Untersuchung die Mitbeteiligung umliegender Strukturen abklären. Den Ellenbogen betreffend sind es Schulter und HWS.

### 3.6.2 Check-up der Halswirbelsäule

Über die aktive Grundfunktionsüberprüfung der HWS sollen vorwiegend neurogene Irritationen des Ellenbogengelenks durch evtl. radikuläre oder pseudoradikuläre Ursachen ausgeschlossen werden (🔲 Abb. 3.14–3.17).

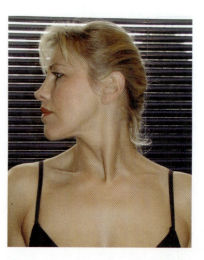

🔲 **Abb. 3.17.** Aktive Rotation (hier rechts). Bei Schmerzauslösung in der Ellenbogenregion kann es sich um eine Bandscheibenproblematik/Forameneinengung der rechten Seite handeln. Skalenuslogensyndrom hier rechts

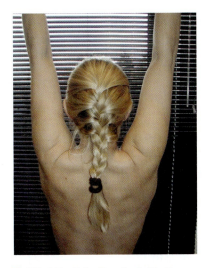

■ **Abb. 3.18.** Aktive Elevation beidseitig

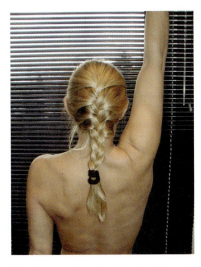

■ **Abb. 3.19.** Aktive Elevation einseitig, rechts

### 3.6.3    Check-up der Schulter

Ellenbogen und Schulter stehen in enger Beziehung zueinander. Die neurale Versorgung der Schulter und des Ellenbogens rekrutiert sich aus dem Plexus brachialis und dem zervikalen Grenzstrang der HWS.

Muskeln der Schulter wie Mm. biceps brachii, triceps brachii, aber auch Muskeln, die die Ober-/ Unterarmfaszien dynamisieren, haben einen direkten Einfluss auf die Mechanik der Ellenbogengelenke.

Zum aktiv ausgeführten Check-up gehören alle aktiven Basisbewegungen der Schulter.

#### Aktive Elevation beidseitig (■ Abb. 3.18)

**ASTE und Ausführung.** Der Patient steht. Seine Arme befinden sich in Nullstellung. Der Patient hebt beide Arme in Elevation.

#### Aktive Elevation einseitig (■ Abb. 3.19)

**ASTE und Ausführung.** Der Patient steht. Er hebt seinen rechten Arm in Elevation.

#### Aktive Abduktion/Elevation aus 3 unterschiedlichen Vorpositionen, Nullstellung (■ Abb. 3.20 a–c)

#### Aktive Extension (■ Abb. 3.21)

**ASTE und Ausführung.** Der Patient steht. Er streckt seinen rechten Arm maximal nach hinten.

#### Aktive Außenrotation (■ Abb. 3.22)

**ASTE und Ausführung.** Der Patient steht. Er drückt seine Oberarme fest an seinen Thorax und dreht seine 90° angewinkelten Unterarme nach außen.

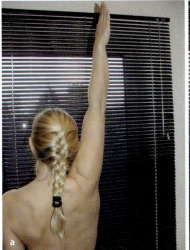
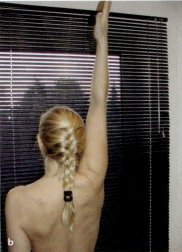
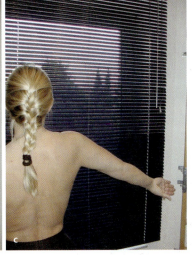

■ **Abb. 3.20 a–c.** Aktive Abduktion/Elevation aus 3 unterschiedlichen Vorpositionen, hier Nullstellung rechts. **a** Nullstellung, **b** aktiv aus Außenrotation, **c** aktiv aus Innenrotation

**3**

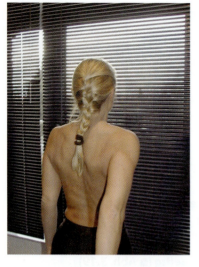

◾ **Abb. 3.21.** Aktive Extension, rechts

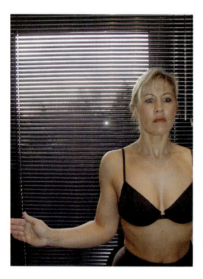

◾ **Abb. 3.22.** Aktive Außenrotation, rechts

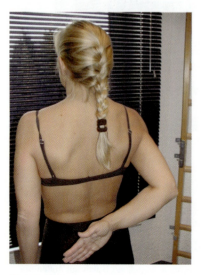

◾ **Abb. 3.23.** Aktive Innenrotation, rechts

### Aktive Innenrotation (◾ Abb. 3.23)

**ASTE und Ausführung.** Der Patient steht. Er legt seine Hand mit 90° angewinkeltem Ellenbogen hinter den Rücken und versucht, seine Hand vom Rücken abzuheben.

## 3.6.4 Aktive Funktionsuntersuchung

### Aktive Flexionsbewegung beider Ellenbogengelenke (◾ Abb. 3.24)

**ASTE und Ausführung.** Der Patient sitzt bzw. steht.

**Ausführung.** Der Patient beugt aus anatomischer Nullposition beide Unterarme maximal an.

**Befund.** Beurteilt werden:
- Ausmaß der Bewegung (hypo-, hyper, -normmobil),
- Schmerz,
- Bereitwilligkeit,
- Ausweichbewegungen.

Es können sich folgende **Bewegungseinschränkungen** zeigen:
- Leichte schmerzfreie Bewegungseinschränkungen sind häufig Ursache von Kapselveränderungen durch Ausübung von Sportarten wie Judo, Ringen, Tennis, Handball, Volleyball, Boxen. Als sportspezifische Adaptationen sind sie nicht pathologisch.
- Schmerzhafte und auch nicht schmerzhafte Bewegungseinschränkungen sind Zeichen
- eines degenerativen arthrotischen Zustands,
- eines freien Gelenkkörpers (Corpus librum) oder
- einer durch Traumen verursachten entzündlichen Veränderung der Muskulatur.

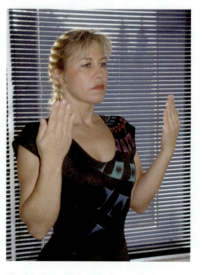

◾ **Abb. 3.24.** Aktive Ellenbogenflexion

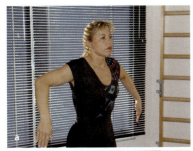

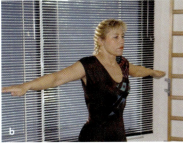

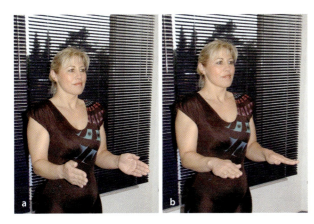

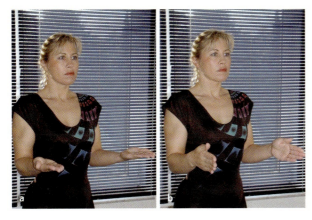

### Aktive Extensionsbewegung beider Ellenbogengelenke (◘ Abb. 3.25 a, b)

**ASTE.** Der Patient sitzt bzw. steht.

**Ausführung.** Der Patient streckt aus einer 90° Ellenbogenflexion mit beid- oder einseitiger transversaler Abduktion beide Unterarme maximal.

**Befund.** Beurteilt werden:
– Ausmaß der Bewegung (hypo-, hyper-, normmobil),
– Schmerz,
– Bereitwilligkeit,
– Ausweichbewegungen.

Folgende **Bewegungseinschränkungen** können sich zeigen:
– Leichte schmerzfreie Bewegungseinschränkungen sind häufig Ursache von Kapselveränderungen durch Ausübung von Sportarten wie Judo, Ringen, Tennis, Handball, Volleyball, Boxen.
– Bewegungsumfangseinschränkungen, schmerzhaft oder nicht schmerzhaft, sind Zeichen eines degenerativen arthrotischen Zustands oder eines freien Gelenkkörpers (Corpus librum).

> **Wichtig**
>
> Eine **Mobilität unter 0°** ist immer verbunden mit einer verstärkten Valgusstellung des Ellenbogengelenks und der Gefahr einer verstärkten Angulation.

### Aktive Pronationsbewegung beider Ellenbogengelenke (◘ Abb. 3.26 a, b)

**ASTE.** Der Patient sitzt bzw. steht.

**Ausführung.** Der Patient dreht aus der Nullposition und 90° Ellenbogenflexion beide Unterarme/Hände mit dem Handteller bodenwärts in maximale Pronation.

**Befund.** Beurteilt werden:
– Ausmaß der Bewegung (hypo-, hyper-, normmobil),
– Schmerz,
– Bereitwilligkeit,
– Ausweichbewegungen.

**Bewegungseinschränkungen** zeigen sich häufig
– nach Frakturen des Radiusköpfchens und
– durch Kollagenüberbeanspruchung der Bizepssehne (schmerzhafte Bewegungseinschränkung) aufgrund eines erhöhten exzentrischen Kraftaufwands (z. B. Möbeltragen).

### Aktive Supinationsbewegung beider Ellenbogengelenke (◘ Abb. 3.27 a, b)

**ASTE.** Der Patient sitzt bzw. steht.

**Ausführung.** Der Patient dreht aus 90° Ellenbogenflexion beide Unterarme/Hände mit dem Handteller deckenwärts in maximale Supination.

3

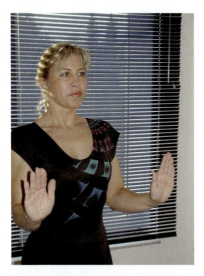

**Abb. 3.28.** Aktive Dorsalextension der Hände

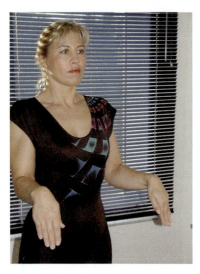

**Abb. 3.29.** Aktive Palmarflexion der Hände

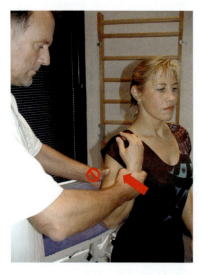

**Abb. 3.30.** Passive Ellenbogenflexion rechts

**Befund.** Beurteilt werden:
— Ausmaß der Bewegung (hypo-, hyper-, normmobil),
— Schmerz,
— Bereitwilligkeit,
— Ausweichbewegungen.

**Bewegungseinschränkungen** zeigen sich häufig aufgrund von
— Immobilisationen nach Frakturen und
— verminderter medialer Gleitfähigkeit der Ulna.

### Aktive Dorsalextension beider Handgelenke (■ Abb. 3.28)

**ASTE.** Der Patient sitzt bzw. steht.

**Ausführung.** Der Patient zieht aus 90° Ellenbogenflexion beide Hände in Dorsalextension.

**Befund.** Beurteilt werden:
— Ausmaß der Bewegung (hypo-, hyper-, normmobil),
— Schmerz,
— Bereitwilligkeit,
— Ausweichbewegungen.

> **Wichtig**
>
> Einschränkungen der Handgelenkfunktion haben **Auswirkungen** auf die Mechanik des Ellenbogengelenks (z. B. nicht genügende Proximalisierung des Radius).

### Aktive Palmarflexion beider Handgelenke (■ Abb. 3.29)

**ASTE.** Der Patient sitzt bzw. steht.

**Ausführung.** Der Patient zieht aus 90° Ellenbogenflexion beide Hände in Palmarflexion.

**Befund.** Beurteilt werden:
— Ausmaß der Bewegung (hypo-, hyper-, normmobil),
— Schmerz,
— Bereitwilligkeit,
— Ausweichbewegungen.

> **Wichtig**
>
> Einschränkungen der Handgelenkfunktion haben **Auswirkungen** auf die Mechanik des Ellenbogengelenks (z. B. nicht genügende Distalisierung des Radius).

## 3.6.5    Passive Funktionsuntersuchung

### Passive Flexionsbewegung der Ellenbogengelenke im Seitenvergleich (■ Abb. 3.30)

**ASTE.** Der Patient sitzt bzw. steht.

**Ausführung.** Der Therapeut führt den Patientenunterarm aus anatomischer Nullposition in eine maximal gebeugte Stellung, er widerlagert das rechte GHG von dorsal mit seiner lin-

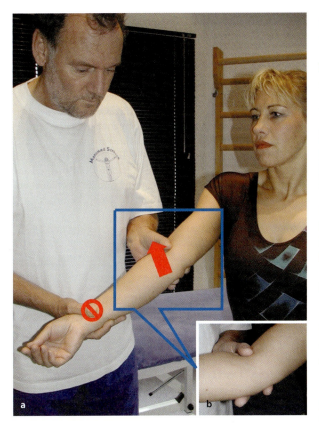

Abb. 3.31 a, b. a Passive Ellenbogenextension rechts, b Handling

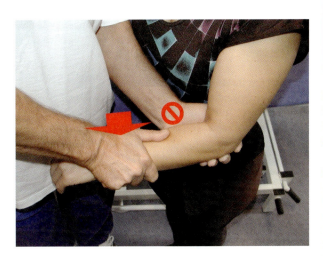

Abb. 3.32. Passive Pronationsbewegung, links

ken Hand und gibt am Ende der Beugung einen leichten Überdruck.

**Befund.** Beurteilt werden Qualität und Quantität des Bewegungsausmaßes und des Endgefühls.

Das normale Endgefühl ist verändert: Je nach Umfang des Oberarms ist es weich bis hart.

> Bei **Sportlern** lässt sich an der sportbetonten Seite häufig ein härteres schmerzfreies Endgefühl feststellen, bedingt durch Kapselveränderungen.

## Passive Extensionsbewegung der Ellenbogengelenke im Seitenvergleich (◘ Abb. 3.31 a, b)

**ASTE.** Der Patient sitzt bzw. steht.

**Ausführung.** Der Therapeut führt den in anatomischer Nullposition eingestellten Unterarm des Patienten in maximale Streckstellung, er widerlagert die Ulna und den Humerus mit seinem Zeige- und Mittelfinger, so dass sich das Olekranon dazwischen frei bewegen kann. Bei fixiertem Unterarm gibt der Therapeut 10° vor Ende der Streckbewegung über Zeige- und Mittelfinger einen Überdruck nach ventral.

**Befund.** Beurteilt werden Quantität der Bewegung und Qualität des Endgefühls.

> Das Endgefühl der Ellenbogenextension ist das **härteste Endgefühl** am menschlichen Körper. Es wird durch den dorsalen Gelenkschluss des Humeroulnargelenks bei maximaler Spannung des anterioren ligamentären Schenkels des Lig. collaterale ulnare verursacht.

## Passive Pronationsbewegung des Ellenbogengelenks im Seitenvergleich (◘ Abb. 3.32)

**ASTE.** Der Patient sitzt bzw. steht.

**Ausführung.** Der Therapeut führt den linken Unterarm des Patienten in 90° Ellenbogenflexion und fixiert mit seiner linken Hand den Patientenoberarm am Patientenoberkörper. Mit der rechten Hand stellt der Therapeut beim Patienten eine maximale Pronation ein, indem er seinen Thenar und Hypothenar distal und dorsalradialseitig auf den Radius des Patienten anlegt. Bei fixiert widerlagertem Oberarm gibt der Therapeut am Ende der Pronationsbewegung einen leichten Überdruck.

**Befund.** Beurteilt werden Quantität der Bewegung und Qualität des Endgefühls.

Das Endgefühl ist in der Norm festelastisch.

**3**

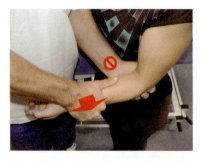

■ **Abb. 3.33.** Passive Supinationsbewegung (links)

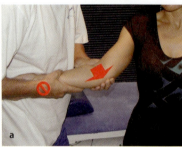

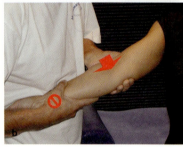

■ **Abb. 3.34 a, b.**  **a** Passive Valgusbewegung aus 20° (rechts), **b** Passive Valgusbewegung aus 0°

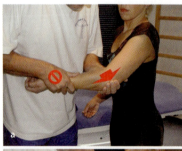

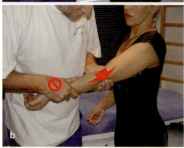

■ **Abb. 3.35 a, b.**  **a** Passive Varusbewegung aus 20° (links), **b** Passive Varusbewegung aus 0°

## Passive Supinationsbewegung des Ellenbogengelenks im Seitenvergleich (■ Abb. 3.33)

**ASTE.**  Der Patient sitzt bzw. steht.

**Ausführung.**  Der Therapeut führt den linken Unterarm des Patienten in 90° Ellenbogenflexion und fixiert mit seiner linken Hand den Patientenoberarm am Patientenoberkörper. Mit der rechten Hand stellt der Therapeut beim Patienten eine maximale Supination ein, indem er seinen Thenar und Hypothenar distal und ventralradialseitig auf den Radius des Patienten anlegt. Bei fixiert widerlagertem Oberarm gibt der Therapeut am Ende der Supinationsbewegung einen leichten Überdruck.

**Befund.**  Beurteilt werden Quantität der Bewegung und Qualität des Endgefühls.

Das Endgefühl ist in der Norm festelastisch, etwas härter als bei der Pronation.

## Passive Valgusbewegung des Ellenbogengelenks aus 20°-Flexionsstellung bis in 0°-Position (■ Abb. 3.34 a, b)

**ASTE.**  Der Patient sitzt bzw. steht.

**Ausführung.**  Der Therapeut führt den in anatomischer Nullposition stehenden rechten Unterarm des Patienten in 20° Ellenbogenflexion und fixiert den Patientenunterarm an seiner rechten Oberkörperseite. Seinen linksseitigen interthenaren Raum legt der Therapeut mittig auf den lateralen Gelenkspalt des Ellenbogengelenks. Der Therapeut gibt jetzt einen Schub nach medial bis zur gänzlichen Aufnahme der Gewebevorspannung und überprüft das seitliche **Aufgappen** (Aufklappen) des Gelenks. Unter gleicher Vorgehensweise wird der Valgusstress bis in die anatomische 0°-Stellung wiederholt.

**Befund.**  Test für das Lig. collaterale mediale:
− 20° Ellenbogenflexion: Test: für die Pars posterior.
− 0°-Stellung: Test für die Pars anterior.
− 10°Ellenbogenflexion: Test für die Pars transversus.

Es wird eine Normo-, Hypo- oder Hypermobilität beurteilt.
Zusätzlich bewirkt der **Test**
− eine Angulation im HUG und damit die Provokation einer Osteochondrose dissekans ohne Dissekatlösung und
− eine Provokation subchondraler Frakturen.

## Passive Varusbewegung des Ellenbogengelenks aus 20°-Flexionsstellung bis in 0°-Position (■ Abb. 3.35 a, b)

**ASTE.**  Der Patient sitzt bzw. steht.

**Ausführung.**  Der Therapeut führt den in anatomischer Nullposition stehenden linken Unterarm des Patienten in 20° Ellenbogenflexion und fixiert den Patientenunterarm mit seiner rechten Hand. Seinen linksseitigen interthenaren Raum legt der Therapeut mittig auf den medialen Gelenkspalt des Ellenbogengelenks. Der Therapeut gibt jetzt einen Schub nach lateral bis zur gänzlichen Aufnahme der Gewebevorspannung und überprüft das seitliche Aufgappen des Gelenks. Unter gleicher Vorgehensweise wird der Varusstress in der anatomischen 0°-Stellung wiederholt.

**Befund.** Test für das Lig. collaterale laterale:
- 20° Ellenbogenflexion: Test für die Pars dorsalis.
- 0°-Stellung: Test für die Pars ventralis.

Es wird eine Normo-, Hypo- oder Hypermobilität beurteilt. Zusätzlich bewirkt der **Test**
- eine Angulation im HUG und damit die Provokation einer Osteochondrose dissekans ohne Dissekatlösung und
- eine Provokation subchondraler Frakturen.

### Mobilitätstest passiv bds. im HRG (■ Abb. 3.36 a, b)

**ASTE**  Der Patient steht.

**Ausführung.**  Der Therapeut palpiert bds. den humeroradialen Gelenkspalt des Patienten. Die Unterarme des Patienten werden einmal in Pronationsstellung und einmal in Supinationsstellung eingestellt. Der Therapeut bewegt beide Unterarme des Patienten von Flexion in Extension, indem er seinen Oberkörper nach vorne und hinten kippen lässt.

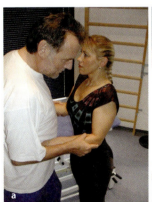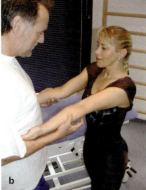

■ **Abb. 3.36 a, b.**  Mobilitätstest passiv beidseitig. a ASTE, b ESTE

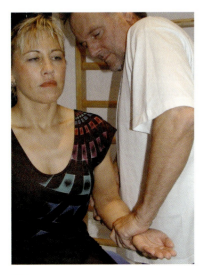

■ **Abb. 3.37.**  Widerstandstest für Ellenbogenflexion (links)

**Öffnen und Schließen des Gelenkspalts beurteilen:**
- In Pronationsstellung, in der die Chorda obliqua entspannt ist und das Gelenk vermehrt Gelenkspiel aufweist. Hierbei wird die Öffnung des HRG bezüglich der maximalen Distalisierung des Radius beurteilt, d. h., das Augenmerk wird auf die Flexionsbewegung gelegt.
- In Supinationsstellung, in der die Chorda obliqua gespannt ist und das Gelenk wenig Spiel aufweist. Hierbei wird das Schließen des HRG bezüglich der maximalen Proximalisierung des Radius beurteilt, d. h., das Augenmerk wird auf die Extensionsbewegung gelegt.

**Befund.**  Es wird beurteilt, ob die Mechanikstörung und der Pathomechanismus des Beschwerdebilds, z. B. Epikondylitis/Greifschmerz, zusammenpassen:
- Kein Öffnen des Gelenkspalts: Pronationseinschränkung oder/und Palmarflexionseinschränkung der Hand.

### 3.6.6   Widerstandstests (Muskelweichteiltest 2, 3)

Bei der Widerstandstestung wird die Ellenbogenmuskulatur aus der **Mittelstellung** isometrisch konzentrisch getestet. Zur Beschreibung der Bewegungsrichtung geht der Therapeut anfänglich die Bewegung mit dem Patienten passiv durch. Die Patientenhand befindet sich bei allen diagnostischen Diagonalen in Nullstellung.

> **Wichtig**
>
> Der Widerstandstest bezieht sich auf **kontraktile Strukturen**:
> - Bei **frischen Verletzungen** treten die Schmerzen schon nach Erreichen der Submaximalkraft auf.
> - Bei **älteren Verletzungen** hat der Körper gelernt, diese zu kompensieren. Schmerzen treten auch bei maximaler Kraft nicht immer gleich am Anfang des Widerstandstests auf, sondern erst nach ca. 10 sec.
> - Besteht der V.a. einen **myogenen Trigger** (partielle Ischämie), zeigt sich dieser erst ab ca. 30 sec Widerstandstestung.

### Ellenbogenwiderstandstest Flexion im Seitenvergleich (■ Abb. 3.37)

**ASTE.**  Der Patient sitzt bzw. steht. Das Ellenbogengelenk des Patienten befindet sich in anatomischer Nullstellung und 90° Beugung, sein Handgelenk ist locker und entspannt.

**Ausführung.**  Der Therapeut legt seine linke Hand auf den ventral distalen Unterarm des Patienten. Mit seiner rechten Hand fixiert er den Ellenbogen. Der Patient wird aufgefordert gegen die Widerstand gebende Hand des Therapeuten zu beugen.

**Befund.**  Auftretende Schmerzen deuten auf eine Läsion des
- M. biceps brachii,
- M. brachialis,
- M. brachioradialis,
- M. pronator teres.

3

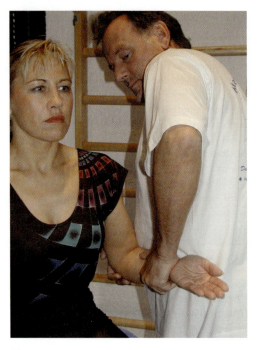

**Abb. 3.38.** Widerstandstest für Ellenbogenextension (links)

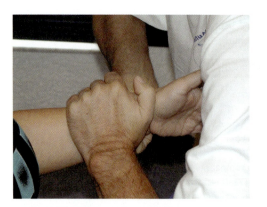

**Abb. 3.39.** Widerstandstest für Pronation (links)

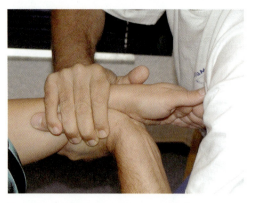

**Abb. 3.40.** Widerstandstest für Supination (links)

### Ellenbogenwiderstandstest Extension im Seitenvergleich (■ Abb. 3.38)

**ASTE.** Der Patient steht bzw. sitzt. Das Ellenbogengelenk des Patienten befindet sich in Mittelstellung, sein Handgelenk ist locker und entspannt.

**Ausführung.** Der Therapeut platziert seine linke Hand unter den distalen Unterarm des Patienten und widerlagert diesen. Mit seiner rechten Hand fixiert er den zu testenden Ellenbogen. Der Patient wird aufgefordert gegen die Widerstand gebende Hand des Therapeuten zu strecken.

**Befund.** Auftretende Schmerzen deuten auf eine Läsion des
– M. triceps brachii,
– M. anconeus.

### Ellenbogenwiderstandstest Pronation im Seitenvergleich (■ Abb. 3.39)

**ASTE.** Der Patient sitzt oder steht. Das Ellenbogengelenk des Patienten befindet sich in einer physiologischen Stellung und 90° Beugung, sein Handgelenk ist locker und entspannt.

**Ausführung.** Der Therapeut widerlagert mit seinem linken MCP-Gelenk 1 und Thenar den Radius von ventral und fixiert mit seinem rechten MCP-Gelenk 1 und Thenar den Radius von dorsal, wobei er eine horizontale Widerstand gebende Armstellung einnimmt. Der Patient wird aufgefordert seinen Oberarm an seinem Oberkörper zu halten und gegen den Widerstand des Therapeuten in Pronation zu drehen.

**Befund.** Auftretende Schmerzen deuten auf eine Läsion des
– M. pronator teres,
– M. pronator quadratus.

### Ellenbogenwiderstandstest Supination im Seitenvergleich (■ Abb. 3.40)

**ASTE.** Der Patient sitzt oder steht. Das Ellenbogengelenk des Patienten befindet sich in einer physiologischen Stellung und 90° Beugung, das Handgelenk ist locker und entspannt.

**Ausführung.** Der Therapeut widerlagert mit seinem linken MCP-Gelenk 1 und Thenar den Radius von ventral und fixiert mit seinem rechten MCP-Gelenk 1 und Thenar den Radius von dorsal, wobei er eine horizontale Widerstand gebende Armstellung einnimmt. Der Patient wird aufgefordert seinen Oberarm an seinem Oberkörper zu halten und gegen den Widerstand des Therapeuten in Supination zu drehen.

**Befund.** Auftretende Schmerzen deuten auf eine Läsion des
– M. biceps brachii,
– M. supinator.

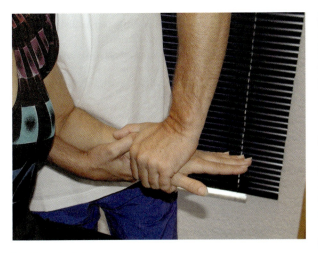

**Abb. 3.41.** Widerstandstest für Handextension (links)

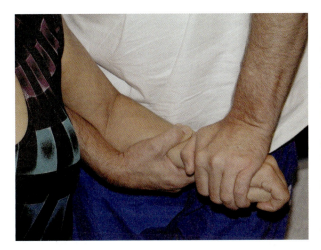

☐ **Abb. 3.42.** Widerstandstest für Handextension, links

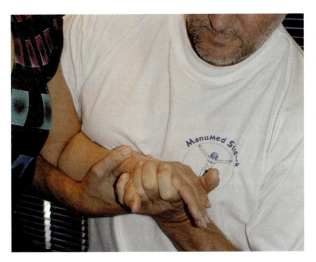

☐ **Abb. 3.43.** Widerstandstest für Handgelenksflexion (links)

### Widerstandstest Handextension für M. extensor carpi radialis brevis, M. extensor carpi radialis longus und M. extensor digitorum communis 2–5 (☐ Abb. 3.41)

**ASTE.** Der Patient sitzt. Sein Oberarm ist an seinem Thorax fixiert. Das Ellenbogengelenk ist in Pronationsstellung und 90° gebeugt.

**Ausführung.** Der Therapeut schient mit seinem rechten Arm den linken Arm des Patienten von medioventral. Mit seiner linken Hand gibt der Therapeut Widerstand im Bereich der Ossa metacarpalia/Ossa carpalia. Der Patient wird aufgefordert seine Hand gegen den Widerstand des Therapeuten in Dorsalextension und Radialduktion zu drücken.

**Befund.** Auftretende Schmerzen verweisen auf eine Läsion der Extensorenmuskeln ohne selektiven Hinweis. Es besteht V.a. Tennisellenbogen.

### Widerstandstest Handextension für M. extensor carpi radialis brevis, M. extensor carpi radialis longus unter Inhibierung des M. extensor digitorum communis (☐ Abb. 3.42)

**ASTE.** Der Patient sitzt. Sein Oberarm ist an seinem Thorax fixiert. Das Ellenbogengelenk ist in Pronationsstellung und 90° gebeugt.

**Ausführung.** Der Therapeut schient mit seinem rechten Arm den linken Arm des Patienten von medioventral. Mit seiner linken Hand gibt der Therapeut Widerstand im Bereich der Ossa metacarpalia/Ossa carpalia. Der Patient beugt die Finger zur Faust, um den M. extensor digitorum communis zu inhibieren. Der Patient wird aufgefordert seine Hand gegen den Widerstand des Therapeuten in Dorsalextension und Radialduktion zu drücken.

**Befund.** Schmerzen zeigen eine Läsion der Extensorenmuskeln unter Ausschluss des M. extensor digitorum communis an.

### Widerstandstest Handgelenksflexion (☐ Abb. 3.43)

**ASTE.** Der Patient sitzt. Sein Oberarm ist an seinem Thorax fixiert. Das Ellenbogengelenk ist in Pronationsstellung und 90° gebeugt.

**Ausführung.** Der Therapeut schient mit seinem rechten Arm den linken Arm des Patienten von medioventral. Seine linke Hand platziert der Therapeut an die Palmarseite der Ossa metacarpalia 2–5. Der Patient bekommt die Aufgabe, seine Hand unter Einbeziehung der Finger gegen den Therapeutenwiderstand zu beugen.

**Befund.** Schmerzen verweisen auf eine Läsion der Flexorenmuskulatur ohne selektiven Hinweis. Es besteht V.a. Epicondylitis medialis (Golferellenbogen).

**3**

**Widerstandstest Handgelenksflexion mit Inhibierung des M. flexor digitorum superficialis und M. flexor digitorum profundus**

**ASTE.** Der Patient sitzt. Sein Oberarm ist an seinem Thorax fixiert. Das Ellenbogengelenk ist in Pronationsstellung und 90° gebeugt.

**Ausführung.** Der Therapeut schient mit seinem rechten Arm den linken Arm des Patienten von medioventral. Seine linke Hand platziert der Therapeut an die Palmarseite der Ossa metacarpalia 2–5. Der Patient bekommt die Aufgabe, seine Finger zu strecken, um die Fingerbeuger zu inhibieren und das Handgelenk gegen den Therapeutenwiderstand zu beugen.

**Befund.** Ausschluss der Mm. flexor digitorum superficialis und profundus.

## 3.7 Weichteilbehandlung

Die **Indikation** für eine Weichteilbehandlung (Querfriktion/Funktionsmassage/Dehnung/Thermokinetik und neurogene Mobilisation) ist eine positive Widerstandsfunktionsuntersuchung mit **folgenden Zeichen**:
- Muskelbauchschmerzen,
- ischämischen nozizeptiven Druckdolenzen,
- insertionsnahen Schmerzen bzw. Schmerzen mit gleicher Symptomatik.

In der **akuten Phase** (max. 10 Tage) ist es unser primäres Ziel, die Belastung und ein Aufpuschen der Entzündung zu reduzieren. Handelt es sich um eine akute insertionsnahe Tendopathie, liegt der Auslösegrund meist in einem degenerativen vorgeschädigten Gewebe.

> **Wichtig**
>
> In der akuten Phase bietet sich **physiotherapeutisch** eine kryokinetische Behandlung an, in der 30 sec mit Eis behandelt wird und darauf folgend die Struktur 1 min aktiv bewegt wird. Insgesamt wird diese Maßnahme 4-mal wiederholt.

Ein Problem wird als **chronisch** eingestuft, wenn es über 42 Tage kontinuierlich vorhanden ist oder ständig Rezidive auftreten.

> **Wichtig**
>
> **Pharmakologisch** sollte eine Optimierung der Ausgangssituation im Vordergrund stehen, indem ein chronisches Läsionsgebiet mit einer Kochsalzinfiltration behandelt wird, um ein elektrostatisches Gleichgewicht und damit einen physiologischen pH-Wert wiederherzustellen.

Der **Schwerpunkt** einer manualtherapeutisch ausgerichteten Weichteilbehandlung ist die Einleitung der Rehabilitation der Kollagengewebe über Querfriktion. Das Ausrichten regenerierender Kollagenfasern wird über Dehnung erreicht, die Belastungsfähigkeit über eine spezifisch angepasste Rehabilitation.

Die Dehnung hat das Ziel, die Makrophagenaktivität bis zur physiologischen Gefäßlänge zu gewährleisten.

Physikalische und physiotherapeutische Maßnahmen wie Funktionsmassagen/Wärmetherapie und andere physikalische Maßnahmen haben ihre parallele Wertigkeit, werden hier jedoch nicht zusätzlich erwähnt.

### 3.7.1 Muskelläsionen des Ellenbogens

> **Wichtig**
>
> Der am häufigsten betroffene Muskel des Ellenbogengelenks ist der **M. extensor carpi radialis brevis** mit seiner zu 90% ligamentären/faszialen indirekten Insertion und seiner zu 10% direkten ossären Insertion.

Im Ellenbogenbereich hat er eine stabilisierende Funktion, indem er Bänder und Faszien dynamisiert. An der Hand hat er eine dynamische Funktion.

Durch die häufige Verschmelzung des M. extensor carpi radialis brevis mit dem M. extensor digitorum communis ist der **M. extensor digitorum communis** der am zweithäufigsten betroffene Muskel.

Prädestinierende **reizauslösende Faktoren** einer Ellenbogen-Weichteilproblematik sind
- weichteilbedingte hypovaskuläre Zonen und
- ungünstige Hebelverhältnisse, die posttraumatisch oder durch Sport entstehen können.

Der **Pathomechanismus** einer Weichteilproblematik des Ellenbogengelenks liegt häufig im Missverhältnis zwischen statischen und dynamischen Muskeln bzw. arthrokinematischen und osteokinematischen Muskeln.

#### Dynamische Muskeln

Dynamische Muskeln sind gelenknah ansetzende Muskeln. Sie besitzen die Fähigkeit über einen kurzen Hebelarm und mit hoher Muskelkraft rasch zu beschleunigen, z. B.:
- M. biceps brachii,
- M. triceps brachii und
- M. brachialis.

#### Statische Muskeln

Verlieren die dynamischen Muskeln ihre Fähigkeit, z. B. der M. biceps brachii bedingt durch Schulterbeschwerden, übernehmen die statischen Muskeln, d. h. die Muskeln, die für die Bremskraft zuständig sind, deren Funktion. Dies sind z. B.:
- M. brachioradialis,
- M. extensor carpi radialis longus und brevis.

Als Folge davon können angulative Gelenk- und Sehnenbelastungen mit periartikulären Reizungen auftreten.

### 3.7.2 Differenzialdiagnostik

Fixations- und Durchtrittstellen durchlaufender Nerven sowie Spannungsveränderungen der Fascia brachii können lokale

Irritationen im Ellenbogengelenk oder an den Epikondylen auslösen. Auch der an ein peripheres oder segmentales Dermatom
gebundene Schmerz kann auslösend für Ellenbogenbeschwerden sein.

Therapieresistente und charakteristisch nicht einzuordnende
**Ellenbogenbeschwerden** können retrograde Ursachen haben,
z. B. die Fokaltoxikose, verursacht durch Erkrankungen der
äußeren vier Molaren. Diese erfordern eine holographische
Betrachtungsweise und Zuordnung. Bei der Fokaltoxikose kann
es durch den Abbau toxischer Eiweißprodukte und anorga-
nischen Materials über hämatogenen neuralen Fernweg zu Kollagenveränderungen besonders an hypovaskulären Zonen kommen.

**Perivaskuläre Innervationsstörungen** mit Störung der interstitiellen Flüssigkeiten/Konzentrationen sind sympathisch lokal
oder segmental einzuordnen und bedürfen der Einflussnahme,
da evtl. eine sympathische Hyperaktivität besteht. Bei segmentaler Reizung der vegetativen Seitenhörner kann eine Erhöhung
des Muskeltonus bis zu 20% in den jeweiligen vasomotorischen
Versorgungsgebieten entstehen.

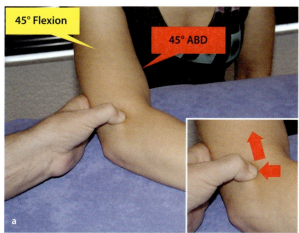

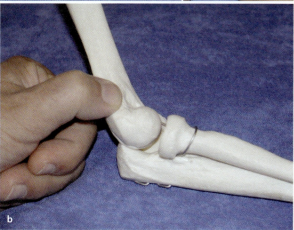

□ **Abb. 3.44 a, b.** Tennisellenbogen Typ 1 (rechts). **a** Daumenpostiion,
Bewegungsrichtung, **b** anatomische Orientierung

## 3.8 Behandlung des Tennisellenbogens

### 3.8.1 Tennisellenbogen Typ 1

**Querfriktion des M. extensor carpi radialis longus,
insertionsnah (□ Abb. 3.44 a, b)**

**Beginn.** Die Querfriktion sollte ab dem 42. Tag therapieresistenter Beschwerden (Problem Belastbarkeit oder Schmerz) erfolgen.

**Ziel.** Aktualisierung des Regenerationsprozesses.

**ASTE.** Der Patient sitzt. Sein Arm wird in ca. 45° Flexion/Ab-
duktion und leichter Ellenbogenflexion auf der Behandlungsbank positioniert. Der Unterarm befindet sich in aktueller Ruheposition.

**Ausführung.** Der Therapeut sucht die Insertion auf und legt
seinen Daumen unter Hautvorgabe an den medialen Aspekt der
Crista condylaris quer zum Faserverlauf an.

Zur **Kontrolle** der richtigen Anlage lässt der Therapeut den
Patienten in Dorsalextension und Radialabduktion der Hand
spannen.

Der Therapeut arbeitet in einer Art Spangengriff, indem
er seine gleichseitigen Finger 2–5 diametral widerlagert. Die
Bewegungsrichtung erfolgt an der Knochenkante, indem zuerst
ein Druck nach lateral an die Crista condylaris gegeben wird
und dann nach proximal bewegt wird. Die Querfriktion wird
solange durchgeführt bis die Kontur der Sehne durch Aufquellung verstreicht.

**Befund.** Chronische insertionsnahe Tendopathie des M. extensor carpi radialis longus.

Der Widerstandstest der Handextension ist positiv.

**Nachbehandlung.** Dehnen, Hausaufgaben und Thermokinetiktraining (□ Abb. 3.50, 3.52, 3.54).

### 3.8.2 Tennisellenbogen Typ 2a

**Querfriktion des M. extensor carpi radialis brevis
vertikaler Typ 2a, insertionsnah (□ Abb. 3.45 a, b)**

**Beginn.** Die Querfriktion sollte ab dem 42. Tag therapieresis-
stenter Beschwerden (Problem Belastbarkeit oder Schmerz) erfolgen.

**Ziel.** Aktualisierung des Regenerationsprozesses.

> Eine 45°-Flexions-/ABD-Stellung im GHG ermöglicht es, den
> **Tennisellenbogen Typ 2a und 2b** in einen horizontalen und
> vertikalen Typ einzuordnen.

**ASTE und Ausführung.** Der Patient sitzt. Sein Arm wird in ca.
45° Flexion/Abduktion und leichter Ellenbogenflexion auf der
Behandlungsbank positioniert. Der Unterarm befindet sich in
aktueller Ruheposition. Der Therapeut sucht die Insertion auf

**3**

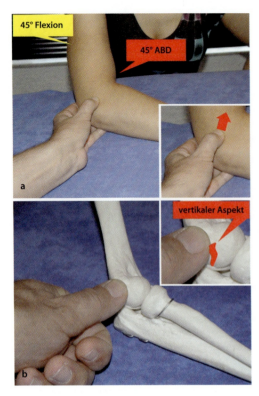

☐ **Abb. 3.45 a, b.** Tennisellenbogen Typ 2a (rechts). **a** Daumenposition, Bewegungsrichtung, **b** anatomische Orientierung

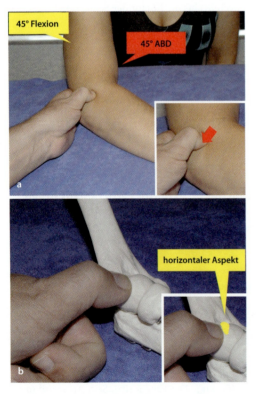

☐ **Abb. 3.46 a, b.** Tennisellenbogen Typ 2b (rechts). **a** Daumenposition, Bewegungsrichtung, **b** anatomische Orientierung

und legt seinen Daumen unter Hautvorgabe an den vertikalen Aspekt des Epicondylus lateralis quer zum Faserverlauf an.

Der Therapeut arbeitet in einer Art Spangengriff, indem er seine gleichseitigen Finger 2–5 diametral widerlagert. Die Bewegungsrichtung folgt nach proximal medial über die Knochenkante. Die Querfriktion wird solange durchgeführt bis die Kontur der Sehne durch Aufquellung verstreicht.

**Befund.** Chronische insertionsnahe Tendopathie des M. extensor carpi radialis brevis vertikaler Typ 2a.

Der Widerstandstest der Handextension ist dabei positiv und es besteht eine Druckdolenz am vertikalen Epicondylus lateralis.

**Nachbehandlung.** Dehnen, Hausaufgabe und Thermokinetiktraining (☐ Abb. 3.50, 3.52, 3.54).

### 3.8.3    Tennisellenbogen Typ 2b

#### Querfriktion des M. extensor carpi radialis brevis horizontaler Typ 2b, insertionsnah (☐ Abb. 3.46 a,b)

**Beginn.** Die Querfriktion sollte ab dem 42. Tag therapieresistenter Beschwerden (Problem Belastbarkeit oder Schmerz) erfolgen.

**Ziel.** Aktualisierung des Regenerationsprozesses.

> Eine 45°-Flexions-/ABD-Stellung im GHG ermöglicht es, den **Tennisellenbogen Typ 2a und 2b** in einen horizontalen und vertikalen Typ einzuordnen.

**ASTE.** Der Patient sitzt. Sein Arm wird in ca. 45° Flexion/Abduktion und leichter Ellenbogenflexion auf der Behandlungsbank positioniert. Der Unterarm befindet sich in aktueller Ruheposition.

**Ausführung.** Der Therapeut sucht die Insertion auf und legt seinen Daumen unter Hautvorgabe an den horizontalen Aspekt des Epicondylus lateralis quer zum Faserverlauf an.

Der Therapeut arbeitet in einer Art Spangengriff, indem er seine gleichseitigen Finger 2–5 diametral widerlagert. Die Bewegungsrichtung erfolgt nach außen. Die Querfriktion wird solange durchgeführt bis die Kontur der Sehne durch Aufquellung verstreicht.

**Befund.** Chronische insertionsnahe Tendopathie des M. extensor carpi radialis brevis horizontaler Typ 2b.

Der Widerstandstest der Handextension ist dabei positiv und es besteht eine Druckdolenz des horizontalen Epicondylus lateralis.

**Nachbehandlung.** Dehnen, Hausaufgabe und Thermokinetiktraining (☐ Abb. 3.50, 3.52, 3.54).

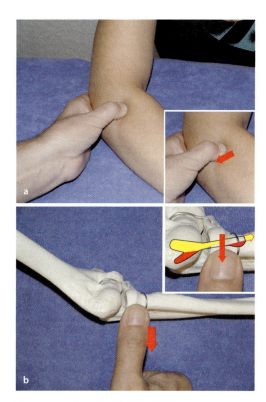

**Abb. 3.47 a, b.** Tennisellenbogen Typ 3 (rechts). **a** Daumenposition, Bewegungsrichtung, **b** anatomische Orientierung (**gelb** horizontaler Ansatz, **rot** vertikaler Ansatz)

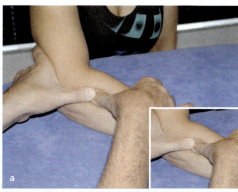

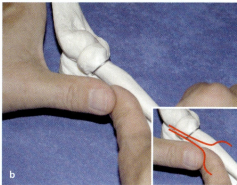

**Abb. 3.48 a, b.** Tennisellenbogen Typ 4 (rechts). **a** Daumenposition, Bewegungsrichtung, **b** anatomische Orientierung

### 3.8.4    Tennisellenbogen Typ 3

**Querfriktion des M. extensor carpi radialis brevis Typ 3 am Sehnenverlauf (■ Abb. 3.47 a, b)**

**Beginn.** Die Querfriktion sollte ab dem 42. Tag therapieresistenter Beschwerden (Problem Belastbarkeit oder Schmerz) erfolgen.

**Ziel.** Aktualisierung des Regenerationsprozesses.

> Die **Sehne des M. extensor carpi radialis brevis** kann mit den Sehnen 2 und 3 des M. extensor digitorum communis verwachsen sein. Sie liegt in Höhe des Caput radii, und damit ist sie von Dislokationen besonders betroffen.

**ASTE.** Der Patient sitzt. Sein Arm wird in ca. 45° Flexion/Abduktion und leichter Ellenbogenflexion auf der Behandlungsbank positioniert. Der Unterarm befindet sich in aktueller Ruheposition.

**Ausführung.** Der Therapeut sucht die Sehne auf, indem er den Ellenbogen strecken lässt, so dass die Sehne einen Verlauf über das Radiusköpfchen nimmt. Unter Ellenbogenflexion verlagert sich die Sehne leicht ulnarwärts. Sind weitere Sehnen zu palpieren, ist die radialste die des M. extensor carpi radialis brevis. Der Therapeut legt seinen Daumen unter Hautvorgabe ulnarseitig der Sehne quer zum Faserverlauf an.

Zur **Kontrolle** der richtigen Anlage drückt der Therapeut auf die Sehne des M. extensor carpi radialis brevis, wodurch eine leichte Radialabduktion der Hand sowie eine Dorsalextension der MCP-Gelenke 2 und 3 erzeugt wird.

Der Therapeut arbeitet in einer Art Spangengriff, indem er seine gleichseitigen Finger 2–5 diametral widerlagert. Die Bewegungsrichtung erfolgt nach außen. Die Querfriktion wird solange durchgeführt bis die Kontur der Sehne durch Aufquellung verstreicht.

**Befund.** Tendopathie des M. extensor carpi radialis brevis.

Die Widerstandstests der Handextension/Radialabduktion sowie der Fingerextension der MCP-Gelenke 2, 3 sind positiv. Es besteht eine Druckdolenz an der Sehne des M. extensor carpi radialis brevis.

**Nachbehandlung.** Dehnen, Hausaufgabe und Thermokinetiktraining (■ Abb. 3.50, 3.52, 3.54).

### 3.8.5    Tennisellenbogen Typ 4

**Querfriktion des M. extensor carpi radialis brevis Typ 4 am tendomuskulären Übergang (■ Abb. 3.48 a, b)**

**Beginn.** Die Querfriktion sollte ab dem 42. Tag therapieresistenter Beschwerden (Problem Belastbarkeit oder Schmerz) erfolgen.

**Ziel.** Aktualisierung des Regenerationsprozesses.

**3**

Verantwortlich für den **Tennisellenbogen Typ 4** sind neuro-muskuläre Ermüdungen und Koordinationsdefizite, die sich anfänglich mit Initialschmerzen (Weichteilstadium 2) zeigen und folgend durch exzentrische Belastungen zu Einrissen am tendomuskulären Übergang (Sollbruchstelle) führen (Weichteilstadium 2/3).

**ASTE.** Der Patient sitzt. Sein Arm wird in ca. 45° Flexion/Abduktion und leichter Ellenbogenflexion auf der Behandlungsbank positioniert. Der Unterarm befindet sich in aktueller Ruheposition.

**Ausführung.** Der Therapeut sucht den tendomuskulären Übergang auf, indem er distalwärts entlang der Sehne des M. extensor carpi radialis brevis palpiert, bis sich die Konsistenz der Sehne von festelastisch in elastisch bis weich verändert.

Zur **Kontrolle** der richtigen Anlage lässt der Therapeut den Muskel über eine Dorsalextension und Radialabduktion der Hand anspannen, wobei die palpierende Fingerkuppenanlage den Muskelbauch palpiert und die Fingerbeere noch die Sehne.

Der Therapeut legt seinen rechten Daumen auf den tendomuskulären Übergang und doppelt diesen mit seinem linken Daumen. Unter Hautvorgabe wird der tendomuskuläre Übergang quer zum Faserverlauf nach medial querfriktioniert. Die Querfriktion wird solange durchgeführt bis die Kontur des tendomuskulären Übergangs durch Aufquellung verstreicht

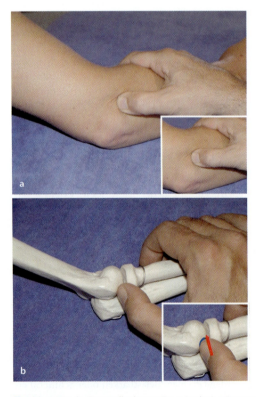

■ **Abb. 3.49 a, b.** Tennisellenbogen Typ 5 (rechts). **a** Daumenposition, Bewegungsrichtung, **b** anatomische Orientierung

**Befund.** Tendomyositis des M. extensor carpi radialis brevis.

Der Widerstandstest der Handextension/Radialabduktion ist positiv. Die Dehnung der Extensorenmuskulatur ist positiv. Es besteht eine Druckdolenz am tendomuskulären Übergang.

**Nachbehandlung.** Dehnen, Hausaufgabe und Thermokinetiktraining (■ Abb. 3.50, 3.52, 3.54).

### 3.8.6    Tennisellenbogen Typ 5

**Querfriktion des M. extensor digitorum communis Typ 5, insertionsnah (■ Abb. 3.49 a, b)**

**Beginn.** Die Querfriktion sollte ab dem 42. Tag therapieresistenter Beschwerden (Problem Belastbarkeit oder Schmerz) erfolgen.

**Ziel.** Aktualisierung des Regenerationsprozesses.

Die Sehne des M. extensor digitorum communis ist häufig mit dem M. extensor carpi radialis brevis verwachsen. Nur wenn sie sich auch im Widerstandstest der MCP-Gelenke 4 und 5 schmerzhaft zeigt, handelt es sich um eine insertionsnahe Tendopathie des M. digitorum communis. Verantwortlich für den **Tennisellenbogen Typ 5**, ohne Beteiligung des M. extensor carpi radialis brevis, sind häufig betonte Fingertätigkeiten bei statischer und damit hypovaskulärer Haltung des Ellenbogens. (Nachweis: Dorsalextension mit aktiver Fingerflexion reduziert den Schmerz deutlich.)

**ASTE.** Der Patient sitzt. Sein Arm wird in ca. 45° Flexion/Abduktion und leichter Ellenbogenflexion auf der Behandlungsbank positioniert. Der Unterarm befindet sich in aktueller Ruheposition.

**Ausführung.** Der Therapeut sucht die Insertion auf, indem er proximal lateral des HR-Gelenkspalts des Capitulum humeri palpiert und legt seinen Daumen unter Hautvorgabe quer zum Faserverlauf des M. extensor digitorum communis an.

Zur **Kontrolle** der richtigen Anlage lässt der Therapeut den Patienten seine Finger in Dorsalextension »spielen«.

Der Therapeut arbeitet in einer Art Spangengriff, indem er seine gleichseitigen Finger 2–5 diametral widerlagert. Die Bewegungsrichtung folgt zuerst mit Druck in den Gelenkspalt, dann Druck an das Capitulum humeri und folgend die Querfriktion mit Druck nach innen. Die Querfriktion wird solange durchgeführt bis die Kontur der Sehne durch Aufquellung verstreicht.

**Befund.** Chronische insertionsnahe Tendopathie des M. extensor digitorum communis Typ 5.

Der Widerstandstest der Fingerextension, primär der MCP-Gelenke 4–5 ist positiv. Es besteht eine Druckdolenz lateral des Capitulum humeri.

**Nachbehandlung.** Dehnen, Hausaufgabe und Thermokinetiktraining (■ Abb. 3.51, 3.53, 3.55).

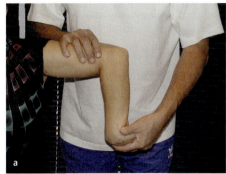

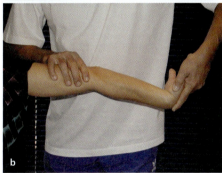

◘ **Abb. 3.50 a, b.** Dehnung (primär) der Mm. Extensor carpi radialis brevis et longus (links). **a** ASTE, **b** ESTE

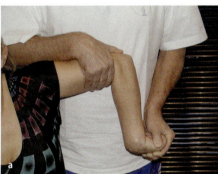

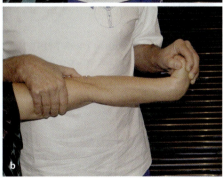

◘ **Abb. 3.51 a, b.** Dehnung (primär) des M. extensor digitorum communis (links). **a** ASTE, **b** ESTE

### 3.8.7    Dehnung der Extensorenmuskulatur

**Dehnung (primär) des M. extensor carpi radialis longus/brevis Typ 2a, 2b, Typ 3/Typ 4 (◘ Abb. 3.50 a, b)**

**Beginn.** Die Dehnung sollte ab dem 1. Tag der Aktualisierung erfolgen.

**Ziel.** Makrophagenlängeninformation vermitteln.

**ASTE.** Der Patient sitzt. Der Therapeut stellt den Patientenarm in horizontaler Abduktion ein, Ellenbogen in 90° Flexion, den Unterarm in max. Pronation und die Hand in max. Palmarflexion/Ulnarabduktion.

**Ausführung.** Der Therapeut umfasst mit seiner linken Hand die Patientenhand und hält diese in max. Palmarflexion/Ulnarabduktion fixiert. Seine rechte Hand limitiert Ausweichbewegungen.
Bei fixierten distalen und proximalen Gelenken wird das Ellenbogengelenk langsam in Extension gebracht bis der Patient ein deutliches Dehngefühl im Bereich der Insertion verspürt.

> **Wichtig**
>
> Entsteht während der Dehnung ein **Handgelenkschmerz** durch Kompression der Sehnenlogen, wird die Dehnung abgebrochen.
> Entsteht während der Dehnung ein **Muskelbauchschmerz**, wird eine neurogene Mobilisation des N. radialis vorgezogen.

**Anzahl und Dosierung.** 20 Wiederholungen, 1 sec max. bis an die Schmerzgrenze, alle 6–7 Stunden, bis zum 6. Tag der Aktualisierung.

**Dehnung (primär) des M. extensor digitorum communis Typ 5 (◘ Abb. 3.51 a, b)**

**Beginn.** Die Dehnung sollte ab dem 1. Tag der Aktualisierung erfolgen.

**Ziel.** Makrophagenlängeninformation vermitteln.

**ASTE, Ausführung und Dosierung.** Wie in ◘ Abb. 3.50 a, b, mit zusätzlichem Faustschluss.

**Hausaufgabe: Dehnung (primär) für die Mm. extensor carpi radialis longus und brevis (◘ Abb. 3.52)**

**Beginn.** Die Hausaufgabe sollte ab dem 1. Tag der Aktualisierung gemacht werden.

**Ziel.** Makrophagenlängeninformation vermitteln.

**ASTE.** Der Patient sitzt.

**Ausführung.** Er umfasst bei gebeugtem Ellenbogen seinen Handrücken und führt seine Hand in max. Palmarflexion/Ulnarabduktion, den Unterarm in Pronation. Unter Beibehaltung

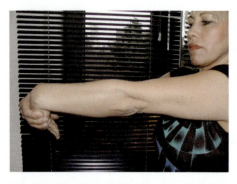

**Abb. 3.52.** Hausaufgabe: Dehnung (primär) für die Mm. extensor carpi radialis longus et brevis (links)

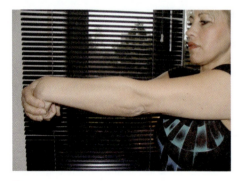

**Abb. 3.53.** Hausaufgabe: Dehnung (primär) für den M. extensor digitorum communis

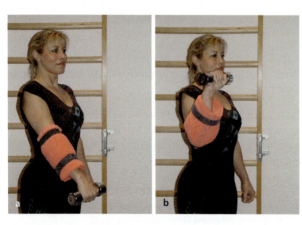

**Abb. 3.54 a, b.** Unspezifisches Thermokinetiktraining nach FOST (rechts). **A** ASTE, **b** ESTE

dieser Position wird der Ellenbogen bis zum Dehngefühl der betroffenen Insertion bzw. des tendomuskulären Übergangs gestreckt.

**Anzahl und Dosierung.** 20 Wiederholungen, 1 sec max. bis an die Schmerzgrenze, alle 6–7 Stunden, bis zum 6. Tag der Aktualisierung.

### Hausaufgabe: Dehnung (primär) für den M. extensor digitorum communis, hier links (◘ Abb. 3.53)

**Beginn.** Die Hausaufgabe sollte ab dem 1. Tag der Aktualisierung gemacht werden.

**Ziel.** Makrophagenlängeninformation vermitteln.

**ASTE, Ausführung und Dosierung.** Wie in ◘ Abb. 3.52, mit zusätzlichem Faustschluss.

### 3.8.8    Thermokinetiktraining nach FOST (hier zwei ausgewählte Beispiele)

#### Unspezifisches Thermokinetiktraining nach FOST, primär für die Mm. extensor carpi radialis longus et brevis (◘ Abb. 3.54 a, b)

**Beginn.** Ein Training sollte nach dem 6. Tag der Aktualisierung beginnen.

**Ziel.** Optimierung des Stoffwechsels.

**ASTE.** Der Patient steht. Um das Ellenbogengelenk und um den Unterarm wird eine Wärmepackung (hier mit warmem Wasser durchtränkte Frottehandtücher) gewickelt.

**Ausführung.** Der Patient bewegt eine 0,5-1-kg-Hantel dynamisch 31- bis 40-mal aus Ellenbogenextension/Pronation in Ellenbogenflexion/Pronation.

**Anzahl und Dosierung.** 31–40 Wiederholungen, 30–60 sec Pause, 3–4 Serien.

#### Spezifisches Thermokinetiktraining nach FOST, primär für den M. extensor digitorum communis (◘ Abb. 3.55 a, b)

**Beginn.** Ein Training sollte nach dem 16.Tag der Aktualisierung beginnen.

**Abb. 3.55 a, b.** Spezifisches Thermokinetiktraining nach FOST (rechts). **a** ASTE, **b** ESTE

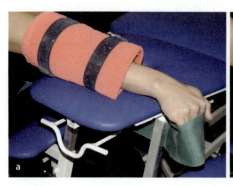

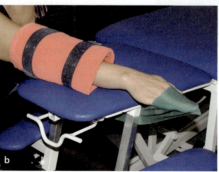

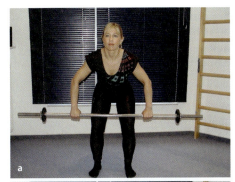

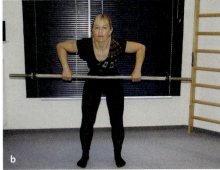

**Abb. 3.56 a, b.** Langhantel, »Vorgebeugtes Rudern«. **a** ASTE, **b** ESTE

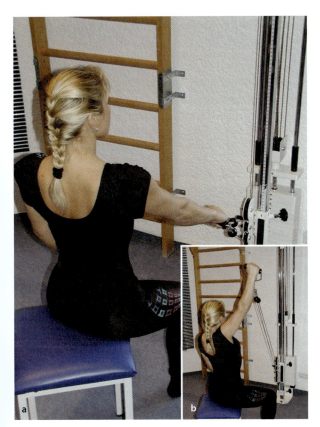

**Abb. 3.57 a, b.** Kabelzug, »Einarmiges Gestrecktes Heben«. **a** ASTE, **b** ESTE

**Ziel.** Optimierung des Stoffwechsels.

**ASTE.** Der Patient sitzt. Er legt seinen Arm so auf die Behandlungsbank, dass die Hand im Überhang liegt und der Ellenbogen 20° gebeugt ist. Um das Ellenbogengelenk und um den Unterarm wird eine Wärmepackung (hier mit warmem Wasser durchtränkte Frotteehandtücher) gewickelt.

**Ausführung.** Für den M. extensor digitorum communis werden die Finger mit einem Theraband umwickelt, so dass der Patient die Finger gegen mäßigen Widerstand des Therabandes 31- bis 40-mal in Dorsalextension ziehen muss.

**Anzahl und Dosierung.** 31–40 Wiederholungen, 30–60 sec Pause, 3–4 Serien.

### 3.8.9 Rehabilitation bei Tennisellenbogen (und anderen Verletzungen durch ellenbogenbetonte Sportarten)

**Unspezifisches Training für den Tennisellenbogen mit der Langhantel, »Vorgebeugtes Rudern« (◘ Abb. 3.56 a, b)**

**Ziel.** Unspezifische Ansprache der verletzten muskulären Faserstrukturen.

**ASTE und Ausführung.** Der Patient steht in Rumpfflexion mit lordosierter LWS, so dass eine Konvergenz der Facetten entsteht. Die Knie sind leicht angebeugt. Der Oberkörper ist leicht nach vorne gekippt. Die Arme umfassen die Langhantel in Schulterbreite. Die Arme sind nicht vollständig extendiert. Die Handflächen zeigen zum Körper.

**ESTE.** Der Patient zieht die Langhantel ohne Rumpfbewegung über die Arme zum Sternum hin, ohne die Handposition zu verändern. Die Ellenbogen sollten dabei höher sein als der gestreckte, nach vorne abgekippte Rücken.

**Anzahl und Dosierung.** 21–30 Wiederholungen, 90 sec Pause, 3–4 Serien, Tempo 1 – 0 – 1.

**Mehrfachzielgerichtetes Training für den Tennisellenbogen mit dem Kabelzug, »Einarmiges Gestrecktes Heben« (◘ Abb. 3.57 a, b)**

**Ziel.** Mehrfachzielgerichtete Ansprache der verletzten muskulären Faserstrukturen.

**ASTE und Ausführung.** Der Patient sitzt mit lordosierter LWS. Der ausführende Arm ist gestreckt, zeigt jedoch Spannung der Extensorenmuskeln durch Aufnahme der Seilzugspannung. Der andere Arm widerlagert sich am Oberschenkel und stabilisiert den Rumpf.

**ESTE.** Die Bewegung erfolgt ohne Mitbewegung des Rumpfes, nur aus dem Arm heraus. Die Handposition des ausführenden Arms wird nicht verändert.

**Anzahl und Dosierung.** 21–30 Wiederholungen, 90 sec Pause, 3–4 Serien, Tempo 1 – 0 – 1.

**3**

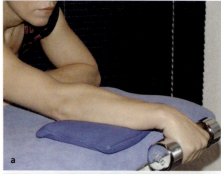

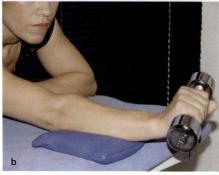

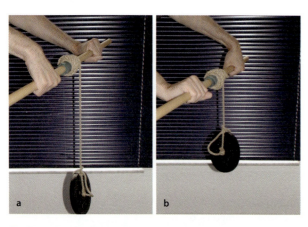

○ **Abb. 3.58 a, b.** Hantel, »Unterarmstreckung«. **a** ASTE, **b** ESTE

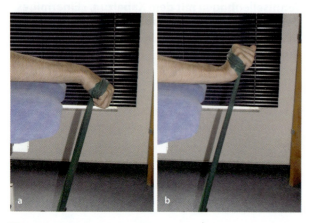

○ **Abb. 3.59 a, b.** »Handgelenkrollen«. **a** ASTE, **b** ESTE

○ **Abb. 3.60 a, b.** Rehahausaufgabe: Spezifisches Training mit Theraband (rechts). **a** ASTE, **b** ESTE

### Spezifisches Training für den Tennisellenbogen mit der Hantel, »Unterarmstreckung«, rechts (○ Abb. 3.58 a, b)

**Ziel.** Spezifische Ansprache der verletzten muskulären Faserstrukturen.

**ASTE und Ausführung.** Der Patient sitzt vor der Behandlungsliege. Der ausführende Arm ist gestreckt, die Hand liegt pronatorisch im Überhang und wird durch das sich in der Hand befindliche Hantelgewicht (1 kg) in Beugung gezogen.

**ESTE.** Die Bewegung erfolgt ohne Mitbewegung des Rumpfes, nur aus dem Handgelenk heraus. Der Arm bleibt in unveränderter Stellung. Die Hantel wird so weit wie möglich in Dorsalextension mit Radialabduktion gezogen, dort 1 sec gehalten und in die ASTE zurückgebracht.

**Anzahl und Dosierung.** 21–30 Wiederholungen, 90 sec Pause, 3–4 Serien, Tempo 1 – 0 – 1.

**Steigerung.** Möglich sind:
- Steigerung der Kollagenbelastung über das Tempo 1 – 0 – 2 bis 1 – 0 – 3, max. bis 1 – 0 – 6.
- Steigerung der Exzentrikbelastung bei Reduktion der Wiederholungszahl auf 10–12 Wiederholungen reduzieren.

### Steigerung des spezifischen Trainings für den Tennisellenbogen, »Handgelenkrollen« (○ Abb. 3.59 a, b)

**Ziel.** Spezifische Ansprache der verletzten muskulären Faserstrukturen.

**ASTE und Ausführung.** Der Patient sitzt oder steht. Er hält mit gestreckten Armen eine ca. mindestens 40 cm lange Stange mit einem 40 cm langen Seil, an dessen Ende eine anfänglich leichte Gewichtsscheibe befestigt ist. Das Seil ist vollständig abgewickelt.

**ESTE.** Die Bewegung erfolgt durch wechselnde Dorsalextension mit Aufdrehen des Seils. Die Aufrollbewegung sollte in langen Drehbewegungen durchgeführt werden. Der Arm bleibt in unveränderter Stellung. Ist das Gewicht aufgerollt, wird es langsam wieder in die ASTE abgelassen.

**Anzahl und Dosierung.** 21–30 Wiederholungen, 90 sec Pause, 3–4 Serien, Tempo 1 – 0 – 1.

### Rehahausaufgabe für den Tennisellenbogen: Spezifisches Training mit dem Theraband (○ Abb. 3.60 a, b)

**Ziel.** Spezifische Ansprache der verletzten muskulären Faserstrukturen.

**ASTE und Ausführung.** Der Patient sitzt vor der Behandlungsliege. Der ausführende Arm ist gestreckt, die Hand liegt pronatorisch im Überhang und wird durch ein um das Handgelenk gebundenes Theraband in Palmarflexion gezogen.

**ESTE.** Die Bewegung erfolgt nur aus dem Handgelenk. Der Arm bleibt in unveränderter Stellung. Das Theraband wird so weit wie möglich in Dorsalextension mit Radialabduktion gezogen, dort 1 sec gehalten und in die ASTE zurückgebracht.

**Anzahl und Dosierung.** 21–30 Wiederholungen, 90 sec Pause, 3–4 Serien, Tempo 1 – 0 – 1.

## 3.9 Behandlung des Golferellenbogens (Epicondylitis medialis)

Bei der Epicondylitis medialis besteht die **Grundlage der Pathologie**
- in der Instabilität des Lig. collaterale ulnare
- in der Palmarflexionshypomobilität des carpus
- Distalisierungshypomobilität des Radius.

Die fehlende limitierende passive Stabilität durch das Lig. collaterale ulnare muss durch die Muskulatur kompensiert werden. Dies kann zu Mikrotraumen der insertionsnahen Sehne (Typ 1) bzw. zu Mikrotraumen am tendomuskulären Übergang (Typ 2) führen. Eine dynamisch artikuläre Instabilität führt ebenfalls zur Überlastung der Flexoren (erhöhte Stabilitätsanforderung).

> Typ 1 und Typ 2 werden durch **Palpation** unterschieden.

Eine wichtige **Differenzialdiagnose** ist die Affektion
- des Ramus articularis nervi mediani sowie
- des Ramus articularis nervi ulnaris mit seiner starken sympathischen Anbindung, die nur durch Infiltration mit einem Lokalanästhetikum ausgeschlossen werden kann.

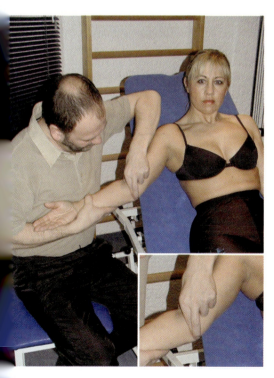

### 3.9.1 Golferellenbogen Typ 1

**Querfriktion entlang des Epikondylus auf der insertionsnahen Sehnenplatte der Mm. flexor carpi ulnaris/flexor carpi radialis, M.pronator teres und M. palmaris longus Typ 1 (◻ Abb. 3.61)**

**Beginn.** Die Querfriktion sollte ab dem 42. Tag therapieresistenter Schmerzen erfolgen.

**Ziel.** Aktualisierung des Regenerationsprozesses.

> **Wichtig**
>
> Bei der Querfriktion des Golferellenbogens Typ 1 ist es nicht möglich zwischen den einzelnen Muskelinsertionen zu unterscheiden. **Behandelt wird die gesamte Sehnenplatte.** Die Fingerflexoren werden nicht erreicht, da sie distal in die Sehnenplatte einstrahlen. Die Sehnenvorspannung kann je nach Weichteilmanteldicke individuell vorpositioniert werden.

**ASTE.** Der Patient sitzt. Sein Arm wird in ca. 45° Flexion/Abduktion und leichter Ellbogenflexion auf der Behandlungsbank positioniert. Der Unterarm befindet sich in Supination, die Hand wird entsprechend der Sehnenspannung in Dorsalextension vorpositioniert.

**Ausführung.** Der neben dem Patienten sitzende Therapeut sucht die Insertion auf, indem er das distale Plateau des Epikondylus medialis palpiert und legt seinen Zeigefinger unter Hautvorgabe quer zum Faserverlauf an.
   Zur **Kontrolle** der richtigen Anlage lässt der Therapeut den Patienten seine Hand in Palmarflexion spannen, so dass er eine »Erhebung« der Sehnenplatte spüren kann.
   Der Therapeut arbeitet in einer Art Spangengriff, indem er seinen Daumen proximal des lateralen Epikondylus widerlagert. Die Bewegungsrichtung folgt mit Druck nach außen zum Therapeuten hin. Die Querfriktion wird solange durchgeführt bis die Kontur der Sehne durch Aufquellung verstreicht.

**Befund.** Chronische insertionsnahe Tendopathie der Flexorenmuskulatur Typ 1.
   Der Widerstandstest der Handflexion ist positiv. Es besteht eine Druckdolenz der lateral distal insertionsnahen Sehnenplatte.

**Nachbehandlung.** Dehnen, Hausaufgabe und Thermokinetiktraining (◻ Abb. 3.63, 3.64, 3.65).

◼ **Abb. 3.61.** Golferellenbogen Typ 1 (rechts). Armposition, Grifftechnik

**3**

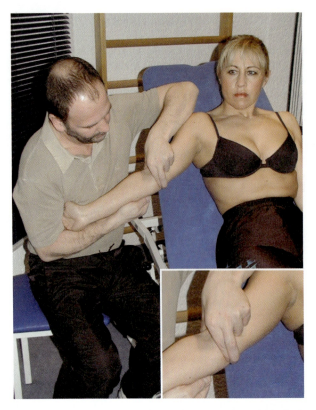

◘ **Abb. 3.62.** Golferellenbogen Typ 2 (rechts). Armposition, Grifftechnik

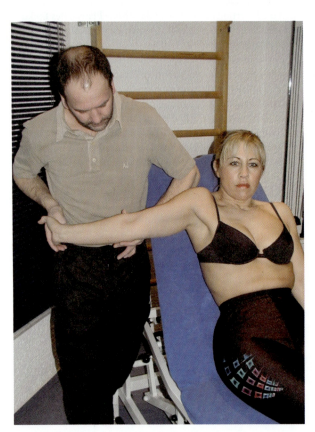

◘ **Abb. 3.63.** Dehnung der Flexorenmuskulatur Typ1 und Typ 2 (rechts). ESTE

### 3.9.2    Golferellenbogen Typ 2

**Querfriktion des tendomuskulären Übergangs der Mm. flexor carpi ulnaris/flexor carpi radialis, M. palmaris longus, M. flexor digitorum superficialis Typ 2 (◘ Abb. 3.62)**

**Beginn.** Die Querfriktion sollte ab dem 42. Tag therapieresistenter Schmerzen erfolgen.

**Ziel.** Aktualisierung des Regenerationsprozesses.

> Bei der **Querfriktion des Golferellenbogens Typ 2** ist es möglich die einzelnen Muskelinsertionen entsprechend ihren Funktionen **vorzupositionieren**. Die Muskelvorspannung kann je nach Weichteilmanteldicke individuell vorpositioniert werden.

**ASTE.** Der Patient sitzt. Sein Arm wird in ca. 45° Flexion/Abduktion und leichter Ellenbogenflexion auf der Behandlungsbank positioniert. Der Unterarm befindet sich in Supination, die Hand wird in Palmarflexion vorpositioniert, um den tendomuskulären Übergang zu erreichen.

**Ausführung.** Der Therapeut sitzt neben dem Patienten. Er sucht die ca. 1 cm distal vom Ursprung liegende 2 cm breite Insertion auf und legt seinen Zeigefinger unter Hautvorgabe quer zum Faserverlauf an.

Zur **Kontrolle** der richtigen Anlage lässt der Therapeut den Patienten seine Hand in Palmarflexion spannen, so dass er den Konsistenzunterschied zwischen Sehne und Muskel spüren kann.

Der Therapeut arbeitet in einer Art Spangengriff, indem er seinen Daumen proximal des lateralen Epikondylus widerlagert. Die Bewegungsrichtung erfolgt mit Druck nach außen zum Therapeuten hin. Die Vorspannung des tendomuskulären Übergangs wird über die Regulation der Dorsalextension der Hand erreicht. Die Querfriktion wird solange durchgeführt bis das Gewebe des tendomuskulären Übergangs durch Aufquellung verstreicht.

**Befund.** Tendomyopathie des gemeinsamen Übergangs der Mm. flexor carpi ulnaris/flexor carpi radialis, M. palmaris longus und M. extensor digitorum superficialis.

Der Widerstandstest der Palmarflexion ist positiv. Es besteht eine Druckdolenz am tendomuskulären Übergang.

**Nachbehandlung.** Dehnen, Hausaufgabe und Thermokinetiktraining (◘ Abb. 3.63, 3.64, 3.65).

### 3.9.3    Dehnung der Flexorenmuskulatur

**Dehnung der Flexorenmuskulatur Typ 1 und Typ 2 (◘ Abb. 3.63)**

**Beginn.** Die Dehnung sollte ab dem 1. Tag der Aktualisierung beginnen.

**Ziel.** Makrophagenlängeninformation vermitteln.

**ASTE.** Der Patient sitzt. Der Therapeut stellt den Patientenarm in horizontaler Abduktion ein, den Ellenbogen in 20° Flexion, den Unterarm in maximaler Supination und die Hand in maximaler Dorsalextension.

**Ausführung.** Der Therapeut umfasst mit seiner rechten Hand die Patientenhand und hält diese in maximaler Dorsalextension fixiert. Seine linke Hand fixiert den distalen Oberarmbereich.

Bei fixierten distalen und proximalen Gelenken wird das Ellenbogengelenk langsam in Extension gebracht bis der Patient ein deutliches Dehngefühl im Bereich der Insertion bzw. im Bereich des tendomuskulären Übergangs verspürt.

> **Wichtig**
>
> Entsteht während der Dehnung ein **Handgelenkschmerz** durch Kompression des Karpaltunnels, wird die Dehnung abgebrochen.
> Entsteht während der Dehnung ein **Muskelbauchschmerz**, wird eine neurogene Mobilisation des N. medianus/ulnaris vorgezogen.

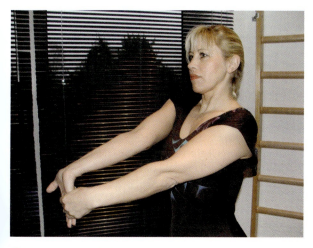

**Abb. 3.64.** Hausaufgabe: Dehnung der Flexorenmuskulatur (rechts). ESTE

Dehnungen werden als Hausaufgabe vom 1. Tag der Aktualisierung an bis zum 6. Tag durchgeführt, mit dem Ziel, den Makrophagen Längeninformation über die versorgenden Gefäße zu vermitteln.

**Anzahl und Dosierung.** 20 Wiederholungen, max. 1 sec bis an die Schmerzgrenze, alle 6–7 Stunden.

### Hausaufgabe: Dehnung der Flexorenmuskulatur Typ 1 und Typ 2 (◻ Abb. 3.64)

**Beginn.** Der Patient sollte die Hausaufgabe ab dem 1. Tag der Aktualisierung machen.

**Ziel.** Makrophagenlängeninformation vermitteln.

**ASTE und Ausführung.** Der Patient sitzt oder steht. Er umfasst bei gebeugtem Ellenbogen seinen Handrücken und führt seine Hand in max. Dorsalextension, den Unterarm in Pronation. Unter Beibehaltung dieser Position wird der Ellenbogen bis zum Dehngefühl der betroffenen Insertion bzw. tendomuskulären Übergangs gestreckt.

Eine Dehnung wird als Hausaufgabe vom 1. Tag der Aktualisierung an bis zum 6. Tag durchgeführt, mit dem Ziel, den Makrophagen Längeninformation über das Gewebe und die versorgenden Gefäße zu vermitteln.

**Anzahl und Dosierung.** 20 Wiederholungen, max. 1 sec bis an die Schmerzgrenze, alle 6–7 Stunden.

### 3.9.4 Thermokinetiktraining nach FOST (hier zwei ausgewählte Beispiele)

### Unspezifisches Thermokinetiktraining nach FOST für die Mm. flexor carpi radialis et ulnaris (◻ Abb. 3.65 a, b)

**Beginn.** Ein Training sollte nach dem 6. Tag der Aktualisierung erfolgen.

**Ziel.** Optimierung des Stoffwechsels.

**ASTE.** Der Patient sitzt oder steht. Um das Ellenbogengelenk und um den Unterarm wird eine Wärmepackung (hier mit warmem Wasser durchtränkte Frotteehandtücher) gewickelt.

**Ausführung.** Der Patient bewegt eine 0,5-1-kg-Hantel dynamisch ca. 31- bis 40-mal aus Ellenbogenextension/Supination in Ellenbogenflexion/ Supination.

**Anzahl und Dosierung.** 31–40 Wiederholungen, 30–60 sec Pause, 3–4 Serien.

### Spezifisches Thermokinetiktraining nach FOST für den M. flexor digitorum superficialis (◻ Abb. 3.66)

**Beginn.** Ein Training sollte nach dem 21.Tag der Aktualisierung erfolgen.

**Ziel.** Optimierung des Stoffwechsels.

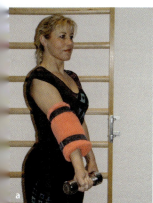
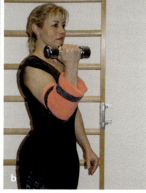

**Abb. 3.65 a, b.** Unspezifisches Thermokinetiktraining für die Flexorenmuskulatur (rechts). **a** ASTE, **b** ESTE

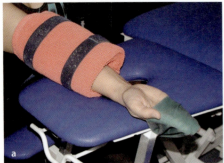

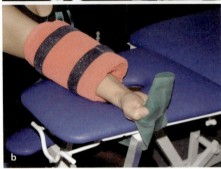

**Abb. 3.66 a, b.** Spezifisches Thermokinetiktraining für M. extensor digitorum communis (rechts). **a** ASTE, **b** ESTE

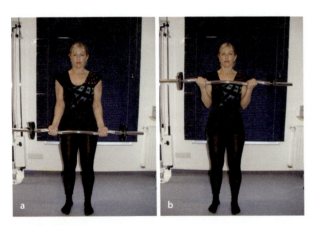

**Abb. 3.67 a, b.** Unspezifisches Training mit »Z-Stange«, »Z-Stangen-Curls«. **a** ASTE, **b** ESTE

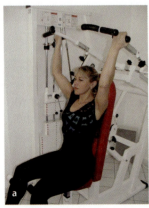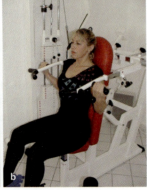

**Abb. 3.68 a, b.** Unspezifisches Training, »Pull down«. **a** ASTE, **b** ESTE

**ASTE und Ausführung.** Der Patient sitzt. Er legt seinen Arm außenrotiert auf die Behandlungsliege, so dass die Hand im Überhang liegt und der Ellenbogen gestreckt ist. Um das Ellenbogengelenk und um den Unterarm wird eine Wärmepackung (hier mit warmem Wasser durchtränkte Frotteehandtücher) gewickelt.

Für den M. flexor digitorum superficialis werden die Finger mit einem Theraband umwickelt, so dass der Patient die Finger gegen leichten Widerstand des Therabands 31- bis 40-mal in Palmarflexion ziehen muss.

**Anzahl und Dosierung.** 31–40 Wiederholungen, 30–60 sec Pause, 3–4 Serien.

### 3.9.5    Rehabilitation bei Golferellenbogen (und anderen Verletzungen durch ellenbogenbetonte Sportarten)

**Unspezifisches Training für den Golferellenbogen mit der »Z-Stange«, »Z-Stangen-Curls«**
(■ Abb. 3.67 a, b)

**Ziel.** Unspezifische Ansprache der verletzten muskulären Faserstrukturen.

**ASTE und Ausführung.** Der Patient steht. Seine Füße stehen schulterbreit auseinander, Knie sind leicht gebeugt. Der Rücken wird gestreckt, die Schulterblätter leicht adduziert, die Oberarme an den Thorax gedrückt. Die Ellenbogen sind nicht vollständig gestreckt, damit in der Flexion die Spannung erhalten bleiben kann.

**ESTE.** Der Patient zieht die »Z-Stange« ohne Rumpfbewegung und mit fixierten Oberarmen über eine Ellenbogenflexion zum Sternum hin. Die Stellung wird ca. 1 sec gehalten und dann wieder in die ASTE zurückbewegt.

**Anzahl und Dosierung.** 21–30 Wiederholungen, 90 sec Pause, 3–4 Serien, Tempo 1 – 0 – 1.

**Alternative: Unspezifisches Training für den Golferellenbogen mit Gerät, »Pull down«**
(■ Abb. 3.68 a, b)

**Ziel.** Mehrfachzielgerichtete Ansprache der verletzten muskulären Faserstrukturen.

**ASTE und Ausführung.** Der Patient sitzt mit lordosierter LWS. Die ausführenden Arme sind gestreckt und die Hände im reversed grip (Kammgriff) an den Hebelarmen fixiert. Das Gerät muss so eingestellt sein, dass die Spannung der Flexoren erhalten bleibt.

**ESTE.** Der Patient zieht die Hebelarme so weit wie möglich nach unten bis die maximale Flexion bei voller Flexorenspannung erreicht wird.

**Anzahl und Dosierung.** 21–30 Wiederholungen, 90 sec Pause, 3–4 Serien, Tempo 1 – 0 – 1.

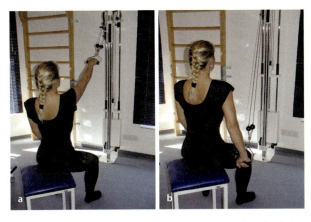

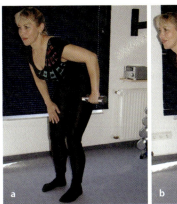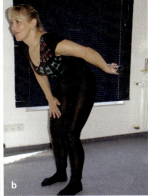

**Abb. 3.69 a, b.** Kabelzug, »Einarmiges Gestrecktes Senken« (rechts). **a** ASTE, **b** ESTE

**Abb. 3.70 a, b.** Hantel, »Kickback« (links). **a** ASTE, **b** ESTE

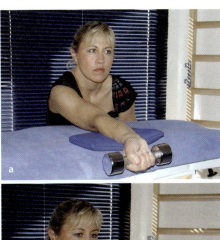

**Abb. 3.71 a, b.** Hantel, »Unterarmbeugung«. **a** ASTE, **b** ESTE

## Mehrfachzielgerichtes Training für den Golferellenbogen mit dem Kabelzug, »Einarmiges gestrecktes Senken« (**Abb. 3.69 a, b)

**Ziel.** Mehrfachzielgerichtete Ansprache der verletzten muskulären Faserstrukturen.

**ASTE und Ausführung.** Der Patient sitzt mit lordosierter LWS. Der ausführende rechte Arm ist gestreckt mit Flexionsstellung der Schulter, zeigt jedoch Spannung der Extensorenmuskeln der Schulter durch Aufnahme der Seilzugspannung. Der linke Arm widerlagert sich am Oberschenkel und stabilisiert den Rumpf.

**ESTE.** Die Bewegung erfolgt ohne Mitbewegung des Rumpfes mit extendiertem Arm nach kaudal. Die Handposition des ausführenden Arms wird nicht verändert.

**Anzahl und Dosierung.** 21–30 Wiederholungen, 90 sec Pause, 3–4 Serien, Tempo 1 – 0 – 1.

## Alternative: Mehrfachzielgerichtetes Training für den Golferellenbogen mit der Hantel, »Kickback« (Kurzhantel-Rücktritt) (**Abb. 3.70 a, b)

**Ziel.** Mehrfachzielgerichtete Ansprache der verletzten muskulären Faserstrukturen.

**ASTE und Ausführung.** Der Patient steht mit leicht angewinkelten Knien und vorgebeugtem Rumpf. Der linke Oberarm der zu trainierenden Seite wird in der Schulter ca. 90° extendiert, der Ellenbogen in 90° Flexion positioniert und der Unterarm maximal proniert. Der rechte Arm stützt sich zur Stabilisierung am rechten Oberschenkel des Patienten ab.

**ESTE.** Bei stabilem Rumpf und Schultergelenk extendiert der Patient seinen Arm mit leichter Palmarflexion des Handgelenks, hält dort 1 sec die Position und führt den Arm in die ASTE zurück.

**Anzahl und Dosierung.** 21–30 Wiederholungen, 90 sec Pause, 3–4 Serien, Tempo 1 – 0 – 1.

**Alternative.** Dieses Training ist alternativ als Hausaufgabe mit dem Theraband durchführbar. Der Patient fixiert das eine Ende des Bandes mit seinem Fuß, mit dem anderen Ende bewegt er den Ellenbogen in Extension.

## Spezifisches Training für den Golferellenbogen mit der Hantel, »Unterarmbeugung« (**Abb. 3.71 a, b)

**Ziel.** Spezifische Ansprache der verletzten muskulären Faserstrukturen.

**ASTE und Ausführung.** Der Patient sitzt vor der Behandlungsliege. Der ausführende Arm ist gestreckt, die Hand liegt supinatorisch im Überhang und wird durch das in der Hand befindliche Hantelgewicht (1 kg) in Beugung gezogen.

**ESTE.** Die Bewegung erfolgt ohne Mitbewegung des Rumpfes nur aus dem Handgelenk. Der Arm bleibt in unveränderter Stellung. Die Hantel wird so weit wie möglich in Palmarflexion mit Ulnarabduktion gezogen, dort 1 sec gehalten und in die ASTE zurückgebracht.

**3**

**Anzahl und Dosierung.** 21–30 Wiederholungen, 90 sec Pause, 3–4 Serien, Tempo 1 – 0 – 1.

**Steigerung.** Möglich sind:
- Steigerung der Kollagenbelastung über das Tempo 1 – 0 – 2 bis 1 – 0 – 3, max. bis 1 – 0 – 6.
- Steigerung der Exzentrikbelastung bei Reduktion der Wiederholungszahl auf 10–12 Wiederholungen.

### Rehahausaufgabe für den Golferellenbogen: Spezifisches Training mit dem Theraband (▫ Abb. 3.72 a, b)

**Ziel.** Spezifische Ansprache der verletzten muskulären Faserstrukturen.

**ASTE und Ausführung.** Der Patient steht, der linke Arm unterlagert die trainierende rechte Ellenbogenseite in ca. 45° Schulterflexion, 70° Ellenbogenflexion und Supination des Unterarms. Die rechte Patientenhand hält das mit dem rechten Fuß fixierte Theraband in Dorsalextension mit leichter Radialabduktion.

**ESTE.** Der Patient bewegt das gespannte Theraband in maximale Palmarflexion mit Ulnarabduktion und 90° Ellenbogenflexion. Der Arm selbst bleibt in unveränderter Stellung. Die ESTE wird dort 1 sec gehalten und in die ASTE zurückgebracht.

**Anzahl und Dosierung.** 21–30 Wiederholungen, 90 sec Pause, 3–4 Serien, Tempo 1 – 0 – 1.

**Steigerung.** Möglich sind:
- Steigerung der Kollagenbelastung über das Tempo 1 – 0 – 2 bis 1 – 0 – 3, max. bis 1 – 0 – 6.
- Steigerung der Exzentrikbelastung bei Reduktion der Wiederholungszahl auf 10–12 Wiederholungen.

## 3.10    Sportspezifisches Rehabilitations- und Prophylaxetraining (Kraftimitation und Traumaimitation)

Das **sportspezifische Rehabilitationstraining** bezeichnet das präzise Nachempfinden eines Verletzungsmusters, das in einer komplexen muskulären Synergieschlingenbewegung integriert ist.

Dieses Training setzt ein volles Bewegungsausmaß voraus, auf der **Basis** von:
- Koordination,
- Flexibilität,
- Ausdauer und
- spezifischer Kraft.

Das **Ziel** ist es, eine funktionell konditionelle Wechselwirkung zwischen mehreren Gelenken zu erreichen. Dabei wird die Verletzungsstruktur besonders betont, d. h., nach Rekrutierung in Kilogramm (Kraft) folgt die Rekrutierung in Geschwindigkeit. Das Gleichgewicht zwischen den Muskeln ist die Vorraussetzung einer Kräfteaufteilung, die sportspezifische Schwerpunkte und betonte Kontraktionsformen haben kann.

Unter- und Oberarme verfügen primär über **spindelförmige Muskeln:**
- Sie haben einen punktuellen tendomuskulären Übergang.
- Ihre Kraft rekrutiert sich aus den Wechselwirkungen der Gelenke und damit verbundenen Hebelgesetzen.
- Ihre Kraft wird durch die parallel laufenden Fasern limitiert (Antagonisten Bewegungskontrolle).

Ein sportspezifisches Training kann ebenso auf belastungsbetonte Berufe umgesetzt werden, wobei entsprechende Vorpositionen beim **arbeitsspezifischen Rehabilitationstraining** eingenommen werden müssen.

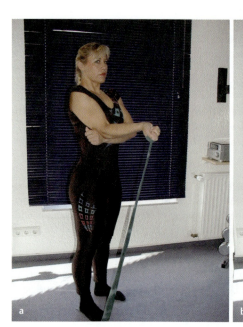
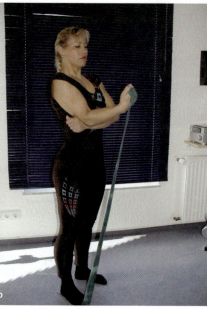

▫ **Abb. 3.72 a, b.** Rehahausaufgabe: Spezifisches Training mit dem Theraband. **a** ASTE, **b** ESTE

Ein **sportspezifisches Prophylaxetraining** wird von den Autoren als Traumaimitation (TIMI) bezeichnet. Bei der TIMI werden schwerpunktmäßig typische sportspezifische Verletzungsanfälligkeiten simuliert mit dem Ziel, ihre Widerstandsfähigkeit zu stärken.

## 3.10.1 Beispiel: Tennisspieler

**Kraftimitation (KIMI) für einen Tennisspieler**
**(◻ Abb. 3.73 a–e)**
Das Beispiel zeigt den Weg von konzentrisch schneller Bewegung mit Integration exzentrischer Bremskraft der Extensorenmuskulatur bei einem Tennisspieler anhand eines **tertiären Steigerungsaufbaus**:

- 1. Phase: am Zugapparat 2-kg-Gewicht (Rollenzug unten).
- 2. Phase: mit 1-kg-Hantel.
- 3. Phase: mit Schlägerumhüllung.
- 4. Phase: ohne Schlägerumhüllung.

## 3.10.2 Beispiel: Handballspieler

**Kraftimitation (KIMI) für einen Handballspieler**
**(◻ Abb. 3.74 a–f)**
In der 1.–4. Phase reduziert sich jeweils der Kraftaspekt, und die Geschwindigkeit nimmt zu.

Die Simulation der Wurfbewegungen kann in verschiedenen **Wurfvarianten** ausgeführt werden:

- 1. Phase: Wurftraining mit einem Medizinball, im Sinne einer disziplinspezifischen Belastung. Beidarmiger Schwungwurf aus Schrittstellung zum Therapeuten oder gegen eine Wand. Mindestentfernung 3 m.
- 2. Phase: Würfe am Zugapparat mit 4-kg-Gewicht. Die Hand ist an einer Geräteschlaufe fixiert (hier die rechte Wurfhand). Der Patient kann je nach Wurftechnik die Position zum Zuggerät ändern.
- 3. Phase: Kernwurfübungen mit einem 1-kg-Ball.
- 4. Phase: Imitation von Fallwürfen mit einem Handball. Der Boden wird mit einer Weichmatte abgepolstert. Ballwurf zum Therapeuten oder gegen eine abgepolsterte Wand. Training im Sinne einer Ansprache komplexer Muskelsynergieschlingen in diagonaler Koordination.

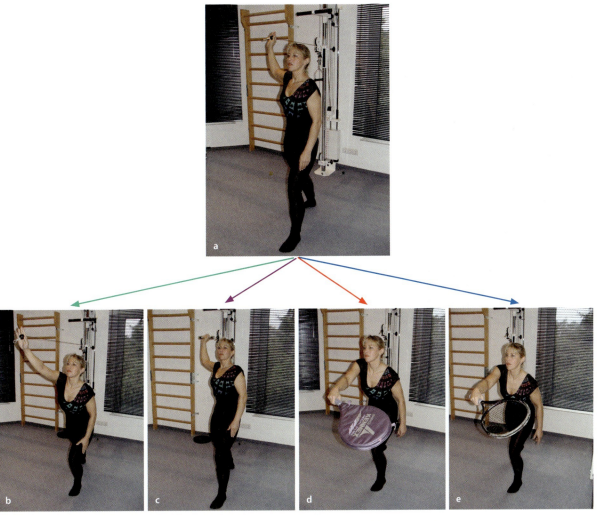

◻ **Abb. 3.73 a–e.** Kraftimitation (KIMI) für einen Tennisspieler. **a** ASTE, **b** 1. Phase, **c** 2. Phase, **d** 3. Phase, **e** 4. Phase

**3**

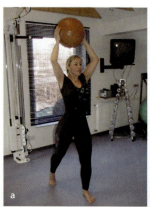

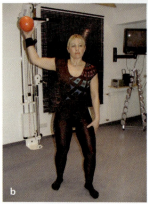

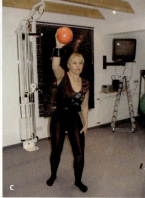

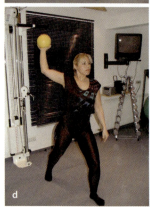

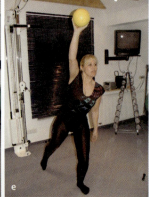

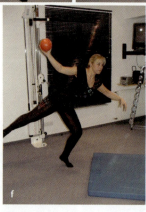

◘ **Abb. 3.74 a–f.** Kraftimitation (KIMI) für einen Handballspieler. **a** 1. Phase, **b** 2. Phase ASTE, **c** 2. Phase ESTE, **d** 3. Phase ASTE, **e** 3. Phase ESTE, **f** 4. Phase ASTE

## 3.10.3    Beispiel: Judokas

### Traumaprophylaxe für einen Judoka

Das Judotraining beinhaltet eine hohe Ansprache von Muskelsynergieschlingen und birgt die Gefahr vielfältiger Verletzungsmuster. Im Folgenden wird eine Anordnung von Traumaimitationen aus Wurf-, Anreiß- und Hebeltechniken dargestellt.

### Imitation eines »Armhebels« am Zugapparat (◘ Abb. 3.75 a–e)

**ASTE.** Der Patient liegt in Rückenlage auf der Therapiebank. Der Unterarm ist supiniert, der Ellenbogen extendiert und das Handgelenk in einer Handschlaufe fixiert. Der distale Oberarm ist mit einem Sandsack unterlagert.

**Ausführung.** Beginn mit 5-kg-Gewicht. Der Patient winkelt sein Ellenbogengelenk ca. 90° an, hält dort die 90°-Position 10 sec. Er gibt dem bodenwärts ziehenden Gewicht im Ellenbogengelenk langsam nach bis zur maximalen Ellenbogenstreckung (exzentrisches Nachlassen) und hält dort diese Position 10 sec.

**Anzahl und Dosierung.** 10 Wiederholungen, 60 sec Pause, 3–4 Serien.

### »Anreißen« (◘ Abb. 3.76 a, b)

**ASTE.** Der Patient steht vor dem Zugapparat.

**Ausführung.** Der Patient fasst mit seiner Griffhand in horizontaler Flexion eine Judojacke, bzw. wie hier im Bild Trainingsstoff, der am Zuggerät befestigt ist und führt über eine rotatorische Rumpfbewegung eine Ellenbogenflexion und horizontale Extension aus.

Die **Anreißtechnik** sollte trainiert werden in:
- Ausdauer,
- Kraft,
- Schnellkraft und
- Explosivkraft aus unterschiedlichen Zughöhen.

**Anzahl und Dosierung.** 10 Wiederholungen, 60 sec Pause, 3 Serien.

Diese Übung wird konzentrisch wie exzentrisch durchgeführt.

### »Aushebertechnik«

**ASTE.** Der Patient steht vor dem Zugapparat

**Ausführung.** Der Patient simuliert mit seinem kaudalen Arm das Anheben des Beins, mit seinem kranialen Arm simuliert er das Herumdrehen des Gegners. Sein rechtes Bein wird als zusätzlicher Hebel angezogen.

Die Aushebertechnik verlangt höchste Anforderungen an Koordination und Gleichgewicht bei hohem Kraftaufwand im linken Hand-/Ellenbogengelenk.

**Anzahl und Dosierung.** 10 Wiederholungen, 60 sec Pause, 3 Serien.

Diese Übung wird konzentrisch wie exzentrisch durchgeführt.

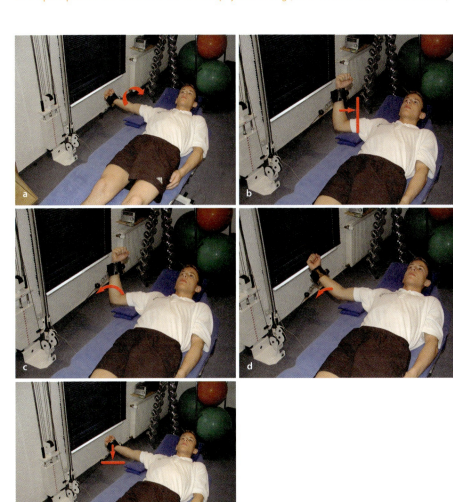

☑ **Abb. 3.75 a–e.** Armhebel am Zugapparat. **a** ASTE zum konzentrischen Anziehen, **b** MSTE zum statischen Halten, **c** ASTE zum exzentrischen Nachlassen, **d** MSTE exzentrisches Nachlassen, **e** ASTE exzentrisches Nachlassen

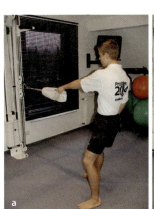
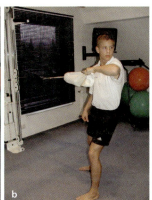

☑ **Abb. 3.76 a, b.** Anreißen. **a** ASTE, **b** ESTE

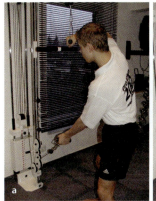
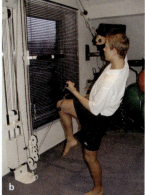

☑ **Abb. 3.77 a, b.** Aushebertechnik. **a** ASTE, **b** ESTE

**3**

## 3.11    Neurogene Mobilisation des Ellenbogengelenks

### 3.11.1    Grundlagen der neurogenen Mechanik am Ellenbogengelenk

Wie das Bindegewebe verkürzt sich auch das Nervenbindegewe-be bei Immobilisationen in Ruheposition. Gerade das Ellenbo-gengelenk unterliegt aufgrund von Alltags-/Gebrauchsläsionen häufig Ruhigstellungen durch Schonhaltungen oder iatrogenen Immobilisationsmaßnahmen. Zudem kommt eine hohe Mobi-litätsanforderung auf die passierenden Nerven zu, die der Kör-per durch geschickte Anlage und spiralförmige Eigenschaften der Nerven beantwortet hat.

**Immobilisation** bedeutet zum einen,
- dass die Verschieblichkeit der Faszikel untereinander ein-geschränkt wird und zum anderen,
- dass das Kollagen (Typ 1) zwischen dem Epineurium und Mesoneurium sowie zwischen Mesoneurium und umlie-genden Fixationstellen (Knochen, Muskeln und Faszien in und um die Ellenbeuge) aufgrund zahlreicher neuraler Bifurkationen und Engpässe im Ellenbogengelenk, häufig adaptiert.

> **Wichtig**
>
> Eine neurogene Mobilisation wird grundsätzlich mit einem **Warming up** des neuralen Systems begonnen.

Die **Ziele** einer neurogenen Mobilisation sind:
- Reduktion epineuraler Ödeme sowie
- Mobilisierung des Axonplasmaflusses.

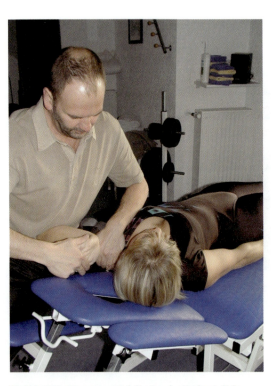

□ **Abb. 3.78.** Neurogene Mobilisation des N. ulnaris, links

### 3.11.2    Grundeinstellung einer Nervenmobilisation, bezogen auf das Ellenbogengelenk

In der Grundeinstellung werden die Ursprungssegmente der Nerven und die Dura mater in Vordehnung gebracht.

Die Schulter des Patienten liegt im Überhang, so dass der Therapeut folgende **Möglichkeiten** hat:
- Er kann von kranial die Schulter des Patienten mit seinem Oberschenkel in Depression drücken.
- Er steht kaudal neben dem Patienten und zieht die Schulter mit seiner Hand in Depression.
- Er kann mit seinem Oberschenkel oder mit der schulter-fixierenden Hand die Protraktion oder die Retraktion der Schulter vorpositionieren.

> **Wichtig**
>
> Der zu mobilisierende Nervenabschnitt im Ellenbogenge-lenk wird aus **submaximaler Einstellung** mobilisiert, alle anderen Gelenke werden maximal eingestellt.
> - Soll der distale Nervenabschnitt der Fixation betont werden, wird über das darunterliegende distale Gelenk (Hand) mobilisiert.
> - Soll der proximale Nervenabschnitt mobilisiert wer-den, wird über das darüberliegende proximale Gelenk (GHG) mobilisiert.

### 3.11.3    Neurogene Mobilisationstechniken des Ellenbogengelenks

**Neurogene Mobilisation des N. ulnaris (□ Abb. 3.78)**

**ASTE.** Der Patient liegt in Rückenlage.

**Ausführung.** Der Therapeut steht seitlich links neben dem Pa-tiententhorax. Der Patient wird so gelagert, dass die Beine und der Kopf zur heterolateralen Bankseite positioniert sind, so dass eine neurogene Dehnung des Plexus brachialis und der Dura mater vorpositioniert wird. Die linke Schulter befindet sich im Überhang und liegt anfänglich noch adduziert.

Der Therapeut zieht mit seiner linken Hand die linke Schul-ter des Patienten in Depression. Mit der rechten Hand umfasst er die Hand des Patienten, bringt die Hand in Extension, den Unterarm in Supination, das Schultergelenk in maximale Außenrotation und das Ellenbogengelenk in maximale Flexi-on. Aus dieser Vorposition erfolgt die Abduktion im Schulter-gelenk.

Mobilisation der Ellenbogennervenabschnitte des N. ulnaris:
- Um **spezifisch das Ellenbogengelenk** (Sulcus nervi ulnaris) zu erreichen, sollte die Nervendehnspannung über die Flexion im Ellenbogengelenk ausgeführt werden, wobei die distalen und proximalen Gelenke in maximaler Dehnungsspannung für den N. ulnaris vorpositioniert werden.
- Soll der **distale Ellenbogennervenabschnitt** des N. ulnaris vom Ellenbogen mobilisiert werden (Cooper-Streifen-Durchtritt), wird die Extension der Hand submaximal, die restlichen Gelenke maximal eingestellt und über die Handextension mobilisiert.
- Die Betonung des **Ramus superficialis nervi ulnaris** wird durch Radialduktion der Hand erreicht.
- Bei Betonung des **proximalen Ellenbogennervenabschnitts** des N. ulnaris (Passage durch das Septum intermusculare mediale) wird die Abduktion im GHG submaximal, die restlichen Gelenke maximal eingestellt und über die Abduktion mobilisiert.

- Eine horizontale Abduktion erzeugt ein **zusätzliches Kompartment** in der Pectoralis-minor-Loge.
- Eine Protraktion des GHG erzeugt eine **zusätzliche Dehnung** auf den N. suprascapularis.

**Befund.** Die neurogene Mobilisation ist angezeigt bei:
- Kubitaltunnelneuropathie,
- Restriktion des N. ulnaris durch das Septum musculare mediale,
- Restriktion des N. ulnaris in der Guyon-Loge,
- Restriktion des N. ulnaris in der Achselbeuge,
- segmentaler Wurzelrestriktion.

**Abschluss.** Nach der Nervenmobilisation folgen physiologisches Bewegen und die Anwendung milder Wärme.

### Neurogene Mobilisation des N. radialis (◘ Abb. 3.79)

**ASTE.** Der Patient liegt in Rückenlage.

**Ausführung.** Der Therapeut steht seitlich links neben dem Patiententhorax (alternativ kopfseitig, ▶ Kap. 4, ▶ Abschn. 4.14.5, ◘ Abb. 4.75). Der Patient wird so gelagert, dass die Beine und der Kopf zur heterolateralen Bankseite positioniert sind, so dass eine neurogene Dehnung des Plexus brachialis und der Dura mater vorpositioniert wird. Die linke Patientenschulter befindet sich im Überhang und liegt anfänglich je nach Betonung des Nervenabschnitts noch adduziert.

Der Therapeut zieht mit seiner linken Hand die linke Schulter des Patienten in Depression, so dass eine Elevation der Schulter unterbunden wird (alternativ Depression über den rechten Oberschenkel des kopfseitig stehenden Therapeuten, ▶ Kap. 4, ◘ Abb. 4.75). Mit der rechten Hand umfasst der er die Hand des Patienten und führt eine submaximale Ellenbogenextension und eine maximale Innenrotation im GHG aus. Nachfolgend wird die Hand in Palmarflexion positioniert.

Mobilisation der Ellenbogennervenabschnitte des N. radialis:
- Um **spezifisch das Ellenbogengelenk** zu erreichen, sollte die Nervendehnspannung über die Extension im Ellenbogengelenk ausgeführt werden, wobei die distalen und proximalen Gelenke in maximaler Dehnungsspannung für den N. radialis vorpositioniert werden.
- Soll der **distale Nervenabschnitt des Ramus profundus nervi radialis** vom Ellenbogen mobilisiert werden (Supinatorloge/Passage durch die Extensorenloge), wird die Palmarflexion der Hand submaximal, die restlichen Gelenke maximal eingestellt und über die Palmarflexion mobilisiert.
- Soll die Betonung auf dem **Ramus superficialis nervi radialis** liegen, wird zusätzlich zur Palmarflexion eine Ulnarduktion positioniert.
- Bei Betonung des **proximalen Ellenbogennervenabschnitts** des N. radialis (Passage durch das Septum intermusculare laterale) wird die Abduktion im GHG submaximal, die restlichen Gelenke maximal eingestellt und über Abduktion mobilisiert.

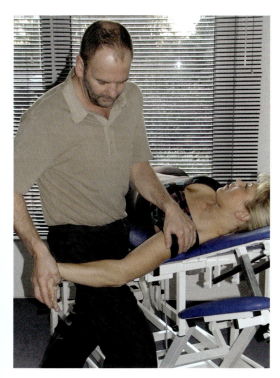

◘ **Abb. 3.79.** Neurogene Mobilisation des N. radialis, links

**3**

**Cave**

Eine horizontale Abduktion erzeugt ein **zusätzliches Kompartment** in der Pectoralis-minor-Loge.

**Befund.** Die neurogene Mobilisation ist angezeigt bei:
- Supinator-Logenneuropathie,
- Restriktion des N. radialis durch das Septum musculare mediale,
- Restriktion des N. radialis im dorsolateralen Fasziendurchbruch,
- Restriktion des N. radialis in der Achselbeuge,
- segmentaler Wurzelrestriktion.

**Abschluss.** Nach der Nervenmobilisation folgen physiologisches Bewegen und die Anwendung milder Wärme.

### Neurogene Mobilisation des N. medianus (◘ Abb. 3.80)

**ASTE.** Der Patient liegt in Rückenlage.

**Ausführung.** Der Therapeut steht seitlich links neben dem Patiententhorax (alternativ kopfseitig, ▶ Kap. 4, ▶ Abschn. 4.14.5, ◘ Abb. 4.73). Der Patient wird so gelagert, dass die Beine und der Kopf zur heterolateralen Bankseite positioniert sind, so dass eine neurogene Dehnung des Plexus brachialis und der Dura mater vorpositioniert wird. Die linke Patientenschulter befindet sich im Überhang und liegt anfänglich noch adduziert.

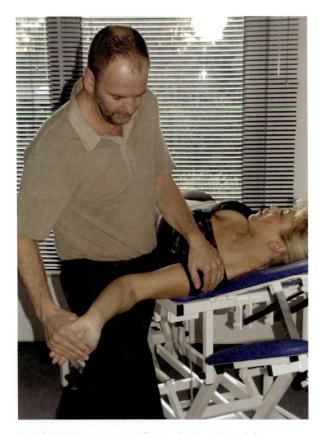

Der Therapeut zieht mit seiner linken Hand die linke Schulter des Patienten in Depression, so dass eine Elevation der Schulter unterbunden wird (alternativ Depression über rechten Oberschenkel des kopfseitig stehenden Therapeuten, ▶ Kap. 4, ◘ Abb. 4.73). Mit der rechten Hand umfasst der er die Hand des Patienten und führt eine submaximale Ellenbogenextension und eine maximale Außenrotation im GHG aus. Nachfolgend wird die Hand in Dorsalextension positioniert und das Schultergelenk abduziert.

**Wichtig**

**Mobilisation der Ellenbogennervenabschnitte des N. medianus:**
- Um **spezifisch das Ellenbogengelenk** zu erreichen, sollte die Nervendehnspannung über die Extension im Ellenbogengelenk ausgeführt werden, wobei die distalen und proximalen Gelenke in maximaler Dehnungsspannung für den N. medianus vorpositioniert werden.
- Soll der **distale Nervenabschnitt** des N. medialis vom Ellenbogen mobilisiert werden (neurale Fixierung an der Unterseite der oberflächlichen Beugerpassage durch den Karpaltunnel ), wird die Dorsalextension der Hand submaximal, die restlichen Gelenke maximal eingestellt und über die Dorsalextension mobilisiert.
- Die zusätzliche Betonung des **Ramus palmaris nervi mediani** wird über eine betonte Fingerextension ausgelöst.
- Soll die **Ellenbeuge direkt** neurogen mobilisiert werden, werden die distalen und proximalen Gelenke maximal und das Ellenbogengelenk submaximal eingestellt und über die Ellenbogenextension mobilisiert.
- Bei Betonung des **proximalen Ellenbogennervenabschnitts** des N. medianus (Passage durch das Septum intermusculare mediale - obere Apertur) wird die Abduktion im GHG submaximal, die restlichen Gelenke maximal eingestellt und über die Abduktion mobilisiert.

**Cave**

Eine horizontale Abduktion erzeugt ein **zusätzliches Kompartment** in der Pectoralis-minor-Loge.

**Befund.** Die neurogene Mobilisation ist angezeigt bei:
- M.-pronator-teres-Logen-Neuropathie,
- Restriktion des N. medianus durch das Septum musculare mediale,
- Restriktion des N. medianus in der Achselbeuge,
- segmentaler Wurzelrestriktion.

**Abschluss.** Nach der Nervenmobilisation folgen physiologisches Bewegen und die Anwendung milder Wärme.

◘ **Abb. 3.80.** Neurogene Mobilisation des N. medianus, links

### 3.11.4 Neurogene Stimulation der Rami articulares nach Streeck

Die neurogene Stimulation der Rami articulares des Ellenbogens steht für:
- Verbesserung der exzentrisch dynamischen Stabilität und
- Sicherung des Ellenbogengelenks bei Zugbelastungen.

> Das **Exzentriktraining** beginnt mit kleinen Amplituden, die fortlaufend zum Ende hin immer größer werden.

**Stimulation der Rami articulares laterales und Rami articulares anconeus mit reagierenden Mm. extensor carpi radialis longus et brevis et anconeus (□ Abb. 3.81)**

**Wichtig**

> **Voraussetzungen** für das Training sind die Belastungsfähigkeit und Verformbarkeit des Knorpels unter Belastung. Limitiert werden Intensität und Bewegungsausmaß durch den Schmerz.

**Ziel.** Die Ziele sind:
- Verbesserung der exzentrischen Muskelspannung der Mm. extensor carpi radialis longus et brevis und des M. anconeus und
- Absicherung der Varus- und Extensionsbewegung im Ellenbogengelenk.

**ASTE.** Der Patient sitzt. Er legt seinen rechten Arm, der proximal des Olekranon mit einem Sandsack unterlagert wird, in 70° Ellenbogenflexion und Supination auf die Behandlungsliege.

**Ausführung.** Der Therapeut steht vor dem Patienten und gibt mit seiner rechten Hand am Patientenoberarm einen Varusstress. Mit der linken Hand umfasst er von dorsal das distale Ende des Unterarms. Der Patient spannt in Ellenbogenextensi-on an und lässt bei gleichbleibender Spannung den Arm vom Therapeuten in Ellenbogenflexion bewegen.

**Anzahl und Dosierung.** 10–12 Wiederholungen, 60 sec Pause, 4–5 Serien.

**Stimulation der Rami articulares proximales medialis et ulnaris mit reagierendem M. flexor carpi ulnaris und M. flexor digitorum profundus (□ Abb. 3.82)**

**Ziel.** Die Ziele sind:
- Verbesserung der exzentrischen Muskelspannung des M. flexor carpi ulnaris und M. flexor digitorum profundus,
- Absicherung der Valgusbewegung im Ellenbogengelenk und
- Absicherung von Zugbelastungen.

> Der **exzentrische Einsatz der Flexorenmuskulatur** ist auch sinnvoll, um den medial ventral liegenden Ramus articularis nervi mediani mit anzusprechen.

**ASTE.** Der Patient sitzt. Er legt seinen rechten Arm, der proximal des Olekranon mit einem Sandsack unterlagert wird, in 70° Ellenbogenflexion auf die Behandlungsliege.

**Ausführung.** Der Therapeut steht vor dem Patienten, er fixiert mit seiner rechten Hand im Spangengriff die proximale Handwurzelreihe des Patienten. Mit seiner linken Hand gibt der Therapeut von lateral einen Valgusstress. Der Patient spannt in Ulnarduktion der Hand an und lässt bei gleichbleibender Spannung den Arm vom Therapeuten in Radialduktion bewegen.

**Anzahl und Dosierung.** 10–12 Wiederholungen, 60 sec Pause, 4–5 Serien.

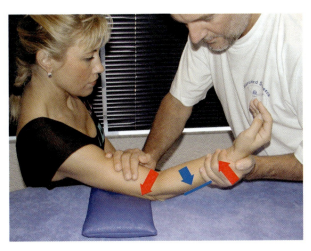

□ **Abb. 3.81.** Stimulation der Rami articulares laterales, rechts

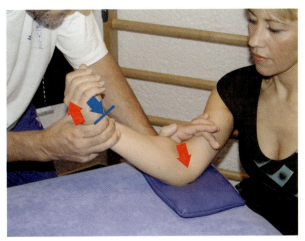

□ **Abb. 3.82.** Stimulation der Rami articulares proximales medialis et ulnaris, rechts

**3**

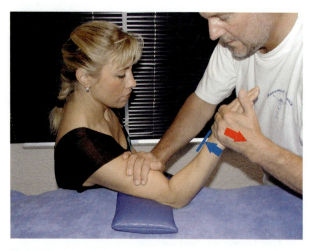

**Abb. 3.83.** Stimulation des Ramus articularis musculocutaneus, rechts

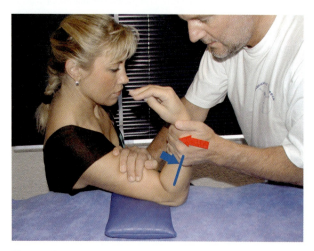

**Abb. 3.84.** Stimulation der Rami articulares radiales tricipitis, rechts

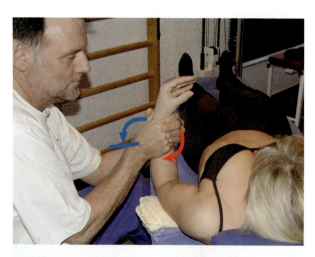

**Abb. 3.85.** Stimulation der Rami articulares nervi partis pronatoriae, links

## Stimulation des Ramus articularis musculocutaneus mit reagierendem M. biceps brachii und M. brachialis (◻ Abb. 3.83)

**Ziel.** Absicherung der Extensionsbewegung im Ellenbogengelenk.

**ASTE.** Der Patient sitzt. Er legt seinen rechten Arm, der proximal des Olekranon mit einem Sandsack unterlagert wird, in 90° Ellenbogenflexion und Pronation auf die Behandlungsliege.

**Ausführung.** Der Therapeut steht vor dem Patienten, er fixiert mit seiner rechten Hand den Patientenoberarm. Mit seiner linken Hand fixiert er von dorsal das distale Handgelenk des Patienten. Der Patient spannt in Ellenbogenflexion an und lässt bei gleichbleibender Spannung den Arm vom Therapeuten in Ellenbogenextension bewegen.

**Anzahl und Dosierung.** 10–12 Wiederholungen, 60 sec Pause (aktive Ellenbogenflexion und -extension in der Pause), 4–5 Serien.

## Stimulation der Rami articulares radiales tricipitis mit reagierendem M. triceps brachii (◻ Abb. 3.84)

**Ziel.** Absicherung der Flexionsbewegung im Ellenbogengelenk.

**ASTE.** Der Patient sitzt. Er legt seinen rechten Arm, der proximal des Olekranon mit einem Sandsack unterlagert wird, in 90° Ellenbogenflexion und Supination auf die Behandlungsliege.

**Ausführung.** Der Therapeut steht vor dem Patienten, er fixiert mit seiner rechten Hand den Patientenoberarm und umgreift mit seiner linken Hand den distalen Unterarm des Patienten. Der Patient spannt in Ellenbogenextension an und lässt bei gleichbleibender Spannung den Arm vom Therapeuten in Ellenbogenflexion bewegen.

**Anzahl und Dosierung.** 10–12 Wiederholungen, 60 sec Pause (aktive Ellenbogenflexion und -extension in der Pause), 4–5 Serien.

## Neurogene Stimulation für die Rami articulares nervi mediani partis pronatoriae für das Ellenbogengelenk (◻ Abb. 3.85)

> **Voraussetzungen** für das Training sind die Belastungsfähigkeit und Verformbarkeit des Knorpels unter Belastung. Limitiert werden Intensität und Bewegungsausmaß durch den Schmerz.

**Ziel.** Verbesserung der exzentrischen Muskelspannung des M. pronator teres.

**ASTE.** Der Patient liegt in Rückenlage. Sein Oberarm wird soweit unterlagert bis er parallel zum Rumpf liegt.

**Ausführung.** Beide Hände des Therapeuten umfassen den distalen Patientenunterarm. Der Therapeut gibt einen Approximationsschub in Richtung Articulatio cubiti. Der Patient spannt

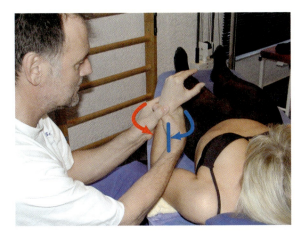

in Pronation an und lässt bei gleichbleibender Spannung den Arm in Supination drehen.

**Anzahl und Dosierung.** 10–12 Wiederholungen, 60 sec Pause (aktive Pro- und Supination in der Pause), 4–5 Serien.

## Neurogene Stimulation für die Rami articulares nervi radialis partis supinatoriae für das Ellenbogengelenk (□ Abb. 3.86)

**ASTE und Ausführung.** Wie □ Abb. 3.85, jedoch spannt der Patient in Supination an und lässt bei gleichbleibender Spannung den Unterarm vom Therapeuten in Pronation drehen.

## 3.12 Gelenkspezifische Untersuchung und Behandlung des HUG

**Gelenkphysiologie des HUG.** Das HUG ist bei Funktionsstörungen des Ellenbogengelenks das am häufigsten beteiligte Gelenk.

Es erlaubt die **aktive Flexions-/Extensionsbewegung** und die **passive Varus-/Valgusbewegung:**

- Die Flexionsbewegung ist mit einer Varisierung kombiniert,
- die Extensionsbewegung ist mit einer Valgisierung kombiniert.
- Der Humerus ist für die Varus-/Valgusbewegung konkav und die Ulna konvex,

---

- der Humerus ist für die Flexions-/ Extensionsbewegung konvex und die Ulna konkav.

Das HUG wird unter Einhaltung der Testreihenfolge aller Ellenbogengelenke befundet, da alle am Ellenbogengelenk beteiligten Gelenke mit verursachend sein können.

> **Beispiel**
> Eine endgradige **arthrokinematische Extensionseinschränkung** kann aufgrund einer osteokinematischen supinatorischen Kollagenrestriktion entstehen und kann ein mediales Gleiten des HUG limitieren.

**Ruhestellung** (»maximally loose-packed position«). Die Gelenkpartner haben in 70° Ellenbogenflexion und 10° Supination den geringstmöglichen Kontakt zueinander.

**Verriegelte Stellung** (»maximally close-packed position«). Die Gelenkpartner haben in maximaler Ellenbogenextension und maximaler Supination den größtmöglichen Kontakt zueinander.

**Kapselmuster.** Die Flexion und Extension stehen im Verhältnis 4 : 1 zueinander.

**Biomechanik des HUG bei Flexions-/Extensions-/Pro- und Supinationsbewegung.** Im Folgenden wird die **Ulnarbewegung** beschrieben:

- Flexion: ventral – lateral – Supination.
- Extension: dorsal – medial – Pronation.
- Pronation: lateral.
- Supination: medial.

**Biomechanik des HUG bei Varus-/Valgusbewegungen.** Im Folgenden wird die **Ulnarbewegung** beschrieben:

- Varus: lateral (kombiniert mit Flexion),
- Valgus: medial (kombiniert mit Extension).

### 3.12.1 Traktions-Joint play im HUG

Die Traktionsbehandlungen im Ellenbogengelenk eignen sich auch als Warming up.

**Traktions-Joint play aus Ruheposition im HUG (□ Abb. 3.87 a, b)**

**Basisbefundung.** Befundet wurden eine aktive Bewegungseinschränkung der Flexion/Extension im Ellenbogen.

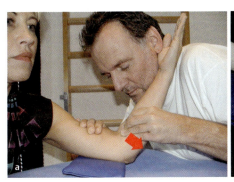
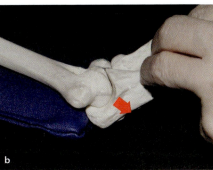

**3**

**Ziel.** Prüfen der Kapselresistenz im Seitenvergleich mit Traktionsstufe 2.

**ASTE.** Der Patient sitzt. Er legt seinen rechten Arm, der mit einen Sandsack proximal des Olekranon unterlagert ist, in 70° Ellenbogenflexion auf die Behandlungsliege und lehnt den supinierten Unterarm auf die linke Schulter des Therapeuten.

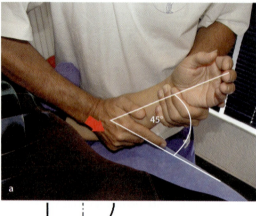

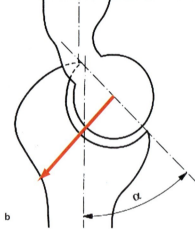

📷 **Abb. 3.88 a, b.** Traktionsmobilisation aus Vorposition Extension im HUG (links). **a** real, **b** anatomische Orientierung (Streeck 1996)

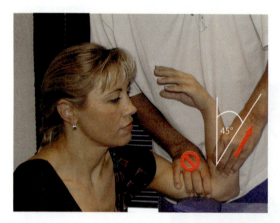

📷 **Abb. 3.89.** Traktionsmobilisation aus Vorposition Flexion im HUG, links

**Ausführung.** Der Therapeut sitzt vor dem Patienten, er fixiert mit seiner rechten Hand den Patientenoberarm und umgreift im Zangengriff gelenknah die Ulna.

Unter Hautvorgabe und Aufnahme der Weichteilkonsistenz gibt der Therapeut die Separationsrichtung entsprechend der 45°-Gelenkstellung aus der Tangentialebene unter Traktionsstufe 2 in 45° weniger als Unterarmverlaufsrichtung vor.

**Interpretation.** Das Traktions-Joint play gibt einen Hinweis auf die Resistenz der Kapsel bei der Flexions- bzw. Extensionsbewegung.

Das Bewegungsausmaß kann norm-, hyper- oder hypomobil sein.

## 3.12.2    Traktionsmobilisation im HUG

### Traktionsmobilisation aus Vorposition Extension im HUG (📷 Abb. 3.88 a, b)

**Basisbefundung.** Befundet wurden:
- Positiver Joint play,
- Kapselrestriktion.

**Ziel.** Dehnung der Kapselrestriktion mit Traktionsstufe 3.

| **Wichtig** | | |
| --- | --- | --- |
| Die **Mobilisierungsstufe 3** ist nur ab Arthrosegrad 2/3 möglich. Traktionsmobilisationen können aus unterschiedlichen Vorpositionen ausgeführt werden. | | |

**ASTE.** Der Patient liegt in Rückenlage oder sitzt. Der zu behandelnde Patientenarm wird am Oberarm mit einem Gurt auf der Bank fixiert und mit einem Sandsack unterlagert.

**Ausführung.** Der Therapeut steht neben dem Patienten. Die distale Therapeutenhand hält den Unterarm in Vorposition Extension und abnehmender Supination. Die proximale Hand legt sich mit dem Hypothenar gelenknah an die Ulna des Patienten.

Unter Hautvorgabe und Aufnahme der Weichteilkonsistenz gibt der Therapeut die Traktionsrichtung entsprechend der 45°-Gelenkstellung aus der Tangentialebene unter Traktionsstufe 3 in 45° mehr als der eingestellten Unterarmverlaufsrichtung vor.

**Anzahl und Dosierung.** 30 sec–2 min halten, 60 sec Pause, 3–4 Serien.

**Befund.** Extensionseinschränkung.

### Traktionsmobilisation aus Vorposition Flexion im HUG (📷 Abb. 3.89)

**Basisbefundung.** Befundet wurden:
- positiver Joint play,
- Kapselrestriktion.

**Ziel.** Dehnung der Kapselrestriktion mit Traktionsstufe 3.

**Wichtig**

Die **Mobilisierungsstufe 3** ist nur ab Arthrosegrad 2/3 möglich. Traktionsmobilisationen können aus unterschiedlichen Vorpositionen ausgeführt werden.

**ASTE.** Der Patient sitzt. Der zu behandelnde Arm des Patienten wird am Oberarm mit einem Gurt auf der Bank fixiert und mit einem Sandsack unterlagert.

**Ausführung.** Der Therapeut steht neben dem Patienten. Die rechte Therapeutenhand fixiert den Patientenoberarm auf dem Sandsack, die linke hält den Unterarm in Vorposition und umfasst mit den Fingern die Ulna.

Der Therapeut gibt unter Aufnahme der Weichteilkonsistenz die 45°-Traktionsrichtung aus der Tangentialebene unter Traktionsstufe 3 in 45° weniger als der eingestellten Unterarmverlaufsrichtung vor.

**Anzahl und Dosierung.** 30 sec–2 min halten, 60 sec Pause, 3–4 Serien.

**Befund.** Flexionseinschränkung.

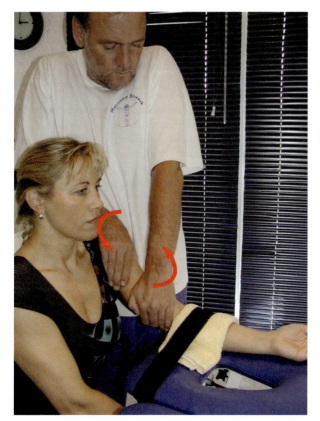

**◻ Abb. 3.90.** Rollgleiten/Mobilisation im HUG, in geschlossener Kette, links

### 3.12.3 Rollgleiten/Mobilisation im HUG: Bei Kollagenresistenz, bei Extensionseinschränkung

**Rollgleiten/Mobilisation im HUG in geschlossener Kette (◻ Abb. 3.90)**

**Basisbefundung.** Befundet wurden:
- aktive Extensionseinschränkung,
- positiver Traktions-Joint play,
- positiver Kollagentest nach medial.

**Ziel.** Dehnung der Kapselrestriktion mit Translationsstufe 3. (Auch geeignet bei synovialer Gleithypomobilität und zum Ausschwemmen von H-Brücken.)

**ASTE.** Der Patient sitzt. Der zu behandelnde Arm des Patienten wird am Unterarm mit einem Gurt auf der Bank so fixiert, dass die konkave Gelenkfläche der Ulna im Raum fixiert bleibt und die Extensionseinschränkung submaximal eingestellt ist.

**Ausführung.** Der Therapeut steht neben dem Patienten. Die distale Hand des Therapeuten umgreift von medial den distalen Oberarm, die proximale Hand liegt ventralseitig gelenknah am GHG.

Unter Hautvorgabe und Aufnahme der Weichteilkonsistenz gibt der Therapeut die Rollgleitrichtung entsprechend der 45°-Gelenkstellung mit gleichmäßig dosiertem Zug am distalen Partner und Druck am proximalen Partner vor, um den restriktiven dorsalen Kapselanteil zu stressen. Die Mobilisation wird rhythmisch ausgeführt.

**Anzahl und Dosierung.** 20 rhythmische Wiederholungen, danach 30 sec–2 min halten, 60 sec Pause, 3–4 Serien.

**Befund.** Kapsulär- und kollagenbedingte Extensionseinschränkung.

### 3.12.4 Gebogenes Gleiten/Mobilisation im HUG: Bei Synovialresistenz, bei H-Brücken-Einlagerungen, bei Extensionseinschränkung und als Warming up geeignet

**Gebogenes Gleiten/Mobilisation der Synovia des HUG, in der offenen Kette (◻ Abb. 3.91 a, b)**

**Basisbefundung.** Befundet wurden:
- aktive Extensionseinschränkung,
- positiver Traktions-Joint play,
- positiver Synovialtest nach medial.

**Ziel.** Die Ziele sind:
- Konsistenzverbesserung der Synovia,
- Ausschwemmen von Wasserstoffionen,
- Warming up unter Translationsstufe/Traktionsstufe 2.

**3**

> **Cave**
>
> Eine **statische Kollagentechnik** ist nicht erlaubt, da der falsche Gelenkanteil mobilisiert werden würde. Da über den konkaven Gelenkpartner gearbeitet wird, entstehen im Gelenk ein dorsaler angulativer Schluss und ein ventrales Aufgappen.

**ASTE.** Der Patient sitzt. Der zu behandelnde Arm des Patienten wird am Oberarm mit einem Gurt auf der Bank fixiert und mit einem Sandsack unterlagert, so dass das Olekranon frei liegt.

**Ausführung.** Der Therapeut steht neben dem Patienten. Die distale Therapeutenhand hält den Unterarm in submaximaler Extension. Die proximale Hand legt sich mit dem Hypothenar gelenknah an die Ulna des Patienten und führt unter Hautvorgabe und Aufnahme der Weichteilkonsistenz eine »Schutztraktion« Stufe 2 aus.

Mit der distalen Hand führt der Therapeut über die Ulna eine longitudinale Traktion aus, um Knorpelkontakt an der dorsalen Seite zu bekommen und um damit der biomechanischen pronatorischen Zwangsbewegung gerecht zu werden. Es folgt eine bis maximal zur Einschränkung ausgeführte Extension

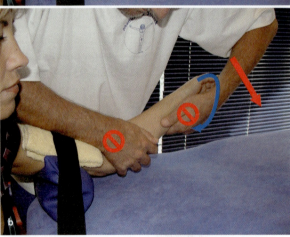

□ **Abb. 3.91 a, b.** Gebogenes Gleiten/Mobilisation des HUG (links).
**a** 1. Phase: Traktion Stufe 2 und Approximation **b** 2. Phase: Pronationsbegleitung Extension

und eine begleitende Pronation, die von der distalen Hand des Therapeuten ausgeführt werden.

**Anzahl und Dosierung.** 31–40 Wiederholungen, 30 sec Pause, 4 Serien.

**Befund.** Synovialbedingte Extensionseinschränkung bzw. endgradige Einschränkung durch Einlagerung von Wasserstoffbrücken.

### 3.12.5 Translations-Joint play nach medial im HUG: Bei Kollagenresistenz mit Extensionseinschränkung

**Translations-Joint play nach medial im HUG für die Kollagentestung (□ Abb. 3.92 a–d)**

**Basisbefundung.** Befundet wurden:
- Extensionseinschränkung und
- Valgusbewegung im Ellenbogen,
- endgradige Supinationseinschränkung.

**Ziel.** Differenzierung zwischen adaptiertem Kollagen der Kapsel und Synovialresistenz mit Translationsstufe 2.

**ASTE.** Der Patient sitzt. Er legt seinen linken Arm, der durch einen Sandsack unterhalb des Epicondylus medialis unterlagert ist, so auf die Behandlungsliege, dass die Epikondylen senkrecht übereinander stehen. Die proximale Ulna wird ebenfalls mit einem Sandsack oder Handtuch unterlagert, so dass sie frei liegt. Der Unterarm liegt in Nullstellung.

**Ausführung.** Der Therapeut steht medial vor dem Patienten und stellt die submaximale Extensionseinschränkung ein. Er fixiert mit seiner rechten Hand den Unterarm des Patienten und umgreift im Zangengriff in einem 90°-Winkel zum Unterarm des Patienten die Extensorenmuskulatur gelenknah, wobei die Phalanges mediae des Zeigefingers die Ulna anhaken.

Unter Hautvorgabe und Aufnahme der Weichteilkonsistenz gibt der Therapeut die Translationsrichtung entsprechend der 60°-85°-Schenkelneigung vor. Je endgradiger getestet wird, desto steiler wird die Translationsrichtung ausgeführt.

**Interpretation.** Mit dem Translations-Joint play lässt sich eine endgradige Resistenz der Kapsel für die Extensions- und Valgusbewegung beurteilen.

### 3.12.6 Translationsmobilisation im HUG: Bei Kollagenresistenz mit Extensionseinschränkung

**Translationsmobilisation nach medial bei Kapselkollagenrestriktion**

**Basisbefundung.** Befundet wurden:
- positiver Joint play,
- Kollagenresistenz bei Extensions-, Valguseinschränkung im Ellenbogen.

**Ziel.** Dehnung der Kapselrestriktion mit Traktionsstufe 3.

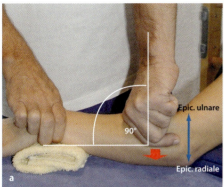

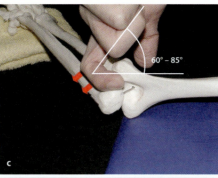

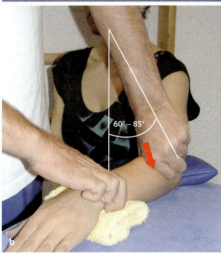

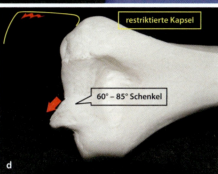

**Abb. 3.92 a–d.** Translations-Joint play nach medial im HUG für Kollagentestung, links. **a**, **b** real, **c** anatomische Orientierung, **d** Ulna aus dorsaler Sicht

**ASTE und Ausführung.** Wie bei ◘ Abb. 3.92 a, b, nur Traktionsstufe 3.

**Anzahl und Dosierung.** 30 sec$^{-2}$ min halten, 60 sec Pause, 3–4 Serien.

### 3.12.7 Translations-Joint play im HUG: Bei Synovialresistenz mit Extensionseinschränkung

**Translations-Joint play nach medial im HUG für Synovialtestung (◘ Abb. 3.93 a–c)**

**Basisbefundung.** Befundet wurden eine Einschränkung der Extensions- und Valgusbewegung im Ellenbogen.

**Ziel.** Differenzierung zwischen adaptiertem Kollagen der Kapsel und Synovialresistenz unter Translationsstufe 2.

**ASTE.** Der Patient sitzt. Er legt seinen linken Arm, der durch einen Sandsack unterhalb des Epicondylus medialis unterlagert ist, so auf die Behandlungsliege, dass die Epikondylen senk-

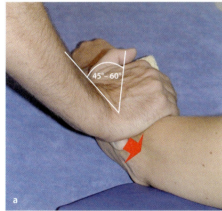

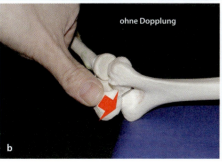

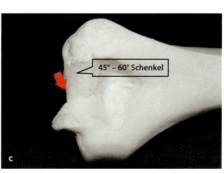

**Abb. 3.93 a–c.** Translations-Joint play nach medial für Synovialtestung, links. **a** real, **b** anatomische Orientierung, **c** Ulna aus dorsaler Sicht

**3**

recht übereinander stehen. Die proximale Ulna wird ebenfalls mit einem Sandsack oder Handtuch unterlagert, so dass sie frei liegt. Der Unterarm liegt in Nullstellung.

**Ausführung.** Der Therapeut steht lateral vor dem Patienten und stellt die submaximale Extensionseinschränkung ein. Er legt seinen linken Daumen auf die Ulna, wobei sein Unterarm im 90°-Winkel zum Unterarm des Patienten steht. Mit seinem rechten Hypothenar überlagert er seinen linken Daumen und gibt rhythmisch 20 translatorische Schübe in 45°-60° seines Unterarmverlaufs.

Die Translationsrichtung entspricht der Schenkelneigung von 45° - 60°. Je endgradiger getestet wird, desto flacher wird die Translationsrichtung ausgeführt.

**Interpretation.** Mit dem Translations-Joint play lässt sich ein Qualitätsdefizit der Synovia beurteilen.

### 3.12.8 Translationsmobilisation im HUG: Bei Synovialresistenz mit Extensionseinschränkung

#### Translationsmobilisation nach medial bei Synovialresistenz

**Befundung.** Befundet wurden:
- positiver Joint play,
- Synovialresistenz bei Extensions- und Valguseinschränkung im Ellenbogen.

**Ziel.** Verbesserung der Synovialkonsistenz.

**ASTE und Ausführung.** Wie bei ◙ Abb. 3.93 a, jedoch als Behandlungsmaßnahme.

**Anzahl und Dosierung.** 31–40 Wiederholungen, 30 sec Pause, 4 Serien.

### 3.12.9 Gebogenes Gleiten/Mobilisation im HUG: Bei Synovialresistenz mit Flexionseinschränkung

#### Gebogenes Gleiten/Mobilisation der Synovia des HUG, Vorposition Flexion in der offenen Kette (◙ Abb. 3.94 a, b)

**Basisbefundung.** Befundet wurden:
- aktive Flexionseinschränkung,
- positiver Traktions-Joint play,
- positiver Synovialtest nach lateral.

**Ziel.** Die Ziele sind:
- Konsistenzverbesserung der Synovia,
- Ausschwemmen von Wasserstoffionen,
- Warming up unter Translationsstufe/Traktionsstufe 2.

> Eine **statische Kollagentechnik** ist aufgrund des Handlings nur bis 90° Flexion möglich.

**ASTE.** Der Patient sitzt. Der zu behandelnde Patientenarm wird am Oberarm mit einem Gurt auf der Bank fixiert und mit einem Sandsack unterlagert, so dass das Olekranon frei liegt.

**Ausführung.** Der Therapeut steht vor dem Patienten. Die proximale Hand des Therapeuten umfasst von ventral gelenknah die Ulna des Patienten und führt, unter Hautvorgabe und Aufnahme der Weichteilkonsistenz, eine »Schutztraktion« Stufe 2 aus.

Die distale Hand des Therapeuten umfasst die Ulna radialwärts und führt eine Approximation aus, um ossären Kontakt zu bekommen und damit der biomechanischen supinatorischen Zwangsbewegung gerecht zu werden. Es folgen eine bis maximal zur Einschränkung ausgeführte Flexion und eine begleitende Supination, die von der Hand des Therapeuten ausgeführt werden.

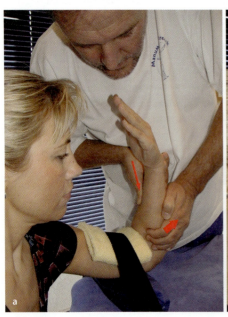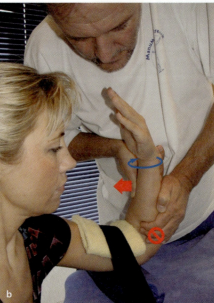

◙ **Abb. 3.94 a, b.** Gebogenes Gleiten/Mobilisation der Synovia des HUG (links). **a** 1. Phase: Schutztraktion -Approximation. **b** 2. Phase: Unter Schutztraktion - Approximation Flexion und Begleitung der Zwangssupination

**Anzahl und Dosierung.** 31–40 Wiederholungen, 30 sec Pause, 4 Serien.

**Befund.** Synovialbedingte Flexionseinschränkung, H-Brücken-Einlagerung in der Kapsel.

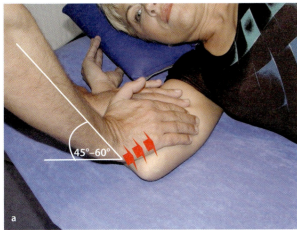

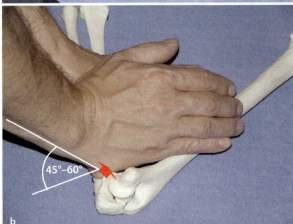

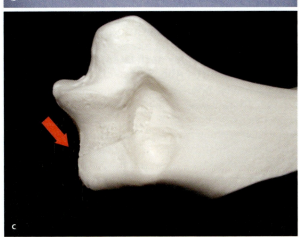

□ **Abb. 3.95 a–c.** Translations-Joint play nach lateral im HUG für die Synoviatestung, rechts. **a** real, **b** anatomische Orientierung, **c** Ulna aus dorsaler Sicht

### 3.12.10 Translations-Joint play im HUG: Bei Synovialresistenz mit Flexionseinschränkung

**Translations-Joint play nach lateral im HUG für die Synovialtestung (□ Abb. 3.95 a–c)**

**Basisbefundung.** Befundet wurden eine Einschränkung der Flexions- und Varusbewegung im Ellenbogen.

**Ziel.** Differenzierung zwischen adaptiertem Kollagen der Kapsel und Synovialresistenz unter Translationsstufe 2.

**ASTE.** Der Patient liegt in Seitlage rechts auf der Behandlungsliege. Sein rechter Arm wird so positioniert, dass die Epikondylen senkrecht übereinander stehen. Eine Unterlagerung ist nicht notwendig. Der Unterarm liegt in Supinationsstellung.

**Ausführung.** Der Therapeut steht vor dem Patienten und stellt die submaximale Flexionseinschränkung ein. Er legt seinen linken Daumen auf die Ulna, wobei sein Unterarm im 90°-Winkel zum Unterarm des Patienten steht. Mit seinem rechten Hypothenar überlagert er seinen linken Daumen und führt rhythmisch 20 translatorische Schübe in 45°–60° seines Unterarmverlaufs aus.

Unter Hautvorgabe gibt der Therapeut die Translationsrichtung entsprechend der Schenkelneigung von 40°–65° vor. Je endgradiger getestet wird, desto flacher wird die Translationsrichtung ausgeführt.

**Interpretation.** Mit dem Translations-Joint play lässt sich ein Qualitätsdefizit der Synovia und der Kapsel für die Flexions- und Valgusbewegung feststellen.

### 3.12.11 Translationsmobilisation im HUG: Bei Synovialresistenz mit Flexionseinschränkung

**Translationsmobilisation nach lateral im HUG bei Synovialresistenz**

**Basisbefundung.** Befundet wurden:
- positiver Joint play,
- Synovialresistenz bei Flexions-/Varuseinschränkung im Ellenbogen.

**Ziel.** Verbesserung der Synoviakonsistenz.

**ASTE und Ausführung.** Wie bei □ Abb. 3.95 a, jedoch als Behandlungsmaßnahme.

**Anzahl und Dosierung.** 31–40 Wiederholungen, 30 sec Pause, 4 Serien.

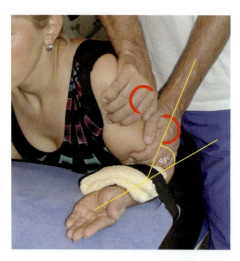

**Abb. 3.96.** Rollgleiten/Mobilisation des HUG, in geschlossener Kette, links

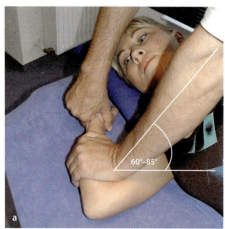

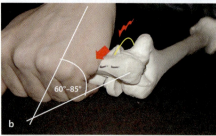

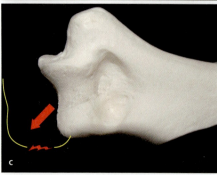

**Abb. 3.97 a–c.** Translations-Joint play nach lateral im HUG für die Kollagentestung, rechts. **a** real, **b** anatomische Orientierung, **c** Ulna aus dorsaler Sicht

### 3.12.12 Rollgleiten/Mobilisation im HUG: Bei Kollagenresistenz mit Flexionseinschränkung

**Rollgleiten/Mobilisation des HUG in geschlossener Kette (□ Abb. 3.96)**

**Basisbefundung.** Befundet wurden:
- aktive Flexionseinschränkung,
- positiver Traktions-Joint play,
- positiver Kollagentest nach lateral.

**Ziel.** Dehnung der Kapselrestriktion mit Traktionsstufe 3 aus der geschlossenen Kette.

**ASTE.** Der Patient sitzt. Der zu behandelnde Arm des Patienten wird am Unterarm mit einem Gurt auf einer Behandlungsbank mit einem flexionsvorpositionierten, negativ eingestellten Bein-/Kopfteil fixiert, so dass die konkave Gelenkfläche der Ulna im Raum fixiert bleibt.

**Ausführung.** Der Therapeut steht hinter dem Patienten. Die distale Hand des Therapeuten umgreift lateral den distalen Oberarm, die proximale Hand moduliert sich dorsal so gelenknah wie möglich am proximalen Oberarm.

Unter Hautvorgabe und Aufnahme der Weichteilkonsistenz gibt der Therapeut die Rollgleitrichtung entsprechend der 45°-Gelenkstellung mit gleichmäßig dosiertem Zug am distalen Partner und Druck am proximalen Partner vor, um den restriktiven dorsalen Kapselanteil zu stressen.

**Anzahl und Dosierung.** 30 sec–2 min halten, 60 sec Pause, 3–4 Serien.

**Befund.** Kapsuläre und kollagenbedingte Flexionseinschränkung.

### 3.12.13 Translations-Joint play im HUG: Bei Kollagenresistenz mit Flexionseinschränkung

**Translations-Joint play nach lateral im HUG für die Kollagentestung (□ Abb. 3.97 a–c)**

**Basisbefundung.** Befundet wurde eine Einschränkung der Flexions- und Varusbewegung im Ellenbogen.

**Ziel.** Differenzierung zwischen adaptiertem Kollagen der Kapsel und Synovialresistenz unter Translationsstufe 2.

**ASTE.** Der Patient liegt in Seitenlage rechts auf der Behandlungsliege. Sein Arm wird so positioniert, dass die Epikondylen senkrecht übereinander stehen. Eine Unterlagerung ist nicht notwendig. Der Unterarm liegt in Supinationsstellung.

**Ausführung.** Der Therapeut steht hinter dem Patienten und stellt die submaximale Flexionseinschränkung ein, er fixiert mit seiner rechten Hand die Patientenhand und umgreift im Zangengriff in einem 90°-Winkel zum Unterarm des Patienten die Flexorenmuskulatur gelenknah, wobei er mit seinem Hypothenar die Ulna anhakt.

Unter Hautvorgabe und Aufnahme der Weichteilkonsistenz gibt der Therapeut die Translationsrichtung entsprechend der 60°–85°-Schenkelneigung vor. Je endgradiger getestet wird, desto steiler wird die Translationsrichtung ausgeführt.

**Interpretation.** Das Translations-Joint play gibt einen Hinweis auf eine endgradige Resistenz der Kapsel für die Flexions- und Varusbewegung.

### 3.12.14 Translationsmobilisation im HUG: Bei Kollagenresistenz mit Flexionseinschränkung

**Translationsmobilisation nach lateral bei Kollagenresistenz**

**Basisbefundung.** Befundet wurden:
- positiver Joint play,
- Kollagenresistenz bei Flexions- und Varuseinschränkung im Ellenbogen.

**Ziel.** Dehnung der Kapselrestriktion.

**ASTE und Ausführung.** Wie bei ◘ Abb. 3.97 a, jedoch mit Translationsstufe 3.

**Anzahl und Dosierung.** 30 sec–2 min halten, 60 sec Pause, 3–4 Serien.

## 3.13 Gelenkspezifische Untersuchung und Behandlung des HRG

**Gelenkphysiologie des HUG.** Das HRG zeigt sich ist bei Funktionsstörungen des Ellenbogengelenks als das am wenigsten beteiligte Gelenk. Es hat den größten Kapselraum, um dem benötigten Raum für die Winkelung durch das HUG und für die Rotation durch das PRUG gerecht zu werden.

> **Wichtig**
>
> Das HRG wird nur diagnostisch zur **Testung einer Proximalisierungs- bzw. Distalisierungsfähigkeit** des Radius benutzt.

Für das HRG ist der Humerus der konvexe Gelenkpartner und der Radius der konkave Gelenkpartner.
Befundet wird das HRG unter Testreihenfolge aller Ellenbogengelenke.
**Ruhestellung** (»maximally loose-packed position«). Die Gelenkpartner haben in 0° Ellenbogenflexion und 35° Supination den geringstmöglichen Kontakt zueinander.

**Verriegelte Stellung (»maximally close-packed position«). Die Gelenkpartner haben in 90° Flexion und 0°–5° Supination den größtmöglichen Kontakt zueinander.**
**Kapselmuster.** Dem HRG ist kein Kapselmuster zuordenbar.
**Biomechanik des HRG.** Im Folgenden wird die **Radiusbewegung** beschrieben:

- Flexion: ventral.
- Extension: dorsal.
- Pronation: medial mit einem Spin nach distal.
- Supination: lateral mit einem Spin nach proximal.
- DE Hand: proximal.
- PF Hand: distal.

### 3.13.1 Mobilisationstest der Chorda obliqua

**Mobilisationstest der Chorda obliqua aus Vorposition Supination (◘ Abb. 3.98 a, b)**

**Basisbefundung.** Befundet wurden:
- aktive Bewegungseinschränkung der Supination und Dorsalextension der Hand,
- endgradige Extensionseinschränkung des Ellenbogengelenks.

**Ziel.** Die Suche nach adaptiertem Kollagen, das die Supination und Distalisierung des Radius in Traktionsstufe 2 behindert.

> **Vorrausetzung** ist eine normmobile Translationsfähigkeit im PRUG und DRUG.

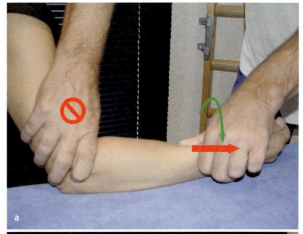

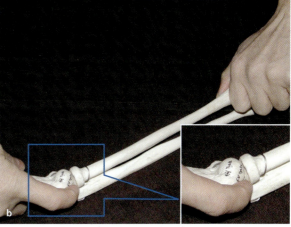

◘ **Abb. 3.98 a, b.** Mobilisationstest der Chorda obliqua aus Vorposition Supination (rechts). **a** real, **b** anatomische Orientierung, rechts

**3**

**ASTE.** Der Patient sitzt. Er legt seinen rechten Arm in 70° Ellenbogenflexion und leichter Supinationsstellung auf die Behandlungsliege.

**Ausführung.** Der Therapeut steht vor dem Patienten, er fixiert mit seiner rechten Hand den distalen Patientenoberarm und palpiert mit seinem rechten Zeigefinger den Gelenkspalt des HRG. Mit der linken Hand umgreift er im Zangengriff distal den Radius.

Unter Hautvorgabe gibt der Therapeut die longitudinale Separationsrichtung in Radiusverlaufsrichtung vor.

**Befund.** Anhand des Tests kann die Mobilität beurteilt werden:
- Normmobilität, d. h., die Chorda obliqua ist an der Supinations-/Dorsalextensionseinschränkung der Hand nicht beteiligt. Es besteht V.a. eine arthrokinematische Problematik im HUG/PRUG.
- Hypomobilität, d. h., es besteht eine Resistenz der Chorda obliqua mit adaptierter Proximalisierung des Radius.

### Mobilisation der Chorda obliqua aus Vorposition Supination im HUG

**Basisbefundung.** Befundet wurde ein positiver Mobilisationstest.

**Ziel.** Dehnung der Kollagenfasern auf Normlänge mit Traktionsstufe 3.

> **Vorraussetzung** ist eine normmobile Translationsfähigkeit im PRUG und DRUG.

**ASTE.** Der Patient sitzt. Er legt seinen rechten Arm in 70° Ellenbogenflexion und submaximaler Supinationsstellung auf die Behandlungsliege.

**Ausführung.** Der Therapeut steht vor dem Patienten, er fixiert mit seiner rechten Hand den distalen Patientenoberarm und umfasst mit der linken Hand im Zangengriff distal den Radius.

Unter Hautvorgabe gibt der Therapeut die longitudinale Separationsrichtung in Radiusverlaufsrichtung vor. Der Radius wird in Supination neu vorpositioniert und erneut separiert.

**Anzahl und Dosierung.** 30 sec$^{-2}$ min, 60 sec Pause, 3–4 Serien.

**Befund.** Restriktion der Chorda obliqua.

## 3.14    Gelenkspezifische Untersuchung und Behandlung des PRUG

**Gelenkphysiologie des PRUG.** Im PRUG und DRUG finden Supination und Pronation statt, außerdem sind beide Gelenke für die longitudinale Translationsfähigkeit des Radius verantwortlich. Im PRUG zeigen sich der Radius konvex und die Ulna konkav.

Funktionsstörungen im PRUG haben unterschiedliche Charakteristika.

**Ursachen einer eingeschränkten Supinations- und Pronationsbewegung** sind:
- eine Problematik der Zentrierungsfähigkeit des konvexen Radiuskopfes sowie
- eine sagittale Translationsfähigkeit, die sich am deutlichsten in Pronationsstellung zeigt.

Befundet wird das PRUG unter Testreihenfolge aller Ellenbogenelenke.

**Ruhestellung (»maximally loose-packed position«).** Die Gelenkpartner haben in 70° Ellenbogenflexion und 35° Supination den geringstmöglichen Kontakt zueinander.

**Verriegelte Stellung (»maximally close-packed position«).** Die Gelenkpartner haben in 0°–5° Supination den größtmöglichen Kontakt zueinander.

**Kapselmuster.** Dem PRUG ist kein Kapselmuster (Supination zeigt sich endgradig schmerzhaft) zuordenbar.

**Biomechanik des PRUG.** Im Folgenden wird die **Radiusbewegung** beschrieben:
- Pronation: dorsal.
- Supination: palmar.
- DE Hand: proximal.
- PF Hand: distal.

### 3.14.1    Translations-Joint play nach palmar im PRUG: Bei Kollagenresistenz mit Supinationseinschränkung

**Translations-Joint play nach palmar im PRUG für die Kollagentestung (■ Abb. 3.99 a, b)**

**Basisbefundung.** Befundet wurde eine Bewegungseinschränkung der Supination.

**Ziel.** Differenzierung zwischen adaptiertem Kollagen der Kapsel und Synovialresistenz unter Translationsstufe 2.

**ASTE.** Der Patient sitzt seitlich zur Behandlungsliege. Der rechte Arm wird in 60° Abduktion und 90° Ellenbogenflexion auf der Bank abgelegt, so dass der Gelenkspalt des PRUG horizontal steht. Der Unterarm wir in 5–10° Pronation eingestellt, um eine Entspannung der Membrana interossea und Chorda obliqua zu erreichen.

**Ausführung.** Der Therapeut sitzt lateral vom Patienten an der zu behandelnden Seite und umgreift mit seiner rechten Hand den Unterarm des Patienten, er legt seinen rechten Daumen auf das Radiusköpfchen und doppelt diesen mit seinem linken Daumen, der durch die gleichseitigen Finger am Epicondylus medialis widerlagert wird.

Unter Aufnahme der Weichteilkonsistenz gibt der Therapeut die Translationsrichtung horizontal nach palmar vor.

**Interpretation.** Mithilfe des Translations-Joint play kann der Therapeut die Palmarresistenz der Kapsel für die Supinationsbewegung beurteilen.

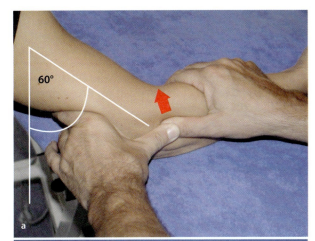

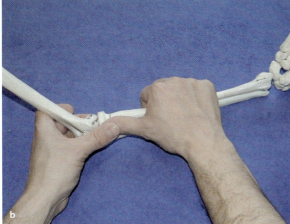

**Abb. 3.99 a, b.** Translations-Joint play nach palmar im PRUG, rechts. **a** real, **b** anatomische Orientierung, rechts

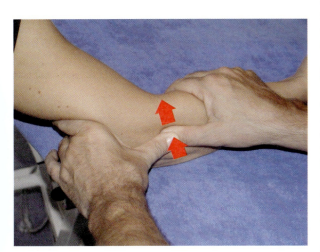

**Abb. 3.100.** Translations-Joint play nach palmar im PRUG für die Synoviatestung, rechts

### 3.14.2 Translationsmobilisation nach palmar im PRUG: Bei Kollagenresistenz mit Supinationseinschränkung

**Translationsmobilisation nach palmar im PRUG bei Kollagenrestriktion des palmaren Kapselanteiles**

**Befundung.** Befundet wurde ein positiver kollagener Joint play nach palmar.

**Ziel.** Dehnung der Kapselrestriktion der Kollagenfasern auf Normlänge unter Translationsstufe 3.

**ASTE und Ausführung.** Wie bei ◘ Abb. 3.99 a, jedoch Vorposition bis zur submaximalen Einschränkung unter Translationsstufe 3.

**Anzahl und Dosierung.** 30 sec–2 min, 60 sec Pause, 3–4 Serien.

### 3.14.3 Translations-Joint play nach palmar im PRUG: Bei Synovialresistenz mit Supinationseinschränkung

**Translations-Joint play nach palmar im PRUG für die Synoviatestung (◘ Abb. 3.100)**

**Basisbefundung.** Befundet wurde eine Bewegungseinschränkung der Supination.

**Ziel.** Differenzierung zwischen adaptiertem Kollagen der Kapsel und Synovialresistenz unter Translationsstufe 2.

**ASTE.** Der Patient sitzt seitlich zur Behandlungsliege. Der rechte Arm wird in 60° Abduktion und 90° Ellenbogenflexion auf der Bank abgelegt, so dass der Gelenkspalt des PRUG horizontal steht. Der Unterarm wir in 5–10° Pronation eingestellt, um eine Entspannung der Membrana interossea und Chorda obliqua zu erreichen.

**Ausführung.** Der Therapeut sitzt lateral vom Patienten an der zu behandelnden Seite und umgreift mit seiner rechten Hand den Radius des Patienten. Seinen rechten Daumen legt der Therapeut auf das Radiusköpfchen und doppelt diesen mit seinem linken Daumen, der durch die gleichseitigen Finger am Epicondylus medialis widerlagert wird. Die rechte Hand gibt dabei Approximationsdruck.

Unter Berücksichtigung der Weichteilkonsistenz führt der Therapeut rhythmisch 20 **translatorische Testungen** für die Synoviaqualität durch:
- Unter horizontaler Translation nach ventral prüft der Therapeut rhythmisch die rotatorische Synoviaqualität.
- Mit der über die rechte Hand eingeleiteten Pronation überprüft der Therapeut die sagittal translatorische Synoviaqualität.

**Befund.** Synovialbedingte Störung der Supinationsbewegung im PRUG.

**3**

### 3.14.4 Translations-Joint play nach palmar im PRUG: Bei Synovialresistenz mit Supinationseinschränkung

**Translationsmobilisation nach palmar im PRUG für minderwertige Synoviakonsistenz**

**Befundung.** Befundet wurde ein positiver synovialer Joint play nach palmar.

**Ziel.** Die Ziele sind:
— Konsistenzverbesserung der Synovia,
— Ausschwemmen von Wasserstoffionen,
— Warming up unter Translationsstufe 2 für nachfolgende Rehamaßnahmen.

**ASTE und Ausführung.** Wie bei ◘ Abb. 3.100, jedoch als Behandlungsmaßnahme.

**Anzahl und Dosierung.** 31–40 Wiederholungen, 30 sec Pause, 4 Serien.

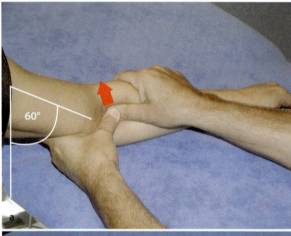

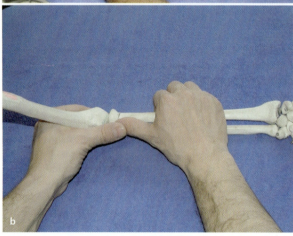

◘ **Abb. 3.101 a, b.** Translations-Joint play nach dorsal im PRUG für die Kollagentestung aus Vorposition Pronation, links. **a** real, **b** anatomische Orientierung, links

### 3.14.5 Translations-Joint play nach dorsal im PRUG: Bei Kollagenresistenz mit Pronationseinschränkung

**Translations-Joint play nach dorsal im PRUG für die Kollagentestung aus Vorposition Pronation (◘ Abb. 3.101 a, b)**

**Basisbefundung.** Befundet wurde eine Bewegungseinschränkung der Pronation.

**Ziel.** Differenzierung zwischen adaptiertem Kollagen der Kapsel und Synovialresistenz unter Translationsstufe 2.

**ASTE.** Der Patient sitzt seitlich zur Behandlungsliege. Der linke Arm wird in 60° Abduktion und 90° Ellenbogenflexion auf der Bank abgelegt, so dass der Gelenkspalt des PRUG horizontal steht. Der Unterarm wird in Vorposition Pronation gebracht.

**Ausführung.** Der Therapeut sitzt medial vor dem Patienten an der zu behandelnden Seite und umgreift mit seiner rechten Hand den Unterarm. Der rechte Daumen wird dabei auf dem Radiusköpfchen platziert. Mit seiner linken Hand umfasst der Therapeut den Ellenbogen von dorsal, so dass der linke Daumen den rechten doppelt und die gleichseitigen Finger sich am Epicondylus lateralis widerlagern.

Unter Aufnahme der Weichteilkonsistenz gibt der Therapeut die Translationsrichtung horizontal nach dorsal vor.

**Interpretation.** Mithilfe des Translations-Joint play kann der Therapeut eine dorsale Resistenz der Kapsel für Pronationsbewegung beurteilen.

### 3.14.6 Translationsmobilisation nach dorsal im PRUG: Bei Kollagenresistenz mit Pronationseinschränkung

**Translationsmobilisation nach dorsal im PRUG bei Kollagenrestriktion der dorsalen Kapsel**

**Befundung.** Befundet wurde ein positiver kollagener Joint play nach dorsal.

**Ziel.** Dehnung der Kapselrestriktion der Kollagenfasern auf Normlänge unter Translationsstufe 3.

**ASTE und Ausführung.** Wie bei ◘ Abb. 3.101 a, jedoch Vorposition bis zur submaximalen Einschränkung unter Translationsstufe 3.

**Anzahl und Dosierung.** 30 sec–2 min, 60 sec Pause, 3–4 Serien.

### 3.14.7 Translations-Joint play nach dorsal im PRUG: Bei Synovialresistenz mit Pronationseinschränkung

**Translations-Joint play nach dorsal im PRUG für die Synoviatestung, zur Beurteilung der synovialen Gleitfähigkeit horizontal und sagittal, in Vorposition Pronation (◘ Abb. 3.102)**

**Basisbefundung.** Befundet wurde eine Bewegungseinschränkung der Pronation.

**Ziel.** Differenzierung zwischen adaptiertem Kollagen der Kapsel und Synovialresistenz unter Translationsstufe 2.

**ASTE.** Der Patient sitzt seitlich zur Behandlungsliege. Der linke Arm wird in 60° Abduktion und 90° Ellenbogenflexion auf der Bank abgelegt, so dass der Gelenkspalt des PRUG horizontal steht. Der Unterarm wird in Pronation eingestellt.

**Ausführung.** Der Therapeut sitzt medial vor dem Patienten an der zu behandelnden Seite und umgreift mit seiner rechten Hand den Unterarm. Der rechte Daumen wird dabei auf dem Radiusköpfchen platziert. Mit seiner linken Hand umfasst der Therapeut den Ellenbogen von dorsal, so dass der linke Daumen den rechten doppelt und die gleichseitigen Finger sich am Epicondylus lateralis widerlagern. Die rechte Hand gibt dabei Approximationsdruck.

Unter Berücksichtigung der Weichteilkonsistenz führt der Therapeut rhythmisch 20 **translatorische Testungen** für die Synoviaqualität aus:

— Unter horizontaler Translation nach dorsal prüft der Therapeut rhythmisch die rotatorische Synoviaqualität.
— Mit der über die rechte Hand des Therapeuten eingeleiteten passiven Pronation, die das PRUG noch weiter öffnet, überprüft er die sagittal translatorische Synoviaqualität.

**Befund.** Synovialbedingte Störung der Pronationsbewegung im PRUG.

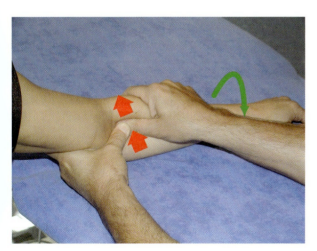

◘ **Abb. 3.102.** Translations-Joint play nach dorsal im PRUG für die Synoviatestung, links

### 3.14.8 Translations-Joint play nach dorsal im PRUG: Bei Synovialresistenz mit Pronationseinschränkung

**Translationsmobilisation nach dorsal im PRUG für minderwertige Synoviakonsistenz**

**Befundung.** Befundet wurde ein positiver synovialer Joint play nach dorsal.

**Ziel.** Die Ziele sind:
— Konsistenzverbesserung der Synovia,
— Ausschwemmen von Wasserstoffionen,
— Warming up unter Translationsstufe 2 für folgende Rehamaßnahmen.

**ASTE und Ausführung.** Wie bei ◘ Abb. 3.102, jedoch als Behandlungsmaßnahme.

**Anzahl und Dosierung.** 31–40 Wiederholungen, 30 sec Pause, 4 Serien.

### 3.14.9 Gelenkspezifische Untersuchung und Behandlung des DRUG

**Gelenkphysiologie des DRUG.** Das DRUG trägt zusammen mit dem PRUG die Verantwortung für die Rotationsfähigkeit des Radiusgelenks und für die longitudinale Translationsfähigkeit des Radius. Im DRUG zeigen sich der Radius konkav und die Ulna konvex.

Funktionsstörungen im DRUG haben unterschiedliche Charakteristika.

**Ursachen einer eingeschränkten Supinations-/Pronationsbewegung sind:**
— eine Problematik der Zentrierungsfähigkeit des konvexen Ulnakopfes mit Auswirkung auf das Handgelenk,
— eine longitudinale Translationsfähigkeit, die sich am deutlichsten in Pronationsstellung zeigt.

Befundet wird das DRUG unter Testreihenfolge aller Ellenbogengelenke.

**Ruhestellung (»maximally loose-packed position«).** Die Gelenkpartner haben in 10° Supination den geringstmöglichen Kontakt zueinander.

**Verriegelte Stellung (»maximally close-packed position«).** Die Gelenkpartner haben in 0°–5° Supination den größtmöglichen Kontakt zueinander.

**Kapselmuster.** Dem DRUG ist kein Kapselmuster (Supination und Pronation zeigen sich endgradig schmerzhaft) zuordenbar.

**Biomechanik des PRUG.** Im Folgenden wird die **Radiusbewegung** beschrieben:
— Pronation: palmar.
— Supination: dorsal.
— DE Hand: proximal.
— PF Hand: distal.

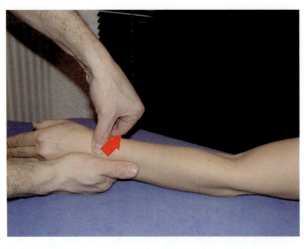

■ **Abb. 3.103.** Translations-Joint play nach palmar im DRUG für die Kollagentestung, links

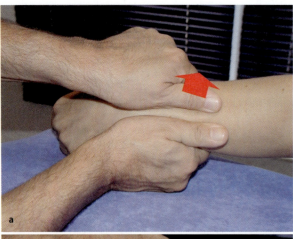

a

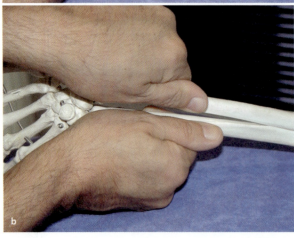

b

■ **Abb. 3.104 a, b.** Translationsmobilisation nach palmar im DRUG, links. **a** real, **b** anatomische Orientierung, links

### 3.14.10   Translations-Joint play palmar im DRUG: Bei Kollagenresistenz mit Pronationseinschränkung

**Translations-Joint play nach palmar im DRUG die für Kollagentestung (■ Abb. 3.103)**

**Basisbefundung.** Befundet wurde eine Bewegungseinschränkung der Pronation.

**Ziel.** Differenzierung zwischen adaptiertem Kollagen der Kapsel und Synovialresistenz unter Translationsstufe 2.

**ASTE und Ausführung.** Der Patient sitzt seitlich zur Behandlungsliege. Der linke Arm wird in 60° Abduktion und 90° Ellenbogenflexion auf der Bank abgelegt, so dass der Gelenkspalt des DRUG horizontal steht. Der Unterarm wird in 5–10° Pronation eingestellt, um eine Entspannung der Membrana interossea und Chorda obliqua zu erreichen.

Der Therapeut sitzt lateral vom Patienten an der zu behandelnden Seite und umgreift mit seiner rechten Hand flächig im Zangengriff die Ulna des Patienten. Mit seinem linken Daumen und Zeigefinger umfasst der Therapeut gelenknah den Radius.

Unter Aufnahme der Weichteilkonsistenz gibt der Therapeut die Translationsrichtung in einem rechten Winkel zum Radius nach ventral vor.

**Interpretation.** Anhand des Translations-Joint play lässt sich die palmare Resistenz der Kapsel für die Pronationsbewegung beurteilen.

### 3.14.11   Translationsmobilisation nach palmar im DRUG: Bei Kollagenresistenz mit Pronationseinschränkung

**Translationsmobilisation nach palmar im DRUG bei Kollagenrestriktion der palmaren Kapsel (■ Abb. 3.104 a, b)**

**Befundung.** Befundet wurde ein positiver kollagener Joint play nach palmar.

**Ziel.** Dehnung der Kapselrestriktion der Kollagenfasern auf Normlänge unter Translationsstufe 3.

**ASTE und Ausführung.** Wie bei ■ Abb. 3.103, jedoch Vorposition bis zur submaximalen Einschränkung, flächiges Fassen mit MCP-Gelenk 1 und Thenar, unter Translationsstufe 3.

**Anzahl und Dosierung.** 30 sec–2 min, 60 sec Pause, 3–4 Serien.

## 3.14.12 Translations-Joint play nach palmar im DRUG: Bei Synovialresistenz mit Pronationseinschränkung

**Translations-Joint play nach palmar im DRUG für die Synoviatestung (□ Abb. 3.105)**

**Basisbefundung.** Befundet wurde eine Bewegungseinschränkung der Pronation.

**Ziel.** Differenzierung zwischen adaptiertem Kollagen der Kapsel und Synovialresistenz unter Translationsstufe 2.

**ASTE.** Der Patient sitzt seitlich zur Behandlungsliege. Der linke Arm wird in 60° Abduktion und 90° Ellenbogenflexion auf der Bank abgelegt, so dass der Gelenkspalt des DRUG horizontal steht. Der Unterarm wir in 5–10° Pronation eingestellt, um eine Entspannung der Membrana interossea und Chorda obliqua zu erreichen.

**Ausführung.** Der Therapeut sitzt medial vom Patienten an der zu behandelnden Seite und umgreift mit seiner rechten Hand flächig im Zangengriff die Ulna des Patienten. Mit seinem linken Daumen und Zeigefinger umfasst der Therapeut gelenknah den Radius.

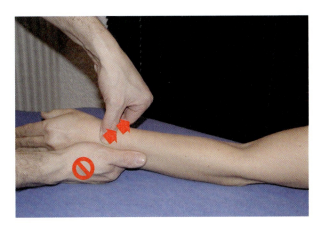

□ **Abb. 3.105.** Translations-Joint play nach palmar im DRUG für die Synoviatestung, links

Unter Aufnahme der Weichteilkonsistenz gibt der Therapeut die Translationsrichtung in einem rechten Winkel zum Radius nach palmar vor und prüft bei gleichzeitigem Approximationsdruck rhythmisch mit 20 translatorischen Bewegungen die rotatorische Synoviaqualität.

**Befund.** Synovialbedingte Störung der Pronationsbewegung im DRUG.

## 3.14.13 Translations-Joint play nach palmar im DRUG: Bei Synovialresistenz mit Pronationseinschränkung

**Translationsmobilisation nach palmar im DRUG für minderwertige Synoviakonsistenz**

**Befundung.** Befundet wurde ein positiver synovialer Joint play nach palmar.

**Ziel.** Die Ziele sind:
- Konsistenzverbesserung der Synovia,
- Ausschwemmen von Wasserstoffionen,
- Warming up unter Translationsstufe 2 für nachfolgende Rehamaßnahmen.

**ASTE und Ausführung.** Wie bei □ Abb. 3.105, jedoch als Behandlungsmaßnahme.

**Anzahl und Dosierung.** 31–40 Wiederholungen, 30 sec Pause, 4 Serien.

## 3.14.14 Translations-Joint play nach dorsal im DRUG: Bei Kollagenresistenz mit Supinationseinschränkung

**Translations-Joint play nach dorsal im DRUG für die Kollagentestung (□ Abb. 3.106)**

**Basisbefundung.** Befundet wurde eine Bewegungseinschränkung der Supination.

**Ziel.** Differenzierung zwischen adaptiertem Kollagen der Kapsel und Synovialresistenz unter Translationsstufe 2.

**ASTE.** Der Patient sitzt seitlich zur Behandlungsliege. Der Arm wird in 60° Abduktion und 90° Ellenbogenflexion auf der Bank abgelegt, so dass der Gelenkspalt des DRUG horizontal steht. Der Unterarm wir in 5–10° Pronation eingestellt, um eine Entspannung der Membrana interossea und Chorda obliqua zu erreichen.

**Ausführung.** Der Therapeut sitzt vor dem Patienten, medial des zu behandelnden Arms und umgreift mit seiner rechten Hand flächig im Zangengriff die Ulna des Patienten. Mit seinem linken Daumen und Zeigefinger umfasst der Therapeut gelenknah den Radius.

Unter Aufnahme der Weichteilkonsistenz gibt der Therapeut die Translationsrichtung in einem rechten Winkel zum Radius nach dorsal vor.

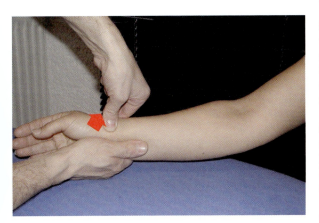

□ **Abb. 3.106.** Translations-Joint play nach dorsal im DRUG für die Kollagentestung, rechts

**Interpretation.** Anhand des Translations-Joint play lässt sich die dorsale Resistenz der Kapsel für die Supinationsbewegung beurteilen.

### 3.14.15 Translationsmobilisation nach dorsal im DRUG: Bei Kollagenresistenz mit Supinationseinschränkung

**Translationsmobilisation nach dorsal im DRUG bei Kollagenrestriktion der dorsalen Kapsel (◘ Abb. 3.107)**

**Befundung.** Befundet wurde ein positiver kollagener Joint play nach dorsal.

**Ziel.** Dehnung der Kapselrestriktion der Kollagenfasern auf Normlänge unter Translationsstufe 3.

**ASTE und Ausführung.** Wie bei ◘ Abb. 3.106, jedoch Vorposition bis zur submaximalen Einschränkung, flächiges Fassen mit MCP-Gelenk 1 und Thenar, unter Translationsstufe 3

**Anzahl und Dosierung.** 30 sec–2 min, 60 sec Pause, 3–4 Serien.

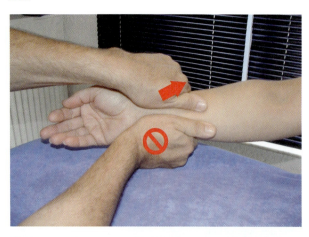

◘ **Abb. 3.107.** Translationsmobilisation nach dorsal im DRUG, rechts

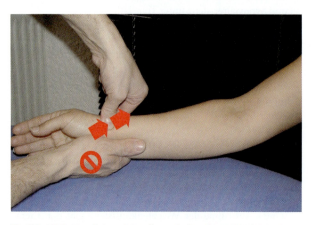

◘ **Abb. 3.108.** Translations-Joint play nach dorsal im DRUG für die Synoviatestung, rechts

### 3.14.16 Translations-Joint play nach dorsal im DRUG: Bei Synovialresistenz mit Supinationseinschränkung

**Translations-Joint play nach dorsal im DRUG für die Synoviatestung (◘ Abb. 3.108)**

**Basisbefundung.** Befundet wurde eine Bewegungseinschränkung der Supination.

**Ziel.** Differenzierung zwischen adaptiertem Kollagen der Kapsel und Synovialresistenz unter Translationsstufe 2.

**ASTE.** Der Patient sitzt seitlich zur Behandlungsliege. Der Arm wird in 60° Abduktion und 90° Ellenbogenflexion auf der Bank abgelegt, so dass der Gelenkspalt des DRUG horizontal steht. Der Unterarm wir in 5–10° Pronation eingestellt, um eine Entspannung der Membrana interossea und Chorda obliqua zu erreichen.

**Ausführung.** Der Therapeut sitzt vor dem Patienten, medial des zu behandelnden Arms und umgreift mit seiner rechten Hand flächig im Zangengriff die Ulna des Patienten. Mit seinem linken Daumen und Zeigefinger umfasst der Therapeut gelenknah den Radius.

Unter Aufnahme der Weichteilkonsistenz gibt der Therapeut die Translationsrichtung in einem rechten Winkel zum Radius nach dorsal vor und prüft bei gleichzeitigem Approximationsdruck rhythmisch mit 20 translatorischen Bewegungen die rotatorische Synoviaqualität.

**Befund.** Synovialbedingte Störung der Supinationsbewegung im DRUG.

### 3.14.17 Translationsmobilisation nach dorsal im DRUG: Bei Synovialresistenz mit Supinationseinschränkung

**Translationsmobilisation nach dorsal im DRUG für minderwertige Synoviakonsistenz**

**Befundung.** Befundet wurde ein positiver synovialer Joint play nach dorsal.

**Ziel.** Die Ziele sind:
- Konsistenzverbesserung der Synovia,
- Ausschwemmen von Wasserstoffionen,
- Warming up unter Translationsstufe 2 für nachfolgende Rehamaßnahmen.

**ASTE und Ausführung.** Wie bei ◘ Abb. 3.108, jedoch als Behandlungsmaßnahme.

**Anzahl und Dosierung.** 31–40 Wiederholungen, 30 sec Pause, 4 Serien.

## 3.14.18 Knorpelbelastungstraining/Massage für das HUG/PRUG/DRUG

### Knorpelbelastungstraining für das HUG über extensorische Isometrie (□ Abb. 3.109)

**Anamnese.** Der Knorpel ist aufgrund einer Immobilisation oder Instabilität nicht belastungsstabil.

**Ziel.** Verbesserung der Belastungsfähigkeit des Knorpels.

Limitierend ist der Schmerz.

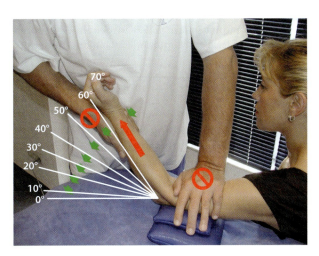

□ **Abb. 3.109.** Knorpelbelastungstraining für das HUG über extensorische Isometrie, links

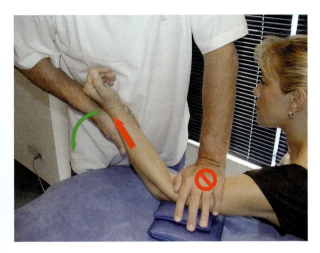

□ **Abb. 3.110.** Knorpelgleiten/Massage für das HUG über extensorische Kompressionsdynamik, links

**ASTE.** Der Patient sitzt seitlich zur Behandlungsliege. Sein Oberarm wird horizontal auf der Bank abgelegt und mit einem Sandsack am distalen Oberarmende unterlagert. Der Ellenbogen wird 70° gebeugt, der Unterarm steht in anatomischer Nullstellung.

**Ausführung.** Der Therapeut steht vor dem Patienten, lateral des zu behandelnden Arms und umgreift mit seiner rechten Hand flächig im Zangengriff die Ulna. Er führt einen longitudinalen Zug an der Ulna aus, um die adäquaten Gelenkanteile der Ulna zu betonen. Mit der linken Hand fixiert der Therapeut den Oberarm des Patienten auf der Bank.

Der Patient spannt gegen die fixierende Therapeutenhand in Extension. Die Isometrie wird 1–2 sec gehalten und dann in extensorischen 10°-Abschnitten jeweils neu beübt bis die extensorische Bewegungseinschränkung erreicht ist.

**Anzahl und Dosierung.** 1 sec halten, 90 sec Pause, 21–30 Wiederholungen. Die Anzahl der Serien richtet sich nach der Anzahl der neuen Positionen.

### Knorpelgleiten/Massage für das HUG über extensorische Kompressionsdynamik (□ Abb. 3.110)

**Anamnese.** Der Knorpel ist belastungsstabil, zeigt jedoch Defizite bei der Verformungsbelastung.

**Ziel.** Verbesserung der Verformungsbelastung des Knorpels.

Limitierend ist der Schmerz.

**ASTE und Ausführung.** Wie bei □ Abb. 3.109, jedoch bewegt der Patient langsam, mit immer größer werdenden Amplituden, den Arm gegen leichten Führungswiderstand des Therapeuten in Extension.

**Anzahl und Dosierung.** 21–30 Wiederholungen, 90 sec Pause, 3 Serien.

### Knorpelbelastungstraining für das HUG über flexorische Isometrie (□ Abb. 3.111).

**Anamnese.** Der Knorpel ist aufgrund einer Immobilisation oder Instabilität nicht belastungsstabil.

**Ziel.** Verbesserung der Tragfähigkeit des Knorpels.

Limitierend ist der Schmerz.

**ASTE.** Der Patient setzt sich seitlich zur Behandlungsliege. Der Oberarm wird horizontal auf der Bank abgelegt und mit einem Sandsack am distalen Oberarmende unterlagert. Der Ellenbogen wird 90° gebeugt, der Unterarm steht in anatomischer Nullstellung.

**Ausführung.** Der Therapeut steht vor dem Patienten, medial des zu behandelnden Arms und umgreift mit seiner rechten Hand flächig im Zangengriff die Ulna. Er gibt einen longitudinalen Kompressionsdruck auf die Ulna, um die adäquaten Ge-

**3**

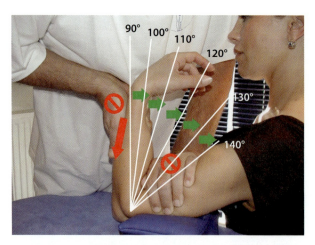

○ **Abb. 3.111.** Knorpelbelastungstraining für das HUG über flexorische Isometrie, links

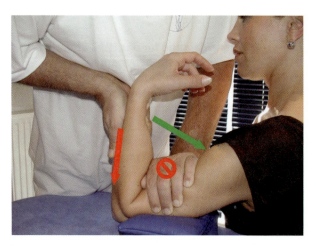

○ **Abb. 3.112.** Knorpelgleiten/Massage für das HUG über flexorische Kompressionsdynamik, links

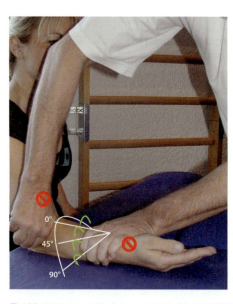

○ **Abb. 3.113.** Knorpelbelastungstraining für das PRUG/DRUG über supinatorische Isometrie, rechts

lenkanteile der Ulna zu betonen. Mit der linken Hand fixiert der Therapeut den Oberarm des Patienten auf der Bank.

Der Patient spannt gegen die fixierende Therapeutenhand in Flexion. Die Isometrie wird 1 sec gehalten und dann in extensorischen 10°-Abschnitten jeweils neu beübt bis die extensorische Bewegungseinschränkung erreicht ist.

**Anzahl und Dosierung.** 1 sec halten, 90 sec Pause, 21–30 Wiederholungen. Die Anzahl der Serien richtet sich nach der Anzahl der neuen Positionen.

### Knorpelgleiten/Massage für das HUG über flexorische Kompressionsdynamik (○ Abb. 3.112)

**Anamnese.** Der Knorpel ist belastungsstabil, zeigt jedoch Defizite bei der Verformungsbelastung.

**Ziel.** Verbesserung der Verformungsbelastung des Knorpels.

> Limitierend ist der Schmerz.

**ASTE und Ausführung.** Wie bei ○ Abb. 3.111, jedoch bewegt der Patient langsam, mit immer größer werdenden Amplituden, den Arm gegen leichten Führungswiderstand des Therapeuten in Extension.

**Anzahl und Dosierung.** 21–30 Wiederholungen, 90 sec Pause, 3 Serien.

### Knorpelbelastungstraining für das PRUG/DRUG über supinatorische Isometrie (○ Abb. 3.113)

**Anamnese.** Der Knorpel ist aufgrund einer Immobilisation oder Instabilität nicht belastungsstabil.

**Ziel.** Verbesserung der Tragfähigkeit des Knorpels.

> Limitierend ist der Schmerz.

**ASTE.** Der Patient setzt sich seitlich zur Behandlungsliege. Der Oberarm ist 60° abduziert, der Unterarm in 70° Ellenbogenflexion ulnarseitig auf der Bank abgelegt.

**Ausführung.** Der Therapeut steht vor dem Patienten, medial des zu behandelnden Arms und umgreift mit seiner rechten Hand flächig im Zangengriff die Extensorenmuskulatur, wobei sich das MCP-Gelenk 2 an das Radiusköpfchen anmoduliert und einen zur Ulna ausgerichteten Kompressionsdruck gibt. Die linke distale Hand des Therapeuten umgreift den distalen gelenknahen Aspekt des Radius, widerlagert diesen und gibt ebenfalls Kompressionsdruck in Richtung Ulna.

Der Patient spannt isometrisch gegen die fixierende distale Therapeutenhand in Supination. Die Isometrie wird 1 sec gehalten und dann in supinatorischen 10°-Abschnitten jeweils neu beübt bis die supinatorische Bewegungseinschränkung erreicht ist.

**Anzahl und Dosierung.** 1 sec halten, 90 sec Pause, 21–30 Wiederholungen. Die Anzahl der Serien richtet sich nach der Anzahl der neuen Positionen.

## Knorpelgleiten/Massage für das PRUG DRUG über supinatorische Kompressionsdynamik

**Anamnese.** Der Knorpel ist belastungsstabil, zeigt jedoch Defizite bei der Verformungsbelastung.

**Ziel.** Verbesserung der Verformungsbelastung des Knorpels.

> Limitierend ist der Schmerz.

**ASTE und Ausführung.** Wie bei ◻ Abb. 3.113, jedoch bewegt der Patient langsam, mit immer größer werdenden Amplituden, den Arm gegen leichten Führungswiderstand des Therapeuten in Supination.

**Anzahl und Dosierung.** 21–30 Wiederholungen, 90 sec Pause, 3 Serien.

## Knorpelbelastungstraining für das PRUG/DRUG über pronatorische Isometrie (◻ Abb. 3.114)

**Anamnese.** Der Knorpel ist aufgrund einer Immobilisation oder Instabilität nicht belastungsstabil.

**Ziel.** Verbesserung der Tragfähigkeit des Knorpels.

> Limitierend ist der Schmerz.

**ASTE und Ausführung.** Der Patient setzt sich seitlich zur Behandlungsliege. Der Oberarm ist 60° abduziert, der Unterarm in 70° Ellenbogenflexion ulnarseitig auf der Bank abgelegt.

Der Therapeut sitzt/steht vor vom Patienten, medial des zu behandelnden Arms und umgreift mit seiner rechten Hand flächig im Zangengriff die Extensorenmuskulatur, wobei sich sein Thenar an das Radiusköpfchen anmoduliert und einen zur Ulna ausgerichteten Kompressionsdruck gibt. Die linke distale Hand des Therapeuten umgreift den gelenknahen Aspekt des Radius

von ventral, widerlagert diesen und gibt ebenfalls Kompressionsdruck in Richtung Ulna.

Der Patient spannt isometrisch gegen die fixierende distale Therapeutenhand in Pronation. Die Isometrie wird 1 sec gehalten und dann in pronatorischen 10°-Abschnitten jeweils neu beübt bis die pronatorische Bewegungseinschränkung erreicht ist.

**Anzahl und Dosierung.** 1 sec halten, 90 sec Pause, 21–30 Wiederholungen. Die Anzahl der Serien richtet sich nach der Anzahl der neuen Positionen.

## Knorpelgleiten/Massage für das PRUG/DRUG über pronatorische Kompressionsdynamik, rechts

**Anamnese.** Der Knorpel ist belastungsstabil, jedoch nicht verformungsstabil.

**Ziel.** Verbesserung der Flexibilität des Knorpels.

> Limitierend ist der Schmerz.

**ASTE und Ausführung.** Wie bei ◻ Abb. 3.114, jedoch bewegt der Patient langsam, mit immer größer werdenden Amplituden, den Arm gegen leichten Führungswiderstand des Therapeuten in Pronation.

**Anzahl und Dosierung.** 21–30 Wiederholungen, 60 sec Pause, 3 Serien.

## 3.15 Injektionstechniken für das Ellenbogengelenk

### 3.15.1 Injektion des M. extensor carpi radialis longus und Injektion der Insertion des M. extensor carpi radialis brevis

Eine **Injektion** der Insertionsstellen der o.g. Muskeln bewirkt:
- eine Auswaschung der Entzündungsmediatoren,
- eine Verbesserung der Durchblutung,
- eine Unterbrechung des Circulus vitiosus.

Zudem bietet sie dem Manualtherapeuten die Möglichkeit, eine neurogene Dehnung durchzuführen bzw. gelenkspezifisch arbeiten zu können.

> **Wichtig**
>
> Die **Epicondylopathia humeroradialis lateralis** ist oft therapieresistent, da sie auf dem Boden nekrotischen Sehnengewebes entsteht.

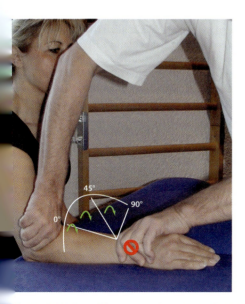

◻ **Abb. 3.114.** Knorpelbelastungstraining für das PRUG/DRUG über pronatorische Isometrie, rechts

3

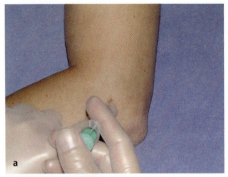

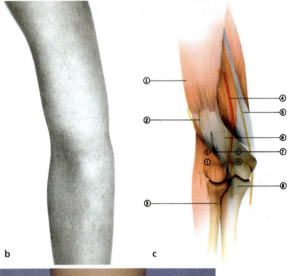

b                                    c

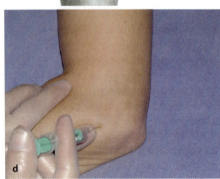

d

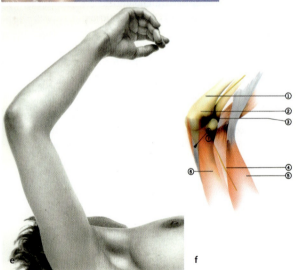

e                              f

## Injektion des M. extensor carpi radialis longus und Injektion der Insertion des M. extensor carpi radialis brevis (◘ Abb. 3.115 a–f)

### Injektionsmenge

1 ml 0,25% Bupivacain, Nadel 0,45×25 mm.

### Indikation

Eine Indikation ist bei folgenden **Diagnosen** gegeben:
- Epicondylopathia humeroradialis lateralis,
- Störung des Radioulnargelenks.

### Injektionstechnik

Die Einstichstelle wird 1–2 cm proximal des gut tastbaren Kno-
chenvorsprungs des Epicondylus humeroradialis lokalisiert.
Anschließend wird
- bei der Injektion des M. extensor carpi radialis longus
  fächerförmig in Richtung der lateralen Crista supracondylaris infiltriert,
- bei der Injektion des M. extensor carpi radialis brevis Typ
  2b fächerförmig in das horizontale Plateau des Epikondylus infiltriert.

### Differenzierte Physiotherapiemethoden

Injektionen werden in den Weichteilstadien III und IV notwendig, um eine physiologische Behandlung zu ermöglichen, die
ansonsten nur in den Weichteilstadien II oder I durchführbar
ist. Für das Humeroradialgelenk ist die Injektion in den Kapselmusterstadium II und III notwendig. Eine Manuelle Therapie
wäre sonst nicht möglich.

◘ **Abb. 3.115 a–f.** Injektion im Bereich des M. extensor carpi radialis
longus und brevis. **a** M. extensor carpi radialis longus (Typ 1), **b** Körperrelief und Hautkonturen, **c** anatomische Bezüge (Aus Raj et al. 1989) (I Injektionsstelle zur Blockade des N. radialis und musculocutaneus. II Injektionsstelle zur Blockade des N. medianus am Ellenbogen. **1** M. biceps
**2** N. musculocutaneus, **3** N. radialis **4** A. brachialis **5** N. ulnaris **6** Sehne des
M. biceps **7** Falte in der Fossa cubitalis **8** Ulna), **d** Injektion Extensor carpi
radialis brevis (Typ 2b), **e** Körperrelief und Hautkonturen (von ulnar),
**f** anatomische Bezüge (I Injektionsstelle zur Blockade des N. ulnaris. **1** Ulna, **2** Olecranon, **3** Radiusköpfchen, **4** N. ulnaris, **5** M. biceps **6** M. triceps)
(Aus Raj et al. 1989)

## Therapeutisches Fenster

**Während der ersten 6 Stunden** werden passive Techniken angewandt, um eine optimale neurogene Mobilisation des N. radialis zu erreichen, die ansonsten durch den muskulären Hypertonus (Schonhaltung) unterbunden wird.

**In den ersten 6 Tagen** sind passive Techniken zur optimalen Längeninformation geeignet, um nach Traumen oder zur Aktivierung des physiologischen Regenerationsprozesses die Makrophagenaktivität zu fördern. In den ersten 6 Tagen findet nur eine minimale Kollagensynthese statt.

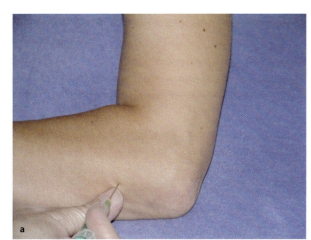

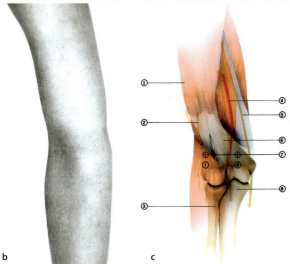

b                    c

□ **Abb. 3.116.** Injektion der Bursa subtendinea M. biceps brachii, **b** Körperrelief und Hautkonturen, **c** anatomiche Bezüge (Aus Raj et al. 1989) **I** Injektionsstelle zur Blockade des N. radialis und musculocutaneus. **II** Injektionsstelle zur Blockade des N. medianus am Ellenbogen.
**1** M. biceps, **2** N. musculocutaneus, **3** N. radialis, **4** A. brachialis, **5** N. ulnaris, **6** Sehne des M. biceps, **7** Falte in der Fossa cubitalis, **8** Ulna

## 3.15.2 Injektion der Bursa subtendinea (Bursa bicipitoradialis) des M. biceps brachii

> **Wichtig** ▮
>
> **Unterscheidungsmerkmale der Bursitis subtendinea gegenüber einer insertionsnahen Tendopathie:**
> - **Die Bursitis ist therapieresistent,** die insertionsnahe Tendopathie ist therapierbar.
> - Bei der Bursitis sind die Drehbewegungen schmerzhaft, bei der insertionsnahen Tendopathie sind die Beuge- und Streckbewegungen schmerzhaft.
> - Bei der Bursitis wird der Einstich in die Bursa vom Patienten sofort als schmerzhaft empfunden, bei der insertionsnahen Tendopathie des M. biceps brachii wird erst der Knochenkontakt als schmerzhaft empfunden.

> Oft ist es unvermeidbar, bei einer Bursitis ein **Hydrocortison** beizumischen.
> **Direkt nach der Injektion** sollte das Ellenbogengelenk in Flexion/Supination und Extension/Pronation durchbewegt werden.
> **In den folgenden 3 Tagen** sollte das Ellenbogengelenk in einer Schlinge ruhig gestellt werden.

### Injektion der Bursa subtendinea (Bursa bicipitoradialis) musculi bicipitis brachii (□ Abb. 3.116 a–c)

#### Injektionsmenge
2 ml 0,25% Bupivacain, Nadel 0,45×25 mm.

#### Indikation
Injektionen sind bei einer Bursitis subtendinea musculi bicipitis brachii angezeigt, bzw. um im Ausschlussverfahren den Befund bestätigen zu können.

#### Injektionstechnik
Die Kanüle wird ca. 5–6 cm distal des Epicondylus lateralis humeri angesetzt, der Einstich erfolgt von dorsal bei proniertem Unterarm.

#### Differenzierte Physiotherapiemethoden
Eine Injektion der Bursa ist notwendig, wenn die primär schmerzhafte Bewegung bei Pro- und Supination auftritt und nicht bei Flexion des Ellenbogens gegen Widerstand. Eine physiologische Therapie ist hier nur sehr begrenzt möglich.

#### Therapeutisches Fenster
**Direkt nach der Infiltration** ist die Extremität therapierbar. Das Ziel ist es, das Bewegungsausmaß des M. biceps brachii bzgl. des Ellenbogengelenks zu vergrößern. Bewegt wird aus Extension/Pronation in Flexion/Supination.

**3**

### 3.15.3    Injektion der Insertion des M. extensor digitorum communis

Reizungen der Insertion des M. extensor digitorum communis fallen häufig durch exzentrische Muskelaktivitäten des Muskels auf wie z. B.

- dem Halten einer Tasse,
- dem Fingerspiel bei arbeitsspezifischer Tastaturbetätigung,
- Klavierspielen etc.

Jedoch zeigt der Muskel oft eine enge Verbindung zum M. extensor carpi radialis und verzerrt dadurch eine selektive Lokalisation.

> **Wichtig** ▌
>
> Der **M. extensor digitorum communis** hat eine direkte und indirekte Insertion, die vom distalen Epicondylus lateralis humeri über das Lig. collaterale laterale, das Lig. anulare radii bis zur Fascia antebrachii reicht und kann **unterschiedlichste Beschwerdeangaben** zur Folge haben.

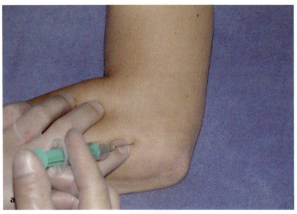

a

### Injektion der Insertion M. extensor digitorum communis (□ Abb. 3.117 a–c)

#### Injektionsmenge

2 ml 0,25% Bupivacain, Nadel 0,45×25 mm.

#### Indikation

**Injektionen** sind angezeigt bei:

- Epicondylopathia humeroradialis lateralis,
- Ansatztendinose des o.g. Muskels,
- biomechanischen Störungen des Ellenbogengelenks und der Hand durch Tonusveränderungen.

#### Injektionstechnik

Der radioulnare Gelenkspalt wird lokalisiert. Die Nadel wird von distal in einem 45°-Winkel in Richtung der distalen Kante des Epicondylus humeri lateralis eingestochen. Der Muskelansatz wird fächerförmig infiltriert.

#### Differenzierte Physiotherapiemethoden

Injektionen sind notwendig bei chronisch rezidivierenden Beschwerden in den Weichteilstadien III und IV. Hier ist eine physiologische Therapie nur sehr begrenzt möglich.

#### Therapeutisches Fenster

**Während der ersten 6 Stunden** sind passive Techniken zur optimalen neurogenen Mobilisation des N. radialis, die durch einen muskulären Hypertonus (Schonhaltung) unterbunden wird, angezeigt.

**In den ersten 6 Tagen** sind sie auch zur optimalen Längeninformation geeignet, um die Makrophagenaktivität anzuregen, z. B. nach Traumen oder zur Aktivierung des physiologischen Regenerationsprozesses. Passive Techniken sind auch deshalb indiziert, weil in den ersten 6 Tagen nur eine minimale Kollagensynthese stattfindet.

□ **Abb. 3.117 a–c.** **a** Injektion in der Nähe der Insertion des M. extensor digitorum communis, **b** Körperrelief und Hautkonturen, **c** anatomische Bezüge (Aus Raj et al. 1989)
I Injektionsstelle zur Blockade des N. ulnaris.
**1** Ulna, **2** Olecranon, **3** Radiusköpfchen, **4** N. ulnaris, **5** M. biceps, **6** M. triceps

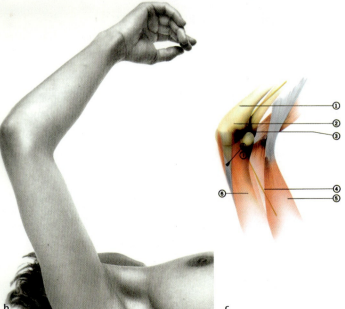

b                    c

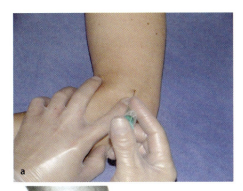

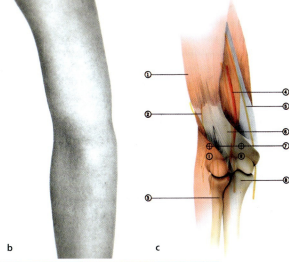

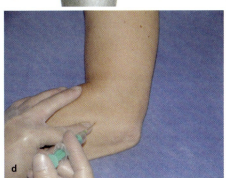

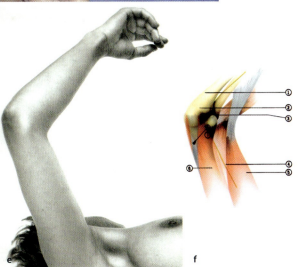

### 3.15.4 Injektion des Muskelbauches des M. extensor carpi radialis longus und Injektion im Bereich des Muskelbauches des Caput radialis des M. extensor carpi radialis brevis (Typ III)

Injektionen eines Lokalanästhetikums in den Muskelbauch bewirken eine Unterbrechung der Nervenleitgeschwindigkeit, um einen physiologischen kybernetischen Regelkreis wiederherzustellen und um die Durchblutung zu verbessern.

Für den Therapeuten wird dadurch eine optimale neurogene Mobilisation und Kollagendehnung möglich.

#### Injektion der Muskelbäuche der Mm. extensor carpi radialis longus et brevis (◘ Abb. 3.118 a-f)

##### Injektionsmenge
1–2 ml 0,25% Bupivacain, Nadel 0,45×25 mm.

##### Indikation
Injektionen sind bei Schmerzen, die vom Ellbogengelenk in den mediolateralen Unterarmbereich ausstrahlen, indiziert.

##### Injektionstechnik
Nach funktioneller Lokalisation wird der Muskelbauch in einer Tiefe von 1–2 cm infiltriert.

> **Cave**
>
> Hiermit werden der **N. cutaneus antebrachii posterior** und, im proximalen Drittel der Muskelbäuche, der von lateral nach medial verlaufende **N. radialis profundus** angesprochen.

##### Differenzierte Physiotherapiemethoden
Injektionen sind bei chronisch rezidivierenden Beschwerden in den Weichteilstadien III und IV notwendig.

##### Therapeutisches Fenster
**Während der ersten 6 Stunden** sind passive Techniken zur optimalen neurogenen Mobilisation des N. radialis, die durch einen muskulären Hypertonus (Schonhaltung) unterbunden wird, angezeigt.

◘ **Abb. 3.118 a–f. a** Injektion im Bereich des Muskelbauchs des M. extensor carpi radialis longus, **b** Hautkonturen und Körperrelief, **c** anatomische Bezüge (Aus Raj et al. 1989) (**I** Injektionsstelle zur Blockade des N. radialis und musculocutaneus. **II** Injektionsstelle zur Blockade des N. medianus am Ellenbogen. **1** M. biceps **2** N. musculocutaneus, **3** N. radialis **4** A. brachialis **5** N. ulnaris **6** Sehne des M. biceps **7** Falte in der Fossa cubitalis **8** Ulna), **d** Injektion M. ext. Carpi rad. brevis (Typ III), **e** Körperrelief und Hautkonturen, **f** anatomische Bezüge (Aus Raj et al. 1989) (**I** Injektionsstelle zur Blockade des N. ulnaris. **1** Ulna, **2** Olecranon, **3** Radiusköpfchen, **4** N. ulnaris, **5** M. biceps **6** M. triceps)

3

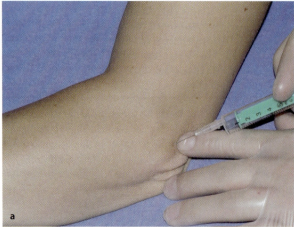

a

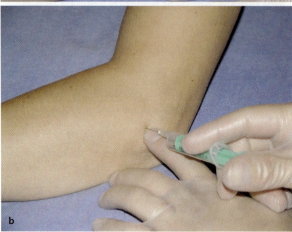

b

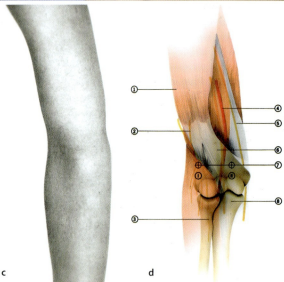

c                          d

**In den ersten 6 Tagen** sind passive Techniken ebenfalls zur optimalen Längeninformation geeignet, um die Makrophagenaktivität nach Traumen oder zur Aktivierung des physiologischen Regenerationsprozesses anzuregen. In den ersten 6 Tagen findet nur eine minimale Kollagensynthese statt.

### 3.15.5    Injektion des N. ulnaris und der Rami articulares des N. medianus im Ellenbogenbereich

Die Injektionen an die o. g. Nerven bewirken eine Reduktion vasospastischer Reaktionen im Innervationsgebiet der Nn. ulnaris und medianus.

Dem Therapeuten wird eine optimale neurogene Mobilisation und Kollagendehnung ermöglicht.

#### Injektion des N. ulnaris und der Rami articulares nervi mediani im Ellenbogengelenkbereich (◻ Abb. 3.119 a–d)
**Injektionsmenge**

1–2 ml 0,25% Bupivacain, Nadel 0,45×25 mm.

#### Indikation
Injektionen sind bei Schmerzen im medialen Ellenbogenbereich, die in den Unterarm ausstrahlen, angezeigt.

#### Injektionstechnik
Der Ellenbogen ist in 30°-Flexionsstellung positioniert. Die **Einstiche** erfolgen:
- Für den N. ulnaris: Einstich im Sulcus nervi ulnaris, zwischen Epicondylus medialis humeri und Olekranon, 1 cm proximal des Sulcus ulnaris. Stichrichtung im Verlauf des N. ulnaris.
- Für den N. medianus: Einstich an den Ramus articularis nervi mediani.

#### Differenzierte Physiotherapiemethoden
Injektionstechniken sollten bei positivem Kubitaltunneltest (neurogener Dehnschmerz im Bereich des Sulcus nervi ulnaris) bzw. bei Reizung des Ramus articularis des N. medianus im Bereich des medialen Epikondylus durchgeführt werden.

#### Therapeutisches Fenster
**Während der ersten 6 Stunden** werden passive Techniken zur optimalen neurogenen Mobilisation des N. ulnaris angewandt. Die Mobilisation wird zum einen durch einen muskulären Hypertonus (Schonhaltung) unterbunden und zum anderen durch ein Kubitaltunnelsyndrom beeinträchtigt. Das Kubitaltunnelsyndrom darf jedoch nicht ossär, als Folge einer Olekranonfraktur, bedingt sein. Eine ossäre Ursache ist dann wahrscheinlich, wenn sich die Beschwerden durch die neurogene Mobilisation beständig verschlimmern.

**Nur in den ersten 6 Stunden** nach einer Infiltration ist eine Mobilisierung des Ellenbogens bei einer Affektion des Ramus articularis nervi mediani möglich. Ansonsten limitiert der Schmerz die Ausgangsstellung für die neurogene Mobilisation.

◻ **Abb. 3.119 a–d.** Injektionen im Bereich des N. ulnaris und des N. medianus. **a** N. ulnaris, **b** Injektion an den Ramus articularis des N. medianus, **c** Hautkonturen und Körperrelief, **d** anatomische Bezüge (Aus: Raj et al. 1989)
**I** Injektionsstelle zur Blockade des N. radialis und N. musculocutaneus.
**II** Injektionsstelle zur Blockade des N. medianus am Ellbogen.
**1** M. biceps, **2** M. musculocutaneus, **3** N. radialis, **4** A. brachialis, **5** N. ulnaris, **6** Sehne des M. biceps, **7** Falte in der Fossa cubitalis, **8** Ulna

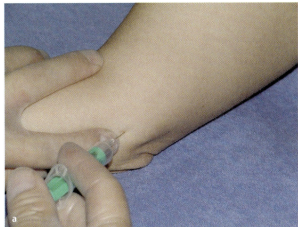

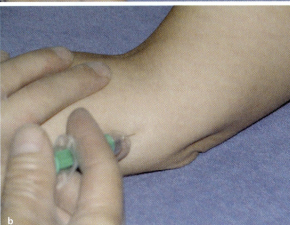

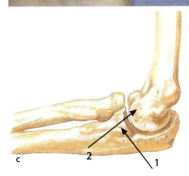

**Abb. 3.120 a–c.** Injektion im Bereich der Insertion und des tendomuskulären Übergangs der Palmarflexoren. **a** Insertionsgebiet und, **b** tendomuskulärer Übergang der Handflexoren, **c** anatomische Bezüge

### 3.15.6 Injektion der Insertionen und tendomuskulären Übergange der Palmarflexoren (Golferellenbogen)

Reizungen der Insertion der Palmarflexoren fallen häufig durch exzentrische Muskelaktivitäten der Muskeln auf, z. B. bei der Vorhand beim Tennis. Des Weiteren ist die Pronation des Unterarms schmerzhaft.

> **Wichtig**
>
> **Cortisoninjektionen** sollten verhalten gegeben werden, da sie eher katabolisch wirken. Neben der Neuraltherapie kommen die Kochsalztherapie oder die Infiltration mit Traumeel S in Frage.

### Injektion der Insertion und tendomuskulären Übergange der Palmarflexoren (■ Abb. 3.120 a–c)
#### Injektionsmenge
2 ml 0,25% Bupivacain, Nadel 0,45×25 mm.

#### Indikation
**Injektionen** sind bei folgenden Diagnosen angezeigt:
- Epicondylopathia humeroradialis medialis,
- Ansatztendinose der Mm. flexoris,
- biomechanische Störungen des Ellenbogengelenks und der Hand.

#### Injektionstechnik
Zur Injektion der Insertion wird die Muskelansatzregion der Palmarflexoren durch Funktionsprüfung und Sensationssuche lokalisiert. Die Nadel wird von distal in einem leichten Winkel in Richtung distale Kante des Epicondylus humeri medialis eingestochen, die Insertionsregion wird fächerförmig infiltriert.

Bei der Injektion des tendomuskulären Übergangs wird die Nadel ca. 1,5 cm nach distal verschoben und in einem proximal ausgerichteten ca. 45°-Winkel injiziert.

#### Differenzierte Physiotherapiemethoden
Injektionen sind bei chronisch rezidivierenden Beschwerden in den Weichteilstadien III und IV angezeigt. Eine physiologische Therapie ist hier nur sehr begrenzt möglich.

#### Therapeutisches Fenster
**Während der ersten 6 Stunden** wird eine optimale neurogene Mobilisation des N. medianus, die durch einen muskulären Hypertonus (Schonhaltung) unterbunden wird, mittels passiver Techniken erreicht.

**In den ersten 6 Tagen** sind passive Techniken auch zur optimalen Längeninformation gut geeignet, um die Makrophagenaktivität anzuregen, z. B. nach Traumen oder zur Aktivierung des physiologischen Regenerationsprozesses. In den ersten 6 Tagen findet nur eine minimale Kollagensynthese statt.

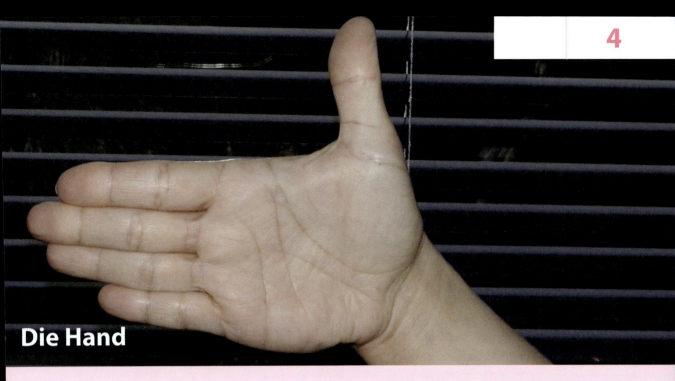

# Die Hand

## 4.1    Anatomie der Hand

Die Hand (Manus) ist ein Gebilde aus 27 einzelnen Knochen mit 36 gelenkigen Verbindungen. Insgesamt bewegen fast 40 Muskeln die hochbewegliche koordinative Hand. Ihre Beweglichkeit und die damit verbundene komplizierte Biomechanik erfordern eine optimal abgestimmte Mobilität und Stabilität.

Die Behandlung der Hand erfordert aufgrund ihrer multiplen gelenkigen Verbindungen und ihrer Vielzahl an Erkrankungsmöglichkeiten eine präzise Befundung und eine spezifische lokale Behandlung.

Die **Bewegungsfreiheit** der Hand beträgt ca.:
- 60° Dorsalextension,
- 65° Palmarflexion,
- 30° Radialabduktion und
- 40° Ulnarabduktion.

Der Radius ist gegenüber der Ulna um ca. 15° geneigt und gegenüber den Handwurzelknochen um 12° dorsopalmar geneigt. Zwischen Ulna, dem Os lunatum und Os triquetrum liegt der Discus articularis. Er überträgt Druckkräfte zwischen Ulna und Handwurzel.

Der Diskus gehört zu einem sog. **TFC-Komplex** (triangulären fibrokartilaginösen Komplex), einem dreieckigen Faserknorpelkomplex, der sich zusammensetzt aus:
- dem Discus articularis,
- dem Lig. collaterale ulnare,
- einer meniskoiden Falte der Gelenkkapsel und
- der Sehnenscheide des M. extensor carpi ulnaris.

Dynamisiert wird der TFC-Komplex über den M. abductor digiti minimi. Die meisten stabilisierenden Bänder der Hand haben Kontakt mit diesem Faserknorpelkomplex. Kommt es zu einer Instabilität in diesem Komplex, besteht die Gefahr, dass sich die Belastungssäule verändert oder dass das Os lunatum durch eine ligamentäre Schwachstelle luxiert (subluxiert).

Die eigentliche **Kraftübertragung** findet statt zwischen:
- Radius,
- Os scaphoideum und
- Os lunatum.

Die **Hand** besteht aus 8 Handwurzelknochen (Karpus), die so angeordnet sind, dass in der Palmarseite der Hand eine konkave Hohlhand entsteht. Die Handwurzelknochen setzen sich zusammen aus:
- Proximale Handwurzelreihe: Os scaphoideum, Os lunatum, Os triquetrum und Os pisiforme.
- Distale Handwurzelreihe: Os trapezium, Os trapezoideum, Os capitatum und Os hamatum.

Am Os hamatum befindet sich ein Knochenvorsprung, der Hamulus ossis hamati, der mit dem Os pisiforme die Eminentia carpi ulnaris bildet. Die Eminentia carpi radialis wird ebenfalls von Knochenvorsprüngen gebildet und zwar vom Tuberculum ossis scaphoidei und vom Tuberculum ossis trapezii. Beide Eminentiae sind durch das Lig. carpi transversum verbunden, das den Karpaltunnel für die Flexorensehnen und den N. medianus bildet.

Die **Mittelhand** (Metakarpus) besteht aus 5 Röhrenknochen. Sie bildet durch die Anordnung ihrer 2–5 Strahlen einen aus palmarer Sicht konkaven Längsbogen.

Die **Finger** (Digiti) besitzen jeweils 3 Einzelknochenglieder:
- Phalanx distalis,
- Phalanx medialis und
- Phalanx proximalis.

Die Fingergrundgelenke (Articulatio metacarpophalangea) sind anatomisch gesehen Kugelgelenke, funktionell sind jedoch nur zwei Grade der Freiheit möglich: Flexion/Extension sowie Abduktion /Adduktion. Das Spreizen der Finger ist in Extensionsstellung besser durchführbar als in Beugung, da in Streckung der kollaterale, ligamentäre Bandapparat erschlafft ist. Die Interphalangealgelenke sind Scharniergelenke mit einem Freiheitsgrad: Flexion/Extension.

Der **Daumen** besitzt 2 Einzelknochenglieder:
- Phalanx distalis und
- Phalanx proximalis.

Er hat in der Articulatio carpometacarpea pollicis ein frei bewegliches Sattelgelenk mit zwei Freiheitsgraden, wobei endgradig ein dritter Freiheitsgrad für die Rotation hinzukommt.

**Nerven und Gefäße** passieren die Hand durch engste ossäre Führungen und Logen zwischen Bändern und Muskeln und sind anfällig für Kompressionsneuropathien.

Der gesamte Handwurzelapparat ist mit einem dichten **straffen Bandapparat** abgedeckt.

Die meisten langen **Handmuskeln** kommen von den beiden Epikondylen des Ellenbogengelenks und strahlen als Sehnen in die Hand ein. Kurze Muskeln haben ihren Ursprung am Unterarm oder an der Hand selbst. Der Daumen besitzt eine »eigene« Muskulatur« (Thenar), um seiner Bewegungsfähigkeit gerecht zu werden.

Die ◘ Abb. 4.1–4.3 zeigen die anatomischen Strukturen der Hand aus verschiedenen Ansichten.

**4**

## Anatomische schematische Orientierung der Hand aus dorsaler Sicht (◘ Abb. 4.1)

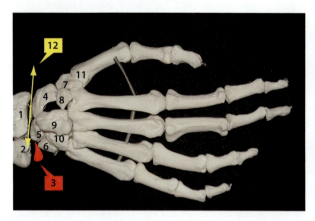

◘ **Abb. 4.1.** Anatomische schematische Orientierung der Hand aus dorsaler Sicht
**1** Radius, **2** Ulna, **3** Discus articularis (rot), **4** Os scaphoideum, **5** Os lunatum, **6** Os triquetrum, **7** Os trapezium, **9** Os capitatum, **10** Os hamatum, **11** Os metacarpale 1, **12** Radius-Ulna-Neigung (15°) (gelb)

## Anatomische schematische Orientierung der Hand aus palmarer Sicht (◘ Abb. 4.2)

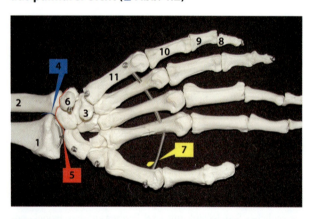

◘ **Abb. 4.2.** Anatomische schematische Orientierung der Hand aus palmarer Sicht
**1** Radius, **2** Ulna, **3** Hamulus ossis hamati, **4** Articulatio radioulnaris distalis (blau), **5** Articulatio radiocarpea (rot), **6** Os pisiforme, **7** Os sesamoideum (gelb), **8** Os phalanx distalis, **9** Os phalanx media, **10** Os phalanx proximalis, **11** Os metacarpale 5

## Anatomische schematische Orientierung der Hand (Manus) aus seitlicher Sicht (◘ Abb. 4.3)

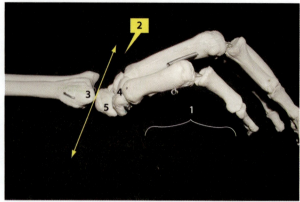

◘ **Abb. 4.3.** Anatomische schematische Orientierung der Hand (Manus) aus seitlicher Sicht
**1** Os metacarpale 1, **2** Dorsal-Palmarneigung (gelb), **3** Styloideus radii, **4** Os trapezium, **5** Os scaphoideum

### 4.1.1    Die Handmuskulatur

Die Handmuskeln werden eingeteilt in:
- palmar liegende Flexorenmuskulatur, die größtenteils durch den Karpaltunnel zieht,
- dorsal liegende Extensorenmuskulatur, die durch die dorsalen Sehnenfächer zieht,
- Thenarmuskeln des Daumenballens,
- Hypothenarmuskeln des Kleinfingerballens sowie
- kleine Fingermuskeln.

### Handgelenkflexoren

Muskeln, die durch den **Karpaltunnel** ziehen, sind:
- Mm. flexor digitorum superficialis, flexor digitorum profundus (bildet die Basis des Karpaltunnels),
- M. flexor pollicis longus,
- M. palmaris longus.

Der M. flexor carpi radialis durchstößt lediglich das Lig. transversum carpi.

### Handgelenkextensoren

Im folgenden werden die Muskeln genannt, die durch die **dorsalen Sehnenfächer** ziehen:

Durch das **1. Sehnenfach** ziehen:
- M. abductor pollicis longus und
- M. extensor pollicis brevis.

Kommt es zu einer Läsion des 1. Sehnenfachs, spricht man vom **Morbus de Quervain. Differenzialdiagnosen** sind:
- Affektion des Ramus articularis nervi radialis superficialis oder
- Periostitis der indirekten Insertion des M. brachioradialis (Styloiditis radii).

Durch das **2. Sehnenfach** ziehen:
- M. extensor carpi radialis longus und
- M. extensor carpi radialis brevis.

Reizungen dieses Sehnenfachs können durch Dislokation des Os scaphoideum bei Ulnarabduktion entstehen.

Durch das **3. Sehnenfach** zieht:
- M. extensor pollicis longus.

Reizungen sowie Sehnenluxationen entstehen in diesem Sehnenfach durch das als Hypomochlion wirkende Tuberkulum nach Lister.

Durch das **4. Sehnenfach** ziehen die Sehnen des:
- M. extensor digitorum communis und
- M. extensor digiti indicis.

Reizungen dieses Sehnenfachs entstehen bei dorsaler Lunatumdislokation.

Durch das **5. Sehnenfach** zieht:
- M. extensor digiti minimi.

Er zieht durch einen langen Faserknorpeltunnel, der zur Stenosierung (»Springfinger«) neigt. Weiterhin verläuft die Sehne des M. extensor digiti minimi über den Gelenkspalt des distalen Radioulnargelenks.

Durch das **6. Sehnenfach** zieht:
- M. extensor carpi ulnaris.
  Diese Muskelsehne hat **3 Reizstellen**:
- an der Basis des Os metacarpale 5,
- auf Handwurzelhöhe,
- proximal des Caput ulnae.

## 4.1.2 Bänder/Diskus

Die Aufgabe der Bänder besteht darin, die Handskelettknochen zu verzurren und zu stabilisieren. Des Weiteren sorgen die Bänder für eine Kapselverstärkung und limitieren die Bewegung.

Bänder, die den Unterarm mit den Handwurzelknochen verbinden, bezeichnen wir als **extrinsische Ligamente** (Ligg. radiocarpalia superficiale et profundum). Der oberflächliche und der tiefe Anteil sind so angelegt, dass in der Region des Os lunatum, Os capitatum und Os triquetrum ein bandfreier Raum entsteht. Dieser Freiraum erlaubt den beiden Handwurzelknochen eine erhöhte Mobilität, um ein Palmargleiten des Os capitatum bei Dorsalextensionsbewegung zu gewähren. Der Bandapparat verläuft vom Radius zum TFC-Komplex und weiter zu den einzelnen Handwurzelknochen.

### Ligamenta intercarpalia

Ligamenta intercarpalia oder intrinsische Ligamente sind Bänder, die die Handwurzelknochen untereinander verbinden. Verletzungen oder Rupturen dieser Bänder bedeuten Instabilität und Verminderung der Mechanik.

### Ligg. carpometacarpalia

Die Ligg. carpometacarpalia sind Bänder, die die distale Handwurzelreihe mit den Mittelhandknochen verbinden. Verletzungen/Rupturen führen zu Instabilität und können die Hohlhandprägung der Hand verändern.

### Lig. collaterale carpi ulnare

Das Lig. collaterale carpi ulnare zieht mit zwei Zügeln vom Processus styloideus ulnae zum Discus articularis und weiter zum Os triquetrum und Os pisiforme.

### Lig. collaterale carpi radiale

Das Lig. collaterale carpi radiale ist ein kurzes zweispaltiges starkes Band und verläuft vom Processus styloideus radii zum Os scaphoideum, wobei der dorsale Anteil lateral am Skaphoid ansetzt und der palmare Anteil am Tuberculum ossis scaphoidei. Zwischen den beiden Schenkeln liegt der Ramus superficialis des N. radialis.

### Discus articularis

Der Discus articularis (oder Discus ulnocarpalis) liegt zwischen der Ulna und dem Os lunatum und Os triquetrum. Er wird ulnarseitig über das Lig. collaterale ulnare und die extrinsischen oberflächlichen und tiefen Ligamente fixiert. Der Diskus dient der Mobilität und Stabilität.

Bei einem **Diskusdefekt** orientiert sich der Karpus nach radial und bringt dort das Daumensattelgelenk unter Kompression (Entstehung der Rhizarthrose). Den Discus articularis, die an ihm fixierten Bänder sowie meniskoide Gelenkkapselfalten fasst man unter dem **TFC-Komplex** oder dreieckiger Faserknorpel zusammen. Die aktive Dynamisierung des TFC-Komplexes wird durch den M. abductor digiti minimi ausgelöst.

> **Beispiel**
> Als Beispiel für einen **hypermobilen TFC-Komplex** steht die Abduktion des Kleinfingers beim Halten einer »Tasse Kaffee«.

Verletzungen des Discus articularis resultieren nicht selten aus einer Verlängerung der Ulna: Zum einen anatomisch, nach Frakturen des Radius und zum zweiten funktionell, durch eine Proximalisierung des Radius (z. B. Restriktionen der Chorda obliqua). Aber auch starke Rotationsbewegungen der Hand bei Supination und Pronation sowie Stürze auf die Hand können Diskusläsionen hervorrufen.

Die ☐ Abb. 4.4 und 4.5 stellen die topographische Lage und Anordnung der Ligamente dar.

**4**

### Anatomische schematische Orientierung des Handbandapparats, palmare Ansicht (◘ Abb. 4.4 und 4.5)

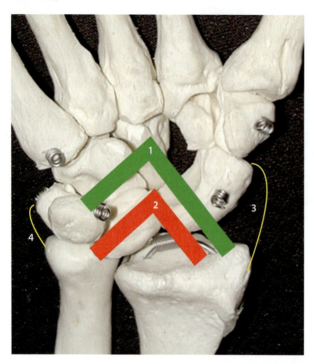

◘ **Abb. 4.4.** Ligg. radiocarpalia superficialia (rechtsseitig)
1 Lig. radiocarpeum superficiale distale, 2 Lig. radiocarpeum superficiale proximale, 3 Lig. collaterale radiale, 4 Lig. collaterale ulnare

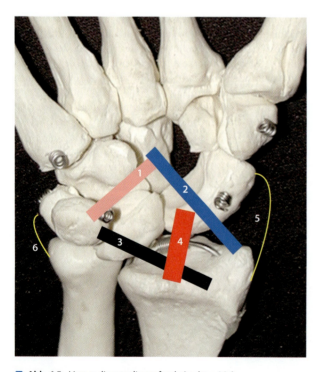

◘ **Abb. 4.5.** Ligg. radiocarpalia profunda (rechtsseitig)
1 Lig. capitotriquetrum (Lig. deltoideum), 2 Lig. radiocapitatum (Lig. deltoideum), 3 Lig. radiotriquetrum, 4 Lig. radioscaphoideum, 5 Lig. collaterale radiale, 6 Lig. collaterale ulnare

## 4.1.3    Gefäße

### A. radialis und A. ulnaris

Die Hand wird von palmar primär durch die Aa. radialis und ulnaris versorgt. Die Arterien bilden einen oberflächlichen und einen tiefen Gefäßbogen. Gespeist werden die beiden Arterien aus der A. brachialis, die wiederum aus der A. axillaris und die wiederum aus der A. subclavia entspringt.

### Arcus palmaris superficialis

Der Arcus palmaris superficialis (oberflächliche Bogen) geht aus der A. ulnaris hervor und zieht durch die Guyon-Loge unter der Palmaraponeurose auf den Sehnen der langen Fingerbeuger zum Thenarmuskel, wo er sich mit der A. radialis verbindet. Auf seinem Weg entlässt der Arcus superficialis kleine Gefäße zu den Fingern.

### Arcus palmaris profundus

Der tiefe Gefäßbogen, der Arcus palmaris profundus, wird von der A. radialis gespeist und zieht über die Basen der Mittelhandknochen nach ulnar, wo er sich mit der A. ulnaris verbindet. Der Arcus palmaris profundus versorgt die Zwischenhandmuskeln und die Gelenkkapseln der Handgelenke.

### Venengeflecht

Das Venengeflecht ist dem Arteriengeflecht begleitend angelehnt und führt die **Bezeichnung**:
- Arcus venosus palmaris superficialis und
- Arcus venosus palmaris profundus.

Für den Handrücken stehen die Vv. basilica und cephalica in Verantwortung.

### Anatomische schematische Orientierung der Handgefäße, palmare Ansicht (◘ Abb. 4.6)

## 4.1.4    Nerven der Hand

### Ramus superficialis nervi radialis

Die dorsolaterale Sensibilität der Hand wird radialseitig vom Ramus superficialis nervi radialis versorgt. Der Nerv verläuft über das Retinaculum extensorum, durch die Tabatière, spaltet sich in mehrere Äste auf und zieht bis zu den Mittelgelenken des 2. und 3. Fingerstrahls sowie dem lateralen Teil des 4. Strahls und bis zum Endgelenk des Daumens.

### Ramus palmaris nervi ulnaris

Die dorsale und palmarmediale Sensibilität der Hand wird ulnarseitig vom Ramus palmaris nervi ulnaris versorgt. Der Nerv verläuft durch die Guyon-Loge, teilt sich in 2 Nervenäste auf und zieht als Ramus dorsalis nervi ulnaris dorsalseitig zum 5. Finger und zur medialen Seite des 4. Fingers, wo er jeweils als **N. digitalis palmaris proprius** bezeichnet wird.

### Ramus palmaris nervi mediani

Die Sensibilität der palmarseitigen Daumenkuppe bis zum Daumenballen, der Karpaltunnelregion und der palmaren Mittel- und Endglieder der Finger werden vom Ramus palmaris nervi mediani bzw. den **Nn. digitales palmares nervi mediani** versorgt.

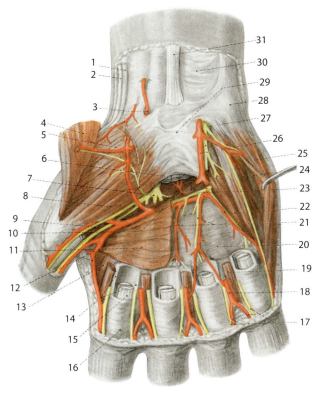

**◘ Abb. 4.6.** Anatomische schematische Orientierung der Handgefäße, palmare Ansicht (rechts) (Aus v. Lanz u. Wachsmuth 1982, 2003) **1** Tendo mi. abductoris pollicis longi, **2** Tendo mi. extensoris pollicis brevis, **3** R. volaris superficialis ae. radialis, **4** abductor pollicis brevis (durchgeschnitten), **5** M. opponens pollicis, **6** Tendines mm. flexorum digitorum (abgeschnitten), **7** N. medianus (abgeschnitten) et Rr. musculares thenaris, **8** Caput superficiale (M. flexor brevis), **9** Caput profundum (M. flexor brevis), **10** Caput obliquum (M. adductor pollicis), **11** Caput transversum (M. adductor pollicis), **12** Arcus volaris superficialis et A. metacarpea volaris I, **13** M. interosseus dorsalis I, **14** Lig. metacarpeum transversum profundum (mit Schnitträndern des Lig. vaginale accessorium), **15** Tendines mm. flexorum digitorum, **16** Lig. vaginale I, **17** Aa. et Nn. digitales volares proprii, **18** A. digitalis volaris communis IV (abgeschnitten), **19** M. lumbricalis IV (abgeschnitten), **20** Fascia volaris profunda, **21** Aa. metacarpeae volares et Rr. articulares metacarpophalangei ni. ulnaris, **22** M. flexor digiti minimi, **23** Arcus volaris profundus, Rete capeum volare et R. profundus ni. ulnaris, **24** M. opponens digiti minimi, **25** M. abductor digiti minimi, **26** R. superficialis ae. ni. ulnaris (abgeschnitten), **27** R. profundus ni. ulnaris, **28** Os pisiforme, **29** Lig. carpi transversum, **30** Lig. carpi volare, **31** Tendo ni. palmaris longi (abgeschnitten)

Der dorsale sensible Innervationsbereich beschränkt sich auf die Fingerkuppen des 1. bis 3. Fingers und den lateralen Bereich des 4. Fingers. Die palmaren Fingerkuppen besitzen eine hohe Dichte an Rezeptoren (Corpuscula lamellosa), so dass eine genaueste topographische Repräsentation (Topognosie/Stereognosie) im sensiblen Kortex möglich ist.

**Vegetative Nervenfasern**

Vegetative Nervenfasern verlaufen mit den sensiblen Nervenfasern zusammen in die Peripherie. **Läsionen** vegetativer Fasern durch z. B.:
- Kompressionstraumen,
- Rupturen,
- Ischämien durch Gefäßinfarkte/Aneurysmabildungen

haben Auswirkungen auf endo- bzw. exokrine Drüsen, auf den elektrischen Hautwiderstand und auf die Gefäßregulation.

> In der Praxis zeigen sich diese Läsionen in Form einer **Sudeck-Symptomatik** mit Irisblendphänomen und »glossy skin« (dünne Haut).

**Nn. ulnaris, radialis und medianus**

Motorisch wird die Hand über die Nn. ulnaris, radialis und medianus innerviert, wobei der N. radialis über keine motorische Innervation der kleinen Handmuskeln verfügt. Die meisten motorischen Läsionen beruhen auf Veränderungen der Sehnen untereinander. Dies bedeutet, dass es nach entzündlichen Sehnenscheidenprozessen zu Restriktionen mit Kompressionen auf durchlaufende Nerven kommen kann, so dass

es wiederum zu fokal dystonischen motorischen, aber auch sensiblen und vegetativen Funktionsausfällen kommen kann.

> **Wichtig**
>
> **Gefährdete Regionen** für ein Kompartment sind die Guyon-Loge, der Karpaltunnel und die Palmarfaszie.

### 4.1.5 Rami articulares der Hand

Im Handgelenk sind alle Nerven, die eine topographische Beziehung zu dem jeweiligen Gelenk haben, an der **Innervation der Gelenkkapseln** beteiligt, so dass der Ausfall eines Nervenastes die dynamische Stabilität nicht wesentlich beeinflusst:
- Von der palmaren Seite kommen die Gelenkäste der Nn. ulnaris, interosseus palmaris und medianus.
- Von der radialen Seite kommen die Gelenkäste des Ramus superficialis nervi radialis.
- Von der ulnaren Seite kommen die Gelenkäste des Ramus profundus nervi ulnaris.
- Von der dorsalen Seite kommt der N. interosseus dorsalis als Nervenast, der hauptsächlich die Gelenkkapsel versorgt.

Der N. interosseus dorsalis endet großflächig auf dem Handrücken in Form von Pseudoganglien, kleinen Nervenendknötchen, aus denen kleinste Nervenfäden zu den Gelenken ziehen. Wie auch der N. interosseus palmaris versorgt der N. interosseus dorsalis nicht nur die Gelenkkapsel, sondern innerviert auch Blutgefäße und Bänder sowie die Stabilität zugeordneter Muskeln.

**4**

Die ■ Abb. 4.7 und 4.8 beschreiben die Vernetzungen der Rami articulares der Hand.

## Anatomische schematische Orientierung der Rami articulares palmares (■ Abb. 4.7)

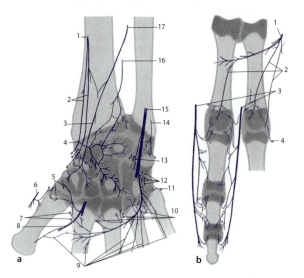

■ **Abb. 4.7.** Anatomische schematische Orientierung der Rami articulares palmares (Aus v. Lanz u. Wachsmuth, 1982, 2003)
**a** 1 N. cutaneus antebrachii radialis, 2 Rr. articulares ni. cutanei antebrachii radialis, 3 R. articulris ri. palmaris ni. mediani, 4 R. anastomoticus cum no. interosseo volare, 5 Rr. articulares ni. mediani, 6 N. digitalis dorsalis propius radialis I, 7 Rr. perforantes, 8 N. digitalis volaris proprius radialis I, 9 Rr. articulares ri. profundi ni. ulnaris für die Fingergrundgelenke, 10 Rr. perforantes, 11 R. articulares ri dorsalis manus ni. ulnaris, 12 Rr. articulares ri. profundi ni. ulnaris, 13 R. articularis ni. ulnaris, 14 R. articularis ni. cutanei antebrachii ulnaris, 15 N. ulnaris, 16 N. interosseus volaris, 17 R. palmaris ni. mediani
**b** 1 R. profundus ni. ulnaris, 2 Rr. articulares für die Fingergrundgelenke II umd III, 3 Nn. digitales volares proprii II, 4 R. articularis ni. digitalis volaris ulnaris III

## Anatomische schematische Orientierung der Rami articulares dorsales (■ Abb. 4.8)

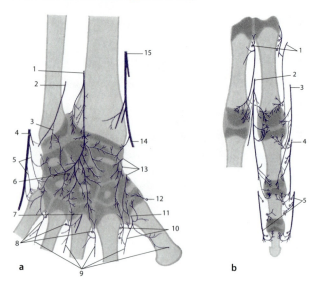

■ **Abb. 4.8.** Anatomische schematische Orientierung der Rami articulares dorsales (Aus v. Lanz u. Wachsmuth, 1982, 2003)
**a** 1 N. interosseus dosalis, 2 N. cutaneus antebrachii dorsalis, 3 R. articularis ni. cutanei antebrachii dorsalis, 4 R. dorsalis manus ni. ulnaris, 5 Rr. articularis ad partem ulnarem carpi, 6 R. anastom. ri. superficialis ni. radialis cum no. interosseo dorsali, 7 N. digitalis dorsalis proprius radialis IV, 8 Rr. perforantes ni. ulnaris, 9 Rr. intermetacarpales, 10 Rr. perforantes ni. ulnaris, 11 R. articularis spatii interossei I, 12 R. articularis ni. digitalis dorsalis proprii radialis I, 13 Rr. articularis ni. cutanei antebrachii radialis, 14 R. volaris, 15 R. superficialis ni. radialis
**b** 1 Rr. intermetacarpales, 2 N. digitalis dorsalis communis, 3 N. digitalis dorsalis proprius radialis II, 4 R. ni. digitalis volaris proprii radialis II, 5 Nn. digitalis volares proprii II

## 4.2    Anatomische Gesetzmäßigkeiten des Handgelenks

### 4.2.1    Das proximale Handwurzelgelenk (Articulatio radiocarpalis)

Das proximale Handwurzelgelenk (■ Abb. 4.9 a) ist ein Eigelenk, das einerseits
- von der Facies articularis carpalis radii und andererseits
- vom Os scaphoideum,
- vom Os lunatum und Os triquetrum
gebildet wird. Ulnarseitig wird der Kontakt zur proximalen Handwurzelreihe durch den Discus articularis (■ Abb. 4.9 b) hergestellt.

Das Gelenk hat **2 Freiheitsgrade**:
- Flexion/Extension und
- Ulnarabduktion/Radialabduktion.

Der Radius ist gegenüber der gleichmäßig halbmondförmigen, konvexen proximalen Handwurzelreihe konkav und zeigt eine 15°-Ulnarneigung und eine 12°-Palmarneigung.

Bei der **Dorsalextensionsbewegung** im proximalen Handwurzelgelenk gleitet die proximale Handwurzelreihe nach palmar. Die Bewegung ist gekoppelt mit einer biomechanischen Radialabduktion und einer biomechanischen Pronation.

Bei der **Palmarflexionsbewegung** gleitet die proximale Handwurzelreihe nach dorsal. Die Bewegung ist gekoppelt mit einer biomechanischen Ulnarabduktion und biomechanischen Supination.

## Anatomische schematische Orientierung des proximalen Handwurzelgelenks (⬛ Abb. 4.9 a, b)

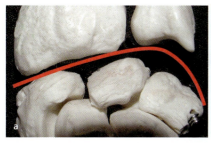
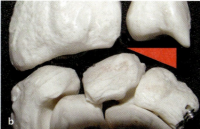

⬛ **Abb. 4.9 a, b.** Anatomische schematische Orientierung der Articulatio radiocarpalis. **a** proximales Handwurzelgelenk, **b** Lage des Discus articularis

### 4.2.2  Das distale Handwurzelgelenk (Articulatio mediocarpalis)

Das distale Handwurzelgelenk liegt zwischen den beiden Handwurzelknochenreihen und weist eine Gegenläufigkeit bezüglich der Konvexität und Konkavität auf.

> **Wichtig** ▮
>
> **So ergibt sich folgendes gelenkphysiologisches Bild:**
> In der **proximalen Handwurzelreihe** sind:
> – Os scaphoideum gegenüber dem Os trapezium und Os trapezoideum konvex,
> – Os scaphoideum gegenüber Os capitatum konkav,
> – Os lunatum und Os triquetrum gegenüber dem Os capitatum und Os hamatum konkav.
>
> In der **distalen Handwurzelreihe** sind:
> – Os trapezium und Os trapezoideum konkav,
> – Os capitatum und Os hamatum konvex.
>
> Bei **Dorsalextensionsbewegung** kommt es zu einer gegenläufigen Bewegung:
> – Os trapezium und Os trapezoideum gleiten nach dorsal.
> – Os capitatum und Os hamatum gleiten nach palmar.
>
> Bei der **Palmarflexionsbewegung** kommt es ebenfalls zu einer gegenläufigen Bewegung:
> – Os trapezium und Os trapezoideum gleiten nach palmar.
> – Os capitatum und Os hamatum gleiten nach dorsal.

### 4.2.3  Die dazwischenliegenden Handwurzelgelenke (Articulationes intercarpales)

Die größte Problematik der Gegengleichbewegung im Handwurzelbereich besteht in der **Articulatio intercarpalis** vom Os trapezoideum zum Os capitatum. In diesem Gelenkabschnitt treffen zwei gegenläufige Kräfte aufeinander.

Das **Os capitatum** muss bei Dorsalextension der Hand stark nach palmar gleiten, um keine Kompression auf das Os lunatum und Os trapezoideum zu verursachen. Dies wird zum einen durch einen freien Bandraum und zum anderen durch die Scherwirkung zweier physiologisch intakter biomechanischer Bewegungen ermöglicht.

Das **Os lunatum** zeigt gegenüber seinen Nachbarknochen

– Radius,
– Os scaphoideum,
– Os triquetrum,
– Os capitatum

eine hohe Beweglichkeit. Als Folge davon kann es zu Bandeinrissen kommen (intrinsische Läsionen), die zu **Dislokationen/ Luxationen** führen können:

– Perilunäre Dislokationen/Luxationen nach dorsal, die eine Reizung des 4. Sehnenfachs und eine endgradige Dorsalextensionseinschränkung verursachen können.
– Dislokationen/Luxationen nach palmar, die zwar keine Bewegungseinschränkungen zur Folge haben, sie können jedoch zur Kompression des N. medianus führen.

## Anatomische schematische Orientierung: distales Handwurzelgelenk (⬛ Abb. 4.10)

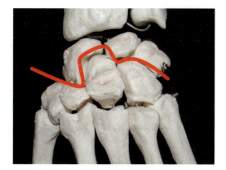

⬛ **Abb. 4.10.** Anatomische schematische Orientierung: Articulatio mediacarpalis

## Anatomische schematische Orientierung: Articulationes intercarpales (⬛ Abb. 4.11)

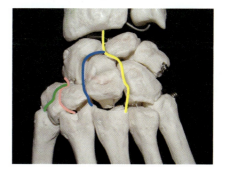

⬛ **Abb. 4.11.** Anatomische schematische Orientierung: Articulationes intercarpales

**4**

### 4.2.4    Das Daumensattelgelenk (Articulatio carpometacarpalis pollicis)

Der Gelenkpartner des Daumengelenks, das Os trapezium, hat eine radioulnarseitige 35°-Neigung für die Flexion/Extension (konvex) und eine dorsopalmarseitige 15°-Neigung für die Abduktion/Adduktion (konkav). Trotz dieser 2-gradigen Freigabe erlauben eine schlaffe Gelenkkapsel sowie eine fehlende gelenkige Verbindung zum MCP-Gelenk 2 den Hauptfunktionsbewegungen soviel Bewegungsfreiheit, dass das Daumensattelgelenk funktionell endgradig einem Kugelgelenk mit hohem funktionellen Wert nahe kommt. So entstehen **zusätzlich zwei Bewegungen**:

- Oppositionsbewegung, die sich aus einer Flexion (auch Ulnaradduktion), Abduktion und einer endgradigen Pronationsbewegung zusammensetzt.
- Repositionsbewegung, die sich aus Extension (auch Radialabduktion), Adduktion und einer endgradigen Supinationsbewegung zusammensetzt.

> In der **Traktionstherapie** ist die Beachtung der 35°-Neigung unwichtig, da die Behandlungsebene an der Basis des Os metacarpale 1 liegt. Die dorsal-palmare **15°-Neigung ist von Bedeutung**, da die Behandlungsebene das konkave Os trapezium ist.
> Die Problematik zeigt sich bei dem Versuch, eine Traktion für Abd/Add auszuführen. Aufgrund der fixierten 15°-Stellung des Os trapezium lässt sich der Daumen nicht ohne unphysiologisches Angulieren im 90°-Winkel aus der Behandlungsebene traktionieren.
> **Fazit:** Die Translation wird sowohl in der Testung als auch in der Behandlung bevorzugt.

In den ◘ Abb. 4.12 und 4.13 a–g werden die Achsen und Ebenen des Os trapezium zur Verdeutlichung dargestellt.

#### Anatomische schematische Orientierung: das Daumensattelgelenk (◘ Abb. 4.12)

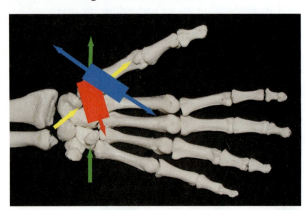

◘ **Abb. 4.12.** Anatomische schematische Orientierung: Articulatio carpometacarpalis pollicis
**Blau:** Extensions-/Flexions-Ebene in einer radial-ulnaren 35°-Neigung. Trapezium konvex. **Rot:** Abduktions-/Adduktions-Ebene in einer dorsal-palmaren 15°-Neigung. Trapezium konkav. **Gelb:** Dorsal-/Palmar-Achse für Extension/Flexion **Grün:** Radial-/Ulnar-Achse für Abduktion/Adduktion

#### Achsen und Ebenen des Os trapezium von palmar (◘ Abb. 4.13 a–g)

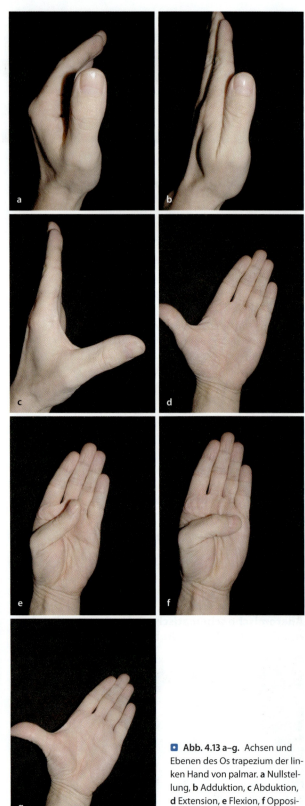

◘ **Abb. 4.13 a–g.** Achsen und Ebenen des Os trapezium der linken Hand von palmar. **a** Nullstellung, **b** Adduktion, **c** Abduktion, **d** Extension, **e** Flexion, **f** Opposition, **g** Reposition

### 4.2.5 Fingergelenke (Articulationes metacarpophalangeae et interphalangeae)

Die Fingergelenke bestehen aus Grund-, Mittel-, und Endgelenk. Die Grundgelenke (Articulationes metacarpophalangeae) sind anatomisch gesehen Kugelgelenke, funktionell sind sie jedoch durch straffe Seitenbänder zu Gelenken mit 2 Freiheitsgraden limitiert. Die Mittel- und Endgelenke sind Scharniergelenke. Die distalen Gelenkflächen sind konvex und die proximalen konkav.

**Anatomische schematische Orientierung: die Fingergelenke (□ Abb. 4.14 a, b)**

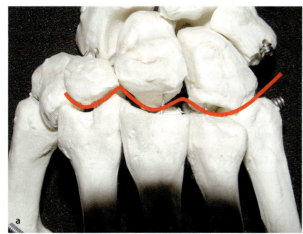

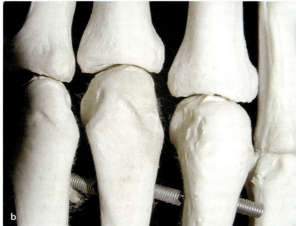

□ **Abb. 4.14 a, b.** Anatomische schematische Orientierung: die Fingergelenke. **a** Articulatio carpometacarpea, **b** Articulatio metacarpophalangea

### 4.2.6 Guyon-Loge

Die Guyon-Loge bildet einen ossär-ligamentären Kanal für die Vasa ulnaria und den N. ulnaris. Die Loge liegt ulnarseitig des proximalen Handwurzelgelenks und wird durch **folgende Strukturen** begrenzt:

= Os pisiforme,
= Hamulus ossis hamati,
= Ligg. pisohamatum/pisometacarpeum,
= das palmar liegende Lig. carpi palmare und M. palmaris brevis und
= die medial begrenzende Sehne des M. flexor carpi ulnaris.

Aufgrund der Raumenge können vor, in, oder hinter der Loge Kompressionsneuropathien entstehen, die zu vaskulären, motorischen, sensiblen oder vegetativen Defiziten führen können.

**Schädigungen** können an unterschiedlichen Stellen auftreten:

= Gerät der sensible Ast unter Kompression, kann sich eine Mononeuropathia ulnaris (sog. Radfahrererkrankung) mit Sensibilitätsstörungen zeigen.
= Gerät der motorische Ast unter anhaltenden Druck, findet man eine Muskelatrophie der Interossealmuskulatur und der Hypothenarmuskulatur.
= Des Weiteren können vegetative Symptome wie vasomotorische Reaktionen, Piloarrektionen und trophische Störungen im Bereich der MCP-Gelenke 4 und 5 und des Kleinfingerballens entstehen.
= Ein nach proximal ziehender Schmerz wird häufig durch einen hypertonen M. flexor carpi ulnaris ausgelöst, der die Loge durch seine zu hohe Anspannung einengen kann.

**Anatomische Orientierung: die Guyon-Loge (□ Abb. 4.15)**

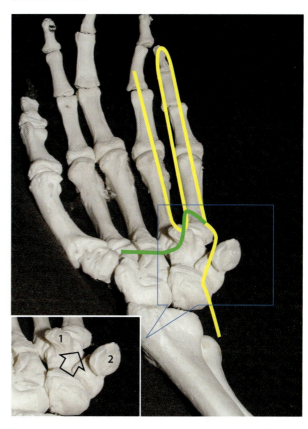

□ **Abb. 4.15.** Anatomische Orientierung: Guyon-Loge (Aus Frisch, 2003)
**1** Hamulus ossis hamati, **2** Os pisiforme, **3** N. ulnaris (sensibler Ast) (gelb), **4** N. ulnaris (motorischer Ast) (grün)

**4**

### 4.2.7    Karpaltunnel (Canalis carpi)

Die seitliche ossäre Begrenzung des Karpaltunnels besteht aus der Eminentia carpi radialis, die sich aus dem Tuberculum ossis scaphoidei und dem Tuberculum ossis trapezii zusammensetzt und der Eminentia carpi ulnaris, die sich aus dem Os pisiforme und dem Hamulus ossis hamati zusammensetzt. Erst das palmar überspannende Lig. transversum carpi macht den Sulcus carpi zum Tunnel.

Im **Karpaltunnel** verlaufen:

- Sehnen der Mm. flexor digitorum superficialis und profundus,
- Sehne des M. flexor pollicis longus und
- N. medianus.

Der M. flexor carpi radialis durchstößt das Lig. transversum carpi.

Ca 5 cm proximal des Retinaculum flexorum verläßt der sensible Ramus palmaris nervi mediani den N. medianus, läuft über das Lig. transversum carpi und versorgt den Thenar und die radiale Hälfte der palmaren Hand.

Eine Proliferation des Lig. transversum carpi mit Kompression auf den über das Band laufenden sensiblen Ramus palmaris nervi mediani löst eine Dysästhesie in dieser Region aus.

Eine **Kompression** auf den im Karpaltunnel verlaufenden N. medianus, verursacht durch Proliferation der durch den Tunnel verlaufenden Sehnen, kann auslösen:

- Schwäche und Atrophien des
  - M. opponens,
  - M. abductor pollicis brevis,
  - M. flexor pollicis brevis und der
  - Mm. lumbricales manus radiales
- sowie Sensibilitätsstörungen der Fingerkuppen von Daumen, Zeige-, und Ringfinger.

> **Wichtig**
>
> Der N. ulnaris kann wesentliche Teile der Thenarmuskulatur mitversorgen. Der motorische Ast des N. medianus für die Thenarmuskulatur zweigt sich im proximalen Bereich des Karpaltunnels ab. Eine **fehlende Daumenballenatrophie** ist also als falsch negativ zu bewerten.

Die **Entstehung einer Karpaltunnel-Problematik** wird häufig durch andere Krankheitsbilder begünstigt, z. B.:

- Myxödeme,
- Tendovaginitiden bei Krankheiten des rheumatischen Formenkreises,
- endgradige Handarbeitshaltungen,
- Klimakterium,
- Diabetes mellitus,
- Fehlfunktionen der Schilddrüse,
- posttraumatische Fehlstellungen.

### Schematische Orientierung: Karpaltunnel (■ Abb. 4.16)

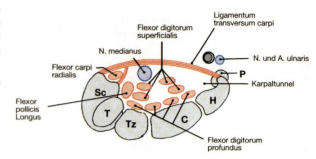

■ **Abb. 4.16.** Schematische Orientierung: Karpaltunnel (Aus Frisch 2003)

### 4.3    Biomechanik der Extensions-/ Flexionsbewegung der Hand

Die Beurteilung der Biomechanik der Handwurzelknochen ist in der starren röntgenologischen Betrachtungsmöglichkeit nicht zu erfassen, da eine funktionelle Bewegung der Hand den Bewegungen gefüllter Kugeln in einem Beutel nahe kommt.

Während der **Dorsalextensionsbewegung** finden folgende Bewegungen statt:

- Die proximale Handwurzelreihe sowie das Os capitatum und Os hamatum gleiten nach palmar.
- Die Handwurzelknochen Os trapezium und Os trapezoideum gleiten aufgrund ihrer Konkavität zum Os scaphoideum und Os lunatum nach dorsal.

Die Gegenbewegung des Os trapezium und des Os trapezoideum tritt schon nach ca. 35° Dorsalextension ein. Sie erfordert vom Os lunatum eine geringe, vom Os scaphoideum eine große pronatorisch-rotatorische Komponente, die durch den »Poirier-Raum« und die elastischen interossären Ligamente ermöglicht wird. **Ziel dieser gegensinnigen Bewegung** ist es unter anderem, das Os scaphoideum und Os lunatum in Abstützstellung zu verriegeln, um der radialen-scaphoiden Belastungssäule Stabilität zu geben.

Während der **Palmarflexionsbewegung** finden folgende Bewegungen statt:

- Die proximale Handwurzelreihe sowie das Os capitatum und Os hamatum gleiten nach dorsal.
- Die Handwurzelknochen Os trapezium und Os trapezoideum gleiten aufgrund ihrer Konkavität zum Os scaphoideum und Os lunatum nach palmar.

Die Palmarflexionsbewegung erlaubt lediglich funktionelle Tätigkeiten der Hand und hat keine Stützfunktion bzw. keine ossäre Statik für die Belastungsaufnahme.

## Dorsalextensions- /Palmarflexionsbewegung der Hand (◘ Abb. 4.17 a–d)

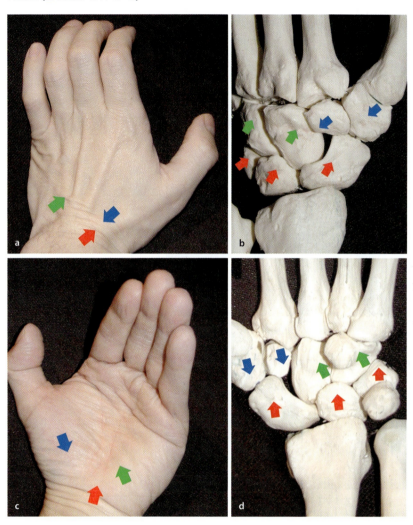

◘ **Abb. 4.17 a–d.** **a** Dorsalextension links, real, **b** Dorsalextension links, anatomische Orientierung (dorsale Ansicht), **c** Palmarflexion links, real, **d** Palmarflexion links, anatomische Orientierung (palmare Ansicht)

## 4.4    Biomechanik der Radial-/Ulnarabduktionsbewegung der Hand

Die Achse der Radial- und Ulnarabduktion befindet sich als dorsal-palmare Achse im Zentrum des Os capitatum.

Während der **Radialabduktionsbewegung** gleitet die proximale Handwurzelreihe nach ulnar und wird erst durch das Lig. collaterale carpi ulnare gebremst. Erst durch die Spannung interossealer Bänder und des Lig. collaterale ulnare entstehen **weiterlaufende Bewegungen**:

- Distalisierung des Os capitatum,
- Palmarbewegung des Os lunatum und
- Pronation des Os scaphoideum.

Diese sind für den Therapeuten gut palpierbar.

Während der **Ulnarabduktion** gleitet die proximale Handwurzelreihe nach radial und wird durch das Lig. collaterale radiale gestoppt. Auch hier entstehen ligamentär verursachte **weiterlaufende Bewegungen**:

- Gleiten des Os capitatum nach proximal,
- Gleiten des Os lunatum nach dorsal und
- Supination des Os scaphoideum.

> **Wichtig**
>
> **Aufgrund dieser mechanischen Kopplung ergeben sich folgende Bewegungen der proximalen Handwurzelreihe:**
> - Bei Radialabduktion eine biomechanische Dorsalextension und biomechanische Pronation.
> - Bei Ulnarabduktion eine biomechanische Palmarflexion und biomechanische Supination.

**Radialduktions-/Ulnarduktionsbewegung
(◻ Abb. 4.18 a–d)**

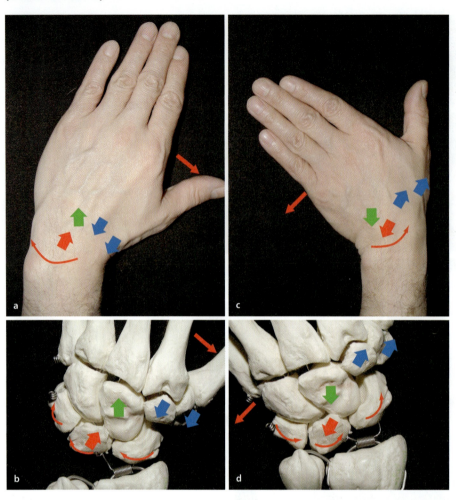

◻ **Abb. 4.18 a–d. a** Radialduktion links, real, **b** Radialduktion links, anatomische Orientierung (dorsale Ansicht), **c** Ulnarduktion links, real, **d** Ulnarduktion, anatomische Orientierung (dorsale Ansicht)

## 4.5 Krankheitsbilder der Hand

### 4.5.1 Fingerpolyarthrose

Fingerarthrosen zeigen sich durch Bildung von Knoten (Weichteilverdickungen), die am Fingerendgelenk (Heberden-Knoten) oder Fingermittelgelenk (Bouchard-Knoten) auftreten. Die Gelenke zeigen sich seitlich mit Doppelknotenbildung. Im Anfangsstadium sind sie gerötet und schmerzhaft, im Verlauf der Zeit werden die Knoten hart. Meist besteht ein **komplexes Beschwerdebild** der Hand, häufig ist das Daumensattelgelenk miteinbezogen. Die Knoten entstehen durch eine abakterielle Synovitis der Membrana synovialis. Letztlich kommt es aufgrund einer immer schlechter werdenden Knorpelernährung zur Arthrose des Knorpels und zur Degeneration von Sehnen und Bändern. Die Patienten sind kälteempfindlich und haben Morgensteifigkeit.

### 4.5.2 Rhizarthrose (Daumensattelgelenkarthrose)

Die Rhizarthrose entsteht im Verlauf einer Polyarthrose, aber auch durch isolierten »Verschleiß«.

**Typische Zeichen** einer Rhizarthrose sind:
- Z-förmige Stellung des Daumens durch ein extendiertes Mittelgelenk,
- zunehmende Adduktionsstellung und
- in fortgeschrittenem Stadium die Neigung zur Subluxation der Basis nach palmar.

Frauen erkranken häufiger als Männer, besonders nach der Menopause, was auf hormonelle Einflüsse schließen lässt.

### 4.5.3 Lunatummalazie (Morbus Kienböck)

Eine Lunatummalazie ist eine aseptische Nekrose des Lunatum (Mondbein), meist ausgelöst durch eine Unterbrechung der Blutzufuhr bei langanhaltender Dorsalextension der Hand (Pressluftarbeiten) oder durch Fissuren nach Traumen. Die

Lunatummalazie führt zu Instabilität der Handwurzelknochen und Arthrose.

### 4.5.4 Morbus Dupuytren

Der Morbus Dupuytren entsteht durch Bildung einer pathologischen Vermehrung von Kollagen Typ 3 durch Myofibroblasten. Der Grund wird in einer mechanischen Überbeanspruchung der Palmarfaszie vermutet. Betroffen ist fast immer die ulnare Seite, mit zunehmender Flexionskontraktur.

### 4.5.5 Styloiditis radii

Die Styloideus radii wird durch einen Bruch der Sharpey-Fasern der indirekten Insertion des M. brachioradialis verursacht.
**Differenzialdiagnostisch** sind auszuschließen:
— Reizung des Ramus superficialis des N. radialis sowie
— Morbus de Quervain.

### 4.5.6 TFC-Komplexinstabilität

Die **Folgen einer Instabilität des TFC-Komplexes** sind:
— Veränderung der longitudinalen Belastungsachse nach radial,
— Druckerhöhung im Gelenk zwischen Os scaphoideum und Os capitatum und
— Entstehung einer Arthrose.

### 4.5.7 Ulnartunnelsyndrom

Das Ulnartunnelsyndrom ist eine Kompressionsneuropathie in der Guyon-Loge. Es kommt zu motorischen, sensiblen oder vegetativen Störungen der durch den N. ulnaris versorgten Strukturen. Weiterhin kann die Kompression die arterielle Versorgung und die venöse Entsorgung der Hand behindern. Oft besteht das Problem bei Radfahrern durch Dorsalextensionsstellung der Hand und zusätzlichen Druck auf das Os pisiforme.

### 4.5.8 Läsion des Ramus superficialis nervi radialis

Durch seine Lage an der Basis der Tabatière gerät der Nerv durch ein biomechanisch bedingtes, radial laufendes Skaphoid unter Kompression. Dies kommt z. B. bei der »rheumatischen Hand« vor.

### 4.5.9 Morbus de Quervain

Der Morbus de Quervain ist eine Tendovaginitis stenosans im dorsalen 1. Sehnenfach in Höhe des Karpus, verursacht durch mechanische Überbelastung der gemeinsamen Sehnenscheide der Mm. extensor pollicis brevis und abductor pollicis longus.

### 4.5.10 Tendovaginitis/crepitans

Die Tendovaginitis ist eine Entzündung der Membrana synovialis der Sehnenscheide und manchmal auch der Sehne selbst, mit qualitativer und quantitativer Veränderung der Gleitflüssigkeit der Sehnenscheide.

Die Tendovaginitis crepitans weist zusätzlich zur Tendovaginitis, durch zunehmenden Verlust von Gleitflüssigkeit und vermehrter Fibrinausschüttung, Reibegeräusche auf. Die anfängliche, bei der Tendovaginitis bestehende schmerzhafte Funktionseinschränkung verändert sich bei der Tendovaginitis crepitans eher zu einer schmerzhaft eingeschränkten Dehnfähigkeit.

Erst wenn die Entzündlichkeit abgeklungen ist, in der Phase des Übergangs zur chronischen Reizstörung, bei Reduktion der Entzündungsmarker, gilt die Tendovagitnitis crepitans als Indikation für die Manualtherapie.

> **Wichtig**
>
> Die **Tendovaginitis** ist eine akute Entzündung der Sehnenscheide und Sehne mit Bewegungsschmerz und Verengung der Sehnenscheide.
> Die **Tendovaginitis crepitans** ist ein Reizzustand der Sehne/Sehnenscheide im chronischen Übergang mit endgradigem, zunehmendem Dehnschmerz und fibrinverursachter Krepitation.

### 4.5.11 Tendovaginitis stenosans (Schnellender Finger)

Die Tendovaginitis stenosans ist eine schmerzhafte, bindegewebige Proliferation und Hyalinisierung der Sehne (tendinitis hyperplastica) mit Verengung der Sehnenscheiden der Fingerbeugesehnen distal des Grundgelenks. Die verdickte Sehne kann nicht mehr durch die Ringbänder der Finger schlüpfen, sondern muss mit erhöhter Kraft durchgezogen werden. Kann durch Krafteinsatz die Stenose überwunden werden (Digitus saltans), kommt es zum charakteristischen »Schnellenden Finger«. **Gründe** einer Tendovaginitis stenosans sind:
— Überbeanspruchung,
— rheumatoide Arthritis,
— Diabetes mellitus,
— Amyloidose.

Eine Manualtherapie ist nur im Anfangsstadium erfolgsversprechend. Eine Eigenform der Tendovaginitis stenosans ist der Morbus de Quervain (▶ Abschn. 4.5.9).

> **Wichtig**
>
> Die **Tendovaginitis stenosans** ist eine chronische Stenose durch metaplastische Knorpelbildung mit Blockierung der Bewegung. Die Dehnung der Sehne führt zu heftigen Schmerzen.

## 4.5.12    Karpaltunnel

Das Karpaltunnelsyndrom entsteht durch Raumforderung im Karpalkanal. Dadurch können der Ramus palmaris nervi mediani im Retinaculum flexorum (Sensibilitätsstörungen) oder der N. medianus im Tunnel selbst betroffen sein. **Ursachen** sind:

- Fehlstellungen des Radius nach Traumen,
- Tendovaginitiden,
- Diabetes mellitus oder
- hormonelle Veränderungen.

## 4.5.13    Skaphoidpseudarthrose

Skaphoidpseudarthrosen entstehen durch Sturz auf das ausgestreckte Handgelenk. Aufgrund der komplizierten Blutversorgung kann es zu einer Pseudarthrose kommen. Eine Pseudarthrose führt zu chronischen Handgelenksbeschwerden und kann nur noch durch operative Bolzung einer Spongiosaplastik (nach Matti-Russe) behandelt werden.

## 4.5.14    Lunatumluxation

Das Lunatum kann luxieren nach:

- dorsal (perilunäre Subluxation), mit Kompression auf das 4. Sehnenfach;
- palmar, mit Kompression auf den N. medianus.

Ursache der Lunatumluxationen ist eine Instabilität durch Läsion der Interosseal-Ligamente. Die bekannteste Ruptur ist die zwischen dem Os lunatum und Os scaphoideum, die im Röntgenbild einen vergrößerten Gelenkspalt aufweist. Bei Luxationen des Lunatums nach palmar gegen den N. medianus ist eine Operation unausweichlich.

## 4.5.15    Insertionstendopathie des M. extensor carpi ulnaris

Der M. extensor carpi ulnaris weist durch seine hohe Mobilität bei Supination und Pronation **drei Läsionsstellen** auf:

- Basis des Os metacarpale 5,
- Handwurzelhöhe,
- proximal des Caput ulnae.

## 4.5.16    Akuter Karpaltunnel

Der akute Karpaltunnel wird durch eine Tendovaginitis der Sehne des M. flexor digitorum profundus ausgelöst. Die **Ursachen** finden sich vorwiegend in:

- lang andauernder Tipptätigkeit mit Schreibmaschine/ Computer,
- Handarbeiten oder bei
- Radfahrern durch betontes Bremsen (Bergetappen).

Es entsteht eine Sehnenscheidenentzündung im Karpaltunnel.

## 4.5.17    Ganglion

Bei Ganglien handelt es sich um Ausstülpungen der Membrana synovialis.

Wir unterscheiden **2 Typen** von Ganglien:

- Typ 1, ausgehend von der Gelenkkapsel.
- Typ 2, ausgehend von der Sehnenscheide.

Die Differenzierung erfolgt durch Widerstandstestung: Ein Kapselganglion lässt sich trotz Widerstands noch verschieben, ein Sehnenganglion ist nicht verschieblich.

Die Ganglien der Hand entwickeln sich im Bereich zwischen Os lunatum und Os scaphoideum, aber auch in Höhe des Os scaphoideum.

## 4.5.18    Karpal Boss

Wir unterscheiden **2 Karpal-Boss-Typen**:

- Typ 1 ist das ossäre Auftreiben der Amphiarthrose der Articulatio carpometacarpalis, vorwiegend 2 und 3 mit Exostosenbildung.
- Typ 2 ist die Einlagerung eines Sesambeins in der Sehne der Mm. extensor carpi radialis brevis oder longus.

Karpal Boss tritt häufig bei handbetonten gewichttragenden Sportarten wie Turnen, Gewichtheben, Stabhochsprung, Boxen, Bodybuilding und Kampfsportarten auf.

## 4.5.19    Skidaumen

Beim Skidaumen handelt es sich um die Ruptur des ulnaren Kollateralbands am Grundgelenk des Daumens. **Ursache** ist ein Sturz auf den ausgestreckten Arm, der einen Geh-, Hockey-, Eishockey- oder Skistock in der Hand hält. Aber auch beim Hand- und Volleyball, Turnen, Judo kommen diese Traumen vor. Der Daumen wird dabei nach radial und dorsal gehebelt, mit Abriss des ulnaren Seitenbands. Einfachste Gebrauchsbewegungen mit dem Daumen sind kaum noch ausführbar.

## 4.5.20    Bandrupturen der Fingergelenke

Vorwiegend bei Torhütern im Hand- und Fußball, aber auch bei Volleyball- und Basketballspielern sowie bei Turnern durch das Auffangen des Körpergewichts auf gespreizte Finger, führen direkte oder indirekte Gewalteinwirkungen zu Kapsel-/Bandrupturen der Fingergelenke. Oft kommt es dabei zu ossären Sehnenausrissen und Luxationen der Gelenke, wodurch ein aktives Strecken unmöglich wird. Eine Kapsel-/Bandruptur geht mit starker Schwellung, Bewegungs- und Druckschmerzen einher.

## 4.5.21    Hyperextensionstrauma der Hand

Ein sehr häufiges Trauma ist das Hyperextensionstrauma, das im schlimmsten Falle zur Colles-Fraktur führen kann. Bei einer Überstreckung des Handgelenks kommt es durch Einrisse oder Rupturen interossärer Bänder zu einer betonten Proximalbewegung des Os capitatum, das dann das mobile Os lunatum nach dorsal gegen die 4. dorsale Sehnenscheide drückt.

### 4.5.22 Morbus Sudeck

Morbus Sudeck ist eine regionale, entzündliche, neurovaskuläre Durchblutungsstörung der Weichteile und ossären Strukturen durch Störung der vegetativen Innervation.

## 4.6 Oberflächenanatomie der Hand

Kenntnisse der Oberflächenanatomie sind die Voraussetzung für Inspektion und Therapie.

Die ▫ Abb. 4.19 und 4.20 zeigen wichtige topographische Orientierungspunkte, die für den Therapeuten gut palpierbar sind.

### Oberflächenanatomie der Hand von dorsal (▫ Abb. 4.19)

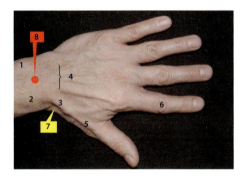

▫ **Abb. 4.19.** Oberflächenanatomie der Hand von dorsal
1 Caput ulnae, 2 Caput radii, 3 Sehne des M. extensor pollicis longus, 4 Sehnen des M. extensor digitorum communis, 5 Regio Daumengrundgelenk, 6 Regio Mittelfingergelenk, 7 Tabatière (gelb), 8 Tuberculum nach Lister (rot)

### Oberflächenanatomie der Hand von palmar (▫ Abb. 4.20)

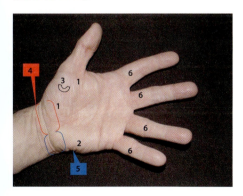

▫ **Abb. 4.20.** Oberflächenanatomie der Hand von palmar
1 Thenarmuskulatur, 2 Hypothenarmuskulatur, 3 Basis Daumensattelgelenk, 4 Regio Carpaltunnel (rot), 5 Loge-von-Guyon (blau), 6 Chiasma tendineum der Sehne des M. flexor digitorum superficialis und der Sehne des M. flexor digitorum profundus

## 4.7 Anamnese, Inspektion, Palpation der Hand

### 4.7.1 Anamnese

Im Eingangsbefund lassen wir den Patienten seine Problematik schildern, beobachten ihn und stellen ihm ergänzende Fragen. Wichtig sind folgende **Grundfragen**:

- Seit wann, wo und wie zeigt sich das Beschwerdebild? Die Beschreibung des Patienten gibt uns Informationen über Zeitraum, Ort und Art der Beschwerden.
- Welche Therapien sind bisher erfolgt, welche Medikamente wurden eingenommen?
- Gibt es Röntgenbilder?
- Bestanden in der Vergangenheit Probleme?
- Wurde in der letzten Zeit eine außergewöhnliche Belastung ausgeübt (new-, mis-, up-, over use)?
- Bestehen Belastungs- oder Aufstützprobleme? Hier suchen wir nach Hinweisen auf mechanische Gründe.
- Können die Beschwerden bzw. Schmerzen nur durch die Handbewegung ausgelöst werden?

In ▫ Tabelle 4.1 sind häufige anamnestische Angaben der Patienten mit Handbeschwerden und mögliche grobe Interpretationen für den Befund zusammengefasst.

### 4.7.2 Inspektion

Schon während der Inspektion sollte der Therapeut die Ergebnisse der Anamnese mit den Befunden abgleichen. Zur Inspektion gehört die Bewertung von:

- Hautfarbe (bläulich, weiß, rötlich),
- ossäre Auffälligkeiten: Ganglien, Schwellungen, Luxationen von Handwurzelknochen,
- Schonhaltungen.

### 4.7.3 Palpation

Bei der Palpation achten wir auf:

- Konsistenzunterschiede bei Schwellungen,
- Hauttemperatur,
- abnormale ossäre Strukturen,
- Schmerzhaftigkeit der Thenarmuskulatur (Gefahr von Aneurysmen),
- Sensibilitätsunterschiede.

### 4.7.4 Sicherheit/Kontraindikationen

Nach der Anamnese, Inspektion und Palpation erfolgt ein Resümee mit Einschätzung von Sicherheit und Kontraindikationen. Ausgeschlossen werden müssen:

- Systemerkrankungen (PCP),
- Fissuren (Sportunfall),
- Bandrupturen,
- entzündliche Prozesse,
- Ganglien,
- Tendovaginitiden.

**Tabelle 4.1.** Anamnestische Angaben des Patienten mit möglicher grober Befundungsinterpretation bei Beschwerden der Hand

| Angaben und Befunde des Patienten | Mögliche Interpretationen |
|---|---|
| Patient gibt sensibles Handdermatom an | V.a. Nervenläsion des Ramus palmaris n. mediani<br>Nervenläsion des Ramus dorsalis/ventralis, N. ulnaris |
| Patient gibt motorische Schwäche an | V.a. Karpaltunnelkompression, radikuläre segmentale Ursache, Kompression im Bereich der Guyon-Loge |
| Patient gibt Dehnschmerz mit Krepitation an | V.a. Trockenlaufen der Sehne (Tendopathie) in der Sehnenscheide mit beginnender Tendovaginitis stenosans |
| Patient gibt bei Abstützen mit dorsalextendierter Hand Schmerzen in der Hand an | V.a. Lunatumluxation,<br>Arthrose, betonte radiale Belastungssäule,<br>Läsion des Radioulnargelenks |
| Patient gibt Bewegungslimitierung an | V.a. beginnendes Kapselmuster,<br>topographische Änderung eines oder mehrerer Handwurzelknochen |
| Patient gibt Bewegungsschmerzen im proximalen Handgelenk an | V.a. instabile ulnare Belastungssäule |
| Patient gibt Greifschmerzen an, ohne dass ihm Gegenstände aus der Hand fallen | V.a. Instabilität der Handwurzelknochen |
| Patient gibt Handrückenschmerzen an | V.a. Karpal Boss, Arthrose der Metakarpophalangealgelenke |
| Patient gibt Schwellung der Finger an, vorwiegend bei herabhängendem Arm | V.a. venöse Problematik (Arcus venosus superficialis et profundus), Enge der Guyon-Loge |
| Patient gibt Schwäche und Schmerz bei Greiffunktionen an | V.a. Karpaltunnelsyndrom,<br>Fraktur eines Handwurzelknochens |
| Patient gibt Abspreizschmerzen des Daumens an | V.a. Rhizarthrose,<br>Skidaumen,<br>Laxizität des Lig. collaterale ulnare |
| Patient gibt lokale Schwellungsneigung auf dem Karpus an | V.a. Subluxation eines Handwurzelknochens |

---

**Wichtig**

Vorgehensweise bei der **Interpretation** des Befundes:
— Kontraindikationen einschätzen.
— Diagnosemöglichkeiten einengen.
— Strategie entwickeln: Weiter mit Basisuntersuchung oder erneute Kommunikation mit dem Arzt.

## 4.8    Basisuntersuchung der Hand

In der Basisuntersuchung bekommen wir nur wenige Hinweise auf ein arthrokinematisches Problem, da wir osteokinematisch testen. Kapsuläre Einschränkungen können nur anhand des Gleitverhaltens bzw. anhand der Resistenz aus einem vorgegebenen Kapselmuster des Gelenks interpretiert werden. Osteokinematische Bewegungslimitierungen geben lediglich einen Hinweis auf ein evtl. Kapselmuster. Das Kommando ist mit einer Zielorientierung verbunden. Die Basisuntersuchung der Hand wird immer mit dem folgenden differenzialdiagnostischen Check-up begonnen.

## 4.8.1    Differenzialdiagnostischer Check-up

Der differenzialdiagnostische Check-up soll zu Beginn einer zielgerichteten Untersuchung die Mitbeteiligung umliegender Strukturen abklären. Diese sind für die Hand als nächstliegendem Gelenkpartner der Ellenbogen. Auch die Schulter und die HWS sollten differenzialdiagnostisch miteinbezogen werden.

## 4.8.2    Check-up des Ellenbogengelenks

Hand und Ellenbogen stehen neural und funktionell in enger Beziehung zueinander. Die Muskeln des Unterarms haben für den Ellenbogen und die Hand Doppelfunktionen und üben dadurch einen gegenseitigen Einfluss auf die Mechanik aus.

Der aktiv ausgeführte Schnelltest schließt alle aktiven Basisbewegungen des Ellenbogens mit ein, um zu testen, ob die beklagten Beschwerden in der Hand durch Ellenbogenbewegungen ausgelöst werden können.

## Aktive Flexion im Ellenbogen (Abb. 4.21)

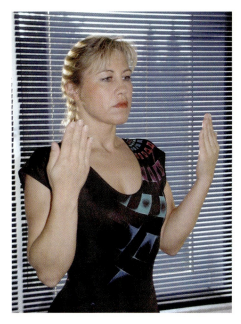

Abb. 4.21. Aktive Flexion

## Aktive Extension im Ellenbogengelenk (Abb. 4.22 a, b)

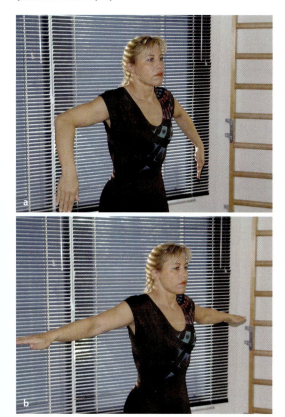

Abb. 4.22 a, b. Aktive Extension, **a** ASTE, **b** ESTE

## 4.9 Aktive Funktionsuntersuchung

Über die aktiven Handbewegungen beurteilt der Therapeut Bewegungsumfang und Bewegungsverlauf sowie eventuelles Schmerzverhalten.

### Aktive Pronationsbewegung beider Unterarme (Abb. 4.23 a, b)

**Ziel.** Test des distalen Radioulnargelenks.

**ASTE und Ausführung.** Der Patient sitzt oder steht. Er dreht aus physiologischer Nullposition und 90° Ellenbogenflexion beide Unterarme/Hände mit den Handtellern bodenwärts in maximale Pronation.

**Befund.** Es werden beurteilt:
- Ausmaß der Bewegung (hypo-, hyper-, normmobil),
- Schmerz,
- Bereitwilligkeit,
- Schonhaltung.

**Einschränkungen** zeigen sich häufig durch:
- Immobilisationen nach Frakturen und
- verminderte Gleitfähigkeit des Radius.

**Schmerzhafte Bewegungsumfangslimitierungen** sind oft Folge einer:
- Radiusfraktur loco typico (Colles oder Smith) oder einer
- Galeazzi-Fraktur.

### Aktive Supinationsbewegung beider Unterarme (Abb. 4.24 a, b)

**ASTE und Ausführung.** Der Patient sitzt oder steht. Er dreht aus physiologischer Nullposition und 90° Ellenbogenflexion beide Unterarme/Hände mit den Handtellern deckenwärts in maximale Supination.

**Ziel.** Test des distalen Radioulnargelenks.

**Befund.** Es werden beurteilt:
- Ausmaß der Bewegung (hypo-, hyper-, normmobil),
- Schmerz,
- Bereitwilligkeit.

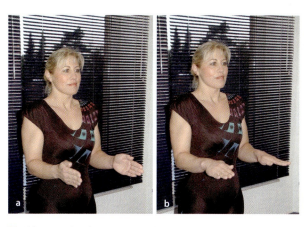

Abb. 4.23 a, b. Aktive Pronationsbewegung. **a** ASTE, **b** ESTE

**4**

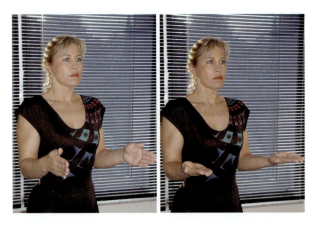

■ **Abb. 4.24 a, b.** Aktive Supinationsbewegung. **a** ASTE, **b** ESTE

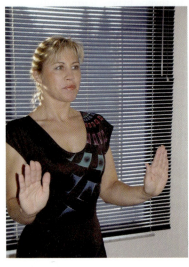

■ **Abb. 4.25.** Aktive Dorsalextension der Hände

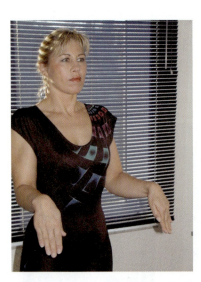

■ **Abb. 4.26.** Aktive Palmarflexion der Hände

**Einschränkungen zeigen** sich häufig durch:
— Immobilisationen nach Frakturen und
— verminderte Gleitfähigkeit des Radius.

**Schmerzhafte Bewegungsumfangslimitierungen** sind oft Folge einer:
— Radiusfraktur loco typico (Colles oder Smith) oder einer
— Galeazzi-Fraktur.

> Wenn **Schmerzen im Bereich der Hand** auftreten, liegt der V.a. eine Tendovaginitis des M. extensor carpi ulnaris nahe. Treten bei Pro- und Supination **Schmerzen im Ellenbogen** auf, liegt der V.a. eine Läsion der Bursa bicipitiradialis nahe.

### Aktive Dorsalextension beider Handgelenke (■ Abb. 4.25)

**ASTE und Ausführung.** Der Patient sitzt oder steht. Er zieht aus 90° Ellenbogenflexion bei pronierten Unterarmen beide Hände in Dorsalextension.

**Befund.** Es werden beurteilt:
— Ausmaß der Bewegung (hypo-, hyper-, normmobil),
— Schmerz,
— Bereitwilligkeit.

Bei **Einschränkungen** der Handgelenksfunktion besteht V.a.:
— kapsuläre Einschränkung,
— Karpal Boss,
— Ganglion,
— perilunäre Luxation,
— Proximalisierungshypomobilität des Radius,
— Hypomobilität des Karpus.

### Aktive Palmarflexion beider Handgelenke (■ Abb. 4.26)

**ASTE und Ausführung.** Der Patient sitzt oder steht. Er zieht aus 90° Ellenbogenflexion bei supinierten Unterarmen beide Hände in Palmarflexion.

**Befund.** Es werden beurteilt:
— Ausmaß der Bewegung (hypo-, hyper-, normmobil),
— Schmerz,
— Bereitwilligkeit.

Bei **Einschränkungen** der Handgelenksfunktion besteht V.a.:
— Läsion der dorsalen Sehnenscheiden,
— Distalisierungshypomobilität des Radius,
— Hypomobilität des Karpus.

### Aktive Ulnarabduktion beider Handgelenke (■ Abb. 4.27)

**ASTE und Ausführung.** Der Patient sitzt oder steht. Er zieht aus 90° Ellenbogenflexion beide Hände in Ulnarabduktion.

**Befund.** Es werden beurteilt:
— Ausmaß der Bewegung (hypo-, hyper-, normmobil),
— Schmerz,
— Bereitwilligkeit.

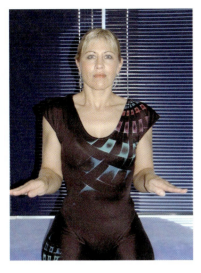

**Abb. 4.27.** Aktive Ulnarabduktion der Hände

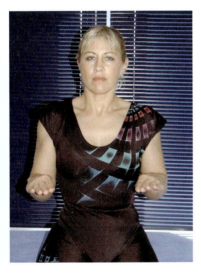

**Abb. 4.28.** Aktive Ulnarabduktion der Hände

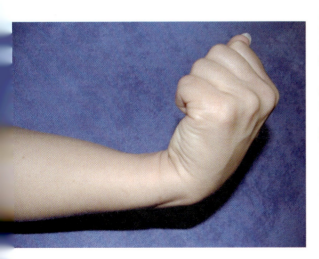

**Abb. 4.29.** Phalen-Test für den Ramus palmaris des N. medianus

**Einschränkungen** kommen zustande:
- nach Frakturen,
- durch Hypomobilität des Karpus,
- durch rheumatische Fehlstellungen und
- bei fehlendem Gleitverhalten nach radial.

**Schmerzhafte Einschränkungen** können vorliegen aufgrund:
- einer Affektion des Ramus superficialis des N. radialis,
- bei Morbus de Quervain,
- einer Läsion des TFC-Komplexes und
- einer radialseitigen Affektion des Lig. collaterale radiale.

### Aktive Radialabduktion beider Handgelenke (◘ Abb. 4.28)

**ASTE und Ausführung.** Der Patient sitzt oder steht. Er zieht aus 90° Ellenbogenflexion beide Hände in Radialabduktion.

**Befund. Es werden beurteilt:**
- Ausmaß der Bewegung (hypo-, hyper-, normmobil),
- Schmerz,
- Bereitwilligkeit.

**Einschränkungen** bestehen:
- nach Frakturen,
- durch vermindertes Gleiten nach ulnar und
- durch Hypomobilität des Karpus.

**Schmerzhafte Einschränkungen** können entstehen aufgrund:
- einer Affektion der Rami dorsalis und palmaris des N. ulnaris und
- einer Styloiditis radii.

Ein **ulnarseitiger Schmerz** kann ausgelöst werden durch:
- eine Tendopathie des M. extensor carpi ulnaris oder
- eine Affektion des Lig. collaterale ulnare.

### 4.9.1 Aktiver Zusatztest: Sensible bzw. motorische Provokationstestung des Karpaltunnels

### Phalen-Test/Aktiver Karpaltunneltest, Provokation für den Ramus palmaris nervi mediani bzw. N. medianus (◘ Abb. 4.29)

**Ziel.** Testen einer Parästhesie bzw. Schmerzauslösung.

**ASTE und Ausführung.** Der Patient sitzt oder steht. Er hält aktiv 1 min lang die maximale Palmarflexion der Hand.

**Befund.** Der Test ist positiv, wenn sich innerhalb 1 min zunehmende Parästhesien bzw. Schmerzen zeigen. Außerdem können sich die Fingergrundgelenke und das Daumengrundgelenk aus der maximalen Flexion lösen. Dies lässt auf eine Kompressionsneuropathie des Ramus palmaris nervi mediani bzw. N. medianus schließen.

**4**

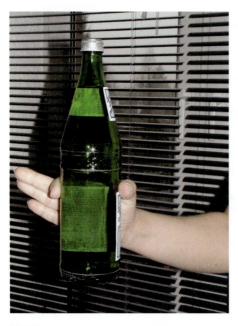

◨ **Abb. 4.30.** Flaschentest für den N. medianus

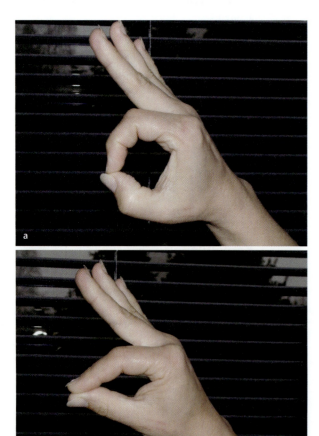

◨ **Abb. 4.31 a, b.** Aktiver motorischer Test für den N. medianus (rechts),
**a** physiologisch, **b** pathologisch

### 4.9.2    Aktiver Zusatztest: Motorische Provokationstestung des Karpaltunnels

**Flaschentest/Aktiver Karpaltunneltest, Provokation für den N. medianus (◨ Abb. 4.30)**

**Ziel.** Prüfung der motorischen Aktivität folgender Muskeln:
- M. abductor pollicis brevis,
- M. opponens pollicis und
- Mm. lumbricales 1 und 2.

**ASTE und Ausführung.** Der Patient sitzt oder steht. Er versucht eine Flasche mit Daumen und Zeigefinger zu umfassen.

> Sind die Mm. abductor pollicis brevis und opponens pollicis **paretisch**, sind sie nicht in der Lage, die Flasche zu umfassen. Sind die Muskeln **geschwächt,** sind sie nicht in der Lage, die Flasche bis zur Hautfalte zwischen Daumen und Zeigefinger anzulegen bzw. die Flasche 1 min lang zu halten.

**Befund.** Ein positiver Test lässt auf eine Kompressionsneuropathie des N. medianus schließen.
**Differenzialdiagnostisch** sind auszuschließen:
- N.-Medianus-Läsionen im Bereich des M. pronator teres und
- radikuläre Läsionen.

**O-Test/Aktiver Karpaltunneltest, Provokation für den N. medianus (◨ Abb. 4.31 a, b)**

**Ziel.** Prüfung der motorischen Aktivität folgender Muskeln:
- M. flexor digitorum profundus und
- M. flexor pollicis longus.

**ASTE und Ausführung.** Der Patient sitzt oder steht. Er versucht mit Daumen und Zeigefinger ein »O« (Kreis) zu formen.

> Sind die Mm. flexor digitorum profundus und flexor pollicis longus **geschwächt oder paretisch**, gelingt die Kreisbildung nicht, oder aber sie ist nur mit äußerster Kraftanstrengung möglich.

**Befund.** Bei positivem Test besteht der V.a. eine Kompressionsneuropathie des N. medianus.
**Differenzialdiagnostisch** sind auszuschließen:
- N.-medianus-Läsionen im Bereich des M. pronator teres und
- radikuläre Läsionen.

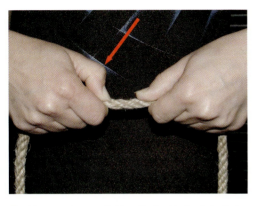

■ **Abb. 4.32.** Froment-Zeichen für den N. ulnaris (rechts)

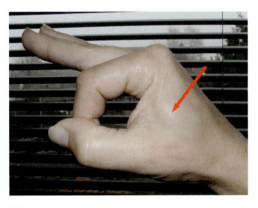

■ **Abb. 4.33.** Aktiver Test für den N. ulnaris (rechts). **Roter Pfeil**; M. interossei dorsales 1

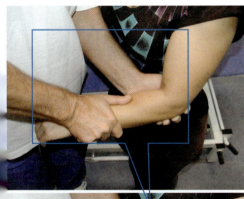

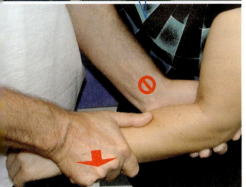

■ **Abb. 4.34.** Passive Pronationsbewegung (links)

### 4.9.3    Aktiver Zusatztest: Motorische Provokationstestung des N. ulnaris

**Froment-Zeichen/Aktiver Provokationstest für den N. ulnaris bei V.a. Kompressionsneuropathie des N. ulnaris in der Guyon-Loge (■ Abb. 4.32)**

**Ziel.** Prüfung der motorischen Aktivität des M. adductor pollicis.

**ASTE und Ausführung.** Der Patient sitzt oder steht. Er fasst mit beiden Händen ein Seil und zieht es mit Daumen und Zeigefinger auseinander.

> Ein **paretischer oder geschwächter** M. adductor pollicis wird durch den M. flexor pollicis longus kompensiert, erkennbar an der Phalanx-distalis-Flexion im Seitenvergleich.

**Befund.** Ist der Test positiv, kommt es zu einer kompensatorischen Phalanx-distalis-Flexion. Es besteht der V.a. eine Kompressionsneuropathie des N. ulnaris
**Differenzialdiagnostisch** sind auszuschließen:
- Ulnarisläsionen im Bereich des Kubitaltunnels und
- radikuläre Läsionen.

**Aktiver motorischer N.-ulnaris-Test bei V.a. Kompressionsneuropathie des N. ulnaris in der Guyon-Loge (»Schlüsseltest«) (■ Abb. 4.33)**

**Ziel.** Prüfung der motorischen Aktivität der Mm. interossei dorsales.

**ASTE und Ausführung.** Der Patient sitzt oder steht. Er drückt den Zeigefinger seiner rechten Hand gegen den Daumen der rechten Hand.

**Befund.** Der Test ist positiv, wenn sich im Seitenvergleich eine deutliche Schwäche zeigt und lässt den V.a. eine motorische Kompressionsneuropathie des N. ulnaris in der Guyon-Loge zu.
**Differenzialdiagnostisch** sind auszuschließen:
- Ulnarisläsionen im Bereich des Kubitaltunnels und
- radikuläre Läsionen.

### 4.10    Passive Funktionsuntersuchung

**Passive Pronationsbewegung des Unterarms im Seitenvergleich (■ Abb. 4.34)**

**ASTE.** Der Patient sitzt oder steht.

**Ausführung.** Der Therapeut führt den linken Unterarm des Patienten in 90° Ellenbogenflexion und fixiert mit seiner linken Hand den Patientenellenbogen am Patientenoberkörper. Mit der rechten Hand stellt der Therapeut beim Patienten eine maximale Pronation ein, indem er seinen Thenar und Hypothenar distal und dorsalradialseitig auf den Radius des Patienten anlegt. Bei fixiert widerlagertem Oberarm gibt der Therapeut am Ende der Pronationsbewegung einen leichten Überdruck.

**4**

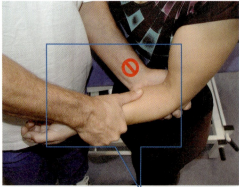

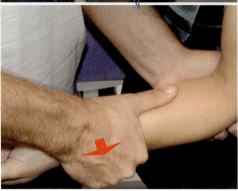

■ **Abb. 4.35.** Passive Supinationsbewegung (links)

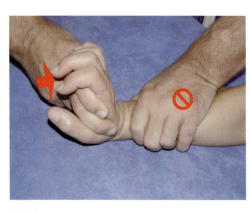

■ **Abb. 4.36.** Passive Dorsalextension der Hand (rechts)

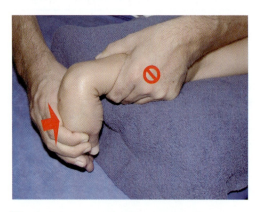

■ **Abb. 4.37.** Passive Palmarflexion der Hand (rechts)

**Befund.** Beurteilt werden Quantität der Bewegung und Qualität des Endgefühls.

Das Endgefühl ist in der Norm festelastisch.

Bei auftretendem Schmerz besteht V.a. ein Kapselmuster des DRUG bzw. V.a. eine Läsion des TFC- Komplexes.

### Passive Supinationsbewegung des Unterarms im Seitenvergleich (■ Abb. 4.35)

**ASTE.** Der Patient sitzt oder steht.

**Ausführung.** Der Therapeut führt den linken Unterarm des Patienten in 90° Ellenbogenflexion und fixiert mit seiner linken Hand den Patientenellenbogen am Patientenoberkörper. Mit der rechten Hand stellt der Therapeut beim Patienten eine maximale Supination ein, indem er seinen Thenar und Hypothenar distal und palmarradialseitig auf den Radius des Patienten anlegt. Bei fixiert widerlagertem Oberarm gibt der Therapeut am Ende der Supinationsbewegung einen leichten Überdruck.

**Befund.** Beurteilt werden Quantität der Bewegung und Qualität des Endgefühls.

Das Endgefühl ist in der Norm festelastisch, etwas härter als bei der Pronation.

Bei auftretendem Schmerz besteht V.a. ein Kapselmuster des DRUG bzw. eine Läsion des TFC-Komplexes.

### Passive Dorsalextension des Handgelenks im Seitenvergleich (■ Abb. 4.36)

**ASTE.** Der Patient sitzt. Sein Unterarm liegt in Pronationsstellung auf der Behandlungsliege. Der Ellenbogen des Patienten ist leicht gebeugt.

**Ausführung.** Der Therapeut umfasst mit seiner linken Hand den distalen Unterarm so gelenknah wie möglich. Mit seiner rechten Hand führt er die Patientenhand von palmar in Dorsalextensionsstellung und gibt am Ende der Bewegung einen leichten Überdruck.

**Befund.** Beurteilt werden Quantität und Qualität des Bewegungsausmaßes sowie des Endgefühls.

Das normale Endgefühl ist festelastisch bis hart.

> **Sportler** zeigen häufig, aufgrund von Kapselveränderungen, ein härteres schmerzfreies Endgefühl auf der sportbetonten Seite.

Weitere Befundung wie aktiver Test.

### Passive Palmarflexion des Handgelenks im Seitenvergleich (■ Abb. 4.37)

**ASTE.** Der Patient sitzt. Sein Unterarm liegt im Überhang in Supinationsstellung auf der Behandlungsliege. Der Ellenbogen des Patienten ist leicht gebeugt.

**Ausführung.** Der Therapeut umfasst mit seiner linken Hand den distalen Unterarm so gelenknah wie möglich. Mit seiner rechten Hand führt er die Patientenhand von dorsal in Palmarflexionsstellung und gibt am Ende der Bewegung einen leichten Überdruck.

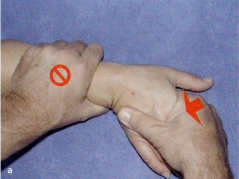

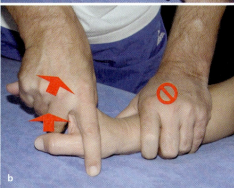

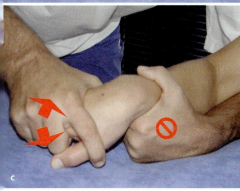

◼ **Abb. 4.38 a–c.** Passive Ulnarabduktion der Hand (rechts) **a** aus Null-stellung, **b** aus Dorsalextensionsstellung, **c** aus der Palmarflexionsstellung

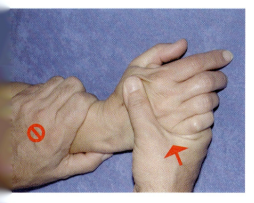

◀ **Abb. 4.39.** Passive Radialabduktion der Hand (rechts)

**Befund.** Beurteilt werden Quantität der Bewegung und Qualität des Endgefühls.

Das normale Endgefühl ist festelastisch.

> **Sportler** zeigen häufig, aufgrund von Kapselveränderungen, ein härteres schmerzfreies Endgefühl auf der sportbetonten Seite.

Weitere Befundung wie aktiver Test.

### Passive Ulnarabduktion des Handgelenks im Seitenvergleich, aus 3 Vorpositionen zur Selektion der Anteile des Lig. collaterale carpi radiale (◼ Abb. 4.38 a–c)

**Ziel.** Testen des Endgefühls und des Lig. collaterale carpi radiale. Der Test wird in verschiedenen Positionen durchgeführt:
- Nullstellung: Testen des Endgefühls.
- Vorposition Dorsalextension: Testen der Pars palmaris.
- Vorposition Palmarflexion: Testen der Pars dorsalis.

**ASTE.** Der Patient sitzt. Sein Unterarm liegt in Pronationsstellung auf der Behandlungsliege. Seine Hand ist in Neutralstellung, der Daumen ist locker.

**Ausführung.** Der Therapeut umfasst mit seiner linken Hand den distalen Unterarm so gelenknah wie möglich. Mit seiner rechten Hand führt er die Patientenhand radialseitig in Ulnarabduktion und gibt am Ende der Bewegung einen leichten Überdruck.

**Befund.** Beurteilt werden Quantität und Qualität des Bewegungsausmaßes sowie des Endgefühls.

Das normale Endgefühl ist festelastisch.

> - Schmerzen in **Vorposition Dorsalextension** deuten auf eine Läsion des Lig. collaterale carpi radiale pars palmaris.
> - Schmerzen in **Vorposition Palmarflexion** deuten auf eine Läsion des Lig. collaterale carpi radiale pars dorsalis.

Weitere Befundung wie aktiver Test.

### Passive Radialabduktion des Handgelenks im Seitenvergleich (◼ Abb. 4.39)

**ASTE.** Der Patient sitzt. Sein Unterarm liegt in Pronationsstellung auf der Behandlungsliege. Seine Hand ist in Neutralstellung, der Daumen ist locker.

**Ausführung.** Der Therapeut umfasst mit seiner linken Hand den distalen Unterarm so gelenknah wie möglich. Mit seiner rechten Hand führt er die Patientenhand ulnarseitig in Radialabduktion und gibt am Ende der Bewegung einen leichten Überdruck.

**Befund.** Beurteilt werden Quantität der Bewegung und Qualität des Endgefühls.

Das normale Endgefühl ist festelastisch.

Weitere Befundung wie aktiver Test.

**4**

## 4.10.1    Passiver Zusatztest: Provokationstestung des TFC-Komplexes

**Verwringtest für den TFC-Komplex, hier über Supination (◻ Abb. 4.40)**

**Ziel.** Provokation bei V.a. Instabilitätsanzeichen, mit Betonung der radialen TFC-Seite.

**Anamnese.** Der Patient gibt in der Anamnese an:
- Beschwerden beim Abstützen auf die Hand;
- er meidet kräftiges »Handgeben« etc.

**ASTE.** Der Patient sitzt. Der Unterarm des Patienten liegt in Pronationsstellung auf der Behandlungsliege. Die Hand ist in Neutralstellung, der Daumen ist locker.

**Ausführung.** Der Therapeut umfasst mit seiner linken Hand den distalen Unterarm so gelenknah wie möglich, so dass Radius und Ulna fixiert sind. Unter Hautvorgabe umgreift der Therapeut im Gabelgriff mit seinem rechten MCP-Gelenk 2 und 3 radialseitig die proximale Handwurzelreihe des Patienten. Bei fixiertem Unterarm dreht der Therapeut die Patientenhand in maximale Supination. Es wird kein Überdruck gegeben.

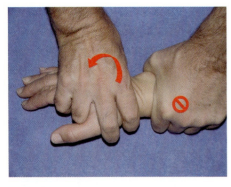

◻ **Abb. 4.40.** Passiver TFC-Komplextest über Supination (rechts)

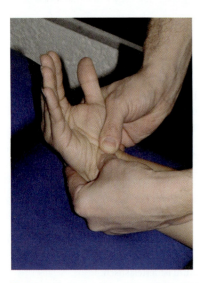

◻ **Abb. 4.41.** Durkan-Karpaltunneltest (rechts)

**Verwringtest für den TFC-Komplex, über Pronation, rechts**

**Ziel.** Provokation bei V.a. Instabilitätsanzeichen, mit Betonung der ulnaren TFC-Seite.

**Anamnese.** Der Patient gibt in der Anamnese an:
- Beschwerden beim Abstützen auf die Hand;
- er meidet kräftiges »Handgeben« etc.

**ASTE und Ausführung.** Siehe ◻ Abb. 4.40, jedoch wird über Pronation verwrungen.

## 4.10.2    Passiver Zusatztest: Sensible Provokationstestung des Karpaltunnels

**Durkan-Test/Passiver Karpaltunneltest für den Ramus palmaris nervi medianus und N. medianus (◻ Abb. 4.41)**

**Ziel.** Auslösen von Parästhesien der sensibel versorgten Areale des N. medianus.

**ASTE.** Der Patient sitzt. Seine betroffene Hand wird auf der Behandlungsliege in Unterarmsupinationsstellung und leichter Palmarflexion der Hand vorpositioniert.

**Ausführung.** Der Therapeut legt seinen linken Daumen lateral der Sehne des M. palmaris longus auf die Höhe des N. medianus. Mit seinem rechten Daumen doppelt er den linken Daumen und gibt einen ca. 1 cm tiefen Druck nach dorsal in Richtung des N. medianus und des Ramus palmaris nervi mediani. Der Druck wird bis zu 1 min gehalten.

**Befund.** Der Test ist positiv, wenn sich innerhalb 1 min zunehmende Parästhesien zeigen. Dies deutet auf eine Kompressionsneuropathie des Ramus palmaris des N. medianus und sensiblen Karpaltunnel hin.

**Tinel-Test/Passiver Karpaltunneltest für den Ramus palmaris nervi mediani (◻ Abb. 4.42)**

**Ziel.** Auslösen von Parästhesien der sensibel versorgten Areale des N. medianus.

> **Wichtig**
>
> Der **Tinel-Test** ist ein Teiltest der Karpaltunneldiagnose und sollte nicht ausschließlich selektiv getestet werden, da die durch das Klopfen ausgelöste »Kribbelparästhesie« für manche Patienten physiologisch sein kann.

**ASTE.** Der Patient sitzt. Sein Unterarm befindet sich in Supination, die Hand in Vorposition Dorsalextension.

**Ausführung.** Der Therapeut klopft mit seinem Mittel-/Zeigefinger in Höhe des N. medianus auf den Karpaltunnel.

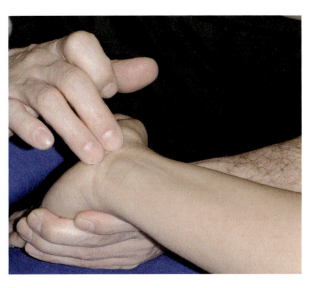

**Abb. 4.42.** Tinel-Karpaltunneltest

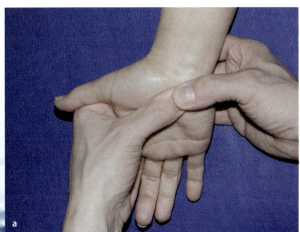

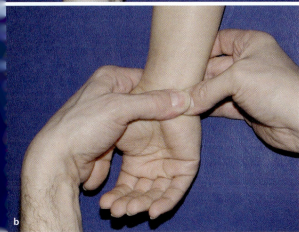

**Abb. 4.43 a, b.** FOST-Test (rechts): **a** Ramus palmaris des N. ulnaris, **b** Ramus superficialis des N. ulnaris

**Befund.** Ein positiver Befund deutet auf eine Kompressionsneuropathie des Ramus palmaris des N. medianus, sensiblen Karpaltunnel hin.

### 4.10.3 Passiver Zusatztest: Sensible Provokationstestung der Guyon-Loge

**FOST-Test/Aktiver sensibler N.-ulnaris-Test bei V.a. Kompressionsneuropathie des Ramus palmaris nervi ulnaris auf der Loge und des Ramus superficialis in der Guyon-Loge (◘ Abb. 4.43 a, b)**

**Ziel.** Auslösen von Parästhesien der sensibel versorgten Areale des N. ulnaris.

**ASTE.** Der Patient sitzt. Seine betroffene Hand wird auf der Behandlungsliege vorpositioniert:
- Für den Ramus palmaris in Supinationsstellung des Unterarms und leichter Dorsalextension der Hand.
- Für den Ramus superficialis In Palmarflexion/Ulnarabduktion der Hand.

**Ausführung.** Der Therapeut doppelt seine Daumen für die Kompression auf den Ramus palmaris ca. in Höhe des Hamulus ossis hamati und gibt Druck nach dorsal. Der Druck wird bis zu 1 min gehalten.

Bei Testung des sensiblen **Ramus superficialis** des N. ulnaris wird das Os pisiforme von medial kommend ca. 5 mm nach distal lateral geschoben und bis zu 1 min in die Guyon-Loge gedrückt.

**Befund.** Die Tests sind positiv:
- Für den Ramus palmaris, wenn sich innerhalb 1 min zunehmende Parästhesien im Hypothenarbereich zeigen.
- Für den Ramus superficialis, wenn sich innerhalb 1 min zunehmende Parästhesien, primär im Kleinfinger- bzw. ulnaren Ringfingerbereich zeigen.

Ein positiver Befund verweist auf eine Kompressionsneuropathie des Ramus palmaris/Ramus superficialis des N. ulnaris.

### 4.11 Widerstandstest (Muskelweichteiltest 2, 3)

Die Widerstandstestungen werden über die diagnostischen Diagonalen ausgeführt. Hierbei werden kontraktile und nicht kontraktile Strukturen getestet. Nicht kontraktil sind die Sehnenscheiden, kontraktil sind die Muskelsehnen und der Muskelbauch. Getestet wird im Propellergriff, wobei der Therapeutenellenbogen der Widerstand gebenden Hand die Bewegungsrichtung für den Patienten vorgibt.

**4**

Kontraktile Strukturen werden aus **Mittelposition** isometrisch konzentrisch getestet. Die Sehnenscheiden werden anschließend immer passiv antagonistisch durch Dehnung und eventuell notwendigen Überdruck getestet. Der Therapeut geht anfänglich die Diagonale mit dem Patienten passiv durch, um ihm die Bewegungsrichtung zu beschreiben. Die Patientenhand befindet sich bei allen diagnostischen Diagonalen im Überhang der Behandlungsbank.

---

### Wichtig

Der Widerstandstest bezieht sich auf **kontraktile Strukturen**:
– Bei **frischen Verletzungen** treten die Schmerzen schon nach Erreichen der Submaximalkraft auf.
– Bei **älteren Verletzungen** hat der Körper gelernt, diese zu kompensieren. Schmerzen treten auch bei maximaler Kraft nicht immer gleich am Anfang des Widerstandstests auf, sondern erst nach ca. 10 sec.
– Besteht der V.a. einen **myogenen Trigger** (partielle Ischämie), zeigt sich dieser erst ab ca. 30 sec Widerstandsgabe.

---

### Diagnostische Diagonale: Dorsalextension mit Radialabduktion (◘ Abb. 4.44)

**Ziel.** Suche nach Läsionen von Muskeln oder Sehnen bzw. tendovaginären Reizungen.

**ASTE.** Der Patient sitzt.

**Ausführung.** Der Therapeut umfasst im Propellergriff die im Unterarm pronierte und in Handruheposition liegende Hand des Patienten, wobei die Widerstand gebende Hand die Patientenhand von dorsal radial im Gabelgriff umfasst.

Nach passiver Bewegungsrichtungserläuterung spannt der Patient gegen die Widerstand gebende Hand des Therapeuten in Dorsalextension und Radialabduktion. Anschließend wird die Hand passiv in die antagonistische Diagonale geführt, d. h. in Palmarflexion und Ulnarabduktion.

**Befund.** Schwäche deutet auf eine Läsion des N. radialis hin.

Auftretende **Schmerzen** während des Widerstandstests verweisen auf eine Läsion der
– Mm. extensor carpi radialis longus und brevis,
– M. extensor digitorum communis,
– M. extensor indicis.

---

Bei auftretendem Schmerz wird zur **Differenzierung** die gleiche Diagonale unter Faustschluss durchgeführt, um eine Kontraktion des M. extensor digitorum communis auszuschließen. Den Ausschluss des M. extensor indicis erreicht man durch isolierte Flexion des Zeigefingers.

---

**Antagonistische Diagonale.** Dehnung des 1. Fachs der dorsalen Sehnenscheiden. In diesem Sehnenfach läuft die am häufigsten betroffene Sehnenscheide.

### Diagnostische Diagonale: Dorsalextension mit Ulnarabduktion (◘ Abb. 4.45)

**Ziel.** Suche nach Läsionen von Muskeln oder Sehnen bzw. tendovaginären Reizungen.

**ASTE und Ausführung.** Wie bei ◘ Abb. 4.44, jedoch umfasst der Therapeut die Patientenhand von dorsal ulnar im Gabelgriff.

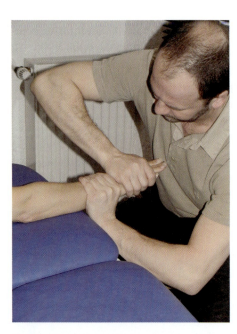

◘ **Abb. 4.44.** Diagnostische Diagonale: Dorsalextension und Radialabduktion, rechts

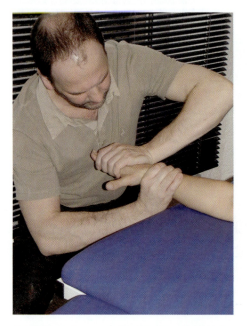

◘ **Abb. 4.45.** Diagnostische Diagonale: Dorsalextension mit Ulnarabduktion, rechts

**Befund.** Schwäche deutet auf eine Läsion des N. radialis hin.

Bei auftretenden **Schmerzen** während des Widerstandstests besteht V.a. Läsionen der

- M. extensor carpi ulnaris,
- M. extensor digitorum communis,
- M. extensor digiti minimi.

> Zur muskulären **Differenzierung** bei auftretendem Schmerz wird die gleiche Diagonale unter Faustschluss zum Ausschluss des M. extensor digitorum communis durchgeführt.

**Antagonistische Diagonale.** Dehnung des 6. Fachs der dorsalen Sehnenscheide. Dieses Sehnenfach ist häufig betroffen bei Tennisspielern/Tischtennisspielern durch forcierten Top spin (Palmarflexion und Radialabduktion).

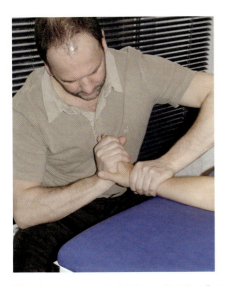

**◘ Abb. 4.46.** Diagnostische Diagonale: Palmarflexion mit Radialabduktion, rechts

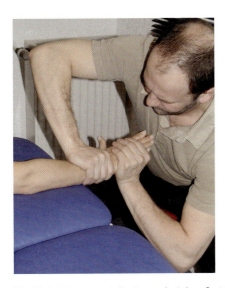

**◘ Abb. 4.47.** Diagnostische Diagonale: Palmarflexion mit Ulnarabduktion, rechts

## Diagnostische Diagonale: Palmarflexion mit Radialabduktion (◘ Abb. 4.46)

**Ziel.** Suche nach Läsionen von Muskeln oder Sehnen bzw. tendovaginären Reizungen.

**ASTE.** Der Patient sitzt.

**Ausführung.** Der Therapeut umfasst die in Unterarmpronation und in Handruheposition liegende Hand des Patienten im Propellergriff, wobei die Widerstand gebende Hand die Patientenhand von palmar radial im Gabelgriff umfasst.

Nach passiver Bewegungsrichtungserläuterung spannt der Patient gegen die Widerstand gebende Hand des Therapeuten ca. 1 sec maximal (bzw. bis 30 sec/bis zu 1 min) in Palmarflexion und Radialabduktion. Anschließend wird die Hand in die antagonistische Diagonale geführt.

**Befund.** Bei Schwäche besteht der V.a. eine Läsion des N. medianus/N. ulnaris.

Bei auftretenden **Schmerzen** während des Widerstandstests besteht der V.a. Läsionen der

- M. flexor carpi radialis,
- der Mm. flexor digitorum profundus et superficialis.

> Zur **Differenzierung** wird bei auftretendem Schmerz die gleiche Diagonale mit extendierten Fingern zum Ausschluss der Mm. flexor digitorum profundus et superficialis durchgeführt.

**Antagonistische Diagonale.** Dehnung der Sehnenscheide des M. flexor carpi radialis In Dorsalextension und Ulnarabduktion. Die Sehne verläuft in einer eigenen Loge radial des Karpaltunnels.

## Diagnostische Diagonale: Palmarflexion mit Ulnarabduktion (◘ Abb. 4.47)

**Ziel.** Suche nach Läsionen von Muskeln oder Sehnen bzw. tendovaginären Reizungen.

**ASTE und Ausführung.** Wie bei ◘ Abb. 4.46, jedoch umfasst der Therapeut die Patientenhand von dorsal ulnar im Gabelgriff.

**Befund.** Bei Schwäche besteht der V.a. eine Läsion des N. medianus/N. ulnaris.

Treten **Schmerzen** während des Widerstandstests auf, besteht der V.a. Läsionen der

- M. flexor carpi ulnaris,
- der Mm. flexor digitorum superficialis et profundus.

> Zur muskulären **Differenzierung** wird bei auftretendem Schmerz die gleiche Diagonale mit extendierten Fingern zum Ausschluss des M. flexor digitorum communis durchgeführt.

**Antagonistische Diagonale.** Diese Diagonale wird nicht durchgeführt, da die antagonistisch entsprechende Struktur, der M. flexor carpi ulnaris, keine Sehnenscheide hat und auch nicht im Karpaltunnel verläuft.

**4**

## 4.12    Spezifische Testung des Daumens

Der Daumen wird aufgrund seiner eigenständigen Mechanik, seiner eigenen Pathologie und seiner sattelgelenkigen Verbindung zum Os trapezium gesondert getestet.

Die aktive Testung beschränkt sich auf die Kombinationsbewegungen Reposition und Opposition.

Die **Oppositionsbewegung** zeigt die Komponenten:
- Flexion,
- Abduktion und
- in der Endgradigkeit Pronation.

Die **Repositionsbewegung**, die bei Arthrose oder Arthritis am meisten eingeschränkt ist, zeigt die Komponenten:
- Extension,
- Adduktion und
- Supination.

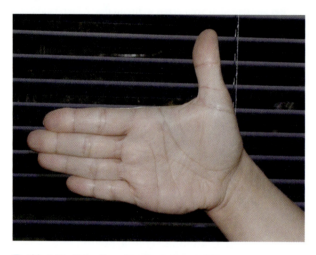

**Abb. 4.48.** Aktive Repositionsbewegung, rechts

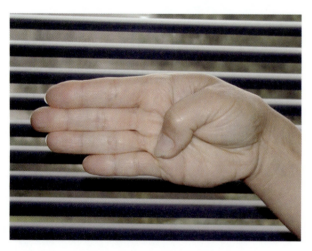

**Abb. 4.49.** Aktive Oppositionsbewegung, rechts

## 4.12.1    Aktive Testung des Daumens

### Aktive Repositionsbewegung des Daumens (Abb. 4.48)

**ASTE und Ausführung.** Der Patient sitzt oder steht. Er bewegt den Daumen aus Nullposition in maximale Reposition.

**Befund.** Beurteilt werden:
- Ausmaß der Bewegung (hypo-, hyper-, normmobil),
- Schmerz,
- Bereitwilligkeit,
- Schonhaltung.

**Einschränkungen** zeigen sich häufig:
- durch Immobilisationen nach Frakturen,
- bei Arthrose oder Arthritis.

**Schmerzhafte Bewegungsumfangslimitierungen** sind oft Folge von:
- Laxizität des Lig. collaterale ulnare,
- Druckerhöhung im Bereich der radialen Säule,
- rheumatoider Arthritis.

### Aktive Oppositionsbewegung des Daumens (Abb. 4.49)

**ASTE und Ausführung.** Der Patient sitzt oder steht. Er bewegt den Daumen aus Nullposition in maximale Opposition.

**Befund.** Beurteilt werden:
- Ausmaß der Bewegung (hypo-, hyper-, normmobil),
- Schmerz,
- Bereitwilligkeit,
- Schonhaltung.

Einschränkungen zeigen sich häufig durch Fehlstellungen nach Bennett- oder Rolando-Frakturen mit Veränderungen der Gelenkflächenstellung.

Belastungsabhängige, schmerzhafte Bewegungsumfangslimitierungen sind oft Folge einer beginnenden Rhizarthrose.

## 4.12.2    Passive Testung des Daumens

### Passive Reposition des Daumens im Seitenvergleich (Abb. 4.50)

**ASTE.** Der Patient sitzt oder steht. Sein Arm steht in Nullstellung.

**Ausführung.** Der Therapeut umfasst mit seiner linken Hand den Daumen des Patienten so gelenknah wie möglich. Mit seiner rechten Hand fixiert er die Finger 2–5, indem er die Patientenhand von palmar umfasst. Der Therapeut führt den Daumen in submaximale Reposition und gibt am Ende der Bewegung einen leichten Überdruck.

**Befund.** Beurteilt werden Quantität und Qualität des Bewegungsausmaßes sowie des Endgefühls

Das normale Endgefühl ist festelastisch bis hart.

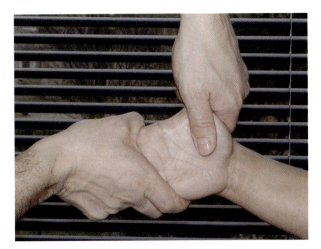

☐ **Abb. 4.50.** Passive Reposition des Daumens, rechts

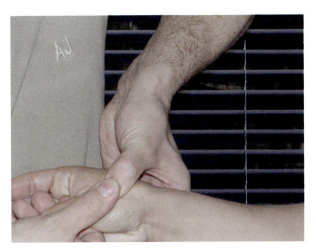

☐ **Abb. 4.51.** Passive Opposition des Daumens, rechts

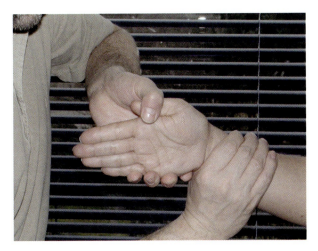

☐ **Abb. 4.52.** Widerstandstest: Extension des Daumens, rechts

**Sportler** zeigen häufig an der sportbetonten Seite, aufgrund von Kapselveränderungen, ein härteres schmerzfreies Endgefühl.

Bei Bewegungseinschränkungen besteht der V.a. Arthrose, Arthritis.

Weitere Befundung wie aktiver Test.

### Passive Opposition des Daumens im Seitenvergleich (☐ Abb. 4.51)

**ASTE.** Der Patient sitzt oder steht. Sein Arm steht in Nullstellung.

**Ausführung.** Der Therapeut legt seinen linken Daumen auf die Basis des Daumens des Patienten so gelenknah wie möglich. Mit seinem rechten Daumen doppelt er den linken, führt den Daumen in submaximale Opposition und gibt am Ende der Bewegung mit dem rechten Daumen einen leichten Überdruck.

**Befund.** Beurteilt werden Qualität und Quantität des Bewegungsausmaßes sowie des Endgefühls.

Das normale Endgefühl ist eher elastisch.

Bei **Bewegungseinschränkungen** fällt der V.a.
- Gelenkfehlstellungen nach Frakturen oder
- Dislokation des Os trapezium.

Weitere Befundung wie aktiver Test.

### 4.12.3    Widerstandstestung des Daumens

### Widerstandstest des Daumens für Extension (☐ Abb. 4.52)

**Ziel.** Suche nach:
- Muskel- oder Sehnenläsionen,
- tendovaginären Reizungen,
- Schwäche.

**ASTE.** Der Patient sitzt.

**Ausführung.** Der Therapeut umfasst mit seiner linken Hand die in Nullstellung stehende Hand des Patienten so, dass der Therapeutendaumen den Daumen des Patienten radialseitig widerlagert. Mit der rechten Hand fixiert der Therapeut ulnarseitig im Gabelgriff den Unterarm des Patienten. Der Patient spannt gegen den linken Widerstand gebenden Daumen des Therapeuten ca. 1 sec maximal (bzw. bis 30 sec/bis zu 1 min) in Extension.

**Befund.** Schwäche deutet auf eine Läsion des N. radialis hin. Auftretende Schmerzen während des Widerstandstests deuten auf eine Läsion der Mm. extensor pollicis longus et brevis hin.

Eine **Differenzierung** der beiden Muskeln ist nicht möglich.

**4**

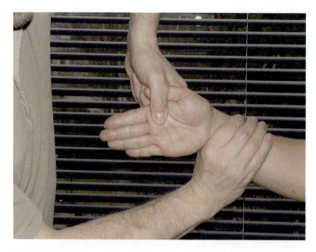

□ **Abb. 4.53.** Widerstandstest: Abduktion des Daumens, rechts

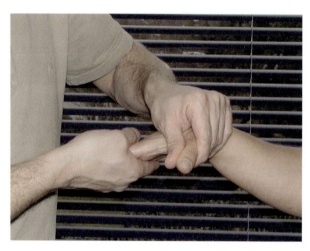

□ **Abb. 4.54.** Widerstandstest: Adduktion des Daumens, rechts

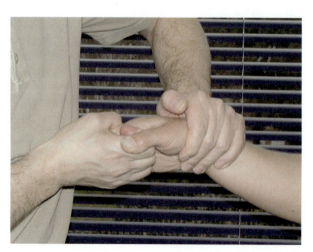

□ **Abb. 4.55.** Widerstandstest: Flexion des Daumens (rechts). Daumen neigt abzurutschen

## Widerstandstest des Daumens für Abduktion (□ Abb. 4.53)

**Ziel.** Suche nach:
— Muskel- oder Sehnenläsionen,
— tendovaginären Reizungen,
— Schwäche.

**ASTE.** Der Patient sitzt.

**Ausführung.** Der Therapeut umfasst mit seiner linken Hand die in Nullstellung stehende Hand des Patienten so, dass der Therapeutendaumen den Daumen des Patienten palmarseitig widerlagert. Mit der rechten Hand fixiert der Therapeut ulnarseitig im Gabelgriff den Unterarm des Patienten. Der Patient spannt gegen den linken Widerstand gebenden Daumen des Therapeuten ca. 1 sec maximal (bzw. bis 30 sec/bis zu 1 min) in Abduktion.

**Befund.** Bei Schwäche besteht der V.a. eine Läsion des N. medianus. Auftretende Schmerzen während des Widerstandstests verweisen auf eine Läsion der Mm. abductor pollicis longus et brevis.

> Eine **Differenzierung** der beiden Muskeln ist nicht möglich.

## Widerstandstest des Daumens für Adduktion (□ Abb. 4.54)

**Ziel.** Suche nach:
— Muskel- oder Sehnenläsionen,
— tendovaginären Reizungen,
— Schwäche.

**ASTE.** Der Patient sitzt.

**Ausführung.** Der Therapeut umfasst mit seiner linken Hand die in Pronationsstellung stehende Hand des Patienten so, dass der Therapeutendaumen den Daumen des Patienten ulnarseitig widerlagert. Mit der rechten Hand fixiert der Therapeut ulnarseitig im Gabelgriff die Finger 2–5 des Patienten. Der Patient spannt gegen den linken Widerstand gebenden Daumen des Therapeuten ca. 1 sec maximal (bzw. bis 30 sec. bis zu 1 min) in Adduktion.

**Befund.** Bei Schwäche besteht der V.a. eine Läsion des N. ulnaris/N. medianus.
  Auftretende **Schmerzen** während des Widerstandstests verweisen auf Läsionen von
— M. adductor pollicis,
— M. opponens pollicis,
— M. flexor pollicis brevis.

## Widerstandstest des Daumens für Flexion (□ Abb. 4.55)

**Ziel.** Suche nach:
— Muskel- oder Sehnenläsionen,
— tendovaginären Reizungen,
— Schwäche.

**ASTE.** Der Patient sitzt.

**Ausführung.** Der Therapeut fixiert mit seiner linken Hand die in Nullstellung stehende Hand des Patienten am Unterarm. Mit den rechten 90° gebeugten Fingern 2–5 widerlagert der Therapeut palmarseitig den Daumen des Patienten. Der Patient spannt gegen den rechten Widerstand gebenden 2. Finger des Therapeuten ca. 1 sec maximal (bzw. bis 30 sec/bis zu 1 min) in Flexion.

**Befund.** Bei Schwäche besteht V.a. eine Läsion (primär) des N. medianus. Bei Schmerzen während des Widerstandstests besteht V.a. eine Läsion der Mm. flexor pollicis longus et brevis.

> **Wichtig**
>
> Nach allen Widerstandstestungen werden passiv in antagonistischer Bewegungsrichtung die **Sehnenscheiden** getestet.

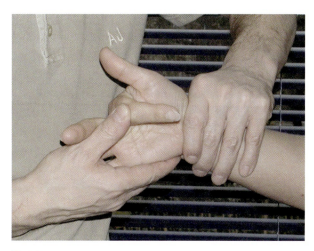

◘ **Abb. 4.56.** Passive Flexion des Zeigefingers, rechts

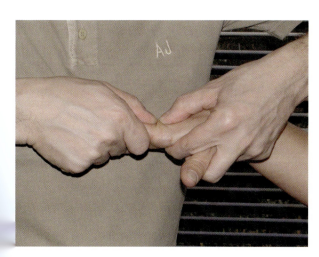

◘ **Abb. 4.57.** Passive Extension des Zeigefingers, rechts

### 4.12.4 Passive/Widerstandstestung der Fingergelenke

Aktive selektive Bewegungen der Finger sind ohne weiterlaufende Bewegung umliegender Gelenke (Handwurzel) bzw. paralleler Finger nur schlecht zu beurteilen, so dass der Therapeut direkt mit der passiven Testung beginnt. In allen Fingergelenken zeigt sich das Endgefühl in der Norm festelastisch. Als passives- und Widerstandstest-Beispiel werden wir uns hier am proximalen Metakarpophalangealgelenk 2 orientieren.

#### Flexion der Articulatio metacarpophalangea proximalis, rechtes MCP-Gelenk 2 (◘ Abb. 4.56)

**ASTE.** Der Patient sitzt oder steht. Er hält seine Hand in Nullstellung.

**Ausführung.** Der Therapeut fixiert mit seiner linken Hand den Patientenunterarm. Mit seinem rechten Daumen bringt er den Fingerstrahl, hier den Zeigefinger, von dorsal her in submaximale Flexion (ca. 85°) und gibt einen Überdruck.

**Befund.** Beurteilt werden Qualität und Quantität des Bewegungsausmaßes und des Endgefühls.
Bei Schmerz besteht der V.a.
- Laxizität der ligamentären Strukturen,
- rheumatoide Arthritis.

Bewegungseinschränkungen können durch ein Kapselmuster hervorgerufen werden.

#### Extension der Articulatio metacarpophalangea proximalis, rechtes MCP-Gelenk 2 (◘ Abb. 4.57)

**ASTE.** Der Patient sitzt oder steht. Er hält seine Hand in Pronation.

**Ausführung.** Der Therapeut fixiert mit seinem linken Zeigefinger und Daumen das distale Ende des Os metacarpi 2 und mit seinem linken Zeigefinger und Daumen das proximale Ende des 2. Fingers. Der rechte Zeigefinger und Daumen des Therapeuten bringen den 2. Finger in submaximale Extension (ca. 40°) und geben Überdruck.

**Befund.** Beurteilt werden Qualität und Quantität des Bewegungsausmaßes und des Endgefühls.
Bei Schmerz besteht der V.a.
- Laxizität der ligamentären Strukturen,
- rheumatoide Arthritis.

Bewegungseinschränkungen können durch ein Kapselmuster entstehen.

#### Widerstandstest für Fingerabduktion (◘ Abb. 4.58)

**Ziel.** Suche nach:
- Muskel- oder Sehnenläsionen,
- tendovaginären Reizungen,
- Schwäche.

**ASTE.** Der Patient sitzt oder steht.

**Ausführung.** Der Therapeut fixiert mit seiner linken Hand die in Pronation stehende Hand des Patienten am Unterarm. Mit seinem linken Zeigefinger widerlagert der Therapeut den Zeigefinger des Patienten von radial und mit seinem Daumen widerlagert er den Mittelfinger des Patienten von ulnar. Der Patient spannt gegen den Widerstand gebenden Daumen des Therapeuten ca. 1 sec maximal (bzw. bis 30 sec/bis zu 1 min) in Abduktion.

**Befund.** Bei Schwäche besteht V.a. eine Läsion des N. ulnaris. Bei Schmerzen während des Widerstandstests besteht V.a. eine Läsion der Mm. interossei dorsales.

## Widerstandstest für Fingeradduktion, Digiti manus index (◼ Abb. 4.59)

**Ziel.** Suche nach:
- Muskel- oder Sehnenläsionen,
- tendovaginären Reizungen,
- Schwäche.

**ASTE.** Der Patient sitzt oder steht.

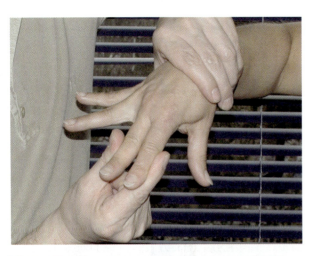

◼ **Abb. 4.58.** Widerstandstest: Fingerabduktion, Digiti manus medius rechts

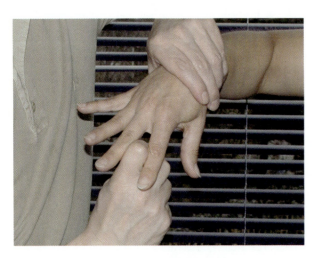

◼ **Abb. 4.59.** Widerstandstest: Fingeradduktion, rechts

**Ausführung.** Der Therapeut fixiert mit seiner linken Hand die in Pronation stehende Hand des Patienten am Unterarm. Der Therapeut stellt seinen 90° angewinkelten Zeigefinger zwischen gestreckte Zeige- und Mittelfinger des Patienten. Der Patient spannt gegen den Widerstand gebenden Zeigefinger des Therapeuten ca. 1 sec maximal (bzw. bis 30 sec/bis zu 1 min) in Adduktion.

**Befund.** Bei Schwäche besteht V.a. eine Läsion des N. ulnaris. Bei Schmerz während des Widerstandstests besteht V.a. eine Läsion der Mm. interossei palmares.

## 4.13    Weichteiltechniken der Hand

Ein positiver Widerstandstest in der Basisuntersuchung kann eine Indikation für Weichteilbehandlungen sein.

Die Schwerpunkte einer manualtherapeutisch ausgerichteten Weichteilbehandlung der Hand beziehen sich auf Sehnenscheiden und Kollateralligamente. Insertionsnahe Tendopathien, ausgenommen die der Sehne des M. extensor carpi ulnaris, sind kaum anzutreffen.

> **Wichtig**
>
> **Schwerpunkte einer manualtherapeutisch ausgerichteten Weichteilbehandlung:**
> - Die Einleitung der Rehabilitation des insertionsnahen Kollagengewebes wird über Querfriktion ausgeführt.
> - Das Ausrichten erfolgt über ein unspezifisches, mehrfachzielgerichtetes und spezifisches Training.
> - Die Belastungsfähigkeit erfolgt über ein spezifisches, angepasstes Rehabilitationstraining.
> - Die Sehnenscheiden werden über Querrollen therapiert.

Zur Bestätigung und Differenzierung von Weichteilläsionen wird unter anderem der sog. Finkelstein-Test herangezogen.

Das Optimum einer komplexen Regenerationstherapie besteht in der Zusammenarbeit zwischen Manualtherapeut und Arzt. Nachfolgend wird ein Beispiel angeführt, das für alle Weichteilbehandlungen der Hand gilt.

### 4.13.1    Manualtherapie

**Zu Beginn einer manualtherapeutischen Behandlung sind die Schwerpunkte:**
- Aktualisierung eines Regenerationsprozesses durch Querfriktion/Querrollen mit darauf folgender Dehnung zur Längeninformation der Makrophagen.
- Alternativ: Iontophorese mit Histamindehydrochlorid.
- Optimierung des Stoffwechsels durch Trophiktraining.

**Bei zunehmender Besserung der Beschwerden sind die Schwerpunkte:**
- Einleitung eines Rehabilitationsprogramms.
- Koordination (intra- und intermuskulär).
- Kraftausdauer.
- Kraft.

– Exzentriktraining für die Muskulatur sowie für die Rami articulares.

## 4.13.2    Ärztliche Therapie

**Zu Beginn der Bandlung** sind die Schwerpunkte:
– Optimierung der interstitiellen Flüssigkeit durch Kochsalzinjektionen.
– Pharmakologische zentrale Schmerzbehandlung.
– Meidung peripherer Antiphlogistika.

**Bei fehlender Beschwerdebesserung** sind die Schwerpunkte:
– Infiltration mit Lokalanästhetika zur Schmerzlinderung.
– Regulation sympathischer Fasern bzw. Verbesserung der Autoregulation.

**Bei weiterer fehlender Beschwerdebesserung** sind die Schwerpunkte:
– Schmerzbehandlung, um den Patienten für eine manualtherapeutische Behandlung vorzubereiten.
– »Durchbrechen des Teufelskreises« durch ein hydrogenes Kortikosteroid. Danach 3–5-tägige Immobilisierung der Hand mit absoluter Ruhe und darauf folgend 4–5 Tage Schonhaltung.

## 4.13.3    Topographie, Finkelstein-Test und Behandlung für das 1. Fach der dorsalen Sehnenscheide

### Topographie 1. dorsales Sehnenfach (▫ Abb. 4.60)

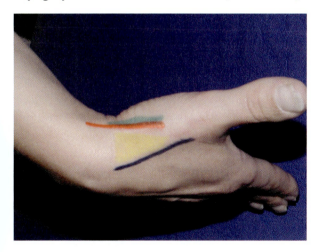

▫ **Abb. 4.60.** Topographie 1. dorsales Sehnenfach, rechtsseitig
**Grün:** M. abductor pollicis longus (1. Fach), **Rot:** M. extensor pollicis brevis (1. Fach), **Gelb:** Tabatière, **Blau:** M. extensor pollicis longus (3. Fach)

### Finkelstein-Test und gleichzeitige Dehnung/Eigendehnung für das 1. Sehnenfach der dorsalen Sehnenscheiden (▫ Abb. 4.61)

**Ziel.** Provokation der gemeinsamen Sehnenscheide des 1. Fachs mit M. extensor pollicis brevis und M. abductor pollicis longus.

**ASTE und Ausführung.** Der Patient sitzt oder steht. Er legt seinen Daumen in die Hohlhand und bildet eine Faust. Unter maximaler Dorsalextension und zunehmender Ulnarabduktion wird das Os scaphoideum nach palmar und nach radial verschoben, wodurch eine Kompression auf die Sehnenscheide entsteht.

**Befund.** Morbus de Quervain.

### Behandlung für das 1. Sehnenfach der dorsalen Sehnenscheiden. Beginn: Bei rezidivierenden Beschwerden (▫ Abb. 4.62)

**Befund.** Tendovaginitis des 1. Fachs.

**Ziel.** Mobilisation der Sehnenscheidenanteile der Lamina viszeralis gegen die Lamina parietalis zur Anregung der Synoviafunktion der gemeinsamen Sehnenscheide des 1. Fachs mit M. extensor pollicis brevis und M. abductor pollicis longus.

**ASTE.** Der Patient sitzt.

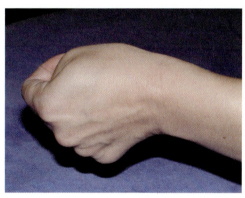

▫ **Abb. 4.61.** Finkelstein-Test mit Dehnung für das 1. Sehnenfach, linksseitig

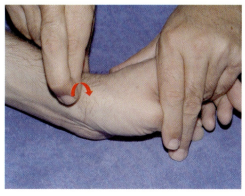

▫ **Abb. 4.62.** Behandlung für das 1. Sehnenfach der dorsalen Sehnenscheiden, linksseitig

**Ausführung.** Die Sehnenscheide wird vom Therapeuten in leichte Vordehnung gebracht, indem der Patientendaumen in eine Oppositionsstellung gebracht wird und die Hand in leichte Dorsalextension. Der Therapeut fixiert diese Vorposition durch radialseitigen Gabelgriff und legt seinen Zeigefinger, gedoppelt vom Mittelfinger, palmarseitig an die Sehnescheide des 1. Fachs an.

> Da es sich um eine Sehnenscheide handelt, konzentriert sich die **Behandlung** auf ein Verschieben der Sehnenblätter durch Querrollen auf der Sehne. Die Behandlung verläuft grundsätzlich schmerzfrei bis sich die Verschieblichkeit der Laminae verbessert und man eine Vorposition in mehr Dehnung einnehmen kann.

**Anzahl und Dosierung.** 31–40 Wiederholungen, 30–60 sec Pause, 3–5 Serien.

### 4.13.4 Topographie, Test nach Streeck und Behandlung für das 3. Fach der dorsalen Sehnenscheide

**Topographie 1. dorsales Sehnenfach (▫ Abb. 4.63)**

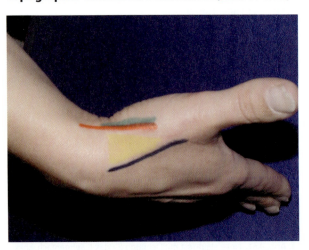

▫ **Abb. 4.63.** Topographie 1. dorsales Sehnenfach, rechtsseitig
**Grün:** M. abductor pollicis longus (1. Fach), **Rot:** M. extensor pollicis brevis (1. Fach), **Gelb:** Tabatière, **Blau:** M. extensor pollicis longus (3. Fach)

**Test nach Streeck und gleichzeitige Dehnung/Eigendehnung für das 3. Sehnenfach, der dorsalen Sehnenscheide (▫ Abb. 4.64)**

**Ziel.** Provokation der Sehnenscheide des 3. Fachs mit M. extensor pollicis longus.

**ASTE und Ausführung.** Der Patient sitzt oder steht. Er legt seinen Daumen in die Hohlhand und bildet eine Faust. Unter submaximaler Palmarflexion und zunehmender Ulnarabduktion wird das Os scaphoideum nach dorsal und nach radial verschoben, wodurch eine Kompression auf die Sehnenscheide entsteht.

**Befund.** Tendovaginitis des 3. Fachs.

**Behandlung für das 3. Sehnenfach der dorsalen Sehnenscheiden (▫ Abb. 4.65)**

**Beginn.** Bei rezidivierenden Beschwerden.

**Ziel.** Mobilisation der Sehnenscheidenanteile der Lamina viszeralis gegen die Lamina parietalis zur Anregung der Synoviafunktion der gemeinsamen Sehnenscheide des 3. Fachs des M. extensor pollicis longus.

**Befund.** Tendovaginitis.

**ASTE.** Der Patient sitzt.

**Ausführung.** Die Sehnenscheide wird vom Therapeuten in leichte Vordehnung gebracht, indem der Patientendaumen in eine Oppositionsstellung gebracht wird und die Hand in leichte Palmarflexion. Der Therapeut fixiert diese Vorposition und legt seinen Zeigefinger, gedoppelt vom Mittelfinger, dorsalseitig an die Sehnenscheide des 3. Fachs an.

> Da es sich um eine Sehnenscheide handelt, konzentriert sich die **Behandlung** auf ein Verschieben der Sehnenblätter durch Querrollen auf der Sehne. Die Behandlung verläuft grundsätzlich schmerzfrei bis sich die Verschieblichkeit der Laminae verbessert und man eine Vorposition in mehr Dehnung einnehmen kann.

**Anzahl und Dosierung.** 31–40 Wiederholungen, 30–60 sec Pause, 3–5 Serien.

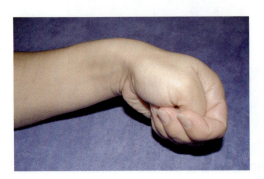

▫ **Abb. 4.64.** Test nach Streek mit Dehnung für das 3. Sehnenfach (links)

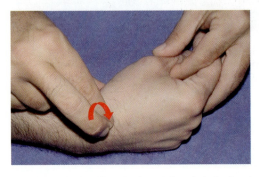

▫ **Abb. 4.65.** Behandlung für das 3. Sehnenfach der dorsalen Sehnenscheiden (rechtsseitig)

### 4.13.5 Topographie, Test und Behandlung für das 6. Fach der dorsalen Sehnenscheiden

Das 6. Sehnenfach besitzt **3 Prädilektionsstellen** für eine Sehnenscheidenreizung:

– distal an der Insertionsregion der Basis von Os metacarpi 5,
– in Höhe des Gelenkspalts der Articulatio radiocarpalis,
– proximal direkt proximal des Caput ulnae.

In der Basisuntersuchung zeigen sich die aktive und passive Supination sowie die Radialabduktion und Palmarflexion schmerzhaft.

### Topographie 6. dorsales Sehnenfach (◘ Abb. 4.66)

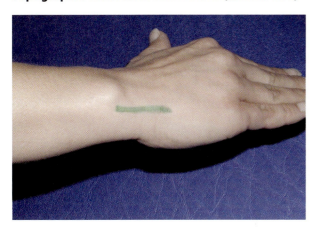

◘ **Abb. 4.66.** Topographie 6. dorsales Sehnenfach (rechtsseitig)

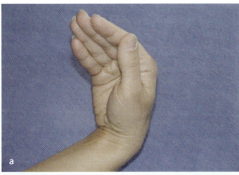

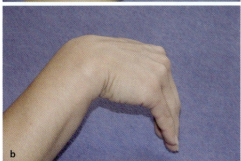

◘ **Abb. 4.67 a, b.** Provokationstest für das 6. Sehnenfach (rechts).
**a** ASTE, **b** ESTE

### Provokationstest und gleichzeitige Dehnung/Eigendehnung für das 6. Sehnenfach der dorsalen Sehnenscheide (◘ Abb. 4.67 a, b)

**Ziel.** Provokation der Sehnenscheide des 6. Fachs (M. extensor carpi ulnaris).

**ASTE und Ausführung.** Der Patient sitzt. Er führt eine submaximale Palmarflexion und maximale Radialabduktion aus und führt in dieser Vorposition eine maximale Supination/Pronation durch.

**Befund.** Tendovaginitis.

### Querfriktion für die Prädilektionsstelle des 6. Sehnenfaches der dorsalen Sehnenscheiden, »insertionsnahe Region« (◘ Abb. 4.68)

**Beginn.** Bei rezidivierenden Beschwerden und positiven Widerstandstests.

**Ziel.** Aktualisierung des Regenerationsprozesses.

**ASTE.** Der Patient sitzt. Die Hand des Patienten wird in Supination, Palmarflexion und Radialabduktion passiv vorgedehnt.

**Ausführung.** Die Sehnenscheide wird vom Therapeuten in leichte Ulnarabduktion gebracht und fixiert. Der Therapeut legt seinen Zeigefinger, gedoppelt vom Mittelfinger, dorsal radialseitig insertionsnah an die Basis des 5. Fingers.

Unter Hautvorgabe und Druck in die Tiefe wird die Sehne von ulnar nach radial querfriktioniert. Die Querfriktion wird solange durchgeführt bis die Kontur der Sehne durch Aufquellung verstreicht.

**Befund.** Chronische insertionsnahe Tendopathie des M. extensor carpi ulnaris durch Läsion im TFC-Komplex. Der Widerstandstest gegen Dorsalextension und Ulnarabduktion in der Basis ist positiv.

**Anzahl und Dosierung.** 31–40 Wiederholungen, 30–60 sec Pause, 3–5 Serien.

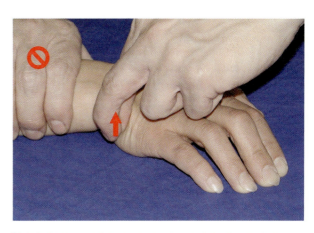

◘ **Abb. 4.68.** Querfriktion für das 6. Sehnenfach der dorsalen Sehnenscheiden (rechts), »insertionsnahe Region«

**4**

## Querrollen für die Prädilektionsstelle des 6. Sehnenfaches der dorsalen Sehnenscheiden, »karpaler Anteil« (◘ Abb. 4.69)

**Beginn.** Bei rezidivierenden Beschwerden.

**Befund.** Tendovaginitis.

**Ziel.** Mobilisation der Sehnenscheidenanteile der Lamina visceralis gegen die Lamina parietalis zur Anregung der Synoviafunktion der 6. dorsalen Sehnenscheide.

**ASTE.** Der Patient sitzt.

**Ausführung.** Die Sehnenscheide wird vom Therapeuten über einen Keil in Palmarflexion und evt. leichte Radialabduktion gebracht und fixiert. Der Therapeut legt seinen Zeigefinger, gedoppelt vom Mittelfinger, dorsal ulnarseitig eine Fingerbreite distal des Caput ulnae an die Sehnenscheide des 6. Fachs an.

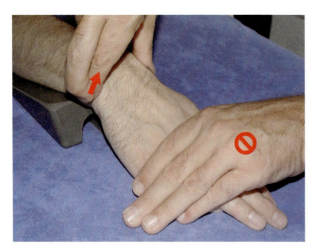

◘ **Abb. 4.69.** Querrollen für das 6. Sehnenfach der dorsalen Sehnenscheiden (rechts), »karpaler Anteil«

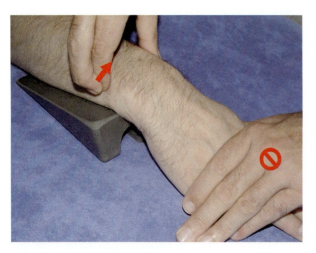

◘ **Abb. 4.70.** Querrollen für das 6. Sehnenfach der dorsalen Sehnenscheiden (rechts), »proximaler Anteil«

---

> Da es sich um eine Sehnenscheide handelt, konzentriert sich die **Behandlung** auf ein Verschieben der Sehnenblätter durch Querrollen auf der Sehne. Die Behandlung verläuft grundsätzlich schmerzfrei bis sich die Verschieblichkeit der Laminae verbessert und in verstärkter Dehnung vorpositioniert werden kann.

**Anzahl und Dosierung.** 31–40 Wiederholungen, 30–60 sec Pause, 3–5 Serien.

## Querrollen für die Prädilektionsstelle des 6. Sehnenfaches der dorsalen Sehnenscheiden, »proximaler Anteil« (◘ Abb. 4.70)

**Beginn, Ziel, ASTE, Ausführung, Anzahl und Dosierung.** Wie bei ◘ Abb. 4.69, jedoch findet das Querrollen eine Fingerbreite proximal des Caput ulnae am Übergang zur Sehnenscheide des 6. Sehnenfachs statt.

## Thermokinetiktraining nach FOST, für das 1. und 3. Fach der dorsalen Sehnenscheiden (◘ Abb. 4.71 a–d)

**Beginn.** Täglich nach der Behandlung der Sehnenscheide.

**Ziel.** Verbesserung des Stoffwechsels.

**ASTE.** Der Patient sitzt. Über den Sehnenscheidenverlauf des 1. und 3. Fachs wird eine Wärmekompresse (hier ein mit heißem Wasser durchtränktes Frotteehandtuch) gewickelt.

**Ausführung.** In Phase 1 findet eine komplexe Mobilisation der Sehnenscheide und Sehne statt.

Unter Berücksichtigung des Schmerzverhaltens wird der Daumen erst in kleinen Amplituden, dann in immer größer werdenden Amplituden, aus der Opposition in Reposition bewegt. Die Hand führt dabei eine Palmarflexion und Ulnarabduktion bzw. Dorsalextension und Radialabduktion aus. Hier werden die Sehnenscheide und die Sehne bewegt.

**Anzahl und Dosierung.** 31–40 Wiederholungen, 30–60 sec Pause, 3–5 Serien.

Danach folgt direkt **Phase 2**, in der primär eine endovaginale Mobilisation der Sehne stattfindet.

Unter Berücksichtigung des Schmerzverhaltens bewegt der Patient seinen Daumen in der Wärme, primär die Sehne der Muskeln im 1. Sehnenfach unter leichtem Führungswiderstand aus Adduktion in Abduktion. Durch die Bewegung aus Flexion in Extension spricht er das 1. und 3. Sehnenfach an.

**Anzahl und Dosierung.** 31–40 Wiederholungen, 30–60 sec Pause, 3–4 Serien, die beide Phasen beinhalten.

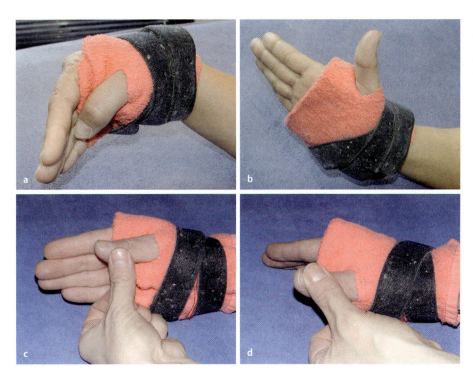

■ **Abb. 4.71 a–d.** Thermokinetiktraining für 1. und 3. Sehnenfach (linksseitig), im Beispiel unter einer Wärmekompresse. **a, b** Phase 1:, Warming up für die Sehne und Sehnenscheide: **a** ASTE, **b** ESTE, **c, d** Phase 2: Thermokinetiktraining selektiv für das 1. Sehnenfach: **c** Abduktion, **d** Extension

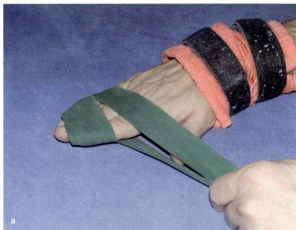

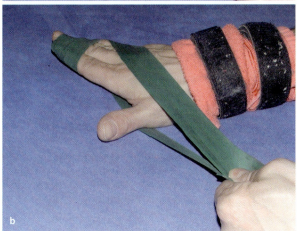

■ **Abb. 4.72 a, b.** Thermokinetiktraining nach FOST, für das 6. Fach der dorsalen Sehnenscheide (linksseitig). **a** ASTE, **b** ESTE

**Thermokinetiktraining nach FOST, für das 6. Fach der dorsalen Sehnenscheide (■ Abb. 4.72 a, b)**

**Beginn, Ziel, ASTE, Ausführung, Anzahl und Dosierung.** Wie bei ■ Abb. 4.71 a–d, jedoch befindet sich die Wärmekompresse oberhalb des 6. Fachs. Primär finden Flexions-/Extensionsbewegungen und Radial-/Ulnarabduktionsbewegungen der Hand in der Wärme statt.

## 4.14 Neurogene Mobilisation der Hand

### 4.14.1 Grundlagen der neurogenen Mechanik der Hand

Im Handbereich benötigen die Nerven eine hohe Mobilität und Schutz gegen Kompressionen. Durch Muskelpolster, Bandüberspannungen und ossäre Nerventunnel wird dieser Schutz gewährleistet.

> **Wichtig**
>
> Die für die Hand verantwortlichen **HWS-Segmente** sind C6, C7, C8 und Th1.

### 4.14.2 Kompressionsmöglichkeit der Rami superficialis et palmaris nervi ulnaris

Kompressionsstellen sind für den **Ramus superficialis** die Guyon-Loge als Nerventunnel und für den **Ramus palmaris** der Hamulus ossis hamati. Der Ramus palmaris wird zwar von der Hypothenarmuskulatur geschützt, liegt aber bei den meisten

**4**

Patienten oberhalb des Hamulus ossis hamati und kann beim Aufstützen auf die Hand komprimiert werden.

**Beide Nervenäste versorgen sensibel:**
- den Hypothenarbereich,
- den Kleinfinger und
- die ulnare Ringfingerseite von palmar und ventral.

### 4.14.3    Kompressionsmöglichkeit des Ramus palmaris nervi medianus

Die Kompressionsstelle für den Ramus palmaris nervi mediani ist der Karpaltunnel bzw. das Retinaculum flexorum, durch das der Nerv verläuft.

**Der Ramus palmaris nervi mediani versorgt sensibel:**
- den Thenarbereich,
- die Finger 1, 2, 3 von palmar,
- die Radialseite des 4. Fingers bis in die dorsalen Fingerkuppen sowie
- 3/4 der palmaren radialen Handinnenfläche.

### 4.14.4    Kompressionsmöglichkeit des Ramus superficialis nervi radialis

**Dieser Nervenast versorgt sensibel:**
- den dorsalen radialen Handrücken,
- den Daumen,
- die Finger 2, 3 und
- die radiale Seite des 4. Fingers.

Nur der radialste Ast des Ramus superficialis nervi radialis zeigt sich durch seine oberflächliche Lage auf dem Radius durch Armbanduhren und Traumen kompressionsgefährdet. Auch durch Hypermobilitäten/Instabilitäten des Os scaphoideum und Os trapezium kann der direkt über diese Handwurzelknochen verlaufende Nerv komprimiert werden.

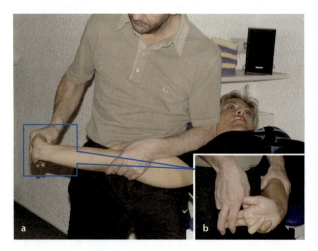

□ **Abb. 4.73.  a** Neurogene Dehnung des N. medianus, Armposition,
**b** Zangengriff für Fingerextension

### 4.14.5    Grundeinstellung einer Nervenmobilisation, bezogen auf die Hand

Als Grundeinstellung werden die Ursprungssegmente der Nerven und die Dura mater in Vordehnung gebracht.

> **Wichtig**
>
> Unter **Grundeinstellung** verstehen wir die Lateralflexion heterolateral der Halswirbelsäule und die Depression der Schulter.

Grundsätzlich wird mit einem Warming up des neuralen Systems begonnen. Die **Ziele** sind:
- Verbesserung epineuraler Ödeme sowie
- Mobilisierung des Axonplasmaflusses.

#### Neurogene Dehnung des Ramus palmaris nervi mediani (□ Abb. 4.73 a, b)

**Basisbefundung.** Anamnestisch gibt der Patient Schmerzen und Beschwerden an:
- Schmerzen bzw. Parästhesien im Thenarbereich und auf der Zeigefingerseite, vorwiegend
  - beim Greifen und Fixieren von Gegenständen sowie
  - bei Tätigkeiten wie Stricken, Häkeln und Schreiben, bei denen Daumen und Zeigefinger in Palmarflexion isometrisch angespannt sind.
- Beschwerden beim Einfädeln eines Arms in eine Jacke oder Mantel, die durch die Abduktions-Außenrotations- und die am Ende ausgeführte Dorsalextensionsbewegung der Hand entstehen.

**Ziel.** Die Ziele sind:
- Mobilisation epineuraler Ödeme,
- Verbesserung der Trophik und
- Dehnung des neurogenen adaptierten Kollagens.

**ASTE.** Der Patient liegt in Rückenlage. Sein Oberkörper, HWS und Kopf werden auf der heterolateralen Seite positioniert, so dass eine neurogene Dehnung auf den Plexus brachialis und die Dura mater vorpositioniert wird.

**Ausführung.** Der seitlich neben dem Patienten stehende Therapeut umfasst mit seiner rechten Hand Daumen, Zeige- und Mittelfinger des Patienten und führt den Patientenarm in Abduktion/Außenrotation bei gleichzeitiger Extension im Ellenbogen. Über seinen Oberschenkel bringt er die Patientenschulter in Depression und führt mit seinem rechten Daumen und Zeigefinger, ähnlich einer Zange, die Patientenfinger in Extension.

> Die Hand wird bis zum Auftreten eines neurogenen Schmerzes in Dorsalextension geführt, dann submaximal eingestellt und **rhythmisch 31- bis 40-mal mobilisiert**. Ist adaptiertes Kollagen vorhanden, wird nachfolgend die Position **statisch 30 sec bis 2 min gehalten** und zum Schluss mit gleichzeitiger Anlage milder Wärme physiologisch bewegt.

## Neurogene Dehnung des Ramus palmaris/Ramus superficialis nervi ulnaris (◻ Abb. 4.74 a, b)

**Basisbefundung.** Anamnestisch bestehen Schmerzen und Parästhesien im Hypothenarbereich und auf der Kleinfingerseite. Beschwerdeauslösend zeigen sich im Alltag:

– Eine in Seitlage ausgeführte Lesestellung, in der der Patient mit der Hand den Kopf abstützt.

– Das Aufstützen auf die dorsalextendierte Handwurzel, z. B. bei längeren Fahrradtouren.

**Ziel.** Die Ziele sind:

– Mobilisation epineuraler Ödeme,

– Verbesserung der Trophik und

– Dehnung des neurogenen adaptierten Kollagens.

**ASTE.** Der Patient liegt in Rückenlage. Sein Oberkörper und die HWS werden auf der heterolateralen Seite positioniert, so dass eine neurogene Dehnung auf den Plexus brachialis und die Dura mater vorpositioniert wird.

**Ausführung.** Der seitlich neben dem Patienten stehende Therapeut führt den Oberarm in maximale Abduktion, das Ellenbogengelenk in maximale Flexion und den Unterarm in Supination. Mit seiner linken Hand umfasst er den Klein- und Ringfinger des Patienten und führt eine Radialabduktion und Dorsalextension aus. Die rechte Patientenschulter wird über einen Gurt in Depression positioniert.

> Die Patientenfinger werden bis zum Auftreten eines neurogenen Schmerzes geführt, dann submaximal eingestellt und beginnend **rhythmisch 31- bis 40-mal mobilisiert.** Ist adaptiertes Kollagen vorhanden, wird nachfolgend die Position **statisch 30 sec bis 2 min gehalten** und zum Schluss mit gleichzeitiger Anlage milder Wärme physiologisch bewegt.

## Neurogene Dehnung des Ramus superficialis nervi radialis (◻ Abb. 4.75 a, b)

**Basisbefundung.** Anamnestisch bestehen Schmerzen und Parästhesien im Bereich des Daumengrundgelenks und in der Region des 1. und 3. dorsalen Sehnenfachs. Der Patient hat Probleme bei:

– Werkarbeiten wie Hämmern und Schraubendrehen,

– Auswringen von Wäsche.

**Ziel.** Die Ziele sind:

– Mobilisation epineuraler Ödeme,

– Verbesserung der Trophik und

– Dehnung des neurogenen, adaptierten Kollagens.

**ASTE.** Der Patient sitzt. Sein Oberkörper und der Kopf werden auf der heterolateralen Seite positioniert, so dass eine neurogene Dehnung auf den Plexus brachialis und die Dura mater vorpositioniert wird.

**Ausführung.** Der seitlich neben dem Patienten stehende Therapeut umfasst mit seiner rechten Hand die Hand des Patienten führt den Patientenarm in Abduktion und Innenrotation. Über seine linke Beckenseite bringt er die Patientenschulter in Depression, der Ellenbogen ist dabei in Extension und Pronation und führt mit seiner rechten Hand die Hand/Finger des Patienten in Palmarflexion/Ulnarabduktion, wobei der Daumen in der Hohlhand des Patienten fixiert liegt.

> Die Hand wird bis zum Auftreten eines neurogenen Schmerzes geführt, dann submaximal eingestellt und beginnend **rhythmisch 31- bis 40-mal mobilisiert.** Ist adaptiertes Kollagen vorhanden, wird nachfolgend die Position **statisch 30 sec bis 2 min gehalten** und zum Schluss mit gleichzeitiger Anlage milder Wärme physiologisch bewegt.

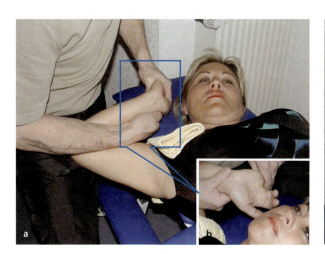

◻ **Abb. 4.74 a, b.** Neurogene Dehnung des N. ulnaris, **a** Armposition, **b** Handposition

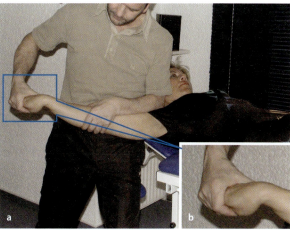

◻ **Abb. 4.75 a, b.** Neurogene Dehnung des N. radialis, **a** Armposition, **b** Handpostion

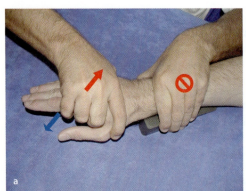

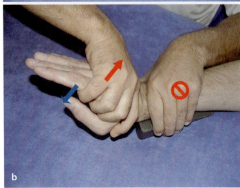

**Abb. 4.76 a, b.** Training für die Rami articulares nervi mediani.
a ASTE, b ESTE

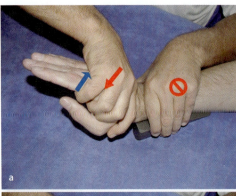

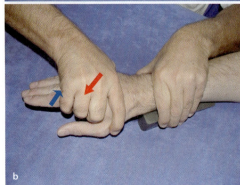

**Abb. 4.77 a, b.** Training für die Rami articulares radiales.
a ASTE, b ESTE

### 4.14.6    Neurogene Stimulierung der Rami articulares nach Streeck

Die neurogene Stimulierung der Rami articulares des Handgelenke steht für die Verbesserung der exzentrisch dynamischen Stabilität und für die Verbesserung der Kokontraktion.

#### Stimulation der Rami articulares nervi mediani (Abb. 4.76 a, b)

> **Voraussetzungen** für das Training sind Belastungsfähigkeit und Verformbarkeit des Knorpels unter Belastung. Durch den Schmerz werden die Intensität und das Bewegungsausmaß limitiert.

**Ziel.** Verbesserung der exzentrischen Muskelspannung der Flexorenmuskulatur, mit dem Ziel einer Absicherung der Dorsalextensionsbewegung.

**ASTE.** Der Patient sitzt. Sein Arm wird so gelagert, dass eine Ulnarabduktion von 15–25° über den Unterarm vorpositioniert ist. Proximal der Articulatio radiocarpalis wird ein Keil angelegt, der die dorsal-palmare Neigung von ca. 12° ausgleicht.

**Ausführung.** Der Therapeut steht/sitzt seitlich neben dem Patienten, er fixiert gelenknah mit seiner linken Hand Radius und Ulna. Mit seiner rechten Hand umfasst er die Patientenhand von palmar. Der Patient spannt die Hand in Palmarflexion an und lässt bei gleichbleibender Spannung den Arm vom Therapeuten in Dorsalextension bewegen.

**Anzahl und Dosierung.** 10–12 Wiederholungen, 60–90 sec Pause, 4–5 Serien.

#### Stimulation der Rami articulares radiales (Abb. 4.77 a, b)

**Voraussetzungen für das Training.** Wie bei Abb. 4.76 a, b.

**Ziel.** Verbesserung der exzentrischen Muskelspannung der Extensorenmuskulatur, mit dem Ziel einer Absicherung der Palmarflexionsbewegung.

**ASTE und Ausführung.** Wie bei Abb. 4.76 a, b, jedoch spannt der Patient die Hand in Dorsalextension an und lässt bei gleichbleibender Spannung den Arm vom Therapeuten in Palmarflexion bewegen.

**Anzahl und Dosierung.** 10–12 Wiederholungen, 60–90 sec Pause, 4–5 Serien.

## 4.15 Gelenkspezifische Untersuchung und Behandlung des proximalen Handwurzelgelenks

**Gelenkphysiologie der Articulatio radiocarpalis.** Die Articulatio radiocarpalis ist ein Ei- bzw. Ovoidgelenk und besitzt, wie auch die Articulatio intercarpalis, zwei Freiheitsgrade. Sie ist für Flexion/Extension und Ulnarabduktion/ Radialabduktion des Radius konkav, für die proximale Handwurzelreihe konvex.

**Ruhestellung (»maximally loose-packed position«).** Das Gelenk ist in ca. 10° Flexion, ca. 10° Ulnarabduktion größtmöglich entspannt.

**Verriegelte Stellung (»maximally close-packed position«).** Das Gelenk ist in maximaler Extension größtmöglich gespannt.

**Kapselmuster.** Flexion und Extension stehen im Verhältnis 1 : 1 zueinander.

### 4.15.1 Traktion im proximalen Handwurzelgelenk

Ein Traktions-Joint play wird im Seitenvergleich durchgeführt und gibt lediglich einen Hinweis auf Kapselrestriktionen. Es weist jedoch nicht darauf hin, wo sich die Restriktion befindet. Zum Ausgleich der Winkelgrade werden in der Demonstration Keile mit unterschiedlicher Schenkelneigung verwendet. In der geschlossenen Kette muss der Therapeut seine Schubrichtung, entsprechend der ossären Neigungen in der Articulatio radiocarpalis, anpassen.

#### Traktions-Joint play der Articulatio radiocarpalis aus Vorposition Dorsalextension (☐ Abb. 4.78)

**Ziel.** Untersuchung der kapsulären Mobilität unter Traktionsstufe 2.

> Die **Vorpositionierung** kann jeder kapsulären Einschränkung entsprechend vorpositioniert werden.

**ASTE.** Der Patient sitzt. Sein Arm wird so gelagert, dass eine Ulnarneigung des Radius von 15–25° über den Unterarm vor-

positioniert ist. Proximal der Articulatio radiocarpalis wird ein Keil angelegt, der die dorsal-palmare Neigung von ca. 12° ausgleicht.

**Ausführung.** Der Therapeut fixiert gelenknah mit seiner linken Hand Radius und Ulna. Mit seiner rechten Hand umfasst er die proximale und distale Handwurzelreihe und gibt einen Traktionszug in Stufe 2 longitudinal der Handposition, was 90° aus der Tangentialebene bedeutet. (Behandlungsebene ist frontal eingestellt!)

**Interpretation.** Die Resistenz der Kapsel kann norm- oder hypomobil sein. Eine Hypomobilität gibt nur einen allgemeinen Hinweis auf eine kapsuläre Einschränkung.

#### Traktionsmobilisation der Articulatio radiocarpalis (☐ Abb. 4.79)

**Ziel.** Unspezifische Dehnung der Kapselrestriktion unter Traktionsstufe 3.

> **Wichtig**
>
> **Traktionen** sind nur in den Traktionsstufen 1 und 2 in einem physiologischen Gelenk möglich. Die Mobilisationsstufe 3 ist nur ab Arthrosegrad 2/3 aufgrund der fehlenden Adhäsionskraft möglich.

> Die **Vorpositionierung** kann jeder kapsulären Einschränkung entsprechend vorpositioniert werden.

**ASTE und Ausführung.** Ausführung wie bei ☐ Abb. 4.78, jedoch wird die Patientenhand in der benötigten Gelenkstellung vorpositioniert, der Unterarm wird mit einem Gurt fixiert und unter Traktionsstufe 3 mit rechtem und linkem Zeige- und Mittelfinger traktioniert:

- Rhythmisch 20-mal mobilisieren.
- Statisch 30 sec bis 2 min halten.
- Abschließend den Patienten in die freigemachte Richtung anspannen lassen.

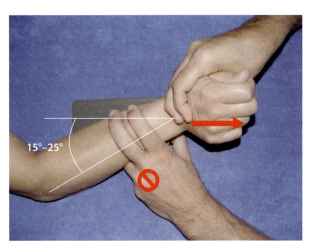

☐ **Abb. 4.78.** Traktion des Art. Radiocarpalis, rechts

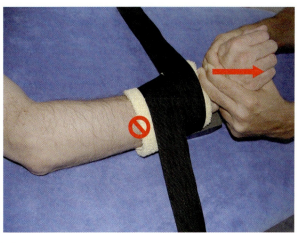

☐ **Abb. 4.79.** Traktionsmobilisation des Art. radiocarpalis, rechts

### 4.15.2  Translatorisches Gleiten (TLG) im proximalen Handwurzelgelenk

Translatorisches Gleiten ist das manualtherapeutische Mittel der Wahl. Mittels der translatorischen Technik ist es möglich, selektiv das Restriktionsgebiet zu lokalisieren und zu behandeln. Es werden keine dreidimensionalen Bewegungen eingestellt, da die Bewegungsachsen unterschiedlich sind.

### 4.15.3  TLG nach dorsal

**Translations-Joint play der Articulatio radiocarpalis aus Vorposition Palmarflexion in der geschlossenen Kette nach dorsal (◘ Abb. 4.80)**

**Basisuntersuchung.** Befundet wurden eine aktiv und passiv eingeschränkte Palmarflexion.

**Ziel.** Verbesserung der interartikulären Qualität. Differenzierung der Restriktion mittels arthrokinematischer Befundung unter Traktionsstufe 2.

> In der Articulatio radiocarpalis wird beim **TLG nach dorsal** in der geschlossenen Kette der konkave Partner (Radius) bewegt.

**ASTE.** Der Patient sitzt. Sein Arm wird so gelagert, dass eine Ulnarneigung des Radius von 15–25° über den Unterarm vorpositioniert ist. Ein Keil wird distal der Articulatio radiocarpalis angelegt.

**Ausführung.** Der Schub durch die Therapeutenhand erfolgt im 102°-Winkel zum Unterarm des Patienten, um die 12°-Dorsopalmarneigung zu berücksichtigen. Unter Palmarflexion der rechten Patientenhand testet der Therapeut weiterlaufende Bewegungen nach palmar und nimmt diese submaximal als Vorposition für den Joint play.

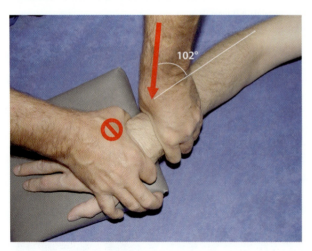

◘ **Abb. 4.80.** TLG im Art. radiocarpalis nach dorsal, rechts

Die Fixierung und **Variierung der Vorposition** wird durch den Schenkelgrad des Keils erreicht:
- durch unterschiedliche Keilwinkelgrade oder
- durch zusätzliche Unterlagerungspads.

**Phase a. Translationsgleiten.** Der Therapeut umfasst gelenknah mit seiner linken Hand Radius und Ulna, so dass sein Zeigefinger über dem Radius des Patienten anliegt. Mit seiner rechten Hand fixiert er die proximale und distale Handwurzelreihe im Bereich der Eminentia carpi radialis und ulnaris. Mit seiner linken Hand gibt der Therapeut einen im 102°-Winkel, senkrecht zur Bank, nach palmar gerichteten Translationsschub unter Traktionsstufe 2 vor. Am Ende des Translationswegs gibt der Therapeut einen Überdruck zur Erfassung der Kapselqualität.

**Phase b. Kompressionsgleiten.** Die linke Hand gibt zusätzlich einen distal ausgerichteten Druck in das Gelenk, um degenerative Veränderungen der obersten Knorpelschicht zu testen.

**Phase c. Approximationsgleiten.** Die linke Hand gibt dezenten Druck in das Gelenk. Getestet werden synoviale Veränderungen gegenüber dem physiologisch ausgeführten Joint play.

**Interpretation.** Die Resistenz der Kapsel kann norm- oder hypomobil sein. Eine Hypomobilität gibt einen Hinweis auf eine dorsale Kapselrestriktion mit der Folge einer Palmarflexionseinschränkung.

#### TLG zur Mobilisation der Articulatio radiocarpalis nach dorsal

**Ziel.** Translation in die Kapselrestriktion unter Traktionsstufe 3.

> Die **Vorpositionierung** kann entsprechend der Palmarflexionshypomobilität eingestellt werden.

**ASTE und Ausführung.** Ausführung wie bei ◘ Abb. 4.80, jedoch unter Traktionsstufe 3.
- Rhythmisch 20-mal mobilisieren.
- Statisch 30 sec bis 2 min halten.
- Abschließend den Patienten in die freigemachte Richtung anspannen lassen.

### 4.15.4  TLG nach palmar

**Translations-Joint play der Articulatio radiocarpalis aus Vorposition Dorsalextension in der offenen Kette nach palmar (◘ Abb. 4.81)**

**Basisuntersuchung.** Befundet wurden eine aktiv und passiv eingeschränkte Dorsalextension.

**Ziel.** Verbesserung der interartikulären Qualität. Differenzierung der Restriktion mittels osteokinematischer Befundung unter Traktionsstufe 2.

> In der Articulatio radiocarpalis wird beim **TLG nach palmar** in der offenen Kette der konkave Partner (Radius) fixiert.

**ASTE.** Der Patient sitzt. Sein Arm wird so gelagert, dass eine Ulnarneigung des Radius von 15°–25° über den Unterarm ausgeglichen wird. Ein Keil, der proximal der Articulatio radiocarpalis angelegt wird, gleicht die dorsal-palmare Neigung von ca. 12° aus. Unter Dorsalextension der rechten Patientenhand testet der Therapeut weiterlaufende Bewegungen nach dorsal und nimmt diese submaximal als Vorposition für den Joint play. Die rechte Therapeutenhand variiert und fixiert die Vorposition.

**Phase a. Translationsgleiten.** Der Therapeut umfasst gelenknah mit seiner linken Hand Radius und Ulna mit Betonung seines Zeigefingers über dem Radius des Patienten. Mit seiner rechten Hand umfasst er die proximale Handwurzelreihe und gibt einen, senkrecht zur Bank, unter Translationsstufe 2, nach palmar gerichteten Translationsschub vor. Hierbei befindet sich MCP 2 der rechten Hand zwischen dem 3. und 4. Sehnenfach der dorsalen karpalen Sehnenscheiden. Am Ende des Translationswegs gibt der Therapeut einen Überdruck zur Erfassung der Kapselqualität.

**Phase b. Kompressionsgleiten.** Die rechte Hand gibt zusätzlich einen proximal ausgerichteten Druck in das Gelenk, um degenerative Veränderungen der obersten Knorpelschicht zu testen.

**Phase c. Approximationsgleiten.** Die rechte Hand gibt dezenten Druck in das Gelenk. Getestet werden synoviale Veränderungen gegenüber dem physiologisch ausgeführten Joint play.

**Interpretation.** Die Resistenz der Kapsel kann norm- oder hypomobil sein. Eine Hypomobilität gibt einen Hinweis auf eine palmare Kapselrestriktion mit der Folge einer Dorsalextensionseinschränkung.

## TLG zur Mobilisation der Articulatio radiocarpalis nach palmar

**Ziel.** Translation in die Kapselrestriktion unter Traktionsstufe 3.

> Die **Vorpositionierung** kann jeder kapsulären Einschränkung entsprechend vorpositioniert werden. Diese Technik eignet sich auch für die Behandlung eines Karpaltunnelsyndrom.

**ASTE und Ausführung.** Ausführung wie bei ◻ Abb. 4.81, jedoch unter Traktionsstufe 3.
- Rhythmisch 20-mal mobilisieren.
- Statisch 30 sec bis 2 min halten.
- Abschließend den Patienten in die freigemachte Richtung anspannen lassen.

### 4.15.5    TLG nach ulnar

## Translations-Joint play der Articulatio radiocarpalis aus Vorposition Radialabduktion in der offenen Kette nach ulnar (◻ Abb. 4.82)

**Basisuntersuchung.** Befundet wurden eine aktiv und passiv eingeschränkte Radialabduktion.

**Ziel.** Verbesserung der interartikulären Qualität. Differenzierung der Restriktion mittels arthrokinematischer Befundung unter Traktionsstufe 2.

> In der Articulatio radiocarpalis wird beim **TLG nach ulnar** in der offenen Kette der konkave Partner (Radius) fixiert. Die Ulna liegt auf.

**ASTE und Ausführung.** Der Patient sitzt. Um die 15–25°-Radioulnarneigung der Articulatio radiocarpalis auszugleichen, wird der Patientenarm ulnarseitig so auf einen Keil gelagert, dass eine 15–25°-Unterarmstellung vorpositioniert ist. Unter Radialabduktion der rechten Patientenhand testet der Therapeut die weiterlaufende Bewegung nach radial und nimmt diese submaximal als Vorposition für den Joint play. Die rechte Therapeutenhand variiert und fixiert die Vorposition.

Der Therapeut umfasst gelenknah mit seiner linken Hand Radius und Ulna und fixiert diese fest auf dem Keil. Mit seiner rechten Hand umfasst er das Daumengrundgelenk des Patienten, wobei MCP 2 sich auf die proximale Handwurzelreihe in Höhe der Tabatière anlegt. Der Therapeut gibt einen senkrecht

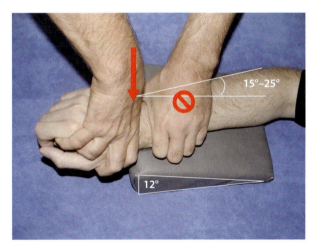

◻ **Abb. 4.81.** TLG im Art. radiocarpalis nach palmar, rechts

15°–25°

12°

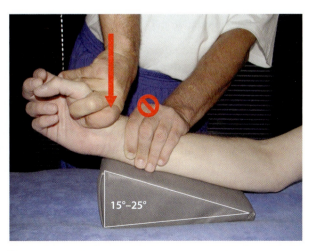

◻ **Abb. 4.82.** TLG im Art. radiocarpalis nach ulnar, rechtsseitig

15°–25°

zur Bank, nach ulnar gerichteten Translationsschub unter Traktionsstufe 2 vor und gibt am Ende des Translationswegs einen Überdruck zur Erfassung der Kapselqualität.

**Interpretation.** Die Resistenz der Kapsel kann norm- oder hypomobil sein. Eine Hypomobilität gibt einen Hinweis auf eine ulnare Kapselrestriktion mit der Folge einer Radialabduktionseinschränkung.

### TLG zur Mobilisation der Articulatio radiocarpalis nach ulnar

**Ziel.** Translation in die Kapselrestriktion unter Traktionsstufe 3.

> Die **Vorpositionierung** kann jeder kapsulären Einschränkung entsprechend vorpositioniert werden.

**ASTE und Ausführung.** Ausführung wie bei ▣ Abb. 4.82, jedoch unter Traktionsstufe 3.
- Rhythmisch 20-mal mobilisieren.
- Statisch 30 sec bis 2 min halten.
- Abschließend den Patienten in die freigemachte Richtung anspannen lassen.

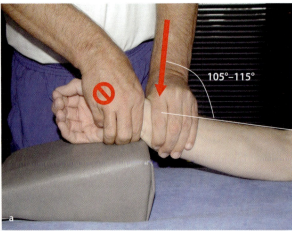

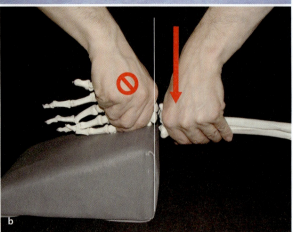

▣ **Abb. 4.83. a** TLG im Art. radiocarpalis nach radial (rechts), **b** anatomische Orientierung

## 4.15.6    TLG nach radial

**Translations-Joint play der Articulatio radiocarpalis aus Vorposition Ulnarabduktion in der geschlossenen Kette nach radial (▣ Abb. 4.83 a, b)**
**Basisuntersuchung.** Befundet wurden eine aktiv und passiv eingeschränkte Ulnarabduktion.

**Ziel.** Verbesserung der interartikulären Qualität. Differenzierung der Restriktion mittels arthrokinematischer Befundung unter Traktionsstufe 2.

> In der Articulatio radiocarpalis wird beim **TLG nach radial** in der geschlossenen Kette der konkave Partner (Radius) bewegt.

**ASTE und Ausführung.** Der Patient sitzt. Um die 15–25° der radioulnaren Neigung der Articulatio radiocarpalis auszugleichen, wird der Schub am Radius in einem Winkel von 105–115° zum Radius des Patienten ausgeführt. Der Unterarm befindet sich in 12° Adduktion (aus der Sagittalen). Unter Ulnarabduktion der rechten Patientenhand testet der Therapeut die weiterlaufende Bewegung nach ulnar und nimmt diese submaximal als Vorposition für den Joint play.

> Die **Variierung der Vorposition** wird durch den Schenkelgrad des Keils erreicht:
> - durch unterschiedliche Keilwinkelgrade oder
> - durch zusätzliche Unterlagerungspads.

Der Therapeut umfasst gelenknah mit seiner linken Hand im Gabelgriff Radius und Ulna, so dass seine Basis des Zeigefingers über dem Radius des Patienten anliegt. Mit seiner rechten Hand fixiert er die proximale und distale Handwurzelreihe. Mit seiner linken Hand gibt der Therapeut einen, nach ulnar gerichteten Translationsschub unter Traktionsstufe 2 vor. Am Ende des Translationswegs gibt der Therapeut einen Überdruck zur Erfassung der Kapselqualität.

**Interpretation.** Die Resistenz der Kapsel kann norm- oder hypomobil sein. Eine Hypomobilität gibt einen Hinweis auf eine ulnare Kapselrestriktion mit der Folge einer Ulnarabduktionseinschränkung.

### TLG zur Mobilisation der Articulatio radiocarpalis nach ulnar

**Ziel.** Translation in die Kapselrestriktion unter Traktionsstufe 3.

> Die **Vorpositionierung** kann jeder kapsulären Einschränkung entsprechend vorpositioniert werden.

**ASTE und Ausführung.** Ausführung wie bei ▣ Abb. 4.83 a, b, jedoch unter Traktionsstufe 3.
- Rhythmisch 20-mal mobilisieren.
- Statisch 30 sec bis 2 min halten.

– Abschließend den Patienten in die freigemachte Richtung anspannen lassen.

## 4.16 Knorpelbelastungstraining/ Massage für das proximale Handwurzelgelenk

Das Knorpelbelastungstraining wird bei Arthrosegrad 1 ausgeführt. Bei Arthrosegrad 2, 3 und 4 wird über Trophiktraining gearbeitet, da sich die Belastungsfähigkeit in diesen Stadien nicht mehr verbessern lässt.

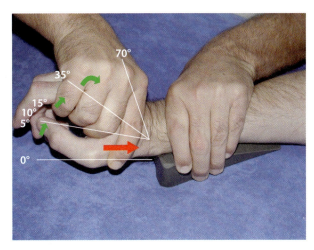

◘ **Abb. 4.84.** Knorpelbelastungstraining für das proximale Handwurzelgelenk über dorsalextensorische Isometrie, rechts

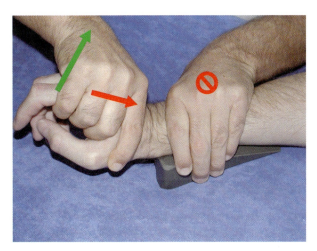

◘ **Abb. 4.85.** Knorpelgleiten/Massage für das proximale Handwurzelgelenk über dorsalextensorische Kompressionsdynamik, rechts

In der gleichen Vorgehensweise, wie in dem an der Dorsalextension dargestellten Beispiel des Knorpelbelastungstrainings und der Knorpelmassage, werden Palmarflexion, Ulnarabduktion und Radialabduktion therapiert.

### Knorpelbelastungstraining für das proximale Handwurzelgelenk über dorsalextensorische Isometrie (◘ Abb. 4.84)

**Anamnese.** Befundet wurden ein nicht belastungsstabiler Knorpel, verursacht durch Immobilisation oder Instabilität. Das Kompressions-Joint play ist positiv.

**Ziel.** Verbesserung der Tragfähigkeit des Knorpels.

> Limitierend ist der Schmerz.

**ASTE.** Der Patient setzt sich seitlich zur Behandlungsliege. Der Patientenarm wird proniert auf der Bank abgelegt und so gelagert, dass 15–25° Ulnarabduktion über den Unterarm vorpositioniert ist. Ein Keil, der proximal der Articulatio radiocarpalis angelegt wird, gleicht die dorsal-palmare Neigung von ca. 12° aus.

**Ausführung.** Der Therapeut umgreift mit seiner linken Hand flächig im Zangengriff gelenknah den Unterarm des Patienten und führt einen longitudinalen Kompressionsdruck über seine rechte Hand nach distal aus. Mit der rechten Hand fixiert der Therapeut die Patientenhand von dorsal.

Der Patient spannt gegen die fixierende Therapeutenhand in Dorsalextension. Die Isometrie wird 1 sec gehalten und dann in dorsalextensorischen 5°-Abschnitten jeweils neu beübt bis die dorsalextensorische Endgradigkeit erreicht ist.

**Anzahl und Dosierung.** 1 sec halten, 60–90 sec Pause (aktive Dorsalextensionsbewegungen), 21–30 Wiederholungen. Die Anzahl der Serien richtet sich nach der Anzahl der neuen Positionen.

### Knorpelgleiten/Massage für das proximale Handwurzelgelenk über dorsalextensorische Kompressionsdynamik (◘ Abb. 4.85)

**Anamnese.** Der Knorpel ist belastungsstabil, zeigt jedoch Defizite in der Verformungsbelastung. Das Approximations-Joint play ist positiv.

**Ziel.** Verbesserung der Verformungsbelastung des Knorpels.

> Limitierend ist der Schmerz.

**ASTE und Ausführung.** Wie bei ◘ Abb. 4.84, jedoch bewegt der Patient langsam, mit immer größer werdenden Amplituden, den Arm gegen leichten Führungswiderstand des Therapeuten in Dorsalextension.

**Anzahl und Dosierung.** 21–30 Wiederholungen, 60–90 sec Pause, die durch Dorsalextensionsbewegungen aktiv genutzt wird, 3–5 Serien.

**4**

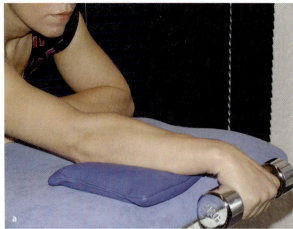

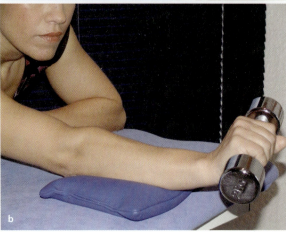

**Abb. 4.86 a, b.** Integration der Dorsalextension des RCG im Hanteltraining. Beispiel: rechtsseitige palmare Kapselresistenz. **a** ASTE, **b** ESTE

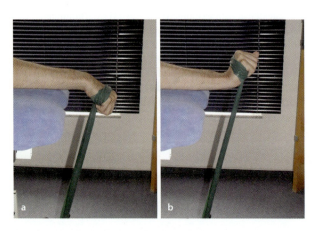

**Abb. 4.87 a, b.** Hausaugabe: Theraband für Dorsalextension, rechtsseitig. **a** ASTE, **b** ESTE

## 4.17 Knorpelgleiten und Trophiktraining für das proximale Handwurzelgelenk (RCG)

**Integration der Dorsalextension des RCG im Hanteltraining zur Synoviaverbesserung und Knorpelgleiten ( Abb. 4.86 a, b)**

**Ziel.** Integration der neu gewonnenen Bewegung.

**ASTE und Ausführung.** Der Patient sitzt vor der Behandlungsliege. Der ausführende Arm ist gestreckt, die Hand liegt pronatorisch im Überhang und wird durch das in der Hand gehaltene Hantelgewicht (1 kg) in Beugung gezogen.

**ESTE.** Die Bewegung erfolgt ohne Mitbewegung des Rumpfes, nur aus dem Handgelenk. Der Arm bleibt in unveränderter Stellung. Die Hantel wird so weit wie möglich in Dorsalextension mit Radialabduktion gezogen, dort 1 sec gehalten und in die ASTE zurückgebracht.

**Anzahl und Dosierung.**
**Zur Verbesserung der Trophik im RCG:**
- 31–40 Wiederholungen,
- 1 min Pause, in der aktiv in Dorsalextension bewegt wird,
- 3–4 Serien.

**Zum Einpressen der Synovia:**
Das Einpressen wird durch das Halten in der ESTE Dorsalextension für 1 sec erreicht.

### Hausaufgabe: Theraband für Dorsalextension ( Abb. 4.87 a, b)

**ASTE und Ausführung.** Der Patient zieht in vorgegebener Stellung das Theraband in Dorsalextension.

**Wiederholung, Pausendauer und Serienzahl.** Entspricht Abb. 4.86 a, b.

### Integration der Palmarflexion des RCG im Hanteltraining zur Synoviaverbesserung und Knorpelgleiten ( Abb. 4.88 a, b)

**Ziel.** Integration der neu gewonnenen Bewegung.

**ASTE und Ausführung.** Der Patient sitzt vor der Behandlungsliege. Der ausführende Arm ist gestreckt, die Hand liegt supinatorisch im Überhang und wird durch das in der Hand gehaltene Hantelgewicht (1 kg) in Streckung gezogen.

**ESTE.** Die Bewegung erfolgt ohne Mitbewegung des Rumpfes, nur aus dem Handgelenk. Der Arm bleibt in unveränderter Stellung. Die Hantel wird so weit wie möglich in Palmarflexion mit Ulnarabduktion gezogen, dort 1 Sekunde gehalten und in die ASTE zurückgebracht.

**Anzahl und Dosierung**
**Zur Verbesserung der Trophik des RCG:**
- 31–40 Wiederholungen,
- 1 min Pause, in der die Palmarflexion aktiv beübt wird,
- 3–4 Serien.

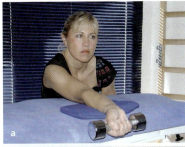

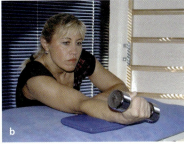

**Abb. 4.88 a, b.** Integration der Palmarflexion des RCG im Hanteltraing. Beispiel: rechtsseitige dorsale Kapselresistenz **a** ASTE, **b** ESTE

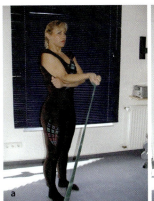 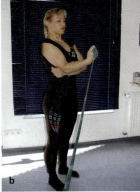

**Abb. 4.89 a, b.** Hausaufgabe: Theraband für Palmarflexion (rechtsseitig). **a** ASTE, **b** ESTE

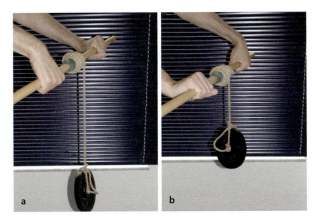

**Abb. 4.90 a, b.** »Handgelenkrollen«. **a** ASTE, **b** ESTE

**Zum Einpressen der Synovia:**

Das Einpressen wird durch das Halten in der ESTE Dorsalextension für 1 sec erreicht.

## Hausaufgabe: Theraband für Palmarflexion (■ Abb. 4.89 a, b)

**ASTE und Ausführung.** Der Patient zieht in vorgegebener Stellung das Theraband in Palmarflexion.

**Wiederholung, Pausendauer und Serienzahl.** Entspricht ■ Abb. 4.88 a, b.

## Komplexintegration der Palmarflexion und Dorsalextension, »Handgelenkrollen« (■ Abb. 4.90 a, b)

**Ziel.** Volles Ausschöpfen des Bewegungsumfangs.

**ASTE und Ausführung.** Der Patient sitzt oder steht. Er hält mit gestreckten Armen eine ca. mind. 40 cm lange Stange mit einem 40 cm langen Seil, an dessen Ende eine anfänglich leichte Gewichtsscheibe befestigt ist. Das Seil ist vollständig abgewickelt.

**ESTE.** Die Bewegung erfolgt durch wechselnde Dorsalextension/Palmarflexion mit Aufdrehen des Seils. Die Aufrollbewegungen sollten lange Drehbewegungen sein. Der Arm bleibt in unveränderter Stellung. Ist das Gewicht aufgerollt, wird es langsam wieder in die ASTE abgelassen.

**Anzahl und Dosierung**
**Zur Verbesserung der Trophik des RCG:**
- 31–40 Wiederholungen,
- 30 sec bis 1 min Pause,
- 3–4 Serien.

**Zum Einpressen der Synovia:**

Um die Synovia einzupressen, wird jede Endposition gehalten.

## 4.18   Thermokinetiktraining nach FOST

**Thermokinetiktraining nach FOST für die Palmarflexionsbewegung der Hand (■ Abb. 4.91 a, b)**

**Beginn.** Nach dem 6. Tag der Aktualisierung.

**Ziel.** Optimierung des Stoffwechsels.

**ASTE.** Der Patient sitzt oder steht. Er legt seinen Unterarm supiniert auf die Behandlungsbank, so dass sich die Hand im Überhang befindet. Um das Handgelenk wird eine Wärmepackung (hier ein mit warmem Wasser durchtränktes Frotteehandtuch) gewickelt.

**Ausführung.** Der Patient bewegt eine 0,5–1-kg-Hantel dynamisch ca. 31- bis 40-mal in Palmarflexion.

**Anzahl und Dosierung.** 31–40 Wiederholungen, 30–60 sec Pause (aktive Palmarflexionsbewegungen ohne Gewicht), 3–4 Serien.

**4**

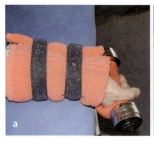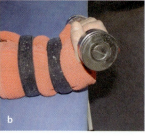

◻ **Abb. 4.91 a, b.** Thermokinetiktraining nach FOST für Palmarflexion, rechts. **a** ASTE, **b** ESTE

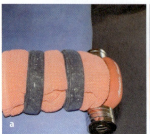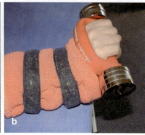

◻ **Abb. 4.92 a, b.** Thermokinetiktraining nach FOST für Dorsalextension, rechts. **a** ASTE, **b** ESTE

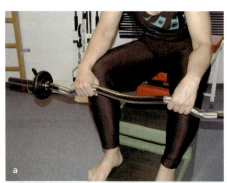

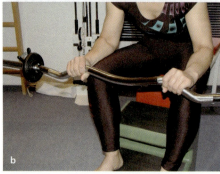

◻ **Abb. 4.93 a, b.** Muskelaufbautraining der dorsalen Muskulatur mit »Z-Stange«. **a** ASTE, **b** ESTE

### Thermokinetiktraining nach FOST für die Dorsalextensionsbewegung der Hand (◻ Abb. 4.92 a, b)

**ASTE und Ausführung.** Wie bei ◻ Abb. 4.91 a, b, jedoch wird der Unterarm proniert auf die Bank gelegt. Die Hand wird in Dorsalextension bewegt.

## 4.19    Handgelenkkräftigung für das proximale Handwurzelgelenk

### Mehrfachzielgerichtetes (mzg.) Muskelaufbautraining der dorsalen Muskulatur mit »Z-Stange« (◻ Abb. 4.93 a, b)

**Anamnese.** Instabilität der Handgelenke, Zustand nach Training der Rami articulares.

**Ziel.** Training der dorsalen Unterarmmuskulatur durch dreidimensionales mzg. Beüben.

**ASTE.** Der Patient sitzt. Er umfasst mit pronatorisch auf seinen Oberschenkeln aufliegenden Unterarmen den Bogen der »Z-Stange«, so dass eine physiologische Ulnarabduktion vorpositioniert wird. Die »Z-Stange« befindet sich im Überhang der Knie und wird entsprechend dem Zug des Gewichts in Beugung gezogen.

**Ausführung.** Der Patient zieht das Gewicht in Dorsalextension, ohne den Unterarm vom Oberschenkel abzuheben und kehrt in die ASTE zurück.

**Dosierung und Anzahl.** 21–30 Wiederholungen, 90 sec Pause, 3–4 Serien, Tempo 1 – 0 – 1.

### Mehrfachzielgerichtetes Muskelaufbautraining der palmaren Muskulatur mit »Z-Stange« (◻ Abb. 4.94 a, b)

**Anamnese.** Instabilität der Handgelenke, Zustand nach Training der Rami articulares.

**Ziel.** Training der palmaren Unterarmmuskulatur durch dreidimensionales mzg. Beüben.

**ASTE.** Der Patient sitzt. Er umfasst mit supinatorisch auf seinen Oberschenkeln aufliegenden Unterarmen den Bogen der »Z-Stange«, so dass eine physiologische Radialabduktion vorpositioniert wird. Die »Z-Stange« befindet sich im Überhang der Knie und wird entsprechend dem Zug des Gewichts in Beugung gezogen.

**Ausführung.** Der Patient zieht das Gewicht in Palmarflexion, ohne den Unterarm vom Oberschenkel abzuheben und kehrt in die ASTE zurück.

**Dosierung und Anzahl.** 21–30 Wiederholungen, 90 sec Pause, 3–4 Serien, Tempo 1 – 0 – 1.

## Spezifisches Muskelaufbautraining

Mittel der Wahl ist ein Hanteltraining, ☐ Abb. 4.93 a, b, nur mit entsprechend höherem Gewicht.

**Dosierung und Anzahl.** Wie bei ☐ Abb. 4.93 a, b und ☐ Abb. 4.94 a, b.

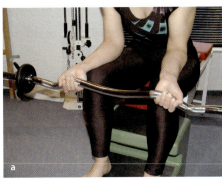

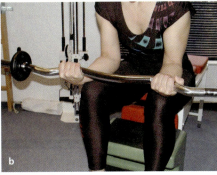

☐ **Abb. 4.94 a, b.** Muskelaufbautraining der palmaren Muskulatur mit »Z-Stange«. **a** ASTE, **b** ESTE

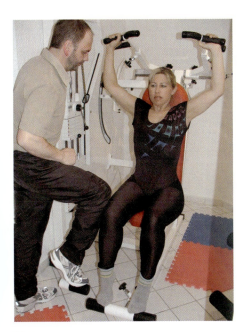

☐ **Abb. 4.95.** »Pull up«

## 4.20 Sportspezifisches Rehabilitationstraining (KIMI: Kraftimitation)

Das **Sportspezifische Rehabilitationstraining** ist das präzise Nachempfinden der tertiären Ursache eines Verletzungsmusters, das in einer komplexen muskulären Synergieschlingenbewegung integriert ist.

**Voraussetzungen** sind:
- volles Bewegungsausmaß,
- Flexibilität,
- Koordinationsbasis,
- Ausdauer,
- Kraft.

Das **Ziel** ist es, ist eine funktionell konditionelle Wechselwirkung zwischen mehreren Gelenken zu erreichen. Dabei gilt es, die Verletzungsstruktur besonders zu betonen.

Das Gleichgewicht zwischen den Muskeln ist die Vorraussetzung einer Kräfteaufteilung, die sportspezifische Schwerpunkte und betonte Kontraktionsformen haben kann.

Ein sportspezifisches Training kann ebenso auf belastungsbetonte Berufe umgesetzt werden, indem entsprechende Vorpositionen beim **arbeitsspezifischen Rehabilitationstraining** eingenommen werden. Die Rehabilitation der Hand, in Form von Kraftimitation, ist besonders im Turnsport außerordentlich wichtig. Gerade beim Aufrollen am Reck, beim Handstand oder Einschwingen am Barren werden die Hände stark beansprucht. Arbeitsspezifisch sind alle Berufe, bei denen die Hand mit Hebelkräften belastet wird (Hammerschläge, Axt etc.)

Ein **sportspezifisches Prophylaxetraining** bezeichnen die Autoren als Traumaimitation (TIMI) bzw. als tertiäre Prävention. Bei der TIMI werden schwerpunktmäßig typische sport- oder arbeitsspezifische Verletzungsanfälligkeiten simuliert, mit dem Ziel, sie in ihrer Widerstandsfähigkeit zu beüben.

### 4.20.1 Beispiel: Sportspezifische Rehabilitation (KIMI: Kraftimitation) bei einem Turner

Das Beispiel zeigt Kraftimitationen für ein Belastungsmuster eines Turners mit dorsalextensorischem/palmarflektorischem Steigerungsaufbau in der Articulatio radiocarpalis (RCG).

#### »Pull up« mit langsamen Druckaufbau durch den Therapeuten (☐ Abb. 4.95)

**ASTE und Ausführung.** Der Patient sitzt vor dem Pull-up-Gerät. Die Griffhaltung wird entsprechend der Palmarflexion und Dorsalextension variiert.

Der Patient versucht die vorgegebene Position (hier Nullstellung) gegen den vom Therapeuten erzeugten Druck stabil zu halten.

**Anzahl und Dosierung.** 21–30 Wiederholungen, 60–90 sec Pause, 3–5 Serien.

**4**

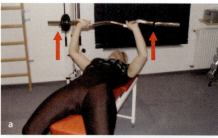

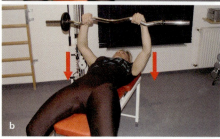

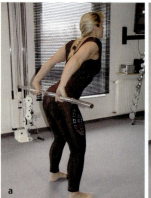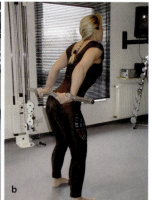

**Abb. 4.96 a, b.** Asymmetrisches Bankdrücken. **a** ASTE, **b** ESTE

### Asymmetrisches Bankdrücken (■ Abb. 4.96 a, b)

**ASTE und Ausführung.** Der Patient liegt in RL auf der Trainingsbank. Die »Z-Stange« befindet sich in Höhe des Brustbeins. Eine Seite der »Z-Stange« ist mit einem Gewicht bestückt. Während der Extension der Arme werden die Hände dorsalextendiert. Während der Flexion der Arme werden die Hände in palmarflektiert. Rechts wird die Druckbelastung betont und links die Zugbelastung. Zusätzlich wird die Rumpfstabilität gestärkt.

**Anzahl und Dosierung.** 13–20 Wiederholungen, 90–120 sec Pause, 3–5 Serien.

### Symmetrischer Retroversionszug (»Rhombo«) (■ Abb. 4.97 a, b)

**ASTE und Ausführung.** Der Patient steht. Aus 70° Knieflexion wird die Langhantel/»Z-Stange« rücklings gefasst und mit extendierten Armen nach hinten oben bewegt. Aus dieser Position heraus werden die Hände in Palmarflexion und Dorsalextension bewegt.

**Anzahl und Dosierung.** 13–20 Wiederholungen, 90–120 sec Pause, 3–5 Serien.

### Rolle rückwärts in den Handstand (■ Abb. 4.98 a–c)

**Ziel.** Komplexe Integration der Koordination des Handgelenks mit gleichzeitiger maximaler Druckbelastung.

**ASTE und Ausführung.** Aus der Hockstellung heraus rollt sich der Patient rückwärts ab und drückt sich bis in den Handstand hoch, den er ca. 8-10 sec hält.

**Abb. 4.97 a, b.** Symmetrischer Retroversionszug. **a** ASTE, **b** ESTE

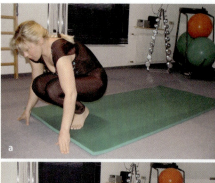

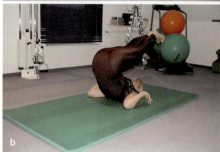

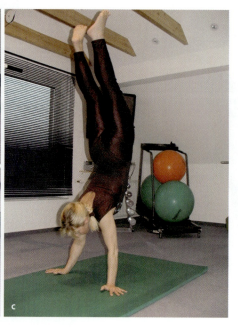

**Abb. 4.98 a–c.** Rolle rückwärts in den Handstand. **a** ASTE, **b** MSTE, **c** ESTE

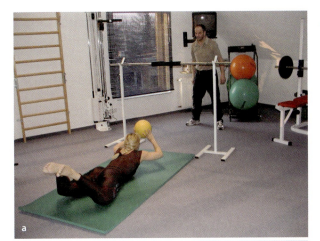

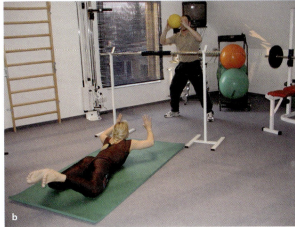

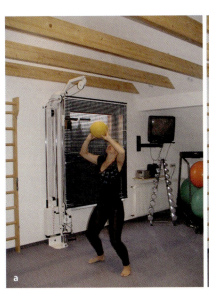

**Abb. 4.99 a, b.** Gewichtballwurf. **a** Patient in Wurfposition, **b** Patient in Fangposition

### 4.20.2 Beispiel: Sportspezifische Rehabilitation (TIMI: Traumaimitation) bei einem Volleyballspieler

Die Traumaprophylaxe für einen Volleyballspieler konzentriert sich schwerpunktmäßig auf das Training der Finger- und Daumenstabilität. Traumen der Finger/des Daumens sind häufig mit Hyperextensionstraumen der Wirbelsäule und Schulterverletzungen verbunden. Im Folgenden werden Beispiele einer Anordnung von Traumaimitationen dargestellt.

#### Gewichtballwurf mit 1-kg-Ball aus Bauchlage (■ Abb. 4.99 a, b)

**ASTE und Ausführung.** Der Patient liegt in Bauchlage auf der Matte. Der Therapeut steht ca. 2 m vor dem Patienten.

Patient und Therapeut werfen sich gegenseitig einen ca. 1 kg schweren Ball über eine Stange zu. Der Patient sollte beim Ballwurf seinen Oberkörper voll aufrichten.

Die Stange liegt zu Beginn 50 cm hoch, die Würfe werden in 10-cm-Sprüngen gesteigert bis eine Höhe von 1,50 m erreicht.

**Anzahl.** Als Wiederholungen max. 10 Würfen, 1 min Pause, max. 10 Serien.

**Alternativen.** Variationen sind Gewichtsmanschetten an den Handgelenken und ein normaler Volleyball.

#### Beidhändiges Ballpritschen (■ Abb. 4.100 a–c)

**ASTE und Ausführung.** Der Patient steht. Er wirft einen ca. 1 kg schweren Ball über ein gedachtes Netz (hier Holzbalken) und pritscht den Ball wieder über den Balken zurück.

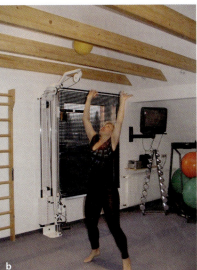

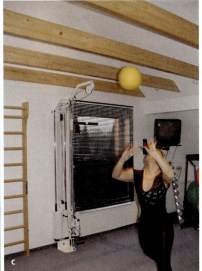

**Abb. 4.100 a-c.** Beidhändiges Ballpritschen. **a–c** Bewegungsfolge

**4**

## Aufschlagübung, z. B. mit Kurzhantel, Hantel-scheibe 500-g- oder Volleyball (■ Abb. 4.101 a–d)

**ASTE und Ausführung.** Der Patient steht in Schrittstellung. Er führt durch eine Ausholbewegung den Arm nach vorne.

## Fingerspitzenliegestütze (■ Abb. 4.102)

> **Liegestützen** werden in geschlossenen Ketten ausgeführt, die im Volleyball selten vorkommen. Sie sind jedoch eine ausgezeichnete Übung zur Kräftigung der Fingermuskeln.

**ASTE und Ausführung.** Der Patient stellt seine Hände leicht innenrotiert schulterbreit auf, um die Belastung mehr auf die Finger und weniger auf den Brustmuskel zu konzentrieren. Der Patient hält Rücken und Beine gestreckt. Er beugt die Arme bis die Brust fast den Boden berührt und kehrt in die ASTE zurück. Je geringer das Gewicht ist, umso höher wird die Armgeschwindigkeit.

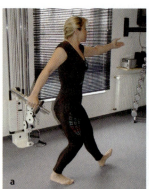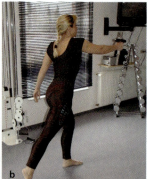
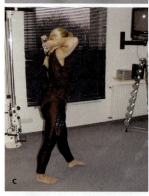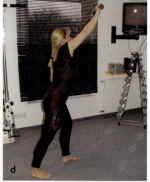

■ **Abb. 4.101 a–d.** Aufschlagübung mit Kurzhantel: Bewegungsfolge

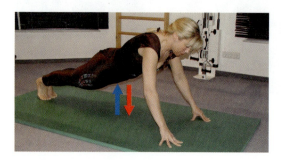

■ **Abb. 4.102.** Fingerspitzenliegestütze

## 4.21    Gelenkspezifische Untersuchung und Behandlung des distalen Handwurzelgelenks

**Gelenkmechanik der Articulatio intercarpalis.** In der Articulatio intercarpalis sind in der **proximalen Handwurzelreihe:**
- Os scaphoideum zum Os trapezium und Os trapezoideum konvex, zum Os capitatum konkav.
- Os triquetrum und Os lunatum sind gegenüber Os capitatum und Os hamatum konkav.
  In der **distalen Handwurzelreihe** sind:
- Os trapezium und Os trapezoideum konkav,
- Os capitatum und Os hamatum konvex.

**Ruhestellung (»maximally loose-packed position«).** Das Gelenk ist in ca. 10° Flexion und ca. 10° Ulnarabduktion größtmöglich entspannt.
**Verriegelte Stellung (»maximally close-packed position«).** Das Gelenk ist in maximaler Extension größtmöglich gespannt.
**Kapselmuster.** Flexion und Extension stehen im Verhältnis 1 : 1 zueinander.

### 4.21.1    Testung der Handwurzelknochen

Die Testung der Handwurzelknochen ist eine betont interkarpale und karporadiale Testung, die rein translatorisch ausgeführt wird. **Einschränkungen** der Beweglichkeit zeigen nicht nur Schmerz durch subchondralen Kompressionsdruck, sondern haben erheblichen Einfluss auf die kinematische Kette der Hand. So kann z. B. ein fehlendes Palmargleiten des Os lunatum oder des Os capitatum die Dorsalextension limitieren. Exaktes Palpieren und Fixieren der Handwurzelknochen ist für eine Befundung unerlässlich.

Wir konzentrieren uns bei der Handwurzeltestung auf die ossären Anteile der **radialen Belastungssäule:**
- Radius,
- Os scaphoideum,
- Os trapezium,
- Os trapezoideum,
- Os lunatum und
- Os capitatum.

> **Vorgehensweise der Testung:**
> - Zu Beginn wird ein **Schnelltest** des Karpus durchgeführt, unter Vorgabe der Bewegungseinschränkung der Hand und Kenntnissen über Konvexitäts- und Konkavitätsverhalten der beteiligten Handwurzelknochen.
> - In der **spezifischen Untersuchung**, die auch die Behandlungsstellung zeigt, wird nochmals ein Joint play durchgeführt. Die Endgradigkeit der Handwurzelknochen ist in Behandlungsstellung weitaus besser ausführbar als im Schnelltest.

Aufgrund der multiplen Möglichkeiten der spezifischen Testung und Behandlung der Handwurzelknochen können hier nur zwei Beispiele angeführt werden. Weitere Konstellationen können anhand der Beispiele vom Leser abgeleitet werden.

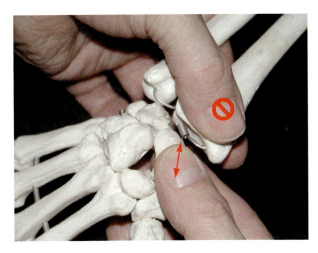

Abb. 4.103. Joint play zwischen Radius und Os scaphoideum (rechts)

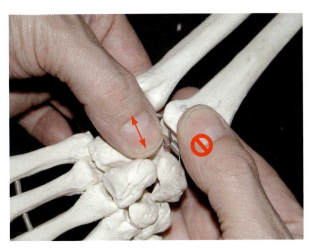

Abb. 4.104. Joint play zwischen Radius und Os lunatum (rechts)

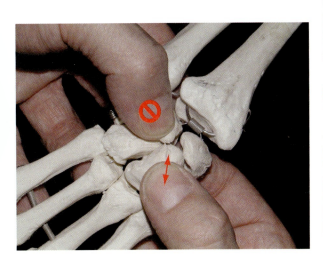

Abb. 4.105. Joint play zwischen Os lunatum und Os capitatum (rechtsseitig)

## 4.21.2 Joint play/Schnelltestung der radialen Säule des Karpus

Als Vorgabe zum Schnelltest dient die Basisbefundung mit einem Hypomobilitätsverhalten in der aktiven und passiven Bewegung. Die gelenkspezifische Untersuchung des proximalen Handwurzelgelenks ergab den Verdacht einer Beteiligung. Joint play und Schnelltestung sind in anatomischer Demonstration abgebildet.

> **Wichtig**
>
> Die Testung macht auch eine **grobe mechanische Beurteilung** möglich: Bei aktiver Dorsalextension/Palmarflexion wird gleichzeitig das Bewegungsverhalten der Handwurzelknochen palpiert. Man orientiert sich am Zeitpunkt (Gradstellung der Bewegung) der weiterlaufenden Bewegung.

### Joint play zwischen Radius und Os scaphoideum nach palmar und dorsal (◘ Abb. 4.103)

**ASTE.** Der Patient sitzt. Der Therapeut hebt die Hand soweit an, dass durch den hängenden Unterarm des Patienten die dorsalpalmare Neigung von 12° aufgehoben wird. Die Radioulnarneigung von 15–25° wird durch das Versetzen des Patienten nach außen erreicht.

**Ausführung.** Mit seinem rechten Daumen und Zeigefinger fixiert der Therapeut im Zangengriff den Radius gelenknah. Mit dem linken Daumen und Zeigefinger fixiert er das Os scaphoideum. Unter Hautvorgabe bewegt der Therapeut das Os scaphoideum senkrecht nach palmar und dorsal und gibt jeweils am submaximalen Ende der Bewegung einen Überdruck.

### Joint play zwischen Radius und Os lunatum nach palmar und dorsal (◘ Abb. 4.104)

> Das **Os lunatum** neigt am stärksten zur Dislokation nach dorsal und kann damit am ehesten eine Dorsalextensionshypomobilität der proximalen Reihe verursachen.

**ASTE und Ausführung.** Wie bei ◘ Abb. 4.103, jedoch wird das Os lunatum nach palmar und dorsal bewegt.

### Joint play zwischen Os lunatum und Os capitatum nach palmar und dorsal, mit Wechsel von Punctum fixum und mobile nach der Testung (◘ Abb. 4.105)

> Beide Handwurzelknochen müssen bei der Dorsalextensions- und Palmarflexionsbewegung ihre **höchstmögliche Mobilität** aufbringen.

**ASTE und Ausführung.** Wie bei ◘ Abb. 4.103.

**4**

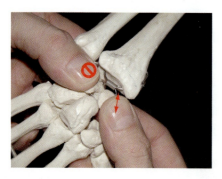

**Abb. 4.106.** Joint play zwischen Os lunatum und Os scaphoideum (rechtsseitig)

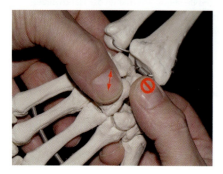

**Abb. 4.107.** Joint play zwischen Os scaphoideum und Os capitatum (rechtsseitig)

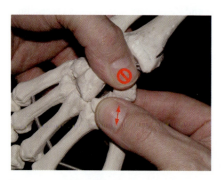

**Abb. 4.108.** Joint play zwischen Os scaphoideum und Os trapezoideum/Os trapezium (rechtsseitig)

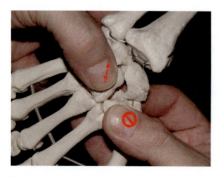

**Abb. 4.109.** Joint play zwischen Os trapezium/Os trapezoideum und Os capitatum (rechtsseitig)

**Joint play zwischen Os lunatum und Os scaphoideum nach palmar und dorsal, mit Wechsel von Punctum fixum und mobile nach der Testung (■ Abb. 4.106)**

> Im Gegensatz zu Aussagen anderer Autoren zeigen unsere **praktischen Erfahrungen** auf, dass das Os lunatum gegenüber dem Os scaphoideum die höhere Mobilität aufweist.

**ASTE und Ausführung.** Wie bei ■ Abb. 4.103.

**Joint play zwischen Os scaphoideum und Os capitatum nach palmar und dorsal, mit Wechsel von Punctum fixum und mobile nach der Testung (■ Abb. 4.107)**

**ASTE und Ausführung.** Wie bei ■ Abb. 4.103.

**Joint play zwischen Os scaphoideum und Os trapezoideum/Os trapezium nach palmar und dorsal, mit Wechsel von Punctum fixum und mobile nach der Testung (■ Abb. 4.108)**

> **Kritische Zone**, da zwei biomechanische Gegenläufigkeiten aufeinander treffen!

**ASTE und Ausführung.** Wie bei ■ Abb. 4.103.

**Joint play zwischen Os trapezium/Os trapezoideum und Os capitatum nach palmar und dorsal, mit Wechsel von Punctum fixum und mobile nach der Testung (■ Abb. 4.109)**

> **Kritische Zone**, da zwei Gegenläufigkeiten aufeinander treffen!

**ASTE und Ausführung.** Wie bei ■ Abb. 4.103.

### 4.21.3   Translation des Os scaphoideum als Punctum fixum und Os trapezium/Os trapezoideum als Punctum mobile

**Translations-Joint play der Articulatio intercarpalis: Os scaphoideum – Os trapezium/Os trapezoideum nach palmar bei Palmarflexionshypomobilität (■ Abb. 4.110 a–c)**

**Basisuntersuchung.** Befundet wurden eine aktiv und passiv endgradige Bewegungseinschränkung ohne Hinweis auf eine Weichteilproblematik. Der Schnelltest »Karpus« ist positiv.

**Gelenkspezifische Testung.** Zur Differenzierung von Hypomobilitäten.

**Ziel.** Verbesserung der interartikulären Qualität. Differenzierung mittels arthrokinematischer Befundung unter Traktionsstufe 2.

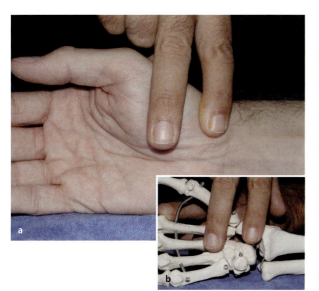

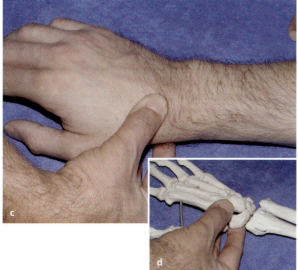

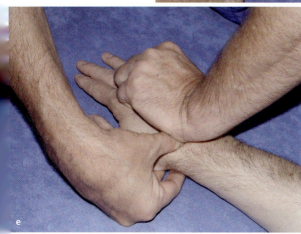

**Abb. 4.110.** a Anlage von palmar, b anatomische Orientierung, c Anlage von dorsal, d anatomische Orientierung, e TLG im Art. radiointercarpalis: Os scaphoideum zu Os trapezium. Joint play und Mobilisationsstellung

**Lokalisation der Handwurzelknochen:**
- Das Os scaphoideum wird bei Ulnarabduktion in der Tabatière getastet, bei Dorsalextension wird es palmar getastet.
- Das Os trapezium wird durch das sich proximal der Basis von Os metacarpi 1 palmarseitig befindende Tuberculum ossis trapezii lokalisiert.
- Das Os trapezoideum ist am Ende der Basis des Os metacarpi 2 zu ertasten.

**ASTE.** Der Patient sitzt.

Da es sich um eine interkarpale Technik handelt, ist eine **Vorposition** der Articulatio radiocarpalis nicht notwendig.

**Ausführung.** Der Therapeut legt palmarseitig seinen rechten Zeigefinger auf das Os scaphoideum und seinen Mittelfinger auf die Basen der Ossa metacarpalia 1, 2, 3, so dass Os trapezium und Os trapezoideum frei liegen. Seinen rechten Daumen moduliert er dorsal auf das Os trapezium und Os trapezoideum an. Mit seinem linken Hypothenar doppelt der Therapeut seinen rechten Daumen.

Er nimmt Gewebespannung und prüft die Qualität der Bewegung durch mehrmaliges senkrechtes, palmares Gleiten unter Translationsstufe 2. Zur Erfassung der Kapselqualität wird in der submaximalen Endgradigkeit ein Überdruck nach palmar ausgeführt

**Befund.** Palmarflexionseinschränkung.

### Translation zur Mobilisation der Articulatio intercarpalis: Os scaphoideum – Os trapezium/Os trapezoideum nach palmar

**Ziel.** Translation in die Kapselrestriktion (Palmarflexionseinschränkung) unter Traktionsstufe 3.

**ASTE und Ausführung.** Wie bei ◻ Abb. 4.110 a–e.
- Rhythmisch 20-mal mobilisieren.
- Statisch 30 sec bis 2 min halten.
- Abschließend den Patienten in die freigemachte Richtung bewegen lassen.

### 4.21.4 Translation Os lunatum als Punctum fixum und Os capitatum als Punctum mobile

**Translations-Joint play der Articulatio intercarpalis: Os lunatum – Os capitatum nach palmar bei Dorsalextensionshypomobilität (◻ Abb. 4.111 a–e)**

**Basisuntersuchung.** Aktiv und passiv endgradige Bewegungseinschränkung ohne Hinweis auf eine Weichteilproblematik.

**Gelenkspezifische Testung.** Zur Differenzierung von Hypomobilitäten.

**4**

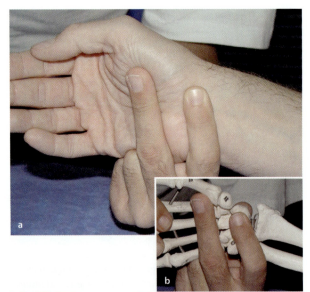

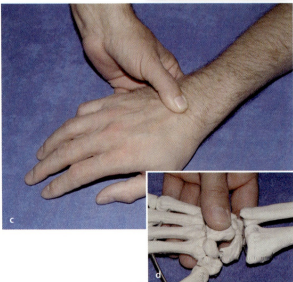

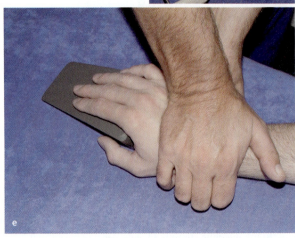

□ **Abb. 4.111.** **a** Anlage von palmar, **b** anatomische Orientierung, **c** Anlage von dorsal, **d** anatomische Orientierung, **e** TLG der Art. radiointercarpalis: Os scaphoideum zu Os trapezium. Joint play und Mobilisationsstellung

**Ziel.** Verbesserung der interartikulären Qualität. Differenzierung mittels arthrokinematischer Befundung unter Traktionsstufe 2.

> Zur **Lokalisation** des Os capitatum wird die Basis des Os metacarpi 3 palpiert. Direkt proximal davon hebt sich bei der Palmarflexion ein großer Handwurzelknochen hervor. Das Os lunatum liegt direkt unterhalb des 4. Sehnenfachs. Bei der Dorsalextension bildet sich eine Vertiefung, da es nach palmar abtaucht.

**ASTE.** Der Patient sitzt.

> Da es sich um eine interkarpale Technik handelt, ist eine **Vorposition** der Articulatio radiocarpalis nicht notwendig.

**Ausführung.** Der Therapeut legt palmarseitig seinen linken Zeigefinger auf die proximale Handwurzelreihe und seinen Mittelfinger auf die Basen der Ossa metacarpalia 5, 4, 3, 2, so dass das Os capitatum frei liegt. Seinen linken Daumen moduliert er dorsal an das Os capitatum an und doppelt mit seinem rechten Hypothenar seinen linken Daumen.

Unter Aufnahme der Gewebespannung prüft der Therapeut die Qualität der Bewegung durch mehrmaliges senkrechtes, palmares Gleiten unter Traktionsstufe 2. Zur Erfassung der Kapselqualität wird in der submaximalen Endgradigkeit ein Überdruck nach palmar ausgeführt.

**Befund.** Dorsalextensionseinschränkung.

### TLG zur Mobilisation der Articulatio intercarpalis: Os capitatum – Os lunatum nach palmar

**Ziel.** Translation in die Kapselrestriktion unter Traktionsstufe 3.

**ASTE und Ausführung.** Wie bei □ Abb. 4.111 a–e.
- Rhythmisch 20-mal mobilisieren.
- Statisch 30 sec bis 2 min halten.
- Abschließend den Patienten in die freigemachte Richtung anspannen lassen.

## 4.22 Gelenkspezifische Untersuchung und Behandlung der Articulatio carpometacarpalis pollicis

**Gelenkmechanik der Articulatio carpometacarpalis pollicis.** Die Articulatio carpometacarpalis pollicis ist ein Sattelgelenk mit Bewegungsfreiheit auf 2 Ebenen. Aufgrund der Beschaffenheit eines Sattelgelenks bilden sich sog. Sattelhöcker, die in einer endgradigen Bewegung als **Spheroideal-Gelenk** (Kugelgelenk) wirken und damit die Oppositions- und Repositionsbewegung ermöglichen.

Die **Oppositionsbewegung** setzt sich zwangsbiomechanisch zusammen aus:
- Flexion,
- Abduktion und
- Pronation.

Die **Repositionsbewegung** setzt sich zusammen aus:

- Extension,
- Adduktion und
- Supination.

Das **Sattelgelenk** ist für die:

- Abduktions- und Adduktionsbewegung am Os metacarpi 1 konvex und am Os trapezium konkav.
- Flexions- und Extensionsbewegung ist das Os metacarpi 1 konkav und das Os trapezium konvex.

Die Ebenen des Os trapezium sind geneigt: Das Os trapezium steht 15° nach dorsal-palmar geneigt und 35° nach radial-ulnar. **Ruhestellung (»maximally loose-packed position«).** In Mittelstellung aus Abduktion/Adduktion und Extension/Flexion ist das Gelenk größtmöglich entspannt.

**Verriegelte Stellung (»maximally close-packed position«).** In maximaler Reposition ist das Gelenk größtmöglich gespannt.

**Kapselmuster.** Reposition und Abduktion stehen im Verhältnis 2 : 1 zueinander.

## 4.22.1 Testung der Articulatio carpometacarpalis pollicis

> **Wichtig**
>
> Bei der **Testung** der Articulatio carpometacarpalis pollicis wird nur für die Extensions- und Flexionseinschränkung traktioniert. Eine Traktion für die Abduktions- und Adduktionseinschränkung ist aufgrund der konkaven Neigungsfläche des Os trapezium nicht möglich.

Einschränkungen des Daumensattelgelenks haben einen hohen Einfluss auf Alltags- und Gebrauchsbewegungen des Patienten.

> **Testreihenfolge der gelenkspezifischen Untersuchung:**
> - Traktion.
> - Gleiten nach ulnar.
> - Gleiten nach radial.
> - Gleiten nach palmar.
> - Gleiten nach dorsal.

## 4.22.2 Traktion der Articulatio carpometacarpalis pollicis

### Traktions-Joint play der Articulatio carpometacarpalis pollicis bei fixiertem Os trapezium (□ Abb. 4.112 a, b)

**Basisuntersuchung.** Befundet wurden eine aktive und passive Bewegungseinschränkung in Flexion oder Extension ohne Hinweis auf eine Weichteilproblematik.

**Ziel.** Unspezifische Aussage über die artikuläre Qualität/Quantität und Differenzierung mittels arthrokinematischer Befundung unter Traktionsstufe 2. Es ist ein Warming up für die Kapsel.

> Zur **Lokalisation** der Basis von Os metacarpi 1 wird bis zur proximalen Knochenkante des Os metacarpi 1 palpiert. Das Os scaphoideum befindet sich direkt proximal der Kante in einer Vertiefung. Bewegt sich der Daumen in Flexion, verstreicht die Vertiefung durch die Radialbewegung des Os trapezium.

**ASTE und Ausführung.** Der Patient sitzt. Sein Arm wird zur Transversalstellung der Gelenkfläche in 15° Supination vorpositioniert. Der Daumen befindet sich in Ruheposition.

**Ausführung.** Rechter Daumen und Zeigefinger des Therapeuten umgreifen die Basis des Os metacarpi 1. Das Os trapezium wird mit Zeigefinger und Daumen der linken Hand fixiert. Unter Aufnahme der Gewebespannung führt der Therapeut eine longitudinale Traktion aus.

> **Wichtig**
>
> Die **Traktion** gibt Aufschluss über die Quantität der Kapsel durch die anfängliche Zugbewegung und über die Qualität der Kapsel durch den submaximalen endgradigen Überdruck.

**Befund.** Extensions-/Flexionseinschränkung.

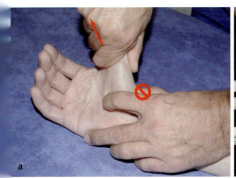

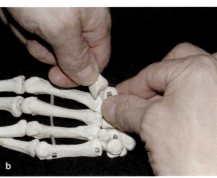

□ **Abb. 4.112. a** Traktion der Art. carpometacarpea pollicis (rechts). Joint play und Mobilisationsstellung, **b** anatomische Orientierung

a    b

**4**

## Traktionsmobilisation der Articulatio carpometacarpalis pollicis bei Flexions- und Extensionseinschränkung

> Die **Vorpositionierung** kann entsprechend der kapsulären Einschränkung in Flexion oder Extension eingestellt werden. Diese Technik eignet sich gut bei Rhizarthrosen in Vorposition Extension.

**Ziel.** Traktion der Kapselrestriktion unter Traktionsstufe 3.

**ASTE und Ausführung.** Wie bei ◻ Abb. 4.112 a, b.
- Rhythmisch 20-mal mobilisieren.
- Statisch 30 sec bis 2 min halten.
- Abschließend den Patienten in die freigemachte Richtung anspannen lassen.

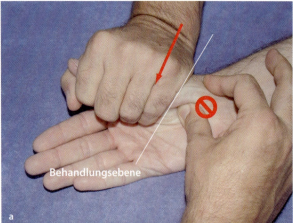

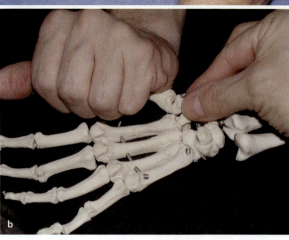

◻ **Abb. 4.113.** **a** Traktion der Art. carpometacarpea pollicis (rechts). Joint play und Mobilisationsstellung nach ulnar, **b** anatomische Orientierung

## 4.22.3    Translatorisches Gleiten der Articulatio carpometacarpalis pollicis

Translatorisches Gleiten ist das manualtherapeutische Mittel der Wahl. Mittels der translatorischen Technik ist es möglich, selektiv das Restriktionsgebiet zu lokalisieren und zu behandeln. Es werden keine dreidimensionalen Bewegungen eingestellt, da die Bewegungsachsen unterschiedlich sind.

## 4.22.4    Flexionseinschränkung der Articulatio carpometacarpalis pollicis

### Translations-Joint play der Articulatio carpometacarpalis pollicis bei fixiertem Os trapezium nach ulnar, mit anatomischer Orientierung (◻ Abb. 4.113)

**Basisuntersuchung.** Befundet wurden eine aktive und passive Bewegungseinschränkung der Flexion des Daumens ohne Hinweis auf eine Weichteilproblematik.

**Ziel.** Unspezifische Aussage über die artikuläre Qualität/Quantität und Differenzierung mittels osteokinematischer Befundung unter Traktionsstufe 2.

**ASTE.** Der Patient sitzt. Sein Daumen befindet sich in Vorposition Flexion.

**Ausführung.** Die Kleinfingerseite des Therapeuten umgreift die Basis des Os metacarpi 1. Das Trapezium wird mit Zeigefinger und Daumen der rechten Hand fixiert. Die Widerlagerung konzentriert sich auf den ulnaren Anteil des Os trapezium.

Unter Aufnahme der Gewebespannung führt der Therapeut ein Gleiten nach ulnar distal durch. Die Gleitrichtung entspricht der konkaven Behandlungsebene des Os metacarpi 1. Der Therapeut beurteilt zum einen die Quantität und zum anderen, durch den submaximalen endgradigen Überdruck, die Qualität der Kapsel.

**Befund.** Flexionseinschränkung.

### TLG zur Mobilisation der Articulatio carpometacarpalis pollicis

> Die **Vorpositionierung** kann je nach Flexionseinschränkung vorpositioniert werden.

**Ziel.** Translation in die Kapselrestriktion unter Traktionsstufe 3.

**ASTE und Ausführung.** Wie bei ◻ Abb. 4.113 a, b.
- Rhythmisch 20-mal mobilisieren.
- Statisch 30 sec bis 2 min halten.
- Abschließend den Patienten in die freigemachte Richtung anspannen lassen.

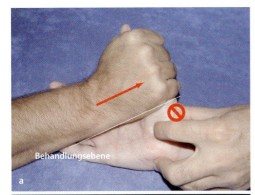

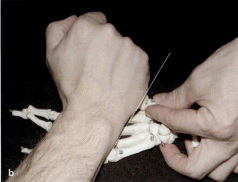

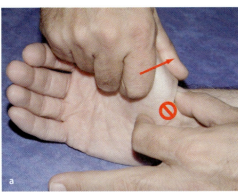

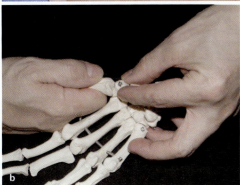

**Abb. 4.115. a** TLG der Art. carpometacarpea pollicis (rechts). Joint play und Mobilisationsstellung nach dorsal, **b** anatomische Orientierung

## 4.22.5 Extensionseinschränkung der Articulatio carpometacarpalis pollicis

### Translations-Joint play der Articulatio carpometacarpalis pollicis bei fixiertem Os trapezium nach radial, in Vorposition Extension (■ Abb. 4.114 a, b)

**Basisuntersuchung.** Aktive und passive Bewegungseinschränkung der Extension des Daumens ohne Hinweis auf Weichteilproblematik.

**Ziel.** Unspezifische Aussage über die artikuläre Qualität/Quantität und Differenzierung mittels arthrokinematischer Befundung unter Traktionsstufe 2.

**ASTE.** Der Patient sitzt. Sein Daumen befindet sich in Vorposition Extension.

**Ausführung.** Die Kleinfingerseite des Therapeuten umgreift die Basis des Os metacarpi 1. Das Os trapezium wird mit Zeigefinger und Daumen der linken Hand fixiert. Die Widerlagerung konzentriert sich auf den radialen Anteil des Os trapezium.

Unter Aufnahme der Gewebespannung führt der Therapeut ein Gleiten nach radial proximal durch. Die Gleitrichtung entspricht der konkaven Behandlungsebene des Os metacarpi 1. Der Therapeut beurteilt die Quantität und, durch den submaximalen endgradigen Überdruck, die Qualität der Kapsel.

**Befund.** Extensionseinschränkung.

### TLG zur Mobilisation der Articulatio carpometacarpalis pollicis bei Extensionseinschränkung

> Die **Vorpositionierung** kann je nach Extensionseinschränkung eingestellt werden. Diese Technik eignet sich gut bei Rhizarthrosen in Vorposition Extension.

**Ziel.** Translation in die Kapselrestriktion unter Traktionsstufe 3.

**ASTE und Ausführung.** Wie bei ■ Abb. 4.114 a, b.
- Rhythmisch 20-mal mobilisieren.
- Statisch 30 sec bis 2 min halten.
- Abschließend den Patienten in die freigemachte Richtung anspannen lassen.

## 4.22.6 Abduktionseinschränkung der Articulatio carpometacarpalis pollicis

### Translations-Joint play der Articulatio carpometacarpalis pollicis bei fixiertem Os trapezium nach dorsal (■ Abb. 4.115 a, b)

**Basisuntersuchung.** Befundet wurden eine aktive und passive Bewegungseinschränkung der Abduktion des Daumens ohne Hinweis auf eine Weichteilproblematik.

**4**

**Ziel.** Unspezifische Aussage über die artikuläre Qualität/Quantität und Differenzierung mittels arthrokinematischer Befundung unter Traktionsstufe 2.

**ASTE.** Der Patient sitzt. Sein Unterarm wird zur Transversalstellung der Gelenkfläche in 15° Supination vorpositioniert, um der dorsopalmaren 15°-Neigung der konkaven Gelenkfläche des Os trapezium Rechnung zu tragen. Der Daumen befindet sich in Vorposition Abduktion.

**Ausführung.** Rechter Daumen und Zeigefinger des Therapeuten umgreifen die Basis des Os metacarpi 1. Das Os trapezium wird mit Zeigefinger und Daumen der linken Hand fixiert. Die Widerlagerung konzentriert sich auf den dorsalen Anteil des Os trapezium.

Unter Aufnahme der Gewebespannung führt der Therapeut ein Gleiten nach dorsal distal durch. Die Gleitrichtung entspricht der konkaven Behandlungsebene des Os trapezium. Der Therapeut beurteilt die Quantität und, durch den submaximalen endgradigen Überdruck, die Qualität der Kapsel.

**Befund.** Abduktionseinschränkung.

### TLG zur Mobilisation der Articulatio carpometacarpalis pollicis bei Abduktionseinschränkung

> Die **Vorpositionierung** kann der Abduktionseinschränkung entsprechend angepasst werden.

**Ziel.** Translation in die Kapselrestriktion unter Traktionsstufe 3.

**ASTE und Ausführung.** Wie bei ◘ Abb. 4.115 a, b.
- Rhythmisch 20-mal mobilisieren.
- Statisch 30 sec bis 2 min halten.
- Abschließend den Patienten in die freigemachte Richtung anspannen lassen.

## 4.22.7   Adduktionseinschränkung der Articulatio carpometacarpalis pollicis

### Translations-Joint play der Articulatio carpometacarpalis pollicis bei fixiertem Os trapezium nach palmar (◘ Abb. 4.116 a, b)

**Basisuntersuchung.** Befundet wurden eine aktive und passive Bewegungseinschränkung der Adduktion des Daumens ohne Hinweis auf eine Weichteilproblematik.

**Ziel.** Unspezifische Aussage über die artikuläre Qualität/Quantität und Differenzierung mittels arthrokinematischer Befundung unter Traktionsstufe 2.

**ASTE.** Der Patient sitzt. Sein Unterarm wird zur Transversalstellung der Gelenkfläche in 15° Supination vorpositioniert, um der dorsopalmaren 15°-Neigung des Os trapezium Rechnung zu tragen. Der Daumen befindet sich in Vorposition Adduktion.

**Ausführung.** Rechter Daumen und Zeigefinger des Therapeuten umgreifen die Basis des Os metacarpi 1. Das Os trapezium wird mit Zeigefinger und Daumen der linken Hand fixiert. Die Widerlagerung konzentriert sich auf den palmaren Anteil des Os trapezium.

Unter Aufnahme der Gewebespannung führt der Therapeut ein Gleiten nach palmar durch. Die Gleitrichtung entspricht der konkaven Behandlungsebene des Os trapezium. Der Therapeut beurteilt die Quantität und, durch den submaximalen endgradigen Überdruck, die Qualität der Kapsel.

**Befund.** Adduktionseinschränkung.

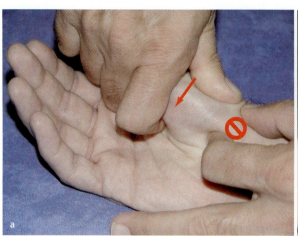
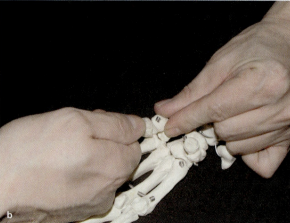

◘ **Abb. 4.116.** **a** TLG der Art. carpometacarpea pollicis (rechts). Joint play und Mobilisationsstellung nach palmar, **b** anatomische Orientierung

## TLG zur Mobilisation der Articulatio carpometacarpalis pollicis bei Abduktionseinschränkung

> Die **Vorpositionierung** kann der Adduktionseinschränkung entsprechend eingestellt werden.

**Ziel.** Translation in die Kapselrestriktion unter Traktionsstufe 3.

**ASTE und Ausführung.** Wie bei ⬛ Abb. 4.116 a, b.
– Rhythmisch 20-mal mobilisieren.
– Statisch 30 sec bis 2 min halten.
– Abschließend den Patienten in die freigemachte Richtung anspannen lassen.

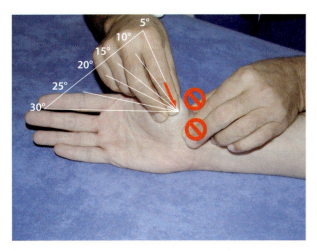

⬛ **Abb. 4.117.** Knorpelbelastungstraining für Art. CMC pollicis, Abduktion (rechts)

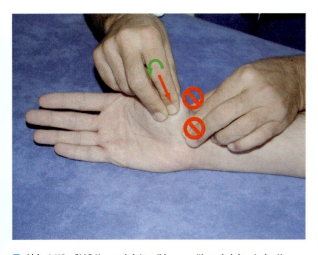

⬛ **Abb. 4.118.** CMC-Knorpelgleiten/Massage über abduktorische Kompressionsdynamik (links)

## 4.23 Knorpelbelastungstraining/Massage für die Articulatio carpometacarpalis pollicis (CMC)

Ein Knorpelbelastungstraining erweist sich bei der Rhizarthrose Grad 1 als sinnvoll, ansonsten gilt: Primär Trophiktraining, da eine Steigerung der Belastung für die geschädigte tragende Kollagenstruktur nicht mehr möglich ist.

### Knorpelbelastungstraining für die Articulatio carpometacarpalis pollicis, Beispiel für Abduktion (⬛ Abb. 4.117)

**Anamnese.** Der Knorpel ist nicht belastungsstabil aufgrund von:
– Immobilisation,
– Instabilität oder
– Rhizarthrose Grad 1.

**Ziel.** Verbesserung der Tragfähigkeit des Knorpels.

> Limitierend ist der Schmerz.

**ASTE und Ausführung.** Der Patient setzt sich seitlich zur Behandlungsliege. Der Patientenunterarm wird in 15° Supination ulnarseitig auf der Bank abgelegt. Der Therapeut fixiert mit seiner linken Hand das Os trapezium. Mit seiner rechten Hand gibt er leichte Kompression in das Gelenk.

Der Patient spannt gegen die fixierende Therapeutenhand in Abduktion. Die Isometrie wird 1 sec gehalten und dann in 5°-Abschnitten jeweils neu beübt.

**Anzahl und Dosierung.** 21–30 Wiederholungen, 60–90 sec Pause (aktive Abduktionsübungen). Die Anzahl der Serien richtet sich nach der Anzahl der neuen Positionen.

### CMC-Knorpelgleiten/Massage über abduktorische Kompressionsdynamik (⬛ Abb. 4.118)

**Anamnese.** Der Knorpel ist belastungsstabil, zeigt jedoch Defizite bei der Verformungsbelastung.

**Ziel.** Verbesserung der Verformungsbelastbarkeit des Knorpels.

> Limitierend ist der Schmerz.

**ASTE und Ausführung.** Wie bei ⬛ Abb. 4.117, jedoch bewegt der Patient langsam, mit immer größer werdenden Amplituden, den Daumen gegen leichten Führungswiderstand des Therapeuten in Abduktion.

**Anzahl und Dosierung.** 21–30 Wiederholungen, 60–90 sec Pause (aktive Abduktionsübungen), 3–5 Serien.

## 4.24    Behandlung für Karpaltunnel und Guyon-Loge

### Karpaltunnelbehandlung und Öffnung der Guyon-Loge durch Querdehnung des Lig. pisometacarpeum und pisohamatum (□ Abb. 4.119)

**Ziel.** Kollagendehnung und Dehydrierung der restriktiven/proliferierten o.g. Bänder.

**ASTE.** Der Patient setzt sich seitlich zur Behandlungsliege. Der Patientenarm wird supiniert auf der Bank abgelegt.

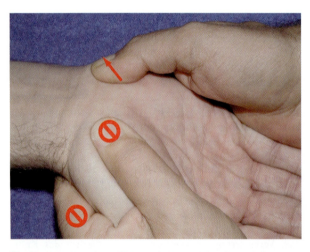

□ **Abb. 4.119.** Karpaltunnel- /Loge-de-Guyon-Behandlung (rechtsseitig)

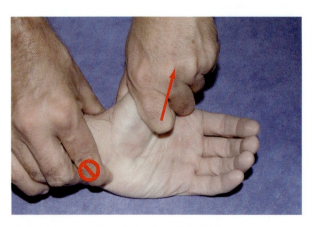

□ **Abb. 4.120.** Karpaltunnelbehandlung (linksseitig)

**Ausführung.** Der Therapeut fixiert mit seinem linken Daumen die Eminentia carpi radialis. Mit seinem rechten Daumen moduliert er sich distal radial an das Os pisiforme. Unter Hautvorgabe drückt der Therapeut das Os pisiforme nach proximal ulnarseitig.

**Anzahl und Dosierung.** 10 sec Dehnung, nachfolgend 30 sec bis 2 min Dehnung, 60 sec Pause (aktive Dorsalextensions- und Palmarflexionsübungen), 3-4 Serien.

### Karpaltunnelbehandlung durch Querdehnung des Lig. transversum carpi (□ Abb. 4.120)

**Ziel.** Kollagendehnung und Dehydrierung der restriktiven/proliferierten o.g. Bänder.

**ASTE.** Der Patient setzt sich seitlich zur Behandlungsliege. Der Patientenarm wird ulnarseitig auf der Bank abgelegt.

**Ausführung.** Der Therapeut fixiert mit seinem linken Zeigefinger die Basis des Os metacarpi 1. Mit seinem rechten Mittel- und Zeigefinger widerlagert er von proximal radial kommend das Os pisiforme des Patienten und gibt zusätzlich einen von dorsal kommenden Druck mit seinem Daumen auf das Os triquetrum mit der Folge einer fixierenden Kompression. Seine rechte Hand umgreift den rechten Daumen an der Basis. Unter Hautvorgabe führt der Therapeut einen longitudinalen Zug aus.

**Anzahl und Dosierung.** 10 sec Dehnung, nachfolgend 30 sec bis 2 min Dehnung, 60 sec Pause (aktive Dorsalextensions- und Palmarflexionsübungen), 3–4 Serien.

## 4.25    Stabilisation des Handgelenks

### 4.25.1    Pathomechanismus einer Instabilität

Bei den Handgelenksbehandlungen hält sich das Verhältnis zwischen Hypomobilitäten und Instabilitäten ungefähr die Waage. Frauen tendieren eher zu Instabilitäten, Männer eher zu Hypomobilitäten.

Am häufigsten ist der TFC-Komplex betroffen, gefolgt von einem instabilen Os lunatum. Aus pathogenetischer Sicht der Autoren beruht die Dominanz des weiblichen Geschlechts bei Rhizarthrosen eher auf einer Chondromalazie mit fehlender Kompression in der Articulatio carpometacarpalis pollicis als auf einer typischen Arthrose.

Weiterhin fehlt den Handwurzelknochen die primäre dynamische Stabilisierung durch das Fehlen kurzer Muskeln im Karpusbereich, so dass diese auf Adhäsionsverluste anfällig reagieren, begleitet von der Aufhebung oder Reduzierung der Zentrierungseigenschaften.

Die **Zeichen einer Instabilität** bestehen anamnestisch darin, dass der Patient Probleme angibt:
- bei Begrüßungen durch Handschütteln,
- beim Öffnen von Verschlüssen,
- Schlagen mit dem Hammer.

Zur Wahrung der dynamischen Stabilität weist die Handgelenkkapsel eine artikuläre neurale Versorgung auf, die in engem Bezug zu den umliegenden gelenknahen Muskeln steht. Dieses ist notwendig, um eine optimale dynamische Stabilität zu gewährleisten und gilt in der Manualtherapie als Ansatzpunkt für eine artikuläre dynamische Stabilisation.

### 4.25.2 Behandlungsaufbau Stabilisation

**Der Behandlungsaufbau einer Stabilisation sieht wie folgt aus:**
- Optimierung der Synoviaproduktion (Verbesserung der Adhäsion) durch Trophiktraining.
- Aufbau der Belastungsfähigkeit des Knorpels.
- Optimierung der Knorpelverformungsbelastung über Knorpelmassage.
- Einleiten der Ansprechbarkeit der neuromuskulären Verbindungen (Training der Rami articulares).
- Anlegen eines Tapeverbands in ulnarabduktorischer Annäherung bei Instabilität des TFC-Komplexes.
- Aufbau der Unterarm- und Handmuskulatur über das PRT-System.

## 4.26 Injektionstechniken am Handgelenk

### 4.26.1 Injektion des Nervus medianus distal (distaler Handblock)

Der distale Handblock findet vorwiegend Anwendung beim **Karpaltunnelsyndrom**. Ein Karpaltunnelsyndrom zeigt sich anfänglich durch:
- einen ziehenden Schmerz (distal, aber auch proximal) und
- Parästhesien des Daumens, Zeige- und Mittelfingers.
  Im Laufe der Zeit kommt es zu:
- sensiblen Defiziten im Versorgungsbereich des N. medianus,
- Atrophien der Thenarmuskulatur und
- sympathischen Störungen.

In der elektrophysiologischen Untersuchung zeigt sich neben den positiven Provokationstestungen eine Verlängerung der distalen sensiblen und motorischen Latenz.

> Am **Behandlungsanfang** sollten Manualtherapie/Physikalische Therapie und nächtliches Tragen einer Ruheschiene stehen. Übersteigt die distale motorische Latenz 4, 5 msec, ist eine konservative Therapie nicht mehr sinnvoll.

Die sympathikushemmende Wirkung des Lokalanästhetikums wirkt entödematisierend auf den Canalis carpi und ermöglicht dem Manualtherapeuten die Kollagendehnung des Lig. carpi transversum und die neurogene Mobilisation des N. medianus.

### Injektion des Nervus medianus distal (distaler Handblock) (▫ Abb. 4.121 a–d)
#### Injektionsmenge
0,25% Bupivacain, Nadel 0,45×25 mm; vorerst 0,5 ml, um den Druck im Karpaltunnel nicht übermäßig zu erhöhen.

#### Indikation
Die Indikation ist bei Schmerzen im volaren Bereich des Unterarms und im Handbereich (Daumen, Zeige- und Mittelfinger) gegeben.

#### Injektionstechnik
Die Injektion erfolgt beugeseitig zwischen der Sehne des M. flexor carpi radialis und der des M. palmaris longus im Verlauf des N. medianus nach distal.

#### Differenzierte Physiotherapiemethoden
Injektionstechniken werden notwendig, wenn bei der Behandlung des Karpaltunnels und der neurogenen Mobilisation des N. medianus eine deutliche Schmerzverstärkung auftritt, die eine optimale Behandlung unterbindet.

#### Therapeutisches Fenster
**Während der ersten 6 Stunden** werden passive Techniken angewandt, um eine optimale neurogene Mobilisation des N. medianus zu erreichen. Eine starke Kompression, die entweder durch das Lig. carpi transversum selbst oder durch eine Enge zwischen Lig. carpi transversum und dem distalen Ende der Fascia antebrachii ausgelöst werden kann, macht die Mobilisation des motorischen und des sensiblen Anteils des N. medianus unmöglich. Behandlung des aktivitätsbedingten, erworbenen Karpaltunnelsyndroms.

### 4.26.2 Injektion des Nervus ulnaris im distalen Handgelenksbereich

Die distale Injektion des N. ulnaris findet vorwiegend Anwendung bei Kompressionssyndromen im fibrösen Kanal der Guyon-Loge. Das **Guyon-Logen-Syndrom** zeigt sich anfänglich durch:
- einen ziehenden Schmerz (distal, aber auch proximal) und
- Parästhesien des Kleinfingers und des ulnarseitigen Ringfingers.

Im Laufe der Zeit kommt es zu:
- sensiblen und sympathischen Defiziten im Versorgungsbereich des N. ulnaris mit
- Atrophien der Hypothenarmuskulatur.

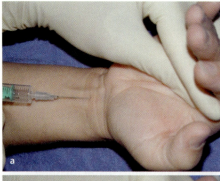

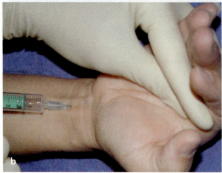

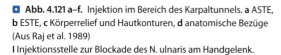

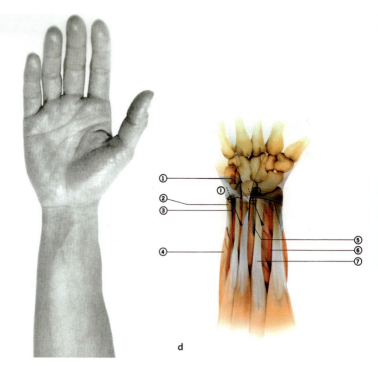

**▣ Abb. 4.121 a–f.** Injektion im Bereich des Karpaltunnels. **a** ASTE, **b** ESTE, **c** Körperrelief und Hautkonturen, **d** anatomische Bezüge (Aus Raj et al. 1989) **I** Injektionsstelle zur Blockade des N. ulnaris am Handgelenk.

**II** Injektionsstelle zur Blockade des N. medianus. **1** Sehne des M. palmaris longus, **2** Processus styloideus ulnae, **3** N. ulnaris mit A. ulnaris, **4** Ulna, **5** N. medianus, **6** A. radialis, **7** Sehne des M. flexor carpi radialis

Der elektrophysiologische Befund zeigt neben den positiven Provokationstestungen eine verlängerte distale motorische und sensible Latenz des N. ulnaris.

> Am **Behandlungsanfang** sollten Manualtherapie/Physikalische Therapie und nächtliches Tragen einer Ruheschiene stehen.

Die sympathikushemmende Wirkung des Lokalanästhetikums wirkt entödematisierend auf die Loge des N. ulnaris ein. Sie ermöglicht dem Manualtherapeuten die Kollagendehnung der Ligg. collaterale carpi ulnare, pisohamatum und pisometacarpeum und die neurogene Mobilisation des N. ulnaris.

### Injektion des N. ulnaris im distalen Handgelenkbereich (▣ Abb. 4.122 a–c)
#### Injektionsmenge
0,25% Bupivacain, Nadel 0,45×25 mm; vorerst 0,3 ml, um den Druck im Guyon-Logen-Tunnel nicht übermäßig zu erhöhen.

#### Indikation
Injektionen sind indiziert bei Schmerzen im ulnaren distalen Handbereich (Radfahrerlähmung).

#### Injektionstechnik
Die Kanüle wird auf der Volarseite des Handgelenks, ca. 3–4 cm oberhalb der Handwurzel zwischen der Sehne des M. flexor carpi ulnaris und der A. ulnaris eingestochen und vorgescho-

ben. Die Injektion erfolgt bei supiniertem und außenrotiertem Unterarm.

### Differenzierte Physiotherapiemethoden
Injektionstechniken werden notwendig, wenn bei der neurogenen Mobilisation des N. ulnaris in der Guyon-Loge oder bei der Mobilisation der Kollagenstrukturen der Loge deutliche Schmerzen auftreten, die eine optimale Behandlung behindern.

### Therapeutisches Fenster
**Während der ersten 6 Stunden** wird mittels passiver Techniken der Schwerpunkt auf eine optimale neurogene Mobilisation des N. ulnaris gelegt, die durch eine zu starke Kompression unter dem Lig. pisohamatum bzw. Lig. pisometacarpeum nicht möglich ist. Zusätzlich wirkt der M. flexor carpi ulnaris, der mit den ligamentären Strukturen verwächst, dynamisierend. Meistens erworben durch Hobbymountainbiking.

### 4.26.3    Injektion bei Schmerzsyndromen im Daumensattelgelenk am Ramus articularis nervi radialis

Probleme im Daumensattelgelenk zeigen sich durch Schmerz, der lokal nach distal und häufig auch nach proximal ausstrahlt.

> Am **Behandlungsanfang** sollte die Manualtherapie/Physikalische Therapie stehen, ebenso die Ruhigstellung des Gelenks mittels Schiene/Manschette.

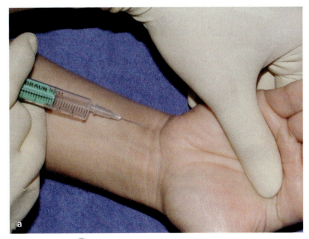

a

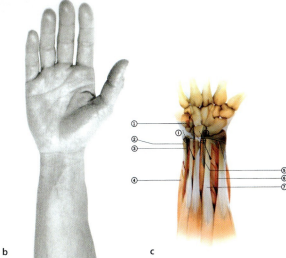

b                    c

**Abb. 4.122 a–e. a** Loge–de-Guyon, Injektionsmöglichkeit, **b** Haut-konturen und Körperrelief, **c** anatomische Bezüge (Aus Raj et al. 1989)
**I** Injektionsstelle zur Blockade des N. ulnaris am Handgelenk.
**II** Injektionsstelle zur Blockade des N. medianus.
**1** Sehne des palmaris longus, **2** Processus styloideus ulnae, **3** N. ulnaris mit A. ulnaris, **4** Ulna, **5** N. medianus, **6** A. radialis, **7** Sehne des M. flexor carpi radialis

Durch die Wirkung des Lokalanästhetikums kann der Manu-altherapeut gelenkspezifisch am Os trapezium bzw. am ersten Metakarpalknochen ohne muskuläre Abwehrspannung arbeiten.

### Injektion bei Schmerzsyndromen im Daumensattelgelenk am Ramus articularis nervi radialis (■ Abb. 4.123 a–d)

#### Injektionsmenge

Bis 0,5 ml 0,25% Bupivacain, Nadel 0,45×25 mm.

#### Indikation

Injektionen sind bei Rhizarthrosen mit Beteiligung des M. abductor pollicis angezeigt.

#### Injektionstechnik

Bei leicht abduziertem Daumen wird die Nadel radial der Sehne des M. extensor pollicis longus (Tabatière) in einem ca. 45°-Winkel bis zu 1 cm tief eingestochen und umflutet fächerförmig die Gelenkkapsel.

#### Differenzierte Physiotherapiemethoden

Injektionstechniken werden in den Kapselmusterstadien 2 und 3 notwendig; ferner aufgrund einer Kapselschwellung, die eine Kompression auf den Ramus articularis des N. radialis verursacht und damit Schmerzen im Bereich der Tabatière auslöst (auslösbar durch Ulnarabduktion in Nullstellung der Articulatio manus).

#### Therapeutisches Fenster

**In den ersten 6 Stunden** werden rein passive Techniken angewandt, um akute Schmerzsyndrome einer Rhizarthrose behandeln zu können. Die **Differenzialdiagnose** sollte abgrenzen gegen:

- Läsionen des ersten Sehnenfachs,
- Morbus de Quervain,
- Styloiditis radii.

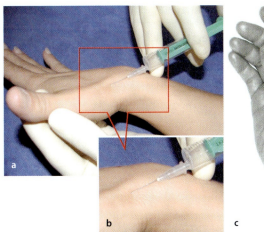

a

b                    c                    d

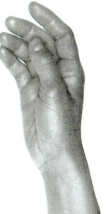

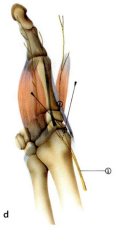

**Abb. 4.123. a** Injektion im Bereich des Daumensattelgelenks, **b** Vergrößerung, **c** Körperrelief und Hautkonturen, **d** anatomische Bezüge (Aus Raj et al. 1989)
**I** Injektionsstelle zur Blockade des N. radialis am Handgelenk.
**1** N. radialis superficialis

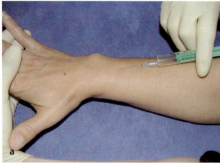

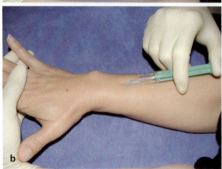

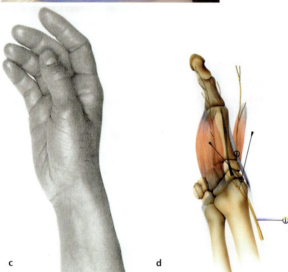

**Abb. 4.124 a–d.** Injektion des 4. Fachs (dorsale karpale Sehnenschei-de). **c** Körperrelief und Hautkonturen, **d** anatomische Bezüge (Aus Raj et al. 1989)
I Injektionsstelle zur Blockade des N. radialis am Handgelenk.
1 N. radialis superficialis

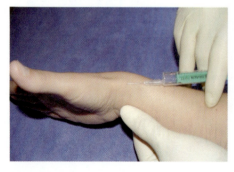

**Abb. 4.125.** Injektion des 1. Fachs (dorsale karpale Sehnenscheide)

### 4.26.4    Infiltration des vierten Fachs der dorsalen karpalen Sehnenscheide

**Sehnenscheidenreizungen** des vierten Sehnenfachs gehören mit zu den häufigsten Tendopathien der dorsalen Sehnenfächer.
    Die **Gründe** liegen:

- in der bestehenden Raumenge durch vier durchlaufende Sehnen und
- in der Gefahr einer mechanischen Reizung bei aufgeho-bener Biomechanik der Mittelhandknochen.

#### Infiltration des vierten Fachs der dorsalen karpalen Sehnenscheide (◘ Abb. 4.124 a–d)
##### Injektionsmenge
0,5–1 ml Hydrocortison, Nadel 0,45×25 mm.

##### Indikation
Injektionen sind bei Schmerzen im distalen Unterarm- bzw. Handwurzelbereich (deutliche Schwellung, meist sichtbar) angezeigt.

##### Injektionstechnik
Zwei bis drei Querfinger oberhalb der Handwurzel wird ein subkutaner Wall an der Radialseite des Handgelenks injiziert.

##### Differenzierte Physiotherapiemethoden
Injektionstechniken werden notwendig, wenn durch Schwel-lung des 4. Fachs der dorsalen karpalen Sehnenscheiden und die dadurch entstehende Kompression auf den distalen N. radi-alis eine Mobilisation der proximalen Handwurzelreihe, beson-ders des Os lunatum, nicht durchführbar ist.

##### Therapeutisches Fenster
Die Therapie ist eine unabdingbare Maßnahme, damit eine Seh-nenscheide nach Abklingen des akuten Zustandes physiologisch nachversorgt werden kann.
    **Während der ersten 6 Stunden** ist nur eine Mobilisation des Karpus möglich.
    **Nach 6 Stunden** sollte die Therapie einsetzen, um die not-wendige Aktivität zu fördern.

### 4.26.5    Infiltration des 1. Fachs der dorsalen karpalen Sehnenscheiden, Morbus de Quervain

#### Infiltration des ersten Fachs der dorsalen karpalen Sehnenscheiden (◘ Abb. 4.125)
##### Injektionsmenge
1 ml Hydrocortison, Nadel 0,45x25 mm.

##### Indikation
Injektionen sind bei Schmerzen im radialen, distalen Unter-arm- und Handbereich (deutliche Schwellung am ersten Fach sichtbar) angezeigt.

##### Injektionstechnik
In submaximaler Finkelstein-Stellung (schmerzfreie maxima-le Vordehnung der Sehnenscheide) wird die Nadel von proxi-mal kommend parallel der Sehne des M. pollicis brevis bzw. M.

abductor pollicis longus zwischen die Blätter der Sehnenschei-de geschoben. Ein erhöhter Widerstand weist immer auf Seh-nengewebe hin.

### Differenzierte Physiotherapie

Injektionstechniken sind notwendig, wenn durch Schwellung des ersten Fachs der dorsalen karpalen Sehnenscheiden die arthro- bzw. osteokinematischen Bewegungen des Daumens oder Karpus beeinträchtigt sind.

### Therapeutisches Fenster

**Erst nach 4–6 Stunden** kann eine Therapie beginnen, da vorher keine Schmerzlimitierung bei endgradigen Bewegungen des Karpus und 1. Sehnenscheidenfachs angezeigt werden kann.

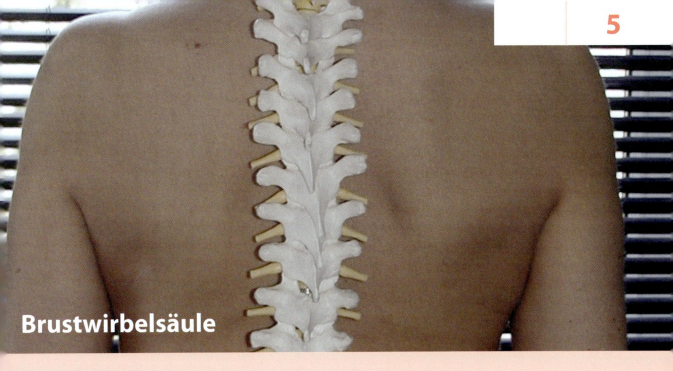

# Brustwirbelsäule

## 5.1 Anatomie der BWS

Die Brustwirbelsäule (BWS) ist der längste und unbeweglichste Abschnitt der Wirbelsäule (WS). Ihre **Unbeweglichkeit** entsteht durch die Rippen, die die Organe schützen. Verschiedene Abschnitte der BWS sind mit folgenden anderen Körperabschnitten mechanisch verbunden:

- Der obere BWS-Abschnitt (Th1–4) ist mit den Bewegungen der Halswirbelsäule (HWS) gekoppelt.

Der mittlere BWS-Abschnitt (Th4–8) wirkt als Punktum stabile zwischen oberer und unterer BWS, wobei er ebenfalls der kinematischen Bewegung der HWS oder der Lendenwirbelsäule (LWS) entsprechen kann.

- Der untere BWS-Abschnitt (Th8–12) ist mit den Bewegungen der LWS gekoppelt.

> Oft kompensiert die BWS funktionelle oder anatomische Beinlängendifferenzen, wodurch sich Kompensationskrümmungen in der sagittalen und frontalen Ebene ergeben.

### Wichtig

Die Flächen der **Facettengelenke** sind 30° nach frontal und 15° nach lateral geneigt. Sie erlauben viel Rotation, sind aber durch die Rippen in ihrer Beweglichkeit eingeschränkt.

Der Brustkorb und die Procc. spinosi schränken die Flexion, Extension und Lateralflexion der BWS ein. Die Rotation der Wirbelsäule findet trotzdem primär in der BWS statt und zwar besonders in der unteren (freien) BWS – ab Th9. Die Foramina vertebralia stehen lateral, leicht ventral und sind im Verhältnis zu den sehr dünnen, austretenden Nervenwurzeln relativ weit.

Der **1.** und **12. Brustwirbel** spielen eine besondere Rolle. Der 12. Brustwirbelkörper (BWK) ist im kranialen Anteil ein typischer BWK mit 30° nach frontal gerichteten Gelenkfacetten. Sein kaudaler Anteil entspricht einem lumbalen Wirbel mit sagittalem Facettenverlauf.

Während in der LWS primär die Bandscheiben und mechanische Facetten- bzw. Foramenprobleme Beschwerden verursachen, sind es in der BWS häufig **segmental reflektorische Symptomkomplexe**. Die Gelenkkapseln der BWS sind propriorezeptiv sehr gut versorgt. Sie harmonisieren die Winkelstellung der Rippenköpfe zu den Facetten und zur Muskulatur: vergleichbar mit einem segmental-reflektorischen »Kommandostand«.

### Wichtig

Ist die harmonische Koordination zwischen den Rippengelenken, Facettengelenken und der autochthonen Muskulatur gestört, verursacht sie »Regelkreisentgleisung« im Hinterhorn. Damit verbundenen sind segmentale Störungen.

So können bei arthrokinematischer, angulativer Bewegungsstörung mechanische Reizungen entstehen. Betroffen sind der dicht an den Rippenköpfchen verlaufenden Truncus sympathicus und die Interkostalnerven.

Weitere Gründe von Beschwerden der BWS können sich ergeben aus:

- der physiologischen medullären Raumenge der BWS und
- der ungünstigen Stoffwechselversorgung.

Letztere führt zu einem Gewebeschwund (Rarefikation) des Knochengewebes wie bei der **Osteoporose**, wodurch sich die Wirbelsäule verkrümmen kann. Weitere Folgen der Rarefikation sind exzentrische, muskuläre Defizite mit traumatischen Muskelkontraktionen. Verbunden mit Zug oder Druck (z. B. Niesen) »dübelt« die abrupt beginnende Kontraktion die Verbindung zwischen Sehne und Knochenlamelle auf. Aufgrund der ventral liegenden Belastungsachse entstehen in der mittleren BWS die meisten exzentrischen Reize für die Mm. rotatores breves.

Nur die 1., 11. und 12. Rippe artikulieren mit nur einem Wirbelkörper. Die 2. bis 10. Rippe artikulieren dagegen mit zwei aufeinander folgenden Wirbelkörpern und der dazwischen liegenden Bandscheibe. Folgende **Gelenkflächen** der Wirbelkörper sind an der **Gelenkbildung** mit einer Rippe beteiligt:

- kostovertebral die Fovea costalis superior et inferior,
- kostotransversal die Fovea costalis transversalis.

Die 3. Rippe artikuliert z. B. mit dem 2. und 3. Brustwirbel und über das. Lig. capitis costae intraarticulare.

Die letzten beiden Rippen sind nur bindegewebig, durch Syndesmosen mit dem Proc. transversus verbunden (Abb. 5.1).

### 5.1.1 Muskulatur der BWS

Im Kapitel BWS werden primär die autochthone Muskulatur, die Bauchmuskulatur sowie der M. serratus anterior besprochen. Andere Muskeln, die im Bereich der BWS liegen, werden ihrer Funktion entsprechend in den jeweiligen Kapiteln beschrieben.

#### Autochthone Rückenmuskulatur (M. erector spinae)

Die autochthone Rückenmuskulatur gliedert sich in einen medialen und einen lateralen Trakt. Der **laterale, oberflächliche Trakt** besteht aus dem M. iliocostalis und M. longissimus; diese erstrecken sich vom Sakrum bis zum Os occipitale. Der **mediale, tiefe Trakt** liegt unterhalb des lateralen Traktes und besteht aus segmentalen, kurzen Muskeln:

- M. interspinalis thoracis,
- M. spinalis thoracis,
- Mm. rotatores breves et longi,
- Mm. multifidi.

Der mediale Trakt wirkt als fixierende und bewegende »Muskelschlinge«, er ist der wichtigste Bestandteil der dynamischen monosegmentalen Stabilität. Allein die Mm. rotatores breves sind dynamische Kapselstraffer der Facettengelenke. Als passive Agonisten wirken die Ligg. flava.

#### M. serratus anterior

Er ist ein 12 mm dicker zackenförmiger Muskel und zieht von der 1. oder 2.–9. Rippe zum Margo medialis der Skapula. Der M. serratus anterior rotiert die Skapula der Kuvatur der Rippen

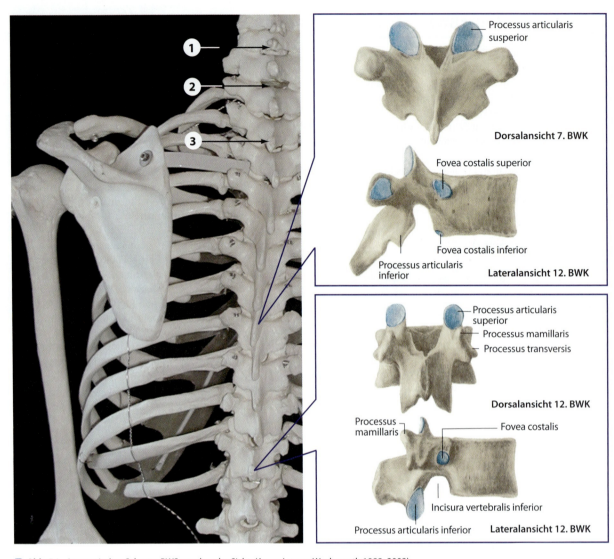

Processus articularis susperior

Dorsalansicht 7. BWK

Fovea costalis superior

Fovea costalis inferior

Processus articularis inferior    Lateralansicht 12. BWK

Processus articularis superior

Processus mamillaris

Processus transversis

Dorsalansicht 12. BWK

Processus mamillaris

Fovea costalis

Incisura vertebralis inferior

Processus articularis inferior    Lateralansicht 12. BWK

▣ **Abb. 5.1.** Anatomisches Schema: BWS aus dorsaler Sicht. (Aus v. Lanz u. Wachsmuth 1982, 2003)
**1** HWK C7, **2** BWK 1, **3** BWK 3

folgend nach lateral-ventral, eleviert das Akromion und positioniert damit die Cavitas glenoidalis in einer 70°-Neigung, die eine Bewegung über die Horizontale ermöglicht. Darüber hinaus ist er ein Atemhilfsmuskel.

> In der Praxis sind **insertionsnahe Reizungen** häufig, die unilaterale interkostalähnliche, oft atemabhängige Beschwerden verursachen. Charakteristisch sind schmerzhaftes Husten und Niesen. Oft zeigt sich eine ausgeprägte Hyperalgesie, so dass z. B. das Tragen eines BHs als unangenehm empfunden wird. Auslösegrund können Überlastungen bei Tätigkeiten mit langem Armhebel sein sowie ischämische Myopathien. Myopathien finden sich vorwiegend in den hypovaskulären Zonen der Sehnenübergänge.

### Bauchmuskulatur

Sie ist ein Muskel-Sehnenkomplex mit folgenden Aufgaben:
– Zuggurtung der Bauchwand,
– Bauchpresse,
– Bewegen des Rumpfes,
– elastisches Widerlager der Rückenmuskulatur.

Die Bauchmuskulatur setzt sich aus folgenden Muskeln zusammen:
– M. rectus abdominis,
– M. obliquus externus abdominis,
– M. obliquus internus abdominis,
– M. transversus abdominis,
– M. pyramidalis.

Ansatz und Ursprünge dieser Muskeln ergeben keine sinnvolle Betrachtungsweise der Funktion; denn die Bauchmuskulatur sollte **in Bezug auf ihre Funktion als ein System** gesehen werden. Dieses System erstreckt sich von den Rippenbögen zum Becken und von der Rektusscheide zum tiefen Blatt der Fascia thoracolumbalis:
– Der M. obliquus externus abdominis rotiert die Wirbelsäule heterolateral,
– der M. obliquus internus rotiert sie homolateral.

- Die Mm. rotatores und die Mm. multifidi unterstützen und sichern die Rotation.
- Der M. rectus abdominis flektiert die Wirbelsäule gegen die Schwerkraft. Die Flexion sichert die autochthone Rückenmuskulatur exzentrisch ab.

Die **Form der Bauchwand** ist abhängig von der
- Lage der Organe (Ptosen bzw. nach kaudal verlagerte Eingeweide),
- Konstitution der Wirbelsäule,
- Anlage des Bauchfettes,
- Ausprägung der Muskulatur.

Durch die vertikale, horizontale und diagonale Zuggurtung entstehen so genannte Loci minoris resistentiae (anfällige Schwachstellen). Da manche Regionen nur durch Aponeurosen abgesichert sind, entstehen bei Insuffizienz dieser Aponeurosen Durchtrittspforten für Hernien.

> **Wichtig**
>
> Bei **Hernien** kommt es zum Durchtritt von Fett, Bauchfell, Faszien, Darm usw. (Bruchinhalt) durch die Bauchwand. Beschwerden können schon durch Dehnreize ausgelöst werden. Ursache ist die fehlende dynamische Kompensation. Hernien werden gesondert im Kapitel Becken besprochen.

### 5.1.2    Bänder, Faszien, Aponeurosen, Bursen, Gelenkkapseln der BWS

Was die Bänder der BWS betrifft, verweisen wir auf die Beschreibung der LWS, da sie mit diesen identisch sind.

### Lig. capitis costae intraarticulare

Es verläuft von der Crista capitis costae zum Anulus fibrosus der Bandscheibe, zentriert die Articulatio capitis costae zwischen den beiden Brustwirbelkörpern und wirkt synovial anregend.

### Lig. capitis costae radiatum

Es zieht vom Rippenköpfchen zum Wirbelkörper, wobei es mit der Außenfläche der Gelenkkapsel verwachsen ist und diese verstärkt.

### Ligg. costotransversaria laterale, superius et posterius

Bei diesen Bändern handelt es sich um weitere stabilisierende Bandverbindungen zwischen Rippe und Brustwirbel.

### Rektusscheide

Die Rektusscheide (Vagina musculi recti abdominis) legt sich als köcherförmige Sehne um die zylinderartigen paarigen Mm. recti abdominis. Sie rekrutiert sich aus der Aponeurose der inneren schrägen Bauchmuskulatur. Die Funktion der Rektusscheide liegt in der Zuggurtung der vorderen Bauchwand.

> **Wichtig**
>
> Werden die beiden geraden Bauchmuskeln aus statischen Gründen auseinander getrieben (Schwangerschaft, Haltungsschwäche), entsteht eine **Rektusdiastase**.

### Fascia thoracolumbalis

Die dorsal liegende Fascia thoracolumbalis besteht aus einem tiefen und einem oberflächlichen Blatt und hat eine sehnige Konsistenz. Das tiefe Blatt dient der autochthonen Muskulatur sowie den Bauchmuskeln als Ursprung und grenzt den M. quadratus lumborum gegenüber der autochthonen Rückenmuskulatur ab. Das tiefe Blatt verbindet sich am äußersten Rand der autochthonen Muskulatur mit dem oberflächlichen Blatt, das von den Dornfortsätzen der BWS und LWS zur Crista iliaca zieht. Es dient den Bauchmuskeln und dem M. latissimus dorsi als Ursprung. Ebenso wie bei der Bauchmuskulatur, wird eine synergistische Wirkung der diagonalen kinematischen Muskelketten erzielt. Außerdem verzurrt die Fascia thoracolumbalis Beckengelenk (ISG) und LWS während des Gehens.

### Gelenkkapsel der Facettengelenke

Die Gelenkkapseln der Facettengelenke der BWS sind straff und haben meniskoide Falten. Sie entspringen an den Rändern der Procc. articulares der beteiligten Wirbelkörper. Die Gelenkkapsel ist stark propriorezeptiv versorgt und koordiniert auf neuroreflektorischer Basis Rippengelenke und dazugehörige Muskulatur. Die Aufgabe von meniskoiden Falten bzw. **Plicae synoviales** besteht, nach Auffassung der Autoren, nicht darin, Inkongruenzen auszugleichen, sondern Synovialflüssigkeit zu verteilen. Da Plikafalten stark vaskularisiert und Gefäße nozirezeptiv gut versorgt sind, würde Druck auf eine Plikafalte im Gelenkspalt einen »Einklemmschmerz« auslösen. Die Autoren können sich nicht vorstellen, dass diese Falten Deckungsungleichheiten ausgleichen.

### 5.1.3    Gefäße der BWS

### Ramus profundus

Der tiefe Ast der A. transversa cervicis verläuft im posterioren Bereich auf Höhe des Margo medialis scapulae unter dem M. levator scapulae. Die Arterie verläuft außerdem zwischen den Insertionen der Mm. rhomboidei und des M. serratus anterior, die sie ebenfalls versorgt.

> Eine Kompression dieser Arterie durch einen hypertonen M. levator scapulae oder zervikothorakalen Gibbus beeinträchtigt die Versorgung der o.g. Insertionsregion und kann zum Serratus-anterior-Syndrom bzw. zu interskapulären Beschwerden führen.

### Ramus radicularis anterior

Der aus der A. intercostales posterior stammende Ramus radicularis anterior versorgt die mediothorakale Rückenmarksregion Th4–8. Der Ramus tritt auf Höhe Th4/5 in den Rückenmarkskanal ein. Gerade in diesem Eintrittssegment kann es zur vaskulären Unterversorgung der Medulla spinalis kommen.

Gleiches gilt für die Versorgung von Dura mater und Radix, die über einen Seitenast des Ramus radicularis anterior versorgt wird.

### Truncus arteriosus spinalis ventralis

Hinzu kommt, dass der Truncus arteriosus spinalis ventralis (Anastomosenkette der auf- und absteigenden Wurzelarterien) gerade im oberen Bereich der BWS auffallend schwach ausgeprägt ist. Im mittleren Teil der BWS ist er sogar verödet.

> Gerade das **Segment Th4–5** erscheint in der Praxis immer wieder als Problemsegment. Bei Witterungswechsel, Auskühlung oder Zugluft (z. B. durch Gebläse) kommt es hier häufig zu Beschwerden.

## 5.1.4    Nerven der BWS

Die aus den Foramen intervertebrale der BWS austretenden paarigen Spinalnerven (Ramus dorsalis und Ramus ventralis) bezeichnen wir als **Nn. throracii**. Von **Nn. intercostalis** sprechen wir, wenn wir den Ramus ventralis meinen. Der Ursprung der Interkostalnerven liegt lateral des Spinalnervenstamms hinter der Abzweigung und Zuführung des Ramus dorsales und des Ramus communicantes grisei et albi.

### Ramus dorsalis

Der Ramus dorsalis innerviert:
- die autochthone Muskulatur,
- die Gelenkkapsel,
- die Ligg. intertransversale, interspinale, supraspinale und
- die Hautregion im Bereich des Dornfortsatzes.

### Ramus ventralis

Vom Ramus ventralis zweigt kurz nach dem Austritt aus dem Foramen intervertebrale der **Ramus meningeu**s N spinalis (N. sinuvertebralis) ab, der sich wie ein Geflecht mit Ästen des Sympathikus um die Medulla spinalis legt. Der Ramus meningeus N. spinalis innerviert:
- das Lig. longitudinale posterius,
- den Anulus fibrosus bzw. die peridiskalen Ligamente,
- die Dura mater,
- das Periost und
- die epiduralen Gefäße.

### N. intercostalis

Als N. intercostalis zieht der Ramus ventralis zwischen den Rippen entlang und versorgt motorisch:
- die Zwischenrippenmuskulatur,
- M. subcostales,
- M. serratus posterior inferior,
- M. transversus thoracis,
- die Bauchmuskulatur.

Die Nn. intercostalis Th1–6 verlaufen zwischen den Serratuszacken und ziehen bis zum Sternumrand.

Die Nn. intercostalis Th7–11 verlaufen durch die Arkaden des Psoas und Quadratus. Sie versorgen motorisch die Bauchmuskeln und den M. serratus posterior inferior.

### Rami cutaneus lateralis, medialis et anterior

Als Ramus cutaneus lateralis et anterior versorgt der N. intercostalis sensibel:
- Haut,
- Periost,
- Gefäße,
- Pleura parietalis,
- Peritoneum,
- Brustdrüse.

N. cutaneus medialis (nur Th6–12) innerviert die Strukturen der Bauchwand.

### N. subcostalis

Als N. subcostalis bezeichnet man den 12. Interkostalnerv, der unter der 12. Rippe mit Anastomose zum L1 liegt. Dieser entlässt den Ramus cutaneus lateralis, der jedoch die Mm. obliquus internus et externus abdominis durchtritt und über dem Darmbeinkamm die Hautregion im Bereich des M. glutaeus medius versorgt.

### N. intercostobrachialis

Der N. intercostobrachialis ist der Ramus cutaneus lateralis des 2. Interkostalnervs. Er innerviert den medialen Bereich des Oberarmes und die laterale Thoraxwand. Mit dem N. cutaneus antebrachii medialis geht er oft eine Verbindung ein.

### Ramus mammarii

Dieser Nervenast rekrutiert sich aus dem Ramus cutaneus anterior des Ramus ventralis der thorakalen Segmente 4, 5 und 6. Der Nerv führt vegetative und sensible Fasern von und zur Brustdrüse.

> **Wichtig**
>
> Sympathisch werden die Brust- und Milchdrüsen indirekt über die Ovarien gesteuert, was sich während der Menstruation mit Spannungen in der Brust zeigt.

## 5.1.5    Truncus sympathicus (Grenzstrang)

Der Grenzstrang hat 12 thorakale Ganglien, die paarig paravertebral in Form einer Kette miteinander verbunden sind. Der Grenzstrang zieht von der oberen HWS bis zum Steißbein, bezieht jedoch seine Ursprungsfasern aus den thorakalen Seitenhörnern C7–L2 und steht unter zerebraler Kontrolle. Folgende **vier Abschnitte** untergliedern den Grenzstrang:
- Pars cervicale mit 4 Ganglien (superius, medium, vertebrale inferius mit cervicothoracicum bzw. stellatum),
- Pars thoracica mit 12 Ganglien,
- Pars lumbalis mit 4 Ganglien,
- Pars sacralis mit 4 Ganglien.

Die präganglionären Rami communicantes albi entspringen vom Nucleus intermediolateralis, ziehen von dort zum Vorderhorn (VH) und über die segmental zugehörigen Spinalnerven zum Grenzstrangganglion. Dort werden sie umgeschaltet und ziehen postganglionär als Rami communicantes grisei vom

Grenzstrangganglion wieder mit dem Spinalnerv in die Peripherie. Sie versorgen:

- Haut,
- Gefäße,
- Drüsen,
- Rückenmarkshäute,
- perivaskuläre Geflechte des Rückenmarks.

Andere Fasern der Rami communicantes albi ziehen interganglionär oder über die Nn. splanchnici zu den Organen.

Thorakale sudorisekretische Fasern kommen für die Versorgung des Kopfes aus den Segmenten Th3 und 4, für die Arme Th5–7 und für die Beine aus den Segmenten Th10–L2. Oberhalb von Th2 und unterhalb von L2 gibt es keine sudorisekretischen Fasern.

Ein besonders gefährdeter Bereich für **Sympathikusaffektionen** findet sich **zwischen Th1 und Th2**, da:

- in diesem Segment über den N. ulnaris und den N. medianus afferente und efferente vegetative Fasern vom und zum Plexus brachialis und zu den obersten Interkostalnerven verlaufen,
- enge raumfordernde Anbindungen zum Ggl. stellatum mit multiplen Vernetzungen bestehen (N. vagus, Ansa subclavia, N. phrenicus, N. laryngeus recurrens),
- es sich um eine prädestinierte Zone für ein Extensionsdefizit handelt, durch fehlende ventrodorsale Raumvergrößerung mit Inspirationsdefizit der beiden oberen Rippen (Inspiration ist mit Extension gekoppelt).

### 5.1.6    Rami articulares der BWS

Die Rami dorsales der Spinalnerven innervieren über 2–3 Segmente die Facettengelenke der BWS. Die Rami articulares stehen wiederum in einer engen Verbindung mit der autochthonen Rückenmuskulatur. Die Rami articulares spielen für die Kapselspannung der Facettengelenke und Muskulatur der Wirbelsäule eine bedeutende Rolle. Durch folgende Ursachen kann es zur **Irritation** und damit verbunden zur vaskulären Unterversorgung der Gelenknerven kommen:

- Foramenstenosen,
- Osteophyten,
- statisch bedingte Derotationen,
- starke, sagittale Achsenabweichungen.

Die Folge ist, dass die kleinen Rückenmuskeln nicht mehr adäquat auf physiologische Kapselreize reagieren können. Es kommt zu funktionellen Derotationen und Unterversorgung der Kapsel.

## 5.2    Anatomische Gesetzmäßigkeiten der BWS

Die **Kyphose** der BWS entwickelt sich in der Entwicklung des Kindes kompensatorisch mit der zunehmenden Vertikalisierung: Die Kyphosierung beginnt mit der aktiven Bereitschaft des Kindes zum Kriechen, Vierfüßlerstand, Sitzen und Stehen. Die physiologische Prägung der BWS kompensiert im Stehen die Flexion im Hüftgelenk und die Lendenlordose.

> **Cave**
>
> Die Brustkyphose entsteht im Rahmen einer physiologischen Entwicklung und als Reaktion auf ein aktives Ausbalancieren der Wirbelsäulenachse.

Die Kyphose der BWS ist optimal entwickelt bei einer Neigung der Deckplatte von 1,9° nach ventral. Durch zu frühes passives Sitzen, ohne aktive Kontrolle, bei Anomalien etc. wird diese physiologische Stellung nicht erreicht. Es entstehen statische Probleme, die sich in Flach- oder Rundrücken oder in einer Skoliose zeigen. Die Folgen eines **Flachrückens** sind z. B.

- dorsale Belastung der Bandscheiben,
- Kompression der Facettengelenke,
- starke Anspannung des Lig. longitudinale anterior,
- Erschlaffung des Lig. longitudinale posterior und Lig. flavum,
- kein adäquater Reiz für die Rami articularis.

Die Folgen eines **Rundrückens** sind dagegen:

- punktueller kranialer Kontakt der Facettengelenke (da sie auseinander gleiten müssen),
- Straffung der Ligg. flavum und longitudinale posterior,
- Erschlaffung des Lig. longitudinale anterior,
- exzentrische Belastung der dorsalen Rückenmuskulatur (mit Betonung der Mm. rotatores breves).

> **Cave**
>
> In der Gesamtansicht weist die BWS eine ossäre Krümmung von 46° auf, was 3,8° pro Segment und 1,9° pro Deckplatte entspricht. Trotz dieser physiologischen 46°-Krümmung ist keine optimal axiale Belastung möglich. Die Folgen sind ein frühzeitiger Verschleiß und ggf. Einbrüche der Deckplatten. Sicherlich kann man diese schlechte axiale Belastung als Preis für den aufrechten Gang des Menschen bezeichnen.

Aufgrund der Facettengelenke hat die BWS, im Vergleich zu den anderen Abschnitten der Wirbelsäule, theoretisch die größte Möglichkeit zur Rotation. Die Facettengelenke sind im Bereich der BWS aus der Sagittalebene um 30° nach ventral geneigt und um 15° aus der Transversalebene. Die Gelenkflächen befinden sich im äußeren Rotationskreis der Rotationsachse (Zentrum bzw. ventral des Corpus vertebrae) und können somit am stärksten rotieren. Dennoch ist die BWS in ihrer Beweglichkeit limitierter als die LWS oder die HWS. Gründe dieser **Bewegungslimitierung** sind

- die jeweils mit zwei benachbarten Brustwirbeln artikulierenden Rippengelenke,
- der vorwiegend im mittleren Abschnitt der BWS breite Arcus vertebrae, der wie ein ossäres Widerlager wirkt,
- der geringe Elastingehalt der Ligamente im mittleren Abschnitt der BWS,
- die geringe Bandscheibenhöhe,
- die dachziegelartige Anlage der Dornfortsätze.

**5**

> **Cave**
>
> Die limitierte Beweglichkeit, besonders im Bereich der mitt-
> leren BWS, schützt die Organe und den engen Spinalkanal.
> Im Alter nimmt die Beweglichkeit durch Elastizitätsverlust
> des Rippenknorpels weiter ab.

Die **Bandscheibe** der BWS ist ca. 5 mm dick und besteht zu ca.
3/10 aus dem Nukleus. Es besteht eine physiologische ventrale Belastung der Bandscheibe. Das Verhältnis zwischen Korpus
und Bandscheibe der BWS beträgt 5:1.

Die **Procc. spinosi** sind relativ groß und nach kaudal geneigt.
Sie liegen fast dachziegelartig übereinander. Die **Querfortsätze**
liegen lateral dorsal und nehmen ca. bis zum 8. Brustwirbel in
ihrer Länge zu.

Die Brustwirbelkörper 2–9 haben pro Seite zwei **Gelenk-
flächen** für die Rippengelenke:
— Fovea costalis inferior am kranialen Wirbelkörper,
— Fovea costalis superior am kaudalen Wirbelkörper.

Eine weitere Gelenkfläche befindet sich am frontalen kranialen
Proc. transversus der Brustwirbelkörper 1-10: die Articulatio
costotransversaria.

> **Cave**
>
> Im Gegensatz zu den anderen Abschnitten ist eine Affek-
> tion des Spinalnervs nur durch eine in Exspiration luxierte
> Rippe möglich.

> **Wichtig**
>
> Bei flektierter BWS verhält sich die ausgeführte Rotation
> gleichsinnig zur Seitenneigung. Bei extendierter BWS bzw.
> physiologischer Krümmung verhält sie sich entsprechend
> der angrenzenden Abschnitte der Wirbelsäule im Bereich
> Th1–4 (Th8) gleichsinnig zur HWS, im Bereich Th8–12 (Th4)
> gleichsinnig zur LWS.

## 5.2.1    Zervikothorakaler Übergang

Den zervikothorakalen Übergang sollte man isoliert betrach-
ten, da er mechanisch sehr von der HWS beeinflusst wird.
Der 1. Brustwirbel ist eine Zwischenform. Seine anatomischen
Merkmale entsprechen sowohl einem Wirbelkörper der HWS
als auch der BWS. Der 1. Brustwirbel bildet den Übergang von
der zervikalen Lordose zur thorakalen Kyphose.

Die relativ mobilen Zervikalsegmente treffen auf einen relativ hypomobilen konvexen, oberen Thorakalabschnitt. Grund
dieser Stabilität sind nicht nur die anliegenden Rippen, sondern, dass der Thorax Armbewegungen widerlagert (Punktum
fixum). Die ventral liegenden Lungenspitzen, Gefäße, vegetative, sensiblen sowie motorische Nerven und vegetative Ganglien bekommen aufgrund der doppelkonvex geprägten Apertur Raum und Platz.

> **Cave**
>
> Muskeln, die der N. accessorius innerviert (Mm. trapezius,
> sternocleidomastoideus), neigen bei emotioneller Dysregu-
> lation zu vermehrter Muskelspannung. Grund ist die enge
> Verbindung des N. accessorius zum N. vagus.

> Sitz-, Kopf- und Armhaltung beeinflussen die Statik des zer-
> vikothorakalen Übergangs, so dass sie berufsbedingt ty-
> pische Probleme dieser Wirbelsäulenregion mit verursa-
> chen.
>
> Der zervikothorakale Übergang ist auch eine Region für **vis-
> zerosomatische neurogene Koppelungen** (Head-Zonen),
> die sich in der Praxis mit herkömmlichen MT-Techniken als
> therapieresistent zeigen. Hier sollte zusätzlich eine interni-
> stische Abklärung erfolgen (Herz, Lunge etc).

## 5.2.2    Thorakolumbaler Übergang

Der 12. Brustwirbel ist ebenfalls eine anatomische Zwischenform, dessen Gelenke relativ mobil sind. Der kraniale Brust-
wirbelanteil entspricht einem Brustwirbel, der kaudale Anteil
einem Lendenwirbel. Er besitzt dorsolateral zwei Rippen-
gelenkflächen (Foveae costales), die mit den Rippenköpfen des
12. Rippenpaares artikulieren. Er bildet den Übergang der lumbalen Lordose zur thorakalen Kyphose.

> **Cave**
>
> Die topographische Nähe der **Nieren**, Fascia perirenalis und
> Arcus tendineus medialis et laterales (Haller'schen Bögen)
> muss bei Beschwerden dieser Region immer differenzial-
> diagnostisch berücksichtigt werden.
>
> **Gibbus** (Buckel), Spondylopathia traumatica, Listhesen etc.
> verursachen achsenbedingt segmentale Wirbelkörperrota-
> tionen. Sie verursachen wiederum gegensinnige Rippen-
> bewegungen, die zu Interkostalzerrungen, Ischämien von
> gestresstem Weichteilgewebe bzw. Quetschung von Weich-
> teilgewebe führen. Thorakal-mediale Bandscheibenvorfäl-
> le kommen in Gibbusregionen vermehrt vor. Sie engen die
> Medulla spinalis ein.
>
> **Nervale Strukturen** wie Nn. clunium, femoralis, gentito-
> femoralis, hypogastricus, und ilioinguinale können bei einer
> Problematik im thorakolumbalen Übergang beteiligt sein.

In der thorakolumbalen Region liegt das so genannte **Luschka-
Dreieck**, eine Bruchpforte, die als Grynfelt-Hernie bezeichnet wird. Es befindet sich zwischen dem M. serratus posteri-
or, M. obliquus internus, M. quadratus lumborum, im Bereich
der 12. Rippe.

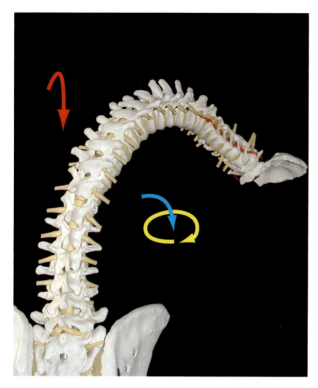

**◘ Abb. 5.2.** Gekoppelte Bewegung der BWS in Flexion: gleichsinnige Bewegungen der Lateralflexion und Rotation der gesamten BWS

## 5.3 Biomechanische Kopplung von Lateralflexion und Rotation der BWS

Aus physiologischer Stellung oder bei flektierter Wirbelsäule ist die Lateralflexion gleichsinnig an die Rotation gekoppelt (◘ Abb. 5.2).

Bei extendierter Wirbelsäule ist die Lateralflexion gegenüber der Rotation im oberen BWS-Abschnitt (Th1–4) gleichsinnig gekoppelt, im Bereich Th8–12 gegensinnig gekoppelt. Im mittleren thorakalen Abschnitt (Th4–8), der so genannten »stummen Zone«, ist sie entweder bewegungsregide, gleich oder gegensinnig gekoppelt (◘ Abb. 5.3).

> **Wichtig**
>
> Möglichkeiten der **Zugehörigkeit** der **mittleren BWS**:
> — Mittlere BWS: Th4–8: HWS zugehörig (gleichsinnig),
> — Mittlere BWS: Th4–8: LWS zugehörig (gegensinnig).

> Aufgrund der oft beobachteten extensorischen interskapulären Einziehung kann man die stumme Zone der BWS eher einer gegensinnigen Kopplung zuordnen. Ein typisches visuelles Zeichen einer gleichsinnigen Kopplung dieser Zone ist eine hohe Rotationsfähigkeit des Kopfes.

## 5.4 Krankheitsbilder der BWS

### 5.4.1 Arthrose der Facettengelenke

Eine Arthrose der Facettengelenke entsteht, wenn die Bewegungsenergie direkt auf den Knorpel übertragen wird und andere Strukturen sie nicht vorher absorbieren. **Absorbierende Strukturen bzw. Faktoren** sind z. B.
— Diskus,
— Bänder,
— Muskeln,
— Synovia,
— Gelenkmechanik (physiologisches Verhältnis des Rollgleitens der Gelenkpartner untereinander).

Eine Arthrose im Facettengelenk basiert meist auf einer **sekundären Arthrose** als Folge eines Traumas, einer Diskose, von Einblutungen etc. Eine primäre Arthrose kommt so gut wie nicht vor, da die Gelenkflächen keinen nennenswerten Druck kompensieren müssen (außer im thorakolumbalen Übergang).

> **Arthrose** bedeutet Bildung eines morphologisch adaptierten Kapselkollagens.

Damit verbunden ist, dass sich die Membrana fibrosa mit ihren aufliegenden Rami articulares verändert. Der Arthrosepatient leidet unter einer intraartikulären Bewegungsstörung, d. h. das Gleitverhalten nimmt zugunsten des Rollverhaltens ab. Flexibilität und dynamische Stabilität gehen verloren. Die Folgen sind unphysiologische Bewegungsabläufe mit unphysiologischen

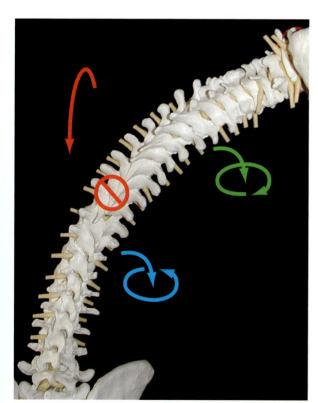

**◘ Abb. 5.3.** Gekoppelte und gegensinnige Bewegungen der BWS in Extension: Obere BWS (grün): Th1–4: HWS zugehörig (gleichsinnig); mittlere BWS (rot): Th4–8: rigide (keine direkte Zugehörigkeit, kann sowohl zur HWS als auch LWS gehören); untere BWS (blau): Th8–12: gegensinnig

**Gelenkstellungen,** die die Gefahr nicht zentrischer Stoßbelastungen des Gelenkes (Impact loading) mit sich bringen können.

## 5.4.2 Aktivierte Arthrose der Facettengelenke

Eine aktivierte Arthrose kommt in den Gelenken der BWS selten vor. Ursachen können sein
- destruktive Verschleißprozesse,
- Kältereize, die ein gestörtes »Steady state« noch weiter einschränken,
- Gelenkkapsel reizende Abbauprodukte, Knorpelabsprengungen
- Osteophyten.

## 5.4.3 Arthritis der Facettengelenke

Die traumatische Arthritis ist hier die häufigste Ursache einer Arthritis. Sie entsteht z. B. durch
- unsachgemäße Manipulationen,
- Subluxationen,
- Distorsionen,
- Frakturen.

Als weitere auslösende Faktoren einer Arthritis vermutet man bakterielle, rheumatische und hormonelle Prozesse.

## 5.4.4 Reizung des Ramus ventralis, Interkostalneuralgie

Die folgenden Störungen können eine Interkostalneuralgie auslösen:
- abakterielle Reizprozesse,
- Facettenarthrosen,
- Costae fluctuantes-Syndrom,
- Dislokationen von Rippenköpfchen,
- Interkostalzerrungen.

## 5.4.5 Reizung des Ramus dorsalis, Notalgia paraesthetica

Notalgia paraesthetica (Dorsalgie) ist eine Reizung des Ramus dorsalis durch degenerative Veränderungen der Facettengelenke, Fetthernien oder Traumen primär im Bereich Th2–6, aufgrund des dort vorhandenen engen Raumes, und des negativen Drucks durch die Pleura parietalis. Epidurales Fett kann sich durch die schlitzförmigen Durchtrittstellen der neuralen Abzweigungen pressen und gelangt so gegen den Ramus dorsalis bzw. Ramus meningeus N. spinalis. Es entstehen je nach Schweregrad oft unerträgliche therapieresistente Rückenschmerzen, die durch Husten, Niesen, Pressen drastisch verstärkt werden.

> Die Beschwerden sind therapieresistent und kaum beeinflussbar. Kleinere Hernien, die sympathische Äste komprimieren, lösen lokal gegrenzte paravertebrale Schmerzen oder Juckreize aus (Juckreize werden als Vorstadium eines Schmerzempfindens interpretiert).

## 5.4.6 Thorakal-oberes Kompressionssyndrom, »outlet syndrome«

Das Thorakal-obere Kompressionssyndrom (TOKS bzw. TOS) entsteht durch eine Kompression des Truncus inferior des Plexus brachialis im Bereich der:
- Mm. scaleni,
- Halsrippe (Megatransversi C7),
- kostoklavikuläre Pforte,
- M. pectoralis minor Loge,
- Kompression auf Ganglion stellatum.

## 5.4.7 Thorakal-inneres Kompressionssyndrom, »inlet syndrome«

Beim thorakal-inneren Kompressionssyndrom (TIKS bzw. TIS) handelt es sich um man eine in der Tiefe der Apertur liegende Kompression bzw. Anomalie des Gefäßsystems, die hervorgerufen wird durch:
- Effortthrombose (Paget von Schroetter Syndrom)
- sportliche oder therapeutische Überanstrengung mit Intimaeinrissen,
- Verletzungen,
- Narbenbildung,
- Kallusbildung.

Weiterhin können Infarkte kleiner Gefäße für ein TIKS verantwortlich sein.

## 5.4.8 Morbus Farfan

Beim Morbus Farfan (Witwenbuckel, zervikothorakaler Gibbus, Turtle sign, Tired neck syndrome) handelt es sich um Extensionsdefizit des zervikothorakalen Überganges. Zeichen sind:
- Protraktionsstellung der Schultern,
- Pulmonarinsuffizienz,
- Vorhalteposition des Kopfes.

## 5.4.9 Morbus Tietze

Morbus Tietze (Tietze-Syndrom, Chondroosteopathia costalis) ist ein sternokostales Überlastungstrauma mit Ermüdungsfissuren im Knorpel-Knochen-Übergang der Rippen 2–4. Die Symptomatik zeigt sich in Schwellungen und atemabhängigen Schmerzen.

**Differenzialdiagnose:** Prodromalzeichen eines beginnenden Morbus Bechterew.

### 5.4.10    Serratus anterior Syndrom

Insertionsnahe Tendopathie des M. serratus anterior nach Überlastungstrauma. Symptomatisch zeigen sich Ähnlichkeiten mit einer Interkostalneuralgie, jedoch ist eine Differenzierung durch Palpation (bzw. Funktionstest) der druckdolenten Insertionsstellen möglich. Husten und Niesen forcieren den Schmerz.

### 5.4.11    Morbus Bechterew

Der Morbus Bechterew (Spondylarthritis ankylopoetica) ist eine chronisch entzündliche Systemerkrankung mit zunehmender Ossifikationstendenz (»bambusstabartige Wirbelsäule«). Das vordere Längsband ossifiziert, die Lendenlordose hebt sich auf, die Kyphose der BWS verstärkt sich. Folgeschäden sind ein vermindertes Atemvolumen und Organkompression.

Bei Frauen zeigt sich nicht selten die Form eines absteigenden Typus, mit Beginn eines sternalen Prodromalzeichen. Bei Männern zeigte sich in der Praxis eher die Form des aufsteigenden Typus mit Beginn eines Fersenschmerzes als Prodromalzeichen.

### 5.4.12    Morbus Forestier

Unter Morbus Forestier (Spondylosis hyperostotica) verstehen wir die Anlage von hyperostotischen Spondylophyten als degenerative Ankylose. Ein Morbus Forestier tritt ca. ab dem 60. Lebensjahr auf und kann sich im gesamten Wirbelsäulenbereich zeigen. Meistens sind jedoch BWS und HWS betroffen. Der Morbus Forestier ist eine degenerativ vom Körper eingeleitete Versteifung und als »gutartige« Erkrankung zu sehen.

### 5.4.13    Morbus Scheuermann

Der Morbus Scheuermann (juvenile Kyphose, Adoleszentenkyphose) ist ein wachstumsbedingter Deck- und Endplatteneinbruch mit Folge einer vermehrten Kyphose der BWS. Die Erkrankung beginnt ca. im 11.–13 Lebensjahr und führt zu einer Keilwirbelkörperbildung. Die primäre Problematik zeigt sich erst im Erwachsenenalter mit arthro- und osteokinematischen Störungen.

### 5.4.14    Herpes Zoster

Der Herpes Zoster ist eine Infektion durch Herpesviren, die sich in den Nervenganglien persistieren und bei Immundepression aktiv werden können. Bei der Aktivierung im Verlauf eines sensiblen Nervenabschnittes kommt es zu einer Neuritis (Gürtelrose). Symptome sind lokal dem Rückendermatom verlaufende Exanthem mit Bläschenbildung. Prodromalzeichen sind Hitzeempfindlichkeit im entsprechenden Dermatom und nicht atemabhängige Schmerzen.

### 5.4.15    Bandscheibenvorfälle der BWS

Bandscheibenvorfälle der BWS sind relativ selten und vorwiegend unterhalb des Segments Th8 lokalisiert. Mediale Bandscheibenvorfälle führen zur Reizungen der Dura mater und des Lig. longitudinale posterior. Laterale Bandscheibenvorfälle sind relativ symptomlos, da die Bandscheibe der BWS und das Austrittsniveau des Spinalnervens sich nicht auf einer Höhe befinden. Durareizungen zeigen sich durch Zeichen von Lhermitte (▶ Kap. 5.12.1) als diffuse, nicht dermatomgebundene, ausstrahlende Beschwerden in den Beinen oder Armen.

### 5.4.16    Grynfelt Hernie

Das Luschka Dreieck ist eine Muskellücke, die sich zwischen 12. Rippe, M. serratus posterior, M. obliquus internus und Quadratus lumborum befindet. Es bildet die Bruchpforte der Grynfeld Hernie. Bruchinhalt kann aus Hüllschichten (Serosa) bestehen, Fett und Faszien.

### 5.4.17    Effort Syndrom

Als Effort Syndrom (Zwerchfellneurose) werden psychische Konflikte und Belastungssituationen beschrieben, die mit Missempfindungen in der Herzgegend, Angst, Gespanntheit usw. einhergehen.

## 5.5    Oberflächenanatomie der BWS

Kenntnisse der Oberflächenanatomie sind die Voraussetzung für Inspektion und Therapie. ▢ Abb. 5.4 zeigt wesentliche topographische Punkte, die gut palpierbar sind und an denen sich Therapeuten orientieren können.

### 5.5.1    Palpationsausgangspunkte

Die Ausgangspunkte für die Palpation findet der Therapeut folgendermaßen:
- **BWK 1**: Er liegt unterhalb von HWK 7 und zeigt sich aufgrund der ersten Rippe in der rotatorischen Differenzierung rigider als HWK 7.
- **BWK 3**: Er liegt ungefähr in Höhe der Spina scapulae.
- **BWK 7**: Er liegt ungefähr in Höhe des Angulus inferior scapulae.
- **BWK 12**: Um diesen Wirbel topographisch zu erfassen, muss man entweder über die 12. Rippe zur Wirbelsäule palpieren oder über den LWK 5 aufwärts palpieren. Im Vergleich zu LWK 1 ist der Dornfortsatz BWK 12 rundlich.
- **Nieren**: Die bohnenförmig aussehenden Nieren befinden sich retroperitoneal außerhalb der Bauchhöhle. Die rechte Niere liegt ein wenig tiefer als die linke Niere ca. in Höhe BWK 12 und reicht bis zum 2. LWK. Die linke Niere liegt dagegen ca. in Höhe des BWK 11 und reicht bis zum 1. LWK.

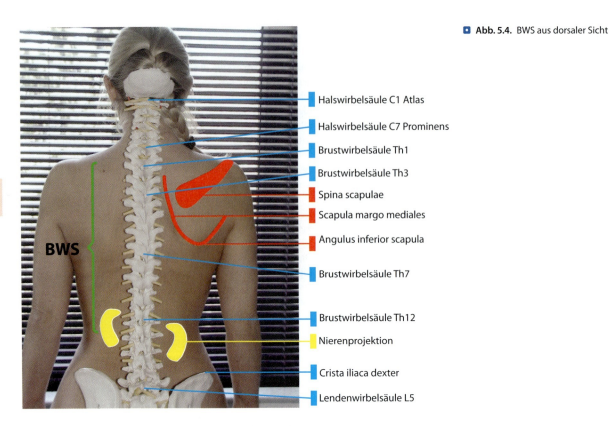

■ **Abb. 5.4.** BWS aus dorsaler Sicht

Halswirbelsäule C1 Atlas

Halswirbelsäule C7 Prominens

Brustwirbelsäule Th1

Brustwirbelsäule Th3

Spina scapulae

Scapula margo mediales

Angulus inferior scapula

Brustwirbelsäule Th7

Brustwirbelsäule Th12

Nierenprojektion

Crista iliaca dexter

Lendenwirbelsäule L5

## 5.6    Head-Zonen der BWS

Die Organe Leber, Herz, Galle, Lunge, Bronchialsystem und Magen werden im ▶ Kap. 2, »Schultergürtel« beschrieben. Zusätzlich werden in den ■ Tabelle 5.1–5.5 die Kopfzone, Darmzone, Pankreaszone, Nieren-/Blasenzone und die Zone für weibliche Unterleibsorgane dargestellt, mit Hinweisen auf eine evtl. viszerale Mitbeteiligung.

■ **Tabelle 5.2.** Head-Zonen Darm (beidseitig)

| Darmzonen | Lokalisation |
|---|---|
| Rückseitige Zonen | Luschka Dreiecks<br>Lig. Iliolumbale<br>Verlauf des M. piriformis |
| Vorderseitige Zonen | Sternoklavikulargelenk<br>Streifenförmig mittig und/oder<br>unterhalb des Nabels<br>Adduktoren |
| Alarmpunkte | Dickdarm: 2 Finger breit lateral<br>des Bauchnabels<br>Dünndarm: 2 Finger breit ober-<br>halb des Os pubis |
| Häufige Schmerzaussagen | Dickdarm: seitlicher Bauch-<br>schmerz<br>Dünndarm: mittiger Bauch-<br>schmerz |
| Sympathische Zuordnung | Th8–12 |

■ **Tabelle 5.1.** Head-Zonen Kopf (beidseitig)

| Kopfzonen | Lokalisation |
|---|---|
| Rückseitige Zonen | Subokzipital<br>Interskapulär<br>Th12<br>Rippenbögen bds. |
| Vorderseitige Zonen | Infraklavikulär<br>Untere Rippenbogen |
| Alarmpunkte | Ala majoris<br>Subokzipital |
| Häufige Schmerzaussage | Unspezifische Kopfschmerzen |
| Sympathische Zuordnung | Th1–7 |

■ **Tabelle 5.3.** Head-Zonen Pankreas (links)

| Pankreaszonen | Lokalisation |
|---|---|
| Rückseitige Zonen | Hals-Nacken-Region<br>Rippenverlauf Th7–9 |
| Vorderseitige Zonen | Fossa supraclavicularis minors<br>Rippenverlauf Th7–9 |
| Alarmpunkte | 11. Rippe |
| Häufige Schmerzaussage | Erbrechen und Flankenschmerz |
| Sympathische Zuordnung | Th5–11 |

**◘ Tabelle 5.4.** Head-Zonen Nieren und Blase (beidseits in der Mitte)

| Nieren- und Blasenzone | Lokalisation |
|---|---|
| Rückseitige Zonen | ISG-Region<br>Crista iliaca<br>Tractus iliotibialis<br>Kniekehle |
| Vorderseitige Zonen | Crista iliaca<br>Leiste |
| Alarmpunkte | Niere: Spitze der 12. Rippe<br>Blase: ein Finger oberhalb des<br>Os pubis |
| Häufige Schmerzaussage | Niere: einseitig vertebral Th11–12<br>Blase: lokaler Blasenschmerz |
| Sympathische Zuordnung | Th10–L2 |

**◘ Tabelle 5.5.** Head-Zonen weibliche Unterleibsorgane (links)

| Zonen der weiblichen Unterleibsorgane | Lokalisation |
|---|---|
| Rückseitige Zonen | ISG-Region<br>Crista iliaca<br>Trochanter major bds.<br>Tractus iliotibialis<br>Fossa ischiorectalis<br>Kniekehle<br>Achillessehne |
| Vorderseitige Zonen | Os pubis<br>Medialer Oberschenkel |
| Alarmpunkte | Parasakral S1 |
| Häufige Schmerzaussage | Trigonum femorale<br>Mediales Kniegelenk<br>Lumbosakraler Übergang |
| Sympathische Zuordnung | Th6–L2 |

## 5.7 Anamnese, Inspektion, Palpation der BWS

### 5.7.1 Anamnese

Für den Eingangsbefund bittet der Therapeut den Patienten; seine Problematik zu schildern. Er beobachtet ihn und stellt ergänzende Fragen. Der Therapeut stellt Grundfragen:
- Seit wann hat der Patient Beschwerden?
- Wo sind die Beschwerden?
- Wie zeigt sich das Beschwerdebild (um den Zeitraum, Ort und Art zu erfahren)?
- Welche Therapie erfolgte bisher?
- Welche Medikamente werden eingenommen?
- Wurden Röntgenbilder angefertigt?
- Bestanden in der Vergangenheit Probleme?
- Wurde eine außergewöhnliche Belastung in der letzten Zeit ausgeübt (New-, Mis-, Up-, Over use)?

Die BWS ist der Bereich des menschlichen Körpers, in dem sich in verschiedene Symptombereiche zeigen. So darf vom Manual-

therapeuten nie eine **myofasziale Problematik** außer Acht gelassen werden, die sich meistens segmentübergreifend zeigt und die mit oder durch Involvierung des Sympathikus ein Beschwerdebild hervorruft. Es kann durch Störungen der Muskelketten zu Dystrophie und verminderter Belastbarkeit des Bindegewebes kommen. Meist zeigen sich bei der Inspektion (Gangbild, Armpendel) Anzeichen einer Dyskombination von Muskelschlingen.

Auch **psychosomatische Zusammenhänge** bzw. seelische Dysharmonie spiegeln sich im Bereich der BWS und des Schultergürtels mit körperlichem Ausdruck wider.

Bestimmte Beschwerdebildern sind **Organstörungen** zuzuordnen, die sich über Head-Zonen oder Mc Kenzie-Zonen zeigen (◘ Tabelle 5.6).

> **Wichtig**
>
> **Alltags- und Gebrauchsbewegungen** werden ebenfalls in der Anamnese erfragt. Aufgrund der biomechanischen Zusammenhänge »klaffen« die Facettengelenke bei jeder Flexion der Wirbelsäule auf (Schreibtischtätigkeit, Nähtätigkeit etc.), mit punktförmiger lokaler Betonung des kaudalen Aspektes des inferioren Gelenkfacettenanteiles mit dem kranialen Aspekt des superioren Gelenkfacettenanteiles. Für Abhilfe sorgt hier nicht allein eine manualtherapeutische Behandlung oder passive physikalische Maßnahmen, sondern ein **verändertes Bewegungsverhalten bzw. Abbauen der Pathomechanik.**

### 5.7.2 Inspektion

Der Therapeut sollte die Anamnese bereits mit einem Inspektionsbefund verknüpfen.

> Ein **Morbus Farfan** und die damit verbundene Brustkyphose führt zur Protraktionsstellung des Schultergürtels. Es besteht somit ein exzentrischer Reiz für die dorsale zerviko-thorakale Muskulatur.

Die Inspektion richtet sich schwerpunktmäßig auf **Abweichungen** der BWS aus der Frontal- und Sagittalebene. Daraus ergeben sich für den Manualtherapeuten schon erste Interpretationen in Bezug auf den exzentrisch bzw. konzentrisch gestressten Muskel, und Hinweise auf Kompressionen der Organ- oder Nervenstrukturen.

Das **Gangbild** zeigt weitere wichtige Erkenntnisse über die Bewegungsmechanik und Harmonie der Muskelschlingen des Patienten.

Bei der Beurteilung von **Gebrauchsbewegungen** (Bücken, Strecken, Drehen, Seitenneigung) beobachtet der Manualtherapeut besonders die Kurvatur der BWS.

**⬛ Tabelle 5.6.** Anamnestische Angaben des Patienten mit möglicher grober Befundungsinterpretationen einer schmerzenden BWS

| Angaben des Patienten | Mögliche Interpretationen |
|---|---|
| Patient gibt sensibles Dermatom an | Rippendislokalisation<br>Foramenstenose<br>Medialer Bandscheibenvorfall |
| Patient gibt motorische Schwäche an | Medialer Bandscheibenvorfall<br>Massive Foramenstenose |
| Patient gibt an, ohne Kopfkissen sei eine Ruhelage nicht möglich | V.a. Hypomobilität zwischen Th1–Th3<br>Eine Extension würde den Druck in das Segment zu stark erhöhen<br>Inspirationshypomobilität der oberen thorakalen Rippen |
| Patient gibt bei elevierten Armen Taubheits- bzw. Einschlafgefühl an | V.a. arterielles Kompressionssyndrom TOKS<br>TIKS |
| Patient gibt BWS-Bewegungslimitierung an | V.a. beginnendes systembedingtes Kapselmuster<br>Morbus Bechterew<br>Morbus Forestier<br>Psoriasis–Arthritis |
| Patient gibt an, seine Arme nicht über längere Zeit über 90° halten zu können | Instabilität Th4–8 |
| Patient gibt Therapieresistenz an | Tumor, Head-Organzone |
| Patient gibt generalisierte Bewegungsschmerzen der BWS an | Kollagenose (Polymyositis, Dermatomyositis, Panarteriitis nodosa) |
| Patient gibt wechselnde Beschwerden meist Herzregion, Atembeklemmung, interskapular, tiefthorakal sowie abdominal an | Ersatzschmerz für evtl. psychische Probleme: Konversionsneurose |
| Patient gibt Entspannungsbeschwerden an | V.a. Instabilität |
| Patient gibt vermehrte Schweißsekretion an | Sympathische Hyperaktivität Läsion obere Extremität Th4–8 – untere Extremität Th8–12 |
| Patient gibt nicht dermatomgebundene Beschwerden des Armes an | Sympathische Reizung (1. Rippe) mit Betonung N. ulnaris C8, Th1, der dicht am Ganglion stellatum mit hoher sympathischer Anbindung verläuft |
| Patient gibt Bewegungseinschränkung und Schmerzen in Extension an | Flexionsblockade eines oder mehrer Wirbelkörper, Kapselmuster mit Facettenarthropathie, Inspirationshypomobilität der Rippen |
| Patient gibt bei forcierter und/oder zeitlicher Extensionssummation Beschwerden an | Antrolisthese, Claudicatio spinalis, Konvergenzhypomobilität |
| Patient gibt Beschwerden nach längerem Radfahren an | V.a. Retrolisthese |
| Patient mit Flachrücken gibt beim Treppensteigen abwärts Beschwerden an | Claudicatio spinalis |
| Patient gibt in Beugehaltung diffuse mantelartige Schmerzen an | Bandscheibenhernie mit Kompression auf die Dura mater bzw. intradurale Druckerhöhung |
| Patient gibt nächtliche Paraesthesien bzw. Taubheitsgefühl oder Schmerzen an | Unterversorgung der Myelinscheiden der Nerven durch Blutdruckabfall bzw. Blutentzug durch Verdauungstätigkeit. Zusätzlicher Entzug von Wärme verschlimmert das Beschwerdebild. Sympathische Hyperaktivität |
| Patient gibt therapieresistenten paravertebralen Schmerz (fast immer interscapulär) an | Epineuralfibrosen durch »Scheuereffekt«, Aneurysmen |
| Patient zeigt sich in der Inspektion mit hängenden Schultern und schwachen M. trapezius | Gefahr einer Enge der kostoklavikulären Pforte |

## 5.7.3    Palpation

**Wichtig**

Der Therapeut achtet palpatorisch auf axillare und klavikuläre Lymphknoten. Der Kibler-Hautfaltentest dient der sympathischen Interpretation.

Bei der Palpation achtet der Therapeut auf
— Konsistenzunterschiede bei Schwellungen,
— Hauttemperatur,
— abnormale ossäre Strukturen,
— Lipome,
— Ventralisation des Humeruskopfes,
— Konsistenz der Muskulatur (Tonus).

Druckdolenzen können ein präsklerotisches Zeichen einer Vorphase der Arteriosklerose (Huchard-Zeichen) sein oder auf eine sympathische Hyperaktivität hinweisen.

### 5.7.4    Sicherheit und Kontraindikationen

Nach der Anamnese, Inspektion und Palpation erfolgt ein Resümee mit einer Einschätzung von Sicherheit und Kontraindikationen.

Ausgeschlossen werden müssen:
- Systemerkrankungen (Rheuma, Psoriasis, Morbus Bechterew, Morbus Forestier),
- Tumore,
- Frakturen (Sportunfall),
- Bandrupturen und
- entzündliche Prozesse.

> **Wichtig**
>
> Vorgehensweise bei der **Interpretation** des Befundes:
> - Kontraindikationen einschätzen.
> - Die Diagnosemöglichkeit einengen.
> - Strategie entwickeln: Weiter mit Basisuntersuchung oder lokalsegmentale Testung bzw. erneute Kommunikation mit dem Arzt.

## 5.8    Basisuntersuchung der BWS

In der Basisuntersuchung zeigen sich lokal segmentale oder mehrsegmentale kapsuläre Einschränkungen durch so genannte **Breakpoints**. Breakpoints sind Bruchpunkte innerhalb einer Kurvaturprägung und geben bei lokal segmentaler Darstellung Hinweise auf Blockierungen. Bei mehrsegmentaler Abkippung oberhalb des Breakpoints handelt es sich häufig um skoliotische rotierte Wirbelsäulenabschnitte. Im Allgemeinen zeigen sich in der aktiven und passiven Basisuntersuchung Hinweise auf ein arthrokinematisches Problem. In der Widerstandstestung testen wir die Rotation, um Informationen über die dynamische rotatorische Stabilität und über Bandscheibenläsionen zu bekommen. Kapsuläre Einschränkungen können nur aus dem Gleitverhalten bzw. der Resistenz aus einem vorgegebenen Kapselmuster des Gelenkes interpretiert werden.

### 5.8.1    Differenzialdiagnostischer Check-up

Der einleitende differenzialdiagnostische Check up soll zu Beginn einer zielgerichteten Untersuchung zeigen, ob **umliegende Strukturen** mitbeteiligt sind. Hier sind für die BWS folgende Aspekte zu berücksichtigen:
- die HWS,
- die Skapula,
- Schnelltestung auf Listhesen und
- viszeraler Check up.

### 5.8.2    Check-up bei Listheseverdacht

Listhesepatienten zeigen sich therapieresistent gegen Antirheumatika; Antiphlogistika wirken nur bedingt schmerzlindernd. Wärmeanwendungen sind Listhesepatienten meist unangenehm. Langandauernde statische Tätigkeiten bereiten den Pati-

enten Beschwerden. Die Patienten reagieren empfindlich auf Liegeunterlagen. In der Testung nach ventral wird dem Patient jegliche Form der passiven ligamentären Stabilität genommen, so dass **Antrolisthesen** aber auch **Retrolisthesen** in Frage kommen.

Antrolisthesen bereiten den Patienten erheblich mehr Beschwerden als Retrolisthesen, die die Wirbelsäule eher als Schutzblockade in Flexion fixieren. Retrolisthesen zeichnen sich dadurch aus, dass sie Stress auf den thorakalen Grenzstrang und die Dura mater ausüben. Antrolisthesen werden eher als Faustgefühl im listhetischen Bereich angegeben. Längere Rumpfhaltungen in Beugestellung erzeugen im Listhesegebiet Schmerzen. Das Gewebe ist im Listhesegebiet meist aufgequollen.

#### Listheseschnelltest Th1–2 nach ventral (▪ Abb. 5.5)
**ASTE.** Der Patient sitzt.

**Ausführung.** Die Arme sind im Schultergelenk 80° abduziert und maximal außenrotiert, Ellenbogengelenk 90° flektiert, Retraktion der Schultern.

**Befund.** Der Test ist positiv, wenn Beschwerden auftreten im Bereich der Achsel, des ulnarseitigen Ober- und Unterarms bis zur Kleinfingerseite.

> **Cave**
>
> Flexionsblockierung!

#### Listheseschnelltest Th 3–4 nach ventral (▪ Abb. 5.6)
**ASTE.** Der Patient sitzt.

**Ausführung.** Die Arme sind im Schultergelenk 10° abduziert und maximal außenrotiert, Ellenbogengelenk 90° flektiert, Retraktion der Schultern.

**Befund.** Der Test ist positiv, wenn folgende Beschwerden auftreten:
- interskapulär, im Bereich des Sternums und der Arme,
- Herzbeklemmungen über Reizung der Nn. cardiaci thoracici.

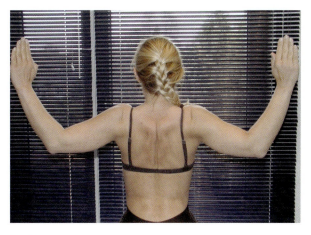

▪ **Abb. 5.5.** Listheseschnelltest Th1–2, nach ventral

**5**

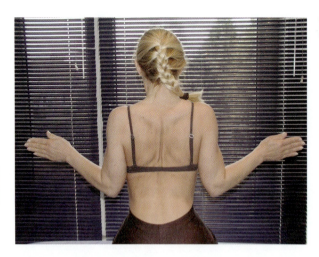

□ **Abb. 5.6.** Listheseschnelltest Th3–4, nach ventral

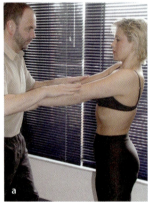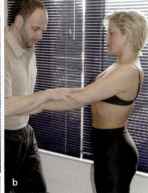

a   b

□ **Abb. 5.7 a, b.** Listheseschnelltest Th4–8, nach ventral. Th4–8.
**a** beidseitig, **b** einseitig

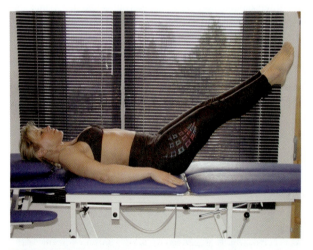

□ **Abb. 5.8.** Listheseschnelltest Th8–12, nach ventral

| Cave | | |
|---|---|---|
| Flexionsblockierung! | | |

### Listheseschnelltest Th 4–8 nach ventral (□ Abb. 5.7a, b)

**ASTE.** Der Patient steht.

**Ausführung.** Der Patient führt seine(n) Arm(e) im Ellenbogengelenk gestreckt in 90° Flexion im Schultergelenk und hält diese Position. Der Therapeut gibt einen von kranial kommenden Druck auf die Unterarme.

**Befund.** Der beidseits ausgeführte Test ist positiv, wenn folgende Symptome auftreten:
 − interskapuläre Beschwerden,
 − erhöhte Schweißsekretion,
 − eventuelle epigastrische Beschwerden.

Der einseitig ausgeführte Test ist positiv, wenn eine rotatorische Instabilität besteht, weil der M. rotator brevis den Wirbel exzentrisch nicht genügend widerlagern kann.

### Listheseschnelltest Th 8–12 nach ventral (□ Abb. 5.8)

**ASTE.** Der Patient liegt in Rückenlage.

**Ausführung.** Der Patient führt die gestreckten Beine in Richtung Decke (max. 45° Hüftflexion).

**Befund.** Der Test ist positiv, wenn sich beim Zurückführen der Beine auf die Bank sympathikotone Beschwerden zeigen und Schmerzen auftreten.

| Cave | | |
|---|---|---|
| Listhese der LWS! | | |

### 5.8.3   Viszeraler Check-up

Der viszerale Check-up sollte immer herangezogen werden, wenn kein klares orthopädisches Befundbild erstellt werden kann. Der viszerale Check-up berücksichtigt:
 − die Alarmpunkte der Organe,
 − die Schmerzaussage des Patienten und
 − eine vom Patienten berichtete Funktionsstörung des Organs (Übelkeit, Störung beim Wasserlassen, Konsistenzveränderungen beim Stuhlgang, veränderte Fetteinlagerung).

Therapieresistente Beschwerden im Rückenbereich, die sich nicht orthopädisch einordnen lassen, können z. B. durch Aneurysmen unterschiedlichster Formen ausgelöst werden.

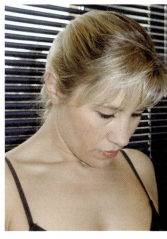

■ **Abb. 5.9.** Aktive Flexion der HWS

### 5.8.4 Check-up der HWS

Die Beziehung zwischen BWS und HWS ist eng, beide Abschnitte sind eng miteinander verbunden. Die **neurologische Versorgung** von Teilen der Brust- und Rückenmuskulatur rekrutiert sich aus HWS–Segmenten. Dies gilt für die folgenden Muskeln:

– Mm. rhomboidei, der M. levator scapulae sowie das thorakoskapuläre Gleitlager über den N. dorsalis scapulae (C4–5),
– M. serratus anterior über den N. thoracicus longus (C5–7),
– M. trapezius mit Pars descendens, Pars transversa und Pars ascendens über den N. accessorius (C2–4),
– die Brustmuskulatur über die Nn. pectoralis (C5–Th1),
– M. latissimus dorsi über den N. thoracodorsalis (C6–8).
– Um sicherzustellen, dass BWS-Beschwerden nicht auf Irritationen der HWS beruhen, ist ein Check-up der HWS notwendig. Dazu gehören alle aktiven Basisbewegungen der HWS.

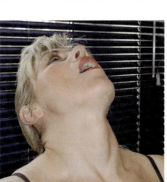

■ **Abb. 5.10.** Aktive Extension der HWS

**Aktive Flexion (■ Abb. 5.9)**

Bei flektierter HWS zeigen sich neurogene und Dura mater-Zugreize, die die BWS irritieren können.

**Aktive Extension (■ Abb. 5.10)**

Bei extendierter HWS zeigen sich am stärksten:
– Forameneinengungen,
– Bandscheibenläsionen, die nach thorakal verlaufende Nerven (s. Check up HWS) irritieren können.

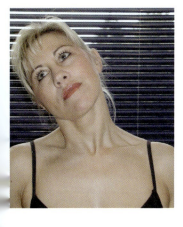

■ **Abb. 5.11.** Aktive Lateralflexion nach rechts

**Aktive Lateralflexion der HWS (■ Abb. 5.11)**

Löst die aktive Lateralflexion Schmerzen in der BWS aus, kann es sich um eine Bandscheibenproblematik bzw. Forameneinengung der entsprechenden Seite handeln, mit den unter »Check-up der HWS« erwähnten möglichen neuralen Irritationen. Eine schmerzhafte Lateralflexion der BWS nach rechts deutet z. B. auf eine Bandscheibenproblematik rechts hin.

**Aktive Rotation der HWS (■ Abb. 5.12)**

Löst die aktive Rotation Schmerzen in der BWS aus, kann es sich um eine Bandscheibenproblematik bzw. Forameneinengung der entsprechenden Seite handeln, mit der Irritationsmöglichkeit thorakal innervierender Nerven.

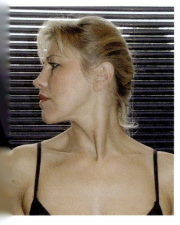

■ **Abb. 5.12.** Aktive Rotation nach rechts

### 5.8.5 Aktive Bewegungen der BWS

Mit den aktiven Bewegungen der BWS beurteilt der Therapeut den Bewegungsumfang und -verlauf und das Schmerzverhalten. In der aktiven Basisuntersuchung testet der Therapeut die BWS im Hinblick auf:
– Bereitwilligkeit,
– Bewegungsausmaß,

- Koordination des Bewegungsablaufs,
- Deviation bzw. Deflexion,
- und Schmerzen.

Die Ansage für den Patienten wird mit einer Zielorientierung verbunden.

Die aktive Basisuntersuchung ergibt auch Hinweise auf **Hypomobilitäten oder Blockierungen**. So wird sich eine Extensionshypomobilität bzw. Blockierung in der Flexion als extensionsfixiertes Segment zeigen in Form einer Dellenbildung. Einseitige Hypomobilitäten (nicht Blockierungen) können sich durch Scheinrotationen zur hypermobilen Seite hervorheben. Bei der Prüfung der Seitenneigung zeigen sich bei Hypomobilitäten bzw. Blockierungen so genannte Breakpoints (Bruchpunkte), wobei die Hypomobilität bzw. Blockierung unterhalb des Bruchpunktes zu finden ist.

> Bei der **Bewertung der Seitenneigung** auf eine physiologische ASTE bzw. Flexionsstellung achten. Eine extensorische Vorposition erzeugt aufgrund der gegensinnigen Kopplung physiologische Bruchpunkte.

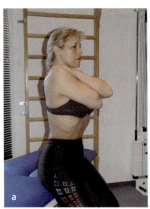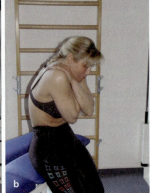

🔲 **Abb. 5.13 a, b.** Aktive Flexion der BWS. **a** ASTE, **b** ESTE

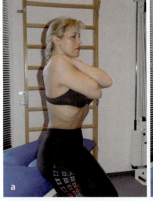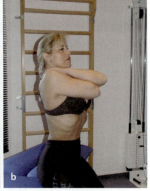

🔲 **Abb. 5.14 a, b.** Aktive Extension der BWS. **a** ASTE, **b** ESTE

### Aktive Flexion der BWS (🔲 Abb. 5.13 a, b)

**ASTE.** Der Patient sitzt im Tubersitz mit 70° Flexion in den Hüftgelenken.

**Ausführung.** Der Patient sitzt im Tubersitz, um die LWS in Extension vorzupositionieren, überkreuzt seine Arme diagonal und legt sie auf den Schultern ab.

Der Therapeut überprüft die korrekte Ausführung der isolierten Flexionsfähigkeit der BWS, indem er anfänglich die Dornfortsätze Th12–L1 palpiert und der Patient das Becken soweit aufrichtet, bis sich der Interspinalraum zwischen Th12–L1 spannt. Erst dann folgt die Aufforderung zur aktiven Flexion. Der Patient zieht sein Sternum nach unten hinten, das Kinn wird dabei an das Sternum herangezogen.

**Befund.** Folgende Befunde können sich zeigen:
- Bewegungslimitierung durch Systemerkrankung, Bandscheibenläsionen, Divergenzhypomobilität und Exspirationshypomobilität der Rippe.
- Bewegungslimitierung und Schmerzen durch Blockade des BWK in Extension.

### Aktive Extension der BWS (🔲 Abb. 5.14 a, b)

**ASTE.** Der Patient sitzt im Tubersitz mit 70° Flexion in den Hüftgelenken.

**Ausführung.** Durch den Tubersitz wird die LWS in Extension vorpositioniert; der Patient überkreuzt seine Arme diagonal und legt sie auf den Schultern ab. Der Therapeut überprüft die korrekte Ausführung der isolierten Extensionsfähigkeit der BWS, indem er anfänglich die Dornfortsätze Th12–L1 palpiert und das Becken soweit nach ventral kippen lässt, bis sich die beiden Dornfortsätze annähern. Erst dann folgt die Aufforderung zur aktiven Extension. Der Patient zieht sein Sternum nach vorne oben.

**Befund.** Folgende Einschränkungen und Beschwerden können sich zeigen:
- Bewegungslimitierung durch Systemerkrankung (Morbus Bechterew, Forestier, Scheuermann),
- Foramenstenose, Claudicatio spinalis, Bandscheibenläsion, Konvergenz- und Inspirationshypomobilität der Rippen,
- Bewegungslimitierung und Schmerzen durch V.a expiratorische Rippenblockade bzw. Blockade des BWK in Flexion.

### Aktive Lateralflexion der BWS (🔲 Abb. 5.15 a, b)

**ASTE.** Der Patient sitzt im Tubersitz mit 70° Flexion in den Hüftgelenken.

**Ausführung.** Der Patient sitzt im Tubersitz, um die LWS in Extension vorzupositionieren, überkreuzt seine Arme diagonal und legt sie auf den Schultern ab. Zu Beginn überprüft der Therapeut die korrekte Ausführung der isolierten Lateralflexionsfähigkeit der BWS, indem er dem Patienten demonstriert, die Seitenneigung über eine gedachte sagittale Achse in Höhe von Th6 auszuführen. Erst dann folgt die Aufforderung zur aktiven Lateralflexion.

**Befund.** Bei einer Lateralflexion nach rechts können folgende Beschwerden auftreten:

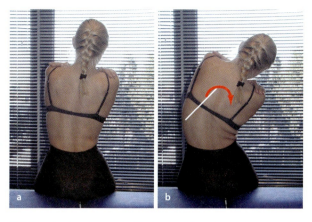

**Abb. 5.15 a, b.** Aktive Lateralflexion der BWS nach rechts. **a** ASTE, **b** ESTE

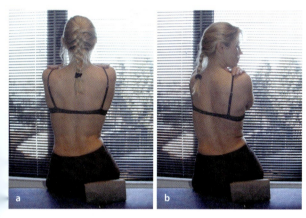

**Abb. 5.16 a, b.** Aktive Rotation der BWS nach rechts. **a** ASTE, **b** ESTE

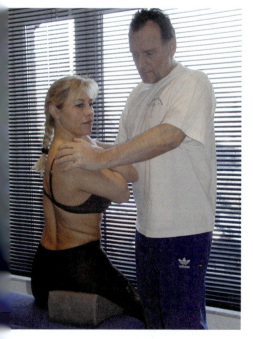

**Abb. 5.17.** Passive Rotation, rechts

- rechtsseitige Bewegungslimitierung bei V.a. Arthrose des rechten Facettengelenks,
- linksseitiger Schmerz durch Kapselstress links, evtl. auch V.a. Arthritis.

### Aktive Rotation der BWS (◻ Abb. 5.16 a, b)

**ASTE.** Der Patient sitzt im Tubersitz mit 70° Flexion in den Hüftgelenken.

**Ausführung.** Der Patient sitzt im Tubersitz, um die LWS in Extension vorzupositionieren, überkreuzt seine Arme diagonal und legt sie auf den Schultern ab. Unter der rechten Gesäßhälfte wird ein Keil appliziert, um die LWS bei Rotation der BWS in eine kombinierte Stellung zu bringen und somit einer Mitbewegung der LWS entgegenzuwirken. Der Therapeut überprüft die korrekte Ausführung der isolierten Rotationsbewegung der BWS, indem er die durch den Keil erzeugte rechtsseitige Seitenneigung der LWS bis zu L1 biomechanisch gegensinnig zwangsrotatorisch kontrolliert. Durch die aktive Rechtsrotation der BWS verriegelt der Patient die Beweglichkeit der LWS, so dass eine isolierte Rotation in der BWS möglich ist. Zur Durchführung der Rotation wird der Patient aufgefordert, seine rechte Schulter nach hinten zu drehen.

**Befund.** Die Rechtsrotation ist eine Provokation für das rechte Facettengelenk.

### 5.8.6 Passive Bewegungen der BWS

Bei der passiven Untersuchung ist es das primäre Ziel des Therapeuten, sich einen Eindruck über den Kapselzustand (Qualität) und den Bewegungsweg (Quantität) zu machen. Unter »Qualität« versteht man hier die Beurteilung des gelenkcharakteristischen Endgefühls durch passive anguläre Provokation. Der Test gibt dem Therapeuten einen gelenkmechanischen Hinweis, ist jedoch keine Indikation für eine manualtherapeutische Behandlung. Ein Kapselmuster zeigt sich lokal segmental in einer Rotationseinschränkung und durch die Kapselschrumpfung in einer heterolateralen Rotationsstellung. Systemerkrankungen zeigen sich zu Anfang eher in einer Extensionseinschränkung.

### Passive Rotation der BWS (◻ Abb. 5.17)

**ASTE.** Der Patient sitzt im Tubersitz mit 70° Flexion in den Hüftgelenken.

**Ausführung.** Der Patient sitzt im Tubersitz, um die LWS in Extension vorzupositionieren, überkreuzt seine Arme diagonal und legt sie auf den Schultern ab. Die exakte Palpation, um eine selektive Rotation ausführen zu können, wird wie bei der aktiven Rotation ausgeführt. Unter dem rechten Gesäß wird ein Keil appliziert, um die LWS bei der passiven Rotation der BWS aus einer kombinierten Stellung in eine kombinierte Verriegelung zu bringen, und somit eine Mitbewegung gänzlich auszuschalten. Der Patient wird aufgefordert, seine rechte Schulter nach hinten zu drehen.

Der Therapeut fasst den Patienten von ventral kommend beidseitig an die Schultergelenke, führt den Oberkörper des Patienten in submaximale Rechtsrotation und gibt in der Ausatmungsphase einen Überdruck.

**Norm.** Elastisches Endgefühl.

**Interpretation.** Siehe aktiver Test:
- Bei Schmerz im Überdruck liegt ein Kapselmusterstadium 1 vor.
- Bandscheibenprovokation: Die Rotation verkürzt die Struktur des Anulus fibrosus und verstärkt dadurch die Prolapsneigung »Wringing out«. Die Rotation ist ein signifikantes, pathogenes Zeichen bei jedem Bandscheibenvorfall (LWS, BWS, HWS).

### Slump-Test (□ Abb. 5.18)

**ASTE.** Der Patient sitzt im Langsitz.

**Ausführung.** Der Patient sitzt im Langsitz auf der Behandlungsliege. Beide Beine sind flektiert, die Hände im Nacken verschränkt. Der Test gliedert sich in drei Phasen:
- Der Patient streckt ein rechtes Bein,
- Beugung der gesamten Wirbelsäule (LWS>BWS>HWS),
- Rotation der BWS nach rechts oder links.

Der Behandler führt den Patient und widerlagert ihn endgradig.

**Interpretation.** Der Test gibt einen Hinweis, ob die Dura mater am Beschwerdebild beteiligt ist. Schmerzausstrahlungen in das rechte Bein werden der LWS zugeordnet. Der Manualtherapeut achtet auf einen neurogenen Dehnreiz der Nn. thoracici sowie Reaktionen nach Lhermitte.

### 5.8.7    Widerstandstest (Muskelweichteiltest 2, 3)

Da es keine Kennmuskeln für die BWS gibt, ist der Widerstandstest auf Schmerz und eine Stabilitätsprüfung ausgerichtet. Da primär die Mm. rotatores die segmentale Stabilität gewähren, wird nur die Rotation getestet. Der Widerstandstest wird in **zwei Stufen** ausgeführt:
- Der Therapeut erwidert für 1–2 sec einen maximalen isometrisch konzentrischen Widerstand, wobei darauf geachtet wird, dass die Schulter, die rotiert, den Widerstand von dorsal erhält (sonst reagieren die Bauchmuskeln). Dieser Test ermöglicht nur eine grobe Aussage, ob eine Muskelläsion vorliegt. Eine klare Differenzierung von Muskelläsionen ist nicht möglich. Auch eine klare selektive Differenzierung von Muskelläsionen ist nicht möglich. Nur durch Schmerzpalpation kann selektiv festgestellt werden, welche Muskeln betroffen sind.
- Wenn das Ergebnis der ersten Stufe negativ ist, testet der Therapeut die zweite Stufe. Er positioniert den Patienten z. B. in eine Rechtsrotation der BWS vor. Der Patient spannt in Rotation an und lässt sich bei gleich bleibender, exzentrischer Muskelanspannung des Rumpfes vom Therapeuten in eine Linksrotation bewegen. Mit diesem Test gewinnt man eine grobe Übersicht über eine eventuell vorhandene Instabilität.

### Widerstand gegen Rotation (□ Abb. 5.19)

**ASTE.** Der Patient sitzt im Tubersitz mit 70° Flexion in den Hüftgelenken.

**Ausführung.** Der Patient kreuzt seine Arme diagonal und legt sie auf den Schultern ab. Der Therapeut steht vor dem Pati-

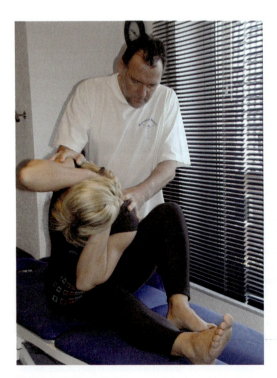

□ **Abb. 5.18.** Slump-Test

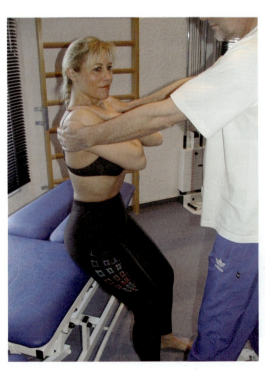

□ **Abb. 5.19.** Widerstand gegen Rotation nach rechts

enten und legt bei der Rotation nach rechts seine linke Hand an die dorsale Schulter des Patienten. Die rechte Hand des Therapeuten widerlagert die linke Schulter des Patienten von ventral. Der Patient spannt 1–2 sec. maximal gegen die widerlagernde linke Hand des Therapeuten isometrisch konzentrisch in Rotation bzw. dynamisch exzentrisch beim Test auf Instabilität.

**Interpretation.** Treten Schmerzen auf, besteht V.a. Läsion der Mm. rotatores bzw. eine partielle Ischämie. Bei Schwäche besteht Verdacht auf. eine Instabilität.

## 5.9 Weichteiltechniken der BWS

Ein positiver **Muskelbefund** (Triggerpunkte, nozirezeptive Druckdolenzen) in der Basisuntersuchung kann eine Indikation für eine Weichteilbehandlung sein. Im Bereich der BWS gibt es keine Indikation für Querfriktionen oder Querrollen. Andere Weichteiltechniken bereiten manualtherapeutische oder rehabilitative Behandlungen vor, z. B. Massagen, Funktionsmassagen, Wärmeanwendungen und andere physikalische Maßnahmen. Sie werden hier jedoch nicht zusätzlich beschrieben.

Der **Schwerpunkt** einer manualtherapeutisch ausgerichteten Weichteilbehandlung ergibt sich aus der **Funktion der betroffenen Muskulatur**. So zeigen sich kyphotische Wirbelsäulenabschnitte exzentrisch aktiv, lordotische Wirbelsäulenabschnitte wiederum konzentrisch aktiv. Die ventrale Thoraxmuskulatur neigt zur konzentrischen Verkürzung, die dorsale Thoraxmuskulatur zur exzentrischen Ermüdung. Bei Männern sind hochthorakale und zervikale Muskeln eher verkürzt, da bei ihnen die Brustatmung stärker ausgeprägt ist als bei Frauen. Bei Frauen ist dagegen die Bauchatmung stärker beteiligt.

Elemente der medizinischen Trainingslehre, Dehnungen und Krankengymnastik bilden die Weichteiltechniken der Manualtherapie. Verkürzte kontraktile Strukturen umgehen Aktivität in einem Muskelverband häufig kompensatorisch, da die für die Aktivität erforderliche Energie nicht vorhanden ist. Daher setzen Manualtherapeuten unterstützende, passive Maßnahmen ein, die der Stoffwechselsteigerung dienen, wie z. B. Funktionsmassage. Nach einer passiven Stoffwechselverbesserung ist dann jedoch die Aktivierung der betroffenen Struktur unerlässlich.

Im Folgenden wird **als Beispiel für Weichteilbehandlungen** die Dehntechnik des M. subclavius gezeigt, die pulmokardiale Störungen (Effort-Syndrom) und viszerovertebrale Störungen neurophysiologisch beeinflussen kann. Diese Dehntechnik sollte gemeinsam mit der manualtherapeutischen Behandlung der entsprechenden Segmente ausgeführt werden.

### 5.9.1 Differenzialdiagnostik

Gerade im Bereich der BWS gibt es viele differenzialdiagnostische Möglichkeiten. Der **N. phrenicus**, der eine sensible Afferenz zu diaphragmanahen Organen und u. a. auch zur Nebennierenrinde unterhält, wurde im ▶ Kap. 2 (Schultergürtel) erwähnt. Hat der Patient zum Beispiel nachts und im Liegen Beschwerden, die sich durch die Atmung verstärken, muss an eine **Zwerchfellhernie** gedacht werden.

Bestehen resistente Beschwerden im Thoraxbereich mit »nicht richtig Durchatmen können« und kardiale Beschwerden, könnte ein **Effort-Syndrom** vorliegen.

**Tumore** erzeugen destruktionsbedingte, thorakale Beschwerden. Therapieresistente, scheinbare Interkostalneuralgien können sich z. B. als Tumore entpuppen. Weiterhin kann das Zeichen nach Lhermitte falsch interpretiert werden: Ein Vorbeugen des Rumpfes, das mit diffusen Beschwerden beidseitig einhergeht, wird als Durarestriktion bzw. -affektion gedeutet. Das sichere Zeichen einer beginnenden **Multiplen Sklerose** wird dabei übersehen.

Druckdolenzen der Procc. spinosi haben oft eine vegetative Ursache, außer sympathische Irritationen bei Instabilität. Schmerzhafte Dornfortsätze Th6–9 können ein vertebrales Zeichen einer **Magenproblematik** sein.

### Dehnung des M. subclavius (◻ Abb. 5.20 a, b)

**Indikation.** V.a. vegetative Symptomatik.

> In der physiotherapeutischen Praxis zeigt sich, dass die Dehnung des M. subclavius vom N. phrenicus sensibel innervierte Organe positiv beeinflusst. Viszerale Beschwerden nehmen ab.

**ASTE.** Der Patient sitzt.

**Ausführung.** Um z. B. den linken M. subclavius zu dehnen, beugt der Patient im linken Ellenbogengelenk 90° und winkelt den Arm an. Der Therapeut steht hinter dem Patienten und umfasst Unterarm und Ellenbogen des Patienten. In der Ausatmungsphase zieht der Therapeut den Oberarm nach kranial. Bei Erreichen der Endposition atmet der Patient normal weiter.

**Anzahl und Dosierung.** 4-mal 10 sec dehnen, nachfolgend 30 sec bis 2 min dehnen, 60 sec Pause, 2–4 Serien.

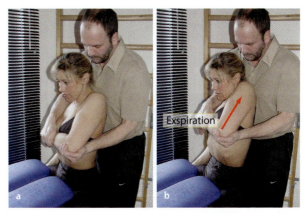

◻ **Abb. 5.20 a, b.** Dehnung des linken M. subclavius. **a** ASTE, **b** ESTE

## 5.10     Neurogene Mobilisation der BWS

### 5.10.1     Grundlagen der neurogenen Mechanik der BWS

Eine direkte Möglichkeit über hebelnde Dehnbewegungen Spinalnerven zu mobilisieren, wie bei den Extremitäten, gibt es am Rumpf nicht. Die neurogene Mobilisation begrenzt sich auf die Mobilisation der Dura mater und der medullären Strukturen. Über die Irritationen des oberen thorakalen Bereiches wurde ausführlich im ▶ Kap. 2.26 (Schultergürtel) berichtet.

Die **Dura mater** entspricht der Bewegung der Wirbelsäule und spiegelt Deviationen des Patienten wieder. So spannt sie sich bei Rumpfflexion, entspannt sich in Extension und wirft dabei transversale Falten. In Lateralflexion spannt sich die Dura mater auf der konvexen Seite und entspannt sich auf der konkaven. Bei Rotation nach links entsteht ein Zugreiz auf die linke dorsale Wurzel des Spinalnervs, der medulläre Bereich erfährt durch das Lig. denticulatum eine regelrechte Verformung, die sich aufgrund der Kopplung mit der Lateralflexion durch Zugreiz kontralateral fortsetzt.

| Wichtig |  |  |
|---|---|---|
| Die Spannung der Dura mater kann entfernt liegende spinale Nervenaustrittsstellen (Wurzeltaschen) beeinflussen. | | |

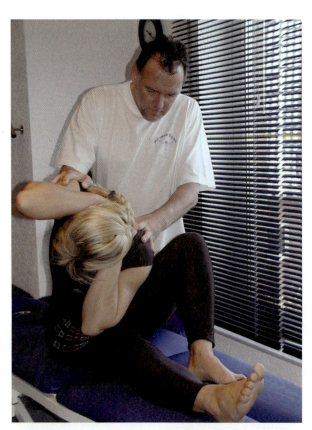

■ **Abb. 5.21.** Slump-Mobilisation der Dura mater, rechts

> **Beispiel**
> Wird in der Befundung ein Breakpoint gefunden, so ist anzunehmen, dass die Rotationsfähigkeit des kranialen Wirbelkörpers über dem Breakpoints deutlich erhöht ist, was eine Nervenwurzel bis zu 1 cm dehnen kann. Wird zusätzlich eine Rumpfbeugung ausgeführt, kommt es zur Spannung der Dura mater und damit zu weiterem Zug auf die Nervenwurzel, Lumensveränderung von Blutgefäßen, Stoffwechselreduzierung und mechanischen Reizungen der Nervenwurzel an den Pedikeln des Wirbelkörpers.

Eine weitere wichtige Besonderheit ist der sympathische Grenzstrang. Mechanische Störungen, die durch die enge ventrale Beziehung zu den Kostotransversalgelenken bestehen, können diffuse **Symptome** verursachen, wie:

- Gefäß- und Organstörungen,
- Störungen endo- und exokriner Organe,
- Kopfschmerzen, Schwindel und Übelkeit,
- gesteigertes Schmerzempfinden.

### 5.10.2     Nervenmobilisation der BWS

In der BWS besteht die neurogene Mobilisation aus einer Mobilisation der Dura. Begonnen wird mit einem Warming up des neuralen Systems, mit dem Ziel, epineurale Ödeme zu reduzieren und den Axonplasmafluss zu mobilisieren. Die Dehnung orientiert sich an den Kollagenrichtlinien.

#### Slump-Mobilisation der Dura mater (■ Abb. 5.21)

| Cave |  |  |
|---|---|---|
| Die Slump-Mobilisation ist nur nach Ausschluss einer Bandscheibenproblematik auszuführen. | | |

**Ziel.** Lösen von Durarestriktionen, Resorption epiduraler Ödeme.

**ASTE.** Der Patient sitzt im Langsitz.

**Ausführung.** Der Patient setzt sich auf die Behandlungsliege. Das rechte Bein ist gestreckt, das linke Bein ist aufgestellt und die Hände sind im Nacken verschränkt. Der Patient wird bis Th1 in maximale Flexion gebracht, dann in submaximale BWS-Rotation bis zum Beginn des neurogenen Dehnschmerzes. Die Mobilisation erfolgt über rhythmische Rotation (15- bis 20-mal als Warming up). Es folgt eine neurogene Dehnung von 30 sec bis 2 min. Zum Schluss erhält der Patient milde Wärmeanwendungen und bewegt sich physiologisch, im Sinne von betonter Flexion und Rotation.

## Slump-Eigenmobilisation der Dura mater (◘ Abb. 5.22)

**Ziel.** Erhaltung der in der Therapie gelösten Durarestriktionen, Resorption epiduraler Ödeme rechts.

**ASTE.** Der Patient steht.

**Ausführung.** Der Patient steht in leichter Schrittstellung, wobei das linke Bein vorn steht. Das rechte Bein positioniert der Patient in Adduktion und Innenrotation im Hüftgelenk, die Sprunggelenke in Inversion und Palmarflexion. Der Patient beugt seinen Oberkörper bis zum neurogenen Schmerz und führt seine Hände zum Schienenbein des linken Beines.

Aus dieser Position flektiert der Patient die Wirbelsäule rhythmisch 15- bis 20-mal (als Warming up). Es folgt eine neurogene Dehnung von 30 sec bis 2 min.

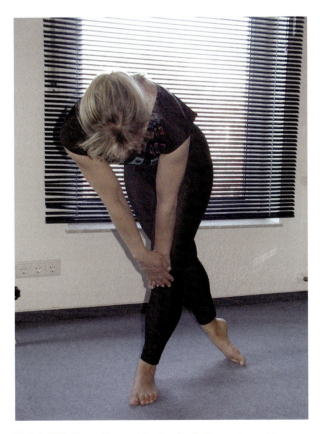

◘ **Abb. 5.22.** Slump-Eigenmobilisation für die Dura mater, rechts

## 5.11  Gelenkspezifische Untersuchung der BWS

### 5.11.1  Besonderheiten der BWS

Die Facettenkapsel wird vom Ramus articularis des Ramus dorsalis innerviert und ist mit der autochtonen Muskulatur und den Rippengelenken eng verbunden. Die **Facetten** sind ausgehend vom Deckplattenniveau ca. 30° aus der frontalen Ebene nach ventral geneigt und 15° aus der frontalen Ebene nach lateral geneigt. Diese Stellungsangabe betrifft den Proc. articularis superior. Der Proc. articularis superior ist plan bzw. leicht konvex und steht nach dorsal gerichtet. Der Proc. articularis inferior ist plan bzw. leicht konkav und ist nach ventral gerichtet.

In der **Extension** schiebt sich die obere Facette über die untere Facette, und die dachziegelartigen Dornfortsätze können miteinander in Kontakt kommen. In der **Flexion** bewegen sich die Facettengelenke auseinander, die ligamentäre interspinale Spannung nimmt zu.

Der Test Dorsal-Ventralgleiten in der BWS wird von den Autoren als praxisirrelevant gesehen; stattdessen sollte ein nicht provokativer Springing-Mobilitätstest eingesetzt werden.

### 5.11.2  Fingerregel der BWS

Zur topographischen Orientierung in Bezug auf die Facettengelenkposition ist es notwendig, sich an den Dornfortsätzen zu orientieren. Da diese in ihrer Länge zu- und wieder annehmen, muss man sich einer **Fingerregel** bedienen. Man orientiert sich am Umfang des Mittelfingers des Patienten (◘ Tabelle 5.7).

◘ **Tabelle 5.7.** Fingerregel

| BWK | Anzahl der Finger oberhalb des caudalen Proc. spinosus | Zugeordnete Farben in den Abbildungen |
|---|---|---|
| Th1 Th2 | 1 | Blau |
| Th3 Th4 | 2 | Rot |
| Th5 Th6 Th7 Th8 | 3 | Grün |
| Th9 Th10 | 2 | Grün |
| Th11 Th12 | 1 | Violett |

5

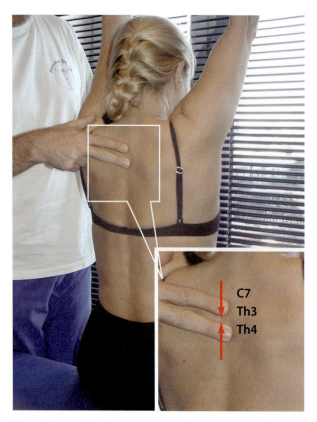

**Abb. 5.23.** Extension Schnelltest für die Segmente Th1–4, hier Th3 zu Th4

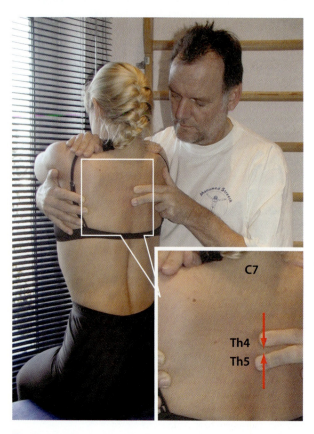

**Abb. 5.24.** Extensionstest für die Segmente Th5–12, hier Th4 zu Th5

### 5.11.3    Ruhestellung (maximally loose packed position)

Die physiologische Stellung der BWS beträgt ca. 46° Flexion.

> Die physiologische Stellung der BWS variiert inter- und intraindividuell.

### 5.11.4    Kapselmuster

Ein Kapselmuster ist in der BWS kaum einzuordnen. Beschrieben wird die Rotation zur Flexion, Extension und Seitenneigung 2:1:1:1 (Dos Winkel 1993).

### 5.11.5    Schnelltest Extension

**Extension Schnelltest für die Segmente Th1–4 (◘ Abb. 5.23)**

**Ziel.** Das gleichmäßige Schließen der Interspinalräume testen am Beispiel von Th3 zu Th4.

**ASTE.** Der Patient sitzt im Tubersitz mit 70° Flexion in den Hüftgelenken.

**Ausführung.** Der Therapeut steht seitlich am Patienten und palpiert mit seinem Zeigefinger und Mittelfinger den Interspinalraum zwischen den Dornfortsätzen Th3–4 und Th4–5. Unter Flexion/Extension des Armes testet der Therapeut das Schließen und Öffnen der genannten Segmente.

**Befund.** Eingeschränkte Extension.

**Extensionstest für die Segmente Th5–12 (◘ Abb. 5.24)**

**Ziel.** Das gleichmäßige Schließen und Öffnen der Interspinalräume testen am Beispiel von Th4 zu Th5.

> Ein vermindertes tiefthorakales Schließen kann zu einem vermehrten hochthorakalen Öffnen führen. Manualtherapeuten testen deshalb die BWS von Th1–Th12.

**ASTE.** Der Patient sitzt.

**Ausführung.** Der Therapeut steht seitlich zum Patienten und palpiert mit seinem Zeigefinger und Mittelfinger den Interspinalraum zwischen den Dornfortsätzen Th3–4 und Th4–5. Der Patient kreuzt seine Arme und legt sie auf seinen Schultern diagonal ab. Der Therapeut umgreift den Oberkörper des Patienten und unterlagert die verschränkten Patientenarme von ventral kommend. Über das Anheben der Patientenarme wird der Patient in Extension geführt. Getestet wird das interspinale Schließen der genannten Segmente.

**Befund.** Eingeschränkte Extension.

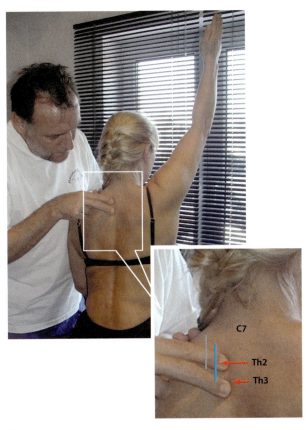

Th2
Th3

**◘ Abb. 5.25.** Rotation, Schnelltest für die Segmente Th1–4, hier Th2 zu Th3, Rechtsrotation

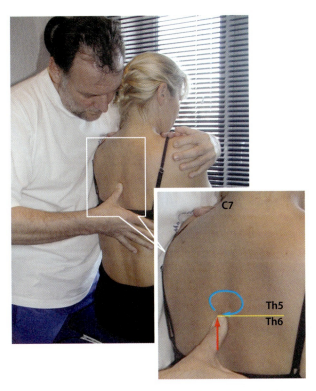

C7

Th5
Th6

**◘ Abb. 5.26.** Rotationstest für die Segmente Th5–12, hier Th5 zu Th6 in Rechtsrotation

### 5.11.6    Schnelltest biomechanische Rotation

**Rotation Schnelltest für die Segmente Th1–4 (◘ Abb. 5.25)**

**Ziel.** Die biomechanische Rotationsfähigkeit am Beispiel von Th2 zu Th3 bei Rechtsrotation testen.

**ASTE.** Der Patient sitzt.

**Ausführung.** Der Therapeut steht seitlich zum Patienten und palpiert mit seinem Zeigefinger und Mittelfinger die Dornfortsätze Th2 und Th3. Der Patient flektiert seinen rechten Arm im Schultergelenk. Der Therapeut testet das segmentale Rotieren durch Palpation des Proc. Spinosus.

**Befund.** Bei nicht Auslösen der biomechanischen Zwangsrotation besteht eine Konvergenzhypomobilität, in diesem Fall rechts.

**Rotationstest für die Segmente Th5–12 (◘ Abb. 5.26)**

**Ziel.** Die Rotationsfähigkeit testen am Beispiel von Th5 zu Th6 in Rechtsrotation.

**ASTE.** Der Patient sitzt.

**Ausführung.** Der Therapeut steht seitlich am Patienten und legt seine Daumenbeere so auf den Dornfortsatz von Th6, dass seine Daumenspitze noch den Dornfortsatz Th5 kaudal palpiert.
Der Patient kreuzt seine Arme und legt sie auf seinen Schultern diagonal ab. Der Therapeut umgreift den Patientenoberkörper von ventral kommend, führt diesen in Rechtsrotation und testet die segmentale Rotation.

**Befund.** Bei Vorlauf des kaudalen Wirbelkörpers handelt es sich um eine Hypomobilität bzw. Blockade. Bei einem Nachlauf des kaudalen Wirbelkörpers handelt es sich um eine Hypermobilität bzw. Instabilität.

### 5.11.7    Springing-Test

Anhand des Springing-Tests testet der Manualtherapeut Folgendes:
- Facettenprovokation,
- Provokation des Lig. longitudinale posterius,
- Mobilitätsprüfung.

Im Bereich der BWS wird der Springing-Test unter Berücksichtigung der Fingerregel mit gespreiztem Zeige- und Mittelfinger ausgeführt. Die folgenden Werte zeigen, wie groß die Bewegung ist, die der Therapeut beim Springing Mobilitätstest ungefähr erfährt:
- physiologisch 2–3 mm,
- Hypermobilität 5–7 mm,
- Hypomobilität 1–2 mm,
- Instabilitäten bzw. Listhesen über 8 mm (der Rückhol-/Reboundeffekt ist deutlich verschlechtert),
- Blockierungen bzw. Ankylosen 0 mm.

Durch den Springing-Test zur Provokation kann der Therapeut unterscheiden zwischen:

- Athrose und aktivierter Arthrose,
- Arthritis und Instabilität eines Bewegungssegmentes.

### Springing-Provokationstest (◘ Abb. 5.27 a–e)

**Ziel.** Provokation des Facettengelenkes am Beispiel von Th4–5.

**ASTE.** Der Patient liegt in Bauchlage.

**Ausführung.** Die Arme des Patienten liegen am Körper. Der Therapeut legt seinen Zeig- und Mittelfinger auf die Querfortsätze Th4 und überlagert diese mit seiner von kranial kommenden Hand mit Thenar und Hypothenar. Die obere Hand liegt in einem 60°-Winkel auf der unteren Hand. Unter Aufnahme der Gewebespannung und unter Berücksichtigung der Kurvatur der BWS gibt der Therapeut einen senkrecht zur Kurvatur gerichteten Druck nach ventral, wobei er am Ende der Bewegung den Druck leicht verstärkt.

**Befund.** Bei Schmerz V.a. Facettenarthropathie Th4–5 (Th5 zeigt im Rotationstest einen Vorlauf). Kann der Patient den Schmerz lokal bestimmen, lassen sich die folgenden Verdachtsdiagnosen daraus ableiten. Bei Schmerzen durch Provokation Th4:

- kaudal von Th4 V.a. Arthrose,
- kranial von Th4 V.a. Arthritis,
- eine aktivierte Arthrose zeigt sich bei positiver Provokation von Th4 und positiver Th5.

### Springing-Mobilitätstest (◘ Abb. 5.28a–e)

**Ziel.** Interpretation eines Segmentspieles.

> Zu einem **erhöhten Segmentspiel** kommt es bei nicht fixierten Antrolisthesen bzw. Diskosen (degenerativen Spondylolisthesen). Schon aufgrund der Anamnese kann der Manualtherapeut ein erhöhtes Segmentspiel einordnen. Der Patient klagt über Extensionsschmerzen mit diffusen Schmerzausstrahlungen, die durch das erhöhte Segmentspiel und einer dadurch entstehenden Claudicatio spinalis zu erklären sind. Patienten empfinden eine segmentale Instabilität als lokalen Druckschmerz (Faust im Kreuz).

Wenn der Therapeut einen Springing-Mobilitätstest im Bereich Th4 ausführt und der Test positiv ist, ist das getestete Segment Th4 positiv.

**ASTE.** Der Patient liegt in Bauchlage.

**Ausführung.** Die Arme des Patienten liegen am Körper. Der Therapeut legt seinen Zeige- und Mittelfinger auf die Querfortsätze Th4 und überlagert diese mit seiner senkrecht zur Kurvatur stehenden kranialen Hand. Die Hand es Therapeuten liegt mit der ulnaren Seite auf. Unter Aufnahme der Gewebespannung und unter Berücksichtigung der Kurvatur der BWS gibt der Therapeut einen ventral gerichteten Schub.

**Befund.** Das Ausmaß des Bewegungsspiels lässt folgende Schlussfolgerungen zu. Ein Bewegungsspiel von ca:

- 0–2 mm ist ein Zeichen von Hypomobilität bzw. für eine Blockade,
- 2–3 mm gilt als physiologisch,
- 5–7 mm gilt als hypermobil,
- über 8 mm gilt als instabil.

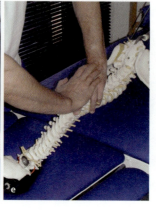

◘ **Abb. 5.27 a–e.** Springing Provokationstest am Beispiel von Th4–Th5. **a** Grifftechnik mit Zeige- und Mittelfinger an der Patientin, **b** am Skelettmodell der Wirbelsäule, **c** ESTE, **d** Grifftechnik in der ESTE, **e** anatomische Orientierung

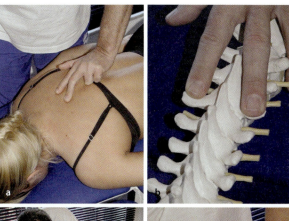

■ **Abb. 5.28 a–e.** Springing-Mobilitätstest am Beispiel vonTh4–5.
**a** Grifftechnik mit Zeige- und Mittelfinger an der Patientin, **b** am Skelettmodell der Wirbelsäule, **c** ESTE, **d** Grifftechnik in der ESTE, **e** anatomische
Orientierung

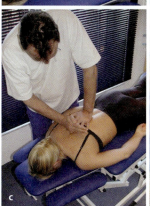
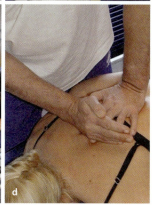
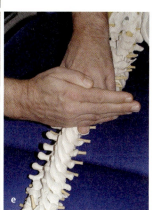

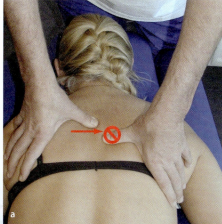

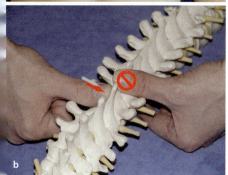

■ **Abb. 5.29 a, b.** Linksrotatorischer Rosettentest am Beispiel von Th5–
6, der rechte Daumen testet, der linke Daumen widerlagert die Testbe-
wegung. **a** Rosettentest, **b** anatomische Orientierung

### 5.11.8    Rosettentest (Test bei Instabilität)

Der Rosettentest ist ein Mobilitätstest und zeigt nach der Basisuntersuchung, dass es sich um eine Instabilität mit rotatorischer
Fehlstellung handelt, und zu welcher Seite der Wirbel rotiert
steht, bzw. wohin der Wirbelkörper mit nachlassender Muskelkraft im Tagesverlauf rotiert. Mit dem Rosettentest stellt der
Manualtherapeut eine rotatorische Fehlstellung fest.

> **Wichtig**
>
> Wo die Resistenz erhöht ist, ist auch die Fehlstellungssei-
> te (s. Interpretation). Der Rosettentest ist ein Mobilitätstest,
> kein Provokationstest.

**Rosettentest (■ Abb. 5.29 a, b)**
**Ziel.** Seitenfeststellung einer linksrotatorischen Fehlstellung im
Bereich Th5–6.

**Bemerkung.** In der Anamnese und in der Basisuntersuchung
ergaben sich Hinweise auf eine Instabilität, der Springing-Test
zeigte eine vermehrte Beweglichkeit im Segment und bei Provokation auch Schmerz.

**ASTE.** Der Patient liegt in Bauchlage.

**Ausführung.** Die Arme des Patienten liegen am Körper. Der
Therapeut steht kranial am Patienten und legt seinen rechten
Daumen links an den Dornfortsatz Th5. Den linken Daumen
legt er widerlagernd rechts an Th6. Der kraniale Wirbelkörper

wird transversal rotatorisch zur kontralateralen Seite gedrückt und bewertet. Der Therapeut versetzt die Daumen und prüft den gleichen Wirbelkörper in entgegengesetzter Richtung.

**Interpretation.** Entscheidend für die Interpretation des Rosettentests ist die Resistenz:

- Zeigt sich eine Seite fest und die andere elastisch, so ist die feste Seite die rotierte. Die Elastizität der anderen Seite ist als Antwort der verkürzten gleichseitigen Mm. rotatores zu sehen.
- Zeigt sich eine Seite fest, die andere festelastisch, so ist die feste Seite die rotierte und die festelastische wahrscheinlich bindegewebig umgebaut.
- Verbessert sich die anfängliche Resistenz nach mehreren Ausführungen des Rosettentests, so liegt der Verdacht einer synovialen Problematik nahe.

> **Wichtig**
>
> Auch ein arthrotischer Wirbelkörper kann derotiert stehen, z. B. durch einseitige Kapselresektion. Der Rosettentest ist in diesem Fall jedoch nicht für die Interpretation geeignet.

**Befund.** Derotationsseite rechts oder links.

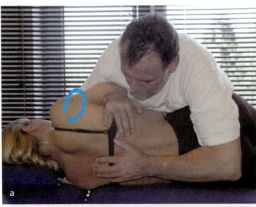

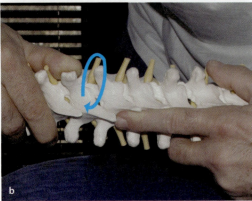

🔲 **Abb. 5.30 a, b.** Rotatorischer Test für die kinematische Kette am Beispiel von Th5–6, rechts. **a** Test für die kinematische Kette, **b** anatomische Orientierung

## 5.11.9    Test für die kinematisch rotatorische Kette

### Rotatorischer Test für die kinematische Kette Th5–6 (🔲 Abb. 5.30 a, b)

**Ziel.** Die nacheinander rotierenden Wirbelkörper am Beispiel von Th5–6 rechts überprüfen.

**ASTE.** Der Patient liegt in Seitenlage.

> Der Test wird in einer entlastenden ASTE durchgeführt, da das Handling für den Therapeuten besser und ein Nachlauf bei Instabilität durch verringerten Facettendruck besser palpierbar ist.

**Ausführung.** Der Therapeut steht vor dem Patienten und legt seine Zeigefingerbeere so an den Dornfortsatz von Th6, dass seine Zeigefingerspitze den Dornfortsatz Th5 kaudal palpiert. Der Patient kreuzt seine Arme ventral.

Der Therapeut greift unter den oben liegenden Arm des Patienten von ventral und gibt eine Rechtsrotation der Wirbelsäule vor, die der Patient leicht aktiv begleitet. Der Therapeut überprüft die segmentweise ablaufende Rotation. Dabei erwartet der Therapeut, dass sich der kraniale Dornfortsatz bewegt, bevor die Rotation am kaudalen Dornfortsatz ankommt

**Befund.** Bei Vorlauf des kaudalen Wirbelkörpers handelt es sich um eine Hypomobilität bzw. Blockade. Bei einem Nachlauf des kaudalen Wirbelkörpers handelt es sich um eine Hypermobilität bzw. Instabilität mit V.a. Schwäche bzw. Parese des M. rotator brevis.

## 5.11.10    Test für die Kopplung Th4–8

### Kopplungstest für die »autonomen« Segmente Th4–8 (🔲 Abb. 5.31)

**Ziel.** Kopplungszugehörigkeit des mittleren Abschnittes der BWS testen.

> Im mittleren BWS-Abschnitt treten häufig Listhesen auf, die die Biomechanik zusätzlich verändern können.

**ASTE.** Der Patient sitzt im Tubersitz mit 70° Flexion in den Hüftgelenken.

**Ausführung.** Der Patient verschränkt seine Arme diagonal und legt sie auf den Schultern ab. Der Therapeut positioniert die Wirbelsäule in Extension vor, so dass die Kopplungsunterschiede zwischen LWS (gegensinnig) und HWS (gleichsinnig) deutlich werden. Über Lateralflexion und gleichzeitiger Palpation des Dornfortsatzes überprüft der Therapeut die Rotationszugehörigkeit der Segmente.

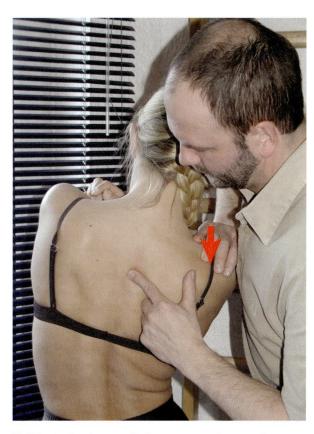

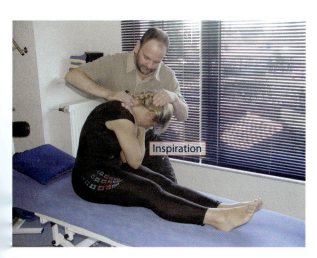

Inspiration

□ **Abb. 5.32.** Lhermitte-Zeichen

## 5.12　Totaltechniken für die BWS

Totaltechniken sind Bandscheibentechniken und werden ausgeführt, wenn das Zeichen nach Lhermitte positiv ist. Ein positiver Lhermitte zeigt sich mit diffusen Beschwerden in den Extremitäten wie

- Ummantelungsgefühl,
- Schwellungsgefühl,
- Stromgefühl und/oder
- »als ob Wasser an den Extremitäten entlang liefe«.

> In der Manualtherapie gibt es zwei gebräuchliche Totaltechniken: die Mitnahmetechnik und die Gegenhaltetechnik. Beide Techniken sind in der Praxis nicht praktikabel. Kleinere Therapeuten können sie kaum ausführen, weil sie nicht durch die Schwerkraft unterstützt werden. Außerdem gefährden die Tests den Patienten, da sie im betroffenen Segment eine segmentale Translation der Bandscheibe verursachen können. Deshalb halten die Autoren diese Form von Bandscheibenbehandlung für ungeeignet. Techniken aus der Seitenlage bei lateralen oder lateromedialen Bandscheibenvorfällen sind symptomlos und daher nicht relevant für die Praxis.

Die hier gezeigten Techniken sind von der Konstitution des Patienten unabhängig und überfordern den Therapeuten nicht, da sie die Schwerkraft nutzen. Es treten keine den Patienten gefährdenden Scherwirkungen auf.

### 5.12.1　Lhermitte-Zeichen (□ Abb. 5.32)

**Ziel.** Provokation einer durch die Bandscheibenläsion verursachte Durairritation.

> Der Patient gibt in der Basisuntersuchung lokale mehrsegmentale Schmerzen an, die Zeichen nach Lhermitte sind positiv.

**ASTE.** Der Patient sitzt im Langsitz.

**Ausführung.** Die Patientenarme liegen überkreuzt am Oberkörper an. Der Therapeut steht seitlich am Patienten und führt über den Kopf und LWS sowie Rotation der BWS (nach links oder nach rechts) in maximale Flexion. Zeigt der Patient Schmerzen an, die durch die Reizung des Lig. longitudinale posterior ausgelöst werden, fordert der Therapeut den Patienten auf, maximal einzuatmen. Der Test ist positiv, wenn sich hierbei die Zeichen nach Lhermitte einstellen oder verstärken.

**5**

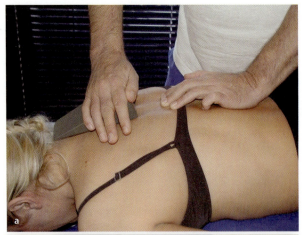

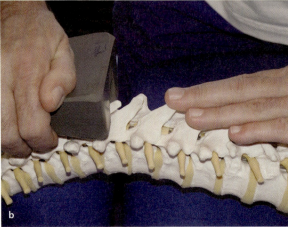

b

◘ **Abb. 5.33 a, b.** Modifizierte Mitnahmetechnik am Beispiel von Th5–6 nach Streeck. **a** Totaltechnik zur Separation, **b** anatomische Orientierung

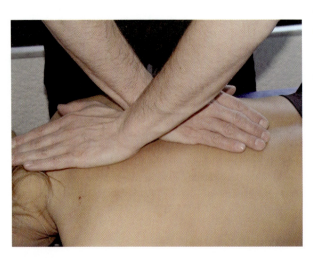

◘ **Abb. 5.34.** Gekreuzte Interthenar-Technik am Beispiel von Th7–8

### 5.12.2 Modifizierte Mitnahmetechnik Th5–6 nach Streeck (◘ Abb. 5.33 a, b)

**Ziel.** Traktionssog auf das betroffene Bandscheibensegment ausüben.

> **Wichtig**
>
> Da es im Bereich der BWS keinen Plexus gibt, ist der positive Lhermitte-Test die Indikation für diese Totaltechnik.

**ASTE.** Der Patient liegt in Bauchlage.

**Ausführung.** Die Arme des Patienten liegen am Körper. Der Therapeut steht seitlich am Patienten und legt einen Keil auf die Querfortsätze des kranialen Wirbelkörpers des betroffenen Bewegungssegmentes. Mit seinem kaudalen Zeige- und Mittelfinger fixiert er den Dornfortsatz des kaudalen Wirbelkörpers und gibt einen leichten Schub über den Keil nach ventrokranial.

**Anzahl und Dosierung.** Zwei Wiederholungen à 3–5 min. Limitiert wird die Zeit durch die Abwehrspannung des Patienten. Beendet wird die Behandlung mit einer paravertebralen Spannungserhöhung, indem der Patient seinen Kopf anhebt. Sie kann auch als neue Vorposition genutzt werden.

### 5.12.3 Gekreuzte Interthenar-Technik (◘ Abb. 5.34)

**Ziel.** Traktionssog auf das betroffene Bandscheibensegment ausüben, z. B. Th7–8.

> **Wichtig**
>
> Da es im Bereich der BWS keinen Plexus gibt, ist der positive Lhermitte-Test die Indikation für diese Totaltechnik.

**ASTE.** Der Patient liegt in Bauchlage.

**Ausführung.** Die Arme des Patienten liegen seitlich am Körper. Der Therapeut steht seitlich am Patienten und legt seine Interthenarbereiche gekreuzt auf die Procc. spinosi des betroffenen Bewegungssegmentes Th7–8. Die kaudale Hand widerlagert, die kraniale führt einen Distraktionsschub nach ventrokranial aus.

Ist Th7 derotiert, legt der Therapeut seinen Hypothenar zwischen Proc. spinosi und Proc. transversi der rotierten Seite. Eine Lateralflexionsfehlstellung wird mit Distraktion an der konkaven Seite betont.

**Anzahl und Dosierung.** Zwei Wiederholungen à 3–5 min. Limitiert wird die Zeit durch die Abwehrspannung des Patienten. Beendet wird die Behandlung mit einer paravertebralen Spannungserhöhung, indem der Patient seinen Kopf anhebt. Sie kann auch als neue Vorposition genutzt werden.

## 5.13 Gelenkspezifische Behandlung der BWS

### 5.13.1 Traktion bei Konvergenzhypomobilität (symmetrisch)

Eine Traktion wird immer am Proc. transversus des kaudalen Wirbelkörpers des zu behandelnden Segmentes in einem 60°-Winkel zur Kurvatur der BWS ausgeführt. Das Facettengelenk steht 30° von der Kurvatur inkliniert, zusätzlich 60° für die Schubrichtung ergeben 90° aus der Tagentialebene. Eine Verriegelung ist nicht möglich, so dass andere Segmente mit einbezogen werden können. Statt Anlage der Daumen ist auch das Anlegen eines Keiles möglich.

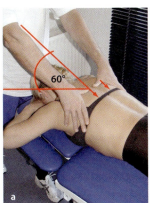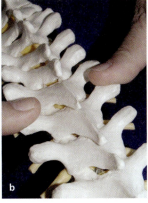

**Abb. 5.35 a, b.** Beidseitige Traktion der Facettengelenke am Beispiel von Th4–5 aus der Vorposition Extension. **a** Traktionsmobilisation der Facettengelenke aus der Vorposition Extension, **b** anatomische Orientierung

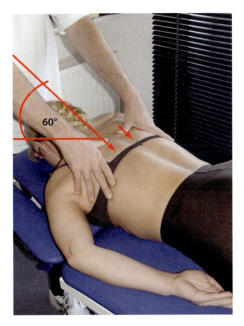

**Abb. 5.36.** Traktion mit rechtsseitiger Facettengelenkbetonung am Beispiel von Th5–6

### Beidseitige Traktion der Facettengelenke aus der Vorposition Extension (◘ Abb. 5.35 a, b)

**Ziel.** Traktionsmobilisation einer Kapselrestriktion Th4–Th5 bei Konvergenzhypomobilität.

**Basisuntersuchung.** In der ersten Untersuchung zeigt sich, dass:
- die aktive Extension, Lateralflexion und Rotation eingeschränkt sind,
- im Extensionstest das Segment Th4–5 nicht schließt,
- der Rotationstest einen Vorlauf auf Höhe von Th5 zeigt,
- der Springing-Test (Th4) positiv ist (Rosettentest bds. resistent).

**ASTE.** Der Patient liegt in Bauchlage.

**Ausführung.** Der Therapeut steht kranial am Patienten und palpiert den interspinalen Raum. Über die Flexion im Schultergelenk des Patienten (Armvorposition) bzw. Stellung des Kopfteiles der Bank palpiert und fixiert der Therapeut die Annäherung der Dornfortsätze Th4–5. Der Therapeut positioniert seine Daumen auf den Querfortsätzen Th5, so dass seine Unterarme und die Längsachse seines Daumens einen 60°-Winkel bilden. Die Facetten des Th5 bilden dabei einen 30°-Winkel zur Transversalebene. Die Traktion erfolgt über den Proc. articularis superior.

**Anzahl und Dosierung.** Der Therapeut führt die Traktion der Facettengelenke rhythmisch und statisch aus:
- rhythmisch 20 Wiederholungen, 1 Serie, 30 sec Pause,
- statisch 30 sec bis 2 min, 3–4 Serien, 30 sec Mobilisationspause,
- abschließend den Patienten in die mobilisierte Richtung anspannen lassen.

### 5.13.2 Traktion bei Konvergenzhypomobilität (asymmetrisch)

#### Traktion mit rechtsseitiger Facettengelenkbetonung (◘ Abb. 5.36)

**Ziel.** Traktionsmobilisation einer Kapselrestriktion Th5 bei Konvergenzhypomobilität.

**Basisuntersuchung.** In der ersten Untersuchung zeigt sich, dass:
- die Extension, Lateralflexion und Rotation rechts eingeschränkt sind,
- Springing-Test rechts betont schmerzhaft,
- Rosettentest Th5 linksseitig resistent.

**ASTE.** Siehe oben.

**Ausführung.** Siehe oben, der Therapeut betont jedoch nur die rechte Seite der Facetten durch Armvorpositionierung rechts.

### 5.13.3    Translatorische Technik zur indirekten Konvergenzmobilisation

Eine indirekte Konvergenzmobilisation ist eine Divergenzmobilisation auf der nicht betroffenen Seite. Im folgenden Beispiel erzeugt der Therapeut eine Rechtsrotation mit einer Divergenz links und einer Konvergenz rechts. Die vom Therapeuten erzeugte Rotation verursacht die Konvergenz rechts.

#### Indirekte Konvergenzmobilisation (◘ Abb. 5.37)

**Ziel.** Konvergenzmobilisation einer Kapselrestriktion bei Konvergenzhypomobilität Th4–5 rechts.

**Basisuntersuchung.** Die erste und lokal segmentale Untersuchung ergaben ein einseitiges Konvergenzproblem. Im Beispiel zeigt sich die Rechtsrotation rigide und eingeschränkt bei gleichzeitig eingeschränkter Extension.

**ASTE.** Der Patient liegt in Bauchlage.

**Ausführung.** Der Therapeut steht lateral am Patienten in Rotationsrichtung und palpiert unter Berücksichtigung der Fingerregel den interspinalen Raum. Über die Armposition des Patienten palpiert der Therapeut die Annäherung der Dornfortsätze Th4–5. Die Armposition bzw. Anhebung des Kopfteiles fixiert die Segmente. Der Therapeut kreuzt seine Hände so, dass das Os pisiforme der rechten Hand widerlagernd auf dem Querfortsatz Th5 und das Os pisiforme der linken Hand auf dem Querfortsatz Th4 liegt. Der Schub erfolgt über den linken Arm des Therapeuten. Sein linker Unterarm bildet einen 30°-Winkel zur Kurvatur der BWS. Nach Aufnahme der Gewebespannung und Exspiration des Patienten gibt der Therapeut einen translatorischen Schub nach ventrokranial.

**Anzahl und Dosierung.** Der Therapeut führt den Schub rhythmisch und statisch aus:
- rhythmisch 20 Wiederholungen, 1 Serie, 30 sec Pause,
- statisch 30 sec bis 2 min, 3–4 Serien, 30 sec Mobilisationspause,
- abschließend den Patienten in die mobilisierte Richtung anspannen lassen.

### 5.13.4    Translatorische Technik zur direkten Divergenzmobilisation

Eine direkte Divergenzmobilisation führt der Therapeut auf der betroffenen Seite aus. Im folgenden Beispiel erzeugt er eine Rechtsrotation mit einer Divergenz links.

#### Direkte Divergenzmobilisation (◘ Abb. 5.38)

**Ziel.** Divergenzmobilisation einer restriktierten Kapsel bei Divergenzhypomobilität Th4–5 links.

**Basisuntersuchung.** Die erste Untersuchung zeigt, dass:
- die aktive Flexion, Lateralflexion, Rotation zur Gegenseite eingeschränkt sind,
- das Segment Th4–5 im Flexionstest nicht öffnet,
- der Rotationstest einen Vorlauf von Th5 aufweist,
- der Springing-Test Th4 positiv ist.

**ASTE.** Der Patient liegt in Bauchlage.

**Ausführung.** Der Therapeut steht seitlich neben dem Patienten und palpiert unter Berücksichtigung der Fingerregel den interspinalen Raum. Über die Armposition des Patienten wird die Entfernung der Dornfortsätze Th4–5 zunächst palpiert und dann fixiert. Der Therapeut kann das Segment auch durch Absenken des Kopfteiles fixieren. Die Hände des Therapeuten sind so gekreuzt, dass das Os pisiforme der rechten Hand den Querfortsatz Th5 widerlagert und das linke Os pisiforme den Querfortsatz Th4 mobilisiert. Der Schub erfolgt über den linken Arm. Dabei bildet der linke Unterarm einen 30°-Winkel mit der Kurvatur der BWS. Nach Aufnahme der Gewebespannung gibt der Therapeut einen Schub nach ventrokranial.

**Anzahl und Dosierung.** Der Therapeut führt den Schub rhythmisch und statisch aus:
- rhythmisch 20 Wiederholungen, 1 Serie, 30 sec Pause,
- statisch 30 sec bis 2 min, 3–4 Serien, 30 sec Mobilisationspause, abschließend den Patienten in die mobilisierte Richtung anspannen lassen.

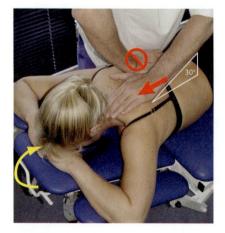

◘ **Abb. 5.37.**  Indirekte Konvergenzmobilisation am Beispiel von Th4–5, rechts

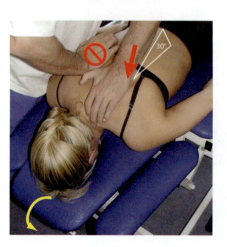

◘ **Abb. 5.38.**  Direkte Divergenzmobilisation am Beispiel Th4–5, links

### 5.13.5 Translatorische Technik zur direkten, unilateralen Konvergenzmobilisation (Pistolengriff)

Eine direkte Konvergenzmobilisation (Rotationsmobilisation) wird auf der betroffenen Seite ausgeführt und zielt auf eine Derotation eines synovial rigiden, bindegewebig umgebauten oder blockierten Facettengelenkes. Der Therapeut benutzt seine Hand als Drehpunkt, indem er sie wie eine »Pistole« an das betroffene Gelenk legt. In der so genannten 90°-Handanlage wird z. B. die linke Hand so angelegt, dass das Daumengrundgelenk auf dem Querfortsatz des kranialen Wirbelkörpers und der angewinkelte Mittelfinger auf dem Querfortsatz des kaudalen Wirbelkörpers liegen. Der Mittelfinger liegt dabei immer an der zu behandelnden Seite.

#### Direkte Konvergenzmobilisation mit 90° Handanlage zur einseitigen Betonung (◘ Abb. 5.39 a, b)
**Ziel.** Konvergenzmobilisation links über Rotation links für Th4–5 links.

**Basisuntersuchung.** In der ersten Untersuchung sind beim aktiven Test:
- die Extension eingeschränkt,
- Lateralflexion links und Rotation links bewegungseingeschränkt,
- im Extensionstest schließt das Segment Th4–5 nicht,
- der Rotationstest zeigt einen Vorlauf von Th5,
- der Springing-Test Th4 ist positiv,
- der Rosettentest links ist rechts resistent an Th4.

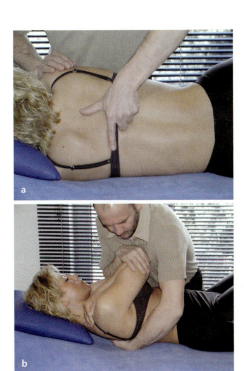

◘ **Abb. 5.39 a, b.** Direkte Konvergenzmobilisation Th4–5 links. Die Hand des Therapeuten bildet einen 90°-Winkel zur Longitudinalachse des Patienten (einseitige Betonung)

**ASTE.** Der Patient liegt in Seitenlage.

**Ausführung.** Der Therapeut steht vor (bzw. hinter) dem Patienten und palpiert unter Berücksichtigung der Fingerregel die betroffenen Segmente. Der Patient kreuzt seine Arme diagonal vor dem Körper, so dass bei einer linksseitigen Mobilisation der rechte Arm oben liegt. Er legt seine Hände auf den Schultern ab, seine Beine sind angewinkelt.

Der Therapeut formt seine linke Hand zu einer Pistole (Daumen in Reposition, der Zeigefinger ist extendiert und die Finger 3-5 sind flektiert) und legt seine Hand (90°) so an das betroffene Segment, dass das Daumengrundgelenk auf dem rechten kranialen Querfortsatz von Th4 und der flektierte Mittelfinger auf dem kaudalen linken Querfortsatz von Th5 trifft. Der Therapeut rollt den Patienten in Rückenlage auf seine Hand und beugt sich auf Höhe des Sternums über ihn. Mit seinem rechten Arm übt der Therapeut über das Armkreuz des Patienten während der Exspiration einen dorsokranialen Druck aus. Da der Druck am Mittelfinger am höchsten ist, dreht zuerst Th5 und verzögert Th4 nach rechts bis der Querfortsatz Th4 durch das Daumengrundgelenk des Therapeuten widerlagert wird. Erst dann beginnt die eigentliche Mobilisation, indem auf den kranialen Wirbelkörper linksrotatorischer Druck ausgeübt wird. Wegen der Widerlagerung rechts rotiert jedoch der Wirbelkörper. Die Gelenkkapsel wird gedehnt bzw. das Facettengelenk klafft auf.

**Anzahl und Dosierung.** Der Therapeut führt den Schub rhythmisch und statisch aus:
- rhythmisch 20 Wiederholungen, 1 Serie, 30 sec Pause,
- statisch 30 sec bis 2 min, 3–4 Serien, 30 sec Mobilisationspause,
- abschließend spannt der Patient in die mobilisierte Richtung an.

#### Schematische Darstellung der unilateralen Handanlage (◘ Abb. 5.40)
◘ Abb. 5.40 zeigt, wie und wo die unilaterale Handanlage zur Konvergenzmobilisation wirkt. Als Beispiel dient Th4–5 links.

### 5.13.6 Translatorische Technik zur direkten bilateralen Konvergenzmobilisation (Pistolengriff)

Eine direkte Konvergenzmobilisation wird auf beiden Facettenseiten ausgeführt und zielt auf eine Mobilisation eines synovial rigiden, kollagenadaptierten oder blockierten Facettengelenkes. Der Therapeut wendet dazu die 45° Handanlage an. Seine Hand steht dabei im 45°-Winkel zur Longitudinalachse des Patienten (beidseitige Betonung). Sie liegt so auf, dass das Daumengrundgelenk und der Mittelfinger die Querfortsätze des kaudalen Wirbelkörpers widerlagern.

**5**

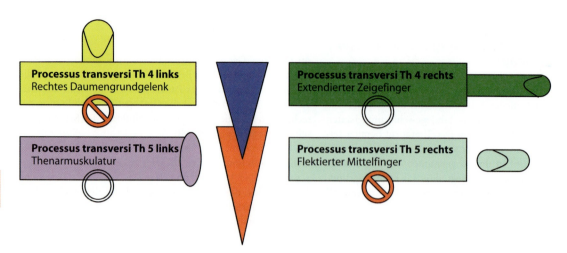

◘ **Abb. 5.40.** Schema der unilateralen Handanlage

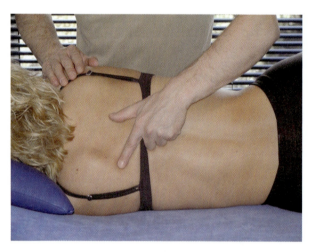

◘ **Abb. 5.41.** Direkte Konvergenzmobilisation Th4–5 rechts mit 45°
Handanlage

### Direkte Konvergenzmobilisation mit 45° Handanlage zur beidseitigen Betonung (◘ Abb. 5.41)

**Ziel.** Konvergenzmobilisation Th4–5 rechts bei einer restriktierten Kapsel und Konvergenzhypomobilität beidseitig.

**Basisuntersuchung.** Bei der aktiven Testung ergeben sich folgende Befunde:
- die Extension, Lateralflexion, Rotation ist eingeschränkt,
- im Extensionstest schließt das Segment Th4–5 nicht,
- der Rotationstest zeigt einen Vorlauf von Th5,
- der Springing-Test Th4 ist positiv,
- der Rosettentest ist bds. resistent.

**ASTE und Ausführung.** Siehe oben, jedoch hält der Patient seine Arme parallel zueinander und verschränkt sie im Nacken oder er legt seine Hände unilateral auf seine Schultern.

### Schematische Darstellung der bilateralen Handanlage (◘ Abb. 5.42)

◘ Abb. 5.42 zeigt wie und wo die bilaterale Handanlage zur Konvergenzmobilisation wirkt. Als Beispiel dient Th4–5 rechts.

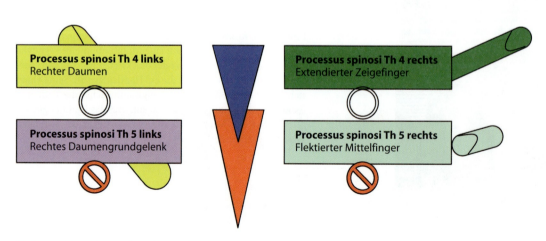

◘ **Abb. 5.42.** Schema der bilateralen Handanlage

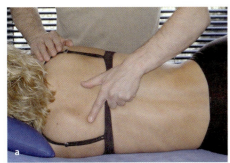

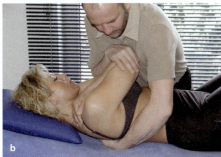

**Abb. 5.43 a, b.** Technik 1. **a** ASTE, **b** ESTE

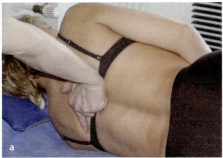

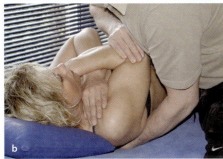

**Abb. 5.44 a, b.** Technik 2. **a** ASTE, **b** ESTE

### 5.13.7  Techniken zur direkten Konvergenzmobilisation (unilateral und bilateral)

Zur direkten bi- und unilateralen Konvergenzmobilisation können zwei verschiedene Techniken angewendet werden. Als Beispiel dient Th4–5 links.

> Bei unilateraler Technik gilt: Rechte Hand behandelt rechte Seite, linke Hand behandelt linke Seite.

#### Technik 1 (☐ Abb. 5.43 a, b)
Der Therapeut steht heterolateral zur zu behandelnden Patientenseite und legt seine linke Hand im Pistolengriff über den Rumpf des Patienten auf das zu behandelnde Segment. Der Zeigefinger zeigt im 90°- oder 45°-Winkel zur Bank.

#### Technik 2 (☐ Abb. 5.44 a, b)
Der Therapeut steht hinter dem Patienten und legt seine rechte Hand im Pistolengriff auf das zu behandelnde Segment. Der Zeigefinger zeigt im 90°- oder 45°-Winkel zur Bank.

### 5.14  Thermokinetiktraining für die BWS nach FOST

#### 5.14.1  Unspezifisches Thermokinetiktraining nach FOST über beidseitige Flexion im Schultergelenk mit Stab (☐ Abb. 5.45 a, b)

**Beginn.** Sollte nach jeder Hypomobilitätsbehandlung erfolgen.

**Ziel.** Optimierung des Stoffwechsels.

**ASTE.** Der Patient liegt in Rückenlage.

**Ausführung.** Dem Patienten wird eine Wärmepackung unter die BWS gelegt. Der Patient greift einen Übungsstab und führt diesen synchron nach kranial, in die Flexion im Schultergelenk.

**Anzahl und Dosierung.** 31–40 Wiederholungen, 30–60 sec Pause, 3–4 Serien.

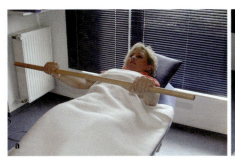

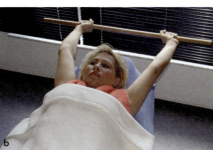

**Abb. 5.45 a, b.** Unspezifisches Thermokinetiktraining. **a** ASTE, **b** ESTE

**5**

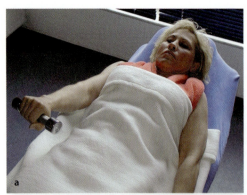

a

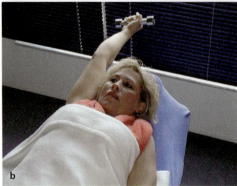

b

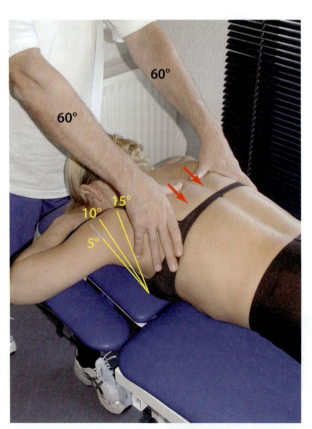

**Abb. 5.46 a, b.** Spezifisches Thermokinetiktraining. **a** ASTE, **b** ESTE

## 5.14.2 Spezifisches Thermokinetiktraining nach FOST über einseitige Flexion im Schultergelenk mit Hantel (Abb. 5.46 a, b)

Unter Einbeziehung der biomechanischen Rotation findet eine einseitige Betonung der rechten Facette statt.

**Beginn.** Sollte im Anschluss an jede Hypomobilitätsbehandlung erfolgen.

**Ziel.** Optimierung des Stoffwechsels.

**ASTE.** Der Patient liegt in Rückenlage.

**Ausführung.** Dem Patienten wird eine Wärmepackung unter die BWS gelegt. Der Patient bekommt zwei Hanteln á 2 kg. Er bewegt seine Arme reziprok (ähnlich wie beim Rückenschwimmen) von der Behandlungsbank in die Flexion im Schultergelenk. Um die Extension der BWS zu betonen, sollte das Kopfteil flach gestellt sein bzw. das Bankmittelteil aufgestellt sein (Dachstellung).

**Anzahl und Dosierung.** 31–40 Wiederholungen, 30–60 sec Pause, 3–4 Serien.

## 5.15 Knorpelbelastungstraining und Knorpelgleiten für die BWS

### 5.15.1 Knorpelbelastungstraining der BWS (Abb. 5.47)

**Befund.** Nicht belastungsstabiler Knorpel durch Immobilisation oder Instabilität.

**Ziel.** Verbesserung der Tragfähigkeit des Knorpels Th5–6.

**ASTE.** Der Patient liegt in Bauchlage.

**Ausführung.** Der Therapeut steht kranial am Patienten und legt seine beiden Daumen, je nach Kurvatur der BWS auf die 30° geneigten Facetten transversal der Querfortsätze Th5. Die Unterarme bilden dabei mit dem Thorax einen Winkel von 60°. Der Therapeut gibt nun einen Schub nach kaudal ventral und fixiert diese Position. Der Patient spannt gegen die fixierenden Daumen isometrisch in Extension und hält sie 1–2 sec. Über Anhebung des Kopfteiles in 5°-Stufen wird jeweils eine neue extensorische Position eingenommen. Es wird bis zur extensorischen Bewegungseinschränkung im gleichen Verfahren geübt.

| Wichtig |
|---|
| Schmerzen sind bei diesem Training limitierend. |

**Anzahl und Dosierung.** 1–2 sec halten, 21–30 Wiederholungen, 90 sec Pause, Anzahl der Sätze richtet sich nach Anzahl der neuen Positionen.

**Abb. 5.47.** Knorpelbelastungstraining der BWS am Beispiel Th5–6

## 5.15.2 Knorpelgleiten in der BWS (◻ Abb. 5.48)

**Befund.** Der Knorpel ist belastungsstabil, zeigt aber Defizite in der belasteten Verformbarkeit.

**Ziele.** Integration der neu gewonnenen Beweglichkeit, »Einpressen« vorhandener Synovia in neue Belastungsbereiche des Knorpels.

**ASTE.** ▶ Kap. 5.15.1.

**Ausführung.** Siehe weiter oben, ▶ Kap. 5.15.1. Der Patient bewegt sich hier jedoch dynamisch in Extension. Der Therapeut hält während der dynamischen Bewegung kontinuierlich den Druck auf die Facetten.

| **Wichtig** |
|---|
| Schmerzen sind bei diesem Training limitierend. |

**Anzahl und Dosierung.** 21–30 Wiederholungen, 60°sec. Pause, 3 Serien.

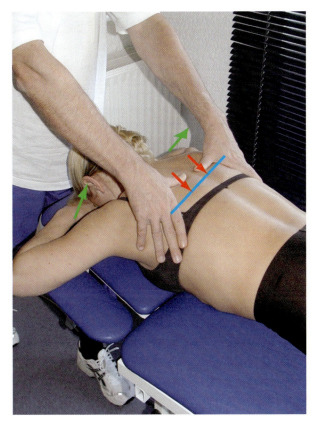

◻ **Abb. 5.48.** Knorpelgleiten am Beispiel von Th5–6

## 5.16 Rehaprogramm: Extensionsdefizit thorakozervikaler Übergang

Die Mobilisation des zervikothorakalen Überganges mit den bisherigen Techniken der Manualtherapie hat sich in der Praxis als nicht wirkungsvoll erwiesen. Die Autoren favorisieren für den zervikothorakalen Übergang die **medizinische Trainingstherapie** kombiniert mit der

⚊ Traktionstechnik,
⚊ Rippenmobilisationstechnik,
⚊ Ansprache der Rami articularis der BWS und
⚊ Thermokinetik.

Ein **Extensionsdefizit** des zervikothorakalen Überganges verursacht sekundär unterschiedlichste Formen von Begleitbeschwerden, z. B.:

⚊ ein funktionelles Impingement im Schultergelenk,
⚊ eine kompensatorische Listhese C4,
⚊ eine Steilstellung der HWS,
⚊ eine hochzervikale Reklination,
⚊ ein thorakales oberes Kompressionssyndrom,
⚊ Zugreize auf den zervikalen Grenzstrang,
⚊ Zugreize auf den Trapeziussehnenspiegel,
⚊ Irritationen austretender neuraler Strukturen (motorisch, sensibel und vegetativ).

Das **Fernziel** besteht darin, eine extensive Kraftausdauer für die extensorische Muskulatur zu erreichen. Wegbereiter für dieses Fernziel sind:

⚊ Trophiktraining,
⚊ ständige Zunahme der Konvergenz,
⚊ Inspirationsmobilisation,
⚊ Thermokinetik.

Bedingungen für das Training sind, dass der Patient seine LWS stabilisieren kann und sein Schultergelenk frei beweglich ist. Die Konvergenz nimmt von Übung zu Übung zu. Das kompensatorische Ausweichen des Kopfes nach ventral limitiert die Steigerung des Schwierigkeitsgrades. Je mehr Retraktion der Therapeut vom Patienten fordert, desto eher kompensiert der Patient durch eine Kopfbewegung nach ventral. Der Therapeut beginnt mit einer thorakozervikal Kokontraktion über Front-, Military-, Neck press-Übungen (▶ Kap. 6, Thorax, weitere Techniken).

### 5.16.1 Muskelaufbautraining mit eindimensionaler Konzentrik bei ausreichender LWS-Stabilisation

**Front press (◻ Abb. 5.49 a, b)**

**Anamnese.** Morbus Farfan bzw. dadurch sekundär entstandene Beschwerden.

**Ziel.** Schonende Extension der BWS mit Ansprache retrahierender Schulterblattmuskulatur.

**ASTE.** Der Patient sitzt. Der Abstand zwischen den Griffen ist deutlich größer als schulterbreit. Die dorsale Muskulatur muss leicht angespannt sein.

**5**

**Ausführung.** Der Patient stemmt die Langhantel (auch Z-Stange) aus 80° Abduktion im Schultergelenk über den Kopf senkrecht nach oben, wobei die Belastung stets in der dorsalen Schulterblattmuskulatur zu spüren sein soll.

**ESTE.** Die Ellenbogengelenke werden nicht vollständig gestreckt.

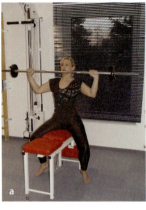 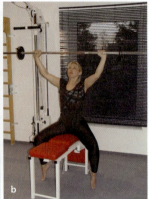

■ **Abb. 5.49 a, b.** Frontpress. **a** ASTE, **b** ESTE

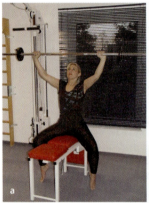 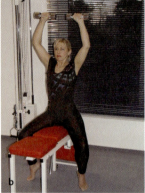

■ **Abb. 5.50 a, b.** Military press. **a** ASTE, **b** ESTE

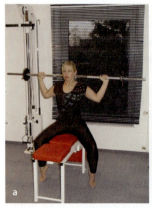 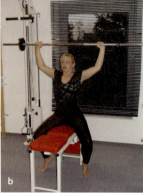

■ **Abb. 5.51 a, b.** Neck press. **a** ASTE, **b** ESTE

**Dosierung und Anzahl.** 21–30 Wiederholungen, Pause 90 sec, 3–4 Serien, Tempo 1 – 0 – 1.

> Bei Gewichtabnahme in der ESTE ist diese Übung auch als Rami articularis Training geeignet.

### Military press (■ Abb. 5.50 a, b)
**Anamnese.** Morbus Farfan bzw. dadurch sekundär entstandene Beschwerden.

**Ziel.** Deutliche Extensionsvorgabe der BWS mit Ansprache retrahierender Schulterblattmuskulatur.

**ASTE.** Der Patient sitzt. Der Abstand zwischen den Griffen ist deutlich größer als schulterbreit. Die dorsale Muskulatur muss leicht angespannt sein.

**Ausführung.** Der Patient stemmt die Hanteln aus 80° Abduktion im Schultergelenk über den Kopf senkrecht nach oben, wobei die Belastung stets in der dorsalen Schulterblattmuskulatur zu spüren sein soll.

**ESTE.** Die Ellenbogengelenke werden nicht vollständig gestreckt.

**Dosierung und Anzahl.** 21–30 Wiederholungen, Pause 90 sec, 3–4 Serien, Tempo 1 – 0 – 1.

### Neck press (■ Abb. 5.51 a, b)
**Anamnese.** Morbus Farfan bzw. dadurch sekundär entstandene Beschwerdebilder.

**Ziel.** Verstärkte Extensionsvorgabe der BWS mit Ansprache retrahierender Schulterblattmuskulatur.

**ASTE.** Der Patient sitzt. Der Abstand zwischen den Griffen ist deutlich größer als schulterbreit. Die dorsale Muskulatur muss leicht angespannt sein.

**Ausführung.** Der Patient stemmt die Hanteln aus 80° Abduktion im Schultergelenk über den Kopf senkrecht nach oben, wobei die Belastung stets in der dorsalen Schulterblattmuskulatur zu spüren sein soll. Der Patient versucht, die Langhantel auf dem gesamten Weg nach dorsal zu drücken.

**ESTE.** Die Ellenbogengelenke werden nicht vollständig gestreckt.

**Dosierung und Anzahl.** 21–30 Wiederholungen, Pause 90 sec, 3–4 Serien, Tempo 1 – 0 – 1.

> Bei Gewichtabnahme in der ESTE ist diese Übung auch als Ramus articularis-Training geeignet.

## 5.16.2 Muskelaufbautraining mit eindimensionaler Kokontraktion bei ungenügender LWS-Stabilisation

**Front press am Pull down Gerät ( Abb. 5.52 a, b)**

**Anamnese.** Morbus Farfan bzw. dadurch sekundär entstandene Beschwerden.

**Ziel.** Schonende Extensionsvorgabe der BWS mit Ansprache retrahierender Schulterblattmuskulatur bei widerlagerter LWS.

**ASTE.** Der Patient sitzt. Die Hebearme des Gerätes werden so eingestellt, dass sich die Hände des Patienten ventral auf Höhe des Kopfes befinden. Der Abstand zwischen den Griffen ist deutlich größer als schulterbreit.

**Ausführung.** Die dorsale Muskulatur muss leicht unter Spannung stehen. Patient stemmt die Hebearme des Gerätes aus 80°–90° Abduktion im Schultergelenk über den Kopf senkrecht nach oben, wobei die Belastung stets in der dorsalen Schulterblattmuskulatur zu spüren sein soll.

**ESTE.** Die Ellenbogengelenke werden nicht vollständig gestreckt.

**Dosierung und Anzahl.** 21–30 Wiederholungen, Pause 90 sec, 3–4 Serien, Tempo 1 – 0 – 1.

> Bei fixiertem Gewicht eignet sich die Übung als Training für die Rami articulares.

**Military press am Pull down-Gerät ( Abb. 5.53 a, b)**

**Anamnese.** Morbus Farfan bzw. dadurch sekundär entstandene Beschwerden.

**Ziel.** Verstärkte Extensionsvorgabe der BWS mit Ansprache retrahierender Schulterblattmuskulatur bei widerlagerter LWS.

**ASTE.** Der Patient sitzt. Die Hebearme des Gerätes werden so eingestellt, dass sich die Hände des Patienten lateral auf Höhe des Kopfes befinden. Der Abstand zwischen den Griffen ist deutlich größer als schulterbreit.

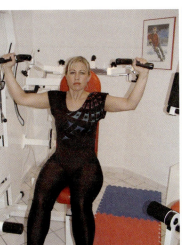
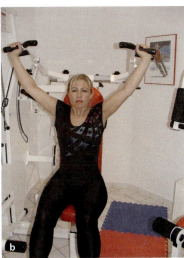

 **Abb. 5.52 a, b.** Frontpress am Pull down Gerät. **a** ASTE, **b** ESTE

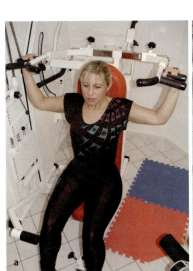
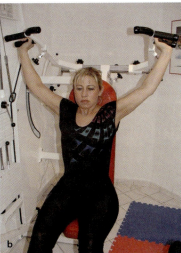

 **Abb. 5.53 a, b.** Military press am Pull down-Gerät. **a** ASTE, **b** ESTE

**Ausführung.** Die dorsale Muskulatur muss leicht unter Spannung stehen. Patient stemmt die Hebearme des Gerätes aus 80°–90° Abduktion im Schultergelenk über den Kopf senkrecht nach oben, wobei die Belastung stets in der dorsalen Schulterblattmuskulatur zu spüren sein soll.

**ESTE.** Die Ellenbogengelenke werden nicht vollständig gestreckt.

**Dosierung und Anzahl.** 21–30 Wiederholungen, Pause 90 sec, 3–4 Serien, Tempo 1 – 0 – 1.

### Neck press am Pull down-Gerät (⬛ Abb. 5.54 a, b)

**Anamnese.** Morbus Farfan bzw. dadurch sekundär entstandene Beschwerden.

**Ziel.** Maximale Extensionsvorgabe der BWS mit Ansprache retrahierender Schulterblattmuskulatur bei widerlagerter LWS.

**ASTE.** Der Patient sitzt. Die Hebearme des Gerätes werden so eingestellt, dass sich die Hände des Patienten dorsal auf Höhe des Kopfes befinden. Der Abstand zwischen den Griffen ist deutlich größer als schulterbreit.

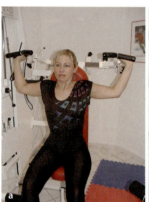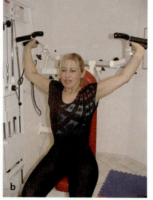

⬛ **Abb. 5.54 a, b.** Neck press am Pull down-Gerät. **a** ASTE, **b** ESTE

**Ausführung.** Die dorsale Muskulatur muss leicht unter Spannung stehen. Patient stemmt die Hebearme des Gerätes aus 80–90° Abduktion im Schultergelenk über den Kopf senkrecht nach oben, wobei die Belastung stets in der dorsalen Schulterblattmuskulatur zu spüren sein soll.

**ESTE.** Die Ellenbogengelenke werden nicht vollständig gestreckt.

**Dosierung und Anzahl.** 21–30 Wiederholungen, Pause 90 sec, 3–4 Serien, Tempo 1 – 0 – 1.

## 5.16.3    Thermokinetik für den thorakozervikalen Übergang

### Thermokinetiktraining mit Hantel (⬛ Abb. 5.55 a–c)

**Anamnese.** Morbus Farfan bzw. dadurch sekundär entstandene Beschwerden.

**Ziel.** Optimierung des Stoffwechsels im thorakozervikalen Übergang.

**ASTE.** Der Patient steht. Dem Patienten wird eine Wärmepackung, z. B. ein Heusack, auf dem thorakozervikalen Übergang angelegt. Der Patient hält zwei ca. 1 kg Schwere Hanteln deutlich mehr als schulterbreit. Die Armhaltung ist in der ASTE U-förmig.

**Ausführung.** Die dorsale Muskulatur muss unter Spannung stehen. Der Patient stemmt die Hanteln aus 80°–90° Abduktion im Schultergelenk mit einer Brustschwimmbewegung senkrecht über den Kopf nach oben und wieder zurück.

**ESTE.** Die Ellenbogengelenke werden nicht vollständig gestreckt.

**Dosierung und Anzahl.** 31–40 Wiederholungen, Pause 30–60 sec, 3–4 Serien, Tempo 1 – 0 – 1.

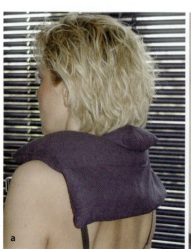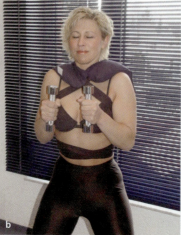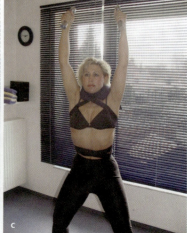

⬛ **Abb. 5.55 a–c.** Thermokinetiktraining mit Hantel. **a** Anlage, **b** ASTE, **c** ESTE

## 5.17 Rehaprogramm BWS

Vielfältig wie die Beschwerdekomplexe im Bereich der BWS sind auch die rehabilitativen Maßnahmen und ihre Einsatzmöglichkeiten, z. B:
- extensives Ausdauertraining für den thorakozervikalen Übergang,
- komplexe Stabilisation bei vorausgegangener lokal segmentaler Stabilisation,
- kontraktionsgerechte Ansprache sport- und arbeitsspezifisch belasteter Muskulatur,
- Skoliosetherapie bei vorausgegangener lokal segmentaler Behandlung,
- nach Traumen der BWS,
- Systemerkrankungen wie Morbus Bechterew und Morbus Scheuermann.

### 5.17.1 Eindimensionales konzentrisches Muskelaufbautraining

**Eindimensionales konzentrisches Muskelaufbautraining am Zuggerät (◻ Abb. 5.56 a–c)**

**Ziel.** Extensionstraining der BWS mit Ansprache der retrahierenden Schulterblattmuskulatur.

**ASTE.** Der Patient sitzt. Der Patient nimmt eine 90° Seilzugstellung ein. Dabei ist der Abstand zwischen den Griffen größer als schulterbreit.

**Ausführung.** Der Patient flektiert synchron im Schultergelenk.

**ESTE.** Der Therapeut nimmt dem Patienten in der Endstellung das Gewicht ab, damit keine exzentrische Muskelbeanspruchung entsteht, da der Patient die Wirbelsäule noch nicht stabilisieren kann.

> **Wichtig**
>
> Der Patient trainiert nur den Hinweg, damit keine exzentrische Muskelbeanspruchung entsteht bzw. die Wirbelsäule stabilisiert bleibt.

**Dosierung und Anzahl.** 21–30 Wiederholungen, Pause 90 sec, 3–4 Serien, Tempo 1 – 0 – 1.

**Eindimensionales konzentrisches Muskelaufbautraining mit Kurzhantel (◻ Abb. 5.57 a–c)**

**Ziel.** Extensionstraining der BWS mit Ansprache der retrahierenden Schulterblattmuskulatur.

**ASTE.** Der Patient sitzt. Die Schultergelenke sind 90° flektiert. Dabei ist der Abstand zwischen den Händen größer als schulterbreit.

**Ausführung.** Der Patient flektiert synchron im Schultergelenk.

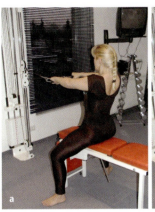
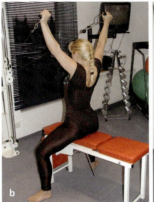
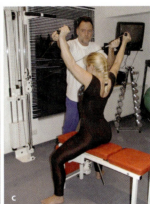

◻ **Abb. 5.56 a–c.** Eindimensionales konzentrisches Muskelaufbautraining am Zuggerät. **a** ASTE, **b** ESTE, **c** Abnahme des Gewichts durch den Therapeuten

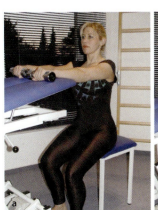
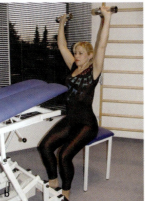
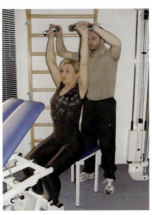

◻ **Abb. 5.57 a–c.** Eindimensionales konzentrisches Muskelaufbautraining mit Kurzhantel. **a** ASTE, **b** ESTE, **c** Abnahme des Gewichts durch den Therapeuten

5

**ESTE.** Der Therapeut nimmt dem Patienten in der Endstellung das Gewicht ab, damit keine exzentrische Muskelbeanspruchung entsteht, da der Patient die Wirbelsäule nicht stabilisieren kann.

> **Wichtig**
>
> Der Patient trainiert nur den Hinweg, damit keine exzentrische Muskelbeanspruchung entsteht bzw. die Wirbelsäule stabilisiert bleibt.

**Dosierung und Anzahl.** 21–30 Wiederholungen, Pause 90 sec, 3–4 Serien, Tempo 1 – 0 – 1.

### Eindimensionales konzentrisches Muskelaufbautraining, »reverse« Butterfly am Gerät (◘ Abb. 5.58 a–c)

**Ziel.** Extensionstraining der BWS mit Ansprache der retrahierenden Schulterblattmuskulatur.

**ASTE.** Der Patient sitzt im Butterflygerät. Er flektiert und innenrotiert 90° im Schultergelenk und flektiert 90° im Ellenbogengelenk. Die Hebelarme des Gerätes sind sagittal und der Oberarmlänge entsprechend eingestellt. Der Patient legt seine Oberarme gegen die Polster der Hebelarme und bewegt sie synchron in eine 90° transversale Abduktion.

**ESTE.** Der Patient nimmt z. B. durch einen Fußhebel das Gewicht ab, damit keine exzentrische Muskelbeanspruchung entsteht.

> **Wichtig**
>
> Der Patient trainiert nur den Hinweg, damit keine exzentrische Muskelbeanspruchung entsteht bzw. die Wirbelsäule stabilisiert bleibt.

**Dosierung und Anzahl.** 21–30 Wiederholungen, Pause 90 sec, 3–4 Serien, Tempo 1 – 0 – 1.

### 5.17.2   Mehrdimensionales konzentrisches Muskelaufbautraining

### Mehrdimensionales konzentrisches Muskelaufbautraining einseitig am Zuggerät (◘ Abb. 5.59 a–c)

**Ziel.** Einseitiges Extensionstraining der BWS mit Ansprache retrahierender Schulterblattmuskulatur.

**ASTE.** Der Patient sitzt. Er greift den Seilzug mit 90° Flexion im Schultergelenk. Das Ellenbogengelenk ist gestreckt und der Seilzug hat Spannung.

**Ausführung.** Der Patient zieht den Griff des Seilzuges und flektiert im Schultergelenk.

**ESTE.** Der Patient nimmt sich in der Endstellung das Gewicht mit der anderen Hand ab, damit keine exzentrische Muskelbeanspruchung entsteht.

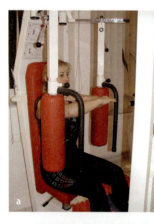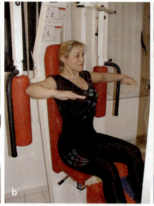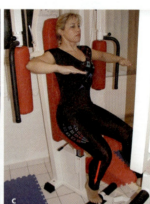

◘ **Abb. 5.58 a–c.** Eindimensionales konzentrisches Muskelaufbautraining »reverse« Butterfly. **a** ASTE, **b** ESTE, **c** Abnahme des Gewichts durch den Fußhebel des Gerätes

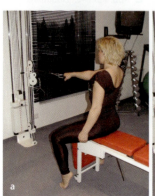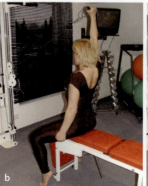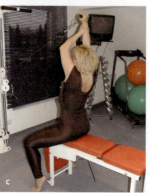

◘ **Abb. 5.59 a–c.** Mehrdimensionales konzentrisches Muskelaufbautraining einseitig am Zuggerät. **a** ASTE, **b** ESTE, **c** Abnahme des Gewichtes durch den Patienten

**Dosierung und Anzahl.** 21–30 Wiederholungen, Pause 90 sec, 3–4 Serien, Tempo 1 – 0 – 1.

### Mehrdimensionales konzentrisches Muskelaufbautraining einseitig mit Theraband (◘ Abb. 5.60 a–c)

**Ziel.** Extensionstraining der BWS mit Ansprache retrahierender Schulterblattmuskulatur.

**ASTE.** Der Patient sitzt. Er hält das Theraband mit 90° Flexion im Schultergelenk. Das Ellenbogengelenk ist gestreckt und das Theraband hat Spannung.

**Ausführung.** Der Patient zieht das Band und flektiert im Schultergelenk.

**ESTE.** Der Patient nimmt sich selbst durch die andere Hand das Gewicht ab, damit keine exzentrische Muskelbeanspruchung entsteht.

**Dosierung und Anzahl.** 21–30 Wiederholungen, Pause 90 sec, 3–4 Serien, Tempo 1 – 0 – 1.

### Mehrdimensionales konzentrisches Muskelaufbautraining rechts am Butterfly-Gerät (◘ Abb. 5.61 a–c)

**Ziel.** Extensionstraining der BWS mit Ansprache retrahierender Schulterblattmuskulatur.

**ASTE.** Der Patient sitzt. Er winkelt seinen rechten Arm im Butterflygerät zur horizontalen Flexion im Schultergelenk an, das Ellenbogengelenk ist 90° flektiert. Der rechte Hebelarm des Gerätes steht sagittal und ist in der Tiefe auf Oberarmhöhe eingestellt. Der Patient lehnt seinen Oberarm gegen das Polster des Hebelarmes und bewegt 90° in die transversale Abduktion.

**ESTE.** Der Patienten nimmt sich per Fußhebel das Gewicht ab, damit keine exzentrische Muskelbeanspruchung entsteht.

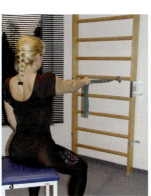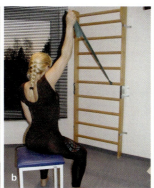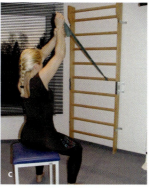

◘ **Abb. 5.60 a–c.** Mehrdimensionales konzentrisches Muskelaufbautraining einseitig mit Theraband. **a** ASTE, **b** ESTE, **c** Abnahme des Gewichtes durch den Patienten

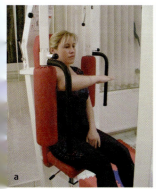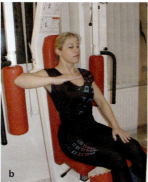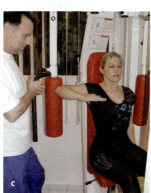

◘ **Abb. 5.61 a–c.** Mehrdimensionales konzentrisches Muskelaufbautraining am Butterfly-Gerät rechts. **a** ASTE, **b** ESTE, **c** Abnahme des Gewichtes durch den Patienten

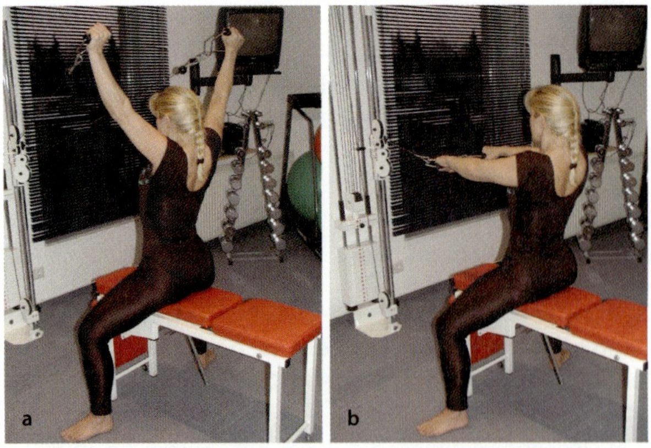

Abb. 5.62 a, b. Muskelaufbautraining eindimensional exzentrisch am Zuggerät beidseitig. a ASTE, b ESTE

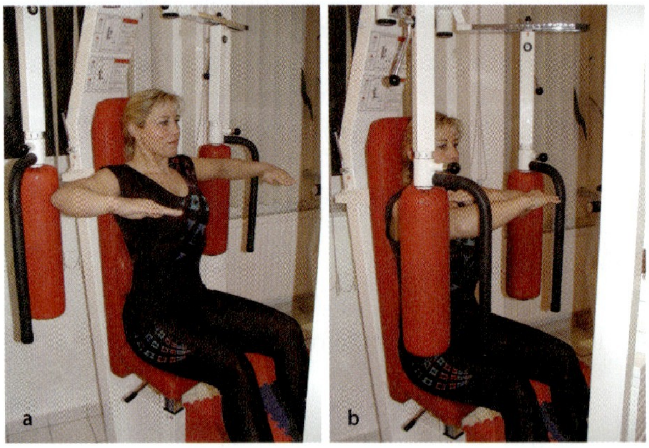

Abb. 5.63 a, b. Muskelaufbautraining eindimensional exzentrisch mit Butterfly-Gerät. a ASTE, b ESTE

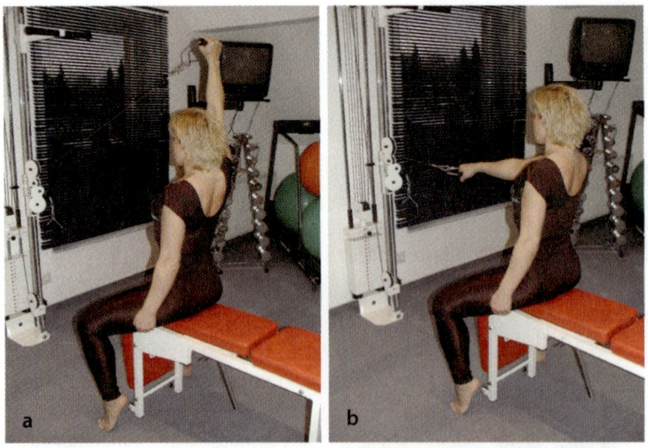

Abb. 5.64 a, b. Mehrdimensionales exzentrisches Muskelaufbautraining einseitig mit Zuggerät. a ASTE, b ESTE

**Dosierung und Anzahl.** 21–30 Wiederholungen, Pause 90 sec, 3–4 Serien, Tempo 1 – 0 – 1.

## 5.17.3 Eindimensionales exzentrisches Muskelaufbautraining

### Muskelaufbautraining eindimensional exzentrisch am Zuggerät (Abb. 5.62 a, b)

**Ziel.** Exzentrische Kontraktion der Muskulatur der BWS.

**ASTE.** Der Patient sitzt mit Flexion im Schultergelenk.

**Ausführung.** Der Patient gibt langsam dem Zug des Seilzuges nach.

**ESTE.** 90° Flexion im Schultergelenk.

**Dosierung und Anzahl.** 21–30 Wiederholungen, Pause 90 sec, 3–4 Serien, Tempo 1 – 0 – 1.

> Alternativ kann der Patient z. B. mit Kurzhanteln trainieren.

### Muskelaufbautraining eindimensional exzentrisch mit dem Butterfly-Gerät (Abb. 5.63 a, b)

**Ziel.** Exzentrische Kontraktion der dorsalen BWS-Muskulatur.

**ASTE.** Der Patient sitzt im Butterfly-Gerät.

**Ausführung.** Aus der horizontalen Abduktion gibt der Patient langsam dem Druck der senkrecht stehenden Hebelarme nach.

**ESTE.** Die Endstellung gibt das Gerät vor.

**Dosierung und Anzahl.** 21–30 Wiederholungen, Pause 90 sec, 3–4 Serien, Tempo 1 – 0 – 1.

## 5.17.4 Mehrdimensionales exzentrisches Muskelaufbautraining

### Mehrdimensionales exzentrisches Muskelaufbautraining einseitig mit Zuggerät (Abb. 5.64 a, b)

**Ziel.** Extensionstraining der BWS unter Einbezug der retrahierenden Schulterblattmuskulatur.

**ASTE.** Der Patient sitzt. Er hält den Seilzug mit 180° Flexion im Schultergelenk.

**Ausführung.** Der Patient gibt langsam dem Zug des Seilzuges nach.

**ESTE.** Er beendet die Bewegung, wenn er 90° im Schultergelenk erreicht hat:

> Alternativ kann der Patient z. B. mit Hanteln trainieren.

**Dosierung und Anzahl.** 21–30 Wiederholungen, Pause 90 sec, 3–4 Serien, Tempo 1 – 0 – 1.

### Mehrdimensionales exzentrisches Muskelaufbautraining einseitig am Butterfly-Gerät (◘ Abb. 5.65 a, b)

**Ziel.** Extensionstraining der BWS unter Einbezug der retrahierenden Schulterblattmuskulatur.

**ASTE.** Der Patient sitzt im Butterfly-Gerät mit 90° horizontaler Abduktion im Schultergelenk.

**Ausführung.** Aus der horizontalen Abduktion gibt der Patient langsam dem Druck des senkrecht stehenden Hebelarmes nach.

**ESTE.** Das Gerät gibt die Endstellung vor.

**Dosierung und Anzahl.** 21–30 Wiederholungen, Pause 90 sec, 3–4 Serien, Tempo 1 – 0 – 1.

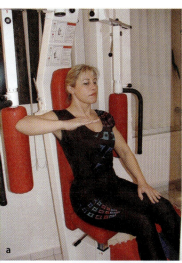

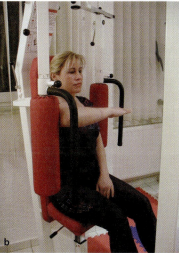

**◘ Abb. 5.65 a, b.** Mehrdimensionales exzentrisches Muskelaufbautraining einseitig mit Butterfly-Gerät. **a** ASTE, **b** ESTE

## 5.18    Stabilisation der BWS

### 5.18.1    Pathomechanismus, Anamnese und Inspektion bei Instabilitäten

Verschiedene **Pathomechanismen** führen zu Instabilitäten, z. B.:
- degenerative Veränderungen der Bandscheibe,
- Bänderlaxizität (Bandinstabilitäten oder -lockerungen),
- ungünstige Hebelverhältnisse,
- Frakturen und
- Luxationen.

Hinweise auf eine Instabilität finden sich in der anamnestischen Befragung des Patienten. Folgende **Probleme** und Beschwerden deuten auf eine Instabilität hin: Der Patient:
- gibt ein »Faustgefühl« zwischen den Schulterblättern an,
- meidet Wärme,
- empfindet eine weiche Bettunterlage als unangenehm,
- gibt an, dass schwere ungewohnte Tätigkeiten das Problem aktualisieren,
- gibt an, dass Medikamente seine Beschwerden nicht bessern,
- erwähnt, dass statische Tätigkeiten bei Armflexionsbewegungen das Problem verstärken.

Bei der **Inspektion** kommt der Manualtherapeut durch Palpation und Tests bei Instabilitäten häufig zu folgenden Ergebnissen:
- Es bestehen leichte Einziehungen im Bereich der Wirbelsäule (BWS).
- Das Gewebe ist leicht ödematös und kreisförmig aufgequollen.
- Der Kibler-Faltentest ist positiv.
- Die Procc. spinosi sind druckdolent.
- Die aktiven Tests sind meist negativ, da die Beschwerden bei Bewegungssummationen oder plötzlich abbremsenden Bewegungen auftreten.
- Der passiv durchgeführte Slump-Test ist positiv.
- Lokal segmental ist der Springing-Mobilisationstest positiv.
- Der Rosettentest ist ebenfalls positiv.

Auch bei fehlender rotatorischer Fehlstellung bemerkt man Laxizität in der Rechts- und Linksrotation gegenüber anderen Segmenten. In einer rotatorischen Fehlstellung ist die rotierte Seite resistent (festelastisch). Im Rotationstest zeigt sich ein Nachlauf am kaudalen Wirbelkörper.

### 5.18.2    Behandlungsaufbau Stabilisation

Beim Aufbau der Behandlung mit dem Ziel, die Gelenke der BWS zu stabilisieren, beachtet der Therapeut folgende Reihenfolge:
- Belastungsfähigkeit des Knorpels aufbauen.
- Synoviaproduktion optimieren bzw. Adhäsion verbessern und die Knorpelernährung optimieren.
- Propriorezeptive Reorganisation fördern.
- Arthrokinematische lokalsegmentale Muskeln aufbauen.
- Osteokinematische Muskeln aufbauen.

## 5.18.3    Stabilisationsbeispiel Th5–6

Im folgenden Beispiel gehen wir davon aus, dass sich der Wirbelkörper Th5 in einer Fehlstellung befindet. Er ist nach rechts rotiert. In der BWS ist eine Verriegelung von kaudal aufgrund der Rippen nicht möglich; das bedeutet, dass bei kranialer Verriegelung immer bis ein Segment unter dem instabilen Segment verriegelt werden muss. Erst durch die Fähigkeit, drei Segmente muskulär zu schließen, wird diese Verriegelung geöffnet.

### Befund und Interpretation

In unserem Beispiel ist Th5 im Springing-Mobilisationstest positiv. Der Rosettest ist links festelastisch (resistent) und rechts fest/hart. Dies interpretiert der Therapeut als links positiv. Der rechte M. rotator brevis ist insuffizient, so dass die Linksrotation geübt werden muss.

### Therapie

Der Patient wird in Flexion vorpositioniert, um eine ligamentäre Spannung bis in das Segment Th6–7 zu erzeugen. Da der Therapeut den M. rotator brevis linksrotatorisch aktivieren muss, ist die Linksrotation die Verriegelung. Deshalb stellt der Therapeut eine Lateralflexion rechts ein, bis der Dornfortsatz Th6 sich nach links bewegt. Dann folgt die rotatorische Einstellung nach links, bis der Dornfortsatz Th7 nach rechts zieht. In dieser Grundeinstellung beginnt der Therapeut, das Segment isometrisch zu aktivieren. Es folgt die monosegmentale und dann mehrsegmentale konzentrische Aktivierung.

Ist der Patient in der Lage, drei Segmente zu schließen, dürfen Übungen zum Eigentraining gegeben werden. In der Therapie baut der Therapeut die Verriegelung der Segmente zunehmend ab. Es folgen ein:

- konzentrisch eindimensionales Training,
- konzentrisch mehrdimensionales Training (rotatorisches Training),
- exzentrisch eindimensionales Training und
- zum Schluss ein exzentrisch mehrdimensionales Training.

Die Kokontraktion muss nicht geübt werden, da kein Kollagenschaden vorliegt und es deshalb nicht zur Inhibition der Rami articulares kommt.

## 5.18.4    Vorgehensweise bei einer kombinierten Einstellung

### Kombinierte Einstellung Th5–6, Vorposition Divergenz (◻ Abb. 5.66)

**Ziel.** Ligamentäre Spannung bis Th6–7 rechts bzw. die erste Bewegungsdimension für eine kombinierte Einstellung aufbauen.

**ASTE/Ausführung.** Sitzend, der Therapeut bringt den Patienten soweit in Flexion bis eine palpierbare, interspinale Spannung Th6–7 entsteht. Diese Position wird fixiert.

### Kombinierte Einstellung Th5–6 rechts, Vorposition Lateralflexion rechts (◻ Abb. 5.67)

**Ziel.** Es wird die zweite Bewegungsdimension vorgegeben, damit der Patient sich in seiner rotatorischen Übungsrichtung kombiniert verriegelt.

**ASTE.** Der Patient sitzt.

**Ausführung.** Der Therapeut bringt den Patienten soweit in Lateralflexion, bis diese das Segment Th6–7 erreicht. Beurteilt wird dies über die entstehende palpierbare »Zwangsrotation« am Dornfortsatz von Th6, der sich nach links bewegt (Wirbelkörper dreht nach rechts). Diese Position wird fixiert.

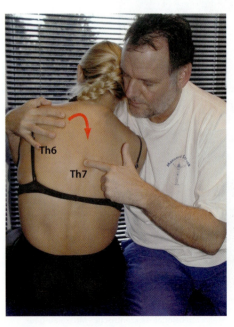

◻ **Abb. 5.66.** Kombinierte Einstellung Th5–6 rechts Vorposition Divergenz (**roter Pfeil**)

◻ **Abb. 5.67.** Kombinierte Einstellung Th5–6 rechts, Vorposition der Lateralflexion rechts (**roter Pfeil**)

## Kombinierte Einstellung Th5–6 rechts, Vorposition Rotation links (◘ Abb. 5.68)

**Ziel.** Es wird die dritte Bewegungsdimension eingestellt, so dass eine arthrokinematische Bewegung ausgeschlossen werden kann. Der Patient ist lokal segmental kombiniert eingestellt.

**ASTE.** Der Patient sitzt.

**Ausführung.** Der Therapeut rotiert die BWS des Patienten soweit nach links, bis er die Rotation des Dornfortsatzes Th7 palpieren kann. Diese Position wird fixiert.

## Stabilisation lokal segmental Th5–6 rechts, Vorposition kombinierte Einstellung (◘ Abb. 5.69)

**Ziel.** Lokal segmentale muskuläre Ansprache des instabilen Segment Th5/6 aus einem gesicherten Gelenk. Durch die Ansprache von drei Bewegungsdimensionen kann eine arthrokinematische Bewegung ausgeschlossen werden. Der Patient ist lokal segmental kombiniert eingestellt.

**ASTE.** Der Patient sitzt.

**Ausführung.** Der Therapeut fordert den Patienten auf, seine linke Schulter nach hinten zu spannen, bis die Spannung die folgenden Segmente erreicht. Dabei kombiniert der Therapeut die erreichten Segmente mit bestimmten Übungen:
- Th6: isometrisches Training (schließen des betroffen Segmentes).
- Th7: konzentrisches Training. Der Therapeut lässt die Bewegung durch das Segment laufen.

- Th7: monosegmentales konzentrisches Training. Voraussetzung ist die vorherige rotatorische Vorposition bis Th5.
- Th7: Mehrsegmentales konzentrisches Training. Voraussetzung ist die vorherige rotatorische Vorposition bis Th4.

> Ist der Patient in der Lage. drei Segmente durchlaufend bis zum Th6 aktiv zu schließen, wird mit einem Programm zum Eigentraining begonnen (Hantel, Theraband). In der Praxis folgt die Behandlung aus einer gekoppelten Vorposition. Das heißt, es wird Segment für Segment die Lateralflexion abgebaut und monosegmental bzw. mehrsegmental konzentrisch trainiert. Anschließend trainiert der Patient monosegmental bzw. mehrsegmental exzentrisch. Begleitet wird das Training von einem adäquaten Rehaprogramm (▶ Kap. 5.17): eindimensional konzentrisch, mehrdimensional konzentrisch, eindimensional exzentrisch, mehrdimensional exzentrisch.

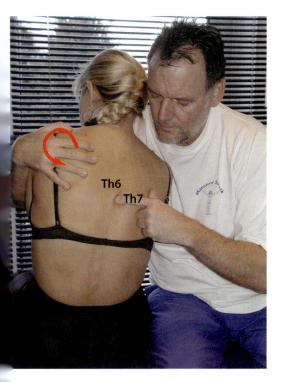

◘ **Abb. 5.68.** Kombinierte Einstellung Th5–6 rechts, Vorposition der Rotation links (**roter Pfeil**)

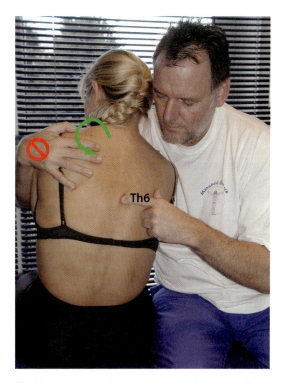

◘ **Abb. 5.69.** Stabilisation lokal segmental Th5–6 rechts, Vorposition kombinierte Einstellung (**grüner Pfeil**)

**5**

## 5.19     Thoracic Outlet-Kompressionssyndrom (TOKS)

### 5.19.1     Anatomische Engpässe der oberen Apertur

Die obere Thoraxapertur setzt sich aus folgenden **Knochen** zusammen:

- der thorakozervikale Übergang,
- die BWK1–4,
- die Klavikula,
- das Akromion,
- das Sternum und
- die oberste Rippe.

Die ossären Strukturen sind verbunden mit Faszien, die von folgenden **Muskeln** dynamisiert werden:

- Infrahyoidalmuskeln,
- M. sternocleidomastoideus
- M. trapezius,
- M. pectoralis major et minor,
- M. deltoideus,
- Mm. scaleni.

Ein **Hypertonus** dieser muskulären Strukturen beeinflusst die obere Apertur. Meistens entsteht ein venöser Rückstau. Vertebralfaszien können die Faszien der oberen Apertur ebenfalls beeinflussen, da sie eng miteinander verbunden sind. Ist z. B. ein Patient an Morbus Farfan erkrankt, können Zugreize auf die obere Apertur einwirken, da die Vertebralfaszien u. a. am Dornfortsatz C7 ansetzen. Der Zugreiz der Vertebralfaszien überträgt sich auf die Faszien der oberen Thoraxapertur.

Engstellen sind knöchern oder muskulär bedingt und komprimieren die durch sie hindurch tretenden Gefäße und Nerven der oberen Thoraxapertur. **Vier Engstellen** finden sich im Bereich der oberen Thoraxapertur:

- M. scalenus anterior et M. scalenus medius bilden die Skalenuslücke.
- Die zweite Enge erfährt der neurovaskuläre Strang in der kostoklavikulären Pforte.
- Zwischen Proc. coracoideus und M. pectoralis minor befindet sich die dritte Enge.
- Das laterale Ende der Fascia clavipectoralis kann mit dem sog. Arcus tendineus die vierte Engstelle bilden. Es handelt sich um eine zusätzliche Bogenbildung um den neurovaskulären Strang.

Am meisten gefährdet sind die Nerven aus den Segmenten C8–Th1. **Zeichen einer TOKS-Problematik** sind:

- Paraesthesien in Arm und Hand, vorwiegend bei herabhängenden und erhobenen Armen,
- Stenosegeräusche in der Supraklavikulagrube und
- Abschwächung des Radialpulses.

Je stärker die Kompression auf die Gefäße ist, umso eher zeigt der Patient aufgrund der Unterversorgung eine Schwäche der Muskulatur, verbunden mit dumpfen Schmerzen, Blässe oder einer Zyanose.

### 5.19.2     Test und Therapie des Thoracic Outlet-Kompressionssyndroms (TOKS)

#### Skalenussyndrom mit Test nach Adson (◘ Abb. 5.70)

**Ziel.** Provokation des Skalenussyndroms links.

**Bemerkung.** Der Truncus inferior des Plexus brachialis zieht mit der A. subclavia durch den Zwischenraum, den M. scalenus anterior und M. scalenus medius bilden (hintere Skalenuslücke). Durch folgende Faktoren kann es zu mechanischen Reizungen bzw. zu einer aneurysmatischen Ausweitung der A. subclavia kommen:

- Hypertrophie der Muskeln,
- adaptiertes Kollagen des Muskels durch Hochstand der 1. Rippe,
- Vorhandensein einer Halsrippe,
- Variante eines M. scalenus minimus oder eines verlängerten Querfortsatzes C7.

Die vordere Skalenuslücke wird gebildet vom M. scalenus anterior und dem M. scalenus medius. Durch sie zieht die V. subclavia.

**Test.** Adson-Manöver für die vordere und hintere Skalenuslücke mit Provokation der V. subclavia, A. subclavia und des Plexus brachialis. Das Adson-Manöver wird ausgeführt über eine passive Extension des Kopfes, Rotation zur gleichen Seite, Seitenneigung zur Gegenseite, bei gleichzeitiger tiefer Inspiration und Widerlagerung der 1. und 2. Rippe durch den Therapeuten.

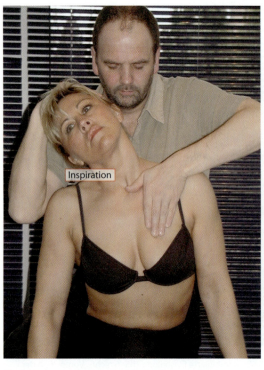

◘ **Abb. 5.70.** Skalenussyndrom links mit Test nach Adson

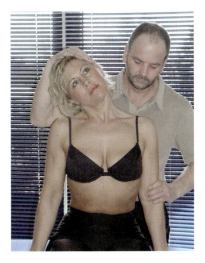

■ **Abb. 5.71.** Kostoklavikuläres Syndrom links mit Test nach Eden

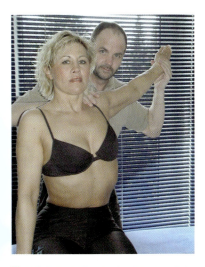

■ **Abb. 5.72.** Pektoralis minor-Syndrom links mit Test nach Wright

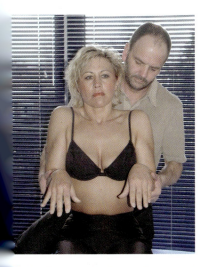

■ **Abb. 5.73.** Arcus Tendinosus-Syndrom rechts mit Test nach Cyriax

### Kostoklavikuläres Syndrom mit Test nach Eden (■ Abb. 5.71)

**Ziel.** Provokation des kostoklavikulären Syndroms links.

**Bemerkung.** Beim kostoklavikulären Kompressionssyndrom kommt es zur Einengung des Plexus brachialis der A. und V. subclavia. Erst im Alter, durch Inspirationsstellung der ersten Rippe sowie extrem hängende Schultern, kann es zu einer Einengung kommen bei zusätzlichen Kopfdrehungen über den Skalenuszug an der ersten und zweiten Rippe. Weitere Gründe können Traumen, Kallusbeulen nach Klavikulafrakturen, Lungenemphysem und starke Deformitäten durch Skoliosen sein.

**Test.** Das Eden-Manöver wird ausgeführt über passive Schulterdepression durch Zug am Arm und einer Lateralflexion der HWS zur Gegenseite.

### Pektoralis minor-Syndrom mit Test nach Wright (■ Abb. 5.72)

**Ziel.** Provokation des Pektoralis minor Syndroms links.

**Bemerkung.** Die Autoren sind der Meinung, dass das Pektoralis minor-Syndrom in der Praxis häufig vorkommt. Proc. coracoideus und M. pectoralis minor wirken für den neurovaskulären Strang wie ein Hypomochlion (Dreh- bzw. Unterstützungspunkt) bei einer Abduktion im Schultergelenk über 90°. Bei Patienten mit protrahiertem Schultergürtel und hypertonen M. pectoralis minor kann es durch Seitenlagerung auf der betroffenen Seite zur Komprimierung des neurovaskulären Stranges kommen.

Zeichen eines Pektoralis minor-Syndroms sind »eingeschlafene« Hände, kalte Finger, Paraesthesien unterschiedlichster Form.

**Test.** Beim Wright-Manöver wird der betroffene Arm im Schultergelenk passiv über 90° abduziert und innenrotiert, um den M. pectoralis major auszuschalten. Anschließend führt der Therapeut den Arm weiter in eine horizontale Abduktion.

### Arcus tendinosus-Syndrom mit Test nach Cyriax (■ Abb. 5.73)

**Ziel.** Provokation des Arcus tendinosus-Syndroms rechts.

**Bemerkung.** Beim Arcus tendinosus handelt es sich um eine Variante der Fascia clavipectoralis. Er umhüllt den neurovaskulären Strang unterhalb der Klavikula.

**Test.** Die Arme des Patienten werden vom Therapeuten an den Ellenbogen unterfasst, passiv im Ellenbogengelenk flektiert und im Schultergelenk adduziert. Der Therapeut eleviert den Schultergürtel. Tritt keine Beschwerdeaufhebung oder Erleichterung auf, besteht der Verdacht eines Arcus tendinosus. Nehmen die vorher vorhandenen Beschwerden ab, liegt der Verdacht nahe, dass es sich um eine Enge in der kostoklavikulären Pforte handelt.

Weitere **differentialdiagnostische Möglichkeiten** einer Schmerzsymptomatik des Armplexus sind:
- Pancoast Tumor (Lungenspitzentumor),
- neuralgische Schulteramyotrophie,
- Paget von Schrötter Syndrom (TIKS),
- exogener Druck, da bei leptosomen Patientinnen BH-Träger oder das Tragen von Lasten auf den Schultern Plexusirritationen hervorgerufen werden können.

### Faszientechnik nach FOST (◻ Abb. 5.74 a, b)

**Ziel.** Restriktionsauflösung der Faszia clavipectoralis rechts.

**ASTE.** Der Patient sitzt. Mit der linken Hand fasst der Therapeut den Kopf des Patienten und bewegt die HWS in eine endgradige Lateralflexion links, so dass der thorakozervikale Übergang gedehnt wird. Über den Kopf wird die HWS des Patienten maximal rechtsrotiert und leicht extendiert.

**Ausführung.** Der Therapeut unterfasst mit seinem rechten Arm den rechten Patientenarm, und hebt die Schulter leicht an, um den M. trapezius pars descendens anzunähern. Mit seiner rechten Hand widerlagert der Therapeut das Akromion und die rechte Klavikula des Patienten. Der Patient wird aufgefordert tief einzuatmen (Brustatmung), so dass sich der Thorax erweitert. Die Exspiration erfolgt ohne wesentlich an der muskulär gehaltenen Inspirationsstellung zu verlieren.

**Anzahl und Dosierung.** Aus muskulär fixierter Inspirationsstellung 30 s bis 2 min. Diese Dehnstellung für die Faszien halten – 2 min Pause – 3 Wiederholungen.

| Cave |
| --- |
| Forciert der Therapeut die Einatmung zu stark, besteht die Gefahr einer Hyperventilation. |

## 5.20    Injektionstechniken für die BWS

Der folgende Abschnitt beschreibt thorakale paravertebrale Blockaden als Injektionstechnik bei chronischen Schmerzen im thorakalen Bereich und die damit verbunden therapeutischen Möglichkeiten.

### Thorakale paravertebrale Blockaden (◻ Abb. 5.75 a, b)

Ziel dieser Therapie ist es, schmerzhaften Facettenreizzuständen bei Blockierungen oder Hypomobilitäten über periartikuläre Infiltration zu begegnen. Zur Lokalisation des Facettengelenkes wendet der Arzt die Fingerregel an (▶ Kap. 5).

#### Injektionsmenge

5 ml 0,25% Bupivacain, Nadel je nach Konstitution des Patienten Norm 0,6 × 60 mm.

#### Indikation

Bei folgenden Diagnosen und Beschwerden ist die Indikation zur thorakalen paravertebralen Blockade gegeben:
- Blockadeserie im Innervationsgebiet der akuten Phase des Herpes zoster,
- Schmerzen im Interkostalbereich (Neuralgien, Kausalgien),
- Schmerzzustände nach Rippenfrakturen oder Kontusionen der Thoraxwand.

#### Injektionstechnik

Bei sitzend nach vorn geneigtem Oberkörper wird die Punktionskanüle senkrecht zur Hautoberfläche bis zum Erreichen des Knochenkontaktes (Querfortsatz) eingeführt. Dieser erfolgt anatomieabhängig in einer Tiefe von 2,5–5 cm. Die Kanüle wird bis zur Subkutis zurückgezogen und in einem Winkel von 15–20° kaudal- oder kranialwärts vorbei am Proc. transversus noch bis zu 2 cm tiefer eingeführt (loss of resistance). Nach Aspiration erfolgt die fraktionierte Injektion des Lokalanästhetikums.

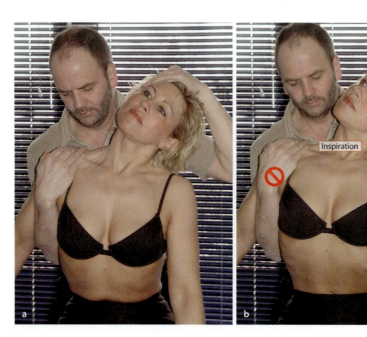

◻ **Abb. 5.74 a, b.** Faszientechnik nach FOST für den rechten thorakozervikalen Übergang

## Differenzierte Physiotherapiemethoden

Injektionen sind notwendig, wenn Facettengelenkbehand-lungen auf Grund der Schmerzen nicht möglich sind bzw. wenn Probleme im skapulothorakalen Gleitlager durch eine Exspi-rationshypomobilität der Rippen unter der Skapula zu einem gestörtem skapulo-humeralen Rhythmus führen.

## Therapeutisches Fenster

**Bis 6 Stunden** passiv, Mobilisation der Facettengelenke thoraka-len Bereich in Extension und der Rippen in Inspiration in den Bereichen Th4–8 (der einzige Bereich mit ventral stehender Belastungsachse).

**Nach 6 Stunden:** Exzentrische Beüben der Facettengelenke zur artikulären Stabilisierung und Normalisierung der Funk-tion der Rami dorsales. Ebenfalls notwendig, um die Trophik zu verbessern, wobei eine maximale Atemexkursion angestrebt wird (Extension mit Inspiration und Flexion mit Exspiration).

Nach operativen Eingriffen im BWS-Bereich, die einen nor-malen Informationsfluss aus dem Läsionsgebiet nicht mehr zulassen (z. B. Facettengelenksdenervierung, Korpoektomien, Wirbelfusionen, nach Chemonukleolysen, Implantation von künstlichen Bandscheiben, Laminektomien und Hemilami-nektomien) ist das Behandlungsergebnis in den meisten Fällen sehr unbefriedigend, da ausschließlich Kompensationsmecha-nismen aktiviert werden können. Die Stabilisierung kann nur durch Hilfsmuskeln erfolgen, d. h. Aktivierung der segmentsta-bilisierenden Mm. rotatores breves ist nicht mehr möglich.

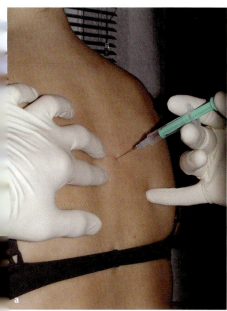

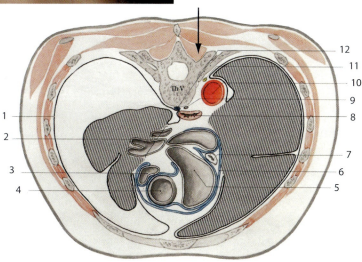

**◘ Abb. 5.75. a** Thorakale paraver-tebrale Blockaden, **b** anatomische Orientierung (v. Lanz u. Wachsmuth 1982, 2003)
**1** Pleura parietalis, **2** Hilus mulmo-nis dextrae, **3** V. cava superior, **4** Aor-ta ascendens, **5** Truncus pulmona-lis, **6** Pericardium, **7** Auricula sinistra, **8** Oesophagus, **9** Ductus thoraci-cus, **10** Aorta descendens, **11** Truncus sympathicus, **12** V. Azygos

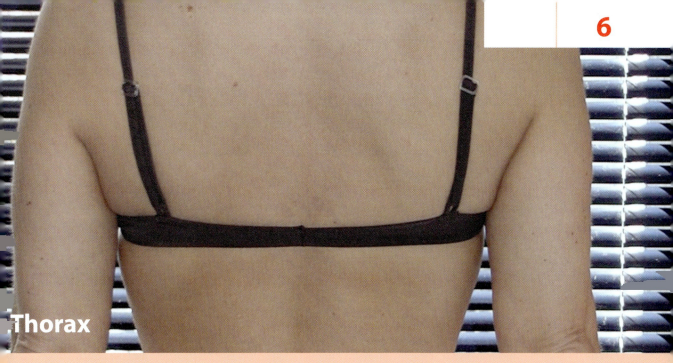

# Thorax

## 6.1    Einleitung

Rippen, obere und untere Thoraxapertur prägen den Brustkorb. Seine **Form** variiert alters -und geschlechtsspezifisch sehr stark. So ist der weibliche Thorax schmaler als der männliche. Der Brustkorb schützt die in der Brusthöhle liegenden Organe wie Lunge, Herz, Milz, Leber und Galle. Bei Kindern ist der Brustkorb aufgrund des hohen Knorpelanteils noch sehr elastisch, mit zunehmendem Alter lässt diese Elastizität kontinuierlich nach.

> Vor einer Rippenbehandlung prüft der Manualtherapeut daher stets die Elastizität des Brustkorbs mit dem Federungstest.

Die Apertura thoracis superior et inferior formen den Brustkorb. So beeinflussen z. B. die Mm. scaleni die oberen Rippenpaare. Zwerchfell, Bauchmuskulatur sowie M. quadratus lumborum beeinflussen dagegen die unteren Rippenpaare.

Problematisch ist die manualtherapeutische Behandlung von Rippen und Brustkorb, da in der Brustwirbelsäule (BWS) unterschiedlichste Achsenabweichungen auftreten. Hinzu kommen **Systemerkrankungen** der BWS, die mechanische Veränderungen verursachen, wie z. B.:

- Morbus Bechterew,
- Morbus Forestier,
- Morbus Scheuermann,
- Osteoporose.

Gekrümmtes Sitzen (Büro, Schulkinder, besonders beim Schreiben und Zeichnen) verursacht eine betonte Exspirationsstellung der Rippen mit der Gefahr einer kollagenen Adaptation. Bei verstärkter Brustatmung kommt es zu einer Inspirationsstellung der oberen Rippen mit Folge einer kollagenen Adaptation. Interessanterweise kommt bei den Naturvölkern fast nur die **Zwerchfellatmung** vor, und auch Kinder neigen bis zum Schulalter zur Zwerchfellatmung. Die Brustatmung wird normalerweise nur bei erhöhtem Sauerstoffbedarf eingesetzt. Gekrümmtes Sitzen nimmt uns die Möglichkeit einer physiologischen ruhigen Zwerchfellatmung. Die Zwerchfellatmung ist unerlässlich für die Durchblutung und Ventilation der Lungen, zur Zirkulationsverbesserung von Bauchorganen und Gefäßen. Allgemein kann man sagen, dass Männer eher zur Brustatmung neigen als Frauen.

Die **Beweglichkeit** der 12 Rippenpaare steigert sich von kranial nach kaudal. Bei der Rippenbehandlung nutzen Manualtherapeuten die detonisierende Exspirationsphase bzw. die tonisierende Inspirationsphase für ihre Techniken. Probleme der oberen Rippen haben häufig Einfluss auf die Schulter und das Schulterblatt. Probleme der unteren Rippen beeinflussen die Nierenbeweglichkeit und hochlumbale Nervenstrukturen negativ. Mittlere Rippenprobleme führen häufig zu Irritationen des Sympathikus.

**Weichteiltechniken** wenden Manualtherapeuten bei einer kyphotischen BWS im Bereich der Rippen an, da die Rippen in diesem Fall sehr eng stehen. Hier ist eine Weichteiltechnik in Form einer Interkostalausstreichung als Warming up für die lokale, kostale Inspirationsmobilisation für den Interkostalraum angezeigt.

## 6.2    Anatomie der Rippen

Die Rippen dienen primär dem Schutz der Organe. Die 12 Rippenpaare werden in drei **Abschnitte** eingeteilt:

- Den **Abschnitt 1** bilden die 2.–7. Rippe, Costae sternales oder verae genannt, die mit dem Sternum über die Articulationes sternocostales verbunden sind.
- Den **Abschnitt 2** bilden die 8.–10. Rippe, Costae arcuariae oder spuriae genannt, die durch Knorpelspangen und Interchondralgelenke mit dem Sternum verbunden sind.
- Den **Abschnitt 3** bilden die 11. und 12. Rippe, als Costae fluctuantes bezeichnet, die freie Rippen sind.

Die **erste Rippe** ist dorsal durch die Articulatio capitis costae und Articulatio costotransversaria mit Th1 gelenkig verbunden. Ventral ist sie als Synchondrose mit dem Sternum verbunden und wird mechanisch sehr stark durch die Mm. scaleni beeinflusst.

**Alle Rippen**, bis auf Costae 1, 11 und 12, artikulieren firstartig mit jeweils zwei Facetten über die Fovea costalis inferior und superior (zusammen **Articulatio capitis costae** oder auch Articulatio costovertebralis) mit zwei Wirbelkörpern. Die Rippen 1, 11 und 12 haben nur eine Gelenkfläche und sind nur mit einem Wirbelkörper gelenkig verbunden.

Eine weitere Fixation bildet das **Kostotransversalgelenk**, das von den ersten 10 Rippenpaaren gebildet wird. Eine weitere fixierende Eigenschaft hat das extrasynoviale Lig. capitis costae intraarticulare, das den Rippenfirst mit der Bandscheibe verbindet. Es zentriert die Rippenköpfe und stimuliert die Membrana synovialis.

Die kostotransversale Gelenkfläche Fovea costalis processus transversi ist bis ca. zur 5. Rippe nach ventral ausgerichtet und ermöglicht somit eine anlageabhängige **Bewegung** nach ventral und kranial. Ab der 6. Rippe ist die Gelenkfläche nach kranial ausgerichtet. Sie ermöglicht somit eine anlageabhängige Bewegung nach lateral und kranial. Bei der 5. und 6. Rippe ist der ventrodorsale Durchmesser des Thorax am geringsten, wobei hier die Bewegung fast ausschließlich transversal stattfindet.

Rippenprobleme entstehen zu 80% aufgrund einer **Diskose**, d. h. einer Laxizität des Lig. capitis costae intraarticulare, das das Zentrieren der Rippe nicht mehr gewährleisten kann. Durch Husten, Niesen oder ruckartige Bewegungen kommt es zur Dislokation des Rippenköpfchens und damit zur veränderten Mobilität der Rippe, wobei:

- der Interkostalnerv in seinem Verlauf irritiert, oder
- der Ramus dorsalis bzw. der sympathische Grenzstrang komprimiert werden können.

Bei **Kompression** eines sympathischen Ganglions sind die sympathischen Anordnungen bezüglich der Organe zu beachten und die thorakale Ankopplung. Es besteht die **Ankopplung** von:

- Th1–4 an den Plexus cervicalis,
- Th4–8 an den Plexus brachialis,
- Th3 - 6 an Schweißdrüsen der oberen Extremität,
- Th8–10 an den Plexus lumbalis,
- Th11–L2 an den Plexus sacralis.

Bei Rippenproblemen verhalten sich die Rippen bei Bewegungen der BWS wie folgt: Bei Rotation rechts bewegen sich die rechten Rippen in Inspiration und die linken Rippen in Exspiration und umgekehrt (■ Abb. 6.1).

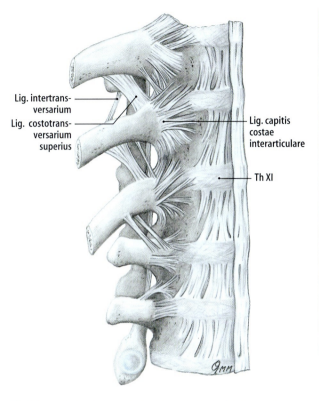

Lig. intertrans-
versarium

Lig. costotrans-
versarium
superius

Lig. capitis
costae
interarticulare

Th XI

◘ **Tabelle 6.1.** Atemmuskulatur

| Muskeltyp | Muskeln |
| --- | --- |
| Inspiratorische Atemmuskeln | Diaphragma (Zwerchfell) |
|  | Mm. intercostalis externi |
| Inspiratorische Atemhilfsmuskeln | M. sternocleidomastoideus |
|  | M. scalenus anterior |
|  | M. scalenus medius |
|  | M. scalenus posterior |
|  | M. pectoralis major |
|  | M. pectoralis minor |
|  | M. serratus anterior |
|  | M. serratus posterior superior |
|  | M. latissimus dorsi |
| Exspiratorische Atemmuskeln | Mm. intercostales interni |
|  | M. transversus thoracis |
|  | Mm. subcostales |
| Exspiratorische Atemhilfsmuskeln | M. rectus abdominis |
|  | M. transversus abdominis |
|  | M. obliquus externus |
|  | M. obliquus internus |
|  | M. erector spinae |
|  | M. quadratus lumborum |
|  | M. serratus posterior inferior |

◘ **Abb. 6.1.** Anatomische Orientierung: Rippengelenke, Lig. capitis costae interarticularis. (Aus Tillmann 2005)

### 6.2.1   Atemmuskulatur

◘ Tabelle 6.1 zeigt die inspiratorischen und exspiratorischen Atem- und Atemhilfsmuskeln. Während der Ruheatmung sind keine exspiratorischen Atemhilfsmuskeln erforderlich, die Retraktionskraft der Lunge und die Entspannung des Zwerchfells sind für die Ausatmung ausreichend.

Das **Zwerchfell** ist eine 3 mm dicke Muskelplatte, die sich aus den Innenseiten der 7.–12. Rippe (Pars costalis) der Innenseite des Xiphoideus (Pars sternalis) und den LWK1–3 (Pars lumbalis) kleeblattartig zu einer Sehnenplatte (Centrum tendineum) vereint. Der Pars lumbalis ist der kräftigste und besteht aus einem medialen und lateralen Schenkel (Crus mediale und Crus laterale dextrum und sinistrum).

Das Crus mediale entspringt von den ventralen Seiten der ersten 3 LWK und bildet die Aortenarkade (Hiatus aorticus) für den Durchtritt der Aorta und die Ösophagusarkade (Hiatus oesophagus) für den Durchtritt der Speiseröhre. Crus laterale dextrum und sinistrum bilden als Ursprung ihrer Fasern die mediale Psoasarkade, die vom 1. LWK zum Proc. transversus des LWK1 zieht und die laterale Quadratusarkade, die vom Querfortsatz L1 zur 12. Rippe zieht. Beide zusammen bezeichnen wir als Haller-Bogen.

Das Zwerchfell bildet im Ruhezustand eine Kuppelform, die sich bei Inspiration 2–4 cm abflacht und so die Brusthöhle mit den Lungen erweitert. Die maximale Bewegung ist abhängig von der Mobilität des Perikards, das mit dem Zentrum tendineum des Zwerchfelles verwachsen ist. Der Abdominalraum wird dabei gleichzeitig komprimiert. Bei Ausatmung erschlafft das Zwerchfell und nimmt wieder die Kuppelform an. Die Ausatmung ist ein passiver Vorgang, der durch die Elastizität der Lunge, der in Inspiration gedehnten Bauchmuskeln und inneren Interkostalmuskeln entsteht. Beim Sport sowie beim Husten, Niesen, Pressen, Singen und Lachen sind zusätzliche Atemhilfsmuskeln für die Ausatmung erforderlich wie M. quadratus lumborum, M. serratus posterior, M. latissimus dorsi und die Bauchmuskeln.

### 6.2.2   Biomechanik der Rippengelenke

Die Rippen bewegen sich um eine **Achse** die durch das Collum costae verläuft: in ca. einem 45°-Winkel von vorne innen nach hinten außen. Je kranialer die Rippen liegen, umso transversaler verläuft die Achse (◘ Abb. 6.2). Die Biomechanik der Rippengelenke der Rippen ist abhängig von:
– der Elastizität des Rippenknorpels,
– dem Niveau der Rippe,
– den Interchondralgelenken,
– den dorsal liegenden Kostovertebral- und Transversalgelenken.

Die Rippen artikulieren, ausgenommen Costae 1, 11, 12, mit 2 Wirbelkörpern und mit dem kaudalen Querfortsatz der Wirbel 1–10. In Inspiration werden die Rippen aktiv gehoben, die BWS bewegt sich dabei in Extension. In Exspiration senken sich die Rippen passiv, die BWS bewegt sich dabei in Flexion.

> **Wichtig**
>
> Wichtig für die Differenzialdiagnostik von Rippengelenk oder Facettengelenk ist es, die **Synergie der Funktionsbewegung von Rippe und Facettengelenk** zu verstehen.

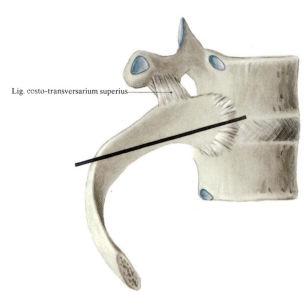

Lig. costo-transversarium superius

**6**

⬛ **Abb. 6.2.** Anatomische Orientierung: Bewegungsachse der Rippengelenke. (Aus v. Lanz u. Wachsmuth 1982, 2003)

> ▬ Bewegt sich das Facettengelenk der BWS **in Konvergenz**, z. B. bei einer homolateralen Seitneigung oder homolateralen Rotation bzw. einer Extension, dann muss das Rippenköpfchen nach kaudal translatorisch ausweichen. Dies führt zu einer biomechanischen Inspirationsstellung der Rippe. Ist diese Mobilität des Rippenköpfchens oder der Rippe mit ihren angrenzenden Weichteilen gestört, entsteht ein Extensionsdefizit des Facettengelenkes bzw. eine verminderte bis aufgehobene homolaterale Lateralflexion oder Rotation.
> ▬ Bewegt sich das Facettengelenk der BWS **in Divergenz** z. B. bei einer heterolateralen Lateralflexion oder heterolateralen Rotation bzw. bei Flexion, dann muss das Rippenköpfchen nach kranial translatorisch ausweichen. Dies führt zu einer biomechanischen Exspirationsstellung der Rippe. Ist diese Mobilität des Rippenköpfchens oder der Rippe mit ihren angrenzenden Weichteilen und der Knorpelkontakt gestört, entsteht ein Flexionsdefizit des Facettengelenkes bzw. eine verminderte bis aufgehobene heterolaterale Lateralflexion oder heterolaterale Rotation.

Im Alltag zeigt sich eine Rippenhypomobilität mit einer Bewegungseinschränkung, die homolateral an eine Inspirationshypomobilität oder heterolateral an eine Exspirationshypomobilität gebunden ist.

### 6.2.3    Inspirationsluxation

Inspirationsluxation heißt, dass die Rippe während der Einatmung aus ihrer doppelkammerigen Pfanne nach kaudal dejustiert, dort von der Muskulatur reflektorisch fixiert wird und mit dem Margo costae inferior nach dorsal vorspringt. **Gründe** für die Inspirationsluxation sind:

▬ Traumen,
▬ ruckartige Bewegungen der BWS bei elevierten Armen (Beispiel: Maler etc.),
▬ Niesen,
▬ Hypermobilität des BWS-Segmentes (Diskose der Bandscheibe).

Folgende **Zeichen** hinsichtlich der Ausatmungsmechanik können auf eine rechtsseitige Inspirationsluxation hindeuten:

▬ Die Ausatmung ist schmerzhaft (verändertes exspiratorisches Reservevolumen, das bei sportlicher Belastung auffällt),
▬ Die Rippe steht hoch, der Rippenkopf tief.
▬ Es besteht eine Tendenz zu sympathischen Reaktionen durch Rippenkopfdislokation rechts.
▬ Im Mobilitätstest (Vorlauftest) ist der obere Raum klein, der untere Raum groß.
▬ Der Kurvaturtest zeigt eine hervortretende Rippe (Beule).
▬ Der Springing-Test ist positiv, es besteht kein Federungsweg.
▬ Die Flexion (Divergenz) ist schmerzhaft, da der Rippenkopf im Gelenk nicht nach oben bzw. die Rippe nicht nach unten bewegen kann.
▬ Die Lateralflexion ist rechts schmerzfrei, links (Divergenz) schmerzhaft, da eine Exspirationsstellung erforderlich ist.
▬ Die Rotation ist rechts schmerzfrei, links (Divergenz) schmerzhaft, da eine Exspirationsstellung erforderlich ist.
▬ Der Patient kann aufgrund eines Druckgefühles schlecht auf dem Rücken liegen und sich nicht an harten Stuhllehnen anlehnen.
▬ Im oberen thorakalen Bereich 1–7 können thorakoskapuläre Probleme ausgelöst werden, die sich vorwiegend im Schulterblattknacken zeigen.
▬ Durch Kollagenspannung des Infrakostalbereiches können leichter Zerrungen bzw. Ischämien auftreten.
▬ Die Sprache ist flach, da nur in der Ausatmung gesprochen werden kann.

Bei Inspirationsluxationen ist die Exspirationsmobilisation bzw. Manipulation Bestandteil der Therapie.

### 6.2.4    Inspirationshypomobilität

»Inspirationshypomobilität« heißt, dass die Beweglichkeit der Rippe in der Inspiration zu gering ist, in der Exspiration dagegen der Norm entspricht. Eine Hypomobilität ist eine Rigidität der umliegenden Weichteilstrukturen, die nur eine unter der physiologischen Norm befindliche Bewegung zulässt. Die Hypomobilitäten zeigen sich im Reservevolumen der Rippenbewegung am deutlichsten. Gründe für eine Inspirationshypomobilität sind:

▬ Immobilisationen nach Rippen- oder Brustwirbelsäulentraumen,
▬ Organerkrankungen (insbesondere der Lunge),
▬ Facettenarthrose des segmental zugehörigen BWK,
▬ synoviale Quantitäts- und Qualitätsveränderung.

Die daraus folgende **Pathologie** könnte adaptiertes Kollagen, verminderte Qualität der Synovia, Bildung von Stickstof durch Unterdruck (Blockierung) bedeuten. Eine initialtraumatische Bewegung genügt dann, um die Gelenkkapsel kostovertebral oder kostotransversal zu reizen und damit einen lokalen paravertebralen Schmerz auszulösen. Zieht der Schmerz vom Rücken zur Brust, liegt das Problem radikulär. Zeigt sich der Schmerz lokal, meist lateral oder lateral ventral, ist häufig der M. serratus anterior mit seiner Insertion betroffen. Schmerzen ventral unter dem Rippenbogen Costae 10–12 werden nicht selten von den Insertionen der Bauchmuskulatur verursacht. Bei sportlicher Aktivität fällt die sich einstellende, erhöhte Atemfrequenz auf, da das Lungenvolumen nicht voll ausgeschöpft werden kann.

### 6.2.5    Exspirationsluxation

Exspirationsluxation heißt, dass die Rippe während der Ausatmung aus ihrer doppelkammerigen Pfanne kranial dejustiert wird, dort von der Muskulatur reflektorisch fixiert wird und mit dem Margo costae superior nach ventral vorspringt. Die Einatmungsmechanik zeigt sich gestört. **Gründe** für eine Exspirationsluxation sind:
- Traumen,
- ruckartige Bewegungen der BWS,
- Hypermobilität des entsprechenden Segmentes der BWS (Diskose der Bandscheibe).

Folgende **Zeichen** einer rechtsseitigen Exspirationsluxation lassen sich auf die Einatmungsmechanik bezogen beobachten:
- Die Einatmung ist schmerzhaft.
- Die Rippe steht tief, der Rippenkopf hoch.
- Es besteht eine Tendenz zu nervalen interkostalen Reaktionen durch Rippenkopfdislokation rechts.
- Im Mobilitätstest (Nachlauftest) zeigt sich bei der Einatmung, dass der obere Raum groß ist, der untere dagegen klein.
- Der Kurvaturtest zeigt eine tief liegende Rippe (Delle).
- Der Springing-Test ist positiv, kein Federungsweg.
- Die Extension (Konvergenz) ist schmerzhaft, da der Rippenkopf im Gelenk nicht nach unten bzw. die Rippe nicht nach oben bewegen kann.
- Lateralflexion links ist nicht schmerzhaft, rechts (Konvergenz) ist sie dagegen schmerzhaft, da eine Inspirationsstellung erforderlich ist und der Rippenkopf im Gelenk nicht nach unten bzw. die Rippe nicht nach oben bewegen kann.
- Die Rotation links ist nicht schmerzhaft, rechts (Konvergenz) ist sie schmerzhaft, da Inspirationsstellung erforderlich ist und der Rippenkopf im Gelenk nicht nach unten bzw. die Rippe nicht nach oben bewegen kann.
- Durch Kollagenspannung des Suprakostalbereiches können leichter Zerrungen und Ischämien auftreten.

Die adäquate Therapie ist eine Inspirationsmobilisation bzw. Manipulation.

### 6.2.6    Exspirationshypomobilität

Exspirationshypomobilität heißt, dass die Beweglichkeit der Rippe in Exspiration vermindert ist, in Inspiration ist die Rippe dagegen beweglich. Eine Hypomobilität ist eine Rigidität der umliegenden Weichteilstrukturen, die nur eine unter der physiologischen Norm befindliche Bewegung zulässt. Die Hypomobilitäten zeigen sich im Reservevolumen der Rippenbewegung am deutlichsten. **Gründe** für eine Exspirationshypomobilität sind:
- Immobilisationen nach Rippen- oder Brustwirbelsäulentraumen,
- Organerkrankungen (insbesondere der Lunge),
- Facettenarthrose des segmental zugehörigen BWK.

**Folgepathologien.** Adaptiertes Kollagen, verminderte Qualität der Synovia, Bildung von Stickstoff, Veränderung der Proteoglykanketten und damit veränderte Flüssigkeitsspeicherung. Eine initialtraumatische Bewegung genügt dann, um die Gelenkkapsel kostovertebral oder kostotransversal zu reizen und damit einen lokalen paravertebralen Schmerz auszulösen. Oder es kommt zwischen exspiratorischer hypomobiler Rippe und der über ihr liegenden physiologischen normomobilen Rippe zu einer Zerrung (Interkostalzerrung). Zieht der Schmerz vom Rücken zur Brust, liegt das Problem radikulär.

Zeigt sich der Schmerz lokal, meist lateral oder lateral ventral, ist häufig der M. serratus anterior mit seiner Insertion betroffen, die durch veränderte Rippenmobilität ischämisch wird. Schmerzen ventral unter dem Rippenbogen der Costae 10–12 werden häufig von den Insertionen der Bauchmuskulatur verursacht.

### 6.2.7    Interkostalnerven

Die Autoren verweisen hier auf das Kapitel BWS, möchten jedoch noch einmal die **topographische Nähe des Spinalnerven** zur Rippe und zu den kostotransversalen ligamentären Strukturen erwähnen sowie den Verlauf der Interkostalnerven hervorheben.

#### Spinalnerven

Der dorsale Ast der Spinalnerven Ramus medialis verläuft direkt durch den M. multifidius bzw. M. rotatoris nahe der Dornfortsätze zur Rückenhaut. Der Ramus laterales aus dem dorsalen Ast des Spinalnerven verläuft gerade im Bereich der dorsalen Rippe 3–5 fast transversal auf dem Arcus costae. Im absteigenden Verlauf der Rippen nimmt der Transversalverlauf des Spinalnerven eine stetig kontinuierliche absteigende Form an, so dass dieser mit einem immer kleiner werdenden Winkel die Rippen überquert und nicht mehr so sehr einer Druckdolenz ausgesetzt ist (◻ Abb. 6.3).

Als weiteres ist es wichtig zu wissen, dass sich die Richtung des Nervenverlaufs ändern kann, d. h. der Verlauf der Nerven ist nicht mehr physiologisch durch Veränderungen des Durazuges oder der Raumgrößen wie z. B. bei:
- Bandscheiben OP,
- Diskosen,
- synoviale Qualitäts- und Quantitätsveränderung,
- Osteoporose,
- Gibbus.

Nach Nathan u. Feuerstein (Butler 1998) liegen sie als abgewinkelte oder aufwärts steigende Nerven vor. Dieses Erscheinungs-

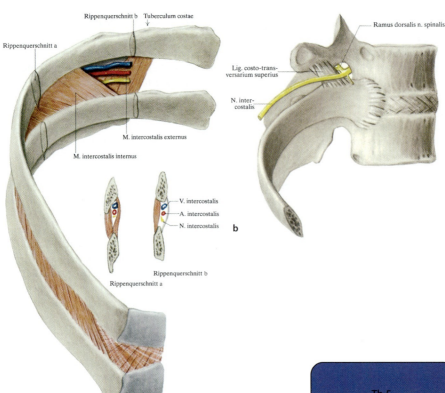

Rippenquerschnitt b    Tuberculum costae

Rippenquerschnitt a

M. intercostalis externus

M. intercostalis internus

V. intercostalis

A. intercostalis

N. intercostalis

b

Rippenquerschnitt b
Rippenquerschnitt a

a

Ramus dorsalis n. spinalis

Lig. costo-trans-
versarium superius

N. inter-
costalis

☐ **Abb. 6.3 a, b.** Anatomische Orientierung: Interkostalraum und
Verlauf des Interkostalnerven. (Aus
v. Lanz u. Wachsmuth 1982, 2003)

bild kann die Nervenwurzel durch bestimmte Bewegungen in
eine für den Patienten unangenehme Position bringen.

> Die bei der Basisuntersuchung durch den Springing-Test
> festgestellte Schmerzhaftigkeit der Rippenköpfchen basie-
> ren nicht auf einer Pathologie des Rippengelenks, sondern
> auf einer iatrogen erzeugten Kompressionsneuropathie
> durch den Therapeuten.

Plötzlich einschießende Schmerzen bei einer Bewegung sind
sehr schwierig zu reproduzieren, wenn sie aufgrund eines abge-
winkelten Verlaufes einer Nervenwurzel entstehen. Auch Rota-
tionen bzw. Fehlstellungen eines Wirbelkörpers können den
Ramus medialis, der durch lokal segmentale Rückenmuskeln
durchtritt, durch Zugreize irritieren. Eine weitere Besonderheit
der BWS ist die größere Entfernung der Durascheide und der
epidurale Verlauf für die vorderen und hinteren Nervenwurzeln. Hier ist es eher möglich, selektiv einen Nervenast zu irritieren als in der HWS oder LWS, da dort die Durascheiden zwar
auch getrennt sind, jedoch sehr eng aneinander liegen.

## 6.2.8    Rippenmechanik (Konvergenz und Divergenz)

Die ☐ Abb. 6.4–6.9 zeigen die Rippenmechanik schematisch ver-
einfacht.

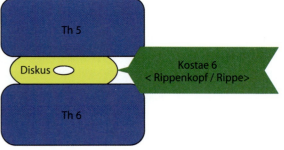

Th 5

Diskus

Th 6

Kostae 6
< Rippenkopf / Rippe >

☐ **Abb. 6.4.** Anatomische Orientierung: Rippenmechanik in Nullstellung. Firstartige Gelenkkammern der Rippen 2–10 artikulieren mit dem
kranialen und kaudalen Wirbelkörper. Zentriert wird der Rippenkopf
durch das Lig. capitis costae intraarticulare am Diskus

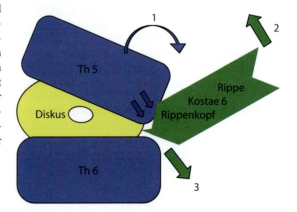

1

2

Th 5

Diskus

Rippe
Kostae 6
Rippenkopf

3

☐ **Abb. 6.5.** Anatomische Orientierung: rechte Rippe bei Lateralflexion
rechts. Der Rippenkopf der Costae 6 wird vom Th5 nach kaudal gedrückt,
wobei es zu einem translatorischen Gleiten zwischen der unteren Facet-
tenkammer und Th6 kommt. Die Rippe selbst vollzieht eine Bewegung
nach kranial, in eine Inspirationsstellung
**1** Lateralflexion rechts, **2** Rippenbewegung nach kranial, **3** translatorisches Gleiten nach kaudal

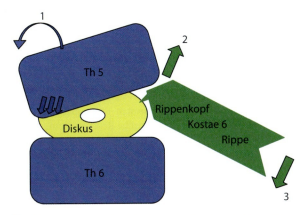

**Abb. 6.6.** Anatomische Orientierung: rechte Rippe bei Lateralflexion links. Hierbei bewegt sich der Rippenkopf nach kranial und die Rippe nach kaudal in eine Exspirationsstellung
**1** Lateralflexion links, **2** translatorisches Gleiten nach kranial, **3** Rippenbewegung nach kaudal

## 6.3 Pathologie der Rippen

### 6.3.1 Herpes zoster (Gürtelrose)

Reaktivierung oder Infizierung über Varicella-Zoster Virus durch verminderte Immunität. Oft einseitig aber auch als Duplex Zoster bds. möglich. Ausbreitungsgebiet ist zu 50% das Versorgungsgebiet eines sensiblen interkostalen Spinalnervs. Prodromalzeichen ist das Brennen am Ort des späteren Auftretens.

### 6.3.2 Altersrundrücken

Physiologischer Verschleißprozess der oberen BWS, der mit Abnahme der Wasserbindungsfähigkeit der Bandscheiben und strukturellen Veränderungen der Wirbelkörper einhergeht.

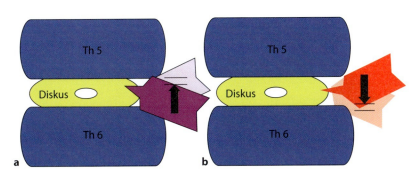

**Abb. 6.7 a, b.** Anatomische Orientierung: Atemmechanik einer hypomobilen Rippenstellung. **a** Hypomobilität Inspiration hypomobil, **b** bei Exspiration

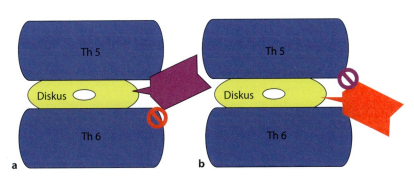

**Abb. 6.8 a, b.** Anatomische Orientierung: pathologische Rippenstellung. **a** Inspirationsblockierung bzw. Luxation mit verminderter Beweglichkeit in der Exspiration, **b** Exspirationsblockierung bzw. Luxation mit verminderter Beweglichkeit in der Inspiration

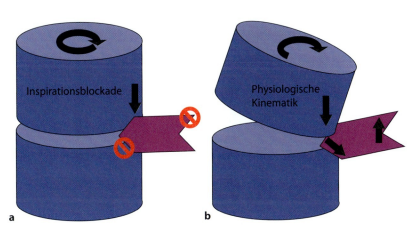

**Abb. 6.9 a, b.** Anatomische Orientierung: Rechtsrotation des Wirbelkörpers. Bei einer Rotation der BWS nach rechts, koppelt diese physiologisch mit einer Lateralflexion rechts. Während der Lateralflexion drückt der kraniale BWK den Rippenkopf nach kaudal, wobei die Rippe nach kranial zieht. Ist die Rippe in einer Inspirationshypomobilität, findet kein oder ein nur geringes translatorisches Gleiten statt, so dass der Wirbelkörper nicht nach rechts kippen bzw. rotieren kann

### 6.3.3    Skapulaknacken

Skapulaknacken entsteht aus einer gestörten thoraskapulären Beweglichkeit, durch Bursaverödung oder durch inspiratorisch stehende hochthorakale Rippen.

### 6.3.4    Interkostalneuralgie

Störung des Zwischenrippennervs durch Zerrungen der Interkostalmuskulatur, mechanische Reizung durch das Rippenköpfchen, vaskuläre Versorgungsengpässe, Foramenstenosen. **Differenzialdiagnostik**: Koliken der Hohlorgane, Verlaufsdermatom einer Head-Zone.

### 6.3.5    Arthrose der Rippengelenke

Eine Rippengelenkarthrose zeigt sich vorwiegend mit Flexionseinschränkung und Extensionsschmerzen (▸ Kap. 5.4.1, »Arthrose der Facettengelenke«).

### 6.3.6    Skoliose

Eine Skoliose ist eine Verbiegung der Wirbelsäule in der Frontalebene. Es wird unterschieden zwischen:
- funktionellen Skoliosen (unechte Skoliosen), die ausgleichbar sind und aus einer Adaptation entstehen, wie Deviation oder Beckenschiefstand.
- strukturellen Skoliosen (echte Skoliosen) mit gleichzeitiger ossärer Verformung des Korpus und Arcus vertebrae. Sie sind verbunden mit einer fixierten Lateralflexion mit Rotation und können nur kompensatorisch therapiert werden. Ihre Entstehung ist zu 90 % idiopathisch, kann sich aber auch myo-, neuropathisch oder durch Traumen oder Tumoren entwickeln.

### 6.3.7    Morbus Tietze

Morbus Tietze (Tietze Syndrom) ist ein sternokostales Überlastungstrauma mit Ermüdungsfissuren im Knorpelknochenübergang der Rippen 2–4. Die Symptomatik zeigt sich durch Schwellung im Übergang zwischen Sternum und Rippen sowie durch atemabhängige Schmerzen.

**Differenzialdiagnostik.** Prodromalzeichen eines beginnenden Morbus Bechterew.

### 6.3.8    Slipping rip dip

Subluxation der Art. interchondralis der 8., 9. und 10. Rippe durch von ventral verursachte Traumen mit deutlich sichtbarer lokaler Schwellung und Druckdolenz.

### 6.3.9    Synchondrosis sternalis, Luduvici-Winkel

Absinken des Corpus sterni gegenüber dem Manubrium mit der Entstehung eines Brustbeinwinkels (Luduvici-Winkel) auf Höhe der 2. Rippe. Die Synchondrosis sternalis dient als Brustbeinsymphyse zur Hebung der obersten Rippenpaare für das max. inspiratorische bzw. exspiratorische Reservevolumen.

**Differenzialdiagnostik.** Bei Schwellung V.a. Prodromalzeichen Morbus Bechterew.

### 6.3.10    Kielbrust, Chicken breast, Hühnerbrust

Kaudales Vorspringen des Sternums, das sich im ersten Lebensjahr entwickelt.

### 6.3.11    Fassthorax

Ein Fassthorax entsteht durch eine irreversible Erweiterung der Lungen (Lungenemphysem). Es kommt zur Horizontalstellung der Rippen, der Thorax sieht aus wie ein Fass.

### 6.3.12    Rippenfrakturen

Solitäre Rippenfrakturen können bereits durch einen spitzen Schlag oder Stoß ausgelöst werden. Bei scheinbaren Bagatelltraumen mit Frakturen kann es sich jedoch um Skelettmetastasen oder Osteoporose handeln.

## 6.4    Oberflächenanatomie des Thorax

◻ Abbildung 6.10 zeigt gut palpierbare und wesentliche topographische Punkte des ventralen Thorax.

Die topografischen Punkte zur Palpation des dorsalen Thorax zeigt ◻ Abb. 6.11. Die einzelnen Punkte zeichnen sich durch folgende Besonderheiten aus:
- Th1: Der Therapeut palpiert C7 und Th1, bei Rotation in der HWS vollzieht C7 eine größere Rotation als der am ersten Rippenpaar fixierte Th1.

> Um den M. serratus posterior superior zu inhibieren, atmet der Patient aus.

- Th3: Liegt ungefähr auf der Verbindungslinie der Spinae scapulae.
- Th7: Liegt ungefähr auf der Verbindungslinie der Anguli inferior scapulae.
- Th12: Am Ansatz der 12. Rippe, zeichnet sich durch rundlichen Proc. spinosus aus.

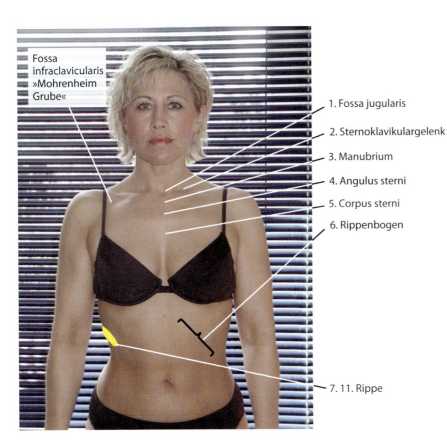

**Abb. 6.10.** Ventralansicht: Topographie anatomischer Strukturen

Fossa infraclavicularis »Mohrenheim Grube«

1. Fossa jugularis
2. Sternoklavikulargelenk
3. Manubrium
4. Angulus sterni
5. Corpus sterni
6. Rippenbogen
7. 11. Rippe

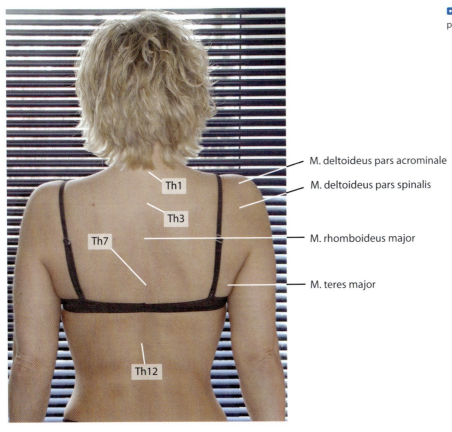

**Abb. 6.11.** Dorsalansicht: Topographie anatomischer Strukturen

Th1
Th3
Th7
Th12

M. deltoideus pars acrominale
M. deltoideus pars spinalis
M. rhomboideus major
M. teres major

## 6.5    Anamnese, Inspektion, Palpation der Rippen

Die Rippentestung erfolgt nach der Basisuntersuchung und Anamnese zur BWS. Hinweise auf eine Rippenpathologie bzw. Mitbeteiligung von Rippengelenken an einer BWS-Pathologie machen die Differenzierung und Lokalisierung durch selektive Rippentestungen notwendig. Zusätzlich zur standardbezogenen Anamnese bei Patienten mit BWS-Beschwerden kommt eine spezifische Befragung zur Atemabhängigkeit der Beschwerden hinzu. Bei der Inspektion wird auf sichtbare Kurvaturveränderungen der Rippen geachtet.

### 6.5.1    Anamnese und Inspektion

**Anamnese (◘ Tabelle 6.2)**

Bei einer Inspirationshypomobilität bzw. Luxation weist der Patient auf eine schmerzhafte Ausatmung hin. Das Sprechen bereitet dem Patienten Schwierigkeiten, und das Liegen auf dem Rücken wird als unangenehm empfunden. Bei Exspirationshypomobilität bzw. Luxation ist oft die Einatmung schmerzhaft, da der Interkostalnerv kranial liegt und der Rippenkopf Druck auf den Nerven ausüben kann.

**Inspektion**

Schon während der Inspektion koordiniert der Therapeut die Anamnese mit der Befundung. Zur Rippeninspektion gehört die Interpretation von Vertiefungen und Erhöhungen, der Thoraxform, Hautunreinheiten, taktile Veränderungen, betonte Kyphose bzw. Endkyphosierung der BWS.

Bei der Inspektion sind bei Inspirationshypomobilitäten häufig auf der betroffenen Seite sympathische Reaktionen zu erkennen (Kibler Test positiv). Steht auf der rechten Seite die Rippe hoch und auf der linken tief, handelt es sich um eine Rotation des Wirbelkörpers.

**Cave**

– Bei Patienten ab dem 55. Lebensjahr kann ein Verdacht auf Osteoporose nahe liegen. Daher ist bei einer manualtherapeutischen Rippenbehandlung zuerst ein Federungstest durchzuführen.
– Bei Patienten mit starken Schmerzen im oberen Brustquadranten und Ausstrahlung in die Schulter besteht V.a. Pancoast-Tumor.

### 6.5.2    Palpation

Bei der Palpation achtet der Therapeut auf Konsistenzunterschiede bei Schwellungen, auf die Hauttemperatur, Orientierung abnormaler ossärer Strukturen.

### 6.5.3    Sicherheit, Kontraindikationen und Interpretation

Nach der Anamnese, Inspektion und Palpation erfolgt ein Resümee, in das die Untersuchungsergebnisse der BWS einfließen. Auf dieser Grundlage schätzt der Therapeut Sicherheit und Kontraindikationen ein.

**Wichtig**

Bestandteile der **Interpretation** sind:
– Kontraindikation berücksichtigen.
– Diagnosemöglichkeiten einengen.
– Strategie entwickeln auf der Basis der bisherigen oder erneuten Kommunikation mit dem verordnenden Arzt.

**◘ Tabelle 6.2.** Befragung und Inspektion des Patienten mit möglicher grober Befundungsinterpretation bei einer Rippenproblematik

| Angaben und Befunde des Patienten | Mögliche Interpretationen |
|---|---|
| Patient gibt sensibles Dermatom an | V.a. Nervenläsion des N. intercostalis, Head-Zone, Herpes Zoster |
| Patient gibt motorische Schwäche an | V.a. Nervenläsion des N. intercostalis, zentrale Läsion |
| Patient gibt Einatmungsschmerz an | V.a. Exspirationsluxation |
| Patient gibt Ausatmungsschmerzen an | V.a. Inspirationsluxation |
| Patient gibt Schmerz bei der Seitneigung rechts an | V.a. Exspirationsluxation (beginnendes Kapselmuster) |
| Patient gibt betont hitzeempfindlichen einseitigen Zwischenrippenschmerz an | V.a. Herpes zoster |
| Patient weist hypertone Mm. scaleni auf sowie kostoklavikuläre Raumenge | V.a. Inspirationsverhakung 1. Rippe, Asthmatiker |
| Patient gibt an, nicht mehr auf einer harten Unterlage liegen zu können | V.a. Inspirationsluxation |
| Patient gibt Beschwerden ventral der Rippenbögen an | V.a. Arthritis articulatio interchondralis, Insertionstendopathie der Bauchmuskeln |
| Patient zeigt ausgeprägten M. sternocleidomastoideus | V.a. Lungenerkrankung, Asthmatiker, Veränderung im Sternoklavikulargelenk durch Hypomobilität der 1. Rippe |
| Patient zeigt Abflachung der Fossa supraclavicularis minor | V.a. Hypertonus der Skalenus-Muskulatur |
| Patient zeigt Vertiefung der Fossa supraclavicularis major | V.a. Exspirationsstellung der oberen Rippen |

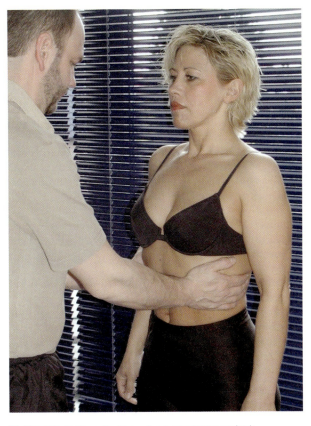

■ **Abb. 6.12.** Prüfung der Atemexkursion im Seitenvergleich

## 6.6 Basisuntersuchung der Rippen

In der aktiven, passiven und Widerstandsbewegungsprüfung orientiert sich der Manualtherapeut an den entsprechenden Untersuchungen der BWS. Mit den im Folgenden beschriebenen, zusätzlichen Tests wird die Rippenbasisuntersuchung ergänzt.

### 6.6.1 Allgemeine Tests

**Prüfung der Atemexkursionen im Seitenvergleich (■ Abb. 6.12)**

**ASTE.** Der Patient steht.

**Ausführung.** Arme des Patienten liegen seitlich am Körper. Der Therapeut legt seine Hände rechts und links lateral an den Thorax. Der Patient wird aufgefordert tief einzuatmen und wieder auszuatmen, wobei der Therapeut das Heben und Senken der Rippen prüft. Er achtet dabei darauf, ob eine Seite dominanter ist als die andere. Bei einer Einschränkung der Ausatmung ist die Exspirationsphase früher beendet, und umgekehrt bei Einatmung die Inspirationsphase.

**Befund.** Hypomobilität einer Thoraxseite.

**Kurvaturtest der Rippen (■ Abb. 6.13)**

**Ziel.** Kostale Vertiefungen oder Erhöhungen links feststellen.

**ASTE.** Der Patient sitzt.

**Ausführung.** Der Therapeut stellt den Patienten in eine Flexion, Lateralflexion rechts und Rotation rechts ein. Er streicht mit seinem linken Thenar und Hypothenar mit mäßigem Druck über die Rippenkurvatur von kranial medial nach kaudal lateral und zurück.

**Befund.** Test ist nur positiv bei Rippenblockaden bzw. massiv adaptiertem Kollagen. Der Therapeut kann eine Vertiefung (Exspirationsverhakung) oder eine Erhöhung (Inspirationsverhakung) feststellen.

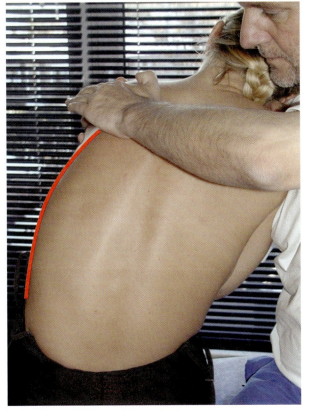

■ **Abb. 6.13.** Kurvaturtest der linken Rippen

**6**

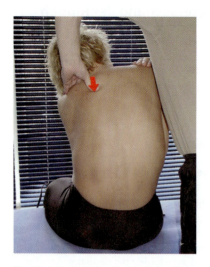

◻ **Abb. 6.14.** Springing-Test der linken Rippen

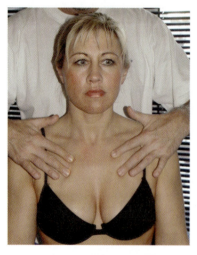

◻ **Abb. 6.15.** Mobilitätstest (Vorlauftest) Rippe 1–5

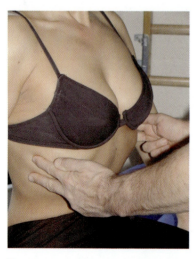

◻ **Abb. 6.16.** Mobilitätstest (Vorlauftest) Rippe 6–12

### 6.6.2    Spezifische Tests

**Springing-Test der Rippen (◻ Abb. 6.14)**

Ziel. Provokation einer bewegungsrigiden Rippe.

ASTE. Der Patient sitzt.

Ausführung. Der Therapeut stellt die Wirbelsäule des Patienten in eine leichte Flexion, Lateralflexion links und Rotation rechts ein. Er moduliert sein Os pisiforme oder den Daumen der dorsalen Hand an den Arcus costae der Rippe des Patienten, nimmt die Gewebespannung auf und gibt am Ende der Bewegung einen Druck von hinten innen nach vorne außen.

Befund. Fehlender Federungsweg der Rippe mit oder ohne Schmerz. Der Test kann auch zur Ausschlussdiagnostik einer Facettenproblematik genutzt werden.

**Mobilitätstest (Vorlauftest) Rippe 1–3 (◻ Abb. 6.15)**

ASTE. Der Patient sitzt.

Ausführung. Der Therapeut steht hinter dem Patienten. Er palpiert lateral die Interkostalräume der 1.–3. Rippe, indem er beidseitig Zeige- und Mittelfinger in den oberen und unteren Interkostalraum legt. Der Patient wird aufgefordert maximal einzuatmen und wieder auszuatmen, wobei der Therapeut den Vorlauf bzw. Nachlauf beim Heben und Senken der Rippen beurteilt, sowie die Vergrößerung bzw. Verkleinerung der Interkostalräume interpretiert.

Befund. Vorlauf: Inspirationshypomobilität. Mobilitätstest, wobei während der maximalen Einatmung der obere Raum vergrößert wird und der untere sich verkleinert.
   Nachlauf. Exspirationshypomobilität. Mobilitätstest, wobei während der maximalen Ausatmung sich der obere Raum verkleinert und der untere sich vergrößert.

**Mobilitätstest (Vorlauftest) Rippe 4–12 (◻ Abb. 6.16)**

ASTE. Der Patient sitzt. Er legt seine Hände auf die Schultern des Therapeuten. Der Therapeut steht vor dem Patienten.

Ausführung. Der Therapeut palpiert ventral die Interkostalräume der 4.–12. Rippe, indem er beidseitig Zeige- und Mittelfinger in den oberen und unteren Interkostalraum legt. Der Patient wird aufgefordert maximal einzuatmen und wieder auszuatmen, wobei der Therapeut den Vorlauf bzw. Nachlauf beim Heben und Senken der Rippen beurteilt sowie die Vergrößerung bzw. Verkleinerung der Interkostalräume interpretiert.

Befund. Vorlauf: Inspirationshypomobilität. Mobilitätstest, wobei während der maximalen Einatmung der obere Raum vergrößert wird und der untere sich verkleinert.
   Nachlauf: Exspirationshypomobilität. Mobilitätstest, wobei während der maximalen Ausatmung sich der obere Raum verkleinert und der untere sich vergrößert.

## Osteoporose Federungstest (◘ Abb. 6.17)

**ASTE.** Der Patient liegt in Seitenlage.

**Ausführung.** Der Therapeut legt seine Hände seitlich auf den Thorax des Patienten und gibt einen zum Boden gerichteten Federungsdruck.

**Befund.** Normal ist ein elastisches Federn der Rippen. Osteoporose Patienten haben kein oder ein limitiertes Federn.

**Differenzialdiagnose.** Rippensubluxation.

### 6.6.3 Tests der ersten Rippe

Die erste Rippe zeigt sich in einer fast horizontalen Stellung: ventral als Synchondrose mit dem Sternum und der Klavikula verbunden und dorsal gelenkig mit dem ersten Brustwirbel. Die Basispathologie der ersten Rippe ist die Neigung zur **fixierten Inspirationsstellung**. Im Mobilitätstest zeigt sich die 1. Rippe in Exspiration rigide und schmerzhaft, das Rücklaufphänomen zeigt sich mit einer frühzeitigen weiterlaufenden Bewegung als Vorlauf. Die Inspirationsstellung engt die Beweglichkeit der Klavikula nach dorsal lateral (Retraktion) und nach kaudal lateral (Elevation) im Sternoklavikulargelenk ein. Inspirationsstellungen führen zu Kollagenadaptationen der Mm. scaleni und zur Verengung der kostoklavikularen Pforte, mit Folge eines thorakalen oberen Kompressionssyndroms. Ein einseitiger muskulärer Skalenuszug erzeugt eine homolaterale Seitneigung, die hochzervikal durch Rotation zur Gegenseite kompensiert werden muss. Anliegende sympathische Ganglien auf dem M. scalenus anterior können irritiert werden. Das am Kostovertebralgelenk nahe anliegende Ganglion stellatum stellt durch Inspirationsstellung und/oder hochthorakalen Gibbus (Morbus Farfan, Turtle sign bzw. Witwenbuckel) eine häufige Irritationspathologie dar.

Die zweite Basispathologie der ersten Rippe ist die **Inspirationshypomobilität**, die aus einem Extensionsdefizit des Th1 resultiert. Die Rippe kann sich dadurch nicht nach kranial bewegen, um den ventrodorsalen Durchmesser zu vergrößern. Dadurch

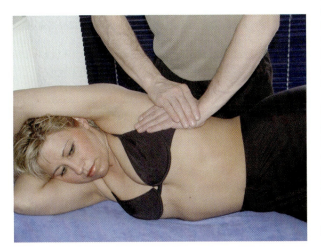

◘ Abb. 6.17. Osteoporose Federungstest

kann es zu Einengungen bzw. mechanischen Reizungen kommen von:
- Gefäßen,
- Speise- und Luftröhre,
- Ganglion stellatum,
- Nerven.

Die Reaktion auf eine zervikothorakale Mobilitätsstörung der ersten Rippe ist eine zervikale Translation nach ventral und eine Endlordosierung (Steilstellung) mit einem kompensatorischen, listhetischen vierten Zervikalwirbel.

### Inspirationsstellung

Die Mm. scaleni prägen die Inspirationsstellung der ersten Rippe. Folgende Befunde sind typisch:
- Limitierung der Exspiration (Retraktion).
- Vergrößerung ventrodorsalen Durchmessers der oberen Apertur.
- Limitierung der Gelenkmechanik des Sternoklavikulargelenks.
- Einschränkung der Depression des Schultergürtels.
- Einschränkung der Retraktion.
- Anguläres »Aufhebeln« der Retraktion im Sternoklavikulargelenk.

### Exspirationsstellung

Das Extensionsdefizit der BWS prägt die Exspirationsstellung der ersten Rippe. Folgende Befunde sind typisch:
- Limitierung der Inspiration.
- Verringerung des ventrodorsalen Durchmessers der oberen Apertur.
- Limitierung der Extensionsfähigkeit.
- Einschränkung der Elevation des Schultergürtels.

### Rücklaufphänomen der ersten Rippe (◘ Abb. 6.18 a, b)

**ASTE.** Der Patient sitzt. Die Arme sind locker am Körper.

**Ausführung.** Zur Untersuchung des Rücklaufphänomens der rechten, ersten Rippe palpiert der Therapeut mit seinem rechten Mittel- und Zeigefinger den Proc. spinosi Th1 und den Arcus costae der ersten Rippe. Mit seiner linken Hand hebt er den rechten Arm des Patienten in Flexion/Elevation, wobei er ab ca. 160° ein Gleiten der Rippe nach dorsal und eine darauf folgende, weiterlaufende Rechtsrotation des ersten BWK erwartet. Ein Rücklaufphänomen zeigt sich durch einen frühzeitigen Vorlauf der exspirationsverhakten ersten Rippe und einer En-block-Bewegung der Rippe mit Rechtsrotation des ersten Brustwirbels.

### Untersuchung der ersten Rippe (◘ Abb. 6.19)

**Bemerkung.** Die Stellung der ersten Rippe wird primär von den Mm. scaleni geprägt. Ihre Beschwerdesymptomatik zeigt sich vorwiegend im Schulter-, Arm-, und HWS-Bereich. Sie kann Einfluss auf sympathische Ganglien nehmen sowie auf vaskulären Zu- und Abfluss. Typische exspiratorische und inspiratorische Rippensymptome zeigt die erste Rippe nicht.

**ASTE.** Der Patient liegt in Rückenlage oder sitzt.

6

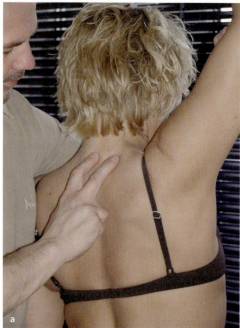

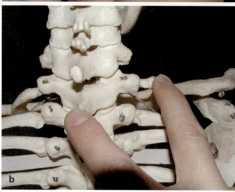

**◗ Abb. 6.18 a, b.** Rücklaufphänomen der 1. Rippe, rechts. **a** Rücklauftest, **b** anatomische Orientierung: Rücklauftest

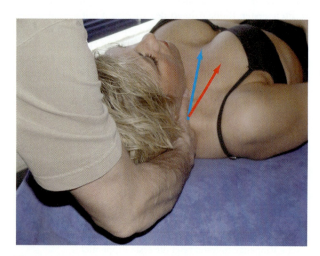

**◗ Abb. 6.19.** Untersuchung der ersten Rippe, rechts
**Roter Pfeil:** Kostotransversale Schubrichtung, **Blauer Pfeil:** Kostovertebrale Schubrichtung

**Ausführung.** Der Therapeut sitzt oder steht neben dem Patienten.

> Beim Testen der Rippe atmet der Patient aus, da in Exspiration der Tonus der Atemhilfsmuskulatur sinkt.

Der Kopf des Patienten wird zur untersuchenden Seite in Lateralflexion rechts gebracht, um die Skalenusgruppe anzunähern. Der Therapeut verschiebt mit der Basis seines 2. Mittelhandknochens (MCP) den M. trapezius pars descendens nach dorsal. Mit der Basis von MCP 2 wird Kontakt mit der ersten Rippe aufgenommen und während der Exspiration ein Schub nach kaudal lateral gegeben sowie ein darauf folgender zweiter Schub nach kaudal, medial mit leicht ventraler Richtung.

**Befund.** Normo-, Hypomobilität.

## 6.7    Mobilisation der Rippen

Die hier gezeigten Mobilisationstechniken dienen gleichzeitig als Tests, um die beiden möglichen **Grundprobleme** zu differenzieren:
- synoviales Problem und/oder H-Brücken (Wasserstoffionen),
- adaptiertes Kollagenproblem, das sich durch Schwefelbrücken (S-Brücken) manifestiert.

Ein rhythmisches Bewegen an der Endgradigkeit des Bewegungsumfanges wird anfänglich auch als Warming up bzw. Zwischentestung ausgeführt. Ändert sich die Mobilitätsstörung in der rhythmischen Bewegung, handelt es sich um ein **synoviales Problem**.

Bleibt das Problem der Mobilitätsstörung bestehen, handelt es sich um **adaptiertes Kollagen**, das wir durch statische 2-Stufendehnung mobilisieren bzw. dehnen:
- Stufe 1:  Der Therapeut dehnt ca. 10 sec, um den muskulären Tonus zu überwinden.
- Stufe 2:  Sie dauert 30 sec bis 2 min (bis ein Nachlassen des Kollagens spürbar wird).

Klassische Rippentechniken sind Techniken bei Hypomobilitäten in der Bewegungsrichtung. Wir unterscheiden folgende **Arten:**
- synoviale Hypomobilitäten,
- Hypomobilitäten durch H-Brücken und S-Brücken.

Es wird immer rhythmisch begonnen und bis zur Endgradigkeit der Bewegung mobilisiert. Anfänglich arbeitet der Therapeut mit rhythmischen Bewegungen im submaximalen Bereich als Warming up: ca. 20 Wiederholungen, 4–5 Serien, 30 sec Pause. Oder zur Mobilisation bis an die Endgradigkeit bei einem synovialen Problem oder einer Wasserstoffionenverkettung. Danach je nach Befund: Kollagedehnung, 4- bis 5-mal 30 sec bis 2 min. Am Ende der Kollagendehnung darf die Ein- oder Ausatmung als zusätzlicher Zug eingesetzt werden.

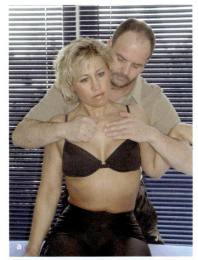

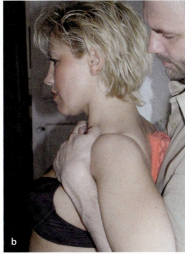

**Abb. 6.20 a, b.** Dehnung kostosternaler Übergang, rechts. **a** Gappen kostosternal, **b** ASTE

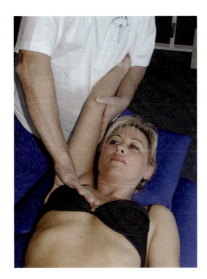

**Abb. 6.21.** Inspirationsmobilisation rechter Interkostalraum Costae 2–3

### Dehnung des kostosternalen Übergangs (Abb. 6.20 a, b)

**Ziel.** Kapselkollagen der Articulatio costosternalis links mobilisieren.

**ASTE.** Der Patient sitzt. Sein linker Arm ist im Schultergelenk adduziert und maximal außenrotiert.

**Ausführung.** Der Therapeut steht hinter dem Patienten und legt ein gerolltes Handtuch longitudinal zwischen seinen Thorax und den Patientenrücken. Die rechte Hand des Therapeuten fixiert das Sternum des Patienten. Die linke Hand umgreift von ventral den linken, Arm des Patienten und fixiert ihn. Unter Schub nach ventral durch den Thorax des Therapeuten wird Zugreiz auf die Kostosternalregion betont links ausgeübt. Der außenrotierte Arm des Patienten und der Schub nach ventral durch den Therapeuten ermöglicht die Kollagendehnung des kostosternalen Bereichs.

**Anzahl und Dosierung.** Rhythmisch 20-mal, statisch 30 sec bis 2 min, 3–4 Serien, 30 sec Pause.

> Zum Schluss den Patienten in Retraktion anspannen lassen, um einen Release pain (Entspannungsschmerz) zu verhindern. Dieser Schmerz entsteht durch die maximale Detonisierung der Muskulatur während der Behandlung. Durch die Anspannung am Ende der Behandlung wird das mobilisierte Gelenk zentriert und die Muskulatur tonisiert.

**Cave**

Schulterläsionen sind durch die Dehnung möglich.

### Inspirationsmobilisation des Interkostalraums, Costae 2–3 (Abb. 6.21)

**Befund.** Inspirationshypomobilität der 2. Rippe rechts.

**Ziel.** Über Muskel- bzw. Faszienspannung des M. pectoralis major, M. serratus anterior und M. latissimus dorsi werden die rechten, kranialen Rippen in die Inspirationsstellung gezogen.

**ASTE.** Der Patient liegt in Rückenlage. Seine Beine sind 70° angewinkelt. Das entsprechende Facettengelenk (hier Th1–Th2) wird in Extension vorpositioniert.

**Ausführung.** Der Therapeut palpiert den Interkostalraum 2–3, nimmt den rechten Arm des Patienten so weit in Elevation, bis sich die betroffene 2. Rippe nach kranial bewegt. Der Therapeut flektiert den Arm im Schultergelenk submaximal und widerlagert die kaudale 3. Rippe mit seinem MCP 2 oder Daumen. Über Zug und Widerlagerung wird die betroffene Rippe in Inspiration mobilisiert.

**Anzahl und Dosierung.** Rhythmisch 20-mal, statisch 30 sec bis 2 min, 30 sec Pause, 4–5 Serien.

> Zum Schluss atmet der Patient bewusst tief ein. Die Inspiration verhindert einen Release pain.

6

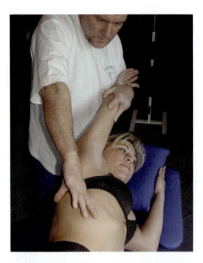

○ **Abb. 6.22.** Inspirationsmobilisation rechter Interkostalraum Costae 7–8

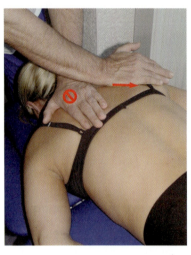

**Abb. 6.23.** Exspirationsmobilisation rechter Interkostalraum Costae 3

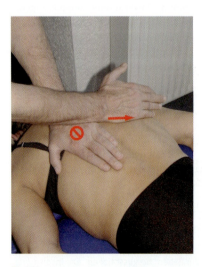

**Abb. 6.24.** Exspirationsmobilisation Costae 6

### Inspirationsmobilisation des Interkostalraums, Costae 7–8 (○ Abb. 6.22)

Entspricht der Inspirationsmobilisation des Interkostalraums Costae 2–3 (siehe oben). Die ASTE ist Seitenlage. Über Zug und Widerlagerung der 8. Rippe werden die betroffen 7 Rippen über den Muskelkollagenzug mobilisiert. Vorposition des Facettengelenkes in Extension (hier Th6–Th7).

### Exspirationsmobilisation der Rippen 2–5, Interkostalraum Costae 3 (○ Abb. 6.23)

**Befund.** Exspirationshypomobilität 3. Rippe.

**Ziel.** Bei fixiertem heterolateralem Proc. transversus die betroffene, in Inspiration stehende 3. Rippe nach kaudal lateral, in Exspiration mobilisieren.

**ASTE.** Der Patient liegt in Bauchlage. Seine Arme hängen seitlich an der Bank herunter, um den interskapulären Raum zu vergrößern. Das entsprechende Facettengelenk wird in Flexion vorpositioniert (hier Th2–Th3).

**Ausführung.** Die linke Hand des Therapeuten widerlagert den rechten Proc. transversus Th3. Seine rechte Hand moduliert sich mit Hypothenar, Os pisiforme oder Daumen an den Arcus costae der 3. linken Rippe. Der Therapeut fordert den Patienten zur maximalen Ausatmung auf und begleitet mit seinem rechten Hypothenar die maximale Rippenbewegung nach kaudal. Während der Mobilisation atmet der Patient normal weiter.

**Anzahl und Dosierung.** Rhythmisch 20-mal, statisch 30 sec bis 2 min, 30 sec Pause, 4–5 Serien.

> Zum Schluss atmet der Patient bewusst aus. Die Exspiration verhindert einen Release pain.

### Exspirationsmobilistaion der Costae 6 (○ Abb. 6.24)

Wie bei Costae 3, nur der Schub ist ab der Rippe 4, 5 immer mehr nach lateral gerichtet (aufgrund der veränderten Gelenkstellung der Rippen an den Proc. transversus). Vorposition des entsprechenden Facettengelenkes in Flexion (hier Th5–Th6).

## 6.8    Rehaprogramm Inspiration und Exspiration mit Gerät

### 6.8.1    Inspirations- und Exspirationstraining mit Geräten

#### Basisübung für Inspiration-/Exspirationsmobilisation am Zuggerät (○ Abb. 6.25 a, b)

**Ziel.** Warming up für ein Training der Rippen-Entfaltung.

**ASTE und Ausführung.** Der Patienten steht seitlich am Zuggerät, um die Lateralflexion rechts zu fördern. Er umfasst den Seilzug mit einer endgradigen Abduktion und Elevation im Schultergelenk (Inspirationsstellung) und 90° gebeugtem Ellenbogengelenk.

**ESTE.** Der Patient zieht den Seilzug in Abduktion und Extension mit Seitenneigung rechts (Exspirationsstellung).

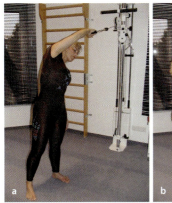
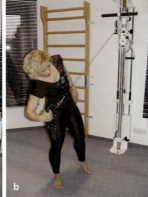

**Abb. 6.25 a, b.** Basisübung am Zuggerät zur Inspiration-/Exspirationsmobilisation rechts. **A** ASTE, **b** ESTE

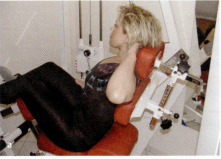
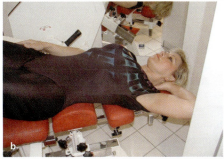

**Abb. 6.26 a, b.** Inspirationstraining mit Extensionstrainer. **a** ASTE, **b** ESTE

**Anzahl/Dosierung.** 31–40 Wiederholungen, 1 min Pause, 3–4 Serien.

Alternativ auch mit Theraband oder Hanteln durchführbar.

### Inspirationstraining mit Extensionstrainer (◘ Abb. 6.26 a, b)

**Befund.** Inspirationshypomobilität, links.

**ASTE und Ausführung.** Der Patient liegt in Rückenlage auf dem Extensionstrainer. Der Patient legt seine linke Hand in den Nacken, die Rechte liegt parallel am Körper. Das Polster für die BWS wird unter der zu mobilisierenden Rippe eingestellt. Hüft- und Kniegelenke werden am Gerät widerlagert.

**ESTE.** Der Patient drückt den Gerätebügel nach hinten unten. Rippen werden durch Extension in Inspiration mobilisiert mit Betonung der linken Seite.

**Anzahl und Dosierung.** 31–40 Wiederholungen, 60–90 sec Pause, 3–4 Serien.

### Inspirationstraining mit dem Pezzi-Ball (◘ Abb. 6.27 a–d)

**Befund.** Inspirationshypomobilität.

**ASTE und Ausführung.** Der Patient sitzt auf dem Pezzi-Ball. Seine Arme sind vor der Brust verschränkt. Der Patient »tippelt« langsam vom Ball runter, so dass er in eine extensorische Lehnposition kommt. Hat der Patient diese erreicht, streckt er seine Beine und nutzt den Ball wie eine Liege. Während der Exspiration rollt der Patient wieder in die Lehnposition zurück.

**ESTE.** Aus der Lehnposition heraus rollt der Patient während der Inspiration mit ausgestreckten Armen in die Liegestellung. Die Rippen werden durch Extension der Wirbelsäule bzw. der Konvexität des Balles segmental in Inspiration mobilisiert.

**Anzahl und Dosierung.** Zur Trophikverbesserung 31–40 Wiederholungen, 1 min Pause, 3–4 Serien.

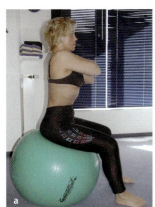
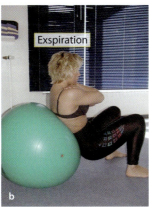
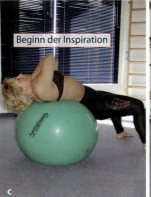
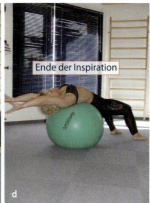

**Abb. 6.27 a–d.** Inspirationstraining mit dem Pezzi-Ball. **a** ASTE, **b** 1. Phase »Lehne«, **c** 2. Phase »Liege«, **d** ESTE

**6**

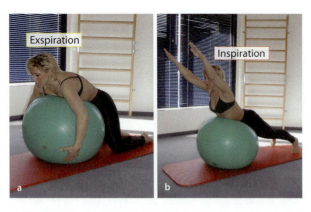

**☐ Abb. 6.28 a, b.** Inspirationstraining mit dem Pezzi-Ball. **a** ASTE, **b** ESTE

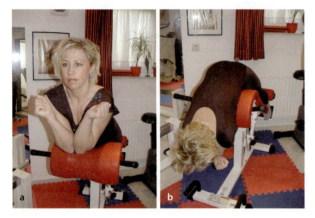

**☐ Abb. 6.29 a, b.** Exspirationsmobilisation mit Extensionstrainer. **a** ASTE, **b** ESTE

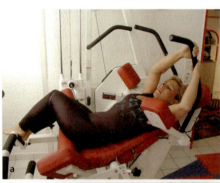

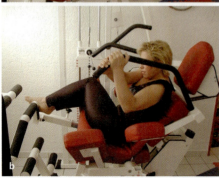

**☐ Abb. 6.30 a, b.** Exspirationsmobilisation mit Bauchtrainer, links. **a** ASTE, **b** ESTE

### Inspirationstraining mit dem Pezzi-Ball (☐ Abb. 6.28 a, b)

**Befund.** Inspirationshypomobilität.

**ASTE und Ausführung.** Der Patient liegt bäuchlings auf dem Pezzi-Ball. Mit den Armen umfasst er seitlich den Ball. Der Patient richtet während der Einatmung seinen Oberkörper auf, streckt seine Beine und hebt seine Arme, so dass die Wirbelsäule gestreckt wird.

**ESTE.** Hat der Patient die oben beschriebene Position erreicht, atmet er aus und bringt seinen Körper zurück in die Ausgangsposition.

**Anzahl und Dosierung.** 31–40 Wiederholungen, 1 min Pause, 3–4 Serien.

### Exspirationsmobilisation mit Extensionstrainer (☐ Abb. 6.29 a, b)

**Befund.** Exspirationshypomobilität.

**ASTE und Ausführung.** Der Patient liegt in Bauchlage über den Extensionstrainer. Er verschränkt seine Arme vor der Brust und führt die Ellenbogen zusammen. Das Polster wird so eingestellt, dass der Brustkorb »einrollen« kann.

**ESTE.** Während der Ausatmung wird der Oberkörper nach unten »gekippt«.

**Anzahl und Dosierung.** 31–40 Wiederholungen, 1 min Pause, 3–4 Serien.

### Exspirationsmobilisation mit Bauchtrainer (☐ Abb. 6.30 a, b)

**Ziel.** Exspirationsmobilisation für die rechten Rippen mit Betonung einer Seite.

**ASTE und Ausführung.** Der Patient liegt in Rückenlage auf dem Bauchtrainer und umgreift mit beiden Händen den linken Gerätegriff. Die Beine sind seitlich nach rechts »gekippt«.

**ESTE.** Während der Exspiration wird der Oberkörper nach vorne gezogen.

**Anzahl und Dosierung.** 31–40 Wiederholungen, 1 min Pause, 3–4 Serien.

### Exspirationsmobilisation durch Matten-Bauchübung (☐ Abb. 6.31 a, b)

**Ziel.** Aktive Exspirationsmobilisation für die linken Rippen durch Heranziehen des Oberkörpers, wodurch exspiratorische Muskeln aktiviert werden.

**ASTE.** Der Patient liegt in Rückenlage auf der Matte mit flektierten Knie- und Hüftgelenken.

# Ihre Meinung ist gefragt!

**Liebe Leserin,
lieber Leser,**

wir freuen uns, dass
Sie sich für unser Buch
entschieden haben.
Sie helfen uns mit
der Beantwortung der
Fragen, die Bücher
noch besser Ihren
Bedürfnissen
anzupassen.

Sie können alternativ
zur Karte auch ein
elektronisches Formular
unter: **springer.de**
(Medizin) ausfüllen.

1. Welchem Buch (Titel, Auflage) haben
   Sie diese Karte entnommen?

Autor

Titel

Auflage

2. Wie gefällt Ihnen das Buch insgesamt?

ausgezeichnet
in Ordnung
schlecht

3. Was gefällt Ihnen an diesem Buch?

4. Was gefällt Ihnen nicht?

5. Welche Inhalte vermissen Sie?
   Haben Sie Verbesserungsvorschläge?

6. Wie beurteilen Sie das Buch anhand der folgenden Eigenschaften?
   Sagen Sie uns bitte auch, ob die jeweilige Eigenschaft für Sie wichtig ist.

| | ausgezeichnet | in Ordnung | schlecht | Diese Eigenschaft ist für mich wichtig. |
|---|---|---|---|---|
| Inhalt | | | | |
| Umschlag | | | | |
| Innengestaltung | | | | |
| Verständlichkeit | | | | |
| Gliederung | | | | |
| Nützlichkeit | | | | |

## Antwort
## Springer Medizin Verlag

Frau Silvana Kiesinger
Postfach 10 52 80
69042 Heidelberg

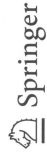

Springer

---

7. Wie haben Sie von diesem Buch erfahren?

○ E-Mail Alert
○ Internetrecherche
○ Besprechung/Rezension
○ Werbeanzeige
○ im Buchhandel
○ Werbebrief
○ Empfehlung, durch:

sonstiges:

8. Welche Berufsausbildung (Fachgebiet) haben Sie?

○ zurzeit Student/in der Medizin
   im . Fachsemester.
○ zurzeit Student/in der Psychologie
   im . Fachsemester.
○ Ihr Beruf (Fachgebiet):

Ihr Berufsjahr:

9. Wo sind Sie überwiegend beschäftigt? Sind Sie ...

○ niedergelassen / Praxis
○ in Klinik
○ in Behörde / Körperschaft
○ sonstiges:

10. Freiwillige Angaben für Rückfragen und Verlosungsteilnahme:

Name:

Vorname, Titel, Alter:

Straße, Hausnummer:

PLZ, Wohnort:

Telefon/Telefax:

E-Mail:

Sie können uns gerne auch über das Internet erreichen:
springer.de ( Medizin) oder per E-Mail an: feedbackmedi@springer-sbm.com

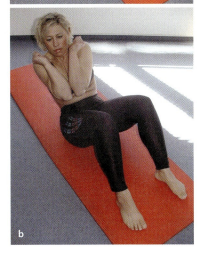

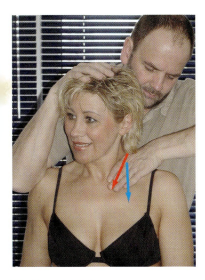

**Abb. 6.31 a, b.** Exspirationsmobilisation durch Matten-Bauchübung, rechts **a** ASTE, **b** ESTE

**Abb. 6.32.** Mobilisation der ersten Rippe, rechts, in Exspiration. **Blauer Pfeil:** Kostotransversale Schubrichtung, **Roter Pfeil:** Kostovertebrale Schubrichtung

**Ausführung.** Die Ellenbogen berühren sich, der Patient bewegt den Oberkörper während der Ausatmung nach vorne rechts oben.

**Anzahl und Dosierung.** 31–40 Wiederholungen, 1 min Pause, 3–4 Serien.

| Wichtig | |
|---|---|

- M. obliquus internus abdominis rechts zieht die Rippe 10–12 direkt, die kranialen Rippen indirekt in die Seitneigung rechts.
- M. obliquus externus abdominis links zieht die Rippe 5–12 direkt, die kranialen Rippen indirekt in die Rotation rechts.
- M. transversus abdominis zieht die Rippe 7–12 direkt nach innen/unten.
- M. rectus abdominis zieht das Sternum bzw. den Thorax nach kaudal.

## 6.8.2 Mobilisation erste Rippe und kostozervikothorakaler Übergang

Bei einer Inspirationsstellung der ersten rechten Rippe legt sich die Rippe direkt vor den Proc. transversus des ersten Brustwirbels, so dass dieser nicht mehr nach links rotieren kann. Das bedeutet primär ein linksseitiges Konvergenzproblem der linken Facette des ersten Brustwirbels. Nach der rhythmisch/statischen Exspirationsmobilisation erfolgt eine Knorpelmassage der linken Facette in der geschlossenen Kette. Direkt darauf folgt eine Knorpelmassage mit Konsistenzverbesserung der Synovia über die offene Kette.

### Mobilisation der ersten Rippe in Exspiration im Sitzen ( Abb. 6.32)

**Ziel.** Exspirationsmobilisation der ersten Rippe, links.

**ASTE.** Der Patient sitzt im Tubersitz.

**Ausführung.** Der Therapeut steht hinter dem Patienten und stellt bei ihm eine rechtsseitige Rotation und Lateralflexion links ein zur Annäherung der Mm. scaleni. Mit der rechten Hand bzw. dem Arm stabilisiert und schient der Therapeut die linke HWS des Patienten. Mit der mobilisierenden, linken Hand moduliert er seine MCP 2, von ventral kommend, an die erste Rippe. Dabei schiebt der Therapeut den M. trapezius pars descendens nach dorsal, um die mobilisierende Hand an der ersten Rippe optimal positionieren zu können. Während der Exspiration des Patienten gibt der Therapeut einen Schub für die Kostovertebralgelenke nach kaudal medial ventral bzw. nach kaudal ventral für das Kostotransversalgelenk.

**Anzahl und Dosierung.** Rhythmisch: 20 Wiederholungen, 5 Serien, 30 sec Pause. Statisch: Kollagendehnung 30 sec bis 2 min, 3–4 Serien, 30 sec Pause.

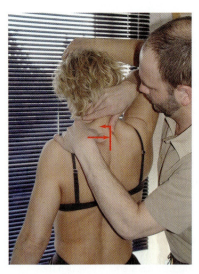

◘ **Abb. 6.33.** Mobilisation zervikothorakaler Übergang, bei Extensionsdefizit Th1 zu Th2, rechts. Konvergenzmobilisation bei vorausgegangener statischer/rhythmischer Kostalbehandlung

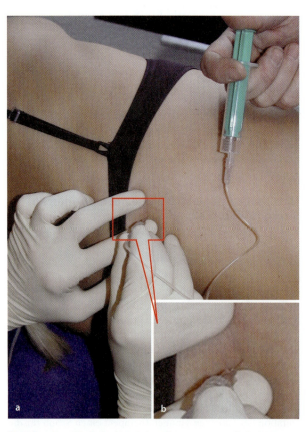

◘ **Abb. 6.34. a** Blockade der Interkostalnerven im Bereich der hinteren Axillarlinie

### Konvergenzmobilisation zervikothorakaler Übergang, bei Extensionsdefizit Th1 zu Th2 (◘ Abb. 6.33)

**Anamnese.** Vorausgegangene statisch-rhythmische Kostalbehandlung.

**Ziel.** Inspirationsmobilisation rechts über Extensionsmobilitätserweiterung des zervikothorakalen Übergangs. Mobilisation der Rechtsrotation in der offenen Kette aus Streckung.

| Wichtig | | |
|---|---|---|

Diese Technik ist für Th1 bis Th4 in offener oder geschlossener Kette geeignet.

**Befund.** Inspirationsstellung der ersten Rippe bei zervikothorakalem Extensionsdefizit und Derotation Th1 links.

**ASTE.** Der Patient sitzt im Tubersitz.

**Ausführung.** Der Therapeut steht rechts seitlich am Patienten, greift von ventral kaudal kommend den rechten Arm und führt diesen in Abduktion. Mit seiner linken Hand widerlagert er den kaudalen Proc. spinosus heterolateral und führt mit seinem rechten Arm eine über den Patientenarm weiterlaufende Rechtsrotation aus, die er mit seinem rechten Daumen unterstützt.

**Anzahl und Dosierung.** 31–40 Wiederholungen, 1 min Pause, 3–4 Serien.

## 6.9    Injektionstechniken für die Rippen

In den folgenden Abschnitten sind der Interkostalblock und die Injektion in den sternokostalen Gelenkbereich beschrieben.

### 6.9.1    Interkostalblock (Angulus costae, vordere und hintere Axillarlinie, sternokostaler Bereich)

Der Interkostalblock der thorakalen Spinalnerven ist einfach auszuführen und bei Vermeidung eines Pneumothorax eine wirkungsvolle und sichere Technik zur Förderung der Arthrokinematik und zur Normalisierung der osteokinematischen Rippenbewegung.

#### Interkostalblock (◘ Abb. 6.34 a,b und ◘ Abb. 6.35a–e)

Der Interkostalblock kann in den folgenden Bereichen gesetzt werden: Angulus costae, vordere und hintere Axillarlinie und sternokostal.

#### Injektionsmenge

3–5 ml 0,25% Bupivacain, Nadel 0,7×30 mm.

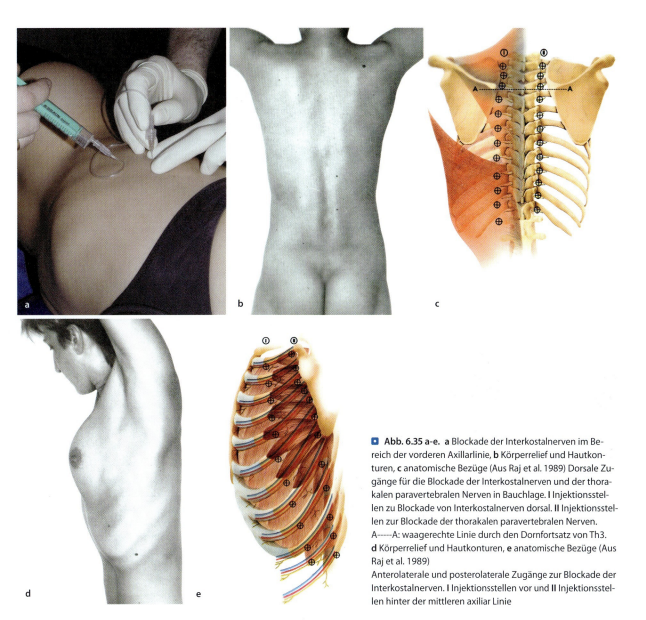

■ **Abb. 6.35 a–e. a** Blockade der Interkostalnerven im Bereich der vorderen Axillarlinie, **b** Körperrelief und Hautkonturen, **c** anatomische Bezüge (Aus Raj et al. 1989) Dorsale Zugänge für die Blockade der Interkostalnerven und der thorakalen paravertebralen Nerven in Bauchlage. **I** Injektionsstellen zu Blockade von Interkostalnerven dorsal. **II** Injektionsstellen zur Blockade der thorakalen paravertebralen Nerven.
A-----A: waagerechte Linie durch den Dornfortsatz von Th3.
**d** Körperrelief und Hautkonturen, **e** anatomische Bezüge (Aus Raj et al. 1989)
Anterolaterale und posterolaterale Zugänge zur Blockade der Interkostalnerven. **I** Injektionsstellen vor und **II** Injektionsstellen hinter der mittleren axiliar Linie

## Indikation

Bei folgenden Diagnosen ist die Indikation für einen Interkostalblock gegeben:
— Schmerzen im Interkostalbereich (Neuralgien, Kausalgien),
— akute Phase des Herpes zoster in Kombination mit Paravertebralblockaden,
— Schmerzzustände nach Rippenfrakturen,
— Kontusionen der Thoraxwand

## Injektionstechnik

Der anatomische Verlauf, die Haut - und segmentale Dermatominnervation sind wichtige Grundlagen. Lagerung, Injektionsort der Leitungsanästhesie (LA) bestimmen die Effektivität der Blockade. Der Zeige- und Mittelfinger der linken Hand palpiert die zu blockierende Rippe. Der Zeigefinger lokalisiert den unteren Rippenrand. Die Kanüle wird in bis zum periostalen Knochenkontakt vorgeschoben, danach ein wenig zurückgezogen und der Unterrand der Rippe aufgesucht. 2–3 mm tiefer, beim langsamen Vorschieben der Nadel erreicht man den subkostalen Raum. Nach Aspiration erfolgt die fraktionierte Injektion unterhalb der Rippe.

## Differenzierte Physiotherapiemethoden

Differenzierte Methoden der Physiotherapie sind bei Mobilisationen der Rippen notwendig – besonders bei Inspirationshypomobilität.

## Therapeutisches Fenster

Das therapeutische Fenster ist bei allen genannten Formen der Interkostalblockaden unterschiedlich. Dies bezieht sich auf eine rein schmerztherapeutische Blockade im Vorfeld passiver Techniken. Besonders im Bereich der vorderen, hinteren Axillarlinie und sternokostal sind aufgrund des Ausfalles der Funktionen des M. serratus anterior keine aktiven Techniken durchführbar, bei denen der Arm eingesetzt werden soll. Dies gilt für den Zeitraum der ersten 6 Stunden. Danach sind aktive Techniken möglich, die funktionelle Wiederherstellung des M. serratus anterior muss besonders geprüft werden. Das Intervall von 6 Stunden kann deutlich überschritten werden.

## 6.9.2   Injektion des sternokostalen Gelenkbereichs

Im Bereich Brustbein und Rippen befinden sich echte Gelenke (Costae 2–5) und Synchondrosen (Costae 1, 6 und 7), die mit intraartikulären Bändern (Lig. sternocostale intraarticulare) verbunden sind. Aufgrund der engen Verbindung zwischen Gelenkkapsel, Knochenhaut des Brustbeines und Perichondrium des Rippenknorpels kann es zu Reizungen der Gelenke kommen. In Höhe der Articulationes sternocostales zwei befindet sich die transversal verlaufende Synchondrosis sternalis, die das Manubrium sterni mit dem Corpus sterni verbindet. Abweichungen in diesem Synchondrosenbereich beeinflussen die Mobilität der zweiten Rippe deutlich.

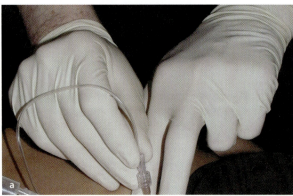

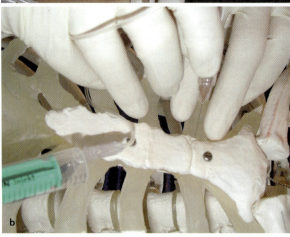

**Abb. 6.36 a,b.  a** Sternokostale Infiltration der peripheren Interkostalnerven, **b** Orientierung am Skelett

## Injektion sternokostaler Gelenkbereich (▪ Abb. 6.36 a, b)

### Injektionsmenge
2 ml 0,25 % Bupivacain, Nadel 0,7×30 mm.

### Indikation
– Diffuser pektoraler Schmerz,
– Schmerzsyndrom nach Rippenfrakturen,
– sternokostale Gelenkfunktionsstörungen,
– Tietze Syndrom,
– Torsionsveränderungen im Knorpelbereich zwischen Rippen und Sternum,
– allgemeine skoliotische Veränderungen im thorakalen Bereich, denen massive Störungen der Rippenbewegungen folgen.

### Injektionstechnik
Nach Palpation des Sternums verschiebt man den Finger lateral bis zum tastbaren Sternokostalgelenk. Sicherung der exakten Position, indem der Patient tief ein- und ausatmet. Hierbei tastet man die Bewegung des Sternokostalgelenkes. Der Einstich erfolgt senkrecht zur Haut, 0,5 cm tief. Nach Aspiration fraktionierte Injektion des Lokalanästhetikums.

### Differenzierte Physiotherapiemethoden
Injektionstechniken werden notwendig bei der Mobilisation der 2. Rippe und gleichzeitigen Beschwerden in der Synchondrosis sternalis (Synchondritis).

### Therapeutisches Fenster
**Während der ersten 6 Stunden** wird in den passiven Techniken der Schwerpunkt auf Facettengelenke und Rippen gelegt, um eine maximale Mobilisation des adaptierten Kollagens der Gelenke und der Rippen zu erzielen. (Für die Facettengelenke gilt der Behandlungsschwerpunkt in Richtung Extension und für die Rippen in Richtung Inspiration).

**Nach 6 Stunden** benutzt man die jetzt mögliche Aktivität, um sowohl die Trophik, als auch das neu gewonnene Bewegungsausmaß zu stabilisieren. Insbesondere bei sich thorakal manifestierendem Morbus Bechterew sollte ein konsequent durchgeführtes Eigentraining des Patienten dazu gehören. Nur so kann einer zunehmenden Kyphosebildung vorgebeugt und ein günstiges funktionelles Ergebnis gehalten werden. Die Problematik einer Therapiepause in der Physiotherapie ist hierbei besonders zu bewerten (Behandlung außerhalb des Regelfalles).

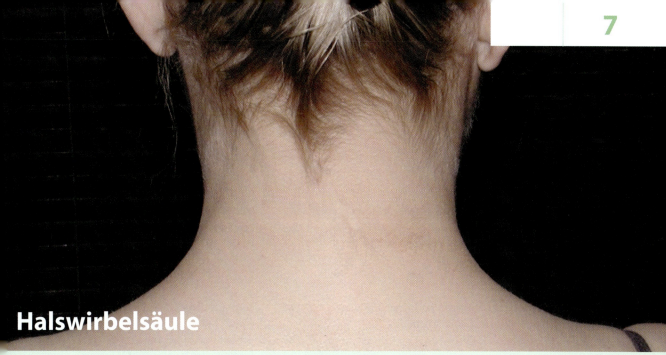

# Halswirbelsäule

## 7.1 Einleitung

Die Halswirbelsäule (HWS) ist das größte und anspruchsvollste Anwendungsgebiet für die Manualtherapie. Der **Einfluss** einer pathologischen HWS erstreckt sich nicht nur auf die HWS selbst, sondern auch auf:

- Kopf,
- Kiefer,
- Schultern,
- Arme,
- Brust,
- Organe (Herz, Speise-, Luftröhre usw.),
- dorsales Becken.

Weiterhin unterhält der Hirnnerv **Vagus** eine enge Beziehung
- zu Kopf- und Rachenregion mit vier Kopfganglien und zwei HWS-Ganglien (Ganglion superior und inferior) sowie
- zu den oberen Bauchorganen.

Der **Sympathikus** unterhält vier sympathische Ganglien, die Kopf, Hals und Arme vegetativ versorgen.

> **Wichtig**
>
> Die Halswirbelsäule zeigt arthrokinematisch, osteokinematisch, vaskulär und neurologisch ein besonderes Bild gegenüber anderen Gelenken und Wirbelsäulenabschnitten. Sie ist mit absoluter Sorgfalt zu befunden und zu therapieren.

»**Safe Signs**« (Sicherungszeichen, s. Glossar) für die manuelle Therapie sind:

- Instabilitätszeichen,
- Bluthochdruck,
- Verstibularisschwindel,
- Otolithenschwindel (Drehschwindel),
- alle vegetativen Zeichen (Rötung, Schweiß, Blässe, Schmerz).

Die **Dornfortsätze** (DFS) sind ab C2–6 gegabelt. Der Dornfortsatz des C7 ist nicht gegabelt, seine Rotationsfähigkeit ist im Vergleich zu den Segmenten C2–5 gering, sein Dornfortsatz steht relativ horizontal. Von dieser Eigenschaft leitet sich sein Name ab: »der Hervorragende« (Vertebra prominens). Die Ausbreitung der Dermatome, Myotome, Sklerotome und Viszerotome ist sehr komplex. Die HWS weist eine hohe Mobilität auf. Statisch gesehen muss sie den schweren Kopf, ca. 5 kg, tragen und ihn gleichzeitig »feinmotorisch« bewegen können.

Das Gehirn wird über vier arterielle Zuflüsse mit Blut versorgt. Alle dazu notwendigen Arterien verlaufen entlang der HWS. Die gesamte neurale Versorgung der Peripherie, im afferenten und efferenten Sinne, bahnt sich ihren Weg durch die Halswirbelsäule. Die HWS entlässt acht dichte Spinalnerven-Bündel durch die Zwischenwirbellöcher. Die sympathische Kopf- und Armversorung befindet sich paravertebral der BWS und wird über den Truncus sympathicus und Zwischenganglien zur HWS und zum Kopf geführt.

Der **Korpus** der Halswirbelkörper (HWK) ist klein und viereckartig. Seitlich am Korpus liegen ventral und dorsal die ehemaligen rudimentären Rippenreste, die mittig ab 6. dem HWK die Foramina transversaria bilden und als Querfortsätze bezeichnet werden. Durch das Foramen transversarium verläuft die A. vertebralis, die 1/3 des hinteren Gehirnes mit Blut versorgt.

Der laterale Teil des Wirbelkörpers bildet bei den HWS-Segmenten ab dem 9. Lebensjahr **Unkovertebralgelenke**, die jeweils mit dem oberen Wirbelkörper (kaudaler Korpus) eine Gelenkverbindung eingehen.

Die ersten beiden Wirbelkörper der HWS haben im **Vergleich** zu den anderen Wirbelkörpern:

- einen anderen ossären Aufbau,
- eine andere Mechanik,
- keine Bandscheiben.

Der **C1**, Atlas oder Träger genannt, ist eher ein Ring ohne Korpus, ohne Dornfortsatz, aber mit einem sehr prominenten Querfortsatz und zum Os occipitale horizontal stehenden Facettengelenken. Im Ring des ersten Wirbelkörpers (C1) verläuft der Dens axis des zweiten Wirbelkörper (C2). Der **C2** besitzt einen Korpus, der kranial als Dens axis fortgeführt wird. Der Dornfortsatz dieses Wirbelkörpers ist sehr groß und seine Gelenkfacetten sind bds. horizontal konvex. Der C2 wird fälschlicherweise auch als »Dreher« bezeichnet. Er kann sich jedoch nur wenig drehen, sondern ermöglicht durch seinen Dens axis dem ersten Wirbelkörper mit dem Schädel sich um den Dens zu drehen. Bricht der Dens axis, nennen wir dieses Genickbruch.

Die Wirbelkörper **C3–7** haben eine gemeinsame Mechanik und Bandscheiben. Ihre Facetten liegen 45° aus der frontalen in die transversale Ebene geneigt. Die Lordosebildung der HWS prägt die Widerstandfähigkeit gegenüber axialem Druck. Eine gerade Wirbelsäule (WS) hat eine Belastbarkeit nach Delmas von R1 (R = Resultierende). Eine einfache Krümmung hat die doppelte Belastbarkeit. N (Neigung) 1 = R 2. Zwei Neigungen ergeben $N^2$ = R5. Die normale bzw. gesamte Krümmung der WS ergibt $N^2$ = 9 + 1 = 10.

> **Wichtig**
>
> Je gekrümmter die WS des Patienten, desto dynamischer ist sie. Je gerader die WS, desto statischer ist sie.

Die Bandscheiben (BS) der HWS haben eine Dicke von 3 mm (LWS 9 mm, BWS 5 mm) und besitzen Propriorezeptoren. Der Nucleus pulposus kann als eine Art stark wasserhaltige Gelkugel betrachtet werden, die Verbindung zu den knorpeligen porösen Deck- und Endplatten hat, wodurch das Wasser des Nucleus bei Kompression in das Zentrum des Wirbelkörpers gedrückt wird. Nachts bei Entlastung erzeugt osmotischer Sog eine Rehydrierung, so dass der Mensch morgens bis zu 3 cm größer ist, seine WS elastischer und vorgespannter. Traktionen im BS-Segment verursachen eine Ausrichtung (25°) der Anulus fibrosus Fasern und eine Hydrierung des Nucleus pulposus. Bei einer Kompression leitet der Nucleus den Druck seitlich weiter und die 35° steilen Fasern des Anulus fibrosus werden unter Spannung gesetzt. Gleichzeitig dehydriert der Nucleus pulposus.

Schmerz, Deviation und muskuläre Deformation können als Prodromalzeichen für eine Protusion bzw. einen Prolaps gesehen werden. Einrisse entstehen fast immer in der Kombinationsbewegung Flexion mit Rotation.

## 7.2   Anatomie der HWS

### 7.2.1   Atlas und Axis (◻ Abb. 7.1 a–c)

Der **Atlas** hat keinen Wirbelkörper. Durch seinen vorderen und hinteren Wirbelbogen bildet er an der lateralen Verbindung die Massa lateralis, die auch gleichzeitig die Träger der Facies artic. superior sind. Seitlich der Massa lateralis grenzen die Querfortsätze, die mittig das Foramen processus transversum bilden. Am vorderen inneren Arcus anterior befindet sich die Gelenkfläche zum Dens axis, der wiederum durch das Lig. transversum atlantis an die Fovea dentis gepresst bzw. dort gehalten wird. Statt einem Dornfortsatz weist der Atlas ein Tuberculum anterior und posterior auf. Der Kontakt zum Axis wird über die Fovea articularis inferior geschlossen, eine kreisrunde plane Gelenkfläche.

Charakteristisch für den Axis ist der zahnförmige **Dens axis** mit seiner Facies articularis anterior für den Partner Fovea dentis des Atlas und Facies articularis posterior, die mit dem Lig. transversum atlantis in Kontakt steht. Seitlich neben dem Dens liegen die Procc. articularis superiores axis. Sie sind konvex. Weiter lateral liegen die Procc. transversi mit dem mittigen Foramen transversum. Dorsal kaudal liegen die 45° in der Horizontalen geneigten Facies articularis inferioris, die mit den

Facies articularis superior des C3 artikulieren. Das dorsale Ende bildet der kräftige Dornfortsatz der am Ende gespalten ist. Es bestehen mehrere gelenkige Verbindungen.

### Articulatio atlantooccipitalis (oberes Kopfgelenk) dexter und sinister

Die Articulatio atlantooccipitalis ist das Gelenk zwischen Atlas (C1) und Os occipitale. Das Gelenk besteht aus der konkaven Fovea articularis superior des Atlasses, die wie eine Schuhsohle geformt ist und der konvexen Facies articularis des Condylus occipitalis. Das obere Kopfgelenk ist ein Ellipsoidgelenk. Die okzipitalen Gelenkpartner sind die konvexen Kondylen des Os occipitale.

Die **Bewegungsmöglichkeiten** im oberen Kopfgelenk setzen sich aus ca. 25° Inklination und 10° Seitenneigung zusammen. Die Seitenneigung ist ligamentär mit einer gegensinnigen Rotation verbunden. Der Schwerpunkt des Kopfes liegt ventral, bei einem Säugling noch dorsal. Bei Inklination werden die Membrana tectoria et atlantooccipitalis, Lig. apicis dentis und das Lig. flavum gespannt, bei Reklination legen sie sich in Falten.

### Articulatio atlantoaxialis laterales (unteres Kopfgelenk) dexter und sinister

Die Articulatio atlantoaxialis setzt sich aus der Fovea articularis inferior (konvex) des Atlas und dem Proc. articularis superior (konvex) des Axis zusammen. Die Gelenkflächen sind keilförmig, dreifacettig und leicht kreisförmig. Das Gelenk unterstützt primär die Rotation. Typisch ist die schraubenförmige Drehbewegung, wobei bei Rechtsrotation die rechte inferiore Facette des Atlas nach hinten unten rutscht und die linke nach vorne unten. Der Axis (C2) limitiert die Rotation durch so genannte meniskoide Bremsklötze. Die Gelenkmechanik des Segmentes C1–2 ist bikonvex, um ein »Abrutschen« der Gelenkpartner bei Rotation zu ermöglichen. Dadurch verhindert der Körper Zug und Dehnungsreize auf Nerven und auf die Dura mater sowie A. vertebralis. Dieses Abrutschen der beiden Gelenkpartner voneinander verursacht, dass der Dens axis nach kranial raumfordernd wirkt und Druck auf die A. basilaris (Vereinigung der beiden Aa. vertebrales) ausüben kann.

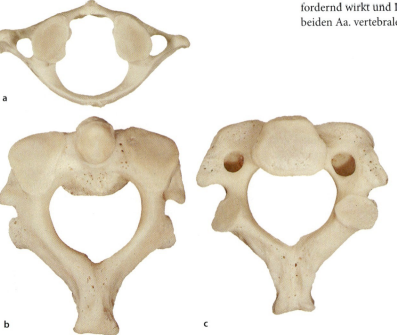

◻ **Abb. 7.1 a–c.** HWK von kranial, schraffiert die homologe Anlage der Rippen, die sich in der HWS am Proc. transversus als Tuberculum anterius zeigen. **a** Atlas C1, **b** Axis C2 mit Dens axis, **c** C4. (Aus Tillmann 2005)

## Articulatio atlantoaxialis mediana

Die Articulatio atlantoaxialis mediana ist die gelenkige Verbindung zwischen dem Dens axis mit seiner Facies articularis anterior und der sich am Arcus anterior des Atlas befindlichen Fovea dentis. Das Gelenk ist ein Zapfengelenk, das mit dem unteren Kopfgelenk eine Drehbewegungen von ca. 26° unilateral ermöglicht.

## Facies articularis posterior

Die Facies articularis posterior ist die gelenkige Verbindung zwischen Dens axis und dem Lig. transversum atlantis, das den Dens an den Atlas fixiert und eine Raumforderung nach dorsal in den medullären Raum verhindert.

## 7.2.2    Muskulatur

Die Halsmuskulatur wird im Laufe der ersten Lebensmonate stark gefordert. Am Ende des vierten Lebensmonats sollte die »Kopfkontrolle« im Sitzen sicher sein, der Kopf in Bauchlage angehoben werden und beide Hände zusammen beim Spielen gebraucht werden. Der Säugling sollte sich in dieser Zeit aus der Bauchlage zuerst mit dem Kopf aufrichten und damit die lordotische Entwicklung der HWS einleiten. Es folgen die physiologischen Krümmungen der BWS und LWS. Durch die drei physiologischen Wirbelsäulenkrümmungen benötigt der Körper bei Bewegungsverlagerungen aus der senkrechten Körperachse einen geringeren stabilisatorischen Muskelaufwand und erhält eine vermehrte Kompensationsfähigkeit gegenüber Stößen und Krafteinwirkungen.

Die HWS zeigt bei normaler Krümmung eine maximale Druckbelastung der Bandscheibe von 5,6 kg/cm$^2$ (BWS 11,6 kg/cm$^2$, LWS 6,2 kg/cm$^2$). Fehlt eine adäquate Muskulatur oder die Krümmung, steigert sich die **Belastung** in der

- HWS um das 7-fache,
- BWS um das 5-fache,
- LWS um das 2,3-fache.

Weiterhin sollte man die Reflexe zwischen vestibulären System, der Medulla oblongata, sowie der HWS–Muskulatur in der Entwicklungsphysiologie beachten. Einerseits verschwinden mit zunehmendem Alter phylogenetisch alte Halte- und Stellreflexe, wie z. B. der:

- tonische Rückgratreflex,
- asymmetrische tonische Halsreflex (Nackenreflex),
- Moro-Reflex.

Andererseits entwickeln sich die Reaktionen, die mit zunehmendem Alter auftreten und bestehen bleiben, wie z. B.:

- Stellreaktionen, wie Kopfstellreaktion, sagittale Rumpfstellreaktion (Streckung des Thorax und der Hüfte in Bauchlage), sowie die derotierte Stellreaktion (Körper reagiert auf Körper z. B. oberer Rumpf dreht, es folgt der untere Rumpf und folgend die Hüfte),
- Gleichgewichtsreaktionen.

Die Reflexe und Reaktionen benötigen eine optimal abgestimmte Muskulatur mit hohem propriorezeptiven In- und Output. Weiterhin verfeinert sich die Verbindung von zunehmender Organisation des optischen Systems, des Vestibularsys-

tems und der subokzipitalen Muskulatur. Sie ist sozusagen der Bewegungs- bzw. Reaktionsstarter für die in der Peripherie folgende muskuläre Kette.

Die meisten HWS-Muskeln sind **tonische Muskeln** und müssen gegen die Schwerkraft halten, d. h. sie leisten Haltetätigkeit und neigen dadurch zur Verkürzung und zu Stoffwechselstörungen (Ischämien).

## 7.2.3    Nerven (◻ Abb. 7.2 a, b)

Die Nerven der HWS sind aufgrund ihrer topographischen Lage mechanischen Reizungen und Verletzungen ausgesetzt. Die HWS unterhält zwei Plexus (Plexus cervicalis und Plexus brachialis), steht in enger Verbindung zu Hirnnerven und dem autonomen vegetativen System.

### Plexus cervicalis

Der Plexus cervicalis (C1–4) weist eine sympathische Ankopplung von Th1–4 mit dessen praeganglionären Fasern zum Ganglion cervicale superior auf. Es gibt viele Besonderheiten der neuralen Strukturen des Plexus cervicalis und brachialis. Die Autoren verweisen hier auf neurologische Literatur und möchten nur die wichtigsten erwähnen. Die hochzervikale Gelenkinnervation wird über den Ramus ventricularis versorgt. Die Segmente C3–5 sind Austrittsstellen des **N. phrenicus**. Dieser Nerv führt Afferenzen vom:

- Herz,
- Pleurakuppel,
- Peritoneum,
- Oberbauch.

Er unterhält Verbindung zum Ganglion cervicale inferior und unterhält einen »Nebenphrenicus« (accessorius) zum N. accessorius und N. subclavius. Der N. phrenicus innerviert über C3 den ventralen und über C4 den dorsalen Diaphragmabereich. Er innerviert das Zwerchfell motorisch und leitet sensibel Spannungsinformation nach zentral von:

- Leber,
- Galle,
- Pankreas,
- NNR.

Die Autoren nehmen an, dass der N. phrenicus über den M. subclavius mit seiner engen Beziehung zur 1. Rippe, Pleurakuppel, Membrana suprapleuralis, Fascia endothoracica Einfluss auf die Harmonisierung zwischen Rippenatmung und Zwerchfellatmung nimmt, diese über den Ncl. spinalis nervi trigeminii zur Vitalkoordination weiterleitet.

- Die Ansa cervicalis (C1–3) steht in enger Verbindung mit dem Hirnnerv Hypoglossus. In enger Verbindung zum Plexus cervicalis und zu den Muskeln der Halsmuskulatur stehen die **Hirnnerven** wie
- N. vagus,
- N. fascialis (der N. fascialis führt parasympathische Fasern die auch unter dem Begriff Nervus intermedius zusammengefasst werden. Je nach anatomischer Schule wird er auch als 13. Hirnnerv aufgefasst),
- N. accessorius.

**7**

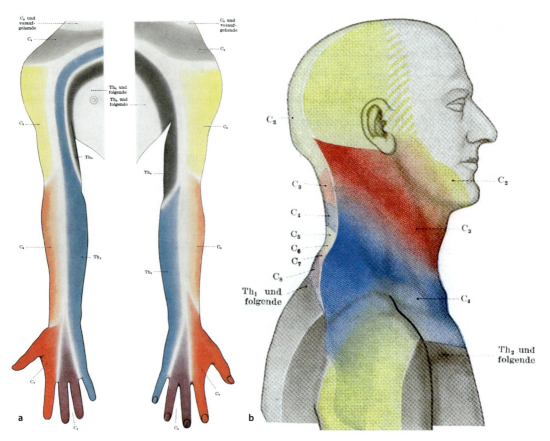

□ **Abb. 7.2 a, b.** Übersicht über die segmentale Dermatombildung. **a** Plexus brachialis, **b** Plexus cervicalis. (Aus v. Lanz u. Wachsmuth 1955, 1982, 2003)

Der Plexus cervicalis prägt die Dermatombildung am Hals und Kopf.

### Plexus brachialis

Der Plexus brachialis (C4–Th1) weist unterschiedliche Wurzelstärken auf. Am stärksten ist die Wurzel des 7. Halsnerven ausgeprägt, von hier aus nehmen die Wurzeln kranial- und kaudalwärts an Stärke ab. Der Plexus brachialis weist eine sympathische Ankopplung von Th1–Th7 über die Ganglia cervicothoracicum, cervicale inferior und cervicale mediale auf.

Die Hauptversorgergebiete sind:
- Schulter,
- Arm,
- vorderer und hinterer Thoraxbereich.

Der Plexus brachialis prägt die Dermatombildung Schulter und Arm.

### 7.2.4    Sympathische Ankopplung

Der zervikale Grenzstrang mit seinen vier Ganglien zeigt einige Besonderheiten. In den HWS Segmenten C1–8 sind sympathische Fasern (Rr. communicantes grisei) mit dem Spinalnerv verbunden zum Zweck der Versorgung des Spinalnervs bzw. zur efferenten Wegbahnung in die Peripherie, wobei betont der N. ulnaris und der N. medianus rekrutiert werden. Andere Fasern verlaufen direkt von den Ganglien zu den Versorgungsgebie-

ten wie z. B. über Nn. cardiaci cervicales superior, medius und inferior zum Herzen. Andere Versorgungsgebiete sind Rachen, Kehlkopf, Schilddrüse, Luft- und Speiseröhre, sowie Gefäße, Knochen und Gelenke. Es besteht eine enge Verbindung zu Hirnnerven und dem N. phrenicus.

Weitere Besonderheiten sind die Bildung von **Head-Zonen** im Nackenbereich (s. Zonenbeschreibung ► Kap. 5).

Die Segmente, die sich aus den Halsnerven C3–5 bilden, sind über afferente und efferente Bahnen des N. phrenicus mit dem Diaphragma und den angrenzenden Organen (Magen, Leber, Galle, Pankreas, NNR) verbunden.

Die Segmente, die sich aus den Halsnerven C5–6 bilden, spielen eine besondere Rolle bei Irritationen. Eine **Affektion** dieses Segmentes äußert sich häufig mit:
- interskapulärem Schmerz,
- Dermatombildung C5 des Oberarmes und
- so genannten M. biceps brachii Krämpfen.

Die Ursache, so vermuten die Autoren, liegt evt. darin, dass zum einen der N. dorsalis scapulae irritiert wird, bzw. es zu einer Irritationen von sympathischen Fasern aus dem Ganglion cervicale mediale kommt, die eine nervale funktionelle Gefäßregulationsstörung der gefäßversorgenden hinteren Rumpfwandarterien verursacht.

Die Krampfneigung des M. biceps brachii könnte sich aus der Anheftung von sympathischen Fasern aus dem Ganglion cervicale mediale bzw. deren Versorgung des proximalen Oberarms und aus dem zugehörigen Spinalnerv ergeben. Zusätzlich zur motorischen Innervation für den M. biceps brachii und der sympathischen Versorgung des Oberarmes entlässt das Segment C5 die sensible Versorgung des N. cutaneus antebrachii lateralis, die vom lateralen Epikondylus bis zum Daumengrundgelenk reicht.

### 7.2.5    Bänder

Die hochzervikalen Bänder weisen unterschiedliche Verlaufsrichtungen auf und bestimmen die hochzervikale Mechanik.

#### Ligg. alaria (Pars occipitale)

Die Ligg. alaria (Flügelbänder) stehen leicht rekliniert und ziehen vom Apex dentis zu den seitlichen Rändern des Foramen magnum. Der Pars atlantale des Lig. alarium dient lediglich als Kapselverstärker.

Eine Seitenneigung wird durch diese Bänder zwischen C0–2 von 0–8° nicht beeinflusst. Ab 8° Seitenneigung strafft sich das Band und limitiert die Bewegung. Von 8–13° verläuft die hochzervikale Lateralflexion mit der rotatorische Mechanik gegensinnig und ab 14° aufgrund der weiterlaufenden Kinematik gleichsinnig, bei fixierter hochzervikaler Gegensinnigkeit.

#### Lig. transversum atlantis

Das Lig. transversum atlantis fixiert den Dens axis ventral am Arcus anterior des Atlas, indem es den Massa laterales dexter und Massa laterales sinistra miteinander verbindet. Das Band und die sagittal verlaufenden Fasciculi longitudinales werden als Kreuzbänder bezeichnet.

#### Lig. apicis dentis

Das Lig. apicis dentis ist ein stark propriorezeptiv versorgtes Band, das von der Spitze des Dens zum anterioren Aspekt des Foramen magnum verläuft. Über die propriozeptive Versorgung besteht eine enge Verbindung zur suboccipitalen Muskulatur. Das Lig. apicis hat eher einen rezeptiven Charakter und keinen statisch limitierenden. So spricht das Band bei einem Zugreiz durch Inklination an mit muskulär antagonistischer Antwort, vor allem durch die Mm. rectus capitis major et minor (Beispiel Schleudertrauma).

#### Membrana atlantooccipitalis posterior (Lig. flava)

Das Band zieht von Arcus posterior dexter/sinister zum Arcus des oberen Wirbelkörpers. Es ist verwachsen mit der Gelenkkapsel und mit dem M. multifidus, der vom Quer- zum Dornfortsatz zieht und das Band dynamisiert.

**Wichtig**

Klemmt sich eine Gelenkfalte (meniskoide Falte) ein, z. B. durch Dehydrierung des Lig. flava, reagiert der Betroffene mit einem heftig einschießenden Schmerz, der als »Door bell sign« bezeichnet wird.

Weiterhin ist die Membrana atlantooccipitalis posterior bzw. Lig. flava Durchtrittstelle für Nn. occipitalis, auricularis magnus, A. vertebralis/occipitalis, V. occipitalis. Durch die Neigung zur Faltenbildung kann die Membran an folgenden Strukturen Druck übertragen:

- 4. Ventrikel,
- Medulla oblongata,
- Nn. vagus, hypoglossus und accessorius.

#### Lig. nuchae (Lig. supraspinale)

Das Band spannt sich deltaförmig vom Dornfortsatz C2 zur Linea nuchae. Hochzervikal sprechen wir vom Lig. nuchae und unterhalb von C2 vom Lig. supraspinale.

#### Lig. interspinale

Dies sind die Bänder zwischen den Dornfortsätzen.

#### Membrana tectoria (Lig. longitudinale posterior)

Im hochzervikalen Bereich liegt sie in enger Verbindung zu den Ligg. transversum atlantis und Fasciculi longitudinales. Das Band ist stark nozizeptiv versorgt und ein »Warnmelder« bei Lockerung des Lig. transversum sowie unterhalb von C2 bei Bandscheibenprotusionen. Leichte Reizungen zeigen sich oft als Zervikozephal-Syndrom oder als Zervikobrachialgie und können Zeichen einer hochzervikalen Instabilität bzw. eines bevorstehenden Bandscheibenvorfalls sein.

#### Membrana atlanto-occipitalis anterior (Lig. longitudinale anterior)

Typisch für dieses Band sind Verkalkungen bei Systemerkrankungen (Morbus Bechterew, Morbus Forestier).

#### Intertransforamische Bänder

Diese intertransforamischen Bänder (Butler 1998) hat nicht jeder Mensch. Sie verstreben zusätzlich das Foramen intervertebrale und stabilisieren zusätzlich. Es wird vermutet, dass evtl. Patienten mit frühkindlicher Hypermobilität zu dieser Anlage neigen. Im Bereich des Foramen besteht eine erhöhte Gefahr einer mechanischen Reizung des Spinalnerves. Bei diesen Bändern werden zwei Verläufe unterschieden:

- Vom lateralen Anteil der Ligg. longitudinale kommend und zum lateralen Anteil des Lig. flava ziehend (Höhe Facette des Processus articularis inferior am darunterliegenden Wirbelkörper). Der Verlauf ist transversal.
- Vom Wirbelkörper zum Querfortsatz des nächsten Wirbels ziehend, z. B. vom Wirbelkörper C4 zum Querfortsatz C5.

### 7.2.6    Arterien und Venen

#### Plexus venosus vertebrae

Es gibt zwei **Venengeflechte** und zwei Venenräume im Bereich des Wirbelkanals der HWS, die untereinander verbunden sind:
- Der Plexus venosus vertebrae externus liegt außerhalb des Foramen vertebrale.
- Der Plexus venosus vertebrae internus liegt innerhalb des Foramen vertebrale.

Bei einer Druckerhöhung ist der Körper in der Lage über Anastomosen bzw. Kollateralen das venöse Blut von dorsal nach ventral umzuleiten (z. B. bei Flexion oder Extension), auch die Entsorgung kann zentral über die V. spinalis oder segmental über die V. vertebralis erfolgen, so dass keine intraabdominalen Druckaussackungen entstehen können.

Für die Entsorgung der Versorgungsgebiete der Aa. carotis interna und externa führt die HWS zwei wichtige Halsvenen:

- Vena jugularis interna zur Entsorgung des venösen Blutes von Gehirn und Halsorgane. In der bindegewebigen Umhüllung (Vagina carotica) der Vena jugularis verläuft der N. vagus.
- Vena jugularis externa zur Entsorgung des venösen Blutes von Gesicht, Kopf und oberflächlichen Halsstrukturen.

## A. vertebralis

Die A. vertebralis ist an der ossären medialen Kante des Foramen processus transversi fixiert und hat nur wenige Millimeter Bewegungsspielraum. Die äußere Schicht, die Adventitia, ist mit einem sympathischen Geflecht durchzogen, das bei Irritation des Gefäßes sympathisch bedingte Symptome hervorrufen kann. Eine minderdurchblutete A. vertebralis weist diese Symptome nicht auf. Das Gefäß verläuft beidseitig vom 6. HWK intertransversal über den Sulcus vertebralis im Massa lateralis atlantis durch die Membrana atlantooccipitalis posterior, subarachnoidal durch das Foramen magnum und vereinigt sich mit der parallel laufenden A. vertebralis zur A. basilaris. Die A. vertebralis ist zuständig für die **Versorgung** von:

- Medulla oblongata bzw. Interspinalraum,
- Dura mater, Knochen des Wirbelkanals, tiefe Halsmuskeln,
- Kleinhirn,
- 4. Ventrikel,
- Verstibularsystem.

Das Gefäß hat folgende **Abzweigungen**:

- Ramus spinalis mit segmentalen Kollateralen durch das Foramen intervertebrale zum Rückenmark bzw. zur Dura und zum Knochen,
- Ramus muscularis mit Kollateralen zu den tiefen Halsmuskeln (z. B. autochthone Muskulatur),
- Ramus nervomedullaris mit Kollateralen zur hinteren und vorderen Wurzel,
- Ramus meningeus zur hochzervikalen Dura und zur hinteren Schädelgrube.

## 7.3    Pathomechanik der HWS

> **Wichtig**
>
> Pathomechanisch wird die HWS immer im Zusammenhang mit der oberen BWS und dem Kopf gesehen.

Die mechanische Belastung der HWS ist abhängig von der **Stellung des Kopfes**. Bei einer Normstellung der HWS, also einer Lordose, liegt der Schwerpunkt ventral. Die subokzipitale Muskulatur hält mit geringem Aufwand das Gleichgewicht (Waageprinzip). Je mehr der Kopf nach ventral translatiert, desto mehr müssen die Nackenmuskeln halten. Eine kyphotische Haltung, die z. B. bei Bürotätigkeiten entsteht, führt zu einer betonten ventralen Verlagerung des Gewichtes. Die Folgen sind:

- erhöhter Muskeltonus der subokzipitalen Muskulatur,
- erhöhter intradiskaler Druck,
- Zugreize, die auf die Hirnnerven und den 4. Ventrikel wirken.

Am deutlichsten ist die Pathologie der HWS an den Veränderungen der Bandscheiben zu sehen. Die **Folgen einer Degeneration** der Bandscheiben treten ca. ab dem 30. Lebensjahr in Erscheinung. Meist liegt die Ursache für die Beschwerden im zervikothorakalen Übergang, die durch arbeitsbedingte **Haltungen** hervorgerufen werden, wie:

- hängende Schultern,
- ständiges Vorhalten der Arme,
- Haltungsschwäche des M. trapezius pars descendens, der den Schultergürtel nicht mehr über die Klavikula nach kranial zieht und dadurch eine Enge der kostoklavikulären Pforte verursacht.

Auch ein **Mobilitätsverlust** im zervikothorakalen Übergang mit langsamer Manifestierung einer Flexionsstellung (Morbus Farfan) führt zu Beschwerden, da die HWS in eine Antepositionsstellung gerät. Um die Augen weiterhin horizontal halten zu können kompensiert die obere HWS durch Reklination.

Die unterschiedliche Druckverteilung, die dadurch vorwiegend in den Segmenten C5–7 entsteht, verursacht zunächst, um dem Druck entgegenzuwirken, eine **Hydrierung** der Bandscheibe. Diese Hydrierung bewirkt, dass sich das Bewegungssegment aufrichtet, d. h. es entsteht eine segmentale Steilstellung, wobei der Nucleus pulposus aus der anfänglichen ventralen Position mittig positioniert wird.

Lässt der Druck nicht nach, kommt es zur **Dehydrierung** der Bandscheibe mit Lockerung des Segmentes und einer Verlagerung des insuffizienten Nukleus nach dorsal, so dass der kraniale Wirbelkörper nach ventral in eine Anterolisthese »gezwungen« wird. Der immer weiter nach dorsal wandernde Nukleus verursacht das Abkippen des kranialen Wirbelkörpers auf den kaudalen Wirbelkörper, den »kyphotischen Knick«. Achsenbedingt erfährt die Bandscheibe, die bereits stark degeneriert ist, Druck, wodurch der Nucleus pulposus weiter dehydriert, bis zum Vakuum-Phänomen. Die HWS zeigt sich in diesem Zeitraum tendenziell steilgestellt.

In jedem dieser degenerativen Stadien kann schleichend oder akut der **Ramus meningeus** N. spinalis irritiert oder gereizt werden, der wiederum aufgrund seiner Innervation (Bandscheibe, Dura mater, Periost, Lig. longitudinale posterior) Schmerzen und einen hypertonen Deforme musculair des M. trapezius pars descendens auslöst. Durch den M. trapezius pars descendens verlaufen Gefäße und die Nn. occipitales major, minor, tertius, die bei Kompression Kopfschmerz verursachen können.

Die Empfindlichkeit einer **Lageveränderung** in der Bandscheibendegeneration bemerkt man vorwiegend bei der nächtlichen Ruhe. Je älter der Mensch wird, desto sensibler reagiert er auf Alkohol. Unter Alkoholeinfluss wechselt man nachts zu wenig die Position, da man zu tief schläft. Aber auch bei starker Ermüdung, z. B. nach einer langen Autoreise, kommt es zur Wirbelkörperverschiebung und möglicherweise einer Reizung des Ramus meningeus N. spinalis.

Auffällig ist eine typische **Schonhaltung** der Patienten. mit Seitenneigung und Flexion zur nichtbetroffenen Seite, um den Druck vom Spinalnerv bzw. Ramus meningeus N. spinalis zu nehmen. Es handelt sich um einen diskogen bedingten Schiefhals.

Um die **Schmerzsymptomatik** bei HWS-Problemen zu verstehen, ist es wichtig, die Weite des Spinalkanals zu kennen:

Eine kleine Protusion und ein enger Spinalkanal können starke Schmerzen bedeuten. Eine große Protusion und ein weiter Spinalkanal können eine geringe oder sogar keine Schmerzempfindung beinhalten.

Alle medialen Bandscheibenvorfälle bzw. Anterolisthesen und Claudicatio intermittens spinalis erzeugen einen, dorsalen, mehrsegmental bezogenen Schmerz. **Neurologische Ausfälle** sind besonders häufig in den Segmenten C5–7 aufgrund des Aufeinandertreffens des Goll-Strangs (Fasciculus gracilis) mit dem Burdach-Strang (Fasciculus cuneatus), hier sind Paraesthesien hemilateral in Arm, Rumpf und Bein möglich.

Eine Kompression in den medullären Raum bedeutet im Liquorrückstaugebiet ein Eiweißrückstau mit Neigung zur **Ödembildung** im Arachnoidalraum, was zu einer vaskulospastischen Ernährungsstörung der umliegenden medullären Strukturen (Gefäße) führt. Erstreckt sich das Ödem bzw. die Schwellung über drei Segmente, wird die Versorgung der angrenzenden medullären Strukturen gestört (z. B. Pyramidenbahn). Das dadurch entstehende Beschwerdebild »imitiert« Spinalerkrankungen, da es sehr schnell zu Sensibilitätsstörungen kommt, durch z. B. Unterversorgung des spinalen Vorder- oder Hinterhorns.

**Dorsolaterale Bandscheibenvorfälle** drücken seitlich vom Lig. longitudinale posterior auf den Spinalnerv. Husten, Niesen, Pressen (»HNP«) wird als schmerzhaft empfunden, die Reflexe sind je nach Kompression herabgesetzt. Retroversion verschlimmert die Symptomatik.

Je größer der Vorfall desto mehr drückt die Nukleusmasse auf das Rückenmark, so dass es zu multiplen neurologischen Störungen kommen kann.

Bedeutend ist dieses wieder für den Bereich C5–7, da sich dort der Burdach-Strang auf den Goll-Strang legt. Eine partielle Atrophie von Arm- und Handmuskeln gibt es nur in geringem Ausmaß, da die Muskeln multisegmental innerviert werden (Ausnahme: Daumenballen nur durch N. medianus).

Beschwerden wie Kopfschmerzen, Schwindel, Tinnitus und Sehstörungen weisen auf den Verdacht einer Einengung der **A. vertebralis**, die durch seitliche Spangenbildung verursacht werden kann, aber auch durch Instabilitäten oder entzündliche Prozesse.

Eine **Arthrose** der HWS beginnt bei einer physiologischen statischen Prägung zuerst auf Höhe von C6–7. Sie ist meist Folge einer sekundären Bandscheibenproblematik (Diskose). Bei jungen Patienten entsteht eine mehrsegmentale Einschränkung (Kapselmuster), z. B. bei einer rheumatischen Arthritis mit einer Einschränkung 3:2:2:1 (Extension, Rotation, Lateralflexion, Flexion). Ein Kapselmuster führt zur Einengung des Foramen intervertebrale mit Irritation des jeweiligen Spinalnervs, Stenosierung der A. vertebralis, Bildung einer Unkovertebralarthrose, Facettengelenkarthrose.

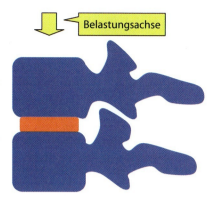

☐ **Abb. 7.3.** Anatomische Orientierung: HWK in physiologischer Stellung

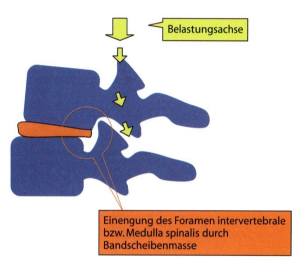

Einengung des Foramen intervertebrale bzw. Medulla spinalis durch Bandscheibenmasse

☐ **Abb. 7.4.** Anatomische Orientierung: Stellung des HWK bei Retrolisthese

Im Pathomechanismus der HWS steht jedoch vorwiegend die **Steilstellung** im Vordergrund, d. h. der endlordosierte Wirbelkörper oder sogar kyphotische Wirbelkörper neigt zur Retrolisthese. Hierbei kommt es zu einer Verlagerung der Belastungsachse nach ventral, was eine Translation des Wirbelkörper 45° nach kaudal dorsal bedeutet. Die Folge ist die Mitnahme von Bandscheibenanteilen, die den medullären Raum bzw. den Spinalkanal einengen (☐ Abb. 7.3 und ☐ Abb. 7.4).

In der Praxis zeigt sich dieser Pathomechanismus mit wechselhaften ausstrahlenden Beschwerden in Schulter und/oder Arm.

## 7.4    Krankheitsbilder

Gerade im Bereich der HWS bedarf es bei allen Krankheitsbildern einer genauen Interpretation der Anamnese, um die multiplen differenzialdiagnostischen Möglichkeiten mit einzubeziehen.

## 7.4.1 Bandscheibenvorfall (Prolaps, Diskushernie)

Die **Häufigkeit** von Bandscheibenvorfällen der HWS beträgt ca. 15 Fälle auf 100.000 Einwohner. Disponierende auslösende Faktoren für Bandscheibenvorfälle der HWS bei insuffizienter Muskulatur sind sitzende Tätigkeiten und Schwangerschaften.

Die Bandscheibe degeneriert in den Segmenten C2–4 von außen nach innen und in den Segmenten C5–C7 von innen nach außen. HWS-Bandscheiben besitzen Propriorezeptoren im Randbereich des Nucleus pulposus und Anulus fibrosus zur schnelleren Stellungsinformation und muskulären Tonisierung. Die Ernährung der Bandscheibe erfolgt über die A. vertebralis und Diffusion.

> Die praktische Erfahrung zeigt, dass die **Rezeptoren** wie folgt reagieren:
> - Druck auf die Bandscheibe steigert den segmentalen Tonus der Mm. rotatores breves beidseits,
> - Torsion steigert dagegen den muskulären Tonus homolateral (Torsion links bedeutet Tonussteigerung links).

Folge einer Rezeptorenirritation ist, dass die adäquate Achse nicht mehr gehalten werden kann und es zur unphysiologischen ossären Belastungssteigerung kommt. Dadurch können sich Unkovertebralarthrosen und Facettengelenkarthrosen entwickeln.

Prodromalzeichen sind:
- morgendliche Steifigkeit,
- Ermüdungsschmerzen,
- Schmerz bei abrupten Kopfdrehungen.

Schmerz und Paraesthesien entstehen durch:
- Husten,
- ungünstiges nächtliches Liegen,
- physische Belastungen.

Pathogenetisch verläuft die **Bandscheibendegeneration** ab dem 30. Lebensjahr mit einer Abnahme des Wassergehaltes des hydrophilen, aus Glykoproteinen bestehenden Nucleus pulposus. Es entstehen:
- Einrisse des lamellär geordneten Anulus fibrosus (intradiskale Fissuren),
- Protrusion (Vorwölbung),
- Prolaps (Zerstörung des äußeren Anulusringes),
- Sequester (Ablösen von Bandscheibenmaterial).

Die häufigsten betroffenen Segmenthöhen sind C5–7.

Dorsal laterale Bandscheibenhernien finden ihre Bruchpforte in den kindlichen Gefäßversorgungskanälen der Bandscheibe, sie treffen den Spinalnerv im Foramen intervertebrale. Ein dorsal lateraler Prolaps kann zwei Wurzeln treffen und zugleich das Rückenmark irritieren bzw. komprimieren. Mediale Bandscheibenhernien sind aufgrund der lateralen Schienung der Procc. uncinati die häufigsten und verursachen Irritationen mit multipler **Symptomatik**.

Ein **HWS-Bandscheibenvorfall** zeigt sich mit:
- Extensionsschmerz,
- endgradigen Flexionsschmerz,
- schmerzhaftem Armtraktionszug (z. B. Tasche tragen),
- Schiefhals,
- Kopfrotation,
- Schwäche der Armmuskulatur,
- Dermatombildung,
- verminderte Reflexaktivität.

## 7.4.2 Unkovertebralarthrose

Die Bandscheiben haben ohne Ausnahmen bei Erwachsenen seitliche Spalten, die tief in den Anulus fibrosus eindringen und die Bandscheibe in 2 Kammern unterteilen. Diese Spalte wurde erstmals 1858 von dem Anatomen Luschka benannt. Trolard (1893) bezeichnete diese Struktur als Unkovertebralgelenke. Unkovertebralgelenke bilden sich ca. ab dem 9. Lebensjahr vorwiegend in den Segmenten C2–3 lateral/posterior.

In den Segmenten C3–4 liegen die Unkovertebralgelenke mehr lateral, in den Segmenten C4–5 mehr lateral/ventral. Die Unkovertebralgelenke verursachen bei einer Lateralflexion eine **Zwangsrotation**, die von kranial her kontinuierlich abnimmt: Im Segment C2–3 sind noch 100 % Lateralflexion und eine reine 88 % Zwangsrotation zu beobachten, im Segment C7–Th1 100 % Lateralflexion und nur noch 25 % Zwangsrotation. Während der Vertikalisierung dehnen sich die Bandscheiben nach lateral aus. Dort reißen sie im »gesunden« Anulus ein, wobei sich die Enden nach außen verlagern und sich wie ein Mantel um die seit Geburt vorhandenen Randzacken (Unci) legen. Grund der **Rissbildung** ist die Belastung und Lordosierung der HWS entsprechend der Belastungsachse. Ein transversaler Riss durch die mittige Bandscheibe führt zu einer Lockerung des Bewegungssegmentes. Aus dem lateralen Teil des Anulus bildet sich ein Gelenk mit Kapsel, Fetttaschen, meniskoiden Falten und Blutgefäßen. Der Einriss ist immer mittig in der Bandscheibe. Die Uncinati bilden und prägen sich durch die Epiphysen (Wachstumsfugen) und dienen als Leitschienen für Flexion und Extension. Sie sorgen für Stabilität bei der Seitenneigung.

## 7.4.3 Rheumatische Arthritis

Die rheumatische Arthritis macht 85 % aller HWS-Systemveränderungen aus. **Frühsymptome** (Prodromalzeichen) sind Sehnenscheidenreizungen und Kaubeschwerden. Die Arthritis entwickelt sich zunächst, ohne den Charakter einer Polyarthritis zu zeigen, meist an einem Gelenk. Es handelt sich um eine Entzündung der Membrana synovialis auf Grundlage einer autoimmunen Abwehrstörung. Der Rheumafaktor ist bei 80% der Patienten im Laborbefund nachweisbar.

Bezogen auf die HWS sind Atlas und Axis aufgrund ihrer ligamentären Biomechanik besonders betroffen, da die rheumatische Arthritis Bänder in Mitleidenschaft zieht.

## 7.4.4 Gefäßsyndrom

Die A. vertebralis, die aus der A. subclavia stammt, schlängelt sich ab dem Segment C6 durch die Foramina der Querfortsätze nach kranial. In Höhe von C1 bildet sie eine große Schlinge und zieht dann durch die Membrana atlantooccipitalis poste rior zum Foramen magnum. Dort bilden die rechte und linke A. vertebralis die A. basilaris, die in den Hirnring bzw. Anastomosenkranz nach Willis führt (syn.: Circulus arteriosus cerebri), wo auch die beiden Aa. carotis externa und interna münden. Segmental verlaufen aus der A. vertebralis kleine versorgende Äste:

- für die Facettengelenke die A. radicularis,
- für das Rückenmark die A. spinalis.

Der N. sympathicus begleitet die A. vertebralis, versorgt die Gefäßwand und das Vestibularsystem. Entsorgt wird zunächst über den Plexus venosus vertebralis internus und externus, dann in die Vv. vertebralis über die Foramina intervertebralis zur V. subclavia.

Aneurysmen und **Stenosen** können die segmentalen Versorgungen einschränken und führen ggf. zu:

- lokalem Knochenabbau,
- medullärer Unterversorgung,
- Arthrose,
- Störungen der sympathischen Geflechte mit Über- oder Unterfunktionen.

### 7.4.5 Vertebrobasilare Insuffizienz

Diese Form der Insuffizienz entsteht durch Druck des Dens auf das Bifurcatum basilaris oder durch folgende zwei **Impressionsarten:**

- primär: Anatomisch bedingt durch die Länge des Dens axis oder Hypoplasie der Okzipitalkondylen,
- sekundär: Morbus Bell, Morbus Down, Morbus Grisell oder Arthrose der Articulatio atlantooccipitalis dexter und sinister.

### 7.4.6 Os odontoideum

Als Os odontoideum bezeichnet man das Nichtschließen der Wachstumsfuge des Dens zum Corpus vertebrae.

### 7.4.7 Morbus Grisel, Grisel-Syndrom

Morbus Grisel ist eine Schwäche des Lig. transversum atlantis bzw. Hyperplasie eines Condylus occipitalis und gleichzeitiger Hypoplasie der gleichseitigen Massae laterales des Atlasses. Ursache kann eine Entzündung des Nasen-Rachen-Raums oder eine rheumatoide Arthritis sein. Durch die Lockerung oder »Erweichung« des Lig. transversum kommt es zum Torticollis atlantoepistrophealis (seitliche schraubenartige Luxation des Atlas im Atlantoaxialgelenk). **Zeichen** sind:

- Kopfschmerzen C1–2,
- Schulterschmerz C3,
- Wackenheimabstand vergrößert,
- Spontanschwindel.

### 7.4.8 Morbus Bell

Dabei handelt es sich um eine chronische Pharyngitis mit Lockerung des Lig. transversum atlantis, die angeboren oder erworben ist.

### 7.4.9 Morbus Down (Trisomie 21)

Morbus down ist eine geistige Behinderung unterschiedlichsten Ausmaß mit körperlichen Merkmalen. Allgemein leiden Down-Patienten unter Bandschwäche.

### 7.4.10 Schwindel

Schwindel kann durch die folgenden **Ursachen** ausgelöst werden:

- orthopädische (vergrößerte atlantoaxiale Translation),
- internistische (Bluthochdruck),
- neurologische (zerebrale Durchblutungsstörung),
- Reizung des zervikalen Grenzstranges,
- Irritationen durch Sinnesorgane,
- Instabilität unterhalb von C2 (Überschreitung der Dehnfähigkeit der A. vertebralis).

#### Drehschwindel (rotatory vertigo), Otolithenschwindel

Labyrinthärer Schwindel mit einem inneren oder äußeren Drehgefühl, Nystagmus, mit vegetativen Symptomen. Morbus Minière ist eine Sonderform des Drehschwindels und charakterisiert durch Liftgefühl, einseitige Fallneigung und Tinnitus.

#### Vertebragener Schwindel

Ein von der Wirbelsäule verursachter Schwindel (Betrunkenheitsgefühl, Flimmern, Unsicherheit), ▶ Kap. 7.4.10.

### 7.4.11 Lokales Zervikal-Syndrom

Haltungsbedingtes Beschwerdebild ausgelöst z. B. durch Facettensyndrom mit Irritation des Ramus dorsalis.

### 7.4.12 Zervikobrachial-Syndrom (Brachialgie)

Armneuralgie bezogen auf Irritation des Plexus brachialis durch TOKS, Bandscheibe (▶ Kap. 5).

### 7.4.13 Zervikozephales Syndrom

Darunter versteht man Schwindelgefühle, Sehstörungen, Kopfschmerzen, die durch degenerative Veränderungen bzw. Mobilitätsstörungen der hochzervikalen Gelenke sympathische und vaskuläre Irritationen auslösen.

### 7.4.14 Schleudertrauma (whiplash injury)

Bei einem Schleudertrauma (z. B. nach Auffahrunfall, Aufprall von hinten) sind primär die Wurzeln C5–8 betroffen (C7 häufiger als C6, C8 häufiger als C7). Bei Zugkräften von mehr als 35–40 kg wird die Wurzel aus dem Rückenmark gerissen (Zeichen: abgeschwächte Außenrotation). Bei einer Belastung ab 1500 Nm zerreißen ligamentäre Strukturen.

Bei einem Schleudertrauma kommt es zuerst zur Hyperextension (Masseträgkeit des Kopfes), dann zur Hypertraktion und in der Folge zur Hyperflexion. Die vorderen Anteile kommen unter Zug (Grenzstrang, vordere Muskulatur, Bandscheiben und das Lig. longitudinale anterior), die dorsalen Anteile werden komprimiert (Muskeln, Bandscheiben, Facetten).

**Wichtig**

Bei einem Aufprall bei einer Geschwindigkeit von 20 km/h dehnt sich das Rückenmark (Medulla oblongata) um 5 cm).

### 7.4.15 Akut diskogen bedingter Tortikollis

Die häufigste Form des akuten Schiefhalses (Tortikollis) entsteht durch unphysiologisches Liegen (unter Narkose, Schlafmittel- oder Alkoholeinfluss), wobei sich Nukleusmaterial nach außen verschiebt (reversible Protrusion). Weitere **Formen** des Tortikollis sind:
- Torticollis spasticus durch einseitige Verkrampfung oder Irritation des M. sternocleidomastoideus,
- Retrocollis spasticus durch beidseitige Verkrampfung oder Irritation des M. sternocleidomastoideus,
- Torticollis okularis bei Augenabweichungen,
- Torticollis cutaneus bei Narbenbildung,
- Cock Robin Stellung (Subluxation zwischen C1–2 als Folge eines Rotationstraumas in Verbindung mit Insuffizienz der meniskoiden Falten bzw. fehlender exzentrischer Bremskraft.

Tritt bei der Behandlung eines Torticollis spasticus oder Retrocollis spasticus eine Therapieresistenz auf, ist eine Botulinum-Therapie für die Mm. splenius capitis, trapezius und sternocleidomastoideus angezeigt.

### 7.4.16 Panalgesie

Panalgesie ist ein auf der Basis einer psychischen Depression auftretendes psychopathologisches **Schmerzerscheinungsbild** in den gesamten Bereichen von:
- Wirbelsäule,
- Schultern,
- Rücken,
- Arme und Beine.

### 7.4.17 Vegetative Schmerzsymptomatik

Bei einer vegetativen Schmerzsymptomatik der HWS treten folgende **Symptome** auf:
- Kopfschmerz,
- Tinnitus aurium,
- Konzentrationsschwäche,
- Schwindel.

In den Armen sind bei einer vegetativen Irritation häufig erhöhte Schweißsekretion und Durchblutungsveränderungen zu beobachten.

### 7.4.18 Meningitis

Meningitis kann durch Virusinfektion von Mensch zu Mensch (Picorna-Viren) oder bakteriell durch Meningokokken (Tröpfcheninfektion) übertragen werden. **Symptome** sind:
- Nackensteife bis Opisthotonus,
- Fieber,
- Kopfschmerzen,
- Übelkeit.

## 7.5 Oberflächenanatomie der HWS

Die ◘ Abb. 7.5–7.7 zeigen anatomische Strukturen, die im Bereich der HWS gut palpierbar sind.

## 7.6 Anamnese, Inspektion, Palpation der HWS

### 7.6.1 Anamnese

Für den HWS-Bereich ist die anamnestische Einordnung besonders schwierig und komplex, da ihre Irritationsgebiete folgende **Bereiche** beeinflussen:
- Arme,
- Kopf,
- Organe,
- Wirbelsäule bis in den interskapulären Bereich.

Im Eingangsbefund schildert der Patient seine Problematik, wobei der Therapeut ihn beobachtet und ergänzende Fragen stellt (◘ Tabelle 7.1). Wichtig sind Grundfragen (seit wann, wo und wie zeigt sich das Beschwerdebild?), um genaue Informationen über Zeitraum, Ort und Art der Beschwerden zu erhalten. Weiterhin sind folgende Grundfragen wichtig:
- Welche Therapie bzw. Medikamenteneinnahme erfolgte bisher?
- Wurden Röntgenbilder angefertigt?
- Bestanden in der Vergangenheit ähnliche Probleme?
- Wurden in der letzten Zeit außergewöhnliche Belastung ausgeübt (New-, Mis-, Up-, Overuse).

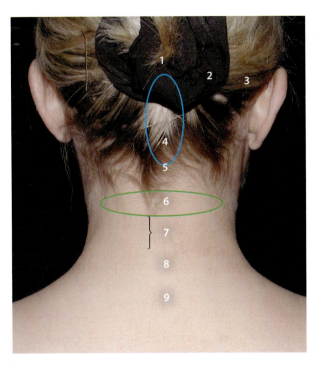

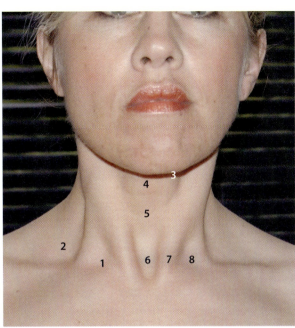

**Abb. 7.5.** HWS aus dorsaler Sicht
**1** Protuberantia occipitalis externa, entsteht durch Zug des Lig. nuchae (Lig. supraspinale), **2** N. occipitalis major / C1, verläuft ca. 2-3 cm lateral der Protuberantia occipitalis, **3** N. occipitalis minor / C2–C1, verläuft in Höhe der Linea nuchae und dorsal in Verlängerung des M. sternocleidomastoideus, **4** Versorgungsgebiet des N. tertius / C2-3, liegt unterhalb der Protuberantia occipitalis, **5** C2 mit prominenten Dornfortsätzen (DFS), **6** C3, noch ossär tastbar, ohne zu kyphosieren; seitlich befindet sich die Regio puncti nervosi, **7** C4 und C5 mit kleineren Dornfortsätzen, durch die Lordose ventralisiert stehend, **8** C6: Dornfortsätze von dorsal wieder palpierbar, ohne zu kyphosieren, **9** C7, größter / prominentester Dornfortsatz der HWS, wird häufig mit TH1 verwechselt

**Abb. 7.6.** HWS aus ventraler Sicht
**1** Fossa supraclavicularis minor: Lücke zwischen den Pars clavicularis und sternalis des M. sternocleidomastoideus In der Tiefe liegt der N. vagus, die A. suprascapularis und Anteile des N. supraclavicularis treten dort aus, **2** Fossa supraclavicularis major: Lücke zwischen M. sternocleidomastoideus und M. scalenus anterior. In der Tiefe liegen V. subclavia und Ganglion cervicale inferior, N. phrenicus läuft über M. scalenus anterior an dieser Lücke vorbei, Austritt des N. supraclavicularis. Der untere Fossa major-Abschnitt wird als Trigonum omoclaviculare bezeichnet, **3** C3: Zungenbeinhöhe, **4** C4: In Kehlkopfhöhe die V–förmige Incisura thyroidea superior, **5** C5: In Verlängerung der Incisura thyroidea superior tastet man einen »Haken«, der den unteren Abschnitt des Schildknorpels angibt, **6** C7: Fossa jugularis, **7** M. sternocleidomastoideus Pars sternalis, **8** M. sternocleidomastoideus Pars clavicularis

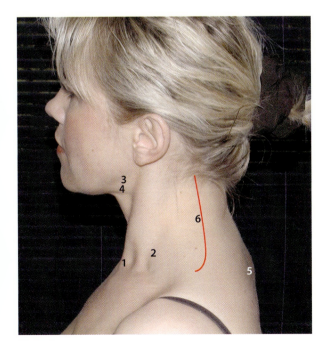

**Abb. 7.7.** HWS aus seitlicher Sicht
**1** Fossa supraclavicularis minor, **2** Fossa supraclavicularis major, **3** Angulus mandibularis, **4** C3, Zungenbein, **5** C7, **6** Ventraler Muskelrand des M. trapezius pars descendens

**▣ Tabelle 7.1.** Anamnestische Angaben des Patienten mit möglicher Befundungsinterpretation der HWS

| Angaben und Befunde des Patienten | Mögliche Interpretationen |
|---|---|
| Patient gibt sensibles Dermatom an. | Va. radikuläre Problematik |
| Patient gibt motorische Schwäche an | V.a. radikuläre Problematik<br>Massive Foramenstenose |
| Patient nickt synchron zum Puls mit dem Kopf (Musset-Zeichen) | V.a. schwere Aorteninsuffizienz |
| Patient zeigt akutes En-block Bewegen der HWS an | V.a. Neuropathie multiplex |
| Patient gibt HWS-Bewegungslimitierung an | V.a. Beginnendes systembedingtes Kapselmuster, Morbus Bechterew<br>Morbus Forrestier<br>Psoriasis<br>Konvergenz/Divergenzhypomobilität<br>Rotatorische Hypomobilität C1–2 |
| Patient gibt Schulter-/Armschmerzen beidseitig an. Medikamentöse und physikalische Schulterbehandlungen zeigen sich resistent | V.a. Gefügestörung C6–7 mit Irritation ihrer Lungenspitzen-aufhängung |
| Patient mit entlordosierter HWS gibt an, bei Witterungswechsel einen so genannten »steifen Nacken« zu bekommen | V.a. Mononeuropathie über Ramus meningeus N. spinalis |
| Patient mit entlordosierter HWS gibt Schulter-/Armschmerzen beidseitig an. Inklination forciert das Beschwerdebild | V.a. eine entlordosierte HWS (forciert die Spannung des Plexus brachialis, die Gefäße und Nerven geraten unter Zugreiz) |
| Patient gibt bei Reklination Benommenheit an | V.a. Kompression auf die A. vertebralis. (gestörtes Rollgleiten C0/1 mit Zugreiz auf die A. vertebralis bzw. Einengung des Foramen magnum) |
| Patient gibt Entspannungsbeschwerden, und Beschwerden bei schnellen Bewegungen der HWS an | V.a. Instabilität der HWS |
| Patient gibt nicht dermatomgebundene Beschwerden des Armes an | V.a. sympathische Reizung des zervikalen Grenzstranges |
| Patient gibt Bewegungseinschränkung bzw. Schmerzen in Extension an | V.a. Extensionsblockade eines oder mehrer Wirbelkörper Kapselmuster mit Facettenarthropathie |
| Patient gibt Schmerzen in Extension mit Ausstrahlungen in den Arm an | V.a. Bandscheibenvorfall der HWS Foramenstenose |
| Patient gibt in Beugehaltung diffuse mantelartige interskapulär ausstrahlende Schmerzen an | V.a. Dura mater Spannungssyndrom |
| Patient gibt nächtliche Paraesthesien bzw. Taubheitsgefühl oder Schmerzen an | V.a. Unterversorgung der Myelinscheiden der Nerven durch Blutdruckabfall bzw. Blutentzug durch Fehllagerung bzw. Entzug von Wärme |
| Patient gibt Knirsch-/Reibegeräusche der HWS an | V.a. hohen muskulären Anpressdruck bei Unkovertebralarthrose |
| Junger Patient mit Psoriasis gibt Bewegungsschmerzen der HWS an. | V.a. Psoriasis arthropathica |
| Patient mit Morbus Farfan gibt interskapuläre Beschwerden an | V.a. neurogene Dehnung N. dorsalis scapulae<br>V.a. vaskuläre Unterversorgung über Ramus profundus a. transversa cervicis |
| Patient gibt kontinuierlichen Brennschmerz an | V.a. kleine Läsion am Hinterhorn oder Hinterstrangbahn |
| Beim Patienten entwickelte sich in kürzester Zeit ein echtes Kapselmuster mehrerer Segmente | V.a. rheumatische Arthritis |
| Patient gibt bei Seitenneigung Beschwerden an | V.a. Unkovertebralarthrose |
| Schwindelanamnese | Bei Extension: V.a. Stress, Sympathikushyperaktivität<br>Bei Flexion: V.a. Instabilität des Lig. transversum atlantis |

### 7.6.2    Inspektion

Schon während der Inspektion sollte der Therapeut die Ergebnisse der Anamnese mit der Befundung der Inspektion »abgleichen«. Daraus ergeben sich schon erste Interpretationen für den exzentrisch bzw. konzentrisch gestressten Muskelzustand sowie eine Kompression oder einen Zugreiz auf Nervenstrukturen.

Bei der Beurteilung von Gebrauchsbewegungen (Kopfbeugung, -streckung, Drehung, Seitenneigung) richtet sich das Interesse des Manualtherapeuten auf die Beobachtung der Kurvatur der HWS selbst (Breakpoint-Suche) und des funktionellen Zusammenspieles.

Weiterhin inspiziert der Therapeut:
- Narben,
- Haltung (Translation des Kopfes, Lordose, Kyphose),
- Muskelzustand,
- Schultern in Elevation, Pro- oder Retraktion, Hautfarbe, Schweißbildung, Asymmetrien und Deviation.

### 7.6.3    Palpation

Bei der Palpation achtet der Manualtherapeut auf:
- Konsistenzunterschiede bei Schwellungen,
- Hauttemperatur,
- Orientierung abnormaler ossärer Strukturen,
- Lipome,
- Ventralisation des Humeruskopfes (Seitenvergleich),
- Tonus der Muskulatur,
- mandibuläre und klavikuläre Lymphknoten.

### 7.6.4    Sicherheit und Kontraindikationen

Nach Anamnese, Inspektion und Palpation erfolgt ein Resümee, das eine Einschätzung der Sicherheit und möglicher Kontraindikationen beinhaltet. Dabei berücksichtigt der Therapeut folgende Faktoren:
- Systemerkrankungen (Rheuma, Psoriasis),
- Tumore,
- Fissuren (Sportunfall),
- Osteoporose,
- entzündliche Prozesse,
- Instabilität (angeborene: Morbus Down, Trisomie 21 sowie erworbene),
- Gefäßstenosen,
- Klippel-Feil-Krankheit.

> **Wichtig**
>
> Vorgehensweise bei der **Interpretation** des Befundes:
> - Kontraindikationen einschätzen.
> - Die Diagnosemöglichkeiten einengen.
> - Strategie: Weiter mit Basisuntersuchung oder erneute Kommunikation mit dem Arzt.

### 7.7    Basisuntersuchung der HWS

In der Basisuntersuchung wird mit einem Safe sign-Check-up begonnen. Es folgt die differenzialdiagnostische Abklärung.

### 7.7.1    Safe sign-Check-up

Der Safe sign-Check-up setzt sich aus **drei Bestandteilen** zusammen, er wird vor der eigentlichen Basisuntersuchung durchgeführt.

#### Check-up 1

> **Cave**
>
> **Anamnese:** Vorsicht bei Extensionsschmerzen, Nackensteife, Paraesthesien, Traumen.
> **Medikamente:** Bei Patienten mit Kortisonbehandlung geht die Elastizität der Gefäße bzw. Bänder verloren. Patienten, die Schmerzmittel einnehmen, können keine präzisen Schmerzangaben machen.

#### Check-up 2
- Osteoporose Test: Federung der Rippen,
- Atembreite (Höhe Brustwarzen),
- Maximale Inspiration im Verhältnis zur maximalen Exspiration vergleichen: mindestens 8 cm.

#### Check-up 3
De Kleyn-Test für das Gefäßsystem.

### 7.7.2    Differenzialdiagnostischer Check up

Der differenzialdiagnostische Check up klärt zu Beginn der gezielten Untersuchung, ob umliegende Strukturen beteiligt sind. Das sind für die HWS:
- Schultergelenk,
- Skapula,
- Klavikula,
- Kiefergelenk.

### 7.7.3    Check up des Schultergelenkes

Schultergelenk und HWS sind eng miteinander verbunden. Die neurale Versorgung der Schulter rekrutiert sich aus dem Plexus brachialis und dem zervikalen Grenzstrang der HWS.

Beim Check up des Schultergelenkes stellt sich die Frage:
- ob der Patient durch seine Armbewegung die Beschwerden der HWS beeinflussen kann,
- oder ob eine Funktionsschwäche zu erkennen ist.

Zum aktiv ausgeführten Check up gehören alle aktiven Basisbewegungen der Schulter.

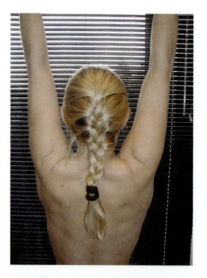

■ **Abb. 7.8.** Aktive Elevation beidseitig

### Aktive Elevation beidseitig (■ Abb. 7.8)

**ASTE und Ausführung.** Der Patient steht. Seine Arme befinden sich in Nullstellung. Er hebt beide Arme in Elevation.

**Interpretation.** Fehlende Extensionsfähigkeit im zervikothorakalen Übergang wird mit ventraler zervikaler Translation kompensiert. Da ein Schließen der Facetten nicht möglich ist, führt der Patient eine ventrale Translation des Kopfes aus, um die Facetten im zervikothorakalen Übergang in Divergenz halten zu können.

### Aktive Elevation einseitig (■ Abb. 7.9)

**ASTE und Ausführung.** Der Patient steht. Er hebt einen, z. B den rechten Arm in Elevation.

**Interpretation.** Fehlende Rotationsfähigkeit im zervikothorakalen Übergang zeigt sich in diesem Beispiel durch verstärkte Lateralflexion der oberen BWS und HWS nach rechts.

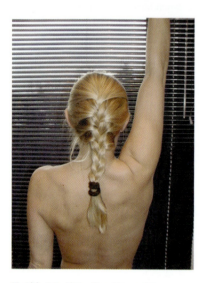

■ **Abb. 7.9.** Aktive Elevation, rechts

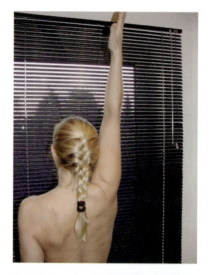

■ **Abb. 7.11.** Aktive Elevation bzw. Abduktion aus Außenrotation, rechts

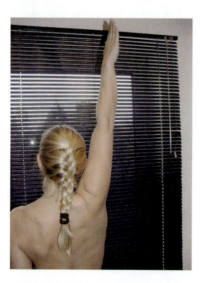

■ **Abb. 7.10.** Aktive Elevation bzw. Abduktion aus Nullstellung, rechts

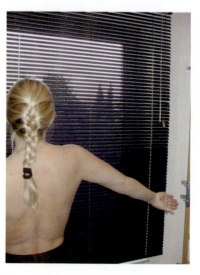

■ **Abb. 7.12.** Aktive Elevation bzw. Abduktion aus Innenrotation, rechts

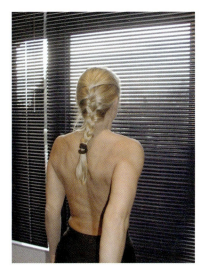

**Abb. 7.13.** Aktive Extension, rechts

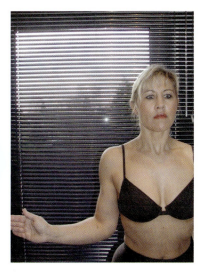

**Abb. 7.14.** Aktive Außenrotation, rechts

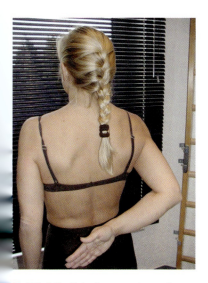

**Abb. 7.15.** Aktive Innenrotation, rechts

### Aktive Abduktion und Elevation (◻ Abb. 7.10–7.12)

**ASTE.** Die aktive Abduktion und Elevation wird aus drei unterschiedlichen Ausgangsstellungen getestet. hier Nullstellung rechts.

**Interpretation.** Siehe oben.

### Aktive Extension (◻ Abb. 7.13)

**ASTE und Ausführung.** Der Patient steht. Er streckt seinen rechten Arm maximal nach hinten.

**Interpretation.** Veränderung der oberen Apertur oder rotatorische Gefügelockerung eines BWS-Segmentes, sichtbar durch Translation nach ventral.

### Aktive Außenrotation (◻ Abb. 7.14)

**ASTE und Ausführung.** Der Patient steht. Er legt seinen rechten Oberarm an den Thorax und dreht seinen 90° angewinkelten Unterarm nach außen.

**Interpretation.** Referent pain aufgrund eines Kapselmusters im Schultergelenk, oder verstärkte Lateralflexion zur gleichen Seite wegen fehlender HWS Extension (hier rechts).

### Aktive Innenrotation (◻ Abb. 7.15)

**ASTE und Ausführung.** Der Patient steht. Er legt seine rechte Hand mit 90° Flexion im Ellenbogengelenk auf den Rücken und versucht seine Hand vom Rücken abzuheben.

**Interpretation.** Zugreiz auf den Plexus brachialis, verminderte Innenrotation (hier nach links) bzw. Divergenzhypomobilität der HWS rechts.

### 7.7.4   Check up der Skapula

**Schulterelevation beidseitig (◻ Abb. 7.16)**

**ASTE.** Der Patient steht.

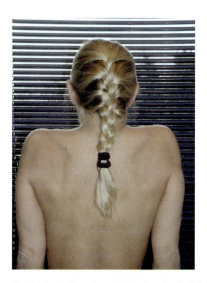

**Abb. 7.16.** Elevation des Schultergürtels, beidseitig

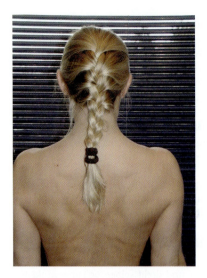

**Abb. 7.17.** Schulterdepression, beidseitig

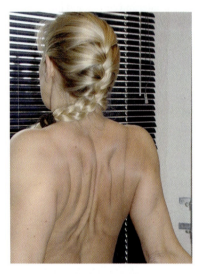

**Abb. 7.18.** Schulterretraktion, beidseitig

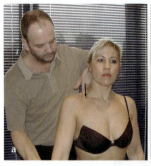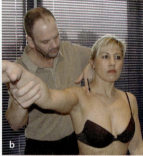

**Abb. 7.19 a, b.** Klavikula Test

**Ausführung.** Der Patient zieht seine Schultern beidseits maximal hoch. Norm ca. 30° gemessen durch eine gedachte Transversallinie in Höhe Th2.

**Interpretation.** Bewegungsgestörtes thorakoskapuläres Gleitlager, Kraftlimitierung durch eine Läsion des Plexus cervicalis, oder fehlende Stabilität der HWS, wobei in diesem Fall keine maximale Bewegung des M. trapezius pars descendens möglich ist.

### Schulterdepression beidseitig ( Abb. 7.17)
**ASTE.** Der Patient steht.

**Ausführung.** Der Patient zieht seine Schultern maximal nach innen unten. Norm ca. 5–10° gemessen durch eine gedachte Transversallinie in Höhe Th2.

**Interpretation.** Bewegungsstörung durch thorakoskapuläres Gleitlager oder Schmerzen durch Einengung des Plexus brachialis in der kostoklavikulären Pforte.

### Schulterretraktion beidseitig ( Abb. 7.18)
**ASTE.** Der Patient steht.

**Ausführung.** Der Patient zieht seine beiden Schultern maximal nach hinten.

**Interpretation.** Bewegungsstörung durch thorakoskapuläres Gleitlager, fehlende Extensionsfähigkeit der BWS, Schmerzen durch Einengung des Plexus brachialis unterhalb des M. pectoralis minor sowie bei Anterolisthese der oberen Brustwirbel.

### 7.7.5    Check up der Klavikulabewegung

Durch dysharmonischen Verlauf der Klavikula kann es zur Irritation des Ganglion stellatum und Plexus brachialis/zervikalis kommen, die sich im Bereich der HWS oder Klavikula als Schmerz zeigt.

### Klavikula-Test ( Abb. 7.19 a, b)
**ASTE.** Der Patient sitzt. Seine Arme befinden sich in physiologischer Nullstellung.

**Ausführung.** Der Therapeut legt seinen linken Zeigefinger in die Fossa supraclavicularis, so dass er die hintere Kante der Klavikula noch spüren kann.

**ESTE.** Mit der rechten Hand bringt der Therapeut den Arm des Patienten in Abduktion und Flexion.

**Interpretation.** Physiologisch ist bis zu 30° Anteversion eine Ventralbewegung der Klavikula zu spüren, von 30° bis 60° folgt eine Kranialisierung und ab 90° eine deutliche Dorsalbewegung. Während der ersten 30° der Anteversion sollte der Zeigefinger in die Fossa supraclavicularis durch Ventralbewegung der Klavikula sinken. Ein unphysiologisches, frühzeitiges Herausdrücken des Zeigefingers deutet auf ein Vorlaufphänomen der Klavikula hin. Es kann durch eine funktionelle Hypomobilität des Akromioklavikular- bzw. Sternoklavikulargelenks ausgelöst werden und damit veränderte Zugreize auf M. omohyoideus und M. sternohyoideus setzen.

## 7.7.6 Check up, Osteoporosetest (Federungstest)

### Osteoporose-Federungstest (◘ Abb. 7.20)

**ASTE.** Der Patient liegt in Seitenlage

**Ausführung.** Der Therapeut legt seine Hände seitlich auf den Patiententhorax und gibt einen zum Boden gerichteten, federnden Druck.

**Befund.** Normal ist ein elastisches Federn der Rippen. Bei Osteoporose-Patienten tritt kein oder nur ein limitiertes Federn auf.

**Differenzialdiagnose.** Rippensubluxation oder Systemerkrankungen.

> **Cave**
>
> Wenn der Test positiv ist, muss äußerst behutsam im HWS- und Kopfbereich gearbeitet werden.

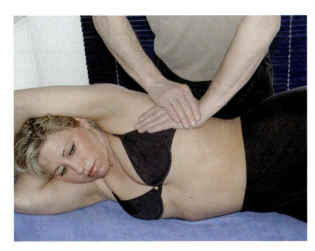

◘ **Abb. 7.20.** Osteoporose Federungstest

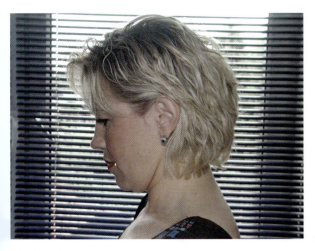

◘ **Abb. 7.21.** Aktive Flexion

## 7.8 Aktive Basisuntersuchung der HWS

Die Ansage für den Patienten ist mit einer Zielorientierung verbunden. In der aktiven Basisuntersuchung testet der Manualtherapeut:

- Bereitwilligkeit,
- Bewegungsausmaß/-harmonie,
- Deviation/Deflexion,
- Schmerz.

### 7.8.1 Phasen der aktiven Basisuntersuchung

Die Untersuchung gliedert sich in zwei Phasen.

#### Phase 1

- Der Therapeut vergleicht Flexion, Extension, Rotation und Lateralflexion der HWS.
- Er beurteilt, ob sich das Beschwerdebild des Patienten durch eine der Bewegungen provozieren lässt.
- Interpretiert er eine eingeschränkte Rotation unterhalb von C2, muss die Lateralflexion zur gleichen Seite eingeschränkt sein.

#### Phase 2

Vergleiche zweidimensionale HWS-Bewegungen: Rotation in Vorposition Nullstellung, Flexion und Extension.

### 7.8.2 Durchführung der aktiven Basisuntersuchung

#### Aktive Flexion (◘ Abb. 7.21)

**ASTE und Ausführung.** Tubersitz mit neutraler Kopfstellung. Der Patient zieht sein Kinn an das Brustbein.

**Interpretation.** In Flexion zeigt sich am stärksten ein Divergenzproblem. Bei Schmerz (Kopfschmerz) V.a. Liquordruckveränderung durch Stenosierung des 4. Ventrikel sowie Medullalängenveränderung (bis zu 2 cm).

> Die biomechanische Rippenmobilität für die Exspiration ist in Flexion notwendig.

#### Aktive Extension (◘ Abb. 7.22)

**ASTE und Ausführung.** Tubersitz mit neutraler Kopfstellung. Der Patient legt seinen Kopf in den Nacken und öffnet den Mund, um Mm. platysma, sternohyoideus, sternothyroideus zu entlasten.

**Interpretation.** In Extension zeigt sich am stärksten ein Konvergenzproblem bzw. eine Einschränkung oder Bandscheibenläsionen.

> Die biomechanische Rippenmobilität für die Inspiration ist in Extension notwendig.

**7**

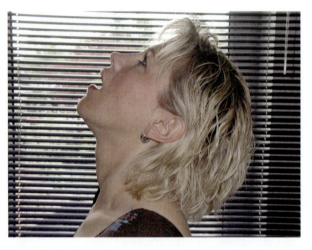

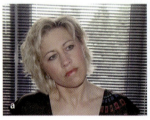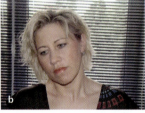

**Abb. 7.22.** Aktive Extension

**Abb. 7.23 a, b.** Aktive Lateralflexion Interpretation A

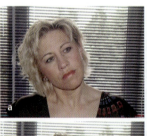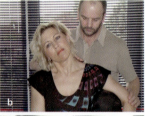

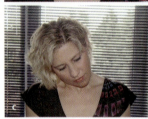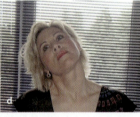

**Abb. 7.24 a–d.** Aktive Lateralflexion rechts. **a** Aus Nullstellung, **b** mit zusätzlicher Muskelzugentlastung, **c** in Flexionsvorposition, **d** Extensionsvorposition

### Aktive Lateralflexion, Interpretation A (■ Abb. 7.23 a, b)

**ASTE.** Der Patient sitzt.

**Ausführung.** Der Patient legt sein rechtes Ohr auf die rechte Schulter, ohne den Kopf zu rotieren. Kann der Patient dabei seine Nase nicht vorn halten, sondern rotiert er diese zur gleichen Seite nach unten, folgende Interpretation:

**Befund.** Segment C1–2 hypomobil, nach links.

**Erklärung.** Bei einer Lateralflexion der gesamten HWS, muss der Patient, um die Nase frontal zu halten, hochzervikal gegenläufig rotieren.

**Beispiel.** Bei einer Lateralflexion rechts, ausgelöst durch das Lig. alarium pars occipitale links, wäre die Norm eine hochzervikale Rotation links. Wenn die Nase nicht frontal gehalten werden kann, handelt es sich um eine Hypomobilität oder Blockade des Segmentes C2–1. Das Absinken der Nase liegt daran, dass die HWS biomechanisch (im Sinne einer gleichsinnigen Kopplung) nach rechts unten dreht.

### Aktive Lateralflexion, Interpretation B (■ Abb. 7.24 a–d)

**ASTE.** Tubersitz mit neutraler Kopfstellung.

**Ausführung.** Patient legt sein rechtes Ohr auf die Schulter, ohne den Kopf zu rotieren.
  Bei Hypomobilität während der Lateralflexion differenziert der Therapeut wie folgt:
- Der Patient zieht die Schulter hoch, die Hypomobilität, evtl. Schmerz bleibt bestehen: V.a. arthrokinematische Problematik, Konvergenz rechts.
- Der Patient zieht die Schulter ohne Einschränkung und schmerzfrei hoch: V.a. neuralgische Problematik, Divergenz links.
- Unkovertebralarthrose rechts ■ Tabelle 7.2.

### Aktive Rotation, Interpretation A (■ Abb. 7.25 a–c)
#### Phase 1: Rotation aus Nullstellung im Seitenvergleich und Messung des Abstandes vom Kinn zur Schulter.

**ASTE.** Tubersitz mit Nullstellung in den Kopfgelenken.

**Ausführung.** Der Patient dreht seinen Kopf nach rechts, ohne dass eine Seitenneigung entsteht. Nullstellung heißt, dass sich das Kinn in der horizontalen Ebene bewegt. Hat der Patient eine schmerzhafte oder schmerzfreie Einschränkung?

**Abb. 7.25 a–c.** Verschiedene Vorpositionen für die Rotation rechts. **a** Nullstellung, **b** Flexionsvorposition, **c** Extensionsvorposition

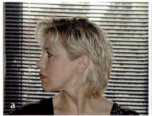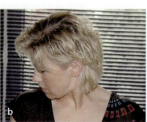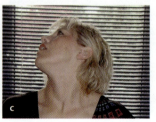

| Tabelle 7.2. Differenzierung von Bewegungseinschränkungen während der Lateralflexion bei Unkovertebralarthrose | | |
|---|---|---|
| Lateralflexion aus Vorposition | Lokalisation der Bewegungs-einschränkung (Schmerz) | Segment |
| Flexion | Obere Unci (da Unci ventraler) | C2–3 |
| Nullstellung | Mittlere Unci (da Unci lateral) | C3–4 |
| Extension | Untere Unci (da Unci dorsaler) | C4–5 |

**Befund und Interpretation.** Bei Schmerzauslösung können zwei Probleme zugrunde liegen. Entweder myogene Reaktionen bzw. Limitierungen aufgrund einer Neuropathie bzw. Bandscheibenproblematik mit sensiblen, vegetativen Reaktionen (Osteokinematik). Ohne Schmerz V.a. arthrokinematische Problematik.

**Differenzierung.** Verbesserung nach Wiederholung deutet auf eine verbesserte Synoviakonsistenz hin. Ändert sich nichts, handelt es sich um eine adaptierte Kapsel. Beides verursacht keinen Schmerz.

### Phase 2: Rotation aus Flexion beidseits

**Befund und Interpretation.** Wenn in Flexion die Rotation signifikant schlechter ist als in der Nullstellung (Phase 1), dann ist das Gleiten auf der heterolateralen Seite nach kranial ventral durch eine adaptierte, dorsale laterale Kapsel das Problem.

**Wichtig**

Es besteht ein Divergenz-/Öffnungsproblem.

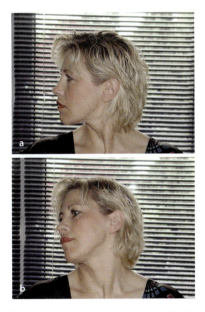

**Abb. 7.26 a, b.** Rotation aus der Nullstellung. **a** Physiologisch, **b** unphysiologisch

**Differenzierung.** Verbesserung nach Wiederholung deutet auf eine verbesserte Synoviakonsistenz hin. Ändert sich nichts, handelt es sich um eine adaptierte Kapsel.

### Phase 3: Rotation aus Extension beidseits

**Befund und Interpretation.** Wenn in Extension die Rotation signifikant schlechter ist als in der Nullstellung (Phase 1), dann ist das Gleiten auf der homolateralen Seite entweder durch eine konsistenzveränderte Synovia oder durch die adaptierte, ventromediale Kapsel beeinträchtigt.

**Wichtig**

Es handelt sich um ein Konvergenz-/Schließungsproblem.

**Differenzierung.** Verbesserung nach Wiederholung deutet auf eine verbesserte Synoviakonsistenz hin. Ändert sich nichts, handelt es sich um eine adaptierte Kapsel.

Verändert weder Flexion noch Extension das Rotationsdefizit, handelt es sich wahrscheinlich um eine Hypomobilität C1–2 zur rotationseingeschränkten Seite.

### Aktive Rotation, Interpretation B ( Abb. 7.26)

**Befund.** Der Patient kann bei Rotation seine Augen nicht horizontal halten, sondern neigt die HWS zur gleichen Seite.

**Interpretation.** Segment C0–1 in Lateralflexion links, hypomobil.

**Erklärung.** Bei einer Rotation der gesamten HWS, muss der Körper, um die Augen horizontal zu halten, die hochzervikale Wirbelsäule durch eine Lateralflexion gegenläufig bewegen. Rotation rechts: Norm wäre eine hochzervikale Lateralflexion links. Wenn die Augen nicht horizontal bleiben, handelt es sich um eine Hypomobilität oder Blockade des Segment C0–1, da sie die 5° Lateralflexion erlaubt. Das Absinken der Augen liegt daran, dass die untere Rotation mit einer gleichsinnigen Lateralflexion gekoppelt ist. So »erzwingt« die Rotation eine gleichsinnige Seitenneigung. Nur die gegensinnige Seitenneigung im Segment C0–1 kann gegensteuern.

## 7.9 Passive Basisuntersuchung der HWS

Am Anfang einer passiven Untersuchung steht der **neurovaskuläre Check up**, sowie Testung bei auftretendem Schwindel. Der Test gibt einen groben Hinweis auf fehlende Elastizität bzw. eine mechanische Kompression im Bereich der A. vertebralis und ist vor einer manualtherapeutischen Behandlung unerlässlich.

Die Flexion beeinträchtigt kaum die Durchlässigkeit der **A. vertebralis**. Extension kann den zervikalen Grenzstrang reizen. Eine Rotation verursacht an der heterolateralen Seite Dehnung (Stress auf die Adventitia) und vermindert die Durchblutung. Eine Lateralflexion vermindert die Durchblutung auf der homolateralen Seite nur geringfügig.

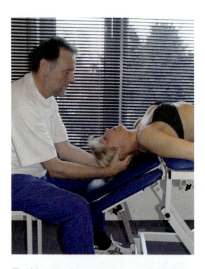

**Abb. 7.27.** Grenzstrangtest nach FOST Extension ohne Rotation

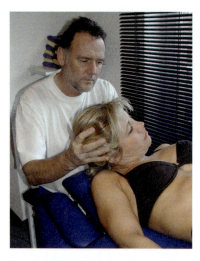

**Abb. 7.28.** Test A. vertebralis aus Flexion mit Lateralflexion rechts und Rotation links

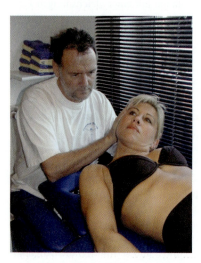

**Abb. 7.29.** Test A. vertebralis aus Flexion mit Lateralflexion und Rotation zur Gegenseite

Bei einer Arteria-vertebralis-Insuffizienz würden im Test nach ca. 30 sec Schwindel bzw. eine zerebrale Symptomatik auftreten. Bei Gefäßirritation treten nach Testreizung sofort **sympathische Reaktionen** auf:

— Angst,
— Übelkeit,
— Hautrötung,
— Schweißbildung,
— Blässe.

Wird einem Patienten bei Rotation des Kopfes schwindelig, dann kann er auf einem »Drehstuhl« den Rumpf mit der HWS drehen. Der Therapeut fixiert dabei den Kopf. Ist dem Patienten dann nicht mehr schwindelig, liegt es nahe, dass es sich um eine Störung des Vestibularsystems handelt. Möchte man einen Bestätigungstest, ob es sich um eine vertebrobasilare Störung handelt, können wir den Hautan Test mit einbeziehen, wobei hier der Patient sitzend bei gestreckten pronierten Armen den Kopf dreht. Sinkt der Arm leicht ab, sollte der Patient zur weiteren Abklärung per Dopplersonographie bzw. Röntgen-Kontrastmitteluntersuchung einen Mediziner konsultieren.

### 7.9.1    Untersuchung einer zervikozephalen Problematik

**Grenzstrangtest nach FOST, Extension ohne Rotation (☐ Abb. 7.27)**

**ASTE.** Der Patient liegt in Rückenlage. Sein Kopf befindet sich im Überhang.

**Ausführung.** Der Therapeut umfasst den Patientenkopf, bewegt ihn extensorisch und hält die Extension am Bewegungsende 30 sec bis 1 min.

**Befund.** Angst, Schweißsekretion, Hautrötung, Übelkeit als sympathische Reaktionen im Versorgungsgebietes der A. vertebralis.

| Cave |   |   |
| --- | --- | --- |

Listhese C4 kann einen falsch-positiven Grenzstrangtest verursachen, indem beide Aa. vertebrales gestresst werden. A. vertebralis kann durch Reklination stenosiert werden.

Grenzstrangreizungen treten vorwiegend bei hypomobilen Patienten im zervikothorakalen Übergang auf, z. B. nach Schleudertraumen.

**Test A. vertebralis aus Flexion mit Lateralflexion zur Gegenseite und Rotation zur kontralateralen Seite (☐ Abb. 7.28)**

**ASTE.** Der Patient liegt in Rückenlage

**Ausführung.** Der Therapeut führt den Kopf des Patienten in Flexion, Lateralflexion rechts und Rotation links. Er hält die jeweilige Position ca. 30 sec bis 1 min.

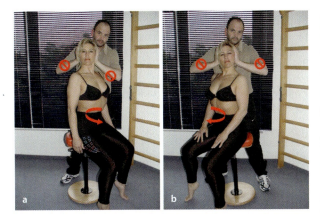

**Abb. 7.30 a, b.** Ergänzungstest 1 »Drehtest«

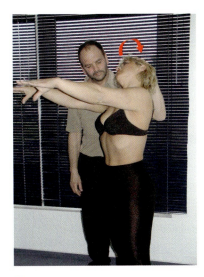

**Abb. 7.31.** Ergänzungstest 2, Hautan Test

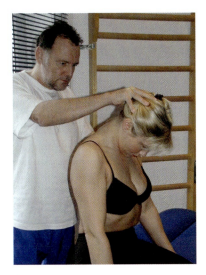

**Abb. 7.32.** Passive Flexion

**Befund.** Plexus vertebralis links (aus dem thorakozervikalen Grenzstrang) oder Durchlässigkeit der A. vertebralis rechts (Schwindel, Nystagmus).

### Test A. vertebralis aus Flexion mit Lateralflexion und Rotation zur Gegenseite (■ Abb. 7.29)

**ASTE.** Rückenlage.

**Ausführung.** Der Therapeut führt den Kopf des Patienten in Flexion mit Lateralflexion links und Rotation rechts. Er hält die jeweilige Position ca. 30 sec bis 1 min.

**Befund.** Plexus vertebralis rechts (aus dem thorakozervikalen Grenzstrang) oder Durchlässigkeit der A. vertebralis links (Schwindel, Nystagmus).

### Ergänzungstest 1, »Drehtest« (■ Abb. 7.30 a, b)

**Indikation.** Der Patient äußert Schwindel bei negativem A. vertebralis-Test.

**ASTE.** Der Patient sitzt auf einem Drehstuhl.

**Ausführung.** Der Therapeut fixiert den Kopf des Patienten. Der Patient dreht ca. 10-mal seinen Rumpf nach rechts und links.

**Befund und Interpretation.** Erneuter Schwindel deutet eher auf vertebrobasilare Insuffizienz. Tritt bei diesem Drehtest kein Schwindel auf, deutet dies eher auf eine Störung des Vestibularsystems hin.

### Ergänzungstest 2, Hautan-Test (■ Abb. 7.31)

> Der Ergänzungstest bestätigt den »Drehtest«.

**ASTE.** Der Patient steht. Die Arme sind gestreckt mit in 90° Pronation der Unterarme, die Augen sind geschlossen.

**Ausführung.** Der Patient führt eine Kopfextension und Seitenneigung nach rechts aus. In dieser Stellung 30 sec bis 1 min verharren.

**Befund.** Sinkt ein Arm bei geschlossenen Augen ab, besteht V.a. eine Störung des Vestibularsystems. Sinkt ein Arm nach der Kopfdrehung ab, besteht V.a. eine Störung des vertebrobasilaren Systems.

> **Cave**
>
> Differenzialdiagnose: Listhese C4.

### Passive Flexion mit Druckerhöhung (■ Abb. 7.32)

**ASTE.** Der Patient sitzt im Tubersitz.

**Ausführung.** Der Therapeut umfasst das Os occipitale des Patienten und führt den Kopf in Flexion. Am Ende der Bewegung erhöht der Therapeut den Druck leicht.

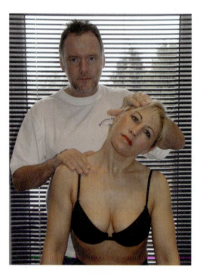

**Abb. 7.33.** Passive Extension

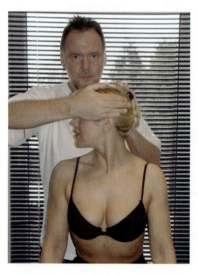

**Abb. 7.34.** Passive Lateralflexion, links

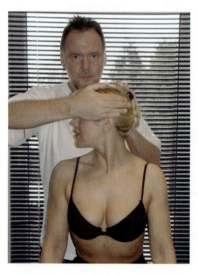

**Abb. 7.35.** Passive Rotation aus Nullstellung

**Befund.** Ein verändertes (härteres) Endgefühl deutet auf eine Divergenzhypomobilität. Bei schmerzhaft eingeschränkter Bewegungsamplitude V.a. Restriktion der Dura mater, hier wird der Druck nicht erhöht.

## Passive Extension ohne Druckerhöhung (◘ Abb. 7.33)

| Cave | | |
| --- | --- | --- |

Die passive Extension wird ohne Druckerhöhung ausgeführt, da sonst die Verschiebung des Nukleus nach hinten forciert werden könnte.

**ASTE.** Der Patient sitzt im Tubersitz. Der Patient öffnet den Mund, um die Mm. platysma, stylohyoideus, sternohyoideus zu entspannen.

**Ausführung.** Der Therapeut umfasst das Os frontale und Os parietale, er bewegt den Kopf des Patienten in Extension.

**Befund.** Bei schmerzhaft eingeschränkter Bewegungsamplitude V.a. Bandscheibenläsion. Bei deutlich geringerer Mobilität V.a. Konvergenzhypomobilität.

## Passive Lateralflexion (◘ Abb. 7.34)

**ASTE.** Der Patient sitzt im Tubersitz.

**Ausführung.** Der Therapeut steht hinter dem Patienten und legt seine rechte Hand fixierend auf die Schulter des Patienten. Mit seiner linken Hand umfasst er das Os temporale des Patienten, führt eine Seitenneigung nach links aus und erhöht kurz und vorsichtig den Druck.

| Cave | | |
| --- | --- | --- |

Den Druck nur erhöhen, wenn kein V.a. Unkovertebralarthrose vorliegt.

**Norm.** Endgefühl festelastisch.

**Befund.** Bei Schmerz V.a. Unkovertebralarthrose.

## Passive Rotation aus Nullstellung (◘ Abb. 7.35)

**ASTE.** Der Patient sitzt im Tubersitz.

**Ausführung.** Für die passive Rotation nach rechst steht der Therapeut hinter dem Patienten und legt seine rechte Hand an das linke Os temporale und seine linke Hand am rechten Os occipitale an. Mit seiner rechten Thoraxseite widerlagert er die rechte Rumpfseite des Patienten. Der Therapeut führt den Kopf bis zum Bewegungsende und erhöht kurz den Druck.

**Norm.** Endgefühl festelastisch.

**Befund.** Bei festem Endgefühl besteht der V.a. Divergenzhypomobilität (hier links) oder Konvergenzhypomobilität (hier rechts).

## 7.9.2    Passiver Zusatztest, Foramentest

Der Spurling-Test ist ein Test für das Foramen intervertebrale, ist aber auch provokativ bei Unkovertebralarthrose und Bandscheibenläsionen einsetzbar. Aus einer gekoppelten Vorposition der HWS, die oft schon für eine Provokation einer Foramenenge ausreicht, wird ein nach kaudal gerichteter longitudinaler Einstauchimpuls gegeben. Die Segmente C3–4, C4–5 und C5–6 geraten am meisten unter unilaterale Kompression.

### Spurling-Test, Foramentest (■ Abb. 7.36)

**ASTE.** Der Patient sitzt im Tubersitz.

**Ausführung.** Der Therapeut steht hinter dem Patienten. Um die rechten Foramen zu testen, positioniert er den Kopf des Patienten in eine gekoppelte Einstellung in Extension, Lateralflexion und Rotation rechts vor. Anfänglich nimmt er die Gewebespannung auf und gibt während der Ausatmung einen leicht einstauchenden, axialen Impuls.

**Befund.** Ist der Test positiv handelt es sich um eine Foramenstenose oder Unkovertebralarthrose mit pseudoradikulärer Nervenirritation.

## 7.9.3    Passiver Zusatztest, Bandtest Lig. apicis dentis

Der Bandtest Lig. apicis dentis ist ein Test zur Feststellung einer Hypomobilität C0–1: Wird die Mechanik ausgelöst (ja oder nein)? Der Test erklärt nicht die betroffene Seite, diese wird im Ligg.-Alaria-Test festgestellt. Patienten mit der Unfähigkeit zur Inklination stehen rekliniert und erzeugen eine Druckerhöhung (Einkeilung) im Gelenk mit daraus folgendem hochzervikalen muskulären Hypertonus, was zu einem Zervikozephalsyndrom führen kann.

### Passiver Bändertest Lig. apicis C0–1 (■ Abb. 7.37)

**ASTE.** Tubersitz. Die benötigte Inklination wird aus einer individuellen Nullstellung ausgeführt. Eine weitere Positionierung ist nicht erforderlich, da die aktuelle Position des Patienten gewünscht ist.

**Ausführung.** Der Therapeut palpiert den Dornfortsatz C2 kaudal. Mit der anderen Hand führt der Therapeut eine Inklinationsbewegung beim Patienten aus, indem er den Kopf im horizontalen Gabelgriff umfasst (M. biceps auf der Stirn des Patienten). Während der Inklination (12°) achtet der Therapeut auf eine kurze Kaudalbewegung (Kaudalkick) des Dornfortsatzes C2, die durch das Lig. apicis dentis entsteht.

> Beim Kaudalkick nicht die dorsale Bewegung, sondern nur die kaudale Bewegung des Dornfortsatzes C2 beurteilen.

Der Kaudalkick ermöglicht eine Aussage zur Inklinationsfähigkeit. Beim fehlenden Kaudalkick entsteht eine weiterlaufende Bewegung. Er weist auf eine Hypomobilität C0–1 und fehlendes translatorisches Gleiten (TLG) des Os occipitale nach dorsal.

### Anatomische Orientierung (■ Abb. 7.38)

Das Lig. apicis dentis zieht vom Apex des Dens axis zum Vorderrand des Foramen magnum (pars basilaris). Der **Kaudalkick** entsteht, weil das Band (Lig. apicis) am vorderen Rand des Foramen magnum ansetzt und sich bei Inklination spannt. Es zieht somit den Dens initial mit seinem Wirbelkörper nach oben, der C2 kippt dabei über seine, wie ein Hypomochlion wirkenden, bikonvexen Gelenke (Articulatio atlantoaxialis lateralis) C1–2 nach kaudal. Der Grund dafür ist, dass sich die unter dem C2 befindliche Bandscheibe C2–3 dorsal abflacht.

Dieser Vorgang dient dem Gelenkschluss C0–1 mit dem Ziel einer Druckentlastung der neurogenen, suboccipitalen Strukturen. Es werden 12° Inklination im Segment C0–1 im transla-

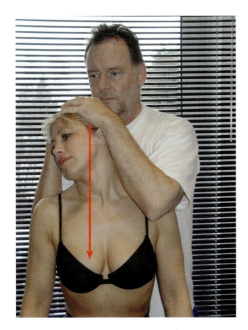

■ **Abb. 7.36.** Spurling-Test (Foramentest)

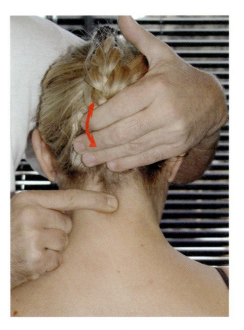

■ **Abb. 7.37.** Passiver Bändertest Lig. apicis C0–1

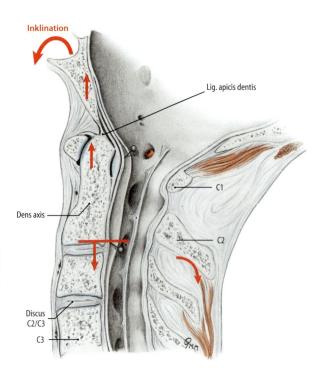

**□ Abb. 7.38.** Antatomische Orientierung: Kaudalkick. (Nach Tillmann 2005)

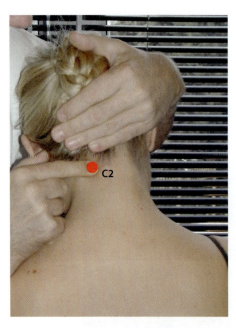

**□ Abb. 7.39.** Bändertest der Lig. alaria (pars occipitale) Lateralflexion, links

torischen, konvexen Sinne ermöglicht. Störende **Mechanismen** einer Aufhebung der Inklination sind:

— Arthrose C0–1,
— verminderte Konsistenz der Synovia,
— Konstitutionsveränderungen der Wirbelsäule.

Beispiele für **Konstitutionsveränderungen** der Wirbelsäule sind:

— Translation nach ventral,
— Brustkyphose,
— Extensionsdefizit zervikothorakaler Übergang,
— haltungsadaptierte subokzipitale Muskulatur.

Das Beschwerdebild zeigt sich primär mit einem Zervikozephal-Syndrom, d. h. Kopfschmerzen und ähnliche Symptome aufgrund hochzervikaler Problematik.

### 7.9.4 Passiver Zusatztest, Bändertest Ligg. alaria (pars occipitale)

Der Bändertest der Ligg. alaria ist ein Test zur Feststellung einer Hypo- oder Hypermobilität bei C0–1, C2–C1. Der Therapeut stellt außerdem fest, welche Seite betroffen ist. Wird die Mechanik ausgelöst, ja oder nein? Der Test wird verwendet, wenn der Therapeut nach dem Apicis- dentis-Test und fehlendem Kaudalkick die betroffene Seite bestimmen will.

**Alaria-Test rechts.** Kommt es beim Test vor 8° Lateralflexion zu einer biomechanischen Zwangsbewegung, liegt das Problem auf der linken Konvergenzseite C0–1, da ein konvexer Partner immer gleiten muss und auf eine optimale Konvergenz angewiesen ist. Bei einer biomechanischen Hypomobilität C2–C1 kommt es vor 13° Seitenneigung zu einem weiterlaufenden Vorlauf (VL) rechts. Das Problem liegt in der mangelnden biomechanischen Zwangsrotation C2 nach rechts.

Steht der Wirbelkörper C2 in Rotation links, würde er bei einer Lateralflexion links ab 8° eine weiterlaufende Bewegung autweisen, da er in der biomechanisch geforderten Zwangsrotation rechts kein physiologisches Bewegungsausmaß aufweist. Es kommt zum weiterlaufenden Vorlauf, d. h. einer verfrühten Lateralflexion C2–3 links.

#### Bändertest der Ligg. alaria (pars occipitale) mit Lateralflexion (□ Abb. 7.39)

**ASTE.** Tubersitz. Der Kopf des Patienten befindet sich in Neutralstellung.

**Ausführung.** Getestet wird mit der Lateralflexion. Der Therapeut umgreift den Dornfortsatz C2 im Pinzettengriff oder palpiert isoliert auf der Seite, zu der geneigt wird, Dornfortsatz links. Mit der anderen Hand führt er den Kopf des Patienten in eine Seitenneigung links.

Der Therapeut kontrolliert die biomechanische und weiterlaufende Bewegung anhand der Bewegung des Proc. spinosi. Bis 8° Lateralflexion ist keine Bewegung zu erwarten. Von 8–13° ist eine biomechanische Gegenrotation (C2–C1) und ab 13° eine weiterlaufende Rotation (C2–3) physiologisch.

**Lateralflexion**

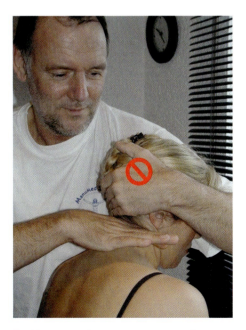

biomechanische
Rotation links

Die 8° Lateralflexion setzen sich aus 5° C0–1 und 3° angulatives Dehnen der Alaria zusammen bzw. Impression des Knorpels an der Lateralflexionsseite C0–1/C1–2. Bei einer Hypomobilität C0–1 sind die 5° Lateralflexion nicht zu erreichen.

**Anatomische Orientierung (☐ Abb. 7.40)**

Die Ligg. alaria (Flügelbänder) sind paarige Bänder, die vom lateralen Aspekt des Dens axis zum seitlichen Rand des Foramen magnum ziehen. Sie sind Leit- und Limitierungsbänder.

Die vom Therapeut ausgeführte Lateralflexion erzeugt eine Spannung des heterolateralen Lig. alaria. Durch die Anspannung wird der Dens durch das rekliniert stehende Lig. alaria entgegengesetzt gedreht bis die Fasern bei 13° übereinander stehen (Versuch der Alaria einen senkrechten Verlauf zu bekommen). Dann folgt eine weiterlaufende Bewegung, die bei Arretierung der hochzervikalen entgegengesetzten Segmente gleichsinnig ist.

### 7.9.5 Passiver Zusatztest Bandtest Lig. transversum atlantis

**Bandtest Lig. transversum atlantis, Sharp-purser-Test (☐ Abb. 7.41)**

**Indikation.** Hypomobilität C0–1

**ASTE.** Der Patient sitzt im Tubersitz. Sein Kopf befindet sich in Neutralhaltung.

**Ausführung.** Der Therapeut umfasst im Gabelgriff von ventral Stirn und Hinterkopf des Patienten und führt eine Inklination aus, bis der Dornfortsatz C2 sich kranial bewegt. Diese Position fixiert der Therapeut. Mit der anderen Hand nimmt er die Lamina C2 mit MCP 1 und 2 im Pinzettengriff, und gibt einen Schub nach ventral den er am Ende der Ventralbewegung plötzlich loslässt. Der Rückholeffekt kommt durch die Verformung der Bandscheibe zwischen C2 und C3 zustande.

**Befund.** Schwindel.

| Cave | | |
|---|---|---|
| **Kontraindikationen:** | | |
| — Morbus Down, | | |
| — nicht röntgenologisch abgeklärtes Schleudertrauma oder unklare Anamnese, | | |
| — nicht lagerungsabhängiger Schwindel bzw. Schwindel bei Flexionshaltung der HWS aus Rückenlage. | | |

☐ **Abb. 7.41.** Bändertest Lig. transversum atlantis

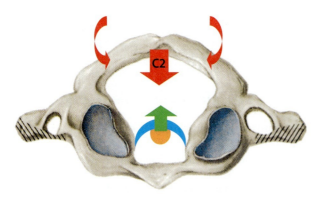

◘ **Abb. 7.42.** Anatomische Orientierung: Sharp-purser-Test. (Nach v. Lanz u. Wachsmuth 1982)

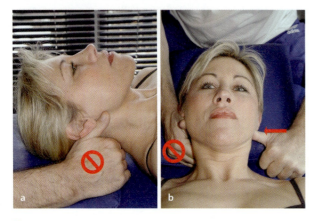

◘ **Abb. 7.43 a, b.** Bandtest Lig. transversum atlantis. **a** Seitenansicht Verformungstest, **b** Frontalansicht Verformungstest

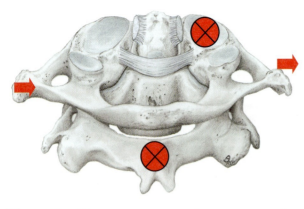

◘ **Abb. 7.44.** Anatomische Orientierung: Verformungstest. (Nach Tillmann 2005)

## Anatomische Orientierung (◘ Abb. 7.42)

Das **Lig. transversum atlantis** verbindet horizontal die beiden Massa lateralis. Es verläuft dorsal am Dens und fixiert diesen. Das Band wird sagittal verstärkt durch die Fasciculi longitudinales. Zusammen werden sie als Lig. cruciforme atlantis bezeichnet. Das Lig. transversum hat einen gelenkigen Kontakt zur hinteren Gelenkfläche des Dens axis (Facies articularis posterior der Articulatio atlantoaxialis mediana). Im Lig. transversum atlantis sind Knorpelzellen eingelagert, außerdem gibt es bindegewebige Verbindungen zwischen Dens axis und Lig. transversum atlantis.

Der **Sharp-purser-Test** wird ausgeführt bei V.a. Instabilität des Bandes bzw. nicht genügender bindegewebiger Fixierung. Nächtlicher Schwindel entsteht dadurch, dass das Okziput eine zu hohe Auflage hat und somit der Dens axis der Schwerkraft folgend gegen das Rückenmark drückt. Dieses ist ebenfalls gegeben bei:

- Schleudertraumen,
- mit überwiegend flektierter HWS arbeitenden Patienten,
- insuffizientem Lig. transversum atlantis.

Bei einem instabilen Lig. transversum geht die Aufgabe verloren, den Dens axis bei aktiven Bewegungen der HWS am Gelenk zu fixieren.

## Bandtest Lig. transversum atlantis, Verformungstest (◘ Abb. 7.43 a, b und ◘ Abb. 7.44)

**Indikation.** Normomobilität C0–1.

**ASTE.** Der Patient liegt in Rückenlage.

**Ausführung.** Der Therapeut sitzt hinter dem Patienten, legt seinen rechten Daumen auf den rechten Proc. mastoideus des Patienten und seinen rechten Zeigefinger auf die rechte Lamina posterior des C2. Seinen linken Daumen platziert der Therapeut auf dem Querfortsatz C1. Mit der rechten Hand widerlagert der Therapeut und mit der linken gibt er einen transversalen Schub nach rechts. Der Test wird beidseits ausgeführt, um alle Bandanteile zu provozieren.

| Cave |
| --- |
| Bei rotatorischer Fehlstellung kann der Test nicht durchgeführt werden. |

**Befund.** Schwindel, Benommenheit.

## 7.10  Widerstandstests der Basisuntersuchung, Kennmuskeltests HWS

Durch den Widerstandstest werden Kennmuskeln bzw. Kennmuskelnbewegungen getestet. Der Therapeut testet dabei Bewegungen und keine einzelnen Muskeln (Ausnahmen: M. adductor digiti minimi und M. extensor pollicis longus). Getestet wird die Kraft nicht der Schmerz.

Bei Verdacht auf ein Bandscheibenproblem ist der Widerstandstest indiziert. Abzuklären ist differenzialdiagnostisch eine

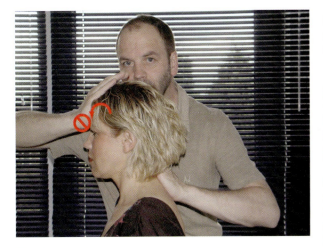

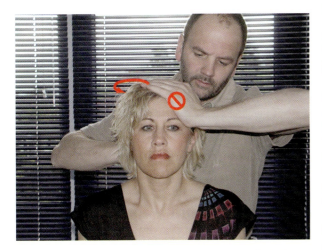

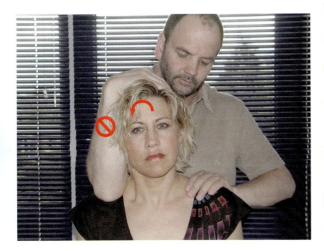

Schulteramyotrophie (idiopathische Neuritis) sowie ein Ganglion supraglenoidale. Der Widerstand wird isometrisch konzentrisch gegeben und im Seitenvergleich bewertet.

## 7.10.1    Widerstandstests Plexus cervicalis

### Widerstand Plexus cervicalis C1: Inklination des Kopfes (■ Abb. 7.45)

**ASTE.** Der Patient sitzt im Tubersitz.

**Ausführung.** Patientenkopf wird in Neutralhaltung positioniert. Der Therapeut legt seinen Thenar und Hypothenar auf die Stirn des Patienten, seine andere Hand legt er als Kontakt auf die hintere HWS. Der Patient gibt einen Widerstand gegen die Hand des Therapeuten, wobei er gleichzeitig das Kinn einzieht.

**Befund.** Initialer »Kraftverlust« M. rectus capitis anterior, V.a. Läsion des N. suboccipitalis.

### Widerstand Plexus cervicalis C1–2: Rotation des Kopfes (■ Abb. 7.46)

**ASTE.** Der Patient sitzt im Tubersitz.

**Ausführung.** Um die Rotation nach links zu testen, positioniert der Therapeut den Kopf des Patienten in Neutralhaltung. Er umfasst das Os frontale und heterolateral das Os occipitale, so dass sein linker Ellenbogen ventral der Schulter des Patienten liegt und zur Rotationsseite zeigt. Sein rechter Ellenbogen liegt dorsal der anderen Schulter des Patienten. Während der Therapeut die Stellung fixiert drückt der Patient gegen diese Fixation in Linksrotation.

**Befund.** Kraftverlust der Rotatoren der HWS (Mm. obliquus capitis superior et inferior, M. rectus capitis posterior major, M. splenius capitis), V.a. Läsion N. suboccipitalis, N. occipitalis major, Ramus dorsales.

### Widerstand Plexus cervicalis C1–2: Lateralflexion des Kopfes (■ Abb. 7.47)

**ASTE.** Der Patient sitzt im Tubersitz.

**Ausführung.** Der Kopf des Patienten wird in Neutralhaltung positioniert, um die Lateralflexion rechts zu testen. Der Therapeut schient die zu untersuchende Seite, indem er seine rechte Hand an das Os temporale und seinen Ellenbogen an die Schulter des Patienten legt. Die linke Hand des Therapeuten widerlagert die heterolaterale Schulter des Patienten. Der Patient führt eine Seitenneigung gegen die fixierende, rechte Hand des Therapeuten aus.

**Befund.** Kraftverlust der Lateralflexoren der HWS-Muskulatur (Mm. obliquus capitis superior, M. rectus capitis lateralis, M. longus capitis), V.a. Läsion N. suboccipitalis, Ramus ventricularis n. suboccipitalis, Plexus cervicalis.

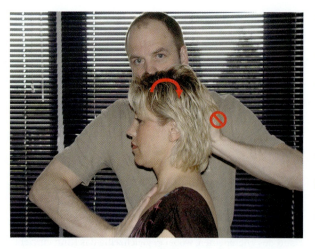

**Abb. 7.48.** Widerstand Plexus cervicalis C1–2: Extension des Kopfes

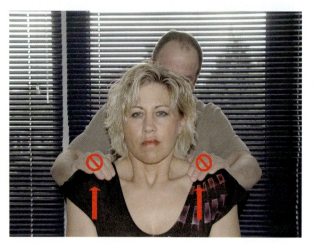

**Abb. 7.49.** Widerstand Schultergürtel C2–4: Elevation der Schulterblätter, beidseitig

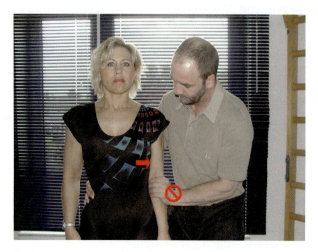

**Abb. 7.50.** Widerstand Plexus brachialis C5: Abduktion im Schultergelenk

## Widerstand Plexus cervicalis C1–2: Extension des Kopfes (Abb. 7.48)

**ASTE.** Der Patient sitzt im Tubersitz.

**Ausführung.** Der Kopf des Patienten wird in Neutralhaltung positioniert. Der Therapeut legt eine Hand subokzipital an den Kopf des Patienten an, mit der anderen Hand schient er das Brustbein des Patienten. Diese Stellung wird vom Therapeut fixiert. Der Patient drückt gegen die fixierende Hand am Os occipitale.

**Befund.** Kraftverlust der HWS-Extensoren (Mm. rectus capitis posterior major et minor, M.splenius capitis, M. longissimus capitis), V.a. Läsion N. suboccipitales, Ramus dorsales.

### 7.10.2    Widerstandstest Schultergürtel C2–4: Elevation der Schulterblätter beidseits (Abb. 7.49)

**ASTE.** Der Patient sitzt im Tubersitz. Er lässt seine Arme locker hängen.

**Ausführung.** Der Therapeut legt von dorsal seine Hände auf die Schultern des Patienten, zieht sie leicht nach kaudal und fixiert diese Stellung. Der Patient versucht seine Schultern gegen die fixierenden Hände des Therapeuten nach kranial zu ziehen.

**Befund.** Kraftverlust (M. levator scapulae, M. trapezius pars descendens): V.a. Läsion N. accessorius, N. dorsalis scapulae.

### 7.10.3    Widerstandstests Plexus brachialis

#### Widerstand Plexus brachialis C5: Schultergelenk Abduktion (Abb. 7.50)

**ASTE.** Der Patient steht. Er lässt seine Arme locker hängen.

**Ausführung.** Um die Abduktion links zu testen, hält der Therapeut den linken Oberarm des Patienten an dessen Rumpf und legt seine andere Hand widerlagernd an die heterolaterale Crista iliaca. Der Patient drückt seinen Oberarm gegen die fixierende linke Hand des Therapeuten.

**Befund.** Kraftverlust der Abduktoren des Schultergelenks (M. deltoideus, M. supraspinatus): V.a. Läsion N. axillaris, N. suprascapularis.

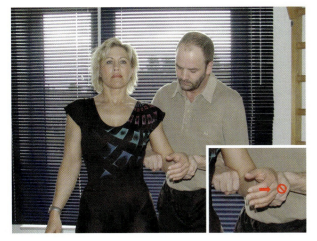

**Abb. 7.51.** Widerstand Plexus brachialis C5–6: Außenrotation im Schultergelenk, links

### Widerstand Plexus brachialis C 5–6: Schultergelenk Außenrotation (**▫** Abb. 7.51)

**ASTE.** Der Patient steht. Er flektiert seinen linken Arm mit 90° im Ellenbogengelenk und hält seine Hand in O-Stellung.

**Ausführung.** Der Therapeut umfasst von kaudal den distalen Unterarm des Patienten. Mit seinem Rumpf fixiert der Therapeut den Oberarm des Patienten am Körper. Die rechte Hand des Therapeuten bildet eine Faust unter dem rechten Oberarm des Patienten. Der Patient drückt seinen linken Oberarm gegen die Faust des Therapeuten. Der Therapeut gibt am Unterarm einen innenrotatorischen Widerstand für die Außenrotatoren des Schultergelenks.

**Befund.** Kraftverlust der Außenrotatoren des Schultergelenks (M. infraspinatus, M. teres minor und M. deltoideus pars spinale): V.a. Läsion N. suprascapularis, N. axillaris.

### Widerstand Plexus brachialis C5–6: Schultergelenk Innenrotation (**▫** Abb. 7.52)

**ASTE.** Der Patient steht. Er flektiert seinen linken Arm mit 90° im Ellenbogengelenk und hält seine Hand in O-Stellung.

**Ausführung.** Der Therapeut umfasst von kaudal den distalen Unterarm des Patienten. Mit seinem Rumpf fixiert der Therapeut den Oberarm des Patienten am Körper. Die rechte Hand des Therapeuten bildet eine Faust unter dem rechten Oberarm des Patienten. Der Patient drückt mit seinem linken Oberarm gegen die Faust des Therapeuten. Der der Therapeut gibt am Unterarm einen außenrotatorischen Widerstand für das Schultergelenk.

**Befund.** Kraftverlust der Innenrotatoren des Schultergelenks (M. deltoideus pars clavicularis, M. subscapularis, M. biceps brachii caput breve, M. latissimus dorsi, M. pectoralis major): V.a. Läsion Nn. subscapularis, musculocutaneus, thoracodorsalis, pectoralis, axillaris.

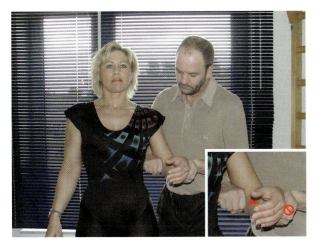

**Abb. 7.52.** Widerstand Plexus brachialis C5–6: Innenrotation im Schultergelenk, links

### Widerstand Plexus brachialis C7: Schultergelenk Adduktion (**▫** Abb. 7.53)

**ASTE.** Der Patient steht.

**Ausführung.** Um die linken Adduktoren zu testen, umfasst der Therapeut mit seiner linken Hand die mediale Seite des distalen linken Oberarms des Patienten in ca. 20° Abduktion. Mit der rechten Hand widerlagert sich der Therapeut an der homolateralen Crista iliaca. Der Patient zieht seinen Oberarm entgegen der Fixation des Therapeuten an den Rumpf.

**Befund.** Kraftverlust der Adduktoren des Schultergelenks M. latissimus dorsi, M. pectoralis major, M. triceps brachii caput longum, M. deltoideus pars spinale et pars claviculare, M. biceps brachii caput breve): V.a. Läsion Nn. thoracodorsalis, pectoralis, radialis, axillaris, musculocutaneus.

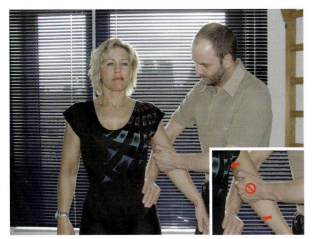

**Abb. 7.53.** Widerstand Plexus brachialis C7

7

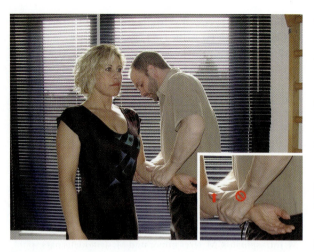

**Abb. 7.54.** Widerstand Plexus brachialis C5–6: Flexion im Ellenbogengelenk, links

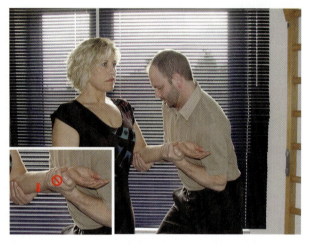

**Abb. 7.55.** Widerstand Plexus brachialis C7: Extension im Ellenbogengelenk, links

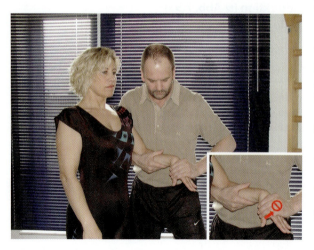

**Abb. 7.56.** Widerstand Plexus brachialis C6: Extension im Handgelenk

### Widerstand Plexus brachialis C5–6: Ellenbogengelenk Flexion (◘ Abb. 7.54).

**ASTE.** Der Patient steht. Er flektiert seinen linken Arm 90° im Ellenbogengelenk und hält seinen Unterarm in Supination.

**Ausführung.** Der Therapeut umfasst von kranial den distalen, linken Unterarm. Die rechte Hand des Therapeuten widerlagert von dorsal den linken Ellenbogen des Patienten. Der Patient beugt seinen linken Unterarm gegen die Fixierung der linken Hand des Therapeuten.

**Befund.** Kraftverlust der Flexoren des Ellenbogengelenks (M. biceps brachii, M. brachialis): V.a. Läsion N. musculocutaneus.

### Widerstand Plexus brachialis C7: Ellenbogengelenk Extension (◘ Abb. 7.55)

**ASTE.** Der Patient steht. Er flektiert seinen linken Arm 90° im Ellenbogengelenk und hält seinen Unterarm in Supination. Der Therapeut umfasst von kaudal den distalen Unterarm.

**Ausführung.** Die linke Hand des Therapeuten widerlagert von dorsal den linken Ellenbogen des Patienten. Der Patient streckt seinen rechten Unterarm gegen die Fixierung des Therapeuten.

**Befund.** Kraftverlust der Extensoren des Ellenbogengelenks (M. triceps brachii, M. anconeus): V.a. Läsion N. radialis.

### Widerstand Plexus brachialis C6: Handgelenk Extension (◘ Abb. 7.56)

**ASTE.** Der Patient steht. Er beugt 90° im linken Ellenbogengelenk. Sein Unterarm befindet sich in pronatorischer Stellung. Der Therapeut umfasst mit seiner linken Hand den linken Handrücken des Patienten.

**Ausführung.** Die rechte Hand des Therapeuten unterfasst und schient den linken Arm des Patienten. Der Patient streckt sein linkes Handgelenk gegen die Fixierung des Therapeuten.

**Befund.** Kraftverlust der Extensoren des Handgelenks (M. extensor digitorum, M. extensor carpi radialis longus et breves, M. extensor carpi ulnaris): V.a. Läsion N. radialis.

### Widerstand Plexus brachialis C7: Handgelenk Flexion (◘ Abb. 7.57)

**ASTE.** Der Patient steht. Er beugt seinen linken Arm 90° im Ellenbogengelenk. Der Unterarm des Patienten ist proniert.

**Ausführung.** Der Therapeut umfasst von palmar die linke Hand des Patienten. Die rechte Hand des Therapeuten umfasst und schient den linken Arm des Patienten von kaudal. Der Patient beugt sein linkes Handgelenk gegen die Fixierung des Therapeuten.

**Befund.** Kraftverlust der Flexoren des Handgelenks (M. palmaris longus, M. flexor digitorum superficialis et profundus, M. flexor carpi radialis): V.a. Läsion N. medianus, N. ulnaris.

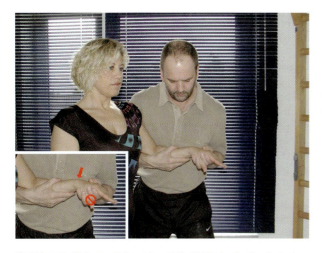

**Abb. 7.57.** Widerstand Plexus brachialis C7: Flexion im Handgelenk, links

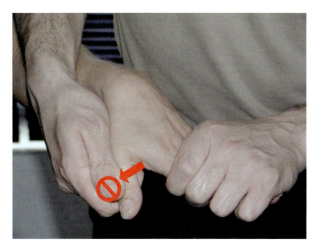

**Abb. 7.58.** Widerstand Plexus brachialis C8: Daumen Extension

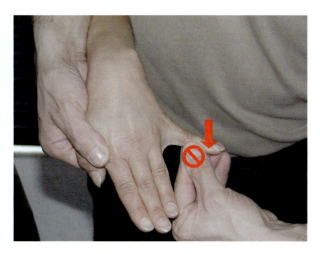

**Abb. 7.59.** Widerstand Plexus brachialis Th1: Adduktion des Kleinen Fingers, links

### Widerstand Plexus brachialis C8: Daumen Extension (■ Abb. 7.58)

**ASTE.** Der Patient steht. Er flektiert 90° im Ellenbogengelenk. Der Unterarm des Patienten ist proniert.

**Ausführung.** Der Therapeut umfasst von palmar die linken Finger 2–5 des Patienten. Mit seiner rechten Hand widerlagert er den Daumen des Patienten. Aus einer leichten Flexion streckt der Patient seinen Daumen gegen den fixierenden Zeigefinger und Daumen des Therapeuten.

**Befund.** Kraftverlust der Extensoren des Daumens (M. extensor pollicis longus et breves): V.a. Läsion N. medianus, N. radialis.

### Widerstand Plexus brachialis Th1: Adduktion des Kleinen Fingers (■ Abb. 7.59)

**ASTE.** Der Patient steht. Er beugt links 90° im Ellenbogengelenk. Die Hand des Patienten ist proniert.

**Ausführung.** Der Therapeut umfasst, fixiert den linken Arm des Patienten an seinem Körper und schient die Hand des Patienten mit seiner rechten Hand von palmar. Die linke Hand des Therapeuten widerlagert den abduzierten Kleinen Finger des Patienten von medial. Der Patient adduziert seinen Kleinen Finger gegen die Fixierung des Therapeuten.

**Befund.** Kraftverlust der Adduktoren des Kleinen Fingers (M. adductor digiti minimi), Läsion N. ulnaris.

## 7.11 Nervale Provokation in der Basisuntersuchung

Nach den Widerstandstests folgt eine Überprüfung der Sensibilität und Reflexe, wobei die Reflexe der oberen Extremität schlechter auszulösen sind als die der unteren Extremität. Man teilt im Allgemeinen die Reflexauslösbarkeit ein in:

- übermittellebhaft,
- mittellebhaft,
- untermittellebhaft.

Die Lebhaftigkeit der sichtbaren Reflexzuckung lässt sich durch Mitinnervation des untersuchten Muskels oder durch den Jendrassik'schen Handgriff bahnen. Ohne dass man diese Bahnungsversuche unternommen hat, darf man einen Reflex nicht als erloschen erklären.

Die Sensibilitätsuntersuchung im Schulterarmbereich wird primär auf die Arme begrenzt, da die Überlappungen der Schulter- und Halsdermatome zu groß sind. Schmerzen können genauer lokalisiert werden als andere Empfindungen, weil das Rezeptorenfeld für Schmerzempfindung dichter ist als z. B. Berührungsempfindungen, da sich diese Empfindungen mehrsegmental überlappen und bei monosegmentalem radikulären Ausfall zu Irritationen führen können.

## 7.11.1   Sensibilitätsprüfung

Wenn die Anamnese keinen Hinweis auf eine Sensibilitätsstörung ergeben hat, verschafft man sich zunächst durch Bestreichen größerer Hautbezirke an den Extremitäten und am Rumpf im Seitenvergleich einen Überblick. Bei Verdacht auf eine Sensibilitätsstörung werden kleinere Hautareale punktförmig geprüft. Die Begrenzung der Sensibilitätsstörung wird von beiden Richtungen aus dem gestörten Bezirk und vom gesunden her festgestellt und auf ein Schema eingetragen.

Es werden Hautareale untersucht, die nur von einem Nervenstamm sensibel versorgt werden. Es wird zwischen peripheren und radikulären Sensibilitätsstörungen unterschieden, die man auf ein Schema eintragen kann.

Mit einer **radikulären Störung** ist gemeint, dass die Nervenwurzel monosegmental betroffen ist und der gesamte segmentale Versorgungsbereich sensibel bzw. gleichzeitig motorisch gestört ist. Die Kompression einer Nervenwurzel zeigt sich als Parästhesie, die unterbrochene Leitfähigkeit einer Nervenwurzel als Anästhesie. Eine monosegmentale Störung erzeugt aufgrund der mehrsegmentalen Überlappung nur ein vermindertes gestörtes Berührungsempfinden. Der Schmerz jedoch wird aufgrund fehlender Überlappung mit anderen Segmenten im Nervenverlauf teils fadenförmig empfunden. Radikuläre Störungen sind bezogen auf Sensibilitätsstörungen schwieriger zu testen als periphere Sensibilitätsstörungen, die sich klarer abgrenzen. Der Schmerz wird bei einer radikulären Störung häufig im proximal distalen Verlauf angegeben, bei peripheren Läsionen selektiv.

Die **Störung** zeigt sich als:
- segmentale Dermatombildung, bzw. Störung des Hautwurzelfeldes,
- die oberen zwei Drittel des distalen Störungsverlaufs,
- nicht selten kombiniert mit motorischen Störungen (Myotome/Kennmuskeln) Ursachen sind:
- Bandscheibenhernien,
- Foramenstenosen,
- Radikulitis.

Eine **periphere Störung** ist wie folgt definiert:

Der periphere Nerv führt aufgrund der Plexusbildung sensible Fasern aus mehreren Segmenten (multisegmental), und ist somit an unterschiedlichen Hautnervenfeldern beteiligt. Im weiteren Verlauf gibt er Äste zur Versorgung eines Hautnervenfeldes ab. Kommt es zum Sensibilitätsausfall eines peripheren Nervs, ist aufgrund der Hautnervenfeldüberlappung nur ein kleines autonomes Areal mit vollkommenem Sensibilitätsausfall betroffen (Area propria), da andere Faseranteile aus anderen Plexusabschnitten gebildet werden.

Das heißt, je proximaler die Irritation eines peripheren Nervs besteht, desto größer wird das Hautnervenfeld, umso multipler können an verschiedenen Hautnervenfeldern Irritationen entstehen (Patient gibt an mehreren Körperstellen Irritationen an).

Je distaler die Irritation eines peripheren Nervens besteht, desto kleiner und selektiver wird die Hautnervenfeldirritation (Patient gibt an einer Körperstelle Irritationen an).

Die **Störung** zeigt sich als:
- periphere Dermatombildung bzw. Störung eines Hautnervenfeldes mit Parästhesien, Schmerz oder eng beschriebener Anästhesie,
- Myotome/Kennmuskel sind nicht betroffen,
- eine lokale vegetative Störung ist möglich.

**Ursachen** sind:
- Engpässe an bindegewebigen, fascialen, muskulären gefäßneuralen Durchtrittsstellen,
- mechanische Einflüsse,
- Entzündungen mit Exsudation im Bereich der Durchtrittstellen,
- Ödeme,
- Immobilisation (adaptiertes Kollagen),
- Narbenbildung.

> **Wichtig**
>
> Zusammenfassend kann man sagen, dass man zwar einen monosegmentalen Schmerz, aber kaum eine monosegmentale sensible Störung zuordnen kann.
> Ein peripheres Dermatom hat nie eine segmentale Zuordnung, es kann sich punktuell jedoch auch an mehreren Arealen im Versorgungsverlauf des peripheren Nervs zeigen.

Bis auf den N. intercostobrachialis und Fasern des N. ulnaris stammen die sensiblen Nerven für die Versorgung des Armes aus der HWS. Der N. intercostobrachialis stammt aus dem Bereich Th1–3, versorgt die Haut der Achsel und die proximale Innenseite des Oberarmes (◘ Abb. 7.60 a, b).

> **Wichtig**
>
> Der N. intercostobrachialis bleibt bei Kompressionen des Plexus brachialis unverletzt. Bei Mammae Operationen mit axillärer Lymphknotenausräumung wird der Nerv jedoch häufig verletzt.

Es werden folgende **Sensibilitätsqualitäten** unterschieden:
- Normästhesie,
- Hyperästhesie,
- Hypoästhesie,
- Parästhesie,
- Dysästhesie,
- Analgesie,
- Thermästhesie.

Die Dichte von Temperatur- und Schmerzrezeptoren ist im Bereich der unbehaarten Haut erheblich höher. Treten Störungen beidseitig auf, sind diese oft auf spinaler Ebene zu suchen. Ist der ganze Arm betroffen, liegt z. B. der Verdacht einer multiplen Sklerose oder Affektion des thorakalen, sympathischen Grenzstranges nahe.

> **Wichtig**
>
> Eine Parästhesie kann die Vorstufe von Schmerzen sein.

Der Therapeut untersucht immer erst ein Hautgebiet, das nicht betroffen ist, um zunächst die Normempfindung zu interpretieren. Dann setzt er einen Reiz im Zentrum des autonomen Gebietes und zeichnet eine eventuell vorliegende Störung auf dem Befundbogen ein.

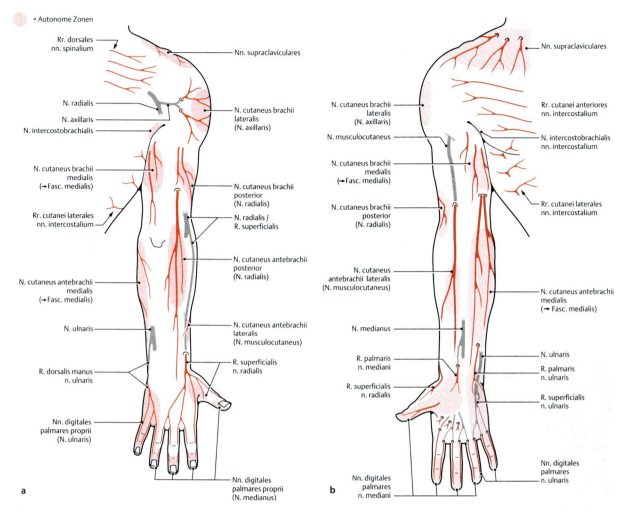

● = Autonome Zonen

**a** (dorsal)

Rr. dorsales nn. spinalium
Nn. supraclaviculares
N. radialis
N. cutaneus brachii lateralis (N. axillaris)
N. axillaris
N. intercostobrachialis
N. cutaneus brachii medialis (→Fasc. medialis)
N. cutaneus brachii posterior (N. radialis)
N. radialis / R. superficialis
Rr. cutanei laterales nn. intercostalium
N. cutaneus antebrachii posterior (N. radialis)
N. cutaneus antebrachii medialis (→Fasc. medialis)
N. cutaneus antebrachii lateralis (N. musculocutaneus)
N. ulnaris
R. superficialis n. radialis
R. dorsalis manus n. ulnaris
Nn. digitales palmares proprii (N. ulnaris)
Nn. digitales palmares proprii (N. medianus)

**b** (ventral)

Nn. supraclaviculares
N. cutaneus brachii lateralis (N. axillaris)
Rr. cutanei anteriores nn. intercostalium
N. musculocutaneus
N. intercostobrachialis nn. intercostalium
N. cutaneus brachii medialis (→Fasc. medialis)
N. cutaneus brachii posterior (N. radialis)
Rr. cutanei laterales nn. intercostalium
N. cutaneus antebrachii lateralis (N. musculocutaneus)
N. cutaneus antebrachii medialis (→ Fasc. medialis)
N. medianus
R. palmaris n. mediani
N. ulnaris
R. palmaris n. ulnaris
R. superficialis n. radialis
R. superficialis n. ulnaris
Nn. digitales palmares proprii n. mediani
Nn. digitales palmares n. ulnaris

**◘ Abb. 7.60 a, b.** Anatomische Orientierung: autonome sensible Innervationsfelder. **a** Sensible Nerven der oberen Extremität (von dorsal), **b** sensible Nerven der oberen Extremität (von ventral). (Aus Mumenthaler 1998)

Der Therapeut untersucht in der folgenden Reihenfolge:
– **Berührungsempfindung** (Pinselstrich).
– **Schmerz- bzw. Spitz- und Stumpfdiskrimination.**
– **Temperaturreiz** mit zwei Reagenzgläsern von denen eines heißes und das andere Eiswasser enthält bzw. ein Temperaturprüfgerät mit zwei Metallflächen, wobei eines batteriebetrieben erwärmt werden kann. Es wird auf die Differenzierung zwischen kalt und warm, sowie auf die Dauer der Wahrnehmung geachtet. Erst wenn hier deutliche Störungen auftreten, erfolgt die zusätzliche Prüfung des:
– **Erkennen geführter Bewegungen:** Es werden Finger und Zehen untersucht, z. B. wird der untersuchte Finger oder die Zehe seitlich mit Daumen und Zeigefinger geführt, weil der Patient sonst aus dem Druck von dorsal oder volar die Richtung der Bewegung schließen kann. Die Exkursion in wahlloser Folge von Beuge- und Streckbewegungen werden erst grob bis hin zur Endstellung, dann immer feiner ausgeführt, wobei der Patient die Richtung der Bewegung nennen muss.
– **Erkennen von auf die Haut geschriebenen Zahlen:** Mit der Spitze eines Zeigefingers oder dem stumpfen Ende einer Nadel, wird die Zahl so geschrieben, dass sie von kranial zu »lesen« ist. Die Zahlen werden auf die Haut es Rumpfes, der proximalen und distalen Gliedmaßenabschnitte des Patienten geschrieben und sollen von ihm erkannt werden.
– **Vibrationsempfinden mit einer Stimmgabel:** Eine weitere wertvolle Untersuchung, wobei die Stimmgabel eine Messvorrichtung hat, an dem die Schwingungsamplitude ablesbar ist. Man setzt die Stimmgabel auf markante Knochenpunkte an (Schulter-, Ellbogengelenk, distaler Abschnitt des Radius, Darmbeinkamm, Kniescheibe, Schienbein und Großzehe). Der Patient gibt an, bis zu welchem Augenblick er das Schwirren verspürt. Das heißt objektiv, bis zu welcher Amplitude er die rasch aufeinander folgenden Schwingungsreize noch auflösen kann. Ein umschriebenes Fehlen der Vibrationsempfindung ist immer pathologisch und zeigt eine Funktionsstörung peripherer Nerven oder der Hinterstränge des Rückenmarks an.
– **Zweipunktediskrimination:** Der Untersucher prüft das räumliche Auflösungsvermögen für gleichzeitig gegebene, dicht benachbarte applizierte Berührungsreize. Sie ist dann wertvoll, wenn der Verdacht auf eine zentrale Sensibilitätsstörung besteht und die bisher genannten Prüfungen normale oder keine eindeutigen Ergebnisse liefern. Die Unter-

suchung wird mit einem Zirkel durchgeführt. Man gibt in gemischter Reihenfolge (nicht regelmäßig abwechseln) ein Stimulus oder zwei. Die Doppelreize sollen in Längsrichtung erfolgen. Der Patient darf das Instrument nicht sehen. Die durchschnittlichen Schwellenwerte sind: Fingerspitzen 3–5 mm, Fingerrücken 4–6 mm, Handfläche 8–15 mm, Handrücken 20–30 mm, Fußrücken und Schienbein 30–40 mm, Rücken 40–50 mm. Pathologisch verwertbar sind nur Schwellen, die deutlich darüber liegen bzw. sich von der gesunden Seite deutlich unterscheiden. Fakultativ kann man auch die Diskrimination von Sukzessivreizen prüfen. Man berührt mit der Spitze oder dem Kopf einer Nadel etwa 50-mal hintereinander mit einer Frequenz von etwa 4/sec möglichst die gleiche Hautstelle (Fingerspitzen, Hand- oder Fingerrücken, seltener proximale Gliedabschnitte). Obwohl man dabei sicher nicht immer denselben Reizpunkt stimuliert, liefert die Untersuchung gute Ergebnisse: Bei zentralen Sensibilitätsstörungen ist das zeitliche Auflösungsvermögen für Sukzessivreize so beeinträchtigt, dass die Stimuli ab 10 oder 20 Reizen zur Wahrnehmung eines Dauerreizes verschmelzen.

— **Prüfung des Tasterkennens**: Bei schwerer Sensibilitätsstörung an der Hand ist oft auch die Fähigkeit beeinträchtigt, einen Gegenstand taktil zu erkennen. Infolge der Sensibilitätsstörung ist auch die Motorik des Tastens ungeschickt. In leichteren Fällen kann der Patient die feinere Struktur etwa verschiedener Gewebsarten nicht unterscheiden («Materialerkennen»). Sehr selten ist bei parietalen Läsionen das Tasterkennen schwerer gestört als man nach den Leistungen bei den übrigen Sensibilitätsprüfungen erwarten würde.

> Eine zusätzliche Frage ist, ob die Fingerkuppen nach einem Bad Hautfalten bilden. Sie entstehen nur bei intakter Sensibilität.

## 7.11.2    Reflexe

Besteht eine radikuläre Nervenläsion ergibt sich eine Reflexabschwächung bzw. Reflexaufhebung für den dazugehörigen Muskel. Dabei ist zu beachten, dass die antagonistische Reflexantwort mit einer Hyperreflexie bzw. einem muskulären Hypertonus verbunden sein kann.

Bei Hyperreflexie besteht im Allgemeinen der Verdacht auf eine zentrale oder medulläre Schädigung.

Hyperreflexie und ebenso ein abgeschwächter Reflex haben erhebliche Auswirkungen auf das koordinative muskuläre Verhalten. So kann der Therapeut nur etwas fordern, was der Patient auch auf der Grundlage eines normalen Reflexverhaltens bewerkstelligen kann.

### Skapula-Humeral-Reflex C4–5 (◘ Abb. 7.61)

**ASTE.** Der Patient steht. Seine Arme hängen locker am Körper.

**Ausführung.** Der Therapeut klopft mit einem Reflexhammer leicht auf den medialen/kaudalen Rand der Skapula.

**Reaktion.** Adduktion mit Außenrotation des Armes.

**Nerventest.** Nn. suprascapularis und axillaris.

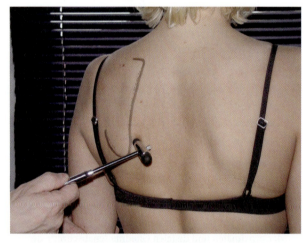

◘ **Abb. 7.61.** Skapula-Humeral-Reflex C4–5, links

### Bizepssehnenreflex C5–6 (◘ Abb. 7.62)

**ASTE.** Der Patient steht. Er flektiert seinen linken Arm 90° im Ellenbogengelenk und supiniert den Unterarm.

**Ausführung.** Der Therapeut schient den Unterarm des Patienten mit seinem linken Unterarm und legt dabei seinen linken Daumen auf die Sehne des M. biceps brachii. Mit der rechten Hand schlägt der Therapeut mit dem Reflexhammer leicht auf seinen Daumen, um den Reflex auszulösen.

**Reaktion.** Ellenbogenflexion und Supination.

**Nerventest.** N. musculocutaneus.

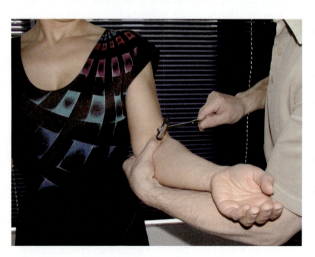

◘ **Abb. 7.62.** Bizepssehnenreflex C5–6, links

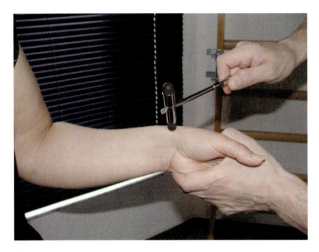

**Abb. 7.63.** Radius-Periost-Reflex C5–6, links

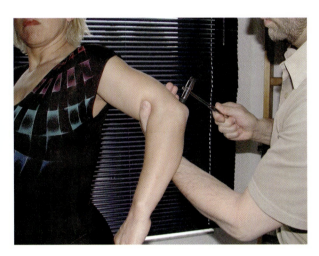

**Abb. 7.64.** Trizepssehnenreflex C7–8, links

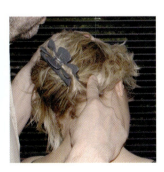

**Abb. 7.65.** Provokation des N. occipitalis major, rechts

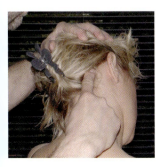

**Abb. 7.66.** Provokation N. occipitalis minor, rechts

### Radius-Periost-Reflex C5–6 (◻ Abb. 7.63)

**ASTE.** Der Patient steht. Er beugt im Ellenbogengelenk und hält dabei den Unterarm in der Nullstellung.

**Ausführung.** Der Therapeut hält mit seiner linken Hand die linke Hand des Patienten und klopft direkt proximal des Prozessus styloideus radii.

**Reaktion.** Flexion im Ellenbogengelenk.

**Nerventest.** N. radialis.

### Trizepssehnenreflex C7–8 (◻ Abb. 7.64)

**ASTE.** Der Patient steht. Er positioniert seinen linken Arm mit ca. 90° Abduktion im Schultergelenk und Flexion im Ellenbogengelenk.

**Ausführung.** Der Therapeut umgreift den distalen Oberarm von kaudal mit seiner linken Hand. Mit seiner rechten Hand oder einem Reflexhammer klopft der Therapeut leicht auf die Trizepssehne knapp proximal des Olekranons.

**Reaktion.** Extension im Ellenbogengelenk.

**Nerventest.** N. radialis

## 7.11.3 Provokation der Nerven des Plexus cervicalis

Die folgenden Beispiele können auch zur Nervenmobilisation genutzt werden, wobei die Okzipitalnerven über die Inklinationsbewegung, einer kaudal vorpositionierten Dura mater und vorpositionierten distalen Nerven mobilisiert werden.

### Provokation N. occipitalis major (◻ Abb. 7.65)

**ASTE.** Sitz mit kyphotischer Haltung. Der Patient positioniert den Kopf in Flexion, Lateralflexion links und Rotation links.

**Ausführung.** Der Therapeut gibt mit seinem rechten Zeigefinger zwei Querfinger kaudal lateral der Protuberantia occipitalis externa Druck. Getestet wird immer im Seitenvergleich.

**Reaktion.** Schmerz, Missempfindung.

### Provokation N. occipitalis minor (◻ Abb. 7.66)

**ASTE.** Der Patient sitzt mit kyphotischer Haltung. Er positioniert seinen Kopf in Flexion, Lateralflexion links und Rotation links.

**Ausführung.** Der Therapeut gibt mit seinem rechten Zeigefinger mittig zwischen Protuberantia occipitalis und dem Ohr Druck. Getestet wird immer im Seitenvergleich.

**Reaktion.** Schmerz, Missempfindung.

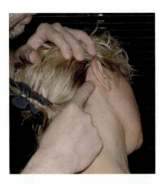

■ **Abb. 7.67.** Provokation N. auricularis magnus, rechts

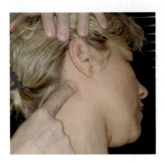

■ **Abb. 7.68.** Provokation Ganglion cervicale superior, rechts

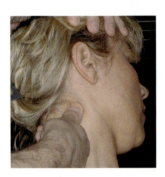

■ **Abb. 7.69.** Provokation Punctum nervosum, rechts

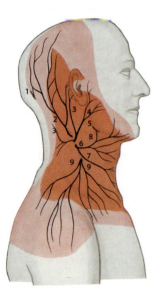

■ **Abb. 7.70.** Schematische Darstellung: Punctum nervosum, rechts. (aus v. Lanz u. Wachsmuth 1955, 2003)
**1** N. occipitalis major, **2** N. occipitalis minor, **3** N. auricularis magnus Ramus dorsalis, **4** N. auricularis magnus Ramus ventralis, **5** N. facialis Ramus colli, **6** N. transversus colli Ramus cranialis, **7** N. transversus colli Ramus caudalis, **8** N. ansa cervicalis superficialis, **9** N. supraclavicularis

## Provokation N. auricularis magnus (■ Abb. 7.67)

**ASTE.** Der Patient sitzt mit kyphotischer Haltung. Er positioniert seinen Kopf in Flexion, Lateralflexion links und Rotation links.

**Ausführung.** Der Therapeut gibt mit seinem rechten Zeigefinger einen retroaurikularen Druck. Getestet wir immer im Seitenvergleich.

**Reaktion.** Schmerz, Missempfindung.

## Provokation Ganglion cervicale superior (■ Abb. 7.68)

| Wichtig |  |
|---|---|

Das Ganglion cervicale superior ist das größte Ganglion im zervikalen Bereich und liegt vor den Querfortsätzen des 1.–3. Halswirbels. Seine Ursprungsfasern kommen aus den Segmenten C8–Th4. Vom Ganglion cervicalis ziehen Fasern als:
- N. caroticus internus in den Schädel,
- N. cardiacus cervicalis zum Herzen,
- Rami viszerales zu den kranialen Halseingeweiden sowie
- Fasern zu den oberen Zervikalnerven und ersten vier Hirnnerven.

**ASTE.** Der Kopf des Patienten ist nach links lateralflektiert.

**Ausführung.** Der Therapeut gibt mit seinem rechten Zeigefinger einen Druck ventral der Medianlinie C1–2 (dorsal der A. carotis externa) auf den M. scalenus anterior.

**Reaktion.** Schmerz, vegetative Reaktionen.

## Provokation Punctum nervosum (■ Abb. 7.69, ■ Abb. 7.70)

**Bemerkung.** Unter Punctum nervosum versteht man eine konzentrierte Nervendichte primär sensibler (Nn. occipitalis minor, auricularis magnus, transversus colli, supraclaviculares) im Bereich des Zervikalsegmentes 3–4.

Bei positiver Testung (Schmerz) ist aufgrund der topographischen Nähe eine Mitbeteiligung motorischer Fasern nicht auszuschließen, wie:
- Ansa cervicalis
- N. accessorius
- N. dorsalis scapulae.

**ASTE.** Der Patient sitzt. Er positioniert seinen Kopf in Lateralflexion links.

**Ausführung.** Der Therapeut gibt mit seinem rechten Daumen auf der Höhe der Medianlinie C3–4 einen medialen transversalen Druck. Getestet wir immer im Seitenvergleich.

**Reaktion.** Schmerz, Missempfindung.

## 7.12 Neurogene Mobilisation der HWS

### 7.12.1 Grundlagen der neurogenen Mechanik der HWS

Im Bereich der HWS ist die Dichte der Nerven sehr hoch, u. a. da sich hier zwei Nervengeflechte befinden. Die hohe Beweglichkeit des Kopfes und Schultergelenkes sowie die Bewegung der BWS stellen hohe Mobilitätsanforderungen an die Nerven. Ist diese Mobilität nicht gegeben, können Nervenirritationen im Bereich der HWS entstehen.

Schulter-, Arm- und Gesichtsbeschwerden können ihre Ursache im Bereich der Halswirbelsäule haben. Der obere thorakale Bereich sollte bei der Diagnostik immer mit herangezogen werden, da Störungen über den thorakalen Grenzstrang den zervikalen Grenzstrang beeinflussen. Auch die Dura mater im Zervikalbereich zeigt Besonderheiten. So ist die Dura mater am Os occipitale, Atlas und Axis mit Verstärkungsbändern (Ligg. craniale durae matris) versehen, um Zugreize abzuschwächen, die auf die obersten Spinalganglien wirken. Bei Spannungsänderungen (konstitutionsbedingte, Restriktionen der Dura etc.) können neurale Irritationen an den Austrittstellen der Spinalnerven auftreten.

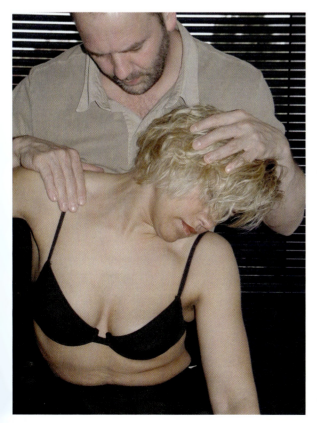

**Abb. 7.71.** Neurogene Dehnung des Plexus cervicales, rechts

### 7.12.2 Grundeinstellung einer Nervenmobilisation bezogen auf die HWS

Es wird zwischen der neurogenen Mobilisation des Plexus cervicalis und des Plexus brachialis unterschieden. Auf die neurogene Mobilisation des Plexus brachialis wird im ▶ Kap. 2 Schultergürtel eingegangen. Bei der Behandlung der HWS ist die BWS das Punctum fixum. Die kaudalen Nervenabschnitte sind als Punctum fixum zu Beginn maximal vorgedehnt.

Für den Plexus cervicalis benutzt der Manualtherapeut zur Mobilisation der neuralen Strukturen die zervikale Traktion mit einer Zugkraft von ca. 5 kg und die jeweilige heterolaterale Lateralflexion. Dabei entsteht keine muskuläre Gegenspannung. Begonnen wird mit einem Warming up des neuralen Systems mit dem Ziel, epineurale Ödeme zu beeinflussen und den Plasmafluss der Axone zu mobilisieren.

#### Neurogene Dehnung Plexus cervicalis (□ Abb. 7.71)

**ASTE.** Der Patient sitzt. Die Behandlungsbank wird auf die Arbeitshöhe des Therapeuten heruntergefahren.

**Ausführung.** Der Therapeut stellt beim Patienten eine neurogene Vordehnung über Flexion und Seitenneigung der BWS und HWS ein.

> Der Therapeut steht hinter dem Patienten, stellt sein rechtes Bein angewinkelt auf die Bank, so dass der rechte Arm des Patienten zur muskulären Entlastung über das Knie des Therapeuten gelegt werden kann.

Der Therapeut greift mit seiner linken Hand über den Kopf des Patienten zum rechten Os temporale und führt den Kopf bis zur neurogenen Dehngrenze in eine Seitenneigung nach links.

**Anzahl und Dosierung.** Rhythmische Bewegungen 20-mal, statisch 30 sec bis 2 min zur Kollagenmobilisation. Zum Schluss physiologisches Bewegen und milde Wärme.

#### Neurogene Dehnung N. occipitalis major und minor (□ Abb. 7.72 a–e)

**ASTE.** Der Patient sitzt. Die Behandlungsbank wird auf die Arbeitshöhe des Therapeuten heruntergefahren.

**Ausführung.** Der Therapeut stellt beim Patienten eine neurogene Vordehnung über Langsitz auf der Bank, Flexion der LWS, Rotation der BWS und Flexion der HWS ein. Der Patient kreuzt seine Arme vor der Brust. Der Therapeut steht hinter dem Patienten und greift mit seiner linken Hand über den Kopf des Patienten zum rechten Os temporale und führt den Kopf bis zur neurogenen Dehngrenze in eine Seitenneigung nach links.

Für den N. occipitalis major wird zuerst Inklination eingestellt und folgend rhythmisch/statisch über HWS Flexionsbewegungen mobilisiert. Für den N. occipitalis minor wird zuerst die HWS in Flexion eingestellt und folgend rhythmisch/statisch über Inklinationsbewegungen mobilisiert.

**Anzahl und Dosierung.** Rhythmische Bewegungen 20-mal, statisch 30 sec bis 2 min zur Kollagenmobilisation, zum Schluss physiologisches Bewegen und milde Wärme.

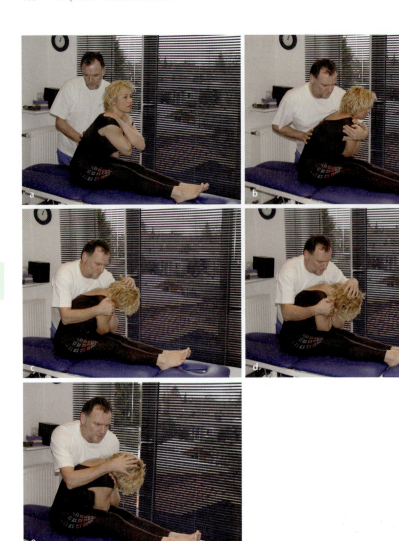

**Abb. 7.72 a–e.** Neurogene Dehnung rechter N. occipitalis major und minor. **a** ASTE, **b** MSTE 1, **c** MSTE 2, **d** ESTE N. occipitalis major, **e** ESTE N. occipitalis minor

## 7.13    Totaltechniken der HWS

In der HWS kommen folgende **Diskushernien** vor:
- laterale,
- mediolaterale,
- mediale.

Die Hernienbildung, die nervale Irritationen auslöst, ist bei lateralen Diskushernien größer als bei mediolateralen oder medialen. **Laterale Diskushernien** bedrängen am häufigsten das Foramen intervertebrale. Grund ist die »Bruchpforte« der Bandscheibe, die vermutlich durch ehemalige Gefäßkanäle aus der Embryonalzeit gegeben ist. Dieser Gefäßkanal zieht zum engen und kanalförmigen Foramen intervertebrale. Aufgrund der Einengung des Foramens werden diese Diskushernien auch als intraforaminale Diskushernien bezeichnet. Die Symptoma-

tik beim lateralen Bandscheibenvorfall ist eine motorische und oder sensible Irritation.

**Mediolaterale Diskushernien** lösen häufig symptomatische Mischbilder aus, wobei primär die motorische vordere Wurzel komprimiert wird und ebenso laterale Anteile des Rückenmarks.

**Mediale Diskushernien** verursachen Myelopathien ohne Mitbeteiligung des Spinalnervens. Schon kleinste Vorwölbungen können die A. spinalis anterior komprimieren und eine Ischämie im Versorgungsgebiet auslösen (kolikartige Schmerzen, Irritation des anterioren Rückenmarks). Stärkere Kompressionen führen zu para- oder tetraparetischen muskulären Irritationen und zu Empfindungsstörungen.

Der Therapeut sollte unbedingt unterscheiden zwischen akuten und länger zurückliegenden Bandscheibenvorfällen. Gelingt es dem Körper nicht die ausgetretene Nukleusmasse zu resorbieren oder zu zentralisieren, ist die Antwort eine **spondylotische Spangenbildung.** Sie beginnt an den Ausrissstellen des Anulus fibrosus der knöchernen Randleisten der Deck- und Endplatten. Der Manualtherapeut muss die spondylotische Spangenbildung in der Therapie berücksichtigen.

Ein Bandscheibenvorfall der HWS ist mit anfänglichen uncharakteristischen Frühsymptomen (Prodromalzeichen) verbunden, wie z. B. Nackensteifigkeit. Im akuten Prozess ist der Bandscheibenvorfall durch folgende **Symptome** gekennzeichnet:

- Schiefhalshaltung, Deviation,
- Sensibilitätsstörung,
- Reflexreduktion.

Im manualtherapeutischen Test zeigen sich die Extension und Kompression der HWS und die Rotation als provokativ und symptomauslösend.

**Differenzialdiagnostisch** ist diese abzugrenzen z. B. durch exzentrische Defizite der Muskulatur oder Wirbelgleiten. Tritt die Beschwerdesymptomatik schleichend auf und wird ein Bandscheibenvorfall diagnostiziert, sollte an eine **spondylotische Irritation der Nervenwurzel** gedacht werden, die die gleiche Symptomatik zeigt wie die Kompression durch eine Diskushernie. Manualtherapeutisch zeigt sich diese Form der radikulären Irritation therapeutisch resistent.

Die manualtherapeutische Behandlung erfolgt über ein komplexes **Reha-Programm**, wobei zunächst die Zentralisierung der Bandscheibe im Mittelpunkt steht. Erst später werden Kokontraktionsfähigkeit, konzentrische und exzentrische Bewegungsfähigkeit geübt.

Anfänglich ist es bedeutsam, die **Schwerkraft** und die damit verbundene Resorptions- und Zentralisierungsmöglichkeit des Nucleus pulposus zu berücksichtigen. In den herkömmlichen Behandlungsmöglichkeiten für Bandscheibenvorfälle werden Totaltechniken in Rückenlage ausgeführt, die weder der Schwerkraft noch der enormen anfänglichen muskulären Abwehrspannung entsprechen. Der Körper sollte zunächst in seinem Resorptionsbestreben unterstützt werden. Deshalb sind entsprechend der Deviation und der muskulären Abwehrspannung dezente Distraktionstechniken aus Bauchlage kontrollierbarer und effizienter.

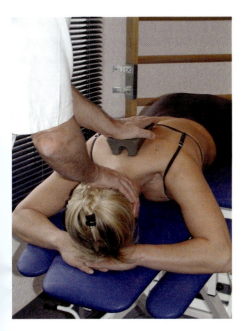

**Abb. 7.73.** Totaltechnik bei medialer Diskushernie C7–Th1

**Wichtig**

In der Manualtherapie sollte folgender **Zeitablauf** beachtet werden:
- Der 2.–6. Tag nach einer Bandscheibenläsion wird als Zentrierungsphase genutzt mit dem Ziel eine physiologische Achse herzustellen.
- Ab dem 6. Tag, wenn Belastung nicht mehr schmerzauslösend ist wird mit Kokontraktionsübungen begonnen. Es folgt Trophiktraining für den Kollagenaufbau.
- Ab dem 16. Tag folgt der weitere Aufbau der Rehabilitation (▶ Kap. 7.19).

### 7.13.1 Totaltechnik bei medialer Diskushernie (◘ Abb. 7.73)

**Indikation.** Medialer Prolaps oder mediale Protrusion am 2.–6. Tag.

**ASTE.** Der Patient liegt in Bauchlage. Er legt die Hände unter die Stirn und wird durch den Therapeuten in der aktuellen Ruheposition vorpositioniert.

**Ausführung.** Der Therapeut positioniert zur Fixation einen Keil in Höhe der Querfortsätze kaudal des betroffenen Segmentes (z. B. Th1 bei medialer Diskushernie C7–Th1). Seine andere Hand legt er an das Os occipitale und übt eine nach kranial gerichtete Traktion aus.

**Anzahl und Dosierung.** 4 Wiederholungen à 3–5 min. Limitiert wird die Distraktionsstärke durch die Abwehrspannung des Patienten. Der Zeitfaktor bestimmt die Anzahl der möglichen neuen Positionen innerhalb einer Behandlung.

Zum Einnehmen einer neuen Vorposition oder um die Behandlung zu beenden, wird der Patient aufgefordert, die Spannung der HWS-Muskulatur durch heben des Kopfes zu erhöhen, um durch Steigerung des paravertebralen Tonus die Segmente wieder physiologisch zu schließen.

### 7.13.2 Totaltechnik für mediolaterale/ laterale Diskushernien (◘ Abb. 7.74)

**Indikation.** Mediolateraler/lateraler Prolaps oder Protrusion am 2.–6. Tag.

**ASTE.** Der Patient liegt in Bauchlage, um eine Zentrierung der Bandscheibe zu ermöglichen. Die Hände befinden sich unter der Stirn. Entsprechend der aktuellen Ruheposition wird eine Halbrolle unter die linke Schulter gelegt, um eine Rotation links zu erzeugen und den Patienten in eine Lateralflexion links vorzupositionieren.

**Ausführung.** Der Therapeut positioniert zur Fixation einen Keil in Höhe der Querfortsätze kaudal des betroffenen Seg-

7

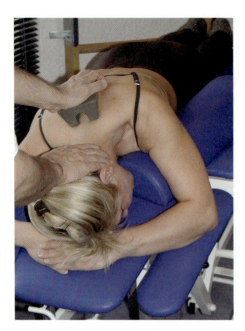

**◘ Abb. 7.74.** Totaltechnik für mediolaterale/laterale Diskushernien C7–Th1, links

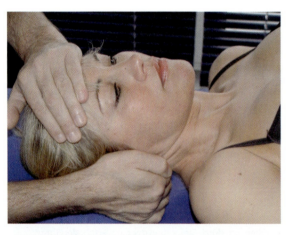

**◘ Abb. 7.75.** Weichteiltechnik Konvergenzmobilisation C2–3, rechts

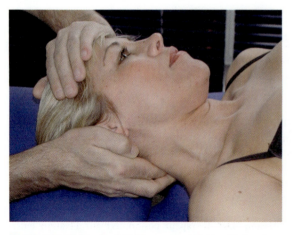

**◘ Abb. 7.76.** Weichteiltechnik Divergenzmobilisation C2–3, rechts

mentes (z. B. Th1). Er legt die andere Hand an das Os occipitale und gibt eine nach kranial gerichtete Traktion.

> Das Behandlungsziel ist zuerst die Korrektur der Lateralflexion und dann die Korrektur der Rotationsdeviation, gefolgt von der Korrektur Flexion in Extension mit dem Ziel, ab dem 6. Tag die Kokontraktion einleiten zu können.

**Anzahl und Dosierung.** 4 Wiederholungen à 3–5 min. Limitiert wird die Distraktionsstärke durch die Abwehrspannung des Patienten. Der Zeitfaktor bestimmt die Anzahl der möglich neuen Positionen innerhalb einer Behandlung.

> Zum Einnehmen einer neuen Vorposition oder um die Behandlung zu beenden, wird der Patient aufgefordert in die Rotation anzuspannen (hier rechts), um eine Tonussteigerung der Rotatoren auf der betroffenen Seite zu erreichen und die Segmente wieder physiologisch zu schließen.

## 7.14    Weichteilbehandlung der HWS

Die Weichteiltechnik der HWS ist eine begleitende Technik, um Tonus und Länge des Kollagens vor einer manualtherapeutischen Behandlung zu optimieren.

### 7.14.1    Weichteiltechnik Konvergenzmobilisation (◘ Abb. 7.75)

> Die Konvergenzmobilisation empfiehlt sich bei hypertoner HWS-Muskulatur zwischen C2–7.

**ASTE.** Der Patient liegt in Rückenlage.

**Ausführung.** Ist z. B. das Segment C2–3 betroffen, stellt der Therapeut den Kopf des Patienten in eine leichte Lateralflexion rechts ein, bis der Dornfortsatz C2 nach links zieht. Die linke Hand des Therapeuten fixiert diese Stellung. Mit seiner rechten Hand hakt er sich in die Paravertebralmuskulatur ein und zieht die paravertebralen Weichteile im Sinne einer Konvergenz nach ventral kranial.

**Anzahl und Dosierung.** Rhythmisch 40 Wiederholungen, statisch 30 sec bis 2 min zur Dehnung des Muskelkollagens.

### 7.14.2    Weichteiltechnik Divergenzmobilisation (◘ Abb. 7.76)

> Die Divergenzmobilisation empfiehlt sich bei hypertoner HWS-Muskulatur zwischen C2–7.

**ASTE.** Der Patient liegt in Rückenlage.

**Ausführung.** Ist z. B. das Segment C2–3 betroffen, stellt der Therapeut den Kopf des Patienten in eine leichte Lateralflexion nach links ein, bis der Dornfortsatz C2 nach rechts zieht. Die linke Hand des Therapeuten fixiert diese Stellung. Seine rechte Hand hakt er in die Paravertebralmuskulatur ein und zieht die paravertebralen Weichteile im Sinne einer Divergenz nach ventral kranial.

**Anzahl und Dosierung.** Rhythmisch 40 Wiederholungen, statisch 30 sec bis 2 min zur Dehnung des Muskelkollagens.

### 7.14.3 Weichteiltechnik Inklinations-mobilisation (◘ Abb. 7.77)

> Die Inklinationsmobilisation empfiehlt sich bei hypertoner Subokzipitalmuskulatur zwischen C0–2.

**ASTE.** Der Patient liegt in Rückenlage.

**Ausführung.** Ist z. B. das Segment C1–2 betroffen, hakt der Therapeut seine Hand subokzipital ein. Der linke Mittelfinger palpiert zur Kontrolle einer weiterlaufenden Bewegung den Dornfortsatz C2. Der Therapeut legt sein rechtes Schultergelenk auf die Stirn des Patienten. Unter subokzipitalem Zug und gleichzeitigem Druck auf die Patientenstirn über das rechte Schultergelenk wird eine Inklinationsbewegung induziert. Die Limitierung der Bewegungsamplitude erfolgt durch die Kranialbewegung des Dornfortsatzes C2.

**Anzahl und Dosierung.** Rhythmisch 40 Wiederholungen, statisch 30 sec bis 2 min zur Kollagendehnung des Lig. Nuchae.

## 7.15 Gelenkspezifische Untersuchung

Das Divergenz- oder Konvergenz-Joint-play nach Streeck ist eine Etagenuntersuchung bei vorausgegangenem Hinweis aus der Basisuntersuchung auf die primär betroffene Seite. Aus der Basisuntersuchung ergibt sich außerdem, ob es sich um eine Divergenz- oder Konvergenzproblematik handelt. Die bisher in der Manualtherapie angewandten Tests sind in der Praxis zeitintensiv und kompliziert. Es ist schwierig, differenzierte Testergebnisse zu erhalten.

Das **Prinzip** ist, dass der Therapeut entweder die Lamina posterior und damit den kranialen Facettengelenkanteil des zu testenden Segmentes entsprechend der Verlaufsrichtung des Gelenkspalts bewegt. Es wird in der offenen Kette getestet. Oder dass er die kaudale Lamina posterior und damit den kaudalen Facettengelenkanteil des zu testenden Segmentes entsprechend der Verlaufsrichtung des Gelenkspalts bewegt. Es wird in der geschlossenen Kette getestet.

### 7.15.1 Divergenz-/Konvergenz-Joint-play nach Streeck für die Segmente C2–7: Konvergenztest (◘ Abb. 7.78 a, b)

> Dieser Schnelltest ermöglicht eine rasche facettengelenk-spezifische Segmentetageninterpretation einer Konvergenz- oder Divergenzproblematik. Der Therapeut weiß bereits aus der Basisuntersuchung, welche Seite betroffen ist und ob eine Konvergenz- oder eine Divergenzproblematik vorliegt.

**ASTE.** Der Patient liegt in Rückenlage.

**Ausführung.** Der Therapeut sitzt am Kopfende des Patienten. Ist das Segment C2–3 rechts betroffen, legt er seine linke Phalanx media 2 auf die linke Lamina posterior C2 und widerlagert diese. Die rechte Phalanx media 2 legt er an die Lamina C3. Mit seinem rechten Zeigefinger gibt der Therapeut einen Schub (45°-Winkel) in ventrokraniale Richtung bzw. Richtung Orbita.

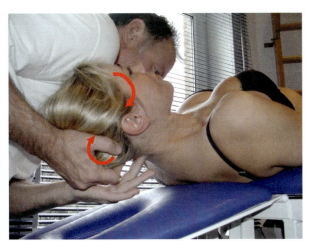

◘ **Abb. 7.77.** Weichteiltechnik Inklinationsmobilisation C1–2

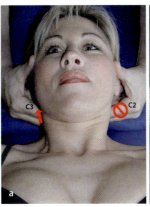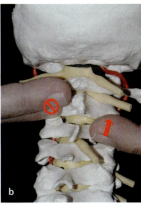

◘ **Abb. 7.78.** Konvergenz, Joint play C2–3. **a** Real C2–3, **b** anatomisch C2–3

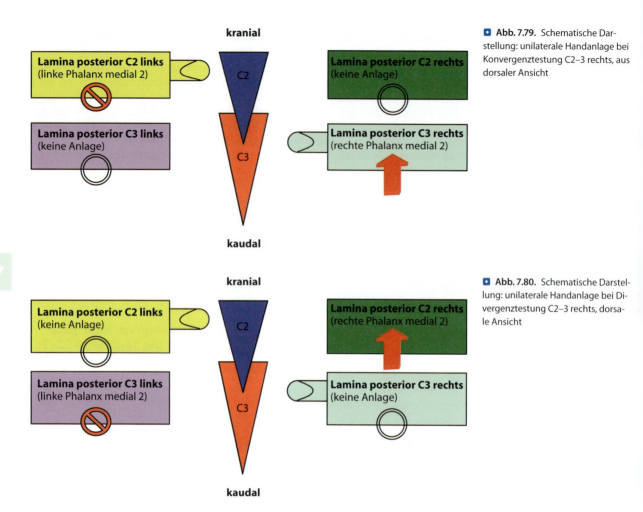

**kranial**

Lamina posterior C2 links
(linke Phalanx medial 2)

Lamina posterior C3 links
(keine Anlage)

Lamina posterior C2 rechts
(keine Anlage)

Lamina posterior C3 rechts
(rechte Phalanx medial 2)

**kaudal**

■ **Abb. 7.79.** Schematische Darstellung: unilaterale Handanlage bei Konvergenztestung C2–3 rechts, aus dorsaler Ansicht

**kranial**

Lamina posterior C2 links
(keine Anlage)

Lamina posterior C3 links
(linke Phalanx medial 2)

Lamina posterior C2 rechts
(rechte Phalanx medial 2)

Lamina posterior C3 rechts
(keine Anlage)

**kaudal**

■ **Abb. 7.80.** Schematische Darstellung: unilaterale Handanlage bei Divergenztestung C2–3 rechts, dorsale Ansicht

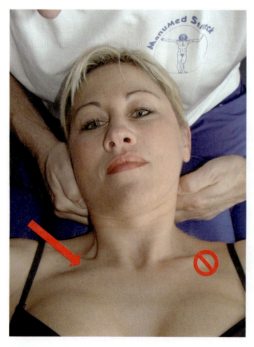

■ **Abb. 7.81.** Unkovertebraltest C3–4, rechts

Er interpretiert die Bewegungsqualität. So wird jedes Segment von C2–C7 in Konvergenz bzw. Divergenz getestet (■ Abb. 7.79 und ■ Abb. 7.80).

Bei Divergenztestung C2–3 rechts wird die linke Lamina posterior C3 fixiert, während die Lamina posterior C2 rechts nach anterior kranial (d. h. Gelenkspaltverlauf) bewegt wird. Interpretiert wird die Bewegungsqualität (Streeck 2005).

### 7.15.2    Unkovertebraltest C2–7 (■ Abb. 7.81)

**Basisuntersuchung.** In der aktiven und passiven Basisuntersuchung ist die Lateralflexion eingeschränkt und zum Teil schmerzhaft:

**ASTE.** Der Patient liegt in Rückenlage. Sein Kopf befindet sich in aktueller Ruheposition.

**Ausgangsstellung.** Der Therapeut sitzt am Kopfende des Patienten. Soll z. B. das Unkovertebralgelenk C3–4 rechts getestet werden, stellt der Therapeut eine Lateralflexion rechts ein, bis sich der Dornfortsatz C3 nach links bewegt (biomechanische Zwangsrotation). Dann moduliert er seinen rechten MCP 2 parallel zum Gelenkspalt (45°-Winkel) auf die Lamina posterior C3. Mit dem linken MCP 2 widerlagert er die Lamina posterior C4 links. Der Therapeut gibt einen 45° Schub zur kontralateralen Seite, während gleichzeitig eine minimale Lateralflexion nach rechts monosegmental ausgeführt wird, wodurch rechts das Unkovertebralgelenk bewegt wird. Getestet wird immer erst eine Seite auf Schmerz, Krepitation und veränderte Mobilität.

**Befund.** Unkovertebralarthrose – lokal segmentale Etagensuche. Sie wird nur ausgeführt, wenn die Lateralflexion die primär eingeschränkte Bewegungsrichtung ist bzw. eine gleichseitige Konvergenzhypomobilität vorliegt.

## 7.16 Gelenkspezifische Behandlung

### 7.16.1 Traktion – monosegmental unilateral

Die monosegmentale unilaterale Traktion findet bei gleichzeitiger Verriegelung der kranialen Segmente statt. Die Traktion wird nur in der Vorposition Konvergenz durchgeführt, da eine Divergenzvorposition die notwendigerweise gegensinnige Lateralflexion aufhebt. Die Traktion würde im Bandscheibensegment stattfinden. Aufgrund des getesteten Joint plays kennt der Therapeut das Segment der Problematik. In der Basisuntersuchung wurde festgestellt, ob es sich um ein Divergenz- oder ein Konvergenzproblem handelt.

Die **Ziele** einer monosegmentalen unilateralen Traktion sind:
- Druckentlastung des Gelenkes (Dekompression),
- Mobilisation der Kapsel,
- Schmerzlinderung durch Entlastung komprimierter Strukturen,
- Lageveränderungen kleinster freier Knorpelfragmente.

> **Wichtig**
>
> Eine kraniale Verriegelung ist unbedingt notwendig, um eine Translation im Bandscheibensegment zu verhindern. Da der Therapeut während der Traktion bei der unilateralen Entfernung des Proc. articularis superior des kaudalen Wirbelkörpers vom Proc. articularis inferior des kranialen Wirbelkörpers eine Rotation erzeugt, muss er die obere Verriegelung so einstellen, dass die durch den Therapeuten verursachte Zwangsrotation die Verriegelung gewährleistet.

Die Traktion wird mit einem unilateralen Schub am kaudalen Wirbelkörper 45 zur Fossa jugularis ausgeführt. Handelt es sich um eine Traktion im Segment C2–3 wird hochzervikal das Segment C0–1 durch Inklination ligamentär arretiert. Das Segment C1–2 wird in der Seitenneigung so eingestellt, dass die durch die Traktion verursachte Zwangsrotation zur Verriegelungsstellung führt. Der Therapeut orientiert sich an der biomechanischen Zwangsbewegung des Proc. spinosi C2. Eine Rotation braucht in diesem Segment nicht vorgegeben werden, da sie sofort über die hochzervikalen ligamentären Strukturen in das Segment einlaufen würde.

> Ein direkter Stress der Facettengelenkkapsel, ohne Resorption des Traktionsschubs durch die Bandscheibe, ist nur möglich, wenn die oben beschriebene Vorgehensweise eingehalten wird.

### 7.16.2 Traktion bei unilateraler Konvergenzproblematik

Es folgt eine Übersicht zur Durchführung einer unilateralen Traktion am Beispiel des Segmentes C5–6 links mit folgenden Zielen:
- Druckentlastung des Segmentes C5–6,
- Kapselmobilisation,
- Warming up,
- Verbessern der Synoviaproduktion.

Die Umsetzung der genannten Ziele ist die Voraussetzung für die Konvergenztranslation.

**Basisuntersuchung.** Rotationseinschränkung links, die sich in Extensionsvorposition deutlich verstärkt.

**Gelenkspezifische Untersuchung.** Beim Konvergenzschnelltest zeigt sich das Segment C5–6 links am deutlichsten bewegungseingeschränkt.

> Der kraniale Wirbelkörper des zu behandelnden Gelenkes wird immer kombiniert eingestellt.

### Extensionseinstellung C5–6 (◘ Abb. 7.82)

Der Therapeut umfasst den Kopf des Patienten mit seinem rechten Arm und seiner rechten Hand und palpiert mit seinem linken Zeigefinger den Dornfortsatz C5. Er führt eine Extension aus, bis der Dornfortsatz C5 nach kaudal zieht und fixiert diese.

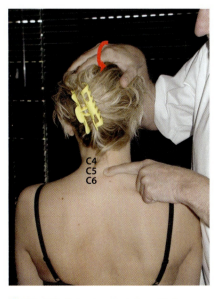

C4
C5
C6

◘ **Abb. 7.82.** Extensionseinstellung C5–6

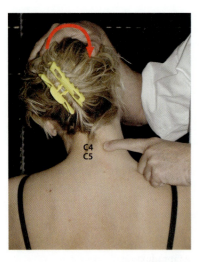

**Abb. 7.83.** Lateralflexionseinstellung C5–6, links

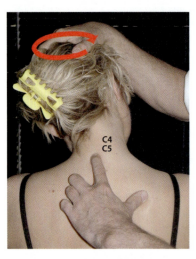

**Abb. 7.84.** Rotationseinstellung C5–6, rechts

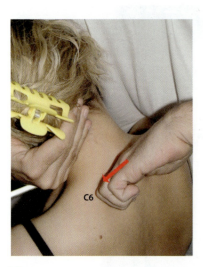

**Abb. 7.85.** Traktion C5–6, links

### Lateralflexionseinstellung links C5–6 (Abb. 7.83)

Aus der fixierten Extensionseinstellung führt der Therapeut eine Seitenneigung des Kopfes nach links aus, bis sich der Dornfortsatz C4 nach rechts bewegt. Diese Position wird fixiert.

### Rotationseinstellung C5–6 rechts (Abb. 7.84)

Aus der fixierten Extensions- und Lateralflexionseinstellung rotiert der Therapeut den Kopf des Patienten nach rechts, bis sich der Dornfortsatz C5 nach links bewegt. Diese Position wird fixiert.

### Traktion C5–6 links (Abb. 7.85)

Der Therapeut fixiert mit seiner rechten Hand und seinem Arm die Einstellung des Kopfes in Extension, Lateralflexion und Rotation (kombinierte Einstellung Segment C4–5) und nimmt die Eigenschwere des Kopfes ab. Der linke Arm und die Handgabelstellung des Therapeuten entsprechen am C6 einer Neigung von 45° aus der Horizontalen nach kranial. Unter Aufnahme des Weichteil-Slacks wird der Schub betont mit der Basis des MCP 2 an der linken Lamina posterior des Patienten ausgeführt. Durch die erzeugte »Rechtsrotation« entsteht eine Facettengelenkverriegelung nach kranial.

**Anzahl und Dosierung.** Rhythmisch 20-mal, statisch 30 sec bis 2 min. Zum Schluss den Patienten in die freigemachte Richtung anspannen lassen (Lateralflexion links).

## 7.16.3 Translation bei unilateraler Divergenzproblematik

Bei der Divergenztranslation ist eine Verriegelung nicht notwendig, da der Therapeut den kaudalen Wirbelkörper widerlagert und den kranialen Wirbelkörper en block parallel zu den Facetten in Divergenz translatiert. Ein senkrechtes (aus der Behandlungsebene) Trennen der beiden Gelenkpartner wie bei der Traktion findet nicht statt.

Der Zug bei der Translation ist bei der Divergenztranslation parallel zur im 45°-Winkel stehenden Facetten gerichtet, Richtung Orbita nach ventral kranial. Es folgt eine Übersicht zur Durchführung einer unilateralen Translation am Beispiel des Segmentes C2–3 links.

**Basisuntersuchung.** Rotationseinschränkung rechts. Im Basistest ist die Rotation rechts hypomobil. In Flexionsstellung verstärkt sich die Hypomobilität signifikant. Der Divergenzschnelltest C2–3 links ist positiv.

> Es wird immer eine Vorposition eingestellt. Im Segment C2–3 wird keine Rotation eingestellt, da sonst keine Bewegungsrichtung zur Mobilisation frei wäre.

**Ziele.** Erweiterung der Kapselmobilität des Segmentes C2–3 links und Verbessern der divergenzgestörten, rechten Rotation.

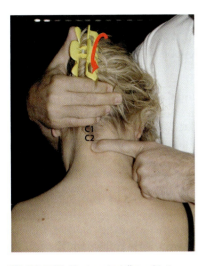

◘ **Abb. 7.86.** Flexionseinstellung C2–3

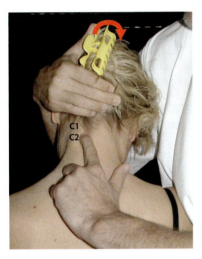

◘ **Abb. 7.87.** Lateralflexionseinstellung C2–3, rechts

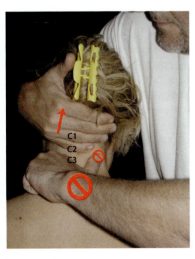

◘ **Abb. 7.88.** Divergenztranslation C2–3, links

### Flexionseinstellung C2–3 (◘ Abb. 7.86)

Der Therapeut umfasst den Kopf des Patienten mit seinem rechten Arm und seiner rechten Hand, palpiert mit seinem linken Zeigefinger den Dornfortsatz C2. Er flektiert den Kopf bis der Dornfortsatz C2 nach kranial zieht und fixiert diese Position.

### Lateralflexionseinstellung rechts C2–3 (◘ Abb. 7.87)

Aus der fixierten Extensionseinstellung führt der Therapeut eine Seitenneigung des Kopfes nach rechts aus, bis sich der Dornfortsatz C2 nach links bewegt. Diese Position wird fixiert.

### Divergenztranslation C2–3 links (◘ Abb. 7.88)

Der Therapeut fixiert mit seiner rechten Hand und seinem Arm die Einstellung in Flexion und Lateralflexion. Er nimmt die Eigenschwere des Kopfes ab. Mit seiner linken Hand widerlagert der Therapeut im kleinen Gabelgriff C3, so dass der Daumen an der rechten Lamina posterior und der Zeigefinger an der linken Lamina posterior liegt. Unter Aufnahme des Weichteil-Slacks legt der Therapeut seine rechte MCP 5 an die linke Lamina posterior C2 des Patienten. Der Therapeut führt einen nach ventral kranial gerichteten Translationszug aus, der der Neigung der Gelenkfläche entspricht (45°).

> Spürt der Therapeut einen rotatorischen Druck von C3 rechts am Daumen, ist das ein Zeichen für die maximal erreichbare Translation.

**Anzahl und Dosierung.** Rhythmisch 20-mal, statisch 30 sec bis 2 min, zum Schluss den Patienten in die freigemachte Richtung anspannen lassen (Rotation rechts).

## 7.16.4   Translation bei unilateraler Konvergenzproblematik

Bei der Konvergenztranslation ist eine Verriegelung nicht notwendig, da der Therapeut den kaudalen Wirbelkörper widerlagert und den kranialen Wirbelkörper en block parallel zu den Facetten in Konvergenz translatiert. Ein senkrechtes (aus der Behandlungsebene) Trennen der beiden Gelenkpartner wie bei der Traktion findet nicht statt.

Der Schub ist bei Konvergenztranslation parallel zu den im 45°-Winkel stehenden Facetten gerichtet, von der Orbita aus nach dorsal kaudal. Es folgt eine Übersicht zur Durchführung einer unilateralen Translation am Beispiel des Segmentes C2–3 links.

**Basisuntersuchung:** Rotationseinschränkung in Linksrotation mit signifikanter Zunahme der Einschränkung in Extension. Der Konvergenzschnelltest ergibt bei fixiertem C2 rechts eine deutliche Resistenz bei Translation von C3, links.

> Es wird immer eine Vorposition eingestellt. Im Segment C2–3 wird keine Rotation eingestellt, da sonst keine Bewegungsrichtung zur Mobilisation frei wäre.

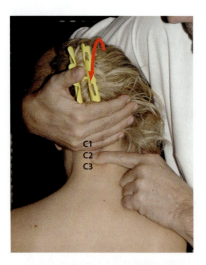

C1
C2
C3

**Abb. 7.89.** Extensionseinstellung C2–3

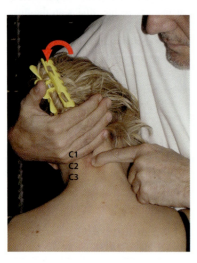

C1
C2
C3

**Abb. 7.90.** Lateralflexionseinstellung C2–3, links

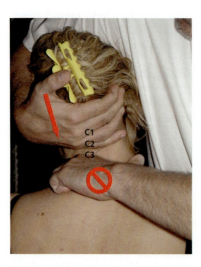

C1
C2
C3

**Abb. 7.91.** Konvergenztranslation C2–3, links

**Ziele.** Verbesserung der Synoviaqualität des Segmentes C2–3 links und der konvergenzgestörten, linken Rotation dient als Vorbehandlung, um eine optimale Vorposition für die Traktion zu erreichen.

### Extensionseinstellung C2–3 (■ Abb. 7.89)

Der Therapeut umfasst den Kopf des Patienten mit seinem rechten Arm und seiner rechten Hand, palpiert mit seinem linken Zeigefinger den Dornfortsatz C2. Er führt eine Extension aus, bis sich der Dornfortsatz C2 nach kaudal bewegt und fixiert diese Position.

### Lateralflexionseinstellung C2–3 (■ Abb. 7.90)

Aus der fixierten Extensionseinstellung führt der Therapeut eine Seitenneigung des Kopfes nach links aus, bis der Dornfortsatz C2 sich nach rechts bewegt. Diese Position wird fixiert.

### Konvergenztranslation C2–3 (■ Abb. 7.91)

Der Therapeut fixiert mit seiner rechten Hand und seinem Arm die Einstellung in Extension und Lateralflexion. Er nimmt die Eigenschwere des Kopfes ab. Mit seiner linken Hand widerlagert der Therapeut im kleinen Gabelgriff C3, so dass der Daumen an der rechten Lamina posterior und der Zeigefinger an der linken Lamina posterior anliegt. Unter Aufnahme des Weichteil-Slacks hakt der Therapeut seine rechte MCP 5 am linken vorderen Pars descendens ein, in Höhe des Proc. transversus von C2 links. Der Therapeut führt einen nach dorsal kaudal gerichteten Translationsschub durch, der der Verlaufrichtung der Gelenkflächen entspricht (45°).

> Spürt der Therapeut einen rotatorischen Druck von C3 am Zeigefinger, ist das ein Zeichen für die maximal erreichte Translation.

**Anzahl und Dosierung.** Rhythmisch 20-mal, 3–4 Serien, zum Schluss den Patienten in die freigemachte Richtung anspannen lassen (Rotation links).

## 7.16.5    Anwendung der Techniken im hochzervikalen Bereich

Im hochzervikalen Segmentabschnitt ist mit äußerster Vorsicht zu behandeln. Der Therapeut ist zu einer umsichtigen Vorgehensweise verpflichtet aufgrund der

- neuralen Strukturen, wie die Medulla oblongata (ein dichtes Nervengeflecht),
- ossären Gefäßengen mit multiplen Gefäßabzweigungen,
- hohen muskulären Abwehrspannung,
- hoch komplizierten Mechanik.

> **Wichtig**
>
> Mangelnde Fingerfertigkeit kann zur Schädigung von Strukturen führen. Die Technik, mit minimalem Krafteinsatz ausgeführt, bestimmt den Behandlungsweg.

## 7.16.6 Mechanik C0–1

Die in der Gebrauchsbewegung des Menschen vorkommende Gelenkmechanik zwischen Schädel und Atlas ist das Rollgleiten in der offenen Kette. Hierbei kommt es bei Inklination zu einem Rollen des Schädels nach ventral kranial und Gleiten nach dorsal kaudal. Der Atlas steht in leichter Extension und wird bei Ausführung einer Inklinationsbewegung weiterlaufend in eine Horizontal- bzw. Flexionsstellung gebracht. Der Axis, C2, wird durch das Anspannen des Lig. apicis dentis kurzfristig nach kaudal gekippt, wodurch sich der Raum zwischen dem Proc. spinosi des C2 und hinterem Atlasbogen vergrößert.

Geht die Bewegung von der Inklination in die Flexion über, kommt es zum translatorischen Gleiten des Axis mit dem kaudalen Gelenkpartner C3 nach ventral kranial. Bei physiologischen Bewegungen entsteht danach in jedem darunterliegenden Segment ein translatorisches Gleiten des kranialen Wirbelkörpers nach ventral kranial. Bei den Patienten in der physiotherapeutischen Praxis sind jedoch die Bewegungen nicht physiologisch. Bewegungen sind beeinträchtigt durch eine:
- Diskose,
- unphysiologische Krümmung in der sagittalen, frontalen Ebene.

Die normale Belastung des Facettenknorpels ist nicht mehr gegeben. Es kommt zur Aufhebung des translatorischen Gleitverhaltens und zur Zunahme einer unphysiologischen Angulation (Hebeln). Dieser Zustand manifestiert sich und ist in vielen Fällen unumkehrbar. Der Körper passt sich dieser degenerativ veränderten Mechanik an, indem er das Aufhebeln durch Kapselschrumpfung limitiert.

> **Wichtig**
>
> Eine manualtherapeutische Traktion der HWS im Sinne einer Bewegungserweiterung der Kopfflexion ist aufgrund der Facettenstellung bei der oben genannten pathologischen Vorgabe kontraproduktiv.

Es sollte, so lange es möglich ist, das natürliche Gleitverhalten der entsprechenden Gelenkmechanik unterstützt werden, um Folgendes zu vermeiden:
- forciertes Hebeln und die damit verbundende Foramen-einengung,
- endgradige Überbelastung des Knorpels,
- hohe muskuläre Abwehrspannung,
- dorsale Kapselzerrungen.

## 7.16.7 Technikbeschreibung für die Mobilisation C0–1 bei Inklinationshypomobilität

Bei der Mobilisation C0–1 wird nur aus **Vorposition** gearbeitet. Der Therapeut orientiert sich an der Inklinationsfähigkeit, die sich durch den »Kaudalkick« zeigt. Ist nicht genügend Inklination möglich, kranialisiert er den Spinosi C2 und nutzt diese Position als submaximale Vorposition. Für die Betonung einer Seite wird zusätzlich die Lateralflexion bis zur biomechanischen Reaktion (ca. bei 8°) positioniert.

In der Manualtherapie gibt es zwei technische **Behandlungsmöglichkeiten**. Arbeiten in der:
- offenen Kette über den Schädel bzw. den konvexen Partner,
- geschlossenen Kette über den Atlas bzw. den konkaven Partner.

Begonnen wird immer mit einem Warming up zur Konsistenzverbesserung der Synoviaqualität.

Bei der Behandlung über den **konvexen Partner** (Schädel) ist eine unilateral ausgeführte Mobilisation nicht exakt möglich, da der Kopfumfang des Patienten und die Armlänge des Therapeuten sehr unterschiedlich sind. In der Praxis hat sich eine Diagonaleinstellung zur Betonung einer Kondylenseite bewährt. Der Therapeut umfasst den Kopf des Patienten im »Ellenbogenhang«, wobei der Oberarm des Therapeuten z. B. am rechten Os frontale des Patienten anliegt. Mit der anderen Hand widerlagert er mit Daumen und Zeigefinger (kleiner Gabelgriff) die Lamina posterior rechts und links am C1. Durch den von ventral erzeugten, diagonal angelegten Schub kommt es zur Mobilisation C0–1 links. Der Vorteil dieser Technik ist, dass sie der physiologischen Bewegung entspricht und die Umgehung der stark propriozeptiv versorgten, subokzipitalen Muskulatur, die bei Mobilisation in der geschlossen Kette schnell irritiert wird, umgeht. Der Nachteil dieser Technik ist der geringe Raumgewinn und der hohe punktuelle Druck.

Bei der Behandlung über den **konkaven Partner** (Atlas) erzielt der Therapeut mehr Raumgewinn. Die Bewegungsform kommt jedoch in der Gebrauchsbewegung nicht vor und leitet deshalb schnell eine hochzervikale muskuläre Abwehrspannung ein. Der Kompressionsschub am Atlasring kann außerdem schmerzhaft sein, da Zervikalnerven diesen Weg passieren. Lässt der subokzipitale Muskeltonus eine Mobilisation über den Atlas zu, bewährt sich die maximale Vorpositionierung des Schädels nach dorsal und die Mobilisation des Atlas nach ventral im oben beschriebenen, diagonalen Sinne.

## 7.16.8 Mobilisation C0–1 bei Inklinationshypomobilität, rotatorische Fehlstellung

Am Beispiel einer Inklinationshypomobilität C0–1 mit Lateralshift rechts und rotatorischer Fehlstellung links folgt eine Übersicht zur Durchführung einer unilateralen Inklinationsmobilisation C0–1 links.

**Anamnese.** In der Anamnese geben die Patienten häufig Kopfschmerzen und Schwindel an.

**Basisuntersuchung.** Subokzipitale Druckdolenz, der Kopf des Patienten steht leicht rekliniert. Palpatorisch stellt der Therapeut einen hochzervikalen Hypertonus fest: kein Kaudalkick beim Test des Lig. apicis dentis. Der Alaria-Test zeigt auf der betroffenen Seite (hier links) einen biomechanisch bedingten Vorlauf (Zwangsrotation zur Gegenseite vor 8°). In der aktiven Basistestung kann die Rotation rechts nicht durch eine Lateralflexion links ausgeglichen werden, d. h. die Augen bleiben nicht horizontal.

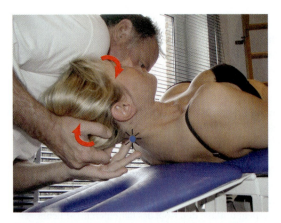

**Abb. 7.92.** Gebogenes Gleiten C0–1. Palpation (**blauer Stern**), Rollgleitrichtung (**rote Pfeile**)

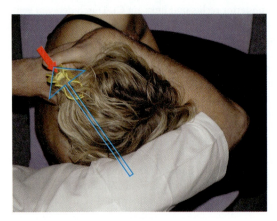

**Abb. 7.93.** Inklinationsmobilisation bei Hypomobilität C0–1, links

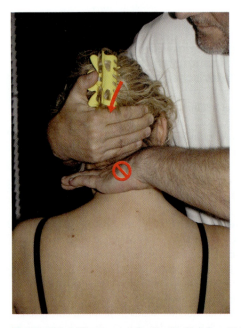

**Abb. 7.94.** Inklinationsmobilisation C0–C1, links, mit Vorposition Lateralflexion, links

> Es wird immer eine submaximale Inklinationsvorposition eingestellt.

**Ziele.** Kapselmobilitätserweiterung im Atlantookzipitalgelenk, C0–1, links. Verbesserung der Inklinationsfähigkeit (gleiten nach dorsal). Derotation des Atlas nach rechts zur Korrektur der Lateralflexion C0–1. Mobilisation der konsistenzschwachen Synovia durch Kompressionsgleiten. Bewegungsspielraumvergrößerung zur Entlastung komprimierter eingeengter neurovaskulärer Strukturen.

### Gebogenes Gleiten C0/C1 (□ Abb. 7.92)

**Ziele.** Vorbereitung zur Mobilisation C0/C1, Warming up.

**ASTE, Ausführung sowie Anzahl und Dosierung.** Weichteiltechnik Inklinationsmobilisation.

### Inklinationsmobilisation bei Hypomobilität C0–1 (□ Abb. 7.93)

Der **blaue Pfeil** zeigt:
— den diagonalen Mobilisationsschub nach dorsal,
— die Vorpositionierung nach dorsal,
— die Widerlagerung des Schädels.

Der **rote Pfeil** zeigt:
— den diagonalen Mobilisationsschub nach ventral,
— die Widerlagerung des Atlas.

### Inklinationsmobilisation C0–1 mit Vorposition Lateralflexion links bei Kompensationshypomobilität (□ Abb. 7.94)

> Der Patient weist einen hochzervikalen, hypertonen, muskulären Abwehrtonus auf.

**Basisuntersuchung.** Bei Rotation rechts kann der Patient die Blicklinie nicht horizontal halten. Im Apicis-dentis-Test ist kein Kaudalkick spürbar. Im Alaria-Test kommt es bei Lateralflexion links biomechanisch zum Vorlauf.

**Technik.** Offene Kette, Schädelmobilisation nach dorsal.

**ASTE.** Der Patient sitzt.

**Ausführung.** Der Therapeut führt zuerst am Patienten eine Inklination aus, bis der Dornfortsatz C2 nach kranial Druck gibt. Es folgt eine Lateralflexion links, bis der Dornfortsatz C2 nach links Druck gibt (Einsetzen der biomechanischen Zwangsrotation). Um den linken Gelenkanteil der Articulatio atlantooccipitale zu betonen, stellt der Therapeut eine Lateralflexion links ein, bis die biomechanische Zwangsrotation einsetzt. Der Therapeut umfasst den Kopf des Patienten im Ellenbogenhang, so dass der Oberarm des Therapeuten am rechten Os frontale des Patienten liegt. Die linke Hand des Therapeuten widerlagert im Gabelgriff betont mit der MCP 2 den Wirbelkörper C1. Der Therapeut gibt mit seinem rechten Arm einen horizontalen Schub nach dorsal. Spürt der Therapeut an der MCP 2 links einen Druck, ist die maximale Mobilisation erreicht.

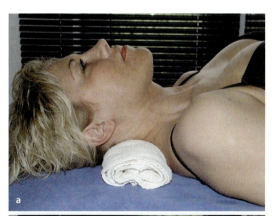

**Abb. 7.95.** Inklinationsmobilisation C0–C1, links, mit Vorposition Lateralflexion, links

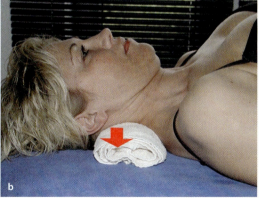

**Abb. 7.96 a, b.** Symmetrische Inklinationsmobilisation C0–1 als Eigentraining. **a** ASTE, **b** ESTE

**Anzahl und Dosierung.** Rhythmisch 20-mal, statisch 30 sec bis 2 min, zum Schluss den Patienten in die freigemachte Richtung anspannen lassen (Inklination).

### Inklinationsmobilisation C0–1 mit Vorposition Lateralflexion (Alternativtechnik) (◘ Abb. 7.95)

> Der Patient weist einen normalen, hochzervikalen, muskulären Tonus auf.

**Technik.** Geschlossene Kette bei maximaler Vorposition des Schädels und Mobilisation des Atlas nach ventral.

**ASTE.** Der Patient sitzt.

**Ausführung.** Der Therapeut führt zuerst am Patienten eine Inklination aus, bis der Dornfortsatz C2 nach kranial Druck gibt. Es folgt eine Lateralflexion links, bis der Dornfortsatz C2 nach links Druck gibt (Einsetzen der biomechanischen Zwangsrotation). Um den linken Gelenkanteil der Articulatio atlantooccipitale zu betonen, stellt der Therapeut eine Lateralflexion links ein. Der Therapeut umfasst den Kopf des Patienten im Ellenbogenhang, so dass der Oberarm des Therapeuten am rechten Os frontale des Patienten liegt. Der Therapeuten positioniert seine linke MCP 2 an der Lamina posterior C1 links. Er positioniert mit seinem rechten Arm den Kopf maximal nach dorsal vor. Am Atlas gibt er unter Betonung der linken Lamina posterior einen horizontalen Schub nach ventral. Limitiert wird der Schub durch hochzervikale Tonuserhöhung bzw. durch Druck am M. biceps brachii zum Os frontale.

**Anzahl und Dosierung.** Rhythmisch 20-mal, statisch 30 sec bis 2 min, zum Schluss den Patienten in die freigemachte Richtung anspannen lassen (Inklination).

> **Wichtig**
>
> Diese Technik eignet sich auch zur Derotation des Atlas (bei C1 lateralshift rechts und Rotation links).

### 7.16.9  Eigentraining zur Erhaltung des Range of Motion C0–1

### Symmetrische Inklinationsmobilisation C0–1 (◘ Abb. 7.96 a, b)

Der Patient legt sich in Rückenlage, die Lordose der HWS auf ein zusammengerolltes Handtuch. Durch Heranziehen des Kinns an den Hals das Handtuch mit der HWS herunterdrücken.

**Anzahl und Dosierung.** 31–40 Wiederholungen, 4–6 Serien, 30–60 sec Pause.

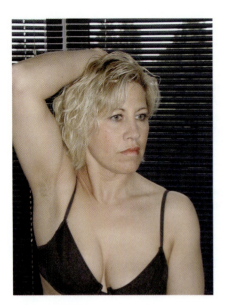

**Abb. 7.97.** Shiftkorrektur C0–1unter Betonung des M. levator scapulae als Eigentraining

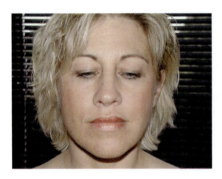

**Abb. 7.98.** Reflektorische Detonisierung über den okulokranialen Reflex

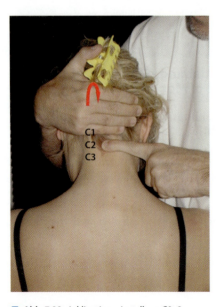

**Abb. 7.99.** Inklinationseinstellung C0–2

## Shiftkorrektur C0–1 unter Betonung des M. levator scapulae (■ Abb. 7.97)

> Dient zur Unterstützung einer Derotation, da die Derotation an einen Shift heterolateral gebunden ist. Der Hauptansatz des M. levator scapulae ist am Proc. transversus des C1, hier entfaltet er seine größte Zugkraft.

**ASTE und Ausführung.** Zur Shiftkorrektur C0–1, links sitzt der Patient auf einem Hocker und legt seinen rechten Arm über den Kopf. Mit seiner rechten Hand widerlagert er das linke Os temporale. Die linke Skapula wird in Depression gebracht. Der Patient drückt mit seinem Kopf gegen die Widerstand gebende linke Hand in Seitenneigung links und Extension.

**Anzahl und Dosierung.** 21–30 Wiederholungen, 3–5 Serien, 60–90 sec Pause.

## Reflektorische Detonisierung über den okulokranialen Reflex (■ Abb. 7.98)

**Ziel.** Senkung des Muskeltonus der Mm. rectus capitis minoris und majoris (■ Abb. 7.103).

**ASTE.** Der Patient sitzt oder liegt in Rückenlage mit geöffneten Augen.

**Ausführung.** Der Patient bewegt die Augen nach kaudal (fußwärts schauen).

**Anzahl und Dosierung.** Diese Position hält er ca. 30 sec bis 1 min, 3 Serien, 60 sec Pause. Die Pause wird für detonisierende Massagetechniken genutzt, 3 Massage-Serien.

## 7.16.10 Mobilisation C2–C1 bei fehlender biomechanischer Kompensation

Es folgt eine Übersicht zur Durchführung einer unilateralen Mobilisation im Segment C2–C1 rechts.

**Anamnese.** Der Patient berichtet von häufigen Kopfschmerzen und Schwindel. Basisuntersuchung: Der Therapeut stellt eine subokzipitale Druckdolenz fest. Der Kopf des Patienten steht nicht derotiert, da der Patient die Fehlstellung kompensiert (Rotation mit Lateralflexion). In der aktiven Basistestung kann die Lateralflexion links nicht durch eine Rotation rechts ausgeglichen werden, die Nasenspitze zeigt in Richtung Lateralflexion. Der Alaria-Test ergibt aufgrund der fehlenden biomechanischen Kompensation einen weiterlaufenden Vorlauf links.

**Ziel.** Mobilisation C2–C1.

## Inklinationseinstellung C0–1 (■ Abb. 7.99)

**Ausführung.** Der Therapeut umfasst den Kopf des Patienten mit seinem rechten Arm und seiner rechten Hand, palpiert mit seinem linken Zeigefinger den Dornfortsatz C2. Er führt eine Inklinationsbewegung aus, bis der Dornfortsatz C2 nach kranial zieht und fixiert diese Position.

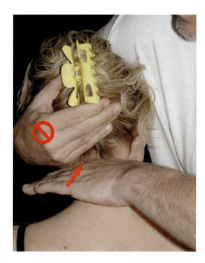

◘ **Abb. 7.100.** Einstellung in Lateralflexion C0–2 links und Mobilisation C2, links

**Ziel.** Arretierung C0–1.

### Lateralflexionseinstellung C0–2 links und Mobilisation C2 links (◘ Abb. 7.100)

**Ausführung.** Für die Einstellung der Lateralflexion C0–2 nach links und die Mobilisation des C2 nach links umfasst der Therapeut den Kopf des Patienten mit seinem rechten Arm und seiner rechten Hand. Er palpiert mit seinem linken Zeigefinger den Dornfortsatz C2 und führt eine Lateralflexion links aus, bis er die biomechanische Grenze erreicht. Das heißt der Druck am Dornfortsatz C2 links lässt wieder nach. Diese Rotationsvorposition fixiert der Therapeut. Danach umfasst er den Kopf des Patienten im Ellenbogenhang und moduliert seine rechte Hand mit der MCP 5 an den linken zervikokranialen Übergang des Os occipitale. Im Gabelgriff legt der Therapeut seine linke Hand horizontal auf den Axis, so dass die MCP 2 an der Lamina posterior C2 links anliegt. Unter Widerlagerung des Patientenschädels gibt der Therapeut unter Betonung von MCP 2 seiner linken Hand einen horizontalen Schub am C2 nach ventral.

**Anzahl und Dosierung.** Rhythmisch 20-mal, statisch 30 sec bis 2 min, zum Schluss den Patienten in die freigemachte Richtung anspannen lassen (Lateral-Flexion links) für eine biomechanische Zwangsrotation nach rechts.

### 7.16.11 Eigentraining zur Erhaltung des Range of Motion C2–C1

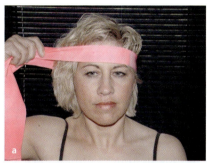

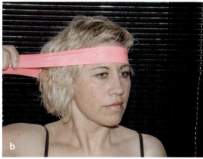

◘ **Abb. 7.101 a, b.** Eigentraining: Biomechanische Rotationsmobilisation C2–1, rechts

### Biomechanische Rotationsmobilisation C2–C1 als Eigentraining rechts (◘ Abb. 7.101 a, b)

**ASTE.** Der Patient sitzt auf einem Hocker und legt sich ein Theraband horizontal in Höhe der Ala majoris um den Kopf. Mit der rechten Hand spannt es das Band und fixiert es.

**Ausführung.** Der Patient führt eine leichte Inklination aus und führt mit seinem Kopf eine Lateralflexion nach links aus.

**Anzahl und Dosierung.** 31–40 Wiederholungen/30–60 sec, Pause/3–4 Serien.

### Reflektorische Detonisierung über den okulokranialen Reflex (◘ Abb. 7.102)

**Ziel.** Senkung des Muskeltonus der Mm. obliquus capitis inferior links und rectus capitis posterior major rechts (◘ Abb. 7.103).

**ASTE.** Der Patient sitzt oder liegt in Rückenlage mit geöffneten Augen.

**Ausführung.** Der Patient bewegt die Augen horizontal nach links (zur Seite schauen).

**Anzahl und Dosierung.** Diese Position hält er ca. 30 sec bis 1 min, 3 Serien, 60 sec Pause. Die Pause wird für detonisierende Massagetechniken genutzt.

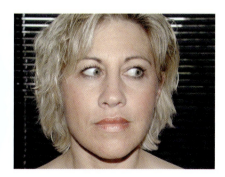

◘ **Abb. 7.102.** Reflektorische Detonisierung über den okulokranialen Reflex, rechts

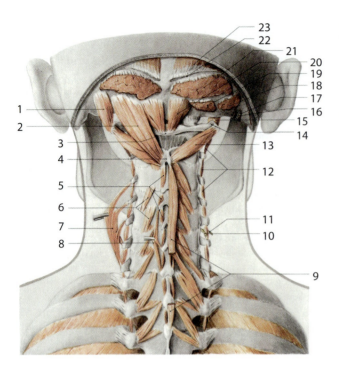

◻ **Abb. 7.103.** Anatomische Orientierung: subokzipitale Muskulatur. (Aus v. Lanz u. Wachsmuth 1982)
**1** M. obliquus capitis superior, **2** M. rectus capitis posterior major, **3** Tuberculum posterius atlantis, **4** Processus spinosus axis, **5** Mm. interspinales cervicis, **6** Mm. rotatores cervicis, **7** M. intertransversarius posterior cervicis longus (Var.), **8** M. interspinalis cervicis longus (Var.), **9** M. spinalis cervicis (teilweise entfernt), **10** R. dorsalis n. C6, **11** R. ventralis n. C6, **12** Mm. intertransversarii posteriores cervicis, **13** M. obliquus capitis inferior, **14** Processus transversus atlantis, **15** M. rectus capitis lateralis, **16** M. digastricus, venter posterior, **17** M. longissimus capitis, **18** M. obliquus capitis superior, **19** M. rectus capitis posterior major, **20** M. rectus capitis posterior minor, **21** M. semispinalis capitis, **22** M. trapezius, **23** Venter occipitalis m. occipitofrontalis

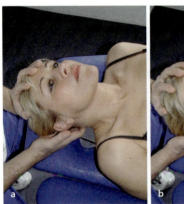
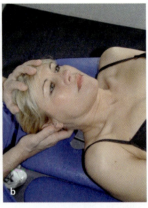

◻ **Abb. 7.104 a, b.** Knorpelgleiten C1–2 Inklination, links, **a** Aste, **b** Este

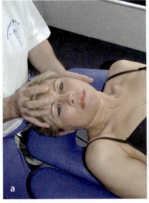
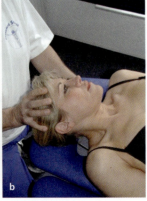

◻ **Abb. 7.105 a, b.** Knorpelgleiten C1–2 Rotation. **a** Aste, **b** Este

## 7.17    Knorpelgleiten und Thermokinetiktraining

### 7.17.1    Knorpelgleiten für die HWS

**Knorpelgleiten C0–1 Inklination (◻ Abb. 7.104 a, b)**

**Anamnese.** Eine defizitäre synoviale Versorgung, Belastungsfähigkeit und Flexibilität des Knorpels wurden festgestellt.

**Ziele.** Vorbereitung zur Mobilisation C0–1, Warming up, Verbesserung der Ernährung des Knorpels, des Gleitverhaltens und der Belastbarkeit.

**ASTE.** Der Patient liegt in Rückenlage.

**Ausführung.** Der Therapeut unterfasst mit seiner rechten Hand den Kopf des Patienten, so dass mit dem Zeigefinger zusätzlich den Interspinalraum C1–2 palpiert werden kann. Mit seiner linken Hand gibt der Therapeut über das Os parietale einen nach kaudal gerichteten Kompressionsdruck, bis die dadurch erzeugte Kokontraktion interspinal das Segment C1–2 erreicht. Der Patient bewegt seinen Kopf langsam mit immer größer werdender Amplitude in Inklination.

**Anzahl und Dosierung.** 21–30 Wiederholungen, 60–90 sec Pause, 3 Serien.

**Knorpelgleiten C1–2 Rotation Beispiel von ASTE Rechtsrotation in ESTE Linksrotation (◻ Abb. 7.105 a, b)**

**Anamnese.** Die synoviale Versorgung des Knorpels ist bei reduzierter Kompensationsbewegung defizitär.

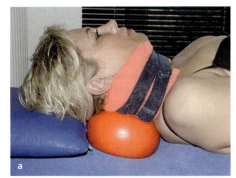

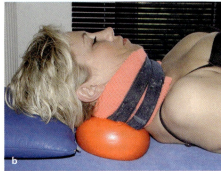

**Abb. 7.106 a, b.** Spezifisches Thermokinetiktraining nach FOST C0–1. **a** Aste, **b** Este

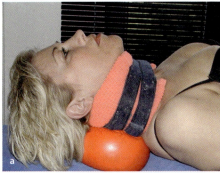

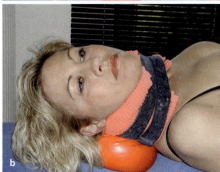

**Abb. 7.107 a, b.** Spezifisches Thermokinetiktraining nach FOST C1–2. **a** Aste, **b** Este

**Ziele.** Vorbereitung zur Mobilisation C1–2, Warming up, Verbesserung der Ernährung des Knorpels, des Gleitverhaltens und der Belastbarkeit.

**ASTE.** Der Patient liegt in Rückenlage.

**Ausführung.** Der Therapeut umfasst mit seiner linken Hand den Kopf des Patienten von unten, so dass mit dem Zeigefinger zusätzlich der Interspinalraum C1–2 palpiert werden kann. Mit seiner rechten Hand gibt der Therapeut über das Os parietale einen nach kaudal gerichteten Kompressionsdruck, bis die dadurch erzeugte Kokontraktion interspinal C1–2 erreicht. Der Patient bewegt seinen Kopf langsam mit immer größer werdender Amplitude in Linksrotation.

**Anzahl und Dosierung.** 21–30 Wiederholungen, 60–90 sec Pause, 3 Serien.

### 7.17.2 Thermokinetiktraining für die HWS nach FOST

**Spezifisches Thermokinetiktraining nach FOST C0–1 (Abb. 7.106 a, b)**

**Indikation.** Begleitend bei Hypomobilität.

**Ziel.** Optimierung des Stoffwechsels.

**ASTE.** Der Patient liegt in Rückenlage mit einem flachen Softball im Nacken. Statt dem Ball kann auch ein zusammengerolltes Handtuch verwendet werden.

**Ausführung.** Dem Patienten wird ein heißes Frotteetuch auf die Lordose der HWS gelegt und dort fixiert. Der Patient drückt den Softball leicht gegen die Bank.

**Anzahl und Dosierung.** 31–40 Wiederholungen, 30–60 sec Pause, 3–4 Serien.

**Spezifisches Thermokinetiktraining nach FOST C1–2 (Abb. 7.107 a, b)**

**Indikation.** Begleitend bei Hypomobilität.

**Ziel.** Optimierung des Stoffwechsels.

**ASTE.** Der Patient liegt in Rückenlage.

**Ausführung.** Dem Patienten wird ein heißes Frotteetuch auf die Lordose der HWS gelegt und dort fixiert. Der Patient wird in Reklination gelagert und bekommt die Aufgabe den Kopf ca. 45° zu jeder Seite zu rotieren.

**Anzahl und Dosierung.** 31–40 Wiederholungen, 30–60 sec Pause, 3–4 Serien.

**Spezifisches Thermokinetiktraining nach FOST C2–7 (■ Abb. 7.108 a, b)**

**Indikation.** Begleitend bei Hypomobilität.

**Ziel.** Optimierung des Stoffwechsels.

**ASTE.** Der Patient sitzt.

**Ausführung.** Dem Patienten wird ein heißes Frotteetuch auf die Lordose der HWS gelegt und dort befestigt. Aus der Neutralposition des Kopfes wird der Patient aufgefordert seinen Kopf in Flexion, Lateralflexion rechts und Rotation rechts zu bewegen. Direkt im Anschluss folgt die antagonistische Bewegung: Extension Lateralflexion links und Rotation links.

**Anzahl und Dosierung.** 31–40 Wiederholungen, 30–60 sec Pause, 3–4 Serien.

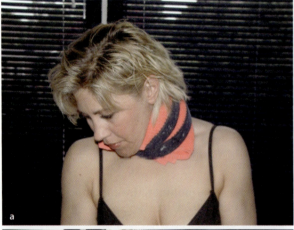

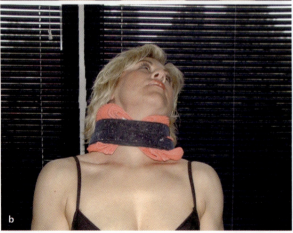

■ **Abb. 7.108 a, b.** Spezifisches Thermokinetiktraining nach FOST C2–7.
**a** Aste, **b** Este

## 7.18    Stabilisation der HWS

### 7.18.1    Pathomechanismus einer Instabilität

Der Pathomechanismus von Instabilitäten besteht aus einer degenerativen Veränderung der Bandscheibe und Bänderlaxizität. In der Befundaufnahme weisen folgende **Zeichen** auf eine Instabilität hin:
- Der Patient gibt medikamentöse Resistenz an,
- weist auf Schwindel und Kopfschmerzen hin,
- schnelle Bewegungen provozieren die Beschwerden.

In der **Inspektion** fällt häufig auf, dass:
- sich bei Extension im Segment C4 Falten bilden,
- der zervikothorakale Übergang häufig hypomobil ist (Ursache einer kompensatorischen zervikalen Instabilität),
- die Proc. spinosi druckdolent sind,
- alle aktiven Tests negativ sind, da die konzentrische Bewegungsform in der HWS auch bei Instabilität uneingeschränkt möglich ist,
- die Bewegungsamplitude vergrößert ist,
- Widerstandstests u.U. Beschwerden provozieren, da Scherwirkungen im Bandscheibensegment entstehen,
- plötzlich abbremsende Bewegungen die Beschwerdeproblematik auslösen,
- lokal segmental das Ventral-/Dorsalgleiten ein erhöhtes Bewegungsspiel aufweist.

Es werden zwei **Formen** der Instabilität unterschieden:
- hochzervikale Instabilität,
- Instabilität im Bereich der Segmente C2–7.

In der Stabilisation der hochzervikalen Segmente haben wir aufgrund der enormen Rezeptorendichte in den Band- und Muskelstrukturen die Möglichkeit, über den reflektorischen Weg die dynamische Stabilität zu fördern. Dabei gibt es zwei therapeutische Vorgehensweisen. Stabilisieren über:
- den okulokranialen Reflex,
- die Rami articularis der hochzervikalen Gelenkkapseln.

Die Stabilisation der Segmente zwischen C2 und C7 entspricht der Stabilisation der BWS.

### 7.18.2    Behandlungsaufbau für die Stabilisation

Die Behandlung zur Stabilisation der HWS ist wie folgt aufgebaut:
- Synoviaproduktion und Knorpelernährung optimieren über Knorpelmassage,
- Kokontraktions-, okulosubokzipitales oder isometrisches Training,
- konzentrisches Training des M. rotator brevis, eindimensional,
- konzentrisches Training des M. rotator brevis, mehrdimensional,
- exzentrisches Training, eindimensional,
- exzentrisches Training, mehrdimensional.

### 7.18.3 Beispiel für eine Stabilisation: C5–6 rechts

Bei diesem Beispiel wird davon ausgegangen, dass der Wirbelkörper C5 sich in einer nach rechts gerichteten Fehlstellung befindet. Grundvoraussetzung für die Stabilisation ist die Fähigkeit zur Kokontraktion. Ist der Patient in der Lage diese auszuführen, ohne dass sie durch ligamentäre Spannung (Flexion) abgesichert ist, beginnt der Therapeut mit dem eindimensionalen Training.

In der HWS muss die kraniale Verriegelung immer bis hin zu einem Segment unter dem instabilen Segment eingestellt werden. Erst wenn der Patient drei aufeinander folgende Segmente muskulär bzw. aktiv schließen kann, wird die Verriegelung geöffnet.

#### Interpretation des Befundes

Eine dynamische muskuläre Absicherung ist dem Patienten verloren gegangen, aufgrund von fehlender propriozeptiver Information der Bandscheiben bzw. Gelenkkapseln. Konzentrisches Bewegen ist möglich, da es nicht nur von monosegmentalen Muskeln ausgeführt wird.

Um ein Segment abzusichern, ist jedoch die maximale monosegmentale Stabilität erforderlich, sowohl in Konvergenz (konzentrisch) als auch Divergenz (exzentrisch).

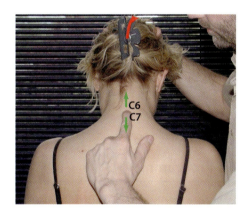

**Abb. 7.109.** Kombinierte Einstellung C5–6 mit Vorposition Flexion, rechts

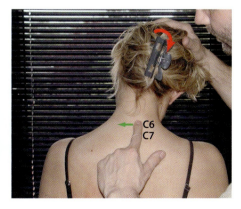

**Abb. 7.110.** Kombinierte Einstellung C5–6 rechts mit Vorposition Lateralflexion, rechts

#### Aufbau der Therapie

Der rechte M. rotatores brevis ist insuffizient. Somit ist das Üben der Linksrotation erforderlich. Der Patient wird in Flexion vorpositioniert, um eine ligamentäre Spannung bis in das Segment C5 - 6 zu erzeugen. Da der M. rotatores brevis in Linksrotation tonisiert werden muss, ist die Linksrotation die Verrieglung. Also stellt der Therapeut eine Lateralflexion rechts ein, bis sich der Dornfortsatz C5 nach links bewegt. Dann folgt die rotatorische Einstellung nach links, bis der Dornfortsatz C6 nach rechts zieht. Das **Training** wird wie folgt aufgebaut:

- monosegmental konzentrisch,
- mehrsegmental konzentrisch,
- monosegmental exzentrisch,
- mehrsegmental exzentrisch.

Ist der Patient in der Lage, drei Segmente exzentrisch zu beantworten, kann mit dem Eigentraining begonnen werden. In der Therapie werden die Segmente immer mehr aus der Verrieglung entlassen. Das exzentrische Üben erfolgt immer an der Bewegungsgrenze. Begonnen wird mit langsamen und kleinen Bewegungen, die dann schneller und größer werden, um das Bewegungsausmaß zu steigern. Es folgt das **Rehatraining**:

- zunächst exzentrisch eindimensional und
- dann exzentrisch mehrdimensional.

### 7.18.4 Vorgehensweise bei einer kombinierten Einstellung am Beispiel C5–6

#### Kombinierte Einstellung: C5–6 rechts mit Vorposition Flexion (◘ Abb. 7.109)

**Ziel.** Ligamentäre Spannung bis C5–6 erzielen, um die erste Bewegungsdimension für eine kombinierte Einstellung aufzubauen.

**ASTE.** Der Patient sitzt.

**Ausführung.** Der Therapeut bringt den Patienten soweit in Flexion bis eine palpierbare, interspinale Spannung im Segment C5–6 entsteht. Diese Position wird fixiert.

#### Kombinierte Einstellung: C5–6 rechts mit Vorposition Lateralflexion rechts (◘ Abb. 7.110)

**Ziel.** Mit der zweiten Bewegungsdimension soll der Patient sich in seiner rotatorischen Übungsrichtung kombiniert verriegeln können, oder sich beim exzentrischen Training in der Verriegelung befinden.

**ASTE.** Der Patient sitzt.

**Ausführung.** Der Therapeut bringt den Patienten soweit in Lateralflexion bis der Dornfortsätze C5 nach links dreht. Diese Position wird fixiert.

> Ob die Lateralflexion das gewünschte Segment erreicht hat, erkennt der Therapeut an der palpierbaren Zwangsrotation am Dornfortsatz C5, der sich nach links bewegt (Wirbelkörper dreht rechts).

### Kombinierte Einstellung: C5/6 rechtsseitig mit Vorposition Rotation links (▪ Abb. 7.111)

**Ziel.** Mit der dritten Bewegungsdimension soll eine arthrokinematische Bewegung ausgeschlossen werden können. Der Patient ist lokal segmental kombiniert eingestellt.

**ASTE.** Der Patient sitzt.

**Ausführung.** Der Therapeut bringt den Patienten soweit in eine Rotation nach links, bis sich eine palpierbare Rotation am Dornfortsatz C6 zeigt. Diese Position wird fixiert.

### Stabilisation lokal segmental C5–6 links mit Vorposition kombinierte Einstellung (▪ Abb. 7.112)

**Ziel.** Lokal segmentale muskuläre Ansprache des instabilen Segments C5–6 aus einer abgesicherten Gelenkstellung. Durch die Ansprache von drei Bewegungsdimensionen soll die arthrokinematische Bewegung ausgeschlossen werden. Der Patient ist lokal segmental kombiniert eingestellt.

**ASTE.** Der Patient sitzt.

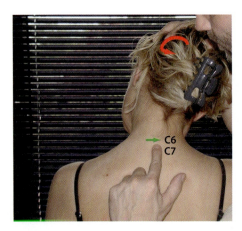

▪ **Abb. 7.111.** Kombinierte Einstellung C5–6 rechts mit Vorposition Rotation, links

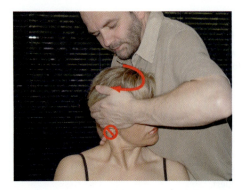

▪ **Abb. 7.112.** Stabilisation lokal segmental C5–6 links mit Vorposition kombinierte Einstellung

**Ausführung.** Aus der Verrieglungsstellung umfasst der Therapeut von ventral kommend den Kopf des Patienten horizontal im Ellenbogenhang, so dass die linke Hand am rechten Os temporale des Patienten anliegt. Die Finger der rechten Hand liegen palpierend auf dem betroffenen Segmentabschnitt. Der Patient wird aufgefordert seinen Kopf in Linksrotation zu spannen, bis die Spannung C6 erreicht:

– isometrisches Training (Schließen des betroffenen Segmentes),
– monosegmentales konzentrisches Training (bei vorheriger Vorposition der Rotation bis C5 sich bewegt, hier rechts),
– mehrsegmentales konzentrisches Training (bei vorheriger Vorposition der Rotation bis C4 sich bewegt, hier rechts.

> Die Palpation erfolgt bei allen Techniken C6 rechtsseitig, bis jeweils die Druckerhöhung am Dornfortsatz C6 rechts erreicht ist. Die oben beschriebene Vorgehensweise ist bei C3 gleich.

> Ist der Patient in der Lage über drei Segmente durchlaufend bis zum C6 aktiv zu schliessen, wird mit einem Programm zum **Eigentraining** begonnen (Hantel, Theraband).
> In der weiteren Physiotherapie folgt die Behandlung aus einer gekoppelten Vorposition. Das heißt, es wird Segment für Segment die Lateralflexion zurückgenommen. Das **Training** im weiteren Verlauf ist:
> – monosegmental bzw. mehrsegmental konzentrisch und
> – danach monosegmental bzw. mehrsegmental exzentrisch.
> Begleitet wird das Training von einem adäquaten Rehaprogramm.

## 7.19    Reha-Programm HWS

Im Mittelpunkt der Rehabilitation der HWS stehen überwiegend Patienten mit Bandscheibenläsionen und Instabilitäten. Voraussetzung ist die zeitliche Ansprache mit vorausgegangener Zentrierung der Bandscheibe sowie die lokal segmentale Stabilisation.

### 7.19.1    Kokontraktionstraining für die HWS mit Hantel (▪ Abb. 7.113 a, b)

**Anamnese.** Bandscheibenläsion und Instabilitäten.

**Ziele.** Physiologische Ansprache der verletzten Bandscheibenstruktur ab dem 6. Tag. Erste Phase der Stabilisation umsetzen können.

**ASTE.** Der Patient steht. Er hält zwei z. B. 4-kg-Hanteln mit gestreckten Armen parallel am Körper.

**ESTE.** Der Patient bringt seine Schultern bei weiterhin anliegenden Armen in Elevation.

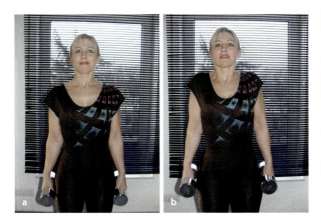

**Abb. 7.113 a, b.** Kokontraktionstraining für die HWS mit Hantel.
**a** ASTE, **b** ESTE

Beim Kokontraktionstraining achten Therapeut und Patient darauf, dass die Spannung nach der Elevation im Schultergürtel vollkommen nachlässt, damit der Patient jede Wiederholung mit einer neuen Kokontraktion beginnt. Wenn eine Kokontraktion in der neutralen Haltung der HWS nicht möglich ist, wird in Extension vorpositioniert, um über die Rami articularis eine Kokontraktion auszulösen. Trainiert man nur eine Seite wird die Übung nur mit einer Hantel (bzw. Theraband) an der zu trainierenden Seite durchgeführt. Sollte sich der gewünschte Trainingseffekt nicht einstellen, wird das Gewicht deutlich erhöht (verstärkter Input) bei gleichzeitig reduzierter Wiederholungszahl (mindestens 5-mal).

**Anzahl und Dosierung.** 21–30 Wiederholungen, Pause 60–90 sec, Tempo 1 – 0 – 1, 3–4 Serien.

### 7.19.2 Konzentrisches Training

**Eindimensionales konzentrisches Training für die HWS mit Hantel (Abb. 7.114 a, b)**

**Anamnese.** Bandscheibenläsion und Instabilitäten.

**Ziele.** Physiologische Ansprache der verletzten Bandscheibenstruktur 6.–16. Tag. Zweite Phase der Stabilisation umsetzen können.

**ASTE.** Der Patient steht. Er hält zwei z. B. 2-kg-Hanteln mit gestreckten Armen und Innenrotation und ca. 45° Abduktion im Schultergelenk.

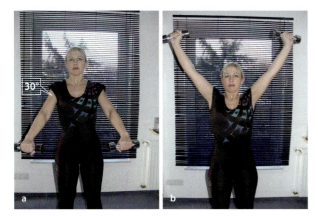

**Abb. 7.114 a, b.** Eindimensionales konzentrisches Training für die HWS mit Hantel. **a** ASTE, **b** ESTE

Bei der Armbewegung die Stellung der Cavitas glenoidale berücksichtigen.

**ESTE.** Aus der beschriebenen Position hebt der Patient seine gestreckten Arme gleichzeitig bis ca. 160° Flexion im Schultergelenk. Am Ende der Bewegung nimmt der Therapeut das Gewicht ab.

**Anzahl und Dosierung.** 21–30 Wiederholungen, Pause 60–90 sec, Tempo 1 – 0 – 1, 3–4 Serien.

**Mehrdimensionales konzentrisches Training für die HWS mit verstärkter rotatorischer Komponente (Abb. 7.115 a, b)**

**Anamnese.** Bandscheibenläsion und Instabilitäten.

**Ziele.** Physiologische Ansprache der verletzten Bandscheibenstruktur, ab dem 16 Tag. Dritte Phase der Stabilisation umsetzen können.

**ASTE.** Der Patient steht. Der rechte Arm wird zur Stabilisation auf dem Beckenkamm widerlagert. Der Patient greift eine 2-kg-Hantel und hält seinen linken Arm mit 30° Abduktion und Extension im Schultergelenk.

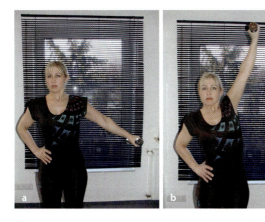

**Abb. 7.115 a, b.** Mehrdimensionales Konzentriktraining für die HWS mit verstärkter rotatorischer Komponente. **a** ASTE, **b** ESTE

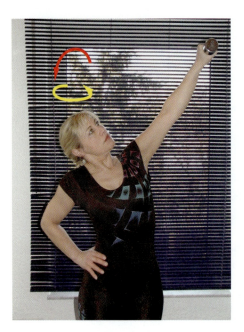

**Abb. 7.116.** Mehrdimensionales konzentrisches Training für die HWS mit kombinierter Einstellung

**Abb. 7.116.** Mehrdimensionales konzentrisches Training für die HWS mit kombinierter Einstellung

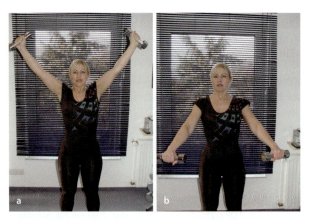

**Abb. 7.117 a, b.** Eindimensionales Exzentriktraining für die HWS mit Hantel. **a** ASTE, **b** ESTE

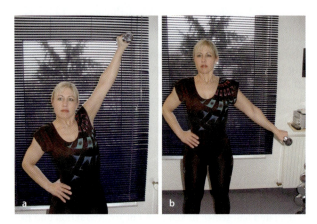

**Abb. 7.118 a, b.** Mehrdimensionales exzentrisches Training für die HWS mit verstärkter rotatorischer Komponente. **a** ASTE, **b** ESTE

**ESTE.** Der Patient bringt seinen linken gestreckten Arm in Elevation. Am Ende der Bewegung nimmt der Therapeut das Gewicht ab.

> Training für die rechten Mm. rotatores. Die Rotation kann gemindert werden, durch vermehrte Flexion im Schultergelenk.

**Anzahl und Dosierung.** 21–30 Wiederholungen, Pause 60–90 sec, Tempo 1 – 0 – 1, 3–4 Serien.

### Mehrdimensionales konzentrisches Training für die HWS mit kombinierter Einstellung (▪ Abb. 7.116)

**Anamnese.** Massive Instabilitäten.

**Ziel.** Die rechten Mm. rotatores trainieren.

**ASTE.** Der Patient steht. Der rechte Arm wird zur Stabilisation auf den Beckenkamm widerlagert. Der Patient hält eine 2-kg-Hantel und hält den linken Arm in 30° Abduktion und Extension im Schultergelenk. Den Kopf stellt der Patient kombiniert in Lateralflexion rechts und Rotation links ein, so dass keine translatorischen Bewegungen in der HWS möglich sind.

**ESTE.** Der Patient bringt seinen linken gestreckten Arm in Elevation. Am Ende der Bewegung nimmt der Therapeut das Gewicht ab.

**Anzahl und Dosierung.** 21–30 Wiederholungen, Pause 60–90 sec, Tempo 1 – 0 – 1, 3–4 Serien.

### 7.19.3     Exzentrisches Training

### Eindimensionales exzentrisches Training für die HWS mit Hantel (▪ Abb. 7.117 a, b)

**Anamnese.** Bandscheibenläsionen, Instabilitäten.

**Ziele.** Die rechten Mm. rotatores trainieren (ab 16. Tag).

**ASTE.** Der Patient steht. Er hält zwei z. B. 2-kg-Hanteln mit gestreckten Armen bei Innenrotation, 160° Flexion, 45° Abduktion.

**ESTE.** Aus der oben beschriebenen Position senkt der Patient gleichzeitig seine gestreckten Arme bis ca. 45° Flexion (muskuläre Spannungsgrenze). Die anderen Positionen (Innenrotation und Abduktion) werden beibehalten. Der Weg zurück in die ASTE kann der Therapeut unterstützen.

**Anzahl und Dosierung.** 21–30 Wiederholungen, Pause 60–90 sec, Tempo 1 – 0 – 1, 3–4 Serien.

### Mehrdimensionales exzentrisches Training für die HWS mit verstärkter rotatorischer Komponente (▪ Abb. 7.118 a, b)

**Anamnese.** Bandscheibenläsion und Instabilitäten.

**Ziel.** Physiologische Ansprache der verletzten Bandscheibenstruktur, ab dem 21. Tag. Dritte Phase der Stabilisation umsetzen können.

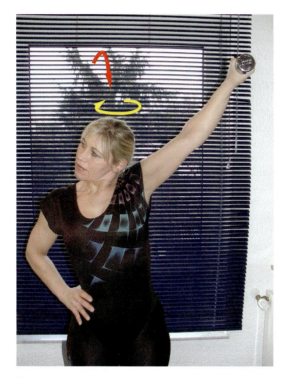

**Abb. 7.119.** Mehrdimensionales exzentrisches Training für die HWS mit kombinierter Einstellung

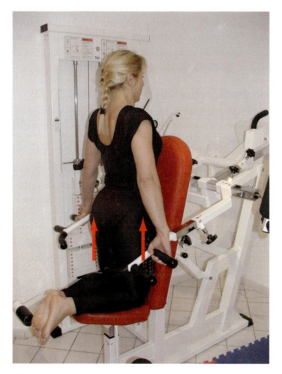

**Abb. 7.120.** Konzentrisches Kokontraktionstraining für die HWS am Pull-up-Gerät

**ASTE.** Der Patient steht. Der rechte Arm wird zur Stabilisation auf den Beckenkamm widerlagert. Der linke Arm befindet sich in 160° Abduktion/Extension im Schultergelenk. Der Patient hält eine 2-kg-Hantel.

> Training für die rechten Mm. rotatores. Die Rotation kann gemindert werden, durch vermehrte Flexion im Schultergelenk.

**ESTE.** Der Patient senkt seinen linken gestreckten Arm bis ca. 45° Abduktion und Flexion ab.

**Anzahl und Dosierung.** 21–30 Wiederholungen, Pause 60–90 sec, Tempo 1 – 0 – 1, 3–4 Serien.

### Mehrdimensionales exzentrisches Training für die HWS mit kombinierter Einstellung (◘ Abb. 7.119)

**Anamnese.** Massive Instabilitäten.

**Ziel.** Die rechten Mm. rotatores trainieren.

**ASTE.** Der Patient steht. Der rechte Arm wird zur Stabilisation auf den Beckenkamm widerlagert. Der Patient hält eine 2-kg-Hantel und bringt den linken Arm in 160° Flexion bei 45° Abduktion. Er stellt seinen Kopf kombiniert in Lateralflexion rechts und Rotation links ein, so dass keine translatorischen Bewegungen in der HWS möglich sind.

**ESTE.** Der Patient senkt seinen linken gestreckten Arm in 45° Flexion unter Beibehaltung der Abduktion.

**Anzahl und Dosierung.** 21–30 Wiederholungen, Pause 60–90 sec, Tempo 1 – 0 – 1, 3–4 Serien.

> Alle Kurzhantelübungen sind auch am Kabelzug ausführbar. Dort gelten die gleichen Grundsätze wie beim Kurzhanteltraining.

### 7.19.4   Konzentrisches Kokontraktionstraining für die HWS am Pull up-Gerät (◘ Abb. 7.120)

> Ein Gerätetraining ist für die HWS ungeeignet, da es dem sehr differenzierten Reizverarbeitungssystem der Propriozeptoren nicht entspricht. Das Gerätetraining ist nur sinnvoll, wenn der Patient massive Koordinationsdefizite hat. Nur ein statisches Kokontraktionstraining kann in die Rehabilitation einbezogen werden.
> Beim Kokontraktionstraining achten Therapeut und Patient darauf, dass die Spannung nach der Elevation im Schultergürtel vollkommen nachlässt, damit der Patient jede Wiederholung mit einer neuen Kokontraktion beginnt.

**Anamnese.** Bandscheibenläsionen, Instabilitäten.

**Ziel.** Physiologische Ansprache der verletzten Bandscheibenstruktur ab dem 6.Tag bzw. der monosegmentalen Mm. rotatores breves. Erste Phase der Stabilisation umsetzen.

**ASTE.** Der Patient kniet auf dem Sitz des Pull up Gerätes. Er hält die zwei Hebelarme mit den parallel am Körper gestreckten Armen.

**ESTE.** Der Patient bringt seine Schultern bei gestreckt anliegenden Armen in Elevation.

**Anzahl und Dosierung.** 21–30 Wiederholungen, Pause 60–90 sec, Tempo 1 – 0 – 1, 3–4 Serien.

## 7.20    Injektionstechniken für die HWS

In den folgenden Abschnitten sind die Blockade des N. occipitalis minor und major, infraklavikuläre und intraskalenäre Plexusanästhesie sowie die Injektion des Ganglion stellatum beschrieben.

### 7.20.1    Blockade der Nn. occipitalis minor und major

Die **Nn. occipitales** setzen sich zusammen aus dem:
- N. suboccipitalis (C1) mit motorischer Versorgung der kurzen Nackenmuskeln,
- N. occipitalis minor (C2) mit Versorgung der oberen Halsseite und der lateralen Kopfhaut,
- N. occipitalis major (C2 mit enger Verbindung zum N. suboccipitalis) mit sensibler Innervation der dorsalen Kopfhaut
- N. occipitalis tertius (C3) mit Versorgung der medianen Nacken- und Hinterhauptshaut.

Über die Bedeutung der kurzen Nackenmuskeln wurde bereits berichtet. Der Behandler sollte bei der Lokalisation der Injektionsregion für die Nn. occipitalis stets palpatorisch beachten, dass **Nodi lymphatici occipitales** sich vorwiegend an den Durchtrittstellen der Nerven und Gefäße des Lig. nuchae befinden. Unter Umständen können die Lymphknoten die Beschwerden verursachen.

#### Blockade der Nn. occipitalis minor und major (▫ Abb. 7.121 a–c)
**Injektionsmenge**
1(–3ml) 0,25 % Bupivacain; Nadel: 0,45×25 mm.

#### Indikation
Die Indikation für eine Blockade des N. occipitalis minor und major sowie N. tertius ist gegeben bei
- okzipitalen Kopfschmerzen,
- Spannungskopfschmerzen,
- Kopfschmerzen mit Beteiligung der Stirn- und Augenregion;
- sakrookzipitale Schmerzbilder.

Sie wird auch zur Begleittherapie eingesetzt bei vertebragen bedingter Durchblutungsstörung der A. vertebralis (Schwindelgefühl, Tinnitus, intermittierende Sehstörungen). Bei lageabhängigem Schwindelgefühl und Herzrasen können psychovegetative Begleitreaktionen auftreten (Angst- und Panikattacken).

#### Injektionstechnik
Die Okzipitalnerven (N. occipitalis minor und major) finden sich im Bereich lateral der Protuberantia occipitalis externa. Die Linea nuchae ist eine weitere der Orientierung dienende Struktur. 2–3 cm lateral wird der N. occipitalis major und weitere 2–3 cm lateral der N. occipitalis minor erreicht. Unter Beachtung der A. occipitalis wird die Kanüle nach kranial vorgeschoben bis zum Knochenkontakt unter minimalem Zurückführen und nach Aspiration erfolgt die fraktionierte Infiltration des Lokalanästhetikums.

| **Cave** | |
|---|---|
| Durch die Nadel sollen keine Parästhesien ausgelöst werden. | |

#### Therapeutisches Fenster
Für passive Maßnahmen **bis 6 Stunden nach Injektion**, aktive Maßnahmen **frühestens nach 6 Stunden** beginnen. Die Anästhesiewirkung soll abgeklungen sein (keine Hyposensibilitäten).

#### Differenzierte Physiotherapiemethoden
Injektionstechniken werden notwendig, wenn ein muskulärer Hypertonus oder Schmerzen eine manualtherapeutische Behandlung des oberen und/oder unteren Kopfgelenkes verhindern. Aufgrund der Gelenkpartner ist eine Vorposition immer Voraussetzung für die Behandlung.

#### Blockade des N. occipitalis tertius (▫ Abb. 7.122)
Injektionsmenge, Indikation, therapeutisches Fenster, differenzierte Physiotherapiemethoden s.o., Blockade des N. occipitalis minor und major.

#### Injektionstechnik
Der Okzipitalnerv Tertius befindet sich im Bereich des dritten Zervikalwirbels. Als Ramus dorsalis zieht er unter C2 nach medial, dann kranial bis zum Lig. nuchae. Er innerviert die Nackenhaut medial des N. occipitalis major.

Nach Lokalisation des dritten Zervikalsegmentes (Spinalnerv befindet sich in Höhe der Procc. spinosi, ca. zwei fingerbreit lateral und ein Finger kranial. Injiziert wird langsam infiltrierend und aspirierend.

| **Cave** | |
|---|---|
| Liquortaschen! | |

Nach ca. 3 cm erfolgt nach Aspiration fraktionierte Infiltration des Lokalanästhetikums.

| **Cave** | |
|---|---|
| Durch die Nadel sollen keine Parästhesien ausgelöst werden. | |

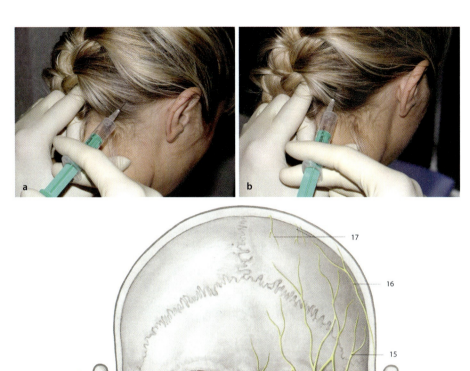

**Abb. 7.121 a–c.** Blockaden **a** des N. occipitalis minor und **b** des N. occipitalis major. **c** anatomische Bezüge (Aus v. Lanz u. Wachsmuth 1955, 2003)
**1** M. trapezius, Ursprung 27,7 (6,0–58,0) mm, **2** M. semispinalis capitis, Ansatz 62,0 (50–82) mm, **3** M. Spenius capitis, Ansatz 61,9 (43–105) mm, **4** M. longissimus capitis, Ansatz 25,1 (13–42) mm, **5** oberflächlicher und tiefer Ansatz des M. sternocleidomastoideus, **6** N. suboccip. et R. ventralis C1, **7** A. vertebralis, **8** Ganglion spinale C2, **9** M. trapezius, **10** M. longissimus capitis, durchscheinend, **11** N. occip. tertius, **12** M. splenius capitis, **13** M. semispinalis capitis, **14** Kreuzungszone von N. occop. major und A. occip., **15** N. occip. minor und Anastomosegebiet, **16** dorsalster Zweit des N. auriculotemp., **17** Endzweige des N. front.

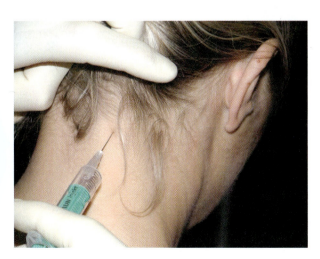

**Abb. 7.122.** Blockade des N. occipitalis tertius

## 7.20.2    Infraklavikuläre, intraskalenäre Plexusanästhesie, Injektion des Ganglion stellatum

> **Wichtig**
>
> Die folgenden Injektionstechniken und Regionalanästhe-
> sieverfahren zur Schmerztherapie sollten ausschließlich
> spezialisierten Einrichtungen vorbehalten bleiben, die über
> eine Physiotherapie im eigenen Hause mit der Möglichkeit
> der ärztlichen Überwachung verfügen.

Die infraklavikuläre Plexusanästhesie wirkt besonders im Schulterarmbereich, sowie im dorsalen und ventralen Thoraxbereich.
Aufgrund ihres Zuganges wird sie in diesem Kapitel erläutert.

### Infraklavikuläre Plexusanästhesie
### (◨ Abb. 7.123 a–d)
#### Indikation
Chronische Schmerzen im Schulterarmbereich und Sympathikolyse.

#### Injektionsmenge
Kontinuierlich Ropivacain 0,2%ige 6ml/h, Verweilkatheter
23 G x 50 mm

### Injektionstechnik
In der Mitte zwischen Fossa jugularis und des ventralen Anteils
des Akromions wird unterhalb der Klavikula in streng ventraler
Richtung ca. 3 cm tief eingestochen. Die Maßangaben und die
»landmarks« sind unbedingt einzuhalten.

> **Cave**
>
> Pneumothorax!

### Differenzierte Physiotherapiemethoden
Injektionstechniken werden notwendig, wenn durch massive
neuralgiebedingte Schmerzen eine funktionelle Testung bzw.
Behandlung nicht durchführbar ist.

### Therapeutisches Fenster
Die Therapie kann nur in den ersten 6 Stunden durchgeführt
werden:
- Alle passiven Maßnahmen der Gelenke vom Schulterge-
  lenk abwärts (nach distal, außer die Abduktionsmobilisati-
  on im Schultergelenk) sind möglich.
- Aktive Maßnahmen sind nicht möglich und aufgrund der
  Nervenblockade nicht sinnvoll.

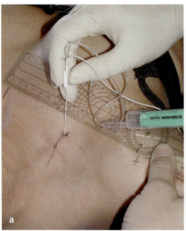
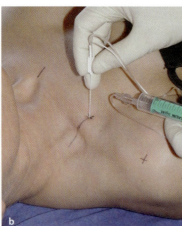

◨ **Abb. 7.123. a, b** Infraklavikuläre Plexusanästhesie,
Ansicht von kranial, **c** Körperrelief und Hautkonturen,
**d** Anatomische Bezüge (Aus Raj et al. 1989)
**I** Injektionsstelle für den infraklavikulären Zugang.
**1** Mittelpunkt der Klavikula, **2** Stränge des Plexus brachialis, **3** A. axilaris, **4** V. axilaris, **5** Rippenbögen, **6** Vordere Brustwand

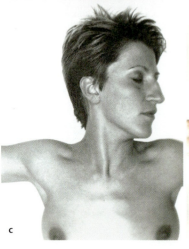
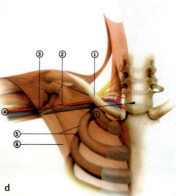

## Interskalenäre Plexusanästhesie (□ Abb. 7.124 a–d)

Die interskalenäre Plexusanästhesie wirkt besonders im Schulterarmbereich, sowie im dorsalen und ventralen Thoraxbereich. Aufgrund ihres Zuganges wird sie in diesem Kapitel erläutert.

### Injektionsmenge

Kontinuierlich Ropivacain 0,2%ige 6 ml/h, Verweilkatheter, Unipolarkanülen. Meier 19,5 G x 6 cm, Nervenstimulation.

### Indikation

Mobilisation (frozen shoulder), Sympathikolyse.

### Injektionstechnik

In Höhe der Incisura thyroidea (ca. 2 cm oberhalb des Ringknorpels) am Hinterrand des Sternokleidomastoideus mit Stichrichtung auf die Skalenuslücke nach lateral kaudal, im Winkel von ca. 30° zur Haut.

### Differenzierte Physiotherapiemethoden

Injektionstechniken sind notwendig, wenn passive Mobilisationen im Bereich von Akromioklavikular-, Sternoklavikular- und Schultergelenk aufgrund massiver Schmerzen nicht möglich sind bzw. um eine muskuläre Abwehrspannung zu überwinden, die eine Therapie nicht zu lassen.

### Therapeutisches Fenster

Das therapeutische Fenster besteht aus passiven Maßnahmen **bis zu 6 Stunden** für:
- Akromioklavikulargelenk,
- Schultergelenk im kranialen Bereich,
- Humeroradialgelenk,
- Radiokarpalgelenk inklusive Daumen, Mittel- und Zeigefinger.

Nicht verwendbar im N. ulnaris versorgten Bereich, d. h.
- Humeroulnargelenk,
- TFC-Komplex (triangulärer fibrokartilagenöser Komplex),
- Klein- und Ringfingerbereich.

In diesen Bereichen kann trotz der übrigen Bereiche **erst nach mindestens 6 Stunden** postinjektionem therapiert werden.

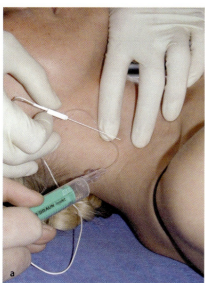

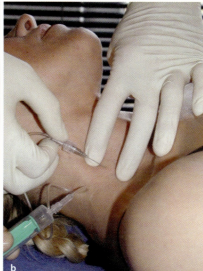

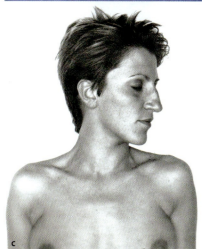

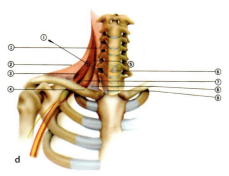

□ **Abb. 7.124 a–d.** Interskalenäre Plexusanästhesie. **a** Ausgangsposition, **b** Endposition, **c** Körperrelief und Hautkonturen, **d** anatomische Bezüge (Aus Raj et al. 1989) **I** Injektionsstelle für den interskalenären Zugang.
1 M. sternocleidomastoideus, 2 M. trapezius, 3 M. scalenus medius, 4 Klavikula, 5 M. scalenus anterior, 6 Cartilago cricoidea, 7 Plexus brachialis, 8 Klavikulärer Ansatz des M. sternocleidomastoideus, 9 Sternaler Ansatz des M. sternocleidomastoideus

## Injektion des Ganglion stellatum ( Abb. 7.125 a-c)

Mit der Stellatum Blockade (Blockade Ganglion cervicothoracicum) unterbricht der Therapeut die vegetativen Leitungsbahnen zu den Spinalwurzeln C6–Th1. Dabei werden unter anderem folgende **Ziele** verfolgt:

- Vasospastische Zustände der Arm- und Halsmuskulatur zu lösen.
- Kollagendehnungen am Weichteil- und Kapselbandapparat manualtherapeutisch durchzuführen.

Bei Infiltration kommt es nicht nur zur Anästhesie des Ganglion stellatum, sondern auch zur Anästhesie der vier obersten thorakalen Grenzstrangsegmente der homolateralen Seite. Der Effekt ist volumen- und lagerungsabhängig.

### Injektionsmenge

3 ml 0,25%ige Bupivacain, Nadel 0,7 × 30 mm.

### Indikation

Komplexes regionales Schmerzsyndrom (CRPS) im Gesichts-, Hals- und Armbereich, Ankylose im Schultergelenksbereich

### Injektionstechnik

Das Ganglion liegt in Höhe von C7–Th1. In der Regel wird jedoch eine Punktion in Höhe C6 auf den Querfortsatz des sechsten Halswirbelkörpers senkrecht zur Haut vorgenommen. Bis zum Knochenkontakt wird die Nadel in eine Tiefe von ca. 2–4 cm dorsal vorgeschoben. Danach zurückziehen der Nadel um 1 mm und unter Aspiration, danach langsame in Injektion.

---

**Cave**

Nach der Stellatumblockade muss der Patient mindestens 60 min überwacht werden.

### Differenzierte Physiotherapiemethoden

Injektionstechniken sind zwingend notwendig bei Hypersensibilität der Rezeptoren, wie z. B. beim Thoracic-Outlet-Syndrom und wenn der Therapeut sowohl mit hoher Intensität die Facetten des thorakozervikalen Übergangs als auch die Rippen in Inspiration mobilisieren muss.

In der Regel akzeptieren Patienten diese Maßnahmen nicht. In besonderen Fällen (Facetten wie kostovertebrale Gelenke) muss jedoch die Möglichkeit der Kollagenbehandlung gegeben sein, um effektive Behandlungsergebnisse zu erzielen.

### Therapeutisches Fenster

**In den ersten 6 Stunden** passiv zur Mobilisation des thorakozervikalen Übergangs, inklusive der ersten Rippen bei Sympathikushyperaktivität. SMP, CRPS abhängig von der physiotherapeutischen Therapierbarkeit des Stadiums. Alle passiven Techniken der oberen Extremität bei Sympathikushyperaktivität sind ohne vorherige Injektion nicht möglich.

---

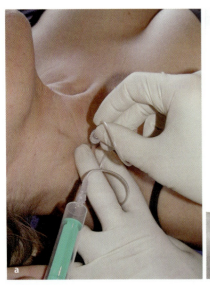
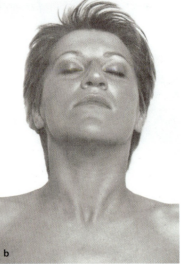
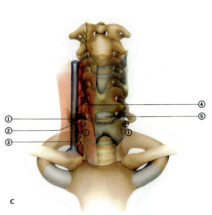

 **Abb. 7.125 a-c. a** Blockade des zervikothorakalen Grenzstrangs: Ganglion stellatum, **b** Körperrelief und Hautkonturen, **c** anatomische Bezüge (Aus Raj et al. 1989)

**I** Injektionsstelle zur Blockade des Ganglion stallatum (vorderer Zugang). **1** A. carotis communis, **2** V. jugularis interna, **3** Ganglion stellatum (in Höhe von C7 – Th1), **4** M. sternocleideusmastoideus, **5** Cartilago cricoidea

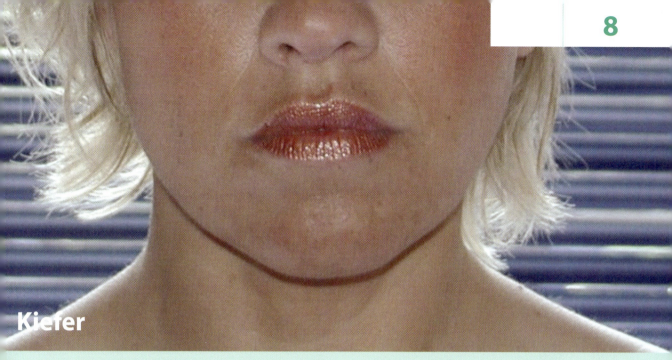

# Kiefer

## 8.1 Einleitung

Die temporomandibularen Dysfunktionen haben eine Sonderstellung bezüglich der Vielfalt der Symptomatiken in der Manuellen Therapie. Im Jahr 1934 beschrieb der US-Amerikaner James Bray Costen erstmals die Dysfunktion des Kiefergelenkes durch Bissanomalien (Zöller 1995):

- Kiefergelenksknacken,
- Deviation,
- Ohrschmerz,
- Kopfschmerzen,
- Mundtrockenheit.

Bei der Dysfunktion des Kiefergelenks können emotionale Faktoren eine Rolle spielen. Rugh (1985) beschreibt den Zusammenhang von psychosomatischen Ursachen und Beschwerden des Kiefergelenks (»auf die Zähne beißen«).

Die beiden Kiefergelenke sind Teile des Kauapparates, der in einer funktionellen Einheit fungiert. Das Kiefergelenk ist an folgenden **Funktionen** beteiligt:

- Nahrungsaufnahme,
- Sprechen,
- Schlucken.

> **Wichtig**
>
> Schlucken erfolgt in der retrusierten Kontaktposition (RKP) und HWS-Reklination bei maximalem Okklusionskontakt aufgrund eines Widerlagers. Es bildet mit dem Kauen eine Evolute zwischen idealer Kondylenposition (IKP) und RKP.

Die Gelenkformen sind mit der Entwicklung des Gebisses verbunden. Im zahnlosen Säuglingsalter ist die Fossa mandibularis noch flach, das Tuberculum articulare fehlt noch. Mit Durchbruch der Zähne vertieft sie sich zur Fossa temporalis.

Mit Einsetzen der **Kaufunktion** entsteht für das Kiefergelenk eine direkte mechanische Beanspruchung durch die Kaumuskulatur. Die kindliche Gesichtsform ist unter anderem abhängig von der orofazialen Anforderung. Der Knorpel des Kiefergelenks ist bereits sehr druckfest. Nach der Geburt ist der Unterkiefer noch retrahiert. Erst durch das beginnende Saugen und Schlucken bzw. durch den Zug der primären und sekundären Kaumuskeln verlagert sich der Unterkiefer nach ventral. Die Zähne werden beim Kauen täglich ca. 1 mm in den Kiefer gedrückt. Durch die nächtliche Entlastung nehmen sie die Ausgangsposition wieder ein.

Im Unter- und Oberkiefer befinden sich dentale **Krypten** (Alveolen), die durch Blutgefäße und Nerven (Nn. alveolares) miteinander verbunden sind. Während der Kindheit wachsen bzw. erweitern sich die Krypten, so dass der Milchzahn langsam an Halt verliert und durch den bleibenden Zahn ersetzt wird. Zahnextraktionen, Wurzelresektionen und Wurzelentzündungen können zum Ausgangspunkt von Abszessen, Logeninfektionen und somit Organstörungen werden.

Das Kiefergelenk ist eine funktionelle Verzahnung zwischen:

- oberem Kopfgelenk,
- Hirnstamm,
- Vestibularsystem und
- Formatio reticularis.

Es handelt sich demnach um eine mehrdimensionale Komplexität.

### 8.1.1 Synonyme

- Kiefergelenksdysfunktion (KGD),
- Temporomandibulare Dysfunktion (TMD),
- Kraniomandibulare Dysfunktion (CMD),
- Orofaziale Dyskinesie,
- Okklusoarthroneuropsychopathie,
- Costen-Syndrom.

## 8.2 Anatomie des Kiefergelenkes

### 8.2.1 Fossa mandibularis und Tuberculum articulare

Im Kiefergelenk (Temporomandibulargelenk, TMG) artikulieren Mandibula und Os temporale miteinander. Die Gelenkflächen am Os temporale sind der vordere Teil der Fossa mandibularis sowie das Tuberculum articularis. Die Fossa neigt sich aus der Horizontalen leicht nach innen und ist konkav. Die Gelenkfläche der Fossa mandibularis geht kontinuierlich in die Facies articularis des Tuberculum articulare über. Das Tuberculum articulare hat eine sattelförmige Gestalt, seine Oberfläche ist in der Sagittalebene konvex und in der Frontalebene konkav. Das heißt für die Abduktion-/Adduktion konkav und für die Laterotrusion-/Mediotrusion konvex.

Im hinteren extraartikulären Teil der Fossa mandibularis befindet sich ein so genannter »Stoßdämpfer«: der bilaminäre retromandibiläre Raum. Er schützt mit Binde- und Fettgewebe die neuralen Strukturen und die versorgenden Gefäße. Am vorderen Teil der Fossa mandibularis inserieren Muskelfasern des M. pterygoideus lateralis in der Gelenkkapsel und am Diskus.

### 8.2.2 Caput mandibulae

Die artikulierende Fläche der Mandibula ist das Caput mandibulae, sie ist in der Laterotrusion-/Medialtrusionsbewegung und Abduktion-/Adduktionsbewegung konvex. Die Gelenkfläche der Fossa mandibularis ist dreimal größer als die Gelenkfläche des Caput mandibulae. Der Gelenkkopf ist walzenförmig. Die Achse verläuft quer durch das Caput mandibulae von außen, vorne nach innen, hinten. Bei Jugendlichen ist der Kondylus des Caput mandibulae rund. Bei einem normalen Verschleiß haben wir im Alter Abflachungen am medialen und lateralen Abhang (Giebelform). Bei Betonung der Arbeitsseite kommt es zur superioren Abrasion (Abnutzung) und betont lateralen Abrasion. Formabweichungen des Caput mandibulae entstehen häufig durch Verlust der Molaren mit Abrasion anterior und lateral sowie Malokklusionen (anomaler Zusammenbiss der Zähne).

Anteriore Abflachungen des Caput mandibulae weisen auf eine anteriore Position des Caput mandibulae, posteriore Abflachung des Caput mandibulae weist auf eine posteriore Position des Caput mandibulae hin. Die Verschiebung eines Caput mandibulae kann zu einer Gesichtsskoliose führen.

## 8.2.3    Discus articularis

Der Diskus ist eine ovale Scheibe aus Kollagen und Faserknorpel. Er ist ringsherum mit der Gelenkkapsel verwachsen. Der mittlere Abschnitt des Diskus ist elastisch und stark propriozeptiv durchsetzt. Vorne und hinten am Diskus sind 2–3 mm dicke faserknorpelige Bänder, die den Diskus fixieren.

Durch den Discus articularis wird das Kiefergelenk in zwei vollständig voneinander getrennte Gelenkhöhlen unterteilt (obere und untere Kammer). Der Diskus ist anterior und posterior mit einem dicken Band an der Kapsel bzw. am M. pterygoideus lateralis pars superior fixiert. Nur der dorsale Diskusabschnitt ist mit Gefäßen und Nerven durchzogen. Der Diskus übernimmt durch seine Verformbarkeit die Funktion einer transportablen Gelenkfläche, die die Rotation des Caput mandibulae bei der Mahlbewegung ermöglicht.

## 8.2.4    Kapsel und Bänder

### Gelenkkapsel

Die Gelenkkapsel ist weit. Sie reicht vom Os zygomaticum oberhalb des Tuberculum articulare bis zur Fossa mandibularis und zieht dann trichterförmig zur Knorpel-Knochengrenze des Caput mandibulae. Die Gelenkkapsel wird von den Ligg. collaterale laterale und mediale verstärkt. Auf dem Lig. laterale kann sich eine Bursa befinden, die der Verschieblichkeit und Druckverteilung zwischen Band und M. masseter dient. Dorsal grenzt die Kapsel an eine Art Fettlager. Das Fettlager schützt die dorsal gelegenen diskusernährenden Gefäße und Nerven.

Kapselinnervationen mit intermuskulärer Koordinierung über die Rami articularis sind für den vorderen Kapselanteil der M. pterygoideus lateralis, für den mittleren Kapselanteil des M. temporalis und für den hinteren Kapselanteil der M. masseter.

### Ligg. collaterale laterale und mediale

Die Ligg. collaterale laterale und mediale ziehen vom Tuberculum articulare nach schräg hinten unten an die laterale bzw. mediale Seite der Mandibula. Die Bänder sind mit der Gelenkkapsel fest verwachsen und limitieren mit ihren vorderen Anteilen die Bewegung nach hinten und mit ihren hinteren Anteilen die Bewegung nach vorne.

### Lig. sphenomandibulare

Ein weiteres Band ist das Lig. sphenomandibulare, das an der Spina sphenoidale und am medialen Teil der Gelenkkapsel entspringt, zwischen Mm. pterygoideus lateralis und medialis verläuft, und am Foramen mandibulae ansetzt. Das Band limitiert die Depression der Mandibula.

### Lig. stylomandibulare

Das vierte Band ist das Lig. stylomandibulare. Es kommt vom Proc. styloideus und zieht zum oberen Pol des Angulus mandibulare mit der Funktion die Protrusion zu limitieren. Es bildet zwei Zügel und limitiert die Mandibula in Protrusion, außerdem dient sie als Muskelansatz für die Mm. masseter und styloglossus.

Durch die räumliche Anordnung der Bänder des Kiefergelenks entsteht eine Beeinflussung der Kinematik des Kiefergelenkes.

## 8.2.5    Nerven

Die sensible Innervation erfolgt über die drei Äste des Trigeminus.

### N. mandibularis

Der N. mandibularis innerviert motorisch die Kaumuskulatur und ist im sensorischen Anteil mit unteren Rezeptoren des Desmodonts (Zahnwurzelhaut) verbunden. Er versorgt sensibel:

- Wangen,
- Unterkiefer, Kiefergelenk,
- Zähne, Zahnfleisch, Unterkieferschleimhaut,
- Zunge, Mundboden,
- Blutgefäße,
- Hirnhaut der vorderen und mittleren Schädelgrube,
- Ohrmuschel, äußeren Gehörgang, Tragushaut, Trommelfell.

Die Speicheldrüsen werden über sekretorische vasomotorische Fasern versorgt. Die Gelenkkapsel des Kiefergelenks wird vom N. auriculotemporalis des N. mandibularis innerviert, der sich um das Collum mandibulare windet und zusätzlich kleine sensible Äste zum Ohr abgibt.

### N. maxillaris

Der N. maxillaris innerviert sensibel Oberkiefer- und Jochbeinregion sowie sensorisch die oberen Rezeptoren des Desmodonts, sowie die mittlere Hirnhaut, unteren Augenlider, Nase, Nasenschleimhaut, Oberlippe und Zahnfleisch. Der N. maxillaris mit seinen Nn. alveolares superior und mediales ist leichter als der N. mandibularis lokal zu anästhesieren, da der Oberkiefer »spröder« ist als die dichte Spongiosa und Kompakta des Unterkiefers.

### N. ophthalmicus

Der N. ophthalmicus ist stark mit vegetativen Fasern verbunden und ist oft bei Kopfschmerzen in Verbindung mit einer HWS-Irritation beteiligt. Er versorgt sensibel:

- Stirn, frontale Kopfhaut,
- Nase, Nasenschleimhaut,
- Schläfenregion,
- Blutgefäße,
- Auge, Oberlider des Auges.

Sensorisch versorgt er die Glandula lacrimalis (Tränendrüse).

## 8.2.6    Neurale Kompressions- und Reizstellen

Der N. auriculotemporalis, der aus dem N. mandibularis entspringt, hat multiple Abspaltungen und ist mit sekretorischen vasomotorischen Fasern eng verbunden. Er versorgt Kiefergelenk sowie Trommelfell und verläuft um das Caput mandibulae. Kritisch können unphysiologische Kieferbewegungen werden, denen der Nerv durch seine topographische Lage ausgesetzt ist. N. buccalis, N. pterygoideus lateralis und A. maxillaris durchlaufen einen muskulären Engpass zwischen M. pterygoideus lateralis pars superior und pars inferior.

Bei Reizung der Mechanorezeptoren des Parodontiums (»Zahnbett«) kommt es zur Hemmung der Kieferschlussmuskeln gleichzeitig aber zur Tonuserhöhung der Haltemuskulatur. Die Folge sind eine veränderte Unterkieferbewegung und Knackgeräusche durch die Kondylusverlagerung. Bei Reizung der Rezeptoren des Desmodonts (primär in den Zahnhaltefasern) kommt es zur Stimulierung der Kieferschlussmuskeln. **Gründe** einer Rezeptorenreizung, mit möglicher Folge einer Parafunktion (u. a. Bruxismus) können eine:

- zu hohe Krone sein,
- Raumforderung durch einen Weißheitszahn,
- Atlasfehlstellung mit vergleichbaren Folgen, wie sie bei einem Beckenschiefstand entstehen (bezogen auf die LWS).

Psychisch bedingte muskuläre Hyperaktivität der Kaumuskulatur ist eine Dysregulation, an der folgende **Strukturen** beteiligt sind:

- limbisches System,
- Formatio reticularis,
- γ-Motoneurone, die die Spindelvorspannung regulieren.

Durch eine Irritation des α-Motoneurons kommt es zu einer Hyperaktivität der Kaumuskulatur.

## 8.2.7    Kaumuskeln

Als primäre **Kaumuskeln** werden bezeichnet:
- Mm. masseter,
- Mm. temporalis,
- Mm. pterygoideus medialis und lateralis.

Alle primären Kaumuskeln werden vom N. trigeminus (N. mandibularis) innerviert. Die Mahlfunktion wird ergänzend von den **suprahyalen Muskeln** unterstützt:
- M. digastricus,
- M. mylohyoideus,
- M. geniohyoideus.

N. facialis, N. mandibularis, N. hypoglossus innervieren die suprahyalen Muskeln. Die Ansa cervicalis innerviert die **infrahyalen Muskeln** wie:
- M. sternothyroieus,
- M. omohyoideus.

Als **Kauhilfsmuskulatur** werden folgende Muskeln bezeichnet:
- M. trapezius pars descendens
- M. sternocleidomastoideus
- Muskeln der kranialen Basis (subokzipitale Muskulatur).

Ihre Funktion liegt im Sinne eines funktionselementaren Zusammenspiels zwischen einer feinmotorischen Kopfbewegung und Kiefergelenksstellung.

Kiefergelenksmuskeln reagieren stark auf die emotionelle Verarbeitung von Sinneswahrnehmungen. So wird z. B. eine unfreundliche Anrede mit Tonussteigerung dieser Muskeln beantwortet. Eine freundliche Anrede senkt den Muskeltonus. Mund und Kiefer drücken aggressive Gefühle aus (Beißimpuls). Der Kopf wird dabei rekliniert, es kommt zur Okklusionsveränderung.

## M. masseter

Der M. masseter bildet mit dem M. pterygoideus eine äußere und innere »Heberschlinge«. Er wirkt vorwiegend beim Zerkleinern von Speisen (kurzer starker Hebel) und unterstützend bei der Mahlbewegung.

## M. temporalis

Der M. temporalis ist der kräftigste Kaumuskel. Der Muskel entfaltet bei maximaler Mundöffnung seine maximale Kraft. (z. B. in einen Apfel beißen). Bei der Mahlbewegung zieht er den Gelenkkopf in die anteriore Translation und stabilisiert die Rotationsseite.

## M. pterygoideus medialis

Der M. pterygoideus medialis liegt auf der Innenseite des Unterkiefers, kommt von der Fossa pterygoidea und zieht schräg nach unten hinten an den Angulus mandibulare. Der Muskel adduziert den Unterkiefer in einer »Heberschlinge« zusammen mit dem M. masseter. Er ermöglicht bei der Mahlbewegung die Rotation auf einer gedachten Vertikalachse.

## M. pterygoideus lateralis (Pars superior et Pars inferior)

Der M. pterygoideus lateralis entspringt mit seinem Pars superior von der Ala major ossis sphenoidalis. Er setzt an der Fovea pterygoidea mandibularis, der Gelenkkapsel und am Discus articularis an.

Mit seinem Pars inferior verläuft er vom Ursprungsgebiet der Lamina lateralis des Proc. pterygoideus zum Collum mandibulare.

Er ist Hauptmahlmuskel mit zwei unterschiedlichen Funktionen. Er führt mit seinem Pars inferior den Initialstart zum Mundöffnen aus und leitet zentralnervös durch seine hohe Dichte an Propriozeptoren die Mahlbewegung ein. Die größeren Kaumuskeln übernehmen den Rhythmus der Mahlbewegung über den propriozeptiven Weg unter Berücksichtigung der Rami articularis.

Mit seinem Pars superior zieht der M. pterygoideus zeitgleich den Diskus sowie das Caput mandibulae an das Tuberculum articulare.

Bei der **Mundöffnung** wird der Diskus articularis durch den M. pterygoideus lateralis pars superior nach ventral gezogen, spannt sich und drückt das Caput mandibulae nach kaudal. Man kann ihn als Einleitungs- und Positionierungsmuskel bezeichnen (◘ Tabelle 8.1).

◘ **Tabelle 8.1.** Muskulatur des Kiefergelenks

| Mund öffnen | Mund schließen |
| --- | --- |
| Mm. digastricus | Mm. Temporalis |
| M. mylohyoideus | M. masseter |
| M. geniohyoideus | M. pterygoideus medialis |
| M. pterygoideus lateralis pars inferior | M. pterygoideus lateralis pars superior |

### 8.2.8 Anatomische Orientierung der Kaumuskulatur

Die ◻ Abb. 8.1–8.5 zeigen die wichtigsten Muskeln des Kiefergelenks.

### 8.2.9 Mechanik des Kiefergelenkes

Das Kiefergelenk ist ein **Drehscharniergelenk**. Es ist bikondylar konvex und hat zwei Freiheitsgrade. Die Drehachse liegt nicht fest, die Bewegung zeigt eine Evolute auf.

Beim Öffnen des Mundes vollzieht das Caput mandibulae eine **Kombinationsbewegung**, die bilateral symmetrisch ist. Die Bewegung setzt sich zusammen aus einer Translation nach ventral und einer Rotation nach kaudal. Ist der Mund geschlossen, befindet sich das Caput mandibulae auf dem dorsalen Diskusanteil in der Fossa mandibularis. Ist der Mund geöffnet befindet sich das Caput mandibulae auf dem ventralen Diskusanteil auf dem Tuberculum articularis. Es gibt keine feststehende Achse, nur eine ideale Kontaktposition zur Fossa mandibularis (IKP), die sich zentrisch in der Fossa mandibularis befindet, jedoch von Patient zu Patient unterschiedlich sein kann. Nur in dieser IPK ist eine maximale Beißkraft möglich. Formveränderungen des Caput mandibulae verursachen wiederum Okklusionsstörungen.

Durch die **Translationsbewegung** gleitet das Caput mandibulae mit dem Diskus aus der Fossa mandibularis nach vorn an den »Abhang« des Tuberculum articulare. Dort verlässt das Caput mandibulae als konvexer Partner den konkaven Partner (Fossa temporales) und trifft auf das Sattelgelenk der Facies articularis des Tuberculum articulare. Die Kombination aus Ventralgleiten und muskulärer Translation durch den M. pterygoideus lateralis pars superior nach ventral hat das Ziel den retrodiskalen Raum freizumachen, neuralen Strukturen im Bereich des Foramen mandibulae/Canalis mandibulae einen dehnungsarmen Drehpunkt zu ermöglichen und das Caput mandibulae zur Rotation, und damit zur Senkung des Unterkiefers an den Abhang des Tuberculum articulare heranzubringen.

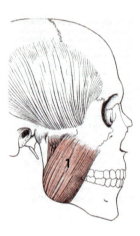

◻ **Abb. 8.1.** M. masseter. (Aus Kahle et al. 1979)
1 M. masseter pars superficialis,
2 M. masseter pars profundus

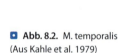

◻ **Abb. 8.2.** M. temporalis (Aus Kahle et al. 1979)

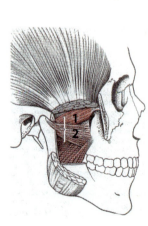

◻ **Abb. 8.3.** M. pterygoideus lateralis. (Aus Kahle et al. 1979)
1 M. pterygoideus pars superior,
2 M. pterygoideus pars inferior

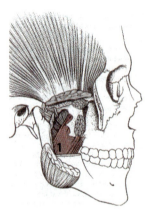

◻ **Abb. 8.4.** M. pterygoideus medialis (Aus Kahle et al. 1979)

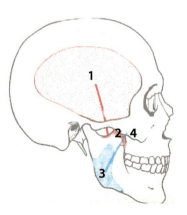

◻ **Abb. 8.5.** Topographie: Ursprung, Ansatz und Verlauf der Kiefergelenksmuskeln. (Aus Kahle et al. 1979)
1 Planum temporale, 2 Proc. coronoideus mandibulae, 3 Tuberositas masseterica, 4 Arcus zygomaticus

Die **Rotationsbewegung** im Sinne einer Bewegung um eine Transversalachse öffnet den Mund, wobei sich der Drehpunkt des Caput mandibulae im Sinne einer Evolute ändert.

Die **Steuerung** des Gleitmuster sowie des Roll- bzw. Rotationsmuster erfolgt durch:

- der zentralnervösen Steuerung über die Mm. pterygoideus,
- die flankierenden anspannenden Bändern,
- den »Trampolineffekt« des Diskus articularis.

Bei der **Mahlbewegung** kommt es zu zwei unterschiedlichen Bewegungen der beiden Kiefergelenke: auf der einen Seite eine Rotation um eine longitudinale Achse (Arbeitsseite), auf der Gegenseite eine Translation nach anterior und inferior (Balanceseite). Die Mahlbewegung unterliegt einer zentralnervösen Steuerung mit Beteiligung der Kaumuskulatur und unterstützenden akzessorischen Muskeln. Im Mittelpunkt der Mahlbewegung stehen die Mm. pterygoideus medialis et lateralis (Pars superior et inferior). Bei einseitiger Innervation der o. g. Muskeln wird der Unterkiefer seitlich, zur Mahlbewegung verschoben bzw. rotiert. Auf der Arbeitsseite stabilisiert er mit den Mm. digastricus, mylohyoideus, geniohyoideus, temporalis (Pars posterior) das Caput mandibulae. Auf der Balanceseite verschiebt er den Unterkiefer mit Mm. temporalis, masseter nach lateral kaudal bzw. fixiert über M. pterygoideus lateralis (Pars superior) das Caput mandibulae an das Tuberculum articulare.

Synonyme für den Begriff **Arbeitsseite** sind:

- Laterotrusionsseite,
- Aktivseite,
- ruhender Kondylus,
- Rotationskondylus.

Synonyme für den Begriff **Balanceseite** sind:

- Mediotrusionsseite,
- Translationskondylus,
- schwingender Kondylus.

Zieht man eine Linie vom rechten zum linken Caput mandibulae und eine zweite bei einer fixierten Mahlbewegung, dann ergibt der Winkel zwischen Balanceseite und Arbeitsseite, den **Bennet Winkel**. Dieser Winkel dient dazu, um festzustellen, ob der Arbeitskondylus stabil oder instabil ist. Folge eines instabilen Arbeitskondylus können Okklusionsstörungen an der Laterotrusionsseite sein. Unter Frankfurter Horizontale versteht man eine Bezugsebene zwischen dem unteren Rand der Orbita und äußerem Gehörgang.

### 8.2.10 Anatomische Orientierung der Mandibula

Die ◘ Abb. 8.6–8.8 zeigen anatomische Strukturen, die der Orientierung im Bereich der Mandibula dienen.

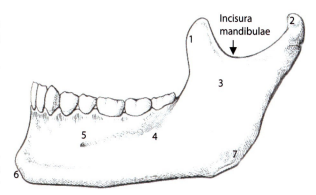

◘ **Abb. 8.6.** Mandibula von lateral. (Aus Kahle et al. 1979)
**1** Proc. coronoideus, **2** Caput mandibulae mit Facies articularis, **3** Ramus mandibulae, **4** Corpus mandibulae, **5** Foramen mentale, **6** Protuberantia mentalis, **7** Angulus mandibulae

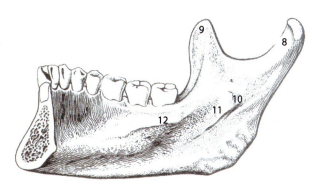

◘ **Abb. 8.7.** Mandibula von medial. (Aus Kahle et al. 1979)
**8** Fovea pterygoidea, **9** Proc. Coronoideus, **10** Foramen mandibulae, **11** Lingula mandibulae, **12** Linea mylohyoidea

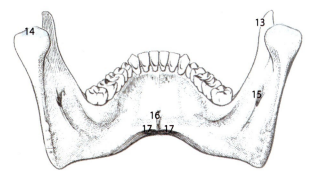

◘ **Abb. 8.8.** Mandibula von dorsal. (Aus Kahle et al. 1979)
**13** Proc. Coronoideus, **14** Caput mandibulae mit Facies articularis, **15** Foramen mandibulae, **16** Spina mentalis, **17** Fossae digastricae

## 8.3 Krankheitsbilder des Kiefergelenkes

### 8.3.1 Entwicklungsstörungen des Kiefergelenks

Eine unvollständige oder gestörte Entwicklung des Kiefers in der Wachstumsphase führt häufig zu Sprachstörungen und später zu Störungen des Kiefergelenks. Man unterscheidet angeborene und erworbene Anomalien. Zu den **angeborenen Anomalien** gehören:
- Progenie mit einem zu großen Unterkiefer (»Habsburger Kinn«) und Protrusionsbiss,
- Regenie mit einem zu kleinen Unterkiefer (»Vogelgesicht«) und Retrusionsbiss,
- Gaumenspalte, Wolfsrachen und Kieferspalte.
  Zu den erworbenen Anomalien gehören
- zu früher Verlust der Milchzähne (keine Ausprägung des Kiefergelenks),
- Habits (Gewohnheiten, z. B. Daumen lutschen über 2,5 Lebensjahren).

### 8.3.2 Otosklerose

Ab ca. dem 30. Lebensjahr degeneriert bei familiärer Sklerose das Corti-Organ. Typisches Zeichen ist ein Tinnitus durch Degeneration der Hörnerven (Schwerhörigkeit).

### 8.3.3 Speichelsteine (Ptyalolith, Sialolith)

Speichelsteine in den Führungsgängen der Mundspeicheldrüsen können zu Speichelkoliken führen (besonders beim Essen).

### 8.3.4 Tinnitus sklerosa

Otosklerose, Sklerosierung des Plexus tympani (Geflecht des N. petrosus). Der Nerv misst im Corti-Organ elektrische Spannungswerte über Tonfibrillen bzw. Hörzellen und mechanoelektrische Wandler. Pathologische Störungen äußern sich in Schwerhörigkeit bzw. Dysakusis.

### 8.3.5 Tinnitus aurium

Die Ursache eines Tinnitus kann vielseitig sein. So kann das Ohrenrauschen und -sausen durch:
- Innervationsstörungen des M. tensor tympani, der das Trommelfell spannt ausgelöst werden. Schwingungen werden nicht mehr der Norm entsprechend interpretiert.
- Innervationsstörungen des M. stapedius (Steigbügelmuskel) mit evtl. daraus folgender Schwingungsabschwächung und Dysakusis.
- Irritation des N. auriculotemporalis, der die äußeren Anteile des Trommelfells sensibel innerviert. Wobei z. B. die Protrusion des Unterkiefers einen neuralen Zug des N. auriculotemporalis auslösen kann. Eine Kapselreizung des Kiefergelenks kann, da es vom N. auriculotemporalis innerviert wird, eine sensible Irritation des Trommelfells beeinflussen.
- arterielle Hypertonie oder Hypotonie.

### 8.3.6 Arthrose des Kiefergelenks

Arthrose zeigt sich durch Knirschgeräusche bei minimaler Mundöffnung. Knackgeräusche werden meist bei weiterer Mundöffnung durch einen insuffizienten Discus articularis ausgelöst.

### 8.3.7 Kieferklemme (Trismus, Ankylostoma), Kiefersperre (Lockjaw)

Bei der Kieferklemme kann der Patient seinen Mund nicht öffnen. Meist ausgelöst durch Muskelaffektion und Kiefergelenksfraktur.

Bei einer Kiefersperre kann der Patient dagegen seinen Kiefer nicht schließen. Ursachen sind Gelenkluxation oder Frakturen.

### 8.3.8 Fraktur Collum mandibulae

Eine Fraktur des Collum mandibulae zeigt sich unter anderem durch Deviation zur Frakturseite.

### 8.3.9 Arthritis des Kiefergelenkes

Es werden folgende, nach abnehmender Häufigkeit geordnete **Formen** der Arthritis unterschieden:
- infektiöse,
- traumatische,
- rheumatische,
- degenerative.

Sehr oft haben betroffene Patienten das 50. Lebensjahr überschritten. Zusätzlich zu den typischen Symptomen einer Arthritis zeigt sich eine Deviation zur heterolateralen Seite. (Entlastungsstellung nach Axhausen).

### 8.3.10 Myositis ossificans des M. masseter

Die Myositis ossificans ist eine örtliche heterotope Kalkeinlagerung nach Verletzungen, Mikrotraumen oder Entzündungen im Bindegewebe eines Muskels.

### 8.3.11 Hypo- und Hyperplasie des Kondylus

Bei einer Hypoplasie ist der Kondylus unterentwickelt. Ursachen für die Unterentwicklung sind meist:
- Traumen,
- Infektionen,
- Wachstumsstörungen.

Eine Hyperplasie des Kondylus ist eine anlagebedingte Wachstumsstörung und weist eine Vergrößerung des Kondylus auf.

### 8.3.12 N. auriculotemporalis-Syndrom

Das N. auriculotemporalis-Syndrom zeigt sich als einseitige Hautrötung und verstärkte Schweißbildung im Ohr- bzw. Schläfenbereich im Versorgungsgebiet des N. auriculotemporalis. Bestimmte Speisen lösen eine örtliche Reizung des Nervs aus.

### 8.3.13 Dysplastischer Proc. articularis

Ein dysplastischer Proc. articularis ist Folge einer morphologischen Fehlbildung, die eine Instabilität bzw. Dysfunktion zufolge haben kann.

### 8.3.14 Neuralgie von Gesichts- und Zervikalnerven

Neuralgien zeigen sich in attackenweise auftretenden Schmerzen im Ausbreitungsgebiet eines sensiblen oder gemischten Nervs. Kommt es zu Hautrötungen und Tränenfluss liegt der Verdacht einer Neuralgie des autonomen Nervengeflechtes nahe.

### 8.3.15 Abszesse und Zysten

Abszesse und Zysten spielen unter den Störungen im orofazialen Bereich eine besondere Rolle. Abszesse sind Entzündungen in nicht vorgegebenen Gewebehohlräumen, die oft durch verflüssigte Nekrosen entstehen. Die Abszesse führen wiederum zu Logen- oder Spatiuminfektionen, die im Sinne eines Kompartmentsyndroms auf Gefäße, Nerven sowie Muskeln Druck ausüben und zu Schädigungen führen.

### 8.4 Oberflächenanatomie des Kiefergelenks

Die ◘ Abb. 8.9 und 8.10 zeigen anatomische Strukturen, die in der Untersuchung und Therapie des Kiefergelenks berücksichtigt werden.

### 8.5 Anamnese, Palpation, Inspektion des Kiefers

#### 8.5.1 Anamnese

Im Eingangsbefund schildert der Patient seine Problematik. Der Therapeut beobachtet ihn und stellt ergänzende Fragen. Wichtig sind Grundfragen: Seit wann, wo und wie zeigen sich die Beschwerden? Der Therapeut erfährt so
= Zeitraum,
= Ort,
= Art der Beschwerden.

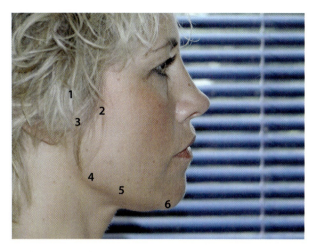

◘ **Abb. 8.9.** Oberflächenanatomie: laterale Sicht.
1 Caput mandibulae, 2 Proc. Coronoideus, 3 Ramus mandibulae, 4 Angulus mandibulare, 5 Corpus mandibulare, 6 Tuberculum sinistra mentalis

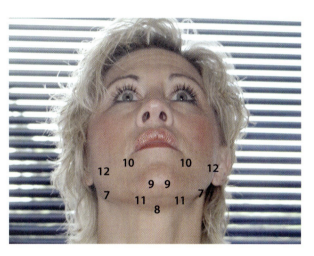

◘ **Abb. 8.10.** Oberflächenanatomie: ventral-kaudale Sicht.
7 M. digastricus, 8 Os hyoideum, 9 M. geniohyoideus, 10 Foramen mentale, 11 M. mylohyoideus, 12 M. masseter

Bestehen weitere Beschwerden, die auf eine entsprechende Vorgeschichte schließen lassen? Zum Beispiel Probleme
= von Herz und Lungen (internistisch),
= der HWS (orthopädisch),
= im HNO-Bereich.

Darüber hinaus sind folgende Fragen wichtig:
= Gab es außergewöhnliche Belastungen (z. B. Nüsse gegessen zu Weihnachten)?
= Welche Therapien wurden bisher durchgeführt? Welche Medikamente nimmt der Patient ein?
= Gibt es Röntgenbilder?
= Hatte der Patient in der Vergangenheit Kieferprobleme (Gebiss, Zahnverlust)?
= Spielt der Patient ein Musikinstrument?

**□ Tabelle 8.2.** Anamnestische Angaben des Patienten mit möglicher Befundungsinterpretation

| Angaben und Befunde des Patienten | Mögliche Interpretationen |
| --- | --- |
| Patient gibt sensibles Dermatom an | V.a. radikuläre Problematik C1, C2, C3, V1, V2, V3 |
| Patient gibt motorische Schwäche an | V.a. Läsion N mandibularis/N. facialis durch Neuritis, Herpes-Virus (Differenzialdiagnose: Schlaganfall) |
| Patient kann seinen Mund nicht öffnen | Diskuslokation nach anterior<br>V.a. Kieferklemme durch Muskelaffektion (z. B. Entzündung)<br>V.a. Neuropathie |
| Patient kann seinen Mund nicht schließen | Diskuslokation nach posterior<br>V.a. Kiefersperre durch Luxation oder Fraktur |
| Patient gibt Ruheschmerzen im Kiefergelenk an | V.a. Arthritis |
| Patient gibt beim Essen auf einer Seite abwechselnd auftretende Schmerzen an | V.a. Arthrose<br>V.a. Diskusläsion<br>V.a. Myopathie |
| Patient gibt zu Beginn einer Mahlzeit heftige Beschwerden im Kieferbereich an, die sich langsam bessern | V.a. Speichelsteine in den Ausführungsgängen der Mundspeicheldrüse |
| Patient mit endlordosierter HWS gibt supraokzipitale und dorsal des Ohrs befindliche Beschwerden an. HWS-Beugung forciert die Beschwerden | V.a. eine endlordosierte HWS (forciert die Spannung der Dura mater und übt auf die subokzipitalen zum Kopf ziehenden zervikalen Nerven und Gefäße Zugreize aus) |
| Patient gibt an, dass das Aufstützen des Kinns auf die Hand schmerzhaft ist | V.a. Kiefergelenksarthrose<br>V.a. Diskusläsion |
| Patient gibt nach längeren Ruhephasen Beschwerden der HWS an | V.a. Instabilität der HWS |
| Patient gibt Hautrötung, Tränenfluss und nicht dermatomgebundene Irritationen an | V.a. parasympathische Reizung eines der Ganglien des Kopfes |
| Patient klagt über Mundtrockenheit | V.a. vegetative Dysregulation<br>V.a. Speichelsteine<br>(Unter Umständen Nebenwirkung von Psychopharmaka) |
| Patient mit Rheuma klagt über Kiefergelenksschmerzen | Patienten mit Rheuma neigen zu ca. 50 % an einer Mitbeteiligung des Kiefergelenks |
| Patient mit ausstrahlenden Beschwerden in den linken Arm und in den Kiefer | V.a. Herzerkrankung (Schmerzen strahlen aus über sympathische Äste des N. carotis und N. jugularis zum N. mandibularis) |
| Patient mit ausstrahlenden Beschwerden in den Hals und bis zum unteren Rand des Kiefers | V.a. Lungenerkrankung<br>V.a. Irritation (über Irritation von Rezeptoren (Hustenreiz, Dehnung) kann eine Head-Zone ausgebildet sein) |

Die □ Tabelle 8.2 zeigt anamnestische Angaben der Patienten mit schmerzhaftem Kiefergelenk und mögliche grobe Interpretationen für den Befund.

### 8.5.2    Inspektion

Schon während des Gesprächs achtet der Therapeut auf die Bewegungsamplitude mit evt. Deviationen bzw. Deflektionen etc. beim Patienten. Während der Inspektion verbindet der Therapeut die Anamnese mit der Untersuchung. Daraus ergeben sich für den Manualtherapeuten schon erste Interpretationsmöglichkeiten, ob eine Hyper- oder Hypomobilität besteht; (eine Anleitung zu deren Befundung ist in □ Übersicht 8.1 und 8.2 zu finden). Eine Beurteilung der Inspektion der HWS und des Schultergürtels sollte aufgrund des funktionellen Zusammenspieles dazugehören. Im Folgenden werden weitere **Kriterien** für die Inspektion genannt:
- Kieferasymmetrie (Läsion posterior oder anterior),
- Gesichtsskoliose,
- HWS und BWS,

- Muskeltonus, evtl. emotional bedingt (z. B. Hypertrophie des M. masseter),
- Narben (sie können asymmetrischen Zug auf den Kiefer ausüben),
- Zahnprothesen,
- Zunge (Schwellung, Spiegelbild von Organerkrankungen),
- Hautfärbung (blau, blass, gerötet),
- Schwellungen.

### 8.5.3    Palpation

Bei der Palpation achtet der Therapeut auf:
- Hauttemperatur,
- Konsistenzunterschiede bei Schwellungen,
- Tonus der Muskulatur im Seitenvergleich,
- Prominenz der Kieferknochen,
- abnormale ossäre Strukturen,
- mandibuläre und klavikuläre Lymphknoten, Lipome.

Eine Schmerzpalpation sollte erst nach der Basisuntersuchung erfolgen.

### 8.5.4    Sicherheit und Kontraindikationen

Nach der Anamnese, Inspektion und Palpation erfolgt ein Resümee mit Einschätzung von Sicherheit und Kontraindikationen. Dabei berücksichtigt der Therapeut folgende Faktoren:

- Systemerkrankungen (Rheuma, Psoriasis),
- Tumore,
- entzündliche Prozesse,
- Fissuren (Sportunfall).

#### Wichtig

Vorgehensweise bei der Interpretation des Befundes:
- Kontraindikationen einschätzen.
- Die Diagnosemöglichkeit einengen.
- Strategie = Weiter mit der Basisuntersuchung oder erneute Kommunikation mit dem Arzt.

#### Übersicht

**Übersicht 8.1.  Leitfaden zur Befundung bei Verdacht auf Hypomobilität**
**Anamnese**
- Reibegeräusche
- Wangenbeißen (über M. pterygoideus medialis)
- Druckdolente Muskulatur
- Bewegungsschmerzen beim Sprechen
- Krampfneigung z. B. bei Musikern (Flöte, Trompete etc.) oder Rednern (Lehrer)
- Keine Ausdauer der Kaumuskeln
- Hohe Beißkraft
- Zähneknirschen (Bruxismus)
- Tinnitus
- Retroflexionskopfschmerz (»fehlende« Protrusion wird mit Reklination subokzipital kompensiert)

**Inspektion**
- Eher breites Gesicht
- Retrusionskinn

**Palpation**
- Retromandibularraum klein
- Festelastische Konsistenz der Muskulatur

**Basisuntersuchung**
- Aktives Bewegungsausmaß unter 4 mm
- Passiv gleiches Ergebnis (adaptiertes Kollagen gerade Kaumuskeln)
- Widerstand: 1 min führt zu ischämischen Problemen
- Neurogene Untersuchung: oft N. auriculotemporalis positiv

**Gelenkspezifische Untersuchung**
- Springing-Test: geringer, schmerzhafter Bewegungsweg
- Joint play: limitierte Mobilität

#### Übersicht

**Übersicht 8.2.  Leitfaden zur Befundung bei Verdacht auf Hypermobilität**
**Anamnese**
- Knackgeräusche
- Nächtliches Aufwachen (Instabilität durch nachlassenden Tonus)
- Ausdauer der Kaumuskeln
- Wärme: keine Besserung bzw. Patient ist ablehnend
- Niedrige Beißkraft
- Referred pain: Region Ohr

**Inspektion**
- Oft langes schmales Gesicht (evtl. Grund: geringe kindliche Kauprägung)
- Protusionskinn

Hypertonus der Mm. masseter, pterygoideus laterales

**Palpation**
- Retromandibularraum groß
- Spindelförmig elastische Konsistenz der Muskulatur

**Basisuntersuchung**
- Aktiv ein großes Bewegungsausmaß
- Passiv über 2 mm Differenz
- Neurogene Untersuchung: Koordinationstest positiv

**Gelenkspezifische Untersuchung**
- Springing-Test: erhöhter Weg mit reduzierter Flexibilität
- Joint play: erhöhte Mobilität

### 8.6    Basisuntersuchung des Kiefergelenks

In der aktiven Basisuntersuchung testet der Therapeut:
- Breitwilligkeit,
- Bewegungsausmaß und Harmonie,
- Deviation bzw. Deflexion,
- Schmerz.

Die Ansage für den Patienten ist mit einer Zielorientierung verbunden. Begonnen wird mit dem Safe sign inklusive Osteoporose- und Gefäßtest. Dann folgt der Check up der HWS.

Beim aktiven Test: Ist der Muskel betroffen, bestehen nur bei Aktivitäten Schmerzen. Der »steife Nacken« kommt überwiegend bei entlordosierten Patienten vor, da der medulläre Raum relative geöffnet ist: Die Dornfortsätze ziehen auseinander. Meningiale Nerven und Gefäße werden z. B. durch Auskühlung gereizt.

### 8.6.1    Safe-sign-Check-up

Bevor mit der Untersuchung der HWS begonnen wird, wird der Safe-sign-Check-up durchgeführt, der sich aus drei Bestandteilen zusammensetzt.

## Check-up 1

| Cave | | |
|---|---|---|

Erste Anhaltspunkte zur Vorsicht ergeben sich aus der Anamnese:
- Kortisonmedikamentation: Die Elastizität der Gefäße nimmt ab, es kann zur Lockerung der Bänder kommen und somit zu Okklusionsstörungen sowie atlantoaxillaren Translationen.
- Schmerzmittel: Die Patienten können keine präzisen Schmerzangaben machen.
- Extensionsschmerz,
- Nackensteife, Parästhesie,
- Traumen.

## Check-up 2

- Osteoporose Test: Federung der Rippen.
- Ausmaß der Atemexkursion: maximale Inspiration zu maximaler Exspiration mindestens 8 cm. Gemessen wird auf der Höhe der Brustwarzen.

## Check-up 3

Test des Gefäßsystems nach FOST (▶ Kap. 8.24 Injektionen).

### 8.6.2    Biomechanische Verbindungen zur HWS

Kiefergelenk und HWS sind eng miteinander verbunden. Die horizontale Haltung des Kopfes wird durch drei **Horizontallinien** im Raum definiert:
- zwischen Ober- und Unterkiefer (Okklusionsebene),
- Nasenmitte,
- zwischen den Pupillen.

Mechanorezeptoren der HWS gewähren die Stellung des Kopfes im Raum. Der Schwerpunkt des Kopfes wandert über die Transversalachse der Articulatio atlanto occipitalis, um eine stabile Gleichgewichtslage zu gewähren.

■ Tabelle 8.3 zeigt wie sich Bewegungen von HWS und Kiefergelenk wechselseitig beeinflussen.

■ **Tabelle 8.3.** Verbindung zwischen Kiefergelenk und HWS

| Kiefergelenk | HWS |
|---|---|
| Mundöffnung | Translationsbewegung nach ventral bzw. Reklination C0–1 |
| Mundschließung | Translationsbewegung nach dorsal bzw. Inklination C0–1 |
| Nackenflexion bzw. Inklination | Protrusion des Kiefers (Kiefer ventral) |
| Nackenextension bzw. Reklination | Retrusion des Kiefers (Kiefer dorsal) |

### 8.6.3    Differenzialdiagnostischer Check-up

Der differenzialdiagnostische Check-up soll zu Beginn einer zielgerechten Untersuchung eine Differenzierung der einzelnen Strukturen gewährleisten.

### 8.6.4    Check-up HWS

Aufgrund der engen ossären, vaskulären, ligamentären, muskulären und nervalen Beziehungen zwischen HWS und Kiefergelenk ist eine zervikale Untersuchung notwendig. Dabei untersucht der Therapeut, ob:
- eine Problematik der HWS besteht,
- sich die vom Patienten beschriebenen Kieferbeschwerden provozieren oder verstärken lassen.

Das primäre Interesse bezieht sich auf den arthro- und osteokinematischen hochzervikalen Abschnitt sowie auf die neurologischen Abschnitte des Plexus cervicalis (C0–4). Jeglicher Verdacht einer HWS-Beteiligung bedarf einer spezifischen manualtherapeutischen Behandlung und einer evtl. weiteren apparatemedizinischen Abklärung.

### Phase 1

Die aktiven Bewegungen der HWS werden verglichen:
- Flexion,
- Extension,
- Rotation,
- Lateralflexion.

Dabei beurteilt der Therapeut, ob sich die Beschwerden des Patienten durch eine der Bewegungen provozieren lassen.

### Phase 2

Bei einem Rotationsdefizit kann man durch Vorposition der HWS die Konvergenz bzw. Divergenzhypomobilität feststellen. Getestet wird aus:
- Nullstellung,
- Flexion-,
- Extensionsstellung.

| Wichtig | | |
|---|---|---|

Eine Problematik des Kiefergelenks ist häufig mit einem **Double crush** verbunden: einer Mobilitätsstörung des Kiefergelenks und eines hochzervikalen Segmentes.
Ein **Reklination** der HWS bedeutet nicht nur einer Retrusion des Kiefergelenks, mit einer darausfolgenden Einengung des retrodiskalen Raumes, sondern auch eine Kompression des hochzervikalen medullären Abschnittes.
Eine **Inklination** der HWS bedeutet nicht nur Protrusion des Unterkiefers mit einer daraus folgenden neurogenen Dehnung des N. auriculotemporalis, sondern auch eine Traktion des 4.Ventrikels und eine neurogene Dehnung der Hirnnerven und der Dura mater.

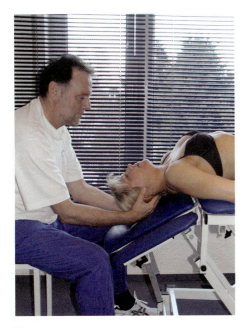

**Abb. 8.11.** Grenzstrangtest Extensionsstellung ohne Rotation

### 8.6.5    Gefäßtestung A. vertebralis, modifiziert nach FOST

**Grenzstrangtest Extensionsstellung ohne Rotation (■ Abb. 8.11)**

ASTE.  Der Patient liegt in Rückenlage mit Kopf im Überhang.

Ausführung.  Der Therapeut umfasst den Kopf des Patienten, führt eine Extensionsbewegung aus und hält diese am Bewegungsende 30 sec bis 1 min.

Befund.  Angst, Schweißsekretion, Hautrötung, sympathische Reaktionen des Versorgungsgebietes der A. vertebralis.

Differenzialdiagnose.  Listhese 4.

> **Cave**
>
> Die A. vertebralis kann durch Reklination stenosiert werden.

> Grenzstrangreizungen treten vorwiegend bei hypermobilen Patienten und Patienten mit Schleudertraumen auf.

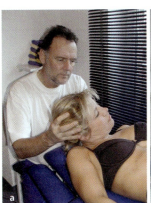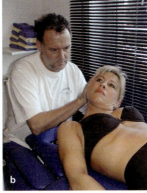

**Abb. 8.12 a, b.** Test A. vertebralis aus Flexion. **a** Mit Rotation links und Lateralflexion rechts, **b** Rotation rechts und Lateralflexion links

**Test A. vertebralis aus Flexionsstellung mit Lateralflexion rechts und Rotation links sowie Lateralflexion links und Rotation rechts (■ Abb. 8.12)**

ASTE.  Der Patient liegt in Rückenlage.

Ausführung.  Der Therapeut führt den Kopf des Patienten in Flexionsstellung Rotation links, Lateralflexion rechts bzw. Rotation rechts, Lateralflexion links. Er hält die jeweilige Position ca. 30 sec bis 1 min.

Befund.  Kompensationsdurchlässigkeit A. vertebralis rechts/links.

### 8.6.6    Osteoporosetest (Federungstest)

**Osteoporose Federungstest (■ Abb. 8.13)**

ASTE.  Der Patient liegt in Seitenlage

Ausführung.  Der Therapeut legt seine Hände seitlich auf den Patiententhorax und gibt einen zum Boden gerichteten, federnden Druck.

Befund.  Normal ist ein elastisches Federn der Rippen. Bei Osteoporose-Patienten tritt kein oder nur ein limitiertes Federn auf.

Differenzialdiagnose.  Rippensubluxation oder Systemerkrankungen.

> **Cave**
>
> Wenn der Test positiv ist, muss im HWS- und Kopfbereich äußerst behutsam gearbeitet werden.

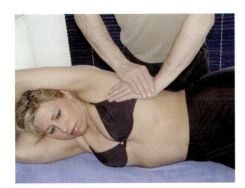

**Abb. 8.13.** Osteoporose Federungstest

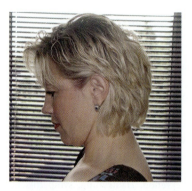

**Abb. 8.14.** Aktive Flexion

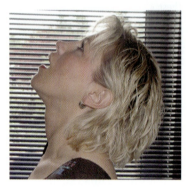

**Abb. 8.15.** Aktive Extension

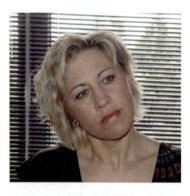

**Abb. 8.16.** Aktive Lateralflexion, rechts

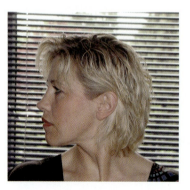

**Abb. 8.17.** Aktive Rotation, rechts

### 8.6.7    Check-up der HWS

> Zusätzlich zu den aktiven Bewegungen der HWS besteht die Möglichkeit, durch Anlegen eines Spatels zwischen den Zähnen Mitbewegungen des Kiefergelenks zu neutralisieren.

**Aktive Flexion (■ Abb. 8.14)**

In Flexion zeigen sich:
- neurogene Zugreize,
- Zugreize der Dura mater,
- Längenveränderungen der Medulla spinalis.

Mit Spatel: Ausschluss einer neurogenen Dehnung des N. auriculotemporalis.

**Aktive Extension (■ Abb. 8.15)**

In Extension zeigen sich am stärksten:
- Forameneinengungen,
- Bandscheibenläsionen,
- Facettenprobleme,
- Kompensationslisthese C4.

Mit Spatel: Wenn die Schmerzen sich verringern oder der Patient schmerzfrei ist, besteht der Verdacht, dass eine Diskus-Läsion des Kiefergelenks besteht.

**Aktive Lateralflexion (■ Abb. 8.16)**

Bei Schmerzauslösung in der HWS bzw. Schulter kann es sich um eine Bandscheibenproblematik bzw. Forameneinengung der rechten Seite handeln.

Für den Biss benötigt der Kiefer eine Seitenneigung des Kopfes, die wiederum abhängig ist von der biomechanischen Rotationsfähigkeit des Segmentes C1–2.

> Patienten klagen über Probleme beim Essen.

**Aktive Rotation (■ Abb. 8.17)**

Bei Schmerzauslösung der Schulter kann es sich um eine Bandscheibenproblematik bzw. Forameneinengung der rechten Seite handeln.

**Elevation des Schultergürtels (■ Abb. 8.18)**

**ASTE.** Der Patient steht.

**Ausführung.** Patient zieht bds. seine Schultern maximal hoch. Norm ca. 30 ° gemessen durch eine gedachte Transversallinie in Höhe Th2.

**Interpretation.** Kraftlimitierung geprägt durch asymmetrische Skapula bzw. Schulterbewegung. V.a. Läsion des Plexus cervicalis.

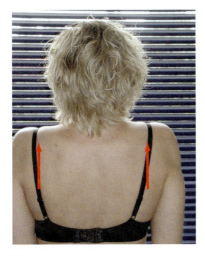

**□ Abb. 8.18.** Elevation des Schultergürtels

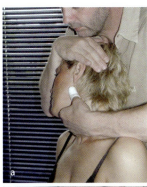

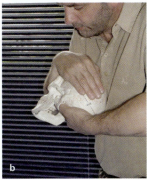
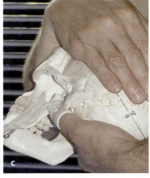

**□ Abb. 8.19 a–c.** Differenzialdiagnostik N. auriculotemporalis, links. **a** Ausführung, **b** Grifftechnik am Modell, **c** vergrößerter Ausschnitt

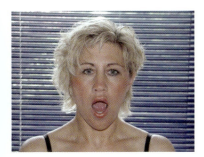

**□ Abb. 8.20.** Mund öffnen (Depression, Abduktion)

### 8.6.8 Nervenprovokation HWS und Kiefer nach FOST

Aus der praktischen Erfahrung zeigt sich, dass eine Hypomobilität C1/C2 eine Kompression des N. occipitalis major verursacht und eine Hypermobilität bzw. Instabilität von C2/C3 die Nn. occipitalis minoris und auricularis magnus übermäßigen Dehnungsreizen ausgesetzt sind. Um eine Mitbeteiligung oder primäre Beteiligung des N. auriculotemporalis auszuschließen wird ein markanter Irritationsort, das Kiefergelenk, für die Differenzierung mit einbezogen.

Eine Differenzierung durch Anlegen eines Spatels zwischen den Zähnen des Patienten zur Verriegelung des Kiefergelenkes reicht in diesem Fall nicht aus. Eine verlässliche Differenzierung zeigt sich durch Provokationspositionierung der o.g. Zervikalnerven bis zur Schmerzsymptomatik, dann folgt eine Submaximaleinstellung und Protrusion des Kiefergelenks über Ventralschub am Angulus mandibulae.

#### Differenzialdiagnostik N. auriculotemporalis (□ Abb. 8.19 a–c)

**ASTE.** Der Patient sitzt auf der Bank mit flektierter Wirbelsäule, das Kiefergelenk ist in Ruheposition.

**Ausführung.** Die HWS wird über den rechten Arm des Therapeuten in Rotation rechts und Lateralflexion rechts bis zur Sensationsauslösung positioniert. Zur Differenzierung stellt der Therapeut die submaximale Dehnstellung für die Nn. occipitalis minoris und auricularis magnus ein (Inklination C0/C1, Rotation maximal C1/C2, Lateralflexion), legt seinen abgepolsterten linken Daumen am Angulus mandibulae des Patienten an und gibt einen Protrusionsschub.

**Befund.** Brennender Schmerz im Bereich von Ohr und Kiefer sowie okzipital.

### 8.7 Aktive Basisuntersuchung des Kiefergelenkes

#### 8.7.1 Aktive Bewegungsuntersuchung

Folgende **Phasen** werden bei der aktiven Bewegungsuntersuchung unterschieden:
– initial,
– intermediär,
– terminal.

Der Therapeut achtet auf folgende **Zeichen**:
– Hypo-, Hyper-, Normmobilität,
– Schmerz,
– Gelenkgeräusche (□ Tabelle 8.4).

#### Mund öffnen (□ Abb. 8.20)
Der Therapeut beurteilt:
– Symmetrie der Bewegung,
– Ausmaß der Bewegung,
– Knackgeräusche: initial, intermediär, terminal,
– Knackqualität: synovial, Reposition, ligamentär, Inkongruenz,

**Tabelle 8.4.** Knackgeräusche

| Art | Charakteristika |
|---|---|
| Adhäsionsknacken | Zeigt sich beim kräftigen Beißen als hell und leise<br>Fast ausschließlich hypermobile Patienten |
| Ligamentäres Knacken | Der lateraldislozierte Kondylus erzeugt bei Passage des Lig. collaterale laterale durch Lateralschub eine Dehnschwingung, die das Geräusch hervorruft |
| Diskogene Knackgeräusche | Verlagerung des Diskus nach anterior-medial (90%, der Kondylus springt über das posteriore Ende des Diskus nach vorn)<br>Initiales intermediäres Öffnungsknacken<br>Intermediäres terminales Schließungsknacken<br>Laut und hart<br>Federnde Fixation |
| Endgradige Knackgeräusche, Inkongruenzknacken | Terminales Knacken in der Öffnungsphase bei Arthrosepatienten<br>Inkongruenzknacken ist an gleicher Stelle wiederholbar und leise (entsteht durch Stellungsänderungen des Kiefergelenkes (z. B. nach Frakturen/Zahnverlust) |
| Reibegeräusche | Perforation des Diskus oder ossäre Deformation<br>Leise über eine große Amplitude |
| Tuberculum articulare-Knacken | Subluxation des Gelenkkopfes bei:<br>– insuffizientem Discus articularis<br>– hypoplastischem Tuberculum articularis<br>– hypermobilem Kiefergelenk |

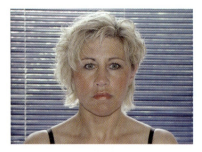

**Abb. 8.21.** Mund schließen (Elevation und Adduktion)

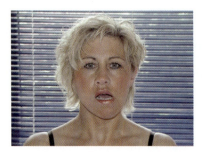

**Abb. 8.22.** Laterotrusion links, Mediotrusion rechts

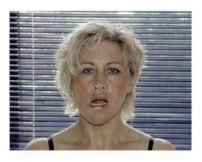

**Abb. 8.23.** Laterotrusion rechts (Mediotrusion links), links

– Schmerzen,
– Übereinstimmen von Deviation und Deflexion mit der Palpation.

### Mund schließen (Abb. 8.21)

Der Therapeut beurteilt:
– Symmetrie der Bewegung,
– Zahnschluss (Okklusion),
– Schmerzen.

### Laterotrusion links (Mediotrusion rechts) des Unterkiefers (Abb. 8.22)

Der Therapeut beurteilt:
– Bewegungsausmaß,
– Schmerzen,
– Knackgeräusche (V.a. ligamentär bedingtes Knacken).

### Laterotrusion rechts (Mediotrusion links) des Unterkiefers (Abb. 8.23)

Der Therapeut beurteilt:
– Bewegungsausmaß,
– Schmerzen,
– Knackgeräusche (V.a. ligamentär bedingtes Knacken).

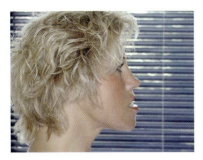

**Abb. 8.24.** Protrusion

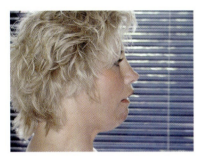

**Abb. 8.25.** Retrusion

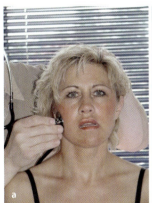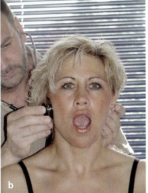

**Abb. 8.26 a, b.** Auskultation Kiefergelenk, rechts. **a** Laterotrusion, **b** Abduktion

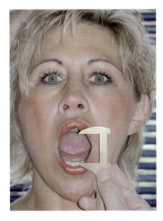

**Abb. 8.27.** Messung der Mundöffnung

### Protrusion des Unterkiefers (■ Abb. 8.24)

Der Therapeut beurteilt:
- Bewegungsausmaß,
- Schmerzen,
- Knackgeräusche,
- Ohrenklingeln (neurogene Dehnung).

### Retrusion des Unterkiefers (■ Abb. 8.25)

Der Therapeut beurteilt das Bewegungsausmaß und die Schmerzen.

> Ausführungshilfe: Der Patient positioniert seine Zunge oben hinten.

## 8.8 Auskultation in der aktiven Basisuntersuchung

Diagnostisches Abhorchen der Kiefergelenke auf Geräusche (Reibe- und Knackgeräusche) mittels Stethoskop (■ Abb. 8.26 a, b). Der Therapeut beurteilt die:
- Adduktion und Abduktion,
- Laterotrusion (aus 10 °, 30 ° und 60 ° vorpositionierter Abduktion).

## 8.9 Messungen des aktiven Bewegungsausmaßes in der Basisuntersuchung

Alle Messungen werden im Sitzen durchgeführt, in der ASTE befindet sich das Kiefergelenk in der Nullstellung.

### Messung der Mundöffnung (■ Abb. 8.27)

Der Therapeut misst die Distanz zwischen den Schneidezähnen während der:
- aktiven Mundöffnung,
- passiven Mundöffnung (ohne Bild).

Norm: 4,5 cm (aktiv).

Lässt sich das Bewegungsausmaß passiv über ein physiologisches Maß von 2 mm vergrößern, spricht das für eine aktive myogene Limitation.

### Messung der Laterotrusion mit/ohne Abduktion

Die Deflexion wird in der Initial-, Intermedial- oder Terminalphase gemessen. Gemessen wird in der Mitte der oberen Schneidezähne in einer gedachten sagittalen Linie.

Norm Laterotrusion: 1,4 cm (■ Abb. 8.28).

Der Therapeut beurteilt:
- das Abweichen des Unterkiefer während der Öffnung nach links oder rechts,
- die Mobilität (Normo-, Hypo-, Hypermobilität).

### Messung der aktiven Retrusion (■ Abb. 8.29)

Norm: 0,2 cm.

Der Therapeut beurteilt die Mobilität (Normo-, Hypo-, Hypermobilität).

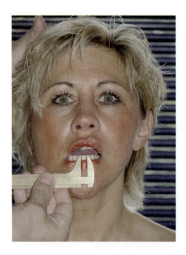

**Abb. 8.28.** Messung der Laterotrusion

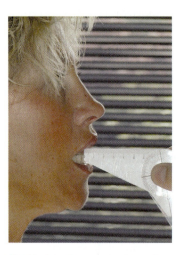

**Abb. 8.29.** Messung der aktiven Retrusion

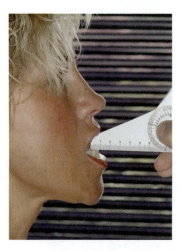

**Abb. 8.30.** Messung der aktiven Protrusion

**Messung der aktiven Protrusion (□ Abb. 8.30)**

Norm: 1 cm.

Der Therapeut beurteilt die Mobilität (Normo-, Hypo-, Hypermobilität).

## 8.10   Passive Basisuntersuchung des Kiefergelenkes

Ziel einer passiven Gelenkfunktionsuntersuchung ist das Erfassen von Qualität und Quantität der passiven Bewegung: osteo- und arthrokinematisch. Beim Endgefühl am Ende der Bewegung wird unterschieden zwischen physiologischen und pathologischen **Veränderungen**.

- **Physiologische Veränderungen:**
  - hart-elastisch: Lig. collaterale laterale,
  - hart: arthrogen, bei Diskusperforation,
  - weich-elastisch: myogen.
- **Pathologische Veränderungen:**
  - weich-elastisch bzw. federnd: Diskusdislokalisation,
  - weich: Schwellung, intraartikulärer Erguss.

Eine immer wieder verwendete Grifftechnik ist der **Hippokrates-Griff**. Beim Hippokrates-Griff werden der Zeige- und Mittelfinger unter das Kinn des Patienten angehakt. Der Daumen wird im Bereich der Dentes incisivi des Unterkiefers positioniert.

> **Wichtig**
>
> Wenn ein Ligament die Bewegung nicht mehr limitieren kann (Hypermobilität bzw. Instabilität), dann limitiert der Muskel, was zu Läsionen innerhalb des Muskels oder der durchlaufenden Nerven führen kann.

**Passive Abduktion (□ Abb. 8.31)**

**ASTE.** Der Patient sitzt in neutraler Stellung.

**Ausführung.** Der Therapeut umgreift mit seinem rechten Arm den Kopf des Patienten und fixiert diesen an seinen Thorax. Mit seiner linken Hand umgreift der Therapeut mit Zeige und Mittelfinger das Kinn des Patienten. Mit dem Daumen hakt sich der

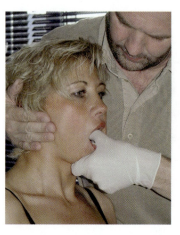

**Abb. 8.31.** Passive Abduktion

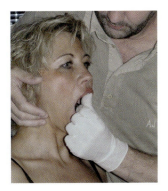

■ **Abb. 8.32.** Spreiztechnik

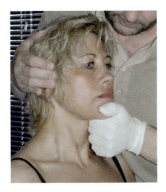

■ **Abb. 8.33.** Passive Adduktion

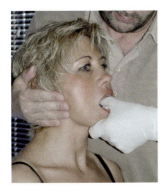

■ **Abb. 8.34.** Passive Protrusion

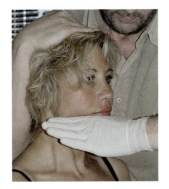

■ **Abb. 8.35.** Passive Retrusion

Therapeut bei den Dentes incisivi ein. Der Therapeut führt eine Abduktion durch und überprüft das Bewegungsspiel sowie das Endgefühl. Interpretation: Der Therapeut beurteilt:
- Qualität und Quantität des Endgefühls,
- Diskuselastizität (Läsion oder Arthropathie?),
- Bewegungsausmaß (1–2 mm größer als aktiv).

### Spreiztechnik (■ Abb. 8.32)

Die passive Abduktion kann alternativ durch die Spreiztechnik getestet werden.

**ASTE.** Der Patient sitzt in neutraler Stellung.

**Ausführung.** Der Therapeut stabilisiert Kopf und HWS des Patienten. Zeige- und Mittelfinger sind auf den unteren Dentes incisivi. Der Daumen wird wie eine Spange leicht gegen die oberen Dentes incisivi gepresst. Über Zeige- und Mittelfinger gibt der Therapeut einen Druck nach inferior.

### Passive Adduktion (■ Abb. 8.33)

**ASTE.** Der Patient sitzt in neutraler Stellung.

**Ausführung.** Der Therapeut stabilisiert Kopf und HWS des Patienten. Sein Thenar liegt auf der Protuberantia mentalis, Zeige- und Mittelfinger liegen am Kinn an und geben einen leichten Druck nach superior.

> Den Druck niedrig dosieren, da die Kraftübertragung nur zum Teil das Gelenk betrifft, sondern betont Zähne und Schädel.

**Interpretation.** Der Therapeut beurteilt:
- Okklusion,
- Schmerz,
- muskuläre Gegenreaktion.

### Passive Protrusion (■ Abb. 8.34)

**ASTE.** Der Patient sitzt in neutraler Stellung.

**Ausführung.** Hippokrates-Griff. Zeige- und Mittelfinger unter das Kinn legen. Daumen intraoral an die Dentes incisivi des Unterkiefer haken. Der Therapeut führt über einen horizontalen Zug nach ventral eine Protrusion durch und überprüft das Bewegungsspiel sowie das Endgefühl.

**Interpretation.** Der Therapeut beurteilt:
- Beweglichkeit,
- Schmerz,
- Endgefühl: fest elastisch (Norm).

### Passive Retrusion (■ Abb. 8.35)

**ASTE.** Der Patient sitzt in neutraler Stellung.

**Ausführung.** Kopf und HWS stabilisieren. Der Therapeut legt seine linke Hand im Gabelgriff horizontal von ventral auf das Kinn des Patienten und gibt einen Schub nach dorsal. Er überprüft das Bewegungsspiel und Endgefühl. Bei der passiven Testung Retrusion ist der Mund in Ruheposition (0,3–0,5 mm Freeway space).

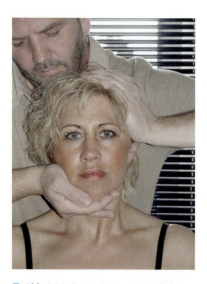

**◻ Abb. 8.36.** Passive Laterotrusion, links

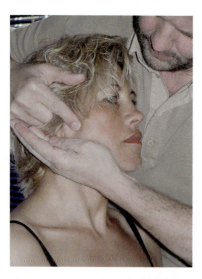

**◻ Abb. 8.37.** Kompressionstest passiv, rechts

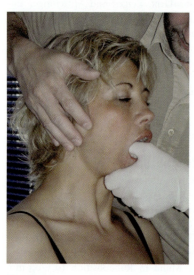

**◻ Abb. 8.38.** Kompressionstest aktiv, rechts

**Interpretation.** Der Therapeut beurteilt:
– Bewegungsspielraum,
– Schmerz (V.a. retrodiskales Ödem, Reizung),
– Endgefühl: fest elastisch (Norm).

**Passive Laterotrusion, Mediotrusion (◻ Abb. 8.36)**

**ASTE.** Der Patient sitzt in neutraler Stellung.

**Ausführung.** Der Therapeut widerlagert bzw. schient die HWS und den Kopf des Patienten auf der kontralateralen Seite (Propellergriff). Seine rechte Hand legt der Therapeut aus Supinationsstellung mit Thenar und Hypothenar an den Unterkiefer des Patienten an und gibt einen leichten nach transversal gerichteten Druck zur gegenüberliegenden Seite. Bei der passiven Testung Laterotrusion ist der Mund in Ruheposition (0,3–0,5 mm Freeway space).

**Interpretation.** Der Therapeut überprüft das Bewegungsspiel und Endgefühl:
– Bewegungsspiel,
– Schmerz (V.a. ligamentäre Läsionen),
– Endgefühl: elastisch (Norm).

## 8.11    Provokationstest Basisuntersuchung

### 8.11.1    Kompressionstest

Der Kompressionstest wird in der Basisuntersuchung sowohl passiv als aktiv durchgeführt.

**Kompressionstest passiv (◻ Abb. 8.37)**

**ASTE.** Der Patient sitzt in neutraler Stellung.

**Ausführung.** Der Therapeut umgreift mit seinem rechten Arm den Kopf des Patienten und fixiert diesen an seinem Thorax. Seinen linken Hypothenar moduliert der Therapeut unter den rechten Angulus mandibulae des Patienten. Mit seinem rechten Mittelfinger palpiert der Therapeut das rechte Kiefergelenk. Mit dem linken Hypothenar gibt der Therapeut einen leichten Druck nach kranial.

**Interpretation.** Der Therapeut beurteilt
– Schmerz (V.a. diskogene bzw. arthrogene Läsion),
– Ausweichen des Caput mandibulae (intraartikuläres Ödem, Diskusdislokation).

**Kompressionstest aktiv (◻ Abb. 8.38)**

> Durch die aktive Beteiligung entsteht ein zusätzlicher Druck. Der Therapeut dosiert entsprechend vorsichtig.

**ASTE.** Der Patient sitzt in neutraler Stellung.

**Ausführung.** Der Therapeut umgreift mit seinem rechten Arm den Kopf des Patienten und fixiert diesen an seinem Thorax. Er hakt seinen linken Zeigefinger unter den Angulus mandibulare des rechten Unterkiefers an. Seinen linken Daumen legt er sagittal an den 3. Quadranten des Gebisses. Mit seinem rechten Zeigefinger palpiert er das rechte Kiefergelenk. Über den linken MCP 2 und den 4. Quadranten übt er einen leichten Druck nach kranial aus, bei gleichzeitiger aktiver Retrusion.

**Interpretation.** Der Therapeut beurteilt ggf. den Schmerz (V.a. osteokinematische Läsion).

### 8.11.2    Dynamischer Koordinationstest

Beim dynamischen Koordinationstest wird die Muskelaktivität während wechselnder Widerstände geprüft. Die Widerstände gibt der Therapeut in folgende Bewegungsrichtungen:
- Abduktion und Adduktion,
- Protrusion und Retrusion,
- Laterotrusion und Mediotrusion.

#### Wechselnde koordinative Widerstände (◘ Abb. 8.39)

> Nur mit zentrierter Gelenkachse kann Kraft entwickelt werden. Voraussetzung ist, dass der Patient die Achse des Kiefergelenks gegen die wechselnden Widerstände zentriert halten kann. Die Testung kann auch zur fortgeschrittenen Stabilisation als Übung eingesetzt werden.

**ASTE.** Der Patient sitzt in neutraler Stellung.

**Ausführung.** Der Therapeut umgreift mit seinem rechten Arm den Kopf des Patienten und fixiert diesen an seinem Thorax. Er fixiert den Patienten im Ellenbogenhang und gibt mit der anderen, linken Hand unterschiedliche Widerstände in die möglichen Bewegungsrichtungen.

**Interpretation.** Der Therapeut beurteilt die koordinativen Defizite.

### 8.12    Palpation der kieferbezogenen Muskulatur

Wenn die aktiven Tests positiv und die passiven Tests negativ sind, palpiert der Therapeut die Muskulatur, um weitere Untersuchungsergebnisse zu erhalten. Für Okklusionsstörungen und Stressreaktionen ist ein Muskelhartspann der Kaumuskulatur/ Kauhilfsmuskulatur typisch. Der Hartspann ist wesentlich an der Beschwerdesymptomatik des Patienten beteiligt.

#### 8.12.1    Kiefermuskulatur

**Palpation M. digastricus (◘ Abb. 8.40)**
**ASTE.** Der Patient sitzt.

**Ausführung.** Der Therapeut umgreift mit seiner rechten Hand den Kopf des Patienten und fixiert ihn an seinen Thorax. Die Palpation erfolgt leicht oberhalb des Angulus mandibulare vor dem M. sternocleidomastoideus.

**Funktion.** Beidseits Abduktion des Unterkiefers, einseitig Laterotrusion des Unterkiefers, hebt das Zungenbein.

**Schmerzregion.** Obere, seitliche Halsregion. Bei einseitiger Verkürzung kann er verantwortlich sein für ein unilaterales Öffnen des Mundes, Schluckbeschwerden.

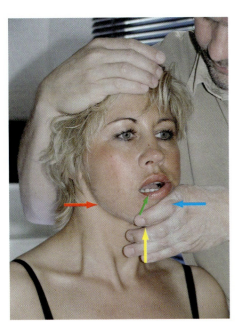

◘ **Abb. 8.39.** Wechselnde koordinative Widerstände (**Pfeile**)

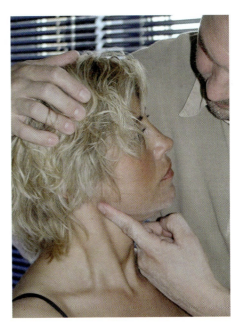

◘ **Abb. 8.40.** Palpation M. digastricus

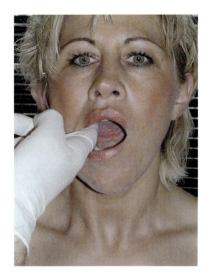

▪ **Abb. 8.44.** Palpation M. pterygoideus lateralis pars inferior

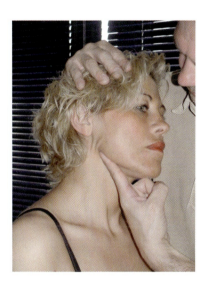

▪ **Abb. 8.45.** Palpation M. pterygoideus medialis

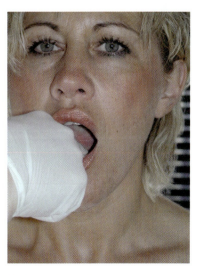

▪ **Abb. 8.46.** Mundbodenmuskel M. mylohyoideus

> **Wichtig**
>
> Aufgrund seines großen Bewegungsvektors ist der Muskel eng mit emotionalen Ausdrucksweisen verbunden.

### Palpation M. pterygoideus lateralis pars inferior (▪ Abb. 8.44)

> Der M. pterygoideus lateralis pars inferior ist schwer zu palpieren. Oft wird der Muskel mit Fasern des M. temporalis verwechselt.

**ASTE.** Der Patient sitzt.

**Ausführung.** Der Patient öffnet seinen Mund leicht und schiebt seinen Unterkiefer zur Untersuchungsseite.

**Palpation.** Der Therapeut folgt dem unteren 4. Quadranten des Gebisses intraoral bis zum letzten Molar. Er palpiert die Linea obliqua nach kranial Richtung Proc. coronoideus. Dort gibt er einen leichten Widerstand nach medial dorsal. Der Patient erwidert den Widerstand in Protrusion und Abduktion.

**Schmerzregion.** Kiefergelenk, infraorbital.

### Pars superior

> Pars superior ist nicht zu palpieren.

— Funktion: Protrusion, Laterotrusion, »Starter« der Abduktion.
— Dysfunktion: Knirschen, Pressen.
— Schmerzregion: Kiefergelenk, Schläfe.
— Funktion: Gelenk zentrieren, Startermuskel.

### Palpation M. pterygoideus medialis (▪ Abb. 8.45)
**ASTE.** Der Patient sitzt.

**Ausführung.** Lateralflexion zur untersuchenden Seite.

**Palpation.** Medial des Angulus mandibulare.

**Schmerzregion.** Angulus mandibulare und Kiefergelenk.

**Funktion.** Adduktion, Laterotrusion.

**Parafunktion.** Pressen, Knirschen.

**Diffenzialdiagnostik.** Schmerzauslösung N. marginalis möglich.

### Mundbodenmuskel M. mylohyoideus (▪ Abb. 8.46)
**ASTE und Ausführung.** Der Patient sitzt. Der Therapeut tastet mit Daumen oder Zeigefinger den Mundboden ab.

**Interpretation.** Er beurteilt ggf. eine Schwellung und Schmerzen.

## 8.12.2    Os hyoideum und hyoidale Muskulatur

Das Os hyoideum (Zungenbein) ist ein freier Schädelknochen und besteht aus dem Corpus ossis hyoidei und den Zungenbeinhörnern Cornu majus und minus. Während des Schluckaktes verlagert sich das Os hyoideum nach vorne oben.

Das Zungenbein ist in die Muskelschlinge der supra- und infrahyale Muskeln eingelagert. Am Cornu minus inseriert das Lig. stylohyoideum. Am unteren Corpus ossis hyoidei inseriert die infrahyale Muskulatur. Der ventrale Korpus des Os hyoideum wird zur **Insertion** genutzt vom:

= M. mylohyoideus,
= M. sternohyoideus,
= M. stylohyoideus.

Das Cornu majus dient als Ansatz für die thyreohyoidalen und pharyngealen Muskeln. Das Zungenbein befindet sich ca. in Höhe C3, knapp unter dem Angulus mandibulae.

Beurteilt wird bei der Untersuchung des Os hyoideum die supra- und infrahyale Muskulatur und die Beweglichkeit in die folgenden **Richtungen**:

= lateral/medial,
= kranial/kaudal,
= ventral.

### Beurteilung der hyoidalen Muskulatur (■ Abb. 8.47)

**ASTE.**  Der Patient liegt in Rückenlage in neutraler Haltung.

**Ausführung.**  Der Therapeut fasst das Zungenbein mit den Fingerspitzen. Die andere Hand widerlagert die HWS von dorsal. Mit sanften Bewegungen wird das Os hyoideum nach lateral, medial, kranial, kaudal und ventral verschoben.

**Interpretation.**  Der Therapeut beurteilt die Restriktionen.

## 8.13    Widerstandstest – Basisuntersuchung

> **Wichtig**
>
> Die statisch ausgeführten Widerstandstests dienen dazu durch isometrische Anspannung den Funktionszustand von Muskelgruppen zu untersuchen.

Der Patient wird aufgefordert den vom Therapeuten gegebenen Widerstand zu erwidern. Der kontinuierliche isometrisch konzentrische Druck sollte ca. 1 min dauern. Gibt der Patient Schmerzen an, deutet dies auf eine:

= primär myogene Beteiligung oder z. B.
= sekundäre Beteiligung durch Okklusions- bzw. Kiefergelenksstörungen.

Der Zeitpunkt des Auftretens der Schmerzen ist charakteristisch. Tritt er:

= in den ersten 10 sec des Widerstandes auf: V.a. Muskelfaserläsion.
= erst ab ca. 30 sec des Widerstandes auf: V.a. myogenen Trigger (partielle Ischämie).

### Widerstand Protrusion (■ Abb. 8.48)

**ASTE.**  Der Patient sitzt.

**Ausführung.**  Der Therapeut umgreift mit seiner rechten Hand den Kopf des Patienten und fixiert diesen an seinem Thorax. Seine linke Hand legt er im Gabelgriff an das Kinn des Patienten. Der Patient erwidert den Widerstand der linken Hand (Gabelgriff).

**Interpretation.**  Der Therapeut beurteilt Schmerzen und Kraft (M. pterygoideus lateralis sowie mit geringer Beteiligung die Mm. pterygoideus medialis et masseter).

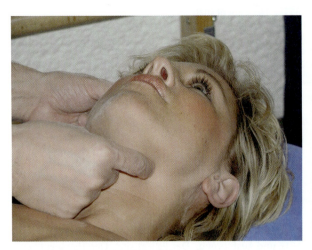

■ **Abb. 8.47.**  Beurteilen der hyoidalen Muskulatur

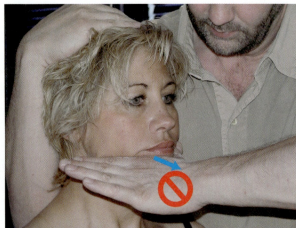

■ **Abb. 8.48.**  Widerstand Protrusion

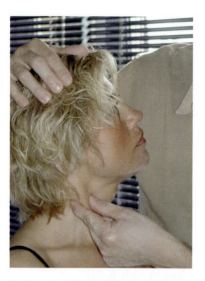

▣ **Abb. 8.41.** Palpation M. sternocleidomastoideus

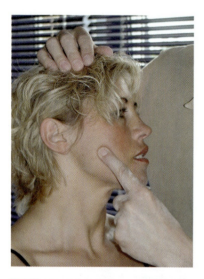

▣ **Abb.8.42.** Palpation M. masseter pars profunda, pars superficialis

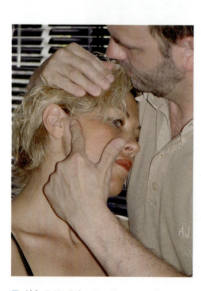

▣ **Abb. 8.43.** Palpation M. temporalis pars anterior, posterior

## Palpation M. sternocleidomastoideus (▣ Abb. 8.41)

**ASTE.** Der Patient sitzt.

**Ausführung.** Der Therapeut umgreift mit seiner rechten Hand den Kopf des Patienten, stellt eine homolaterale Seitenneigung und heterolaterale Rotation ein. Diese Vorposition fixiert er an seinem Thorax.

**Funktion.** Der Muskel wirkt beim Kauakt (Abbeißen) mit. Unter Mitwirkung des M. trapezius, der subokzipitalen und der Mundbodenmuskulatur ist indirekter, unterstützender Kaumuskel.

## Palpation M. masseter pars profunda, pars superficialis (▣ Abb. 8.42)

**ASTE.** Der Patient sitzt.

**Ausführung.** Der Therapeut umgreift mit seiner rechten Hand den Kopf des Patienten und fixiert diesen an seinem Thorax.

### Pars profunda

- Palpationspunkt: ventral vom Kiefergelenk unterhalb des Os zygomaticum.
- Schmerzregion: Kiefergelenk, Ohr, Schläfenbereich.
- Funktion: Bds. Adduktion, einseitig leichte Laterotrusion.
- Parafunktion/Dysfunktion: Pressen, Knirschen.

### Pars superficialis

- Palpationspunkt: ventrokranial vom Angulus mandibulare.
- Schmerzregion: Wange, Kiefer.
- Funktion: Adduktion, geringe einseitige Laterotrusion.
- Parafunktion/Dysfunktion: Pressen, Knirschen.

> Pars superficialis des M. masseter neigt zur Hypertrophie.

## Palpation M. temporalis pars anterior, posterior (▣ Abb. 8.43)

**ASTE.** Der Patient sitzt.

**Ausführung.** Der Therapeut umgreift mit seiner rechten Hand den Kopf des Patienten und fixiert diesen an seinen Thorax.

### Pars posterior

- Palpation: kranial des Ohrs.
- Schmerzregion: Okzipitalregion, Os temporales.
- Funktion: Adduktion, Retraktion und einseitig geringe Laterotrusion.
- Parafunktion/Dysfunktion: Pressen (Angst etc.).

### Pars anterior

- Palpation: kranial Ala majoris.
- Insertion: unterhalb des vorderen Jochbeinbogens.
- Schmerzregion: Stirn, infraorbital, Schläfe.
- Funktion: Adduktion, primärer Muskel für die aktive Okklusion.
- Parafunktion/Dysfunktion: Pressen (Angst etc.).

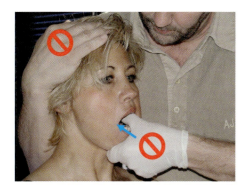

**Abb. 8.49.** Widerstand Retraktion

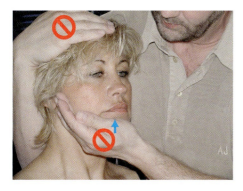

**Abb. 8.50.** Widerstand Abduktion

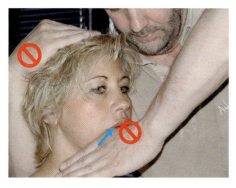

**Abb. 8.51.** Widerstand Adduktion

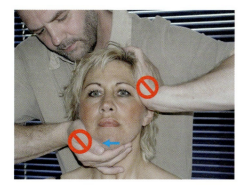

**Abb. 8.52.** Widerstand Laterotrusion, rechts

### Widerstand Retraktion (☐ Abb. 8.49)

**ASTE.** Der Patient sitzt.

**Ausführung.** Der Therapeut umgreift mit seiner rechten Hand den Kopf des Patienten und fixiert diesen an seinem Thorax. Mit seiner linken Hand widerlagert der Therapeut im Hippokrates Griff (linker Daumen dorsal an die Dentes incisivi angelegt) die Bewegung des Unterkiefers. Zeige- und Mittelfinger widerlagern im Bereich der Spina mentalis. Der Patient zieht leicht gegen den widerstandgebenden Daumen nach dorsal.

**Interpretation.** Der Therapeut beurteilt die Kraft (M. temporales).

### Widerstand Abduktion (☐ Abb. 8.50)

**ASTE.** Der Patient sitzt in neutraler Stellung.

**Ausführung.** Therapeut umgreift mit seiner rechten Hand den Kopf des Patienten und fixiert diesen an seinen Thorax. Seinen linken Hypothenar moduliert der Therapeut an der Spina mentalis des Unterkiefers. Patientin drückt gegen die rechte widerstandgebende Behandlerhand nach kaudal.

**Interpretation.** Der Therapeut beurteilt Schmerzen und Kraft (Mm. suprahyoidalis et. pterygoideus lateralis pars inf.).

### Widerstand Adduktion (☐ Abb. 8.51)

**ASTE.** Der Patient sitzt in neutraler Stellung.

**Ausführung.** Der Therapeut umgreift mit seiner rechten Hand den Kopf des Patienten und fixiert diesen an seinem Thorax. Seine linke Hand legt der Therapeut im Gabelgriff, bei ca. proniert eingestelltem Unterarm widerlagernd an die Protuberantia mentalis bzw. am Kinn des Patienten an. Der Patient erwidert den leichten Widerstand der linken Hand des Therapeuten (Mund schließen).

**Interpretation.** Der Therapeut beurteilt Schmerzen und Kraft. Mm. masseter, temporales, pterygoideus medialis).

### Widerstand Laterotrusion (☐ Abb. 8.52)

**ASTE.** Der Patient sitzt in neutraler Stellung.

**Ausführung.** Um die Laterotrusion nach rechts zu prüfen, fixiert der Therapeut mit seiner linken Hand das Os temporale des Patienten links. Mit seinem supinierten Unterarm widerlagert der Therapeut mit seinem rechten Thenar oder Hypothenar das rechte Kiefergelenk über dem Ramus mandibulae. Der Patient erwidert den Widerstand in die rechte Laterotrusion.

**Interpretation.** Der Therapeut beurteilt Schmerzen und Kraft (Mm. pterygoideus lateralis /medialis, temporales, suprahyoidales).

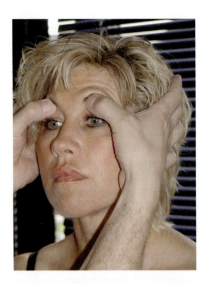

■ **Abb. 8.53.** Provokation N. supraorbitalis

**8**

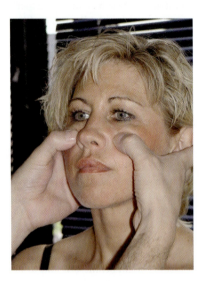

■ **Abb. 8.54.** Provokation N. infraorbitales

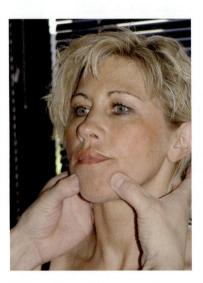

■ **Abb. 8.55.** Provokation N. mentales

## 8.14    Nervale Provokation – Basisuntersuchung

### N. supraorbitalis-Provokation (■ Abb. 8.53)

**ASTE.** Der Patient sitzt.

**Ausführung.** Der Therapeut verschiebt die Haut über der Incisura oder dem Foramen supraorbitale mit seinem Daumen leicht nach kranial. Anschließend übt er einen leichten Druck aus. Sein 2. und 3. Finger widerlagern am Os temporale, 4. und 5. Finger am Os occipitale.

**Interpretation.** Der Therapeut beurteilt ggf. Schmerzen und Missempfindungen.

### N. infraorbitalis-Provokation (■ Abb. 8.54)

**ASTE.** Der Patient sitzt.

**Ausführung.** Der Therapeut gibt mit seinem Daumen einen leichten Druck oberhalb des Foramen infraorbitale der Maxilla. Mit seinem 3. und 5. Finger widerlagert sich der Therapeut am Os occipitale.

**Interpretation.** Der Therapeut beurteilt ggf. Schmerzen und Missempfindungen.

### N. mentalis-Provokation (■ Abb. 8.55)

**ASTE.** Der Patient sitzt.

**Ausführung.** Der Therapeut übt mit beiden Daumen einen kurzen Druck aus oberhalb des Foramen mentale der Mandibula. Mit dem 2. und 3. Finger widerlagert der Therapeut den Druck am Proc. mastoideus. 4. und 5. Finger haken sich in das Weichteilgewebe der Halsmuskulatur.

**Interpretation.** Der Therapeut beurteilt ggf. Schmerzen und Missempfindungen.

### Neurogene Dehnung: N. lingualis, N. mentalis, Chorda tympani (■ Abb. 8.56)

> **Medialgleiten** wirkt provozierend auf den:
> − N. lingualis,
> − Chorda tympani,
> − N. mentalis.

**ASTE.** Der Patient liegt in Rückenlage.

**Ausführung.** Um die Strukturen der rechten Seite zu Dehnen positioniert der Therapeut den Kopf des Patienten in leichter Flexion und Lateralflexion links vor. Der Zahnabstand Oberkiefer/Unterkiefer sollte ca. 2–3 cm betragen. Mit seiner rechten Hand (MCP2) dehnt der Therapeut den Unterkiefer nach links vor (Shift). Die Daumen legt er übereinander auf das rechte Kiefergelenk. Der Therapeut gibt einen transversalen Schub nach links bzw. medial.

**Anzahl und Dosierung.** Rhythmisch 15- bis 20-mal, folgend statisches Dehnen 30 sec. bis 2 min, 3–5 Wiederholungen, 30 sec. Pause.

### Interpretation N. lingualis

Der Therapeut beurteilt Schmerzen und Sensibilität, z. B. Schleimhäute im Mund, Zungespitze und Zahnfleisch.

> Der N. lingualis kann durch operative Eingriffe (z. B. Zahnextraktionen) verletzt worden sein.

### Interpretation Chorda tympani

Der Therapeut beurteilt vegetative Störungen, z. B. Sekretstörungen Ductus submandibularis, Munddrüsen, Gaumenmandel, Geschmacksstörungen, Glandulae salivales.

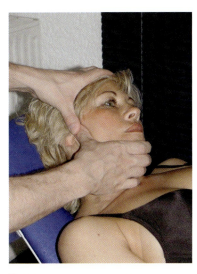

▣ **Abb. 8.56.** Neurogenes Dehnen N. lingualis, N. mentalis, Chorda tympani, rechts

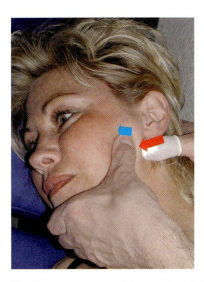

▣ **Abb. 8.57.** Neurogenes Dehnen nach FOST: N. auriculotemporalis, links

### Interpretation N. mentalis

Der Therapeut beurteilt die:
– Schmerzen und Sensibilität (Hyperaesthesie Kinnregion, Unterlippe),
– Muskulatur, z. B. Hypo-/Hypertrophie M. mentalis.

### Neurogene Dehnung: N. auriculotemporalis nach FOST (▣ Abb. 8.57)

> Medial- und Ventralgleiten wirkt provozierend auf den N. auriculotemporalis.

**ASTE.** Der Patient liegt in Rückenlage/Seitenlage. Der Kiefer des Patienten befindet sich in Ruheposition.

**Ausführung.** Kopf in Rotation zur homolateralen Seite bzw. bei Patienten mit HWS-Beschwerden in Lateralflexion zur kontralateralen Seite. Das kontralaterale Os temporale wird mit einem Sandsack unterlagert. Der Therapeut legt die linke Hand im Gabelgriff auf die linke Mandibula: Der linke Daumen ist auf dem linken Kiefergelenk platziert und der Zeigefinger liegt an der Mandibula. Seinen rechten Daumen legt der Therapeut retromandibulär an den Ramus mandibulae.
    1. Manöver: Mit seinem linken, am Kiefergelenk angelegten Daumen (Gabelgriff) gibt der Therapeut einen Medialshift zur kontralateralen Seite.
    2. Manöver: Der rechte Daumen gibt einen Schub über den Ramus mandibulae nach ventral in Protrusion.

**Anzahl und Dosierung.** Rhythmisch 15- bis 20-mal, folgend statisches Dehnen 30 sec. bis 2 min., 3–5 Wiederholungen, 30 sec. Pause.

### Interpretation N. auriculotemporalis (▸ Übersicht 8.3)

Der Therapeut beurteilt:
– Kiefergelenkkapsel und damit verbundene Schmerzen,
– Haut, Schläfe,
– Ohr, Tinnitus.

| Übersicht |
|---|

**Übersicht 8.3. N. auricotemporalis**
Der **N. auriculotemporalis** vereinigt sich nach der Kapsel des Kiefergelenks mit parasympathischen und sympathischen Nervenfasern. Von diesem Nerv spalten sich direkt hinter dem Kiefergelenk folgende Äste ab:
– N. meatus acustici externi: sensible Versorgung der Gehörwand,
– N. auriculares anterior: Ohrmuschel,
– Ramus parotideus: Ohrspeicheldrüse,
– Ramus membranae tympani: Trommelfell,
– Ramus temporalis superficialis: Haut des Jochbein und Schläfe.

## Neurogene Mobilisation: N. auriculotemporalis nach FOST aus Vorpositionen (☐ Abb. 8.58a–c)

**Anamnese.** Tinnitus, Ohrenschmerzen und Schmerzen im Jochbein- und Schläfenbereich.

| Cave | | |
|---|---|---|
| Nur auszuführen von erfahrenen Therapeuten. | | |

**ASTE.** Der Patient liegt in Seitenlage

**Ausführung.** Um den linken N. auriculotemporalis zu mobilisieren stellt der Therapeut die HWS des Patienten ein in eine leichte Flexion, maximale Rotation und (evtl. zusätzlich) Lateralflexion zur kontralateralen Seite. Der Patient positioniert seinen Kiefer soweit in Protrusion vor, bis z. B. Irritationsgeräusche im Ohr oder Beschwerden im Jochbein- und Schläfenbereich entstehen. Diese Stellung wird fixiert.

Das kontralaterale Os temporale wird mit einem Sandsack unterlagert. Der Therapeut legt seinen rechten Hypothenar auf das linke Kiefergelenk. Seinen linken Daumen legt der Therapeut retromandibulär an den Ramus mandibulae an und unterstützt somit die Protrusionsvorposition. Mit dem rechten Hypothenar gibt der Therapeut einen dezenten nach medial gerichteten Schub zur kontralateralen Seite.

**Anzahl und Dosierung.** Rhythmisch 15- bis 20-mal. Statisch 30 sec bis 2 min, 3–5 Wiederholungen, Pause 30 sec.

> Zum Abschluss milde Wärme applizieren. Zur Steigerung kann zusätzlich zur Ventralisierung des Caput mandibula in Abduktion vorpositioniert werden (z. B. mit Tamponade bzw. entsprechend zugeschnittenen Korken).

## 8.15 Weichteiltechniken – Dehnung der primären und sekundären Kaumuskeln

### 8.15.1 Techniken

#### Massage

Behandelt werden bei der Palpation lokal festgestellte Konsistenzveränderungen der Kaumuskulatur. Rheumatische Weichteilveränderungen zeigen sich mit Konsistenzveränderungen aller Gewebeschichten (Muskel-, Binde-, Fettgewebe). Es ist stets abzugrenzen, ob ein Muskelfaszienriss oder ein entzündlicher Prozess vorliegt.

Palpierte Myogelosen, bei denen es sich um eine Stoffwechselstörung mit Zerfall der Myofibrillen handelt, müssen besonders betrachtet werden. Ziel ist es, für eine vaskuläre Optimierung zu sorgen. Aufgrund der hohen propriozeptiven Dichte der Kaumuskulatur ist vor der Massage eine detonisierende Wärmeanwendung sinnvoll.

#### Dehnungen

Mit der Dehnung verbundene **Ziele** sind:
- Verbessern der Elastizität,
- Erhöhen der Flexibilität,
- Wiedererlangen der normalen Beweglichkeit.

**Bedingung** ist, dass die hypertone Muskulatur die Bewegung limitiert und nicht ein hypomobiles Kiefergelenk. Als Beispiel zwei Dehnungen:
- Dehnung 1 für die Mm. masseter, pterygoideus medialis und temporalis,
- Dehnung 2 für die Mm. suboccipitalis.

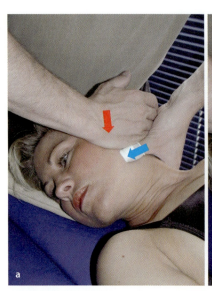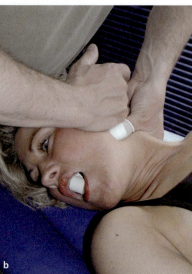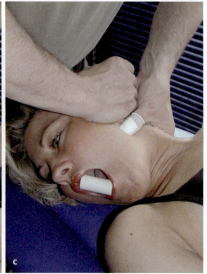

☐ **Abb. 8.58 a–c.** Neurogene Mobilisation N. auriculotemporalis, links. **a** Vorposition, **b** Steigerung durch zusätzliche Abduktion, **c** maximale Steigerung

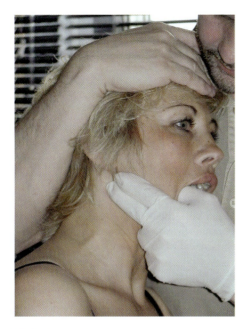

**Abb. 8.59.** Dehnen Mm. temporales, masseter, pterygoideus medialis, links

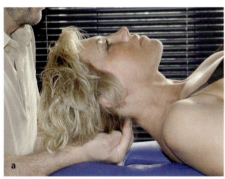

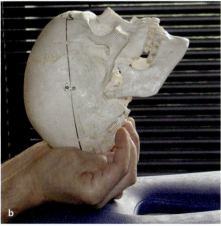

**Abb. 8.60 a, b.** Release »Craniale Basis« (Occipital Release).
**a** Durchführung, **b** anatomische Orientierung

### 8.15.2 Dehnungen zur Erweiterung von Abduktion und Protrusion

#### Dehnung: Mm. temporales/masseter pterygoideus medialis (▪ Abb. 8.59)

**ASTE.** Der Patient sitzt in neutraler Stellung.

**Ausführung.** Um die Muskeln der rechten Seite zu dehnen umgreift der Therapeut mit seinem rechten Arm den Kopf des Patienten und fixiert diesen an seinem Thorax. Seinen linken Daumen legt der Therapeut intraoral auf die rechten Molaren des Patienten. Zeige- und Mittelfinger haken sich flächig hinter den Angulus mandibulae. Es erfolgt eine Traktion nach kaudal und anschließend eine Zugbewegung nach ventral.

**Anzahl und Dosierung.** Rhythmisch 20-mal, statisch 30 sec bis 2 min, 3–5 Serien, Pause 30 sec.

#### Release »Kraniale Basis« (Occipital Release) (▪ Abb. 8.60a, b)

**ASTE.** Der Patient liegt in Rückenlage. Der Kopf des Patienten liegt auf den Handballen und distalen Unterarmen des Therapeuten.

**Ausführung.** Der Therapeut legt seinen 2.–4. Finger an den hinteren Atlasbogen. Er lässt seine Finger in die Muskulatur einsinken bis zum Release.

### 8.16 Physikalische Kieferanwendungen

#### 8.16.1 Techniken

##### Kryokinetik mit einem Eiswasser gefüllten Latexhandschuh (▪ Abb. 8.61)

**Indikation.** Wird primär nach operativen Eingriffen und akuten degenerativen entzündlichen Schüben eingesetzt (Arthritis).

**Dosierung.** 30 sec Eis, 1 min aktives Bewegen, 5–6 Wiederholungen, 2- bis 3-mal tägl.

> **Cave**
>
> Keine aggressiven Eisanwendungen benutzen, sie schädigen die reichlich vorhandenen Gefäße des Lymphsystems.

##### Wärmeapplikation: Fangopackung (▪ Abb. 8.62)

> Fango erzielt äußerst gute Ergebnisse in Bezug auf Qualität und Quantität der Matrix im Kollagen. Im Gegensatz zu anderen Wärmeträgern verbessert es die Viskoelastizität der Synovia.

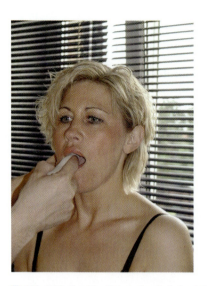

**Abb. 8.61.** Kryokinetik: Latexhandschuh mit Eiswasser

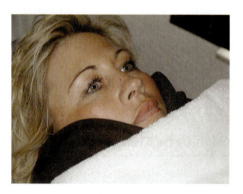

**Abb. 8.62.** Wärmeapplikation: Fangopackung

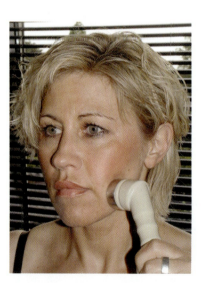

**Abb. 8.63.** Ultraschalltherapie

## Ultraschalltherapie (▪ Abb. 8.63)

Gleichschall erwärmt das Weichteilgewebe, mittels Impulsschall werden mechanische Mikrovibrationen erzeugt.

| Cave | | |
|------|---|---|
| Ultraschall ist eine absolute Kontraindikation für den sub-okzipitalen Bereich. | | |

## Myofeedback (▪ Abb. 8.64)

Das Myofeedback-Gerät vermittelt Informationen über die Muskelaktivität der Kaumuskeln, die dem Patienten akustisch bzw. optisch bewusst gemacht wird. Mit dieser Information lernt er seine bisher unbewussten, pathologischen Funktionsabläufe zu beeinflussen und zu verbessern.

## 8.17    Spezifische intraorale Untersuchung

Die Notwendigkeit einer spezifischen intraoralen Untersuchung kann sich aus den Ergebnissen der Basisuntersuchung ergeben. Sie wird im Folgenden an einem Beispiel verdeutlicht.

### 8.17.1    Berücksichtigung der Basisuntersuchung

Aufgrund der Basisuntersuchung liegen dem Therapeuten folgende Ergebnisse zu einem Patienten vor:
- aktive Untersuchung: V.a. Hypo-/Hypermobilität, Gelenkgeräusche, Schmerz,
- passive Untersuchung: V.a. Kapsel-Bandläsion, Schmerzen,
- Widerstand Untersuchung: V.a. Muskelläsion und Ischämien,
- neurogene Untersuchung: V.a. neurogenes Kompressionssyndrom/neurogene Mobilisationsstörungen.

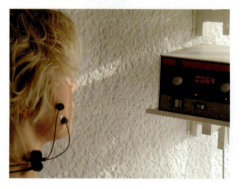

**Abb. 8.64.** Myofeedback

Wenn die Basisuntersuchung nicht aussagekräftig ist und keine Hinweise auf ein spezifisches Krankheitsbild gibt, sind gelenkspezifische Untersuchungen notwendig.

## 8.17.2 Untersuchung der Okklusion

Wichtig für den Therapeuten ist es, Okklusionsstörungen zu erkennen, um mit dem Zahnarzt eine funktionselementare Zusammenarbeit eingehen zu können. Okklusionsstörungen entstehen durch:
- Vorkontakt eines Zahnes/Zahngruppe (Kreuz-, Distal-, Lateral-, Medialbiss)
- Zahnwanderungen/-lockerungen
- Zu hohe Zahnfüllung
- Zahndefekten mit Belastungsempfindlichkeit

**Ausnahme.** diskogen – muskulär und arthrogen bedingte Ursachen

Der Therapeut achtet auf:
- Parafunktionen (Habits)
- Bruxomanie (Knirschen, Pressen, Mahlen mit den Zähnen außerhalb des Kauaktes)
- Aktiver oder passiver Okklusion

Um einen lokalen Belastungsschmerz auszulösen, hat es sich bewährt, den Patienten auf einen Holzspatel beißen zu lassen oder den Zahn durch Klopfen und thermische Reize zu provozieren. Die Untersuchung ergibt Folgendes:
- Reaktion auf thermische Reize (Entzündung),
- Klopfschmerz am Zahn (Hinweis auf Irritation der Nervenfaser in der Wurzelhaut),
- Sensibilitätssteigerung der Front- und Eckzähne (z. B. durch Freilegung des Dentin/Parodontose)

> Hinweis: Locus minoris – kleiner Ort der Erkrankung mit großer Wirkung auf den Funktionsmechanismus

**Therapie.** Zahnärztliche Weiterbehandlung. Die zahnärztliche Behandlung hat die folgende Zielsetzung:
- Rekonstruktion/Restauration/Wiederherstellung der Kontur,
- Prothetik oder medikamentöse Behandlung,
- Schienenversorgung.

## 8.18 Gelenkspezifische Untersuchung

**Ziel.** Suche nach dem aktuellen Slack (Gelenkspiel). Dabei kann es sich um eine Normo-, Hypo-oder Hypermobilität handeln. Der Therapeut testet das Gelenkspiel, um einen Eindruck zu erhalten bez.:
- Qualität des Gelenkspieles (Suche nach der limitierenden Kapselstruktur),
- Ausmaßes der Bewegung bei negativem Weichteilbefund.

Das Kiefergelenk besitzt ein physiologisches Gelenkspiel in folgende **Richtungen**:
- kranial, kaudal,
- medial, lateral,
- ventral, dorsal.

Dieses **Gelenkspiel** ist bei der kaudalen und lateralen Richtung von der Flexibilität der Gelenkkapsel abhängig und beträgt ca. 2 mm. Nach kranial finden wir ein Gelenkspiel von 1 mm, das auf der Beschaffenheit des Discus articularis beruht. Nach dorsal limitiert die bilaminäre Zone auf ca. 1,5 mm.

Bei **Schmerzen** in der Gelenkregion sollten pathologische Veränderungen der Muskulatur ausgeschlossen sein. Schmerzen sollten sich in der Bewegung produzieren lassen. Anderseits lässt sich vom Schmerz das Stadium eines Kapselmusters ableiten.

In der gelenkspezifischen **Untersuchung** wird die Stellung und Lage des Caput mandibulae beurteilt:
- **Lateralverlagerungen**: Sie zeigen sich mit einer druckdolenten lateralen Kapsel und evt. in einem ligamentären Knacken, das unter anderem aufgrund eines intraartikulären Ergusses (»tanzendes Kiefergelenk«), durch »schwimmende« Verlagerung entsteht.
- **Dorsalverlagerungen**: Sie zeigen sich im Gehörgang mit retroverlagertem Kondylus, durch Schwellung und Reizung im Bereich der dorsalen bilaminären Zone mit einem Nachlauf.
- **Ventralverlagerungen**: Sie zeigen sich im Gehörgang mit antroverlagertem Kondylus und einem Vorlauf.

Beim gesunden Kiefergelenk ist das Gelenkspiel schmerzfrei und geräuschlos ( Tabelle 8.5). Die Untersuchung wird exponential ausgeführt, um einer reflektorischen Gegenspannung zu begegnen. Restriktionen der Kapsel finden sich am häufigsten ventromedial. Kapselrestriktionen durch partielle Läsionen (nicht im Sinne eines Kapselmusters) sind ebenso häufig.

 **Tabelle 8.5.** Eigenschaften des Kiefergelenks

| Kriterium | Beschreibung |
|---|---|
| Ruheposition | 0,3–0,5 mm Freeway space |
| Verriegelte Stellung | Maximale Okklusion |
| Kapselmuster | Endgradigkeit > Abduktion |
| Hypomobil | Maximal 2 Finger, Mundöffnung < 4 cm |
| Normmobil | 3 Finger, Mundöffnung 4,5 cm |
| Hypermobil | 4 Finger, Mundöffnung > 5 cm |

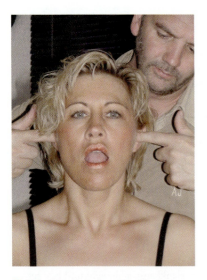

**⬛ Abb. 8.65.** Vorlauf- und Nachlauftest

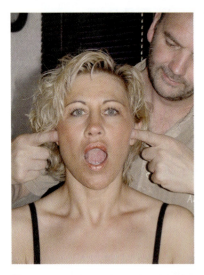

**⬛ Abb. 8.66.** Tanzendes Kiefergelenk

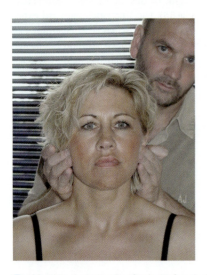

**⬛ Abb. 8.67.** Springing-Test für das Kiefergelenk

### 8.18.1    Vorlauf- und Nachlauftest (⬛ Abb. 8.65)

**Ziel.** Abklärung, ob es sich um eine funktionelle transversale Kondylenposition oder um eine Dislokation handelt.

**ASTE.** Der Patient sitzt.

**Ausführung.** Therapeut platziert seine Zeigefingerbeere in den Gehörgängen (Meatus acusticus externus). Der Patient öffnet und schließt den Mund.

**Interpretation.** Der Therapeut beurteilt VL (Vorlauf) oder NL (Nachlauf) einer Kondylenseite sowie ggf. auftretende Knackgeräusche.

> **Wichtig**
>
> Das Ergebnis des Gelenkspieles sieht der Therapeut nicht isoliert, sondern er stellt den Zusammenhang mit den Ergebnissen der vorausgegangenen Untersuchung Anamnese, Palpation und Basisuntersuchung her, um das Gesamtergebnis für die Therapie zu nutzen.

### 8.18.2    Tanzendes Kiefergelenk (⬛ Abb. 8.66)

**Ziel.** Abklärung, ob es sich um eine funktionelle sagittale Kondylenposition oder um eine Dislokation handelt.

**ASTE und Ausführung.** Der Patient sitzt.
Der Therapeut sucht den Drehpunkt des Gelenkes auf, durch den die Gelenkachse läuft (Höhe Tuberculum articulare). Dazu öffnet und schließt der Patient den Mund.

**Interpretation.** Der Therapeut beurteilt den Lateralshift einer Kondylenseite.

### 8.18.3    Springing-Test (⬛ Abb. 8.67)

**Ziel.** Prüfen des passiven Gelenkspiels in Latero- und Mediotrusion.

**ASTE.** Der Patient sitzt. Er nimmt die Ruheposition ein, diese befindet sich in ca. 0,3–0,5 mm freeway space position. Kann der Patient schlecht entspannen, soll er als Hilfe die Zungenspitze nach hinten oben auf den Gaumen legen.

> Die Ruheposition ist der Wendepunkt zwischen der Fossa mandibularis und Tuberculum articulare des Kiefergelenks.

**Ausführung.** Mit dem Zeigefinger wird der Kondylus abwechselnd mediotrusiert bzw. laterotrusiert.

**Interpretation.** Der Therapeut testet den transversale Federweg im Seitenvergleich (Norm-, Hypo- oder Hypermobilität) sowie die lateromandibuläre Stellung des Kondylus.

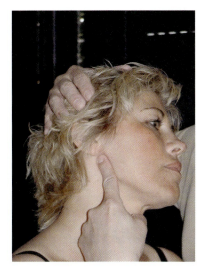

### 8.18.4    Retromandibuläre Raumüberprüfung (■ Abb. 8.68)

**Ziel.** Überprüfung asymmetrischer Raumgrößen des Retromandibularraumes.

**ASTE.** Der Patient sitzt.

**Ausführung.** Der Patient nimmt die Ruheposition ein, diese befindet sich in ca. 0,3–0,5 mm freeway space position. Therapeut palpiert bds. den Raum zwischen Collum mandibulae und Proc. Mastoideus.

#### Interpretation
Der Therapeut beurteilt das Ausmaß der Raumgröße:
- **Enger Raum**: V.a. Discus articularis anterior, Caput mandibulae posterior.
- **Weiter Raum**: V.a. Discus articularis posterior, Caput mandibulae anterior.
- **Differntialdiagnostisch**: Durchtrittsstelle N. facialis und Anlage des Ganglion cervicale superius.

### 8.18.5    Distraktion Joint play

#### Distraktion Joint play im Kiefergelenk nach kaudal (■ Abb. 8.69)
**ASTE.** Der Patient sitzt.

**Ausführung.** Für die Distraktion im linken Kiefergelenk öffnet der Patient leicht seinen Mund. Der Kopf des Patienten lehnt dabei leicht am Thorax des Therapeuten. Zur Distraktion wird der Hippokrates Griff verwendet. Zeige- und Mittelfinger hakt der Therapeut unterhalb des Kinns an. Der rechte Daumen liegt medial parallel zum 3. Quadranten der Zähne. Linker Zeige- oder Mittelfinger palpiert den Gelenkspalt des Kiefergelenks. Es folgt ein Distraktionszug nach kaudal.

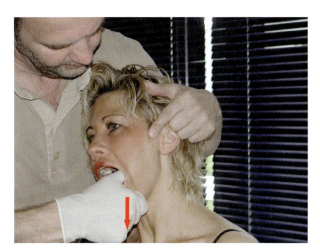

**■ Abb. 8.69.** Distraktion Joint play im Kiefergelenk

**Joint play.** Distraktionsstufe 2.

**Interpretation.** Der Therapeut beurteilt den Distraktionsweg. (Hypo-, Hyper-, Normomobilität).

#### Translatorisches Gleiten (TLG) Joint play im Kiefergelenk nach lateral (■ Abb. 8.70)
**ASTE.** Der Patient sitzt.

**Ausführung.** Um das linke Kiefergelenk zu prüfen, öffnet der Patient leicht seinen Mund. Der Kopf des Patienten lehnt am Thorax des Therapeuten. Mund vorpositioniert in Laterotrusion. Hippokrates Griff, Zeige- und Mittelfinger unterhalb des Kinns anhaken. Der rechte Daumen liegt medial parallel zum 3. Quadranten. Mit seinem linken Zeige- oder Mittelfinger palpiert der Therapeut den Gelenkspalt des Kiefergelenks. Es folgt ein translatorisches Gleiten nach links.

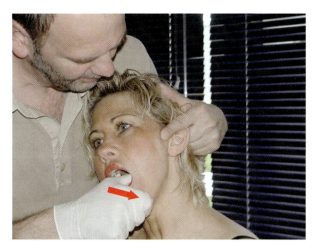

**■ Abb. 8.70.** TLG Joint play im TMG nach lateral, links

**Phase 1.** Unter leichter Distraktion und Schub über die unterste linke Zahnreihe nach lateral.

**Wichtig**

Distraktion reduziert evt. vorhandene raue degenerative Bewegungsabläufe.

**Phase 2.** Unter Approximation und Schub über die unterste linke Zahnreihe nach lateral.

**Wichtig**

**Approximation** forciert den Gleit-Test. Dazu müssen die folgenden Strukturen intakt sein:
- Diskus,
- Gelenkknorpel (obere Schicht),
- Synovia.

**Joint play.** Distraktionsstufe 2.

**Interpretation.** Der Therapeut beurteilt den Translationsweg, die Resistenz der Kapsel im Seitenvergleich. (Hypo-, Hyper- und Normomobilität).

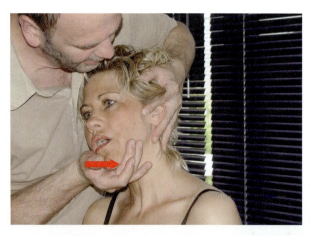

**Abb. 8.71.** Alternativ: TLG Joint play im Kiefergelenk nach lateral, links

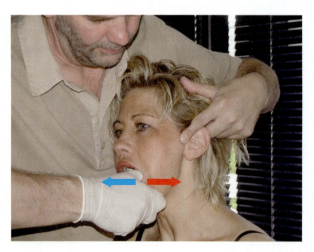

**Abb. 8.72.** TLG Joint play nach ventral/dorsal im Kiefergelenk, links

## Alternativ: TLG Joint play im Kiefergelenk nach lateral (⊡ Abb. 8.71)

**ASTE.** Der Patient sitzt.

**Ausführung.** Der Therapeut moduliert seinen rechten Thenar oder Hypothenar am Tuberculum mentalis dexter. Der Unterkiefer des Patienten befindet sich in free way position. Schub transversal nach links.

**Joint play.** Traktionsstufe 2.

**Interpretation.** Der Therapeut beurteilt über Translation (Approximation oder Kompression) die Resistenz der Kapsel, Mobilität (Hypo-, Hyper-, Normmobilität).

## TLG Joint play nach ventral/dorsal im Kiefergelenk (⊡ Abb. 8.72)

**ASTE.** Der Patient sitzt.

**Ausführung.** Der Kopf des Patienten lehnt am Thorax des Therapeuten. Mit seinem linken Zeige- oder Mittelfinger palpiert der Therapeut das TMG. Hippokrates Griff, Zeige- oder Mittelfinger sind unterhalb des Kinns angehakt. Der rechte Daumen legt sich auf den 3. Quadranten.

Der Zug für das Ventralgleiten erfolgt über den Ramus mandibulae. Der Schub für das Dorsalgleiten erfolgt über die untere Zahnreihe.

**Joint play.** Traktionsstufe 2.

**Interpretation.** Der Therapeut beurteilt über Translation (Approximation oder Kompression), die Resistenz der Kapsel im Seitenvergleich (Hypo-, Hyper- und Normmobilität).

## TLG Joint play nach medial im Kiefergelenk (⊡ Abb. 8.73)

**ASTE.** Der Patient sitzt.

**Ausführung.** Der Therapeut fixiert den Kopf des Patienten an seinem Thorax. Hippokrates Griff, der Daumen des Therapeuten liegt medial des 3. Zahnquadranten. Mit dem rechten

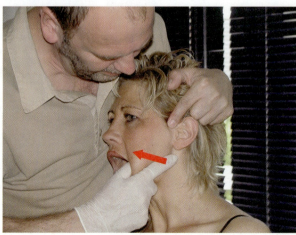

**Abb. 8.73.** TLG Joint play nach medial im Kiefergelenk, links

Zeigefinger wird die Mandibula geschient. Der linke Zeigefinger palpiert das Kiefergelenk. Über MCP 2 und Daumen der rechten Hand erfolgt ein gleichmäßiger Schub nach medial.

**Joint play.** Traktionsstufe 2.

**Interpretation.** Der Therapeut beurteilt über Translation (Approximation oder Kompression) die Resistenz der Kapsel im Seitenvergleich (Hypo-, Hyper- und Normmobilität).

## 8.19    Gelenkspezifische Mobilisation

Bei der Gelenkmobilisation sollte die Muskulatur entspannt sein. Es bietet sich an, die Kieferregion vorab mit Wärme zu behandeln. Bei den Techniken Traktion und translatorisches Gleitens wird versucht, durch Mobilisation des restriktiven Kapselabschnittes das Gelenkspiel zu verbessern. Vorbedingungen einer manualtherapeutischen translatorischen Mobilisation sind folgende **Voraussetzungen**:
– Knorpelbelastung (evtl. Knorpelbelastungstraining),
– funktionsgerechte Synoviaproduktion und Resorption von Abfallprodukten im Gelenk (evtl. Trophiktraining vorab durchführen).

Traktion und Translation werden in der Traktionsstufe 3 ausgeführt, die wir 30 sec bis 2 min halten und ca. 3- bis 5-mal wiederholen. Vor, während und nach einer Mobilisationsbehandlung wird erneut getestet, wie und ob sich das Gelenkspiel verändert hat. Die Traktion erfolgt rechtwinklig zur Behandlungsebene, das translatorische Gleiten erfolgt parallel zur Behandlungsebene in die behinderte Gleitrichtung entsprechend der Konvex-Konkav-Regel.
   Man sollte mit **Traktion** im Kiefergelenk beginnen. Sie wird gut toleriert, denn
– sie ist unspezifisch,
– die erzeugte Kraft wird auf andere Abschnitte der Gelenkkapsel verteilt,
– sie reduziert Schmerzen.

Das translatorische Gleiten wirkt gezielt auf den betroffenen Kapselabschnitt und kann früher zu Schmerzen führen.

> **Wichtig**
>
> Im Kiefergelenk gehören Traktionen und Translationen zusammen, da kaum die Möglichkeit für ein sauberes paralleles Gleiten besteht.

Beendet wird eine Mobilisation, wenn ein funktionelles, dem Krankheitsbild entsprechendes Bewegungsausmaß erreicht ist und dieses vom Patienten aktiv beherrscht wird. Das **Eigentraining** begleitend die manualtherapeutische Behandlung, wenn diese dem Behandlungszeitraum und der Durchführbarkeit entsprechen. Um Rezidiven vorzubeugen, führt der Patient das Eigentraining nach Abschluss der Behandlung selbständig weiter.

## Traktionsmobilisation Kiefergelenk nach kaudal aus Vorposition Abduktion (◨ Abb. 8.74)

**Anamnese.** Das Mundöffnen des Patienten ist gestört bzw. limitiert.

**Befund.** Eingeschränkte Abduktion.

**ASTE.** Der Patient sitzt.

**Ausführung.** Der Kopf des Patienten wird in neutraler Stellung und über den Ellenbogenhang am Thorax des Therapeuten stabilisiert. Hippokrates Griff, der Daumen liegt intraoral auf dem 3. Quadranten. Über Traktionsstufe 3 Zug nach kaudal.

**Anzahl und Dosierung.** Rhythmisch 20-mal, statisch 30 sec bis 2 min, 3–5 Serien, 30 sec Pause.

> Zum Schluss spannt der Patient in die Abduktion an, um einen Release pain zu verhindern.

## TLG nach medial (◨ Abb. 8.75)

**Anamnese.** Kau- und Mahlverhalten sind gestört.

**Befund.** Eingeschränkte Mediotrusion.

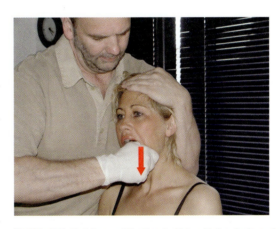

◨ **Abb. 8.74.** Traktionsmobilisation des linken Kiefergelenks nach kaudal, aus Vorposition Abduktion

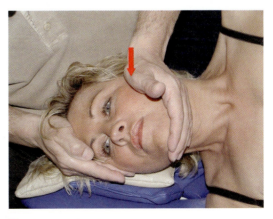

◨ **Abb. 8.75.** TLG nach medial, links

> Intraorale Techniken haben sich als in der Praxis als uneffektiv erwiesen.

**ASTE.** Der Patient liegt in Seitenlage. Er legt seinen Kopf in neutraler Stellung auf einen Sandsack, so dass das Os temporale unterlagert ist.

**Ausführung.** Der Therapeut legt seinen linken Hypothenar auf das linke Caput mandibulae des Patienten. Unter Aufnahme der Weichteilspannung folgt eine Mediotrusion nach rechts (Traktionsstufe 3).

**Anzahl und Dosierung.** Rhythmisch 20-mal, statisch 30 sec bis 2 min, 3- bis 5 Serien, 30 sec. Pause.

> Zum Schluss spannt der Patient in die Mediotrusion an, um einen Release pain zu verhindern. Nach der Mobilisation werden passive/aktive Übungen durchgeführt, wobei betont die Osteokinematik über Range of Motion und propriozeptiv harmonisiert wird.

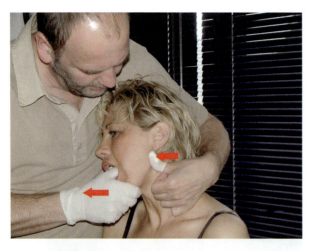

**Abb. 8.76.** TLG nach ventral, links

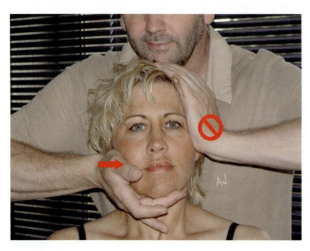

**Abb. 8.77.** TLG nach lateral, links

### TLG nach ventral (Abb. 8.76)

**Anamnese.** Mundöffnung gestört, retrodiskale Beschwerdesymptomatik.

**Befund.** Eingeschränkte Protrusion.

**ASTE.** Der Patient sitzt.

**Ausführung.** Hippokrates Griff, der rechte Daumen des Therapeuten wird auf dem 3. Zahnquadranten angelegt, so dass sich die Daumenspitze hinter den letzten Molar anhakt. Mit dem linken Daumen wird je nach Hypomobilitätsstörung die Bewegung nach ventral unterstützt. Der Therapeut führt zuerst in Traktionsstufe 2 eine Traktion nach kaudal aus. Über translatorisches Gleiten, wozu der linke Daumen eingesetzt wird, wird der Unterkiefer nach ventral mobilisiert (Traktionsstufe 3).

**Anzahl und Dosierung.** Rhythmisch 20-mal, statisch 30 sec bis 2 min, 3–5 Serien, 30 sec Pause.

> Zum Schluss spannt der Patient in die Protrusion an, um einen Release pain zu verhindern. Nach der Mobilisation werden passive/aktive Übungen durchgeführt, wobei betont die Osteokinematik über Range of Motion und propriozeptiv harmonisiert wird.

### TLG nach lateral (Abb. 8.77)

**Anamnese.** Kau- und Mahlbewegungen sind gestört.

**Befund.** Eingeschränkte Laterotrusion.

**ASTE.** Der Patient sitzt.

**Ausführung.** Für die Mobilisation des linken Kiefergelenks legt der Therapeut seine Hände im Propellergriff an, indem er seinen rechten Thenar/Hypothenar auf das Caput mandibulae legt und sein linker Thenar/Hypothenar auf das Os temporale/Os zygomaticum des Patienten. Unter Aufnahme der Weichteilspannung folgt eine Laterotrusion nach links (Traktionsstufe 3).

**Anzahl und Dosierung.** Rhythmisch 20-mal, statisch 30 sec bis 2 min, 3–5 Serien, 30 sec Pause.

> Zum Schluss spannt der Patient in die Laterotrusion an, um einen Release pain zu verhindern. Nach der Mobilisation werden passive/aktive Übungen durchgeführt, wobei betont die Osteokinematik über Range of Motion und propriozeptiv harmonisiert wird.

## 8.20    Repositionstechniken bei Luxationen bzw. Subluxationen

**Luxationen** sind Verlagerungen des Caput mandibulae auf die ventrale Seite des Tuberculum articulare. Eine manuelle Reposition ist nur bei habituellen Luxationen mit weiter Gelenkkapsel möglich. Aufgrund der Begleitverletzungen (intraartikuläre

Ergussbildung, Bänder– und Kapselläsionen, Fissuren/Frakturen) wird eine Luxation kieferchirurgisch behandelt. Charakteristisch für eine Luxation ist, dass der Mund nicht geschlossen werden kann und der Unterkiefer zur luxierten Seite fixiert ist.

**Subluxationen** sind Verlagerungen des Caput mandibulae vor oder hinter den Discus articularis. Charakteristisch für eine Subluxation ist die federnde Fixation. Kapsel und Bänder sind nicht betroffen.

Wir unterscheiden bilaterale und unilaterale Subluxationen des Caput mandibulae:

– Bei einer bilateralen Subluxation kann der Patient je nach Richtung der Subluxation seinen Unterkiefer kaum senken bzw. heben, da der Gleitweg durch den Discus articularis widerlagert wird.
– Bei unilateralen Subluxation kommt es zur Abweichung des Unterkiefers (bei Subluxation des Caput mandibulae nach posterior zur betroffenen Seite, bei Subluxation nach anterior zur heterolateralen Seite). Je nach Subluxationsrichtung ist das Mundöffnen bzw. Mundschließen limitiert.

Wenn durch die Repositionstechniken Schmerzen erzeugt werden, oder die Abwehrspannung zu hoch ist, erfolgt die Gabe von Muskelrelaxantien.

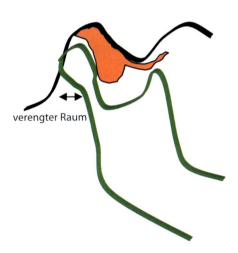

verengter Raum

■ **Abb. 8.78.** Subluxation des Caput mandibulae (**grün**) nach posterior, Discus articularis (**rot**)

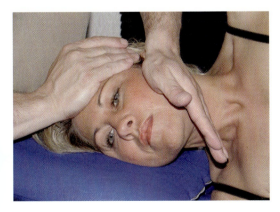

■ **Abb. 8.79.** Dekompression bei Subluxation des linken Caput mandibulae posterior bei nicht zu öffnendem Mund

Zum Schutz des Daumens kann es erforderlich sein, ihn abzupolstern durch einen:

– Baumwollhandschuh, der unter dem Latexhandschuh getragen wird,
– Gazofixwickel, der unter dem Latexhandschuh getragen wird.

In den einzelnen Mobilisationsstufen kann ein Impuls angezeigt/notwendig sein.

> **Wichtig**
>
> Repositionen bei Luxationen werden nur von Medizinern durchgeführt.

### 8.20.1 Subluxation Caput mandibulae nach posterior

**Subluxation des Caput mandibulae nach posterior (■ Abb. 8.78)**

Dafür dass das Caput mandibulae nach posterior subluxiert ist, sprechen folgende **Zeichen**. Der Kiefer:

– kann nicht nach ventral geschoben werden,
– bewegt sich zur Subluxationsseite hin,
– lässt sich schlecht öffnen,
– der retromandibuläre Raum ist relativ eng.

Die Region des M. pterygoideus lateralis pars superior zeigt sich schmerzhaft.

**Dekompression zur Justierung des Caput mandibulae posterior bei nicht zu öffnendem Mund (■ Abb. 8.79)**

> **Wichtig**
>
> Die Dekompression bereitet eine intraorale Technik vor. Der Patient kann seinen Mund nicht öffnen durch eine Verlagerung des Discus articularis.

**ASTE und Ausführung.** Seitenlage, die betroffene Seite liegt oben. Die Deviationshaltung des Patienten wird respektiert. Der Therapeut hakt sich mit seinem linken Hypothenar hinter den Angulus mandibulae ein, mit der rechten Hand fixiert er das Os frontale. Unter Aufnahme der Weichteilspannung folgt der Mobilisationsschub nach kaudal.

**Anzahl/Dosierung.** Rhythmisch 20-mal, statisch 30 sec bis 2 min, 3–5 Serien, 30 sec Pause.

> **Wichtig**
>
> Vor und während der Mobilisationsphasen kann es nötig sein, den Unterkiefer nach lateral oder medial zu shiften, um am Discus articularis vorbeizukommen. Dieses gilt für die beiden folgenden Repositionstechniken.

**8**

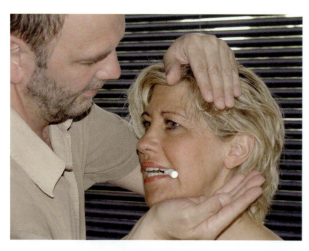

■ **Abb. 8.80.** Dekompression des Caput mandibulae bei leicht geöff-
netem Mund, eine orale Technik ist nicht möglich

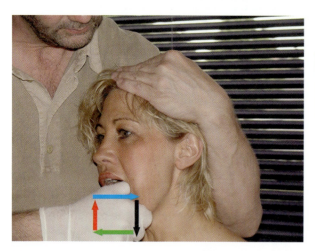

■ **Abb. 8.81.** Justierung des linken, subluxierten Caput mandibulae
posterior bei oraler Behandlung: **Schwarzer Pfeil:** Traktion nach kaudal,
**Grüner Pfeil:** Mobilisation nach: ventral, **Roter Pfeil:** Mobilisation nach
kranial, **Blauer Pfeil:** Mobilisation nach dorsal

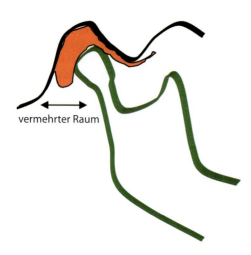

vermehrter Raum

■ **Abb. 8.82.** Subluxation des Caput mandibulae (grün) nach anterior,
Discus articularis (rot)

## Dekompression des Caput mandibulae bei leicht geöffnetem Mund (■ Abb. 8.80)

| **Wichtig** | |
|---|---|

Obwohl der Mund etwas geöffnet ist, ist eine orale Technik noch nicht möglich. Der Patient kann seinen Mund durch Verlagerung des Discus articularis nicht mehr als 1 cm öffnen.

**ASTE. Sitzend.** Ein dünnes Holzstäbchen oder eine Tamponade mit ca. 3–5 mm Durchmesser wird transversal auf den 2. oder 3. Molar der betroffenen Seite gelegt.

**Ausführung.** Der Therapeut fixiert den Kopf des Patienten, gibt Druck mit Thenar/Hypothenar unterhalb des Patientenkinns nach kranial. Es entsteht eine Distraktion durch die Hypomochlionwirkung des Holzstäbchen bzw. der Tamponade.

## Justierung eines subluxierten Caput mandibulae posterior bei oraler Behandlungsmöglichkeit (■ Abb. 8.81)

| **Wichtig** | |
|---|---|

Der Patient kann seinen Mund durch Verlagerung des Discus articularis nicht physiologisch öffnen.

**ASTE.** Der Patient sitzt. Die Deviationsstellung des Patienten wird respektiert.

**Ausführung.** Der Kopf des Patienten wird am Thorax des Therapeuten im Ellenbogenhang fixiert: rechte Hand im Hippokrates Griff, rechter Daumen hinter den letzten Molar des 3. Quadranten.

### 8.20.2    Subluxation Caput mandibulae anterior (selten)

## Justierung eines subluxierten Caput mandibulae nach anterior (■ Abb. 8.82)

Die anteriore Subluxation kommt selten vor. Dafür dass das Caput mandibulae nach anterior subluxiert ist, sprechen folgende **Zeichen.** Der Kiefer:
- kann sich nicht nach dorsal bewegen,
- bewegt sich von der Subluxation,
- lässt sich schlecht schließen,
- der retromandibuläre Raum ist vergrößert.

| **Wichtig** | |
|---|---|

Vor und während der Mobilisationsphasen kann es nötig sein, den Unterkiefer nach lateral oder medial zu shiften, um an dem Discus articularis vorbeizukommen.

## Justierung eines nach anterior subluxierten Caput mandibulae bei oraler Behandlungsmöglichkeit (■ Abb. 8.83)

**Wichtig**

Der Patient kann seinen Mund durch Verlagerung des Discus articularis nicht physiologisch schließen.

**ASTE.** Der Patient sitzt. Die Deviationsstellung des Patienten wird respektiert.

**Ausführung.** Der Kopf des Patienten wird am Thorax des Therapeuten im Ellenbogenhang fixiert: rechte Hand Hippokrates Griff, rechter Daumen hinter den letzten Molar des 3. Quadranten.

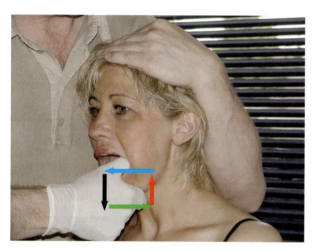

■ **Abb. 8.83.** Justierung eines subluxierten linken Caput mandibulae anterior bei oraler Behandlung: **Schwarzer Pfeil:** Traktion nach kaudal, **Grüner Pfeil:** Mobilisation nach: dorsal, **Roter Pfeil:** Mobilisation nach kranial, **Blauer Pfeil:** Mobilisation nach anterior

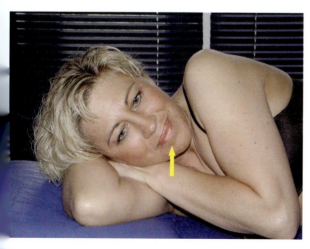

■ **Abb. 8.84.** Alltagskorrektur der Liegeposition, um linkslateralen Shift zu vermeiden

## 8.21 Eigentraining und Korrektur unphysiologischer Haltungen

Zum Eigentraining gehört das Schaffen eines orthostatischen Gleichgewichtes:
- Alltagskorrekturen,
- Stellung des Kopfes zur HWS,
- der HWS zum Schultergürtel,
- des Unterkiefers zum Oberkiefer.

### 8.21.1 Alltagskorrektur (■ Abb. 8.84)

Bei Kieferproblemen achtet der Therapeut auf die Schlaf-/Liegeposition des Patienten, da sie zu einem lateralen Shift des Unterkiefers führen kann. Negative Folgen sind Dehnungen des rechten Lig. collaterale mandibularis und fehlerhafte Okklusionskontakte.

Während des unten beschriebenen Eigentrainings sollten die Patienten 3 Monate lang ein zu weites Öffnen des Mundes vermeiden. Gähnen oder in einen Apfel beißen verschiebt den Unterkiefer und damit auch den Discus articularis zu weit nach ventral. Der Patient sollte überwiegend auf der nicht betroffenen Seite kauen. Um eine Ruheposition zu schaffen, wird mehrmals täglich die Zungenspitze für 1 min an den vorderen Gaumen gelegt. Der Patient sollte in dieser Zeit nur durch die Nase einatmen.

Beim Gähnen kann der Patient mit einer Hand unter dem Kinn sich selbst einen Widerstand geben, umso das zu weite Öffnen zu verhindern.

### 8.21.2 Eigentraining

Das Eigentraining wird auf den Typ des Patienten abgestimmt. Hier zwei Beispiele:
- Patiententyp A mit asymmetrischer Mundöffnung,
- Patiententyp B mit protrusierender Mundöffnung.

#### Eigentraining Patiententyp A

Caput mandibulae bewegt sich bei der Mundöffnung asymmetrisch: Es kommt zu einer Abweichung zur betroffenen Seite hin mit kapsulärer und muskulärer Kollagenadaptation. Bei einer Abweichung rechts sind die rechten Kaumuskeln betroffen. Die Linken sind zu schwach und werden durch das Eigentraining gekräftigt.

#### Level 1

**Befund.** Das Endgefühl gibt Hinweise auf die Ursache d. h. auf eine
- Muskelverkürzung: weiches Endgefühl
- Kapselverkürzung: festes Endgefühl
- Diskusverlagerung: federndes Endgefühl

**ASTE.** Der Patient sitzt vor dem Spiegel.

**Ausführung.** Man beginnt Kieferübungen immer mit einer Kokontraktion zur Ansprache der Propriozeptoren. Der Patient setzt sich vor einen Tisch und legt seinen linken Angulus mandibulae in seine linke aufgestützte Hand. Günstig ist es, wenn der Patient anfangs sich einen Spatel zwischen die Zähne legt, so dass es zu keiner Bewegung des Unterkiefers kommt. Der Patient drückt mit maximaler Kraft den Unterkiefer gegen seine linke stützende Hand. Ca.10 sec anspannen lassen.

**Anzahl und Dosierung.** 8–12 Wiederholungen, 3 Serien, zwischen den Serien 90–120 sec Pause.

**Steigerung.** Den Spatel entfernen, Mund leicht öffnen, Vorgehen siehe oben.

## Level 2
Befund und ASTE siehe Level 1.

**Ausführung.** Der Patient schaut in einen vor ihm stehenden Spiegel. Er beißt die Zähne fest aufeinander und zieht seine Lippen aktiv auseinander, so dass er seine unteren und oberen Schneidezähne sehen kann.

Unter Beachtung der Mitte der Schneidezähne öffnet der Patient langsam den Mund. In diesem Moment besteht die Neigung zur Abweichung aus der mittleren Sagittalebene, die durch die Asymmetrie wie z. B. der Muskulatur verursacht wird. Der Patient schließt den Mund wieder.

Der Patient legt seine Zungenspitze auf die Innenseite der oberen Prämolaren an der gegenüberliegenden Seite der Medianverschiebung. Der Patient soll erneut den Mund öffnen, wobei er sich an der Zunge orientieren kann. Die linienartige Mundöffnung muss er trotz »Zungenhilfe« jedoch weiterhin bewusst durchführen. Bis zur Schmerzgrenze üben.

**Anzahl und Dosierung.** 8–12 Wiederholungen, 3 Serien, zwischen den Serien 90–120 sec Pause, 3-mal täglich.

Meist ist der Patient in der Lage nach 14 Tagen den Mund ohne Nebenbewegungen zu öffnen. Dann kann auf die Unterstützung von Zunge und Spiegel verzichtet werden.

> Die Kombination zwischen gelenkspezifischer Kiefermobilisation in der Praxis und Eigenübungen zur Erhaltung der freigemachten Richtung mit Ansprache der betroffenen Muskeln führt kontinuierlich zur Aufhebung/Verminderung der Knackgeräusche.

## Eigentraining Patiententyp B
Beim Typ B wird das Caput mandibulae myogen anterior gehalten. Dies ist die Folge einer Deviationshaltung aufgrund eines zurückliegenden retrodiskalen Schmerzes. Die Haltung kommt auch bei Patienten vor, die überwiegend durch den Mund atmen, da sie ihre Zunge gegen die unteren Schneidezähne drücken und somit den Unterkiefer protrusieren.

Die Patienten neigen dazu, während der Mundöffnung den Unterkiefer zu weit nach vorn zu bewegen. Man beginnt Kieferübungen immer mit einer Kokontraktion zur Ansprache der Propriozeptoren.

**ASTE.** Der Patient setzt sich vor einen Tisch und legt seine Hände radial in den retromandibulären Raum an die hintere Kante der Mandibula.

Es ist günstig, wenn der Patient sich anfangs einen Spatel zwischen die Zähne legt, so dass es zu keiner Bewegung des Unterkiefers kommt.

**Ausführung.** Der Patient soll jetzt mit maximaler Kraft den Unterkiefer gegen seine retromandibulär widerlagernden Hände drücken.

**Anzahl und Dosierung.** Ca. 10 sec anspannen, 8–12 Wiederholungen, 3 Serien, zwischen den Serien 90–120 sec Pause.

**Steigerung.** Den Spatel entfernen, Mund leicht öffnen und aktiv den Unterkiefer gegen den retromandibulären Widerstand drücken.

## Abduktionsmobilisation als Eigentraining (Abb. 8.85a, b)
Ein einfacher Korken wird auf das maximale Ausmaß der Mundöffnung zurechtgeschnitten. Um das in der Therapie dazu gewonnene Bewegungsausmaß zu halten, nimmt der Patient den Korken dreimal täglich für 1 min zwischen die Schneidezähne.

## Wärmeanwendungen für zu Hause (Abb. 8.86)
Zur besseren Durchblutung und Detonisierung der Kaumuskeln ist es ratsam, vor den aktiven oder passiven Bewegungsübungen die Muskulatur mit Wärme zu behandeln.

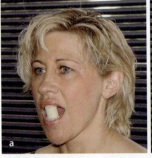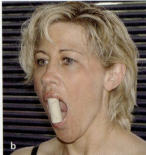

**Abb. 8.85 a, b.** Passive Depression als Eigentraining

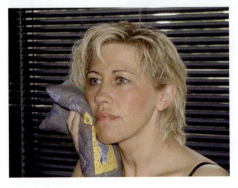

**Abb. 8.86.** Wärmeanwendungen: Heusack

## 8.22    Okklusionsschienen

Die meisten Okklusionsschienen (Aufbiss-Schienen) sind ohne Führung, um zunächst der Osteo- und Arthrokinematik die Möglichkeit zu geben, sich neuromuskulär anzupassen und um entsprechenden Kopfhaltungen gerecht zu werden.

Die Okklusionsschienen verändern also nur indirekt die Okklusion. Sie werden auf Grund von Erfahrungswerten am Oberkiefer getragen. Im Eckzahnbereich sind sie leicht angehoben. Eine Okklusionsschiene reduziert den Tonus der Kaumuskulatur und entlastet das Gelenk. Die Okklusionsschiene wird Monate bis Jahre Tag und Nacht getragen, bis eine symptomlose Unterkieferstellung über einen längeren Zeitraum beibehalten werden kann. Erst dann folgen notwendige, endgültige Maßnahmen.

Okklusionsschienen können jedoch auch entsprechend der Kondylenverlagerung angepasst werden. So werden bei unilateralen posterioren Verlagerungen des Caput mandibulae »Seitenaufbiss-Schienen« hergestellt, die den Unterkiefer vorwärts in Korrekturrichtung schieben.

Okklusionsschienen ohne Führung werden den unterschiedlichen Störungsformen entsprechend (▶ Übersicht 8.4) mit folgenden **Zielen** angepasst:

- den Kontakt der oberen und unteren Zahnreihe aufheben,
- eine Ruheposition herstellen,
- Muskel und Gelenkfunktion (vertikal/horizontal) beeinflussen bzw. eine Funktionsharmonisierung erreichen,
- Schmerzen reduzieren.

---

**Übersicht**

**Übersicht 8.4. Störungsformen**
- Okklusion: dentogen,
- Muskelfunktion: myogen,
- Kiefergelenk: arthrogen,
- Zentralnervös: neurogen.

---

### 8.22.1    Schienenarten und Anwendungsgebiete

#### Reflexschienen, Desorientierungsschienen

**Patiententyp.** Psychisch bedingte kurzzeitige Dysregulationen aufgrund einer Stresssituation (Prüfung, berufliche Belastung, Scheidung, Tod von Angehörigen).

**Ursache.** Nervösreflektorische Beeinflussung des limbischen Systems und des Trigeminuskerns. Es entsteht eine Störung der propriorezeptiven Informationskette ausgehend von den Desmodontalrezeptoren über die Gelenkkapsel und Muskulatur.

**Verordnungsziel.** Eine Ruheposition im Kiefergelenk herstellen.

**Indikationen.** Siehe Patiententyp.

**Kontraindikationen.** Arthrose und Diskusverlagerungen.

**Dauer.** Bis zu 14 Tagen.

#### Aquilibrierungsschiene, Entspannungsschiene

**Patiententyp.** Patienten mit Parafunktion (Dysfunktionen), Myopathien, Diskusdegenerationen.

**Prinzip.** »Lieber die Schiene zerbeißen, als die Zähne schädigen.«

**Dauer.** Unregelmäßige Trageweise, kann als Langzeitschiene getragen werden (vorwiegend nachts).

**Indikation.** Siehe Patiententyp.

**Kontraindikation.** Grobe Diskusverlagerung.

#### Positionierungsschiene, Reponierungsschiene

**Indikation.** Belastungen und Lageveränderungen.

**Verordnungsziel.** Schiene zur Selbstreponierung. Stellungskorrektur des Diskus artikularis zur Fossa mandibularis nach Luxationen/Subluxationen. Zentrierung und Stabilisation des nach anteromedial luxierten Diskus und den retroverlagerten Caput mandibulae.

Es werden zwei **Arten** der Reponierung unterschieden:
- Manuelle Reponierung mit nachfolgender Schienenanpassung: Die Schiene dient nach der Manuellen Therapie die Distraktion einseitig halten.
- Instrumentelle Reposition: Über eine elektronische Registrierungsvorrichtung (Compugnath) wird über die Analyse der X-Y-Z Achsen eine Positionierungsschiene hergestellt, die das Caput mandibulae in eine Relation zum Diskus positioniert.

## 8.23    Stabilisation der Mandibula

Die **Bewegungsrichtungen** des Kiefergelenks sind
- Abduktion/Adduktion,
- Laterotrusion/Mediotrusion,
- Protrusion/Retrusion.

**Vorbedingungen** für die Stabilisation sind:
- wirksame Adhäsionskräfte des Gelenks: Sie werden durch Gleiten unter Kompression stimuliert.
- Kokontraktionen: Sie gewährleisten die Zentrierung des Kopfs in der Pfanne während der unterschiedlichen Phasen der Mundöffnung.

### 8.23.1    Phasen der Stabilisation

#### Phase 1: Kokontraktion

Durch zentrierende Approximation im Kiefergelenk wird die umliegende verantwortliche Muskulatur zur Zentrierung (Gelenkschluss) herangezogen (»ausgelöste« Kokontraktion). Dies erfolgt über den durch die Approximation erzeugten Druck auf
- Diskusanteile,
- Kapselanteile,
- Bänder,
- Propriozeptoren.

Zusätzlich verstärkt der Patient die Kokontraktion durch eine aktive Adduktion. Diese Technik sollte kombiniert mit dem Knorpelgleiten über einen Zeitraum von 4–6 Behandlungen ablaufen:

— Knorpelgleiten: 20 Wiederholungen, 30 sec Pause, 3 Serien.
— Kokontraktion: 8–10 sec Anspannen bzw. Approximation halten, 30 sec Pause, 3 Serien.

Die Approximation wird anfänglich als **Maintained approximation** durchgeführt. (anhaltender Druck zur Aufrechthaltung einer vorgebenden Stellung). Der Gelenkschluss wird palpierend am betroffenen Kiefergelenk geprüft.

Ist der Gelenkschlusses gegeben, wird die Approximation in Form einer **Quick approximation** gesteigert (kurzes Zusammendrücken des Kiefergelenks). Durch die Quick approximation wird muskuläre Koordination zusätzlich gefordert.

## Phase 2: Konzentrik

Konzentrik ist die Voraussetzung für das sich anschließende Exzentriktraining. Der Patient beginnt aus der Ruheposition und bewegt zunächst nur in kleinen Amplituden. Als Steigerung werden die Bewegungsamplituden vergrößert.

## Phase 3: Exzentrik

Exzentrische Arbeit ist die Hauptaufgabe der Unterkiefermuskulatur, da der Unterkiefer gegen die Schwerkraft gehalten werden muss. Am Ende des Stabilisationstrainings sollte daher diese Alltagsanforderung an die Muskulatur stehen.

### Kokontraktion (◨ Abb. 8.87a, b)

**Anamnese.** Der Patient klagt über Knackgeräusche im linken Kiefergelenk, nächtliches Aufwachen, Kau- und Bissschmerzen.

**Befund.** In der aktiven Basisuntersuchung zeigt die Mundöffnung mehr als 5 cm, der retromandibuläre Raum ist vergrößert, Springing-Test positiv, Koordinationstest positiv. Im Joint play zeigt sich erhöhte Mobilität.

**ASTE.** Der Patient sitzt. Die Deviationsstellung des Patienten wird respektiert.

**Ausführung.** Der Kopf des Patienten wird am Thorax des Therapeuten fixiert. Das Kiefergelenk befindet sich in Ruheposition. Der Therapeut drückt mit dem proximalen Bereich der Aponeurosis palmaris seiner rechten Hand gegen die Protuberantia mentalis sinistra zur Fossa mandibularis. Mit seinem linken Zeigefinger palpiert der Therapeut gleichzeitig die regionale muskuläre TMG-Aktivität. Der Patient kann durch Aufeinanderpressen der Zähne die Kokontraktion verstärken.

**Interpretation.** Der Therapeut beurteilt den Gelenkschluss der passiven/aktiven Kokontraktion.

### 8.23.2    Eigenübungen zur Stabilisation (◨ Abb. 8.88 a–f)

Die Abbildungen zeigen die widerlagernden Hände des Therapeuten bzw. Patienten (Eigentraining). Das Training der Kiefergelenkmuskulatur setzt sich aus konzentrischen bzw. exzentrischen Übungen zusammen.

### 8.24    Injektionen für den Kopf- und Kieferbereich

Gerade im Bereich des Kopfes und des Kiefergelenks sowie im hochzervikalen Bereich ist es oft unerlässlich und legitim eine aggressive pharmakologische Therapie einzuleiten, um den Patienten zu schützen. So kann eine Entzündung irreparablen Schaden verursachen und Funktionsabläufe behindern. Eine Schmerztherapie kann eine begleitende Behandlungstherapie sein, um eine Immobilisation mit Verschlechterung der Mikroarchitektur des Gewebes zu verhindern. Weitere **Ziele** sind:

— Durchblutung verbessern,
— entödematisierend auf das Gewebe wirken (komprimierte Arteriolen),
— Circulus vitiosus mit polyätiologischen Faktoren aufheben.

Eine Behandlung zur Senkung des Muskeltonus der Kiefermuskulatur ist ohne ein zentral wirkendes, muskelrelaxierendes Medikament (z. B. Musaril) kaum zu bewältigen.

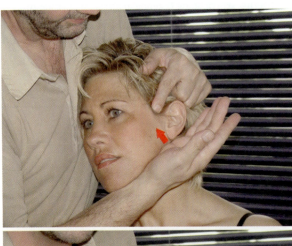

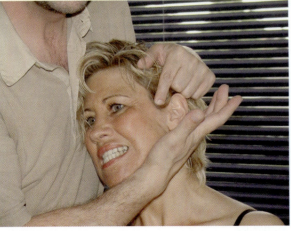

◨ **Abb. 8.87 a, b.** Kokontraktion, links. **A** Passiv, **b** aktiv

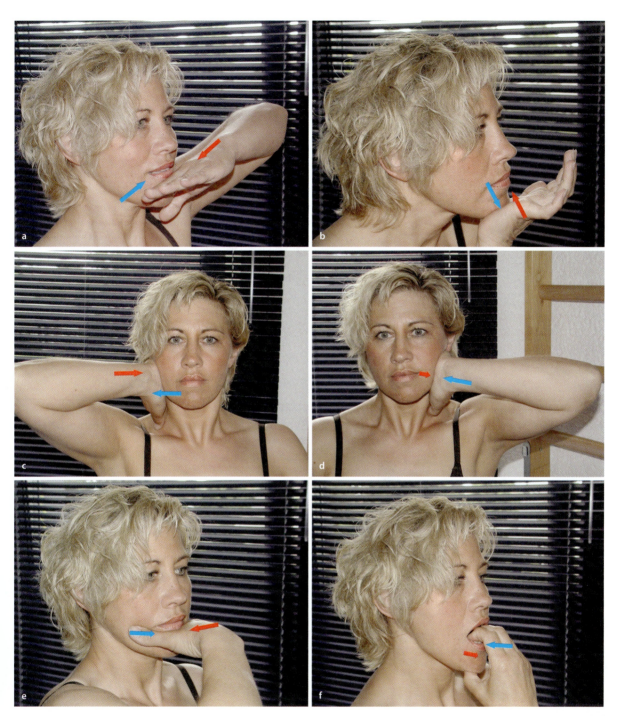

**Abb. 8.88 a–f.** Eigenübungen mit konzentrischer Richtung (**blauer Pfeil**), mit exzentrischer Richtung (**roter Pfeil**). **a** Adduktion, **b** Abduktion, **c** Laterotrusion links, **d** Mediotrusion rechts, **e** Protrusion, **f** Retrusion

8

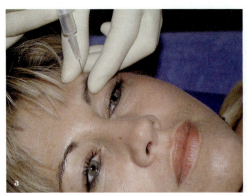

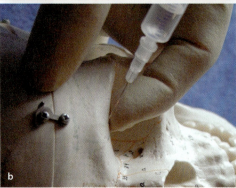

◘ **Abb. 8.89 a, b.** Periphere Blockade N. supraorbitalis. **a** Injektion, **b** anatomische Orientierung

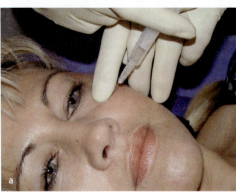

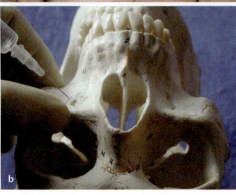

◘ **Abb. 8.90 a, b.** Extraorale Injektion N. infraorbitalis. **a** Injektion, **b** anatomische Orientierung

## 8.24.1    Periphere Blockade N. supraorbitalis (◘ Abb. 8.89 a, b)

### Injektionsmenge
1 l 0,25 % Bupivacain Nadel: 0,4 × 20 mm.

### Indikation
Chronische Schmerzen im Stirnhöhlenbereich, lateraler und frontaler Kopfschmerz.

### Injektionstechnik
Nach Palpation der Mitte des Orbitarandes wird das Foramen supraorbitale am oberen Orbitarand aufgesucht. Der Einstich erfolgt knapp 45° kranial bis zum Knochenkontakt. Nach Zurückziehen der Kanüle und Aspiration wird 1 ml des Lokalanästhetikums injiziert.

### Differenzierte Physiotherapiemethoden
Schmerztherapie wird notwendig, wenn trotz manualtherapeutischer Behandlung C0–C1 und C1–C2, sowie neurogener Mobilisation N. occipitalis minor und major Beschwerderesistenz besteht. Die Druckdolenz ist positiv.

## 8.24.2    Periphere Blockade des N. infraorbitalis (◘ Abb. 8.90 a, b)

### Extraorale Injektionstechnik des N. infraorbitalis
### Injektionsmenge
1 ml 0,25% Bupivacain; Nadel: 0,45 × 25 mm.

### Indikation
Gesichtsschmerzen im Ausbreitungsgebiet des zweiten Astes des N. trigeminus; chronische Affektionen der Nasen-, Neben- und Kieferhöhlen.

### Injektionstechnik
Nach Palpation des N. infraorbitalis wird die Kanüle etwas unterhalb des Palpationspunktes kranial bis zum Knochenkontakt eingeführt, leicht zurückgezogen. Nach Aspiration wird das Lokalanästhetikum fraktioniert injiziert.

> **Cave**
>
> Eine Injektion in das Foramen infraorbitale sollte nicht durchgeführt werden.

### Differenzierte Physiotherapiemethoden
Schmerztherapie wird notwendig, wenn trotz manualtherapeutischer Kiefergelenksbehandlung, sowie neurogener Mobilisation des N. auricotemporalis weiter Beschwerden bestehen. Die Druckdolenz ist positiv.

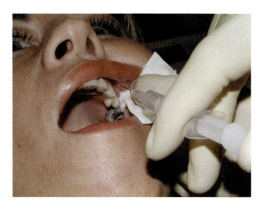

**Abb. 8.91.** Intraorale Injektion N. infraorbitalis

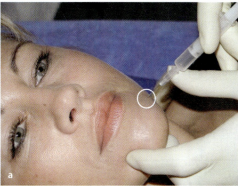

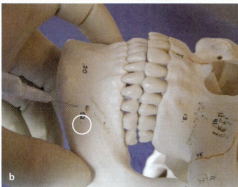

**Abb. 8.92 a, b.** Extraorale Injektion N. mentalis. **a** Injektion, **b** anatomische Orientierung

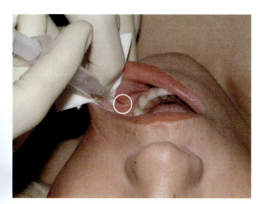

**Abb. 8.93.** Intraorale Injektion N. mentalis

### Intraorale Injektion N. infraorbitalis (▫ Abb. 8.91)
#### Injektionstechnik
Die Mitte des unteren Orbitarandes wird palpiert und mit dem Finger markiert. Die Oberlippe wird mit einem Spatel oder Daumen und Zeigefinger angehoben. Oberhalb des 2. Prämolaren wird die Kanüle in Richtung des Foramen infraorbitalis geführt bis Knochenkontakt erreicht ist. Nach leichtem Zurückziehen der Nadel wird nach Aspiration das Lokalanästhetikum fraktioniert injiziert.

### 8.24.3    Periphere Blockade des N. mentales

### Infiltrationsblockade des N. mentalis – extraorale Injektion (▫ Abb. 8.92 a, b)
#### Injektionsmenge
1 ml 0,25% Bupivacain, Nadel 0,45 × 35 mm.

#### Indikation
Schmerzen im Ausbreitungsgebiet des dritten Trigeminusastes; chronische Unterkieferschmerzen.

#### Injektionstechnik
Nach Palpation des Foramen mentale erfolgt der Einstich ca. 2,5 cm lateral der Mittellinie bis zum Knochenkontakt. Nach leichtem Zurückziehen und Aspiration fraktionierte Injektion des Lokalanästhetikums.

> **Cave**
>
> Keine Sondierung des Foramens, keine Injektion in das Foramen mentale.

> Bei erhöhter Schmerzempfindlichkeit ggf. anatomische Strukturen der Gegenseite ertasten.

#### Differenzierte Physiotherapiemethoden
Schmerztherapie wird notwendig, wenn trotz neurogener Mobilisation des N. lingualis und des N. mentalis keine Besserung der Beschwerden eintritt. Die Druckdolenz ist positiv.

#### Therapeutisches Fenster
Eine Schmerzbehandlung ist der physiotherapeutischen Behandlung vorgeschaltet.
**Bis zu 6 Stunden** ist eine passive Behandlung temporomandibulärer und beteiligter muskulärer Strukturen möglich.
Aktive Maßnahmen in akuter und subakuter Phase sind nicht indiziert.

### Intraorale Injektion des N. mentalis (▫ Abb. 8.93)
#### Injektionstechnik
Nach Palpation des Foramen mentale wird der Mundwinkel mit dem Zeigefinger nach lateral gezogen. Zwischen dem 1. und 2. Prämolaren erfolgt der Einstich in die untere Umschlaghälfte des Vestibulum oris in Richtung des Nervenbereiches. Nach Knochenkontakt und leichtem Zurückziehen der Nadel Aspiration und fraktionierte Infiltration des Lokalanästhetikums.

8   (tab marker)

## 8.24.4   Injektion M. masseter (■ Abb. 8.94)

Meist führen Hyperaktivitäten aufgrund psychovegetativer, dysfunktioneller Ursache zur Kompression von Gefäßen, Stoffwechselstörungen und einer Sauerstoffschuld. Bei lang anhaltendem Zustand einer relativen Ischämie entstehen Muskelverhärtungen (Myogelosen). Es folgen Muskelfibrosen und Muskelnekrosen. **Ziele** der Injektion mit einem Lokalanästhetikum sind.

- den Sympathikus als Reizübermittler beruhigen,
- durchblutungsfördernd wirken,
- den interstinalen Raum aktivieren,
- die nozirezeptive Irritation und daraus folgende sympathische Hyperaktivität unterbrechen.

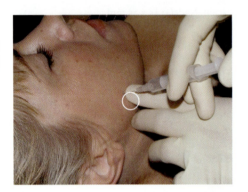

■ **Abb. 8.94.** Injektion in den Muskelbauch des M. masseter

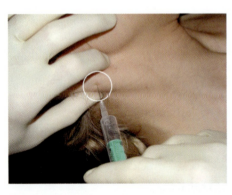

■ **Abb. 8.95.** Muskuläre Injektion des M. sternocleidomastoideus

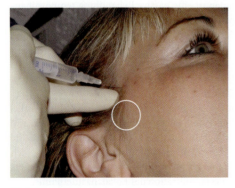

■ **Abb. 8.96.** Injektion des M. temporalis (Triggerpunkt-Injektion)

> Der Therapeut nutzt den Zeitraum der Anästhesie, um auf das Weichteilgewebe, bzw. gelenkspezifisch, auf das Kiefergelenk einzuwirken.

### Injektionsmenge
1–2 ml 0,25% Bupivacain, Nadel 0,45 × 35 mm.

### Indikation
Schmerzen im Ausbreitungsgebiet des M. masseter, Referred pain ausgehend von der muskulären Struktur und den Triggerpunkten.

### Injektionstechnik
Die Injektion/-en erfolgen unter Tasten des M. masseter als Triggerpunktinjektion.

### Differenzierte Physiotherapiemethoden
Manualtherapie in Kombination mit Weichteilbehandlungen wird notwendig, wenn ein muskulärer Hypertonus z. B. eine Laterotrusionsbewegung verstärkt.

### Therapeutisches Fenster
**Die ersten 6 Stunden** sind sinnvoll für passive Behandlungen (Triggerpunktsyndrome).

## 8.24.5   Injektion des M. sternocleidomastoideus (■ Abb. 8.95)

### Injektionsmenge
1–2 ml 0,25% Bupivacain, Nadel 0,45 × 25 mm.

### Indikation
Schmerzen im Ausbreitungsgebiet des M. sternocleidomastoideus, Referred pain ausgehend von der muskulären Struktur und den Triggerpunkten.

### Injektionstechnik
Die Injektion/-en erfolgen unter Tasten des M. sternocleidomastoideus als Triggerpunktinjektion.

### Differenzierte Physiotherapiemethoden
Schmerztherapie wird notwendig, wenn ein muskulärer Hypertonus (hier rechts) eine manualtherapeutische Behandlung C0–C1 links oder C1–C2 zur Rotationsmobilisation verhindert. Ein weiterer Grund ist eine gestörte Form-Funktions-Relation im Kiefergelenk.

### Therapeutisches Fenster
**In den ersten 6 Stunden** sind passive Behandlung möglich (Torticollis, Triggerpunktsyndrome).

## 8.24.6   Injektion des M. temporalis (■ Abb. 8.96)

### Injektionsmenge
1–2 ml 0,25% Bupivacain, Nadel 0,45 × 25 mm.

## Indikation

Begleitende Behandlung bei Schmerzen, insbesondere des M. sternocleidomastoideus, temporomandibuläre Gelenkdysfunktionen.

## Injektionstechnik

Vom Oberrand des Ohres ausgehend in Richtung Augenhöhle. Dort findet man ca. 2 Querfinger lateral des Oberrandes des Ohres die Injektionsstelle. Die Injektion erfolgt senkrecht zur Haut bis in eine Tiefe von 1 cm unter Aspiration fraktionierte Injektion des Lokalanästhetikums flächenförmig.

## Differenzierte Physiotherapiemethoden:

Schmerztherapie wird notwendig, wenn myogen bedingte Okklusionsstörungen die Ursache sind (findet Bissgenauigkeit der Zähne nicht, wenn z. B. eine Krone zu hoch ist). Zähneknirschen (Bruxismus) kann die Folge sein.

## Therapeutisches Fenster:

**In den ersten 6 Stunden** passive Behandlung zur Kiefergelenk-Behandlung.

## 8.24.7 Blockade des N. auriculotemporalis (◻ Abb. 8.97 a–e)

Der N. auricotemporalis stammt aus dem N. mandibularis des N. trigeminus. Seine Aufgaben sind unter anderem die Innervation des

– Kiefergelenks,
– Trommelfells,
– Hautinnervation im Bereich Ala majoris,
– Versorgung der Parotis mit sekretorischen und vasomotorischen Fasern (N. petrosus minor), die er aus dem Ganglion oticum bezieht.

## Injektionsmenge:

1 ml 0,25% Bupivacain, Nadel 0,45 × 25 mm.

## Indikation

Chronische Schmerzen im Versorgungsgebiet des N. auriculotemporalis; Schmerzausbreitung im Ohr- und Schläfenbereich sowie im Bereich des Kiefergelenkes, Tinnitus.

## Injektionstechnik

Subkutane Injektion in Höhe des Kiefergelenkbereichs. Nach Aspiration Injektion des Lokalanästhetikums (1 ml).

| Cave | |
|---|---|
| A. temporalis! | |

## Differenzierte Physiotherapiemethoden

Schmerztherapie wird notwendig, wenn eine manualtherapeutische Behandlung des Kiefergelenkes keine Veränderung der Beschwerden bewirkt. Die Druckdolenz ist positiv

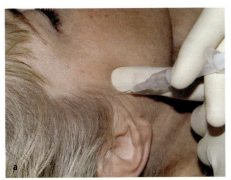

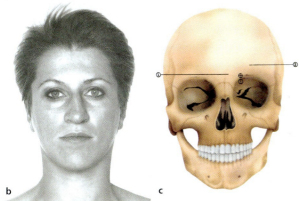

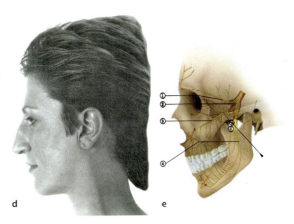

◻ **Abb. 8.97 . a** Injektion N. auriculotemporalis, **b** Körperrelief und Hautkonturen (von ventral), **c** anatomische Bezüge (Aus Raj et al. 1989) (**I** Injektionsstelle zur Blockade des N. supraorbitalis und des N. supratrochlearis durch das Foramen supraorbitale. **1** N. supratrochlearis, **2** N. supraorbitalis), **d** Körperrelief und Hautkonturen, **e** anatomische Bezüge (Aus Raj et al. 1989) (**I** Injektionsstelle zur Blockade des N. axilliaris durch die Fossa mandibulae. **1** N. opthalmicus, **2** Ganglion trigeminale (Ganglion Gasseri) , **3** N. maxillaris, **4** N. mandibularis)

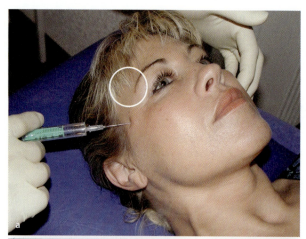
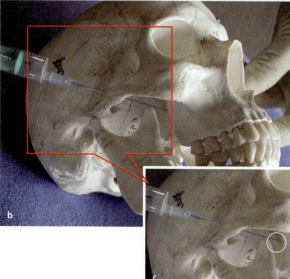
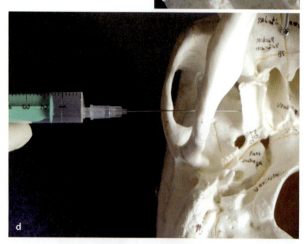

□ **Abb. 8.98.** **a** Injektion im Bereich des Ggl. sphenopalatinum, **b** laterale Ansicht, **c** Ausschnitt laterale Ansicht, **d** inferiore Ansicht

### Therapeutisches Fenster

Eine Schmerzbehandlung ist der physiotherapeutischen Behandlung vorgeschaltet.

**Bis 6 Stunden** ist eine passive Behandlung temporomandibulärer und beteiligter muskulärer Strukturen möglich.

| Wichtig |
|---|
| Aktive Maßnahmen in akuter und subakuter Phase sind nicht indiziert. |

## 8.24.8    Blockade des Ggl. sphenopalatinum (□ Abb. 8.98 a–d)

Die Ganglionblockade findet ihre Anwendung bei der Sluder-Neuralgie (Gesichtsneuralgie) bei Reizung/Entzündung des o. g. Ganglions. Hier kommt es nicht selten zu isolierten Beschwerden des Oberkiefers, die sich oft mit retrograder Schmerzausstrahlung in den Nacken-/Schulterbereich zeigt.

Das Ganglion sphenopalatinum steht mit drei **Wurzeln** in Verbindung einer:
- sensiblen,
- parasympathischen,
- sympathischen.

Es ist Teil des trigeminovaskulären Systems.

| Wichtig |
|---|
| Die von der internationalen Kopfschmerzgesellschaft (IHS) empfohlenen Basisbehandlungen sind vor einer interventionellen Lokalanästhesie oder anderen Behandlungsalternativen zu bevorzugen. Allerdings reichen bei 4–15 % der betroffenen Patienten die Basisbehandlungen nicht aus. In einem nicht näher zu beziffernden Anteil sind die IHS-Basisbehandlungen mit beeinträchtigenden Nebenwirkungen verbunden. Hier ist die TLA (therapeutische Lokalanästhesie) ein weiterer schmerztherapeutischer Mosaikstein. |

Dem Manualtherapeuten wird während der Anästhesie eine manualtherapeutische/osteopathische Behandlung ermöglicht, um die sekundäre Begleitsymptomatik zu mindern.

### Injektionsmenge

1–3 (5) ml 0,25% Bupivacain; Nadel 0,6 × 60 mm.

### Indikation

Die **Indikation** für eine Blockade des Ggl. sphenopalatinum ist gegeben bei:
- Tinnitus,
- Trismus nach Zahnextraktion,
- chronische Schmerzen im Rahmen der temporomandibulären Gelenkdysfunktion,
- vaskuläre Kopfschmerzen,
- Sluder-Neuralgie,

- Gesichtsschmerzen,
- atypische Kopfschmerzen.

### Injektionstechnik

Die Kanüle wird oberhalb der Mitte des Arcus zygomaticus bis in eine Tiefe von 4 cm in Richtung der Spitze des gegenüberliegenden Jochbogens vorgeschoben. Nach knöchernem Kontakt erfolgt Aspiration und die langsame Injektion des Lokalanästhetikums.

### Differenzierte Physiotherapiemethoden

Ärztliche Maßnahmen werden notwendig, wenn durch bilaminäre Probleme (entzündliche Prozesse des Kiefergelenks) keine Manuelle Therapie eingesetzt werden können. Erst nach der postentzündlichen Phase sollte die Manuelle Therapie durchgeführt werden.

### Therapeutisches Fenster

Eine Schmerzbehandlung ist der physiotherapeutischen Behandlung vorgeschaltet.

**Bis 6 Stunden** ist eine passive Behandlung temporomandibulärer und beteiligter muskulärer Strukturen möglich.

Aktive Maßnahmen in der akuten und subakuten Phase sind nicht indiziert.

## 8.24.9 Injektion im Bereich des Ggl. trigeminale (▫ Abb. 8.99a-d)

### Injektionsmenge

2–3 ml 0,25% Bupivacain; Nadel: 0,6 × 60 mm.

### Indikation

Die **Indikation** für eine Blockade des Ggl. sphenopalatinum ist gegeben bei:
- Gesichtsschmerzen im Versorgungsbereich des N. trigeminus,
- Clusterkopfschmerz,
- Schmerzen im Bereich des Auges,
- Zustand nach Zahnextraktion.

### Injektionstechnik

Der Kopf wird sicher gelagert. Eine Hilfsperson achtet darauf, dass der Blick senkrecht nach oben gerichtet und der Kopf gerade ausgerichtet ist. Der Patient atmet ruhig durch den geöffneten Mund. Die Nadel wird unterhalb der Mitte des Arcus zygomaticus und im Bereich der Incisura mandibulae bis in eine Tiefe von 4 cm vorgeschoben (parallel zur Pupillenachse und streng horizontal). Nach Aspiration fraktionierte Infiltration des Lokalanästhetikums. Auch hier gibt es weitere Techniken. Punktionsbedingte Verletzungsfolgen müssen sachgerecht diagnostiziert und medizinisch versorgt werden.

### Differenzierte Physiotherapiemethoden

Die primäre Therapie ist bei akuten Beschwerden medikamentös systemisch, im Verbund mit therapeutischen Lokalanästhesien. Erst nach einer deutlichen Beschwerdereduktion ist Manuelle Therapie möglich.

### Therapeutisches Fenster:

Eine Schmerzbehandlung ist der physiotherapeutischen Behandlung vorgeschaltet.

**Bis zu 6 Stunden** ist die Behandlung temporomandibulärer und beteiligter muskulärer Strukturen passiv möglich.

Aktive Maßnahmen in der akuten und subakuten Phase sind nicht indiziert.

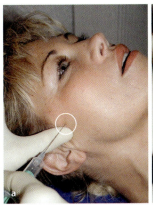
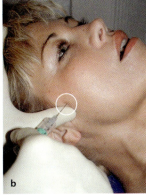

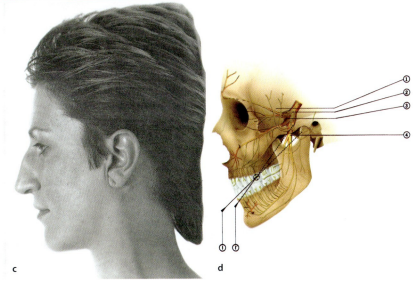

▫ **Abb. 8.99 a–c.** Injektion im Bereich des Ggl. trigeminale. **a** Ausgangsposition, **b** Endposition, **c** Körperrelief und Hautkontur, **d** anatomische Bezüge (Aus Raj et al. 1989) **I** Anfangsposition der Nadel zur Blockade des Ganglion trigeminale (die Nadel ist auf das Ohr gerichtet, bis die Fossa infratemporalis erreicht ist). **I'** Endposition der Nadel (sie ist auf den mittleren Teil des Os zygomaticum gerichtet und durchdringt das Foramen ovale) **1** N. ophtalmicus, **2** Ganglion trigeminale (Ganglion Gasseri), **3** N. maxilliaris, **4** N. mandibularis

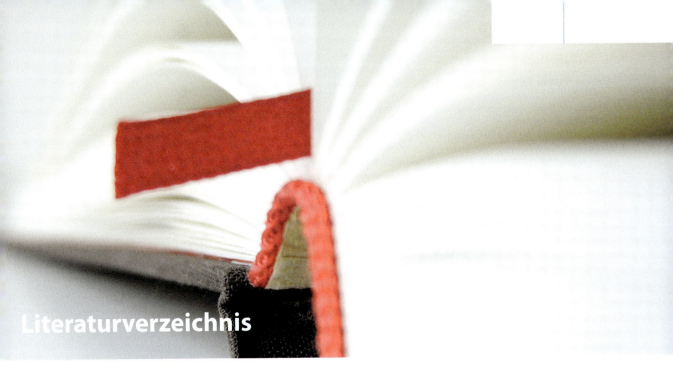

# Literaturverzeichnis

Barral JP (2002) Lehrbuch der Viszeralen Osteopathie, Bd 1, Urban & Fischer, München

Barral JP (2002) Lehrbuch der Viszeralen Osteopathie, Bd 2, 1, Urban & Fischer, München

Baumann A (2000) Farbatlanten der Zahnmedizin 12, Funktionsdiagnostik und Therapieprinzipien Kiefer. Thieme, Stuttgart

Baumgartner R, Ochsner PE, Schreiber A (1986) Checkliste Orthopädie, 2. Aufl, Thieme, Stuttgart

Biesalski HK, Fürst P (1995) Ernährungsmedizin, Thieme, Stuttgart

Burstein AH, Wright (1997) Biomechanik in der Orthopädie und Traumatologie, Thieme, Stuttgart

Butler DS (1998) Mobilisation des Nervensystems, 2. Aufl, Springer, Berlin Heidelberg New York

Eder M, Tischler H (1991) Schmerzsyndrome der Wirbelsäule, 5. Aufl, Hippokrates, Stuttgart

Fischer L (1998) Neuraltherapie nach Huneke, Grundlagen/Technik/Praktische Anwendung. Hippokrates, Stuttgart

Flöter T (1998) Grundlagen der Schmerztherapie. Schmerztherapeutisches Kolloquium e.V., Medizin & Wissen

Frisch H (1998) Programmierte Therapie am Bewegungsapparat, 3. Aufl. Springer, Berlin Heidelberg New York

Ganong WF (1979) Lehrbuch der Medizinischen Physiologie, 4. Aufl, Springer, Berlin Heidelberg New York

Heim U, Baltensweiler J (1989) Checkliste Traumatologie, 3. Aufl. Thieme, Stuttgart

Hopf HC, Dengler R, Röder R (1995) Elektromyographie-Atlas. Thieme, Stuttgart

Jenkner FJ (1983) Nervenblockaden auf pharmakologischem und auf elektrischem Weg, 4. Aufl, Springer, Berlin Heidelberg New York

Kapandji IA (1992) Funktionelle Anatomie der Gelenke, Bd 1, Obere Extremität, 2. Aufl. Enke, Stuttgart

Kapandji IA (1992) Funktionelle Anatomie der Gelenke, Bd 3, Rumpf und Wirbelsäule, 2. Aufl Enke, Stuttgart

Klein-Vogelbach S (1990/2002) Ballgymnastik zur funktionellen Bewegungslehre, 3. Aufl/Funktionelle Bewegungslehre: Ballübungen, 4. Aufl, Springer, Berlin Heidelberg New York

Koeck B (1995) Funktionsstörungen des Kauorgans, 3. Aufl. Urban & Schwarzenberg, München

Krämer KL, Stock M, Winter M (1993) Klinikleitfaden Orthopädie, 2. Aufl. Jungjohann, Neckarsulm Lübeck Ulm

Kuschinsky G, Lüllmann H (1989) Pharmakologie und Toxikologie, 12. Aufl. Thieme, Stuttgart

Lanz J, von, Wachsmuth W (1982, 2003) Rücken. Springer, Berlin Heidelberg New York (Praktische Anatomie, Bd 2, Teil 7)

Lanz J, von, Wachsmuth W (1959, 2003) Arm. Springer, Berlin Heidelberg New York (Praktische Anatomie, Bd.1, Teil 3)

Lanz J, Wachsmuth W (1955 2003) Hals. Springer, Berlin Heidelberg New York (Praktische Anatomie, Bd 1, Teil 2)

Lewitt K (1992) Manuelle Medizin, 6. Aufl. Johann Ambrosius Barth, Heidelberg Leipzig

Lumley JSP (1996) Surface Anatomy, The Anatomical Basis Of Clinical Examination. Churchill Livingstone

Maitland GD (2005) Manipulation der Wirbelsäule. 3. Aufl. Springer, Heidelberg

Manuelle Therapie (1999) (März 1999, 3. Jahrgang) Fehlfunktionen im Mund-Kiefer-Bereich ganzheitlich diagnostizieren und behandeln. Manuelle Therapie 3/1999

Masuhr KF, Neumann M (1992) Neurologie, 2. Aufl. MLP – Duale Reihe. Hippokrates, Stuttgart

Meier G, Büttner J (2004) Atlas der peripheren Regionalanästhesie. Thieme, Stuttgart

Miehle W (2000) Medikamentöse Therapie rheumatischer Erkrankungen, 2. Aufl. Thieme, Stuttgart

Miehle W (1987) Gelenk- und Wirbelsäulenrheuma. Eular, Basel

Mumenthaler M, Schliack H, Stöhr M (1998) Läsion peripherer Nerven und radikuläre Syndrome, 7. Aufl. Thieme, Stuttgart

Netter F (1986) Farbatlanten der Medizin, Bd 5, Nervensystem 1 Neuroanatomie und Physiologie. Thieme, Stuttgart

Netter F (1987) Farbatlanten der Medizin, Bd 3, Genitalorgane, 2. Aufl. Thieme, Stuttgart

Netter F (1987) Farbatlanten der Medizin, Bd 4, Atmungsorgane, 2. Aufl. Thieme, Stuttgart

Niesel HC, Van Aken H (1994, 2003) Lokalanästhesie, Regionalanästhesie, Regionale Schmerztherapie. Thieme, Stuttgart

Niethard FU, Pfeil J (1992) Orthopädie, 2. Aufl. MLP – Duale Reihe. Hippokrates, Stuttgart

Oehler G (2002) Innere Medizin für Zahnmediziner. Schattauer, Stuttgart

Physikalische Therapie (9 September 2000, 21. Jahrgang N) Physikalische Medizin bei schmerzhaften Erkrankungen der Kiefergelenksregion

Piekartz H von (2001) Kraniofasziale Dysfunktionen und Schmerzen, Untersuchung – Beurteilung – Management, 1. Aufl. Thieme, Stuttgart

Piekartz H (2005) Kiefer, Gesicht- und Zervikalregion, Neuromuskuloskeletale Untersuchung, Therapie und Management. Thieme, Stuttgart

Platzer W (1979) Dtv – Atlas der Anatomie: Band 1 Bewegungsapparat. Thieme, Stuttgart

Pothmann R (1996) Systematik der Schmerzakupunktur. Hippokrates, Stuttgart

Rappaport SM (1987) Medizinische Biochemie, 9. Aufl. VEB Verlag Volk und Gesundheit, Berlin

Raj et al. (1988) Atlas der Regionalanästhesie. Springer, Heidelberg, New York

Rauber A, Kopsch F (1988) Anatomie des Menschen, Bd 4, Topographie der Organsysteme, Systematik der peripheren Leitungsbahnen. Thieme, Stuttgart

Rauber A, Kopsch F (1987) Anatomie des Menschen, Bd 1, Bewegungsapparat. Thieme, Stuttgart

Rauber A, Kopsch F (1987) Anatomie des Menschen, Bd 2, Innere Organe. Thieme, Stuttgart

Rauber A, Kopsch F (1987) Anatomie des Menschen, Bd 3, Nervensystem Sinnesorgane. Thieme, Stuttgart

Schwenzer N, Ehrenfeld M (2000) Allgemeine Chirurgie, Bd 1, Zahn-Mund-Kieferheilkunde, 3. Aufl, Thieme, Stuttgart

Silbernagl S, Despopoulos A (1988) Taschenatlas der Physiologie, 3. Aufl. Thieme, Stuttgart

Sökeland J (1987) Urologie, 10. Aufl. Thieme, Stuttgart

Solberg WK (1985) Kieferfunktion, Diagnostik und Therapie. Quintessenz, Berlin

Stegmann J (1984) Leistungsphysiologie, 3. Aufl. Thieme, Stuttgart

Streeck U (1996) Funktionelles Untersuchen und Behandeln der Extremitäten. Springer, Berlin Heidelberg New York

Tittel K (1990) Beschreibende und funktionelle Anatomie des Menschen, 11. Aufl. Fischer, Jena

Van den Berg F (1999) Angewandte Physiologie, Bd 1. Das Bindegewebe des Bewegungsapparates verstehen und beeinflussen. Thieme, Stuttgart

Wessely P (2001) Neuropathische Schmerzen. Springer, Wien New York

Wingerden BAM van (1998) Bindegewebe in der Rehabilitation. Scipro, Lichtenstein

Wolf HD (1996) Neurophysiologische Aspekte des Bewegungssystems, 3. Aufl. Springer; Berlin Heidelberg New York

Zöller B, Zöller JE (1995) Komplementäre Schmerztherapie in der Zahnheilkunde. Hippokrates, Stuttgart

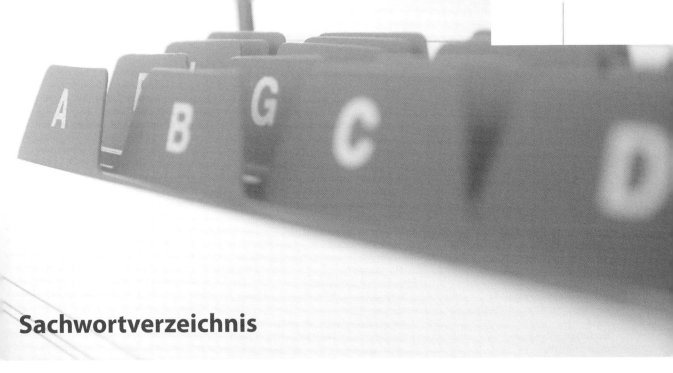

# Sachwortverzeichnis

# … komplett von Kopf bis Fuß mit Band 2!

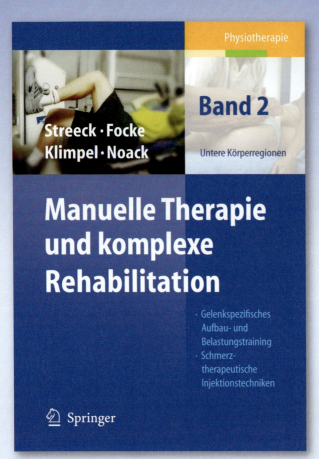

Etwa 400 Seiten
etwa 900 Abbildungen in Farbe.
Gebunden.
ISBN 3-540-21214-0

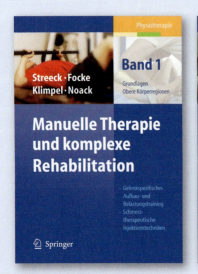 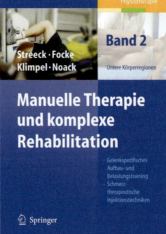

## Das Set mit Preisvorteil!

Etwa 900 Seiten
etwa 2000 Abbildungen in Farbe.
(2 Bände).
ISBN 3-540-25516-8

# Inhalt Band 2

# Checkliste zur manualtherapeutischen Untersuchung

## 1. Basisuntersuchung

Unter Basisuntersuchung versteht man in der Manualtherapie

- Anamnese,
- Inspektion,
- Palpation,
- Aktive Schnelltestung für angrenzende Gelenke,
- Aktive, passive und Widerstand gebende Funktionsuntersuchung sowie
- Zusatztestung.

### 1.1 Anamnese

Eingangsbefund

- Dokumentation der persönlichen Daten
- Berufsausübung
- Name des verordnenden Arztes und des Hausarztes sowie
- ärztlicher Diagnose

Weitere Befragungsaspekte:

- Subjektive Eindrücke des Patienten über sein primäres Beschwerdebild
- Aktuell bestehende oder vergangene Erkrankungen und Operationen (Risikofaktoren)
- Informationen über Medikation, Röntgenbefunde, sportliche Tätigkeiten und
- Bisherige Therapieformen. Beurteilung der ADL („Activities of Daily Living")
- Außergewöhnliche Veränderungen des täglichen Lebens

Beschwerden:

- Beschwerdeauftreten – seit wann?
- Tagsüber/nachts?
- Lokalisation und Qualität?
- Was reduziert oder forciert die Beschwerden?
- Verhalten in einer 24-Stunden-Analyse?

### 1.2. Inspektion

Gangbild:

- Koordination,
- Schrittlänge,
- Armpendel,
- Rumpfhaltung und
- Symmetrie.

Haltungsbefund im Stand:

- Symmetrie,
- Konturen
- Schwellungen